现代老年病诊断与治疗

Current Diagnosis & Treatment: Geriatrics

第 2 版

U0294412

人民卫生出版社

图书在版编目(CIP)数据

现代老年病诊断与治疗 /(美)兰德菲尔德
(C. Landefeld)主编;毛拥军,胡松主译. —北京:
人民卫生出版社,2018
　　ISBN 978-7-117-27893-5

Ⅰ. ①现… Ⅱ. ①兰…②毛…③胡… Ⅲ. ①老年病
—诊疗　Ⅳ. ①R592

中国版本图书馆 CIP 数据核字(2018)第 300066 号

人卫智网　www.ipmph.com	医学教育、学术、考试、健康,	
	购书智慧智能综合服务平台	
人卫官网　www.pmph.com	人卫官方资讯发布平台	

现代老年病诊断与治疗

主　　译:毛拥军　胡　松
出版发行:人民卫生出版社(中继线 010-59780011)
地　　址:北京市朝阳区潘家园南里 19 号
邮　　编:100021
E - mail:pmph @ pmph.com
购书热线:010-59787592　010-59787584　010-65264830
印　　刷:中国农业出版社印刷厂
经　　销:新华书店
开　　本:787×1092　1/16　印张:37
字　　数:970 千字
版　　次:2019 年 3 月第 1 版　2019 年 3 月第 1 版第 1 次印刷
标准书号:ISBN 978-7-117-27893-5
定　　价:158.00 元

打击盗版举报电话:010-59787491　E-mail:WQ @ pmph.com
　　　(凡属印装质量问题请与本社市场营销中心联系退换)

现代老年病诊断与治疗

Current Diagnosis & Treatment: Geriatrics

第2版

主　编　Brie A. Williams，Anna Chang
　　　　Cyrus Ahalt，Rebecca Conant
　　　　Christine Ritchie，Helen Chen
　　　　C. Seth Landefeld，Michi Yukawa

主　译　毛拥军　胡　松

副主译　安妮娜　王志宏　解见业

人民卫生出版社

译者名录

主　译

毛拥军　青岛大学附属医院
胡　松　青岛大学附属医院

副主译

安妮娜　青岛大学附属医院
王志宏　青岛大学附属医院
解见业　青岛大学附属医院

译　者（按姓氏笔画排序）

于立敏　青岛大学附属医院
于红云　青岛大学附属医院
王开苹　青岛大学附属医院
王永艳　青岛市海慈医疗集团
王宗秋　青岛大学附属医院
曲国建　青岛商业职工医院
吕文静　青岛大学附属医院
吕成秀　青岛大学附属医院
刘　佳　青岛大学附属医院
孙苏园　青岛大学附属医院
孙树芹　青岛大学附属医院
李　卉　青岛大学附属医院
李　丽　青岛大学附属医院
杨爱珍　青岛市第八人民医院
宋　岩　青岛大学附属医院
宋　蕾　青岛大学附属医院
宋丽娟　青岛大学附属医院
张　敏　青岛大学附属医院
张玉珠　青岛大学附属医院
张楠楠　青岛大学附属医院
陈静姣　青岛大学附属医院
林红丽　青岛市海慈医疗集团
赵　静　青岛大学附属医院
钟丽娜　青岛大学附属医院
贾　黎　青岛大学附属医院
徐　强　青岛大学附属医院
矫文娟　青岛大学附属医院
韩　莹　青岛大学附属医院
廖萍萍　青岛大学附属医院

编者名录

Gallane D. Abraham, MD
Assistant Professor
Department of Emergency Medicine
Icahn School of Medicine at Mount Sinai
New York, New York
*Providing Quality Care to Older Adults in the
  Emergency Department*

Gunnar Akner, MD, PhD
Professor in Geriatric Medicine
Senior Physician Specialized in Geriatric Medicine
Internal Medicine and Clinical Nutrition
School of Health and Medical Sciences
Örebro University
Örebro, Sweden
International Perspectives in Geriatric Care (Sweden)

Cathy A. Alessi, MD
Professor of Medicine
Director, Geriatric Research, Education and
  Clinical Center (GRECC)
Chief, Division of Geriatrics
VA Greater Los Angeles Healthcare System
Department of Medicine
VA Greater Los Angeles Healthcare System
David Geffen School of Medicine at University of
  California, Los Angeles
Los Angeles, California
Sleep Disorders

Gretchen E. Alkema, PhD
Vice President, Policy and Communications
The SCAN Foundation
Long Beach, California
Public Policy Intersecting with an Aging Society

Theresa A. Allison, MD, PhD
Associate Professor of Medicine and Family
  & Community Medicine
Division of Geriatrics
University of California, San Francisco
San Francisco, California
Long-Term Care, Nursing Home, & Rehabilitation

Katherine Anderson, MD
Assistant Professor
Division of Geriatrics
Department of Internal Medicine
University of Utah
Salt Lake City, Utah
Treating Headaches in Older Adults

Sik Kim Ang, MB, BCh, BAO
Consultant in Geriatric and Palliative Medicine
Department of Internal Medicine
RIPAS Hospital
Bandar Seri Begawan, Brunei Darussalam
*Peripheral Arterial Disease & Venous Thromboembolism;
  Chronic Venous Insufficiency & Lymphedema*

Daniel Antoniello, MD
Assistant Professor of Neurology
Department of Neurology
Montefiore Hospital/Albert Einstein College of Medicine
Bronx, New York
Cerebrovascular Disease

Louise Aronson, MD, MFA
Associate Professor of Medicine
Division of Geriatrics
Department of Medicine
University of California, San Francisco
San Francisco, California
The Interprofessional Team

Kristen L. Barry, PhD
Research Professor
Department of Psychiatry
University of Michigan
Ann Arbor, Michigan
*Managing Misuse of Alcohol & Psychoactive
  Prescription Medications in Older Adults*

Lisa C. Barry, PhD, MPH
Assistant Professor
Department of Psychiatry
UCONN Center on Aging at the University
  of Connecticut Health Center
Farmington, Connecticut
*Understanding the Effects of Criminal Justice
  Involvement on Older Adults*

Rebecca J. Beyth, MD, MSc
Associate Professor of Medicine
Department of Medicine
North Florida/South Georgia GRECC,
    and the University of Florida
Gainesville, Florida
Considering Anticoagulation in Older Adults

Frederic C. Blow, PhD
Professor
Department of Psychiatry
University of Michigan
Ann Arbor, Michigan
*Managing Misuse of Alcohol & Psychoactive Prescription
    Medications in Older Adults*

Katrina Booth, MD
Assistant Professor
Division of Gerontology, Geriatrics, and Palliative Care
University of Alabama at Birmingham
Birmingham, Alabama
Chronic Kidney Disease

C. Barrett Bowling, MD, MSPH
Assistant Professor
Division of General Medicine & Geriatrics
Emory University
Birmingham, Alabama
Chronic Kidney Disease

Cynthia M. Boyd, MD, MPH
Associate Professor, Health Policy and Management
Geriatric Medicine and Gerontology
Department of Medicine
Johns Hopkins Center on Aging and Health
Baltimore, Maryland
Addressing Multimorbidity in Older Adults

Jennifer S. Brach, PhD, PT
Associate Professor
Department of Physical Therapy
University of Pittsburgh
Pittsburg, Pennsylvania
Determining the Appropriate Use of Exercise for Older Adults

Rebecca Brown, MD, MPH
Assistant Adjunct Professor of Medicine
Division of Geriatrics
University of California, San Francisco/San Francisco
    Veterans Affairs Medical Center
San Francisco, California
*Understanding the Effects of Homelessness and Housing
    Instability on Older Adults*

John G. Cagle, PhD, MSW
Assistant Professor
University of Maryland, Baltimore School of Social Work
Baltimore, Maryland
Geriatrics & Palliative Care

Kellie Hunter Campbell, MD, MA
Assistant Professor of Medicine
Geriatrics and Palliative Medicine
Department of Medicine
University of Chicago Medicine
Chicago, Illinois
Fluid & Electrolyte Abnormalities

Teresa L. Carman, MD
Director, Vascular Medicine
Assistant Professor of Medicine
Division of Cardiovascular Medicine
University Hospitals Case Medical Center
Case Western Reserve University School of Medicine
Cleveland, Ohio
*Peripheral Arterial Disease & Venous Thromboembolism;
    Chronic Venous Insufficiency & Lymphedema*

Tessa del Carmen, MD
Assistant Professor of Medicine
Division of Geriatrics and Gerontology
Weill Cornell Medicine College
New York, New York
Detecting, Assessing, & Responding to Elder Mistreatment

Anna Chang, MD
Associate Professor of Medicine
Associate Director, Program for the Aging Century
Division of Geriatrics
Department of Medicine
Director, Foundations of Patient Care
University of California, San Francisco
San Francisco, California
*Transforming the Care of Older Adults: Knowledge,
    Skills, & System Change*

Serena Chao, MD, MSc
Assistant Professor
Section of Geriatrics, Department of Medicine
Boston University School of Medicine
Boston, Massachusetts
Benign Prostatic Hyperplasia & Prostate Cancer

Gerald Charles, MD
Professor of Medicine, Emeritus
Department of Medicine
University of California, San Francisco
San Francisco, California
The Aging Traveler

Melvin Cheitlin, MD
Emeritus Professor of Medicine
Department of Medicine, Cardiology Division
San Francisco General Hospital
San Francisco, California
Coronary Disease

Helen Chen, MD
Chief Medical Officer
Hebrew SeniorLife Health Care Services
    and Hebrew Rehabilitation Center
Boston, Massachusetts
Clinical Professor of Medicine
Division of Geriatrics
University of California, San Francisco
San Francisco, California
The Social Context of Older Adults

Jane Chen, MD
Associate Professor of Medicine
Department of Internal Medicine
Cardiovascular Division
Washington University School of Medicine
St. Louis, Missouri
Heart Failure & Heart Rhythm Disorders

Bruce Allen Chernof, MD, FACP
President and CEO
The SCAN Foundation
Long Beach, California
Public Policy Intersecting with an Aging Society

Ryan Chippendale, MD
Assistant Professor
Section of Geriatrics, Department of Medicine
Boston University School of Medicine
Boston, Massachusetts
Benign Prostatic Hyperplasia & Prostate Cancer

Anna H. Chodos, MD, MPH
Research Fellow
Division of Geriatrics
Department of Medicine
University of California, San Francisco
San Francisco, California
Helping Older Adults with Low Health Literacy

Teena Chopra, MD, MPH
Assistant Professor
Division of Infectious Diseases
Wayne State University
Physician
Detroit Medical Center
Detroit, Michigan
Common Infections

Jessica L. Colburn, MD
Assistant Professor of Medicine
Division of Geriatric Medicine and Gerontology
Johns Hopkins University School of Medicine
Baltimore, Maryland
Home-Based Care

Jessamyn Conell-Price, MS
Medical Student
School of Medicine
The UCSF-UC Berkeley Joint Medical Program
San Francisco, California
Diabetes

Leo M. Cooney Jr, MD
Humana Foundation Professor of Geriatric Medicine
Department of Internal Medicine, Section of Geriatrics
Yale University School of Medicine
New Haven, Connecticut
Managing Back Pain in Older Adults

Kenneth E. Covinsky, MD, MPH
Professor of Medicine
Department of Medicine
University of California, San Francisco
San Francisco, California
Applying Evidence-Based Medicine to Older Patients

Sanket Dhruva, MD
Cardiology Fellow
Division of Cardiovascular Medicine
Department of Internal Medicine
University of California Davis Medical Center
Sacramento, California
Coronary Disease

Manuel Eskildsen, MD, MPH
Associate Professor of Medicine
Division of General Medicine and Geriatrics
Department of Medicine
Emory University School of Medicine
Atlanta, Georgia
Meeting the Unique Needs of LGBT Older Adults

Kathryn J. Eubank, MD
Associate Clinical Professor of Medicine
Medical Director
Division of Geriatrics
Department of Medicine
Acute Care for Elders (ACE) Unit
University of California, San Francisco
San Francisco VA Medical Center
San Francisco, California
Hospital Care

Emily Finlayson, MD, MS
Assistant Professor of Surgery
Department of Surgery
Institute of Health Policy Studies
University of California, San Francisco
San Francisco, California
Perioperative Care in Older Surgical Patients

Joseph H. Flaherty, MD
Department of Internal Medicine
Division of Geriatrics
Saint Louis University School of Medicine
St. Louis, Missouri
International Perspectives in Geriatric Care (China)

Lynn A. Flint, MD
Assistant Clinical Professor
Staff Physician
Division of Geriatrics
University of California, San Francisco
San Francisco VA Medical Center
San Francisco, California
Transitions and Continuity of Care

Sara J. Francois, PT, DPT, MS
Research Physical Therapist
Program in Physical Therapy
Washington University in St. Louis School of Medicine
St. Louis, Missouri
Determining the Appropriate Use of Exercise for Older Adults

Nicholas B. Galifianakis, MD, MPH
Assistant Professor of Neurology
San Francisco VA Parkinson's Disease Research, Education,
   & Clinical Center (PADRECC)
University of California, San Francisco
San Francisco, California
Parkinson Disease & Essential Tremor

Steven R. Gambert, MD
Professor of Medicine
Associate Chair for Clinical Program Development
Director of Medical Student Programs
Co-Director, Division of Gerontology and Geriatric Medicine
Director of Geriatric Medicine
Department of Medicine
University of Maryland School of Medicine
University of Maryland Medical Center and R. Adams
   Cowley Shock Trauma Center
Baltimore, Maryland
Thyroid, Parathyroid, & Adrenal Gland Disorders

Julie K. Gammack, MD
Associate Professor of Medicine
Program Director, Geriatric Medicine Fellowship Program
Division of Geriatrics
Saint Louis University School of Medicine
Saint Louis, Missouri
Urinary Incontinence

Dane J. Genther, MD
Resident
Department of Otolaryngology–Head and Neck Surgery
Johns Hopkins University School of Medicine
Baltimore, Maryland
Managing Hearing Impairment in Older Adults

Angela Gentili, MD
Professor of Internal Medicine
Director, Geriatrics Fellowship Program
Internal Medicine, Division of Geriatric Medicine
McGuire VAMC & Virginia Commonwealth University
   Health System
Richmond, Virginia
Sexual Health & Dysfunction

A. Ghazinouri, MD
Staff Physician
Geriatrics, Palliative and Extended Care
San Francisco VA Medical Center
San Francisco, California
Parkinson Disease & Essential Tremor

Michael Godschalk, MD
Professor of Internal Medicine
Director, Geriatric Health Care Center
Internal Medicine, Division of Geriatric Medicine
McGuire VAMC & Virginia Commonwealth University
   Health System
Richmond, Virginia
Sexual Health & Dysfunction

Dick Gregory, DDS, FASGD
Postdoctoral Scholar-Fellow
Multidisciplinary Fellowship in Dentistry, Medicine,
    and Mental/Behavioral Health
The Department of Preventive and Restorative Dental
    Sciences
University of California, San Francisco
San Francisco, California
Oral Diseases & Disorders

Corita R. Grudzen, MD, MSHS, FACEP
Associate Professor
Department of Emergency Medicine
Brookdale Department of Geriatrics and
    Palliative Medicine
Icahn School of Medicine at Mount Sinai
New York, New York
*Providing Quality Care to Older Adults in the
    Emergency Department*

Karen E. Hall, MD, PhD
Clinical Professor
Research Scientist
Division of Geriatric and Palliative Medicine
Department of Internal Medicine
Geriatric Research and Extended Care Center (GRECC)
Medical Director, Acute Care for Elders Unit (ACE)
University of Michigan
Ann Arbor VA Healthcare System
St. Joseph Mercy Health, Ann Arbor
Ann Arbor, Michigan
Gastrointestinal & Abdominal Complaints

Susan E. Hardy, MD, PhD
Associate Medical Director
Summit ElderCare
Worcester, Massachusetts
Consideration of Function & Functional Decline

G. Michael Harper, MD
Professor of Medicine
Division of Geriatrics
University of California, San Francisco
San Francisco VA Medical Center
San Francisco, California
Valvular Disease

Jennifer L. Hayashi, MD
Assistant Professor of Medicine
Director, Elder House Call Program
Johns Hopkins University School of Medicine
Johns Hopkins Bayview Medical Center
Baltimore, Maryland
Home-Based Care

Holly M. Holmes, MD
Associate Professor
Division of Internal Medicine
Department of General Internal Medicine
The University of Texas MD Anderson Cancer Center
Houston, Texas
Principles of Prescribing for Older Adults

Miwako Honda, MD
Director, General Medicine
Department of General Medicine
National Hospital Organization Tokyo Medical Center
Meguro, Tokyo, Japan
International Perspectives in Geriatric Care (Japan)

Tammy Ting Hshieh, MD
Associate Physician
Division of Aging
Brigham and Women's Hospital
Boston, Massachusetts
Delirium

Yong Gil Hwang, MD
Assistant Professor of Medicine
Division of Rheumatology and Clinical Immunology
University of Pittsburgh School of Medicine
Pittsburgh, Pennsylvania
Osteoarthritis

Susan Hyde, DDS, MPH, PhD, FACD
Associate Professor
The Department of Preventive and Restorative
    Dental Sciences
UCSF School of Dentistry
University of California, San Francisco
San Francisco, California
Oral Diseases & Disorders

Sharon K. Inouye, MD, MPH
Professor of Medicine
Milton & Shirley F. Levy Family Chair
Director, Aging Brain Center
Department of Medicine/Institute for Aging Research
Harvard Medical School
Beth Israel Deaconess Medical Center
Hebrew Senior Life
Boston, Massachusetts
Delirium

Jeremy M. Jacobs, MBBS
Senior Lecturer
Department of Geriatrics and Rehabilitation
Hadassah University Hospital Mt. Scopus, and Hebrew
    University Hadassah Medical School
Jerusalem, Israel
International Perspectives in Geriatric Care (Israel)

Diana V. Jao, MD
Staff Physician
Department of Primary Care: Ron Robinson Senior Care
San Mateo Medical Center
San Mateo, California
Sleep Disorders

Bree Johnston, MD, MPH
Director, Clinical Professor of Medicine
Palliative and Supportive Care
Division of Geriatrics
PeaceHealth St. Joseph Medical Center
University of California, San Francisco
Bellingham, Washington
San Francisco, California
Geriatric Assessment

Susan M. Joseph, MD
Assistant Professor of Medicine
Division of Cardiology, Heart Failure
    and Transplant Section
Department of Internal Medicine
Washington University School of Medicine
Saint Louis, Missouri
Heart Failure & Heart Rhythm Disorders

Deborah M. Kado, MD, MS
Associate Professor
Departments of Family & Preventive Medicine
    and Internal Medicine
University of California, San Diego
San Diego, California
Falls & Mobility Disorders

Ravi Kant, MD
Fellow
Division of Endocrinology
University of Maryland School of Medicine
Baltimore, Maryland
Thyroid, Parathyroid, & Adrenal Gland Disorders

Helen Kao, MD
Associate Professor of Medicine
Medical Director, Geriatrics Clinical Programs
Division of Geriatrics
Department of Medicine
University of California, San Francisco
San Francisco, California
Ambulatory Care & the Patient-Centered Medical Home

Keith S. Kaye, MD, MPH
Professor of Internal Medicine and Infectious Diseases
Division of Infectious Diseases
Detroit Medical Center
Wayne State University
Detroit, Michigan
Common Infections

Leslie Kernisan, MD, MPH
Clinical Instructor
Division of Geriatrics
Department of Medicine
University of California, San Francisco
San Francisco, California
Addressing Dyspnea in Older Adults

Margot Kushel, MD
Professor of Medicine
Division of General Internal Medicine
University of California, San Francisco/San Francisco
    General Hospital and Trauma Center
San Francisco, California
*Understanding the Effects of Homelessness and Housing
    Instability on Older Adults*

C. Kent Kwoh, MD
Professor of Medicine and Medical Imaging
Division of Rheumatology and University of Arizona
    Arthritis Center
University of Arizona College of Medicine
Tucson, Arizona
Osteoarthritis

Mark S. Lachs, MD, MPH
Co-Chief
Professor of Medicine
Director, Center for Aging Research and Clinical Care
Division of Geriatrics and Gerontology
Weill Cornell Medical College
Director, Geriatrics
New York-Presbyterian Health System
Detecting, Assessing, & Responding to Elder Mistreatment

C. Seth Landefeld, MD
Spencer Chair of Medical Science Leadership
Chair, Department of Internal Medicine
University of Alabama at Birmingham
Birmingham, Alabama
Hospital Care

Bonnie Lederman, DDS, BSDH
Postdoctoral Scholar-Fellow
Multidisciplinary Fellowship in Dentistry, Medicine,
and Mental/Behavioral Health
The Department of Preventive and Restorative
Dental Sciences
University of California, San Francisco
San Francisco, California
Oral Diseases & Disorders

Kewchang Lee, MD
Associate Clinical Professor
Department of Psychiatry
University of California, San Francisco
Site Director, Psychiatry Medical Student Education
Director, UCSF Psychosomatic Medicine Fellowship
Program
San Francisco VA Medical Center
San Francisco, California
Depression & Other Mental Health Issues

Sei Lee, MD, MAS
Associate Professor of Medicine
Senior Scholar, VA National Quality Scholars Fellowship
Program
Staff Physician
Division of Geriatrics
University of California, San Francisco
San Francisco VA Medical Center
San Francisco, California
Diabetes

Bruce Leff, MD
Professor of Medicine
Associate Director, Elder House Call Program
Johns Hopkins University School of Medicine
and the Johns Hopkins University
Bloomberg School of Public Health
Johns Hopkins Bayview Medical Center
Baltimore, Maryland
Home-Based Care

Frank R. Lin, MD, PhD
Assistant Professor
Core Faculty
Departments of Otolaryngology–Head and Neck Surgery,
Geriatric Medicine, Mental Health, and Epidemiology
Johns Hopkins Center on Aging and Health
Johns Hopkins University School of Medicine
Bloomberg School of Public Health
Baltimore, Maryland
Managing Hearing Impairment in Older Adults

Milta O. Little, DO
Assistant Professor of Geriatric Medicine
Internal Medicine-Division of Gerontology and Geriatric
Medicine
Saint Louis University School of Medicine
Saint Louis, Missouri
*Assessing Antiaging Therapies for Older Adults;
Considering Complementary & Alternative Medicines
for Older Adults*

Dandan Liu, MD
Volunteer Assistant Clinical Professor; Staff Physician
Division of Geriatrics
University of California, San Francisco; On Lok Lifeways
San Francisco, California
Prevention & Health Promotion

David Liu, MD, MS
Assistant Clinical Professor
Department of Psychiatry and Behavioral Sciences
University of California Davis
Sacramento, California
Depression & Other Mental Health Issues

Bernard Lo, MD
President
The Greenwall Foundation
New York, New York
Ethics & Informed Decision Making

Daniel S. Loo, MD
Associate Professor of Dermatology
Tufts University School of Medicine
Boston, Massachusetts
Common Skin Disorders

Una E. Makris, MD
Assistant Professor
Department of Internal Medicine
Division of Rheumatic Diseases
University of Texas Southwestern Medical Center
Dallas, Texas
Managing Back Pain in Older Adults

Rubina A. Malik, MD, MSc
Assistant Professor of Medicine
Department of Medicine
Division of Geriatrics
Albert Einstein College of Medicine/ Montefiore
    Medical Center
Bronx, New York
Osteoporosis & Hip Fractures

Alayne Markland, DO, MSc
Associate Professor
Department of Medicine
Division of Gerontology, Geriatrics, and Palliative Care and
    the Department of Veterans Affairs, Birmingham/Atlanta
    Geriatrics Research, Education, and Clinical Center
Birmingham Veterans Affairs Medical Center and the
    University of Alabama at Birmingham
Birmingham, Alabama
Constipation

Janet E. McElhaney, MD
HSN Volunteer Chair in Geriatric Research
Health Sciences North and Advanced Medical Research
    Institute of Canada
Sudbury, Ontario, Canada
Common Cancers

Barbara Messinger-Rapport, MD, PhD
Associate Professor
Director
Center for Geriatric Medicine
Cleveland Clinic Lerner College of Medicine
    of Case Western Reserve University
Cleveland Clinic
Cleveland, Ohio
Hypertension

Myron Miller, MD
Professor
Divisions of Endocrinology and of Geriatric Medicine
    and Gerontology
Johns Hopkins University School of Medicine
Baltimore, Maryland
Thyroid, Parathyroid, & Adrenal Gland Disorders

Lona Mody, MD, MSc
Associate Professor
Geriatric Medicine
Department of Internal Medicine
University of Michigan
Ann Arbor, Michigan
Common Infections

Sandra Y. Moody, MD, BSN, AGSF
Associate Clinical Professor
Professor-in-Residence
Department of Medicine
Medicine/Graduate Medical Education
University of California, San Francisco
San Francisco Veterans Affairs Medical Center
Kameda Medical Center
San Francisco
Kamogawa City, Chiba, Japan
International Perspectives in Geriatric Care (Japan)

John E. Morley, MB, BCh
Dammert Professor of Gerontology
Director
Geriatric Research Education & Clinical Center
St. Louis University Medical School
St. Louis VA Medical Center
St. Louis, Missouri
Assessing Antiaging Therapies for Older Adults;
    Considering Complementary & Alternative Medicines
    for Older Adults

Joanne E. Mortimer, MD, FACP
Director, Womens Cancers Program
Vice Chair
Professor
Medical Oncology
Division of Medical Oncology & Experimental Therapeutics
City of Hope Comprehensive Cancer Center
Duarte, California
Common Cancers

Mary A. Norman, MD
Vice President and Regional Medical Director
Erickson Retirement Communities
Dallas, Texas
Depression & Other Mental Health Issues

Lawrence Oresanya, MD
Postdoctoral Fellow
Department of Surgery
Philip R. Lee Institute for Health Policy Studies
University of California, San Francisco
San Francisco, California
Perioperative Care in Older Surgical Patients

Miguel Paniagua, MD, FACP
Director, Internal Medicine Residency Program
Department of Internal Medicine
Saint Louis University School of Medicine
Saint Louis, Missouri
Addressing Chest Pain in Older Adults

Christina Paruthi, MD
Resident
Internal Medicine
Saint Louis University School of Medicine
Saint Louis, Missouri
Addressing Chest Pain in Older Adults

Carla M. Perissinotto, MD, MHS
Assistant Professor of Medicine
Division of Geriatrics
University of California, San Francisco
San Francisco, California
Atypical Presentations of Illness in Older Adults

Vyjeyanthi S. Periyakoil, MD
Clinical Associate Professor
Department of Medicine
Stanford University School of Medicine
Palo Alto, California
Managing Persistent Pain in Older Adults

Edgar Pierluissi, MD
Professor of Clinical Medicine
Medical Director
Department of Medicine, Divisions of Geriatrics and
    Hospital Medicine
Acute Care for Elders (ACE) Unit
University of California
San Francisco General Hospital
San Francisco, California
Hospital Care

Anita Rajasekhar, MD, MS
Assistant Professor of Medicine
Department of Medicine
University of Florida
Gainesville, Florida
Considering Anticoagulation in Older Adults

Scott Reeves, PhD
Professor
Department of Social & Behavioral Sciences
UCSF School of Nursing
University of California, San Francisco
San Francisco, California
The Interprofessional Team

David B. Reuben, MD
Chief Director
Archstone Professor of Medicine
Division of Geriatrics
Multicampus Program in Geriatric Medicine
    and Gerontology
University of California, Los Angeles
Los Angeles, California
Geriatric Assessment

Michael W. Rich, MD
Professor of Medicine
Division of Cardiology
Department of Internal Medicine
Washington University School of Medicine
Saint Louis, Missouri
Heart Failure & Heart Rhythm Disorders;
    Valvular Disease

James Riddell IV, MD
Associate Professor of Internal Medicine
Division of Infectious Disease
University of Michigan Health System
Ann Arbor, Michigan
Common Infections

Christine Ritchie, MD, MSPH
Professor of Medicine
Harris Fishbon Distinguished Professor
University of California, San Francisco
The Jewish Home of San Francisco
The San Francisco VA Medical Center
San Francisco, California
Atypical Presentations of Illness in Older Adults; Addressing
    Multimorbidity in Older Adults

Josette A. Rivera, MD
Associate Professor of Medicine
Division of Geriatrics
Department of Medicine
University of California, San Francisco
San Francisco, California
The Interprofessional Team; Diabetes

Brooke Salzman, MD
Assistant Professor
Division of Geriatric Medicine and Palliative Care
Jefferson University Hospitals
Philadelphia, Pennsylvania
Chronic Obstructive Pulmonary Disease

Natalie A. Sanders, DO, FACP
Assistant Professor of Medicine
Internal Medicine, Division of Geriatrics
University of Utah
Salt Lake City, Utah
Assessing Older Adults for Syncope Following a Fall

David Sengstock, MD, MS
Program Director
Geriatrics Fellowship and Clinical Assistant Professor
Internal Medicine
Oakwood Hospital and Medical Center
Wayne State University School of Medicine
Dearborn, Michigan
*Addressing Polypharmacy & Improving Medication
    Adherence in Older Adults*

Mark Simone, MD
Instructor of Medicine
Division of Geriatric Medicine
Mount Auburn Hospital, Harvard Medical School
Cambridge, Massachusetts
Meeting the Unique Needs of LGBT Older Adults

Bobby Singh, MD
Health Sciences Associate Clinical Professor
Department of Psychiatry
University of California, San Francisco
San Francisco, California
Depression & Other Mental Health Issues

Kaycee M. Sink, MD, MAS
Director of the Kulynych Memory Assessment Clinic
Associate Professor
Section on Gerontology and Geriatric Medicine
Sticht Center on Aging
Wake Forest School of Medicine
Winston-Salem, North Carolina
Cognitive Impairment & Dementia

Daniel Slater, MD, FAAFP
Associate Clinical Professor
Department of Family & Preventive Medicine
University of California, San Diego
San Diego, California
Falls & Mobility Disorders

Alexander K. Smith, MD, MS, MPH
Assistant Professor of Medicine
Division of Geriatrics
University of California, San Francisco
San Francisco, California
*Goals of Care & Consideration of Prognosis; Ethics
    & Informed Decision Making*

Danielle Snyderman, MD
Assistant Professor
Division of Geriatric Medicine and Palliative Care
Jefferson University Hospitals
Philadelphia, Pennsylvania
Chronic Obstructive Pulmonary Disease

Margarita M. Sotelo, MD
Assistant Professor of Medicine
Division of Geriatrics
University of California, San Francisco
Medical Director, Acute Care for Elders Clinic (ACE) Unit
San Francisco General Hospital
San Francisco, California
Valvular Disease

Michael A. Steinman, MD
Associate Professor of Medicine
Division of Geriatrics
University of California, San Francisco
San Francisco VA Medical Center
San Francisco, California
Principles of Prescribing for Older Adults

Caroline Stephens, PhD, MSN
Assistant Professor
UCSF School of Nursing
University of California, San Francisco
San Francisco, California
Evaluating Confusion in Older Adults

Jochanan Stessman, MD
Professor of Medicine/Geriatrics
The Jerusalem Institute of Aging Research
Hadassah University Hospital Mt. Scopus, and Hebrew
    University Hadassah Medical School
Jerusalem, Israel
International Perspectives in Geriatric Care (Israel)

Lisa Strano-Paul, MD
Associate Professor of Clinical Medicine
Co-Director, Ambulatory Care Clerkship
Core Faculty, Long Island Geriatric Education
    Center (LIGEC)
Division of General Medicine and Geriatrics
    Department of Internal Medicine
Stony Brook Medicine
Stony Brook, New York
Managing Joint Pain in Older Adults

Stephanie Studenski, MD, MPH
Professor Staff Physician
Division of Geriatrics
Department of Medicine
University of Pittsburgh School of Medicine, VA Pittsburgh
    GRECC
Pittsburgh, Pennsylvania
Determining the Appropriate Use of Exercise for Older Adults

Rebecca L. Sudore, MD
Associate Professor in Residence
Division of Geriatrics
University of California, San Francisco
San Francisco VA Medical Center
San Francisco, California
Helping Older Adults with Low Health Literacy

Mark A. Supiano, MD
Professor of Medicine
Marjorie Rosenblatt Goodman and Jack Goodman Family
    Professor of Geriatrics
Chief, Division of Geriatrics; University of Utah School of
    Medicine
Director, VA Salt Lake City Geriatric Research, Education
    and Clinical Center
Executive Director, University of Utah Center on Aging
Department of Internal Medicine, Division of Geriatrics
University of Utah
George E Whalen Veterans Affairs Health System
Salt Lake City, Utah
Assessing Older Adults for Syncope Following a Fall

Quratulain Syed, MD
Assistant Professor of Medicine
Center for Geriatric Medicine
Cleveland Clinic
Cleveland, Ohio
Hypertension

David R. Thomas, MD, FACP, AGSF, GSAF
Medical Director
Program for All-Inclusive Care of the Elderly (PACE)
Saint Louis, Missouri
Pressure Ulcers

Christine O. Urman, MD
Assistant Professor
Department of Dermatology
Tufts University School of Medicine
Boston, Massachusetts
Common Skin Disorders

Gary J. Vanasse, MD
Assistant Professor of Medicine
Hematology Division
Brigham and Women's Hospital
Harvard Medical School
Boston, Massachusetts
Anemia

Louise C. Walter, MD
Professor of Medicine
Chief, Division of Geriatrics
University of California, San Francisco
San Francisco VA Medical Center
San Francisco, California
Prevention & Health Promotion

Shuang Wang, MD
Department of Geriatrics
West China Hospital, Sichuan University
Chengdu, Sichuan, China
International Perspectives in Geriatric Care (China)

Meredith Whiteside, OD
Associate Clinical Professor
School of Optometry
University of California
Berkeley, California
Managing Vision Impairment in Older Adults

Eric W. Widera, MD
Associate Clinical Professor
Program Director, Geriatrics Fellowship Director
Division of Geriatrics
Hospice and Palliative Care
University of California, San Francisco
San Francisco VA Medical Center
San Francisco, California
Goals of Care & Consideration of Prognosis; Geriatrics & Palliative Care

Brie A. Williams, MD, MS
Associate Professor of Medicine
Associate Director, Program for the Aging Century
Division of Geriatrics
University of California, San Francisco
Medical Director, Geriatrics Clinic
San Francisco VA Medical Center
San Francisco, California
Transforming the Care of Older Adults: Knowledge, Skills, & System Change; Understanding the Effects of Criminal Justice Involvement on Older Adults

Jana Wold, MD
Assistant Professor
Division of Geriatrics
Department of Internal Medicine
University of Utah
Salt Lake City, Utah
Treating Headaches in Older Adults

Mariko Koya Wong, MD
Assistant Professor
Section of Geriatrics
The University of Chicago
Chicago, Illinois
Fluid & Electrolyte Abnormalities

Kristine Yaffe, MD
Roy and Marie Scola Endowed Chair in Psychiatry
Associate Chair of Clinical and Translational Research
Professor
Department of Psychiatry, Neurology, and Epidemiology and Biostatistics
University of California, San Francisco
Chief, Geriatric Psychiatry
Director of the Memory Disorders Clinic
San Francisco VA Medical Center
San Francisco, California
Cognitive Impairment & Dementia

Michi Yukawa, MD, MPH
Medical Director of the Community Living Center
San Francisco VA Medical Center
Associate Clinical Professor of Medicine
Division of Geriatrics
University of California, San Francisco
San Francisco, California
Defining Adequate Nutrition for Older Adults

Jonathan Zimmerman, MD, MBA, FACP
Program Director, Internal Medicine Residency and Clinical Assistant Professor
Internal Medicine
Oakwood Hospital and Medical Center and Wayne State University School of Medicine
Dearborn, Michigan
Addressing Polypharmacy & Improving Medication Adherence in Older Adults

译 者 序

在人口快速老龄化的中国，作为老年医学专业的医生，我们迫切需要一本根植临床实践的专业书籍来指导老年临床医学。而在阅读《现代老年病诊断与治疗》第 2 版英文原著后我就深刻认识到，这就是我国老年医学临床工作者迫切需要的工具书！故而产生了将其译为中文的愿望，以期为国内老年临床医学的理念更新、临床实践、科学研究和人才培养产生些许的推动作用。

诚然，在接下翻译任务时，我们团队一直是诚惶诚恐的。原著囊括老年医学照护原则、照护机构、常见老年状况、老年人常见的临床状态以及临床实践拓展五大部分，内容可称博大精深。本书从广度和深度上丰富和更新了我们目前老年临床医学的理论体系，更具备许多同类书籍所不具备的实践指导作用。边译边学的过程则让我们团队成为该著作的首批获益者。每念于此，不禁感叹我们的幸运！

如上所述，原著对老年患者的照护原则、不同照护体系构建、紧扣老年患者特点的临床实践及相应内容均做了十分精彩地阐述。我们坚持并自信译作忠于原著，它不仅适用于从事老年临床医学工作者，也适用于面对老年患者的其他专科的医护人员；对于从事与老年学和老龄化事业相关的非医学工作人员，也不无裨益。

衷心地感谢全体原著作者，感谢他们奉献了如此高水准的老年临床医学专业书籍。同时诚挚地感谢人民卫生出版社敏锐的视角、对社会的责任、严谨的工作态度、细致的稿件审校，使得本书顺利出版。感谢我的团队，也包括未能一一署名的数位老年医学的研究生们，感谢他们无数个挑灯夜战、呕心沥血的艰辛工作，我们得以将这部译作奉献给读者。

最后，我们由衷地期待着这部译作能促进国内老年临床医学的发展！

毛拥军
2019 年 1 月于青岛

前　言

这本《现代老年病诊断与治疗》第 2 版，是为给老年人提供医疗护理的临床医生而著。在我们医疗体系的不断发展和人口迅速老龄化的背景下，临床医生不断调整自己的实践工作来满足老年患者的需求。本书应用患者的认知功能状态、预后和其社会背景构建了一个框架，并用其来指导临床诊断及治疗。在这一版中，作者在**不同的照护环境**中运用**老年医学的一般原则**，来处理临床医生在老年照护过程中所遇到的**常见临床场景**和**常见老年情况**。

第一部分：**老年医学照护原则**中，作者研究了用于老年人的照护与面向年轻人以疾病或器官为中心的照护之间的不同。绪论介绍老年照护的理论框架工作。每一个章节针对有关照护基本组成部分进行了深入的综述。例如：一个人的机体功能、生活环境和老年人多种慢性病管理和药物之间的关系。本节最后讨论了老年医学与姑息治疗之间存在的交集，以及伦理和知情的决策在老年照护中的应用。

第二部分：介绍了临床医生向老年病人所提供的不同健康**照护机构**。该部分先是纵览了各机构间照护的过渡和转换，然后重点叙述了老年人在门急诊诊室、在医院、在长期照护机构和家庭照护机构中进行照护的各自基础所在。此外，还包括一些特殊的情况，如：处理老年患者在围手术期的需求，或患有老年慢性疾病患者计划旅行时的需求。

第三部分：**常见老年状况**中，作者讨论了老年人的医疗状况管理、运用和整合现有的知识作为基础来指导决策制订的路径。这其中包括一些临床的难题，如：评估谵妄、痴呆和认知障碍，管理胃肠道和腹部的不适，以及应对有睡眠障碍的老年人。

第四部分：**老年人常见的临床状态**，该部分中着重描述了一些在老年人临床实践中存在的专业考虑和独特需求，如：治疗老年人弱势群体（诸如：女同性恋或是男同性恋，文化水平较低者，或无家可归者）。

最后一部分是**临床实践拓展**，指导临床医生权衡新研究所提供的证据，来优化他们为老年人提供的循证照护技能。该部分的结束部分则是以更广阔的视野关注了美国和其他一些国家（如：日本、以色列、中国和瑞典）的医疗保健系统是如何应对人口老龄化的。

感谢作者们对《现代老年病诊断与治疗》第 2 版的贡献，我们期待着它能真正促进老年人照护事业的进步。

Brie A. Williams, MD, MS, and Anna Chang, MD

Cyrus Ahalt, MPP

Helen Chen, MD

Rebecca Conant, MD

C.Seth Landefeld, MD

Christine Ritchie, MD, MSPH

Michi Yukawa, MD, MPH

目　　录

第一部分 老年医学照护原则

第1章

老年人照护的转变：知识、技能和系统变化

Anna Chang, MD

Brie A. Williams, MD, MS

人口老龄化正席卷全球。这种人口学的转变将会主导着21世纪社会、政治和公共卫生发展的蓝图。医学和社会科学的各种报道也充满着评论和干预，这些评论和干预均意在解决这一严重的现象和后果。对于老年人和提供照护的工作者来说，其中许多观点和发现已经有了医疗和社会照护方面的进步。这些进步已经解决了不同领域的很多照护，仅举几例，诸如医疗照护的转变，用药处方行为的控制，跌倒、疼痛及症状的减少和照护者负担的减轻。

然而，作为聚焦于加强老年人照护的临床医生，我们注意到，医生接诊室的情形与病人及其照顾者在家中的需求仍然存在差距。虽然老年医学原则上旨在弥合这种差距，但由于该方面的训练不足，许多临床医生并没有将老年医学基本原则纳入到老年人照护中。

指导原则

五大原则指导老年人照护：

A. 生理储备减少的影响

与年轻成年人相比，老年人各器官系统的生理储备较低，而当遇到急性或慢性疾病时，他们的生理储备则有加速下滑的风险。一些可能减少生理储备的因素包括：肌容积和肌力的降低、骨质密度、运动能力、呼吸功能、渴觉和营养，或是

提高有效免疫应答的能力等。由于这些原因，老年人往往更容易受影响，例如：卧床或静息期间，其外部体温波动、年轻人中呈自限性的疾病和普通感染性疾病的并发症等。尽管一些预防性措施如：接种疫苗可能是有益的，但生理储备的减少也可能会影响老年人对疫苗接种时产生有效的反应能力。这些过程也能延迟或损害其严重事件或疾病的恢复能力，如髋部骨折或肺炎。在生理储备下降的情况下，由于多种医疗情况的相互作用，老年人很容易发生类似于频繁跌倒等复杂的老年综合征。

B. 功能与认知状态的重要性

老年人的认知和机体功能往往能为健康、发病率、死亡率以及健康照护的利用而非仅仅是个体疾病提供更精准的预测。认知状态包括执行功能、记忆、精神状态和临床决策能力等领域。功能状态则包括在其个人环境中保持独立所必需的生理要求，这通常会利用日常生活能力（ADL）和工具性日常活动能力（IADL）量表来评估。认知能力降低会将老年人置于一定的风险中（例如：因不能遵循复杂药物治疗方案的指导而导致的用药错误），而这导致照护人员承担了明显的压力，并增加虐老问题（如：经济虐待）的可能性。如果认知障碍比如：痴呆是存在的，那么单靠病史可能会导致并不准确的诊断和治疗。功能状态也可以强烈地影响健康结果。例如：在医院环境下功

能状态的降低会增加安置在养老院和出院后死亡的可能性。因此，对认知及功能状态的综合全面了解，对于为老年人提供照护、规划老年人的未来医疗和社会护理需求、病情预判以及给予照顾者提供支持都是至关重要的。

C. 在临床决策制订中应用照护及病情预判目标

临床医生应通过评估自己的照护目标和决策制定能力开始对老年人的临床评估。这种方法侧重于临床接触。临床接触是基于患者和照护者的需求和目标而指定的针对性诊疗计划，并确定需要帮助其做决定的患者。老年医学和姑息医学专家已经开发出工具和方法来探讨病人及其照护者的目标，这也是临床接触的一个重要起点。为了进一步提高个体化决策的制订，老年医学将应用病情预判考虑来评估被推荐的评价及干预的利弊。同时科学的预测仍然需要与临床齐头并进，不仅是基于年龄的预测模型可以用来更准确的估计预期寿命。对于在病人照护目标范畴内诸多预测的考虑，为决策和治疗方案的引导提供了一个合理的开端。

D. 照护的社会背景

当考虑到老年人的家人、朋友和社会等更宽泛的背景时，此时照护老年人的效果最为明显。老年人生活的社会网络在确定个人的喜好、资源和需要时的支持系统方面发挥着显著作用。虽然年轻的成年人可以在获得资源有相对独立性，但老年人可能更依赖于社交网络，在急性疾病或慢性疾病的急性加重期提供护理。在管理一个居家的复杂治疗方案（例如：涉及管理多种用药、换药）时，治疗的有效依从性可能取决于资金供应

情况、病人在住处和社区的移动能力以及家人或朋友的援助。在急性突发事件的环境下，老年人的生存可能取决于其是否能保持与社交网络的日常接触。此外，满足老年人的需求往往视照护者是否给予足够的关心和支持而定，而这些照护者也经常因照护负担、压力和自身的健康而承受痛苦，特别是在照护严重认知功能障碍老年人时。因此，为老年人策划有效的医疗照护是与深入考虑其社会背景分不开的。

E. 多种情况、药物治疗和照护环境的影响

由于生理储备、功能和认知状态以及社会和（或）照护者支持之间复杂的相互作用，当考虑到老年人的年龄，一般来说，与医疗系统的交互作用变成他们生活中更大的一部分。不幸的是，承受痛苦的老年人和其照护者仍然比比皆是。因为老年人显著的医疗和社会复杂性，典型的医疗接触可能不足以确定或解决这个痛苦的病因。在社会日益全球化的今天，现在正是向已经在不同社区、不同群体和国家尝试的模式来学习的时候。重要的是，临床医师擅长运用和整合老年医学已公认的原则——考虑生理储备和认知功能能力的下降、病情预判考虑和护理目标、对病人社会环境的了解，以及响应有多种情况和用药患者在不同照护环境下复杂的需要，从而更优化老龄化社会的健康。

Creditor MC. Hazards of hospitalization of the elderly. *Ann Intern Med.* 1993;118:219-223.

Landefeld C, Winker MA, Chernof B. Clinical care in the aging century—announcing "Care of the Aging Patient: From Evidence to Action." *JAMA.* 2009;302(24):2703-2704.

Reuben DB. Medical care for the final years of life: "when you're 83, it's not going to be 20 years." *JAMA.* 2009;302(24):2686-2694.

第2章
对功能及功能衰退的考虑

Susan E. Hardy, MD, PhD

老年医学的原则

功能维护是老年照护的主要目标，并且是成功老龄化的一个重要因素。功能减退如同其他老年综合征一样，是多因素所致。医疗方面、心理方面、社会方面和环境因素都可能导致功能状态的受损。世界卫生组织包含功能、残疾和健康在内的国际分类（ICF）修订版，为强调致病因素相互作用的功能评价和功能下降的预防和治疗提供了框架。ICF把器官系统的结构或生理功能的异常划分为损害。这些损害导致个体活动的困难，而这些困难所导致的受限和障碍反过来，导致社会参与的减少。尽管环境因素（如：坡道和扶手杆）和个人因素（如：教育或社会支持）无法解决潜在的损害，但它们仍然可以影响活动和社会参与的损害效果。举例来说，一个女人有严重的良性原发性震颤（损害），可能伴有进食困难（活动），因此没有外出与朋友共进午餐（参与）。以改善老年人功能为主的干预，不仅可解决潜在的损伤，而且可解决相关的个人因素和环境因素。

临床医生常常想到对其重要的活动而言的功能，如：日常生活能力（ADL，框2-1）的基本和工具性活动方面。基本日常活动是指个人照护，包括散步、穿衣、洗澡能力、上厕所、从床到椅子上、梳洗、吃饭的能力。工具性日常活动，如：购物、做家务、运输、打电话、理财、管理药物，是在社区独立生活所需的能力。功能性缺陷，往往先于日常生

活问题而出现，对它的认识可以帮助医生预测潜在的日常生活困难。尤其是活动性问题，比如：走四分之一英里或爬楼梯，以及上肢活动受限，难以提举物体越过头顶或抓小物体，这个问题常先于日常生活活动困难，使老年人面临进一步功能下

框2-1 日常生活能力（ADL）和工具性日常生活能力（IADL）示例表

活动	独立性	需要帮助	需要帮助的例子
更衣	☐	☐	需要任何穿衣用具的帮助
沐浴	☐	☐	进出浴缸需要帮助
如厕	☐	☐	需要转移或清洁的帮助
移动	☐	☐	需要从床移到椅子的帮助
修饰	☐	☐	需要日常卫生的帮助
饮食	☐	☐	需要进食的帮助
购物	☐	☐	需要结伴而行
家务	☐	☐	不维持任何家务活动
运输	☐	☐	旅行的需要
应用电话	☐	☐	不用电话
财务管理	☐	☐	无法每天掌管钱财
药物管理	☐	☐	需要准备好的药物

降的风险。早期发现的活动性困难、上肢受限、或性能测量的下降，如：步速，可能会用来作为防止发展到日常活动能力障碍的干预措施。

老年人功能性缺陷并不是他们医疗诊断的一个简单产物，而是生活质量的关键因素，也是社区独立生活能力的主要决定因素。鉴于许多疾病和老年人的功能障碍不能治愈或消除，功能衰退的预防和治疗不仅包括疾病的治疗，还有通过改变环境以规避难治性损害，心理方面的干预以缓解与身体损伤有关的恐惧和挫折，并且通过整合资源来为保持老年人在社区的安全性提供必要支持。

功能受限的流行病学

据报道，半数以上的老年人存在活动性困难、工具性日常活动困难或基本的日常活动困难。在

2010 年，年龄超过 65 岁的美国成年人中的 32%，接近 1 千 300 万人存在基本日常活动困难。功能受限随着年龄增长而增长，并且女性多于男性（图 2-1）。虽然功能随着年龄的增长而逐年下滑，而且这种现象往往被错误地认为是不可避免而且是逐渐进展的，但近期研究表明，许多成年人在晚年期间仍保持自己的独立性，而且大多数最终发展为残疾的老年人至少暂时性的重获过独立性。据报道，约 6%～10% 社区居住的老年人其基本日常生活独立性将于 1 年后存在日常生活依赖性的下降。在这些日常生活依赖性基线水平的人群中，约 20% 于一年后被报道仍有独立性。然而，许多老年人也都在这一年经历了残疾的短暂插曲。在 70 岁以上社区居住的独立成年人中，11% 的人群被报道在一年内曾有日常生活能力功能障碍。然而，队列中 24% 在一年内经历了残疾发作，14% 曾经历过至少连续 2 个月的残疾。大

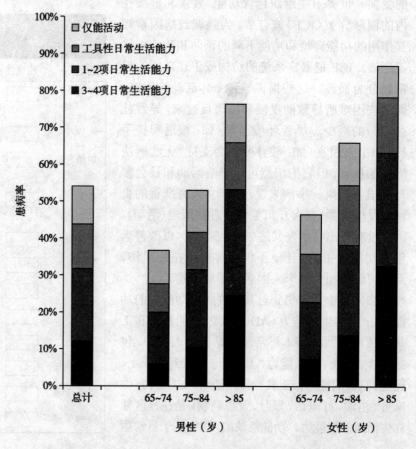

图 2-1　功能受限的患病率按年龄和性别分组。日常生活活动的限制是指（或因健康原因无法执行）1 个或多个下列任务的执行困难：洗澡、更衣、吃饭，移入移出椅子，散步，上厕所。工具性日常生活活动的限制是指（或因健康原因无法执行）一个或多个下列任务的执行困难：使用电话、轻量家务、繁重的家务劳动、做饭、购物、理财。运动受限是指行走（或不能行走）四分之一英里出现困难

多数残疾发作是短暂的。在新发展至日常生活能力功能障碍的老年人中，有 81% 重获独立性。即使是经历连续 3 个月的残疾的老年人，也有 60% 恢复了独立性。但是，即使短暂的功能障碍插曲也可增加不可恢复的残疾和死亡。

急性疾病，特别是需要住院治疗的疾病，是导致功能下降的最常见事件。住院照护往往伴随着无法移动、营养不良、脱水和谵妄，这也使老年人更具有功能失调和功能下滑的高风险。诸如卧床或减少日常活动等限制性措施，也与残疾的进展相关联。即使没有受伤的跌倒，也会与随后的跌倒恐惧有关，进而导致活动受限和残疾。

功能状态始终是老年人发病率和死亡率最强的预测因子之一。功能受限与生活质量的降低、寄居机构和死亡率，以及健康照护使用与成本的提高有关。相比于没有日常活动障碍的老年人，有日常活动障碍的老人比寄居机构的多 5 倍，比两年后可能死亡的老年人多 3 倍。1991 年每年用于照护社区残疾老年人的费用从为最轻残疾的老年人的 6340 美元至最严重残疾老年人的 17 017 美元。类似的结果也见于活动性功能障碍。相比于不伴 1/4 英里行走困难（及调整多种其他危险因素后）的老年人，可以走 1/4 英里仅仅有困难的老年人更容易死亡的风险升高 3 倍，可能发展为新的基本性或工具性日常生活活动残疾的风险升高 1.6 倍。相比于没有困难的老年人，行走四分之一英里有困难的老年患者全年总医疗费用额外花费 2773 美元。与老年人在未来几十年的预计增长数量伴随的功能障碍相关的发病率和成本使预防功能下降成为一个重大的公共卫生和政策问题。

功能状态评估

功能状态可以通过多种渠道来完成，如自我报告或代理报告，或通过物理性能的测试，或通过直接观察完成任务的表现来进行评估。通过这些不同的方法提供补充性信息。一个简单的功能性困难的临床筛查应该包括：一是针对基本和工具性日常生活活动中的困难或需要的帮助，进行自我报告；二是观察老年人的移动和步行。对明确了认知障碍的老年人来说，与照护者或其他适宜报告者确认日常生活能力筛查的执行力是非常重要的。代理报告者往往倾向于高估功能缺陷，但工作准确程度也随其与病人接触的增加而提高。

简单功能表现的筛查已经被证明在社区机构是可行的，在此它们也提供了重要的预后信息。步速很容易测量，仅需要秒表和 4 米距离的地面标记而已，而它与后续的功能下滑和死亡率则呈高度相关性。步速临床分界点也容易解释：快于 1.0 米 / 秒显示活动能力未受损；0.6～1.0 米 / 秒之间为高风险；而大多慢于 0.6 米 / 秒的老年人已经存在日常活动能力障碍；随时间 0.1 米 / 秒的改变在临床上都有显著意义。步速和其他标准化的功能状态评估工具对功能的实时监测尤其有帮助。不同的康复装置使用特定的工具来评估功能状态和功能变化。表 2-1 列出了一些最常用的功能评估工具。

在日常活动能力评估的困难或是已经观察到步态和移动问题，应该后续有更详尽的评估，以鉴别导致功能下滑的潜在的因素。这些高风险老年人的评价应包括心肺状态、力量、平衡、运动的功能性范围、认知、情绪、疼痛和营养状况。理疗师及职业治疗师应能提供有关功能和活动方面更详尽的评估。

功能衰退的危险因素

除了如年龄和性别等人口学因素之外，许多生物 - 心理 - 社会因素与功能衰退均有关。机体活动能力方面的受限是导致后续的运动和基本性以及工具性日常生活能力评估残疾的高风险因素。相比于通常步速为以 1 米 / 秒或以上的老年群体，步速小于 1m/s 的老年人，则有 2 倍的可能性无法行走半英里以上或是爬楼梯，以及 3 倍的可能性发展为新的日常生活依赖患者。有短暂的前期残疾发生与复发也有关系。相比于前 18 个月没有残疾发生的老年群体来说，经历过日常生活依赖性事件发生的老年群体其面临残疾等一

表 2-1　常用功能评估工具

工具	描述	参考
Barthel 指数	对基本日常生活活动和流动性的自我或代理报告的评估。得分范围从 0～20，低的分数代表低功能。当随时间使用，2 个或更多点的变化是有意义的	Collin 1988
日常生活能力 Katz 指数	评估基本日常生活活动中独立性。将患者独立性按程度划分。已被用于评估援助需要，并测量随着时间的变化	Katz 1970
工具性日常生活能力 Lawton 指数	评估执行 8 项日常生活活动的能力：使用电话，购物，做饭，家政服务，洗衣，交通，医药管理和财务管理。有用的保健计划和社区居住的老年人需求评估	Lawton 1971
姑息行为评分量表	评估接受姑息治疗的患者生理和功能状态为从 0（死亡）到 100（正常）。用于评估病情进展，预后，照护需求，及转诊时机	Anderson 1996
Karnofsky 行为评分量表	评估慢性或严重疾病患者的功能障碍程度，范围从 0（死亡）到 100（正常）。用于肿瘤和姑息治疗	Schag 1984
全球性功能评估	跨越心理，社会和职业功能的评估心理健康状态的频谱，取得了从 0 到 100，分数越高代表更好的功能。包含在 DSM-IV 的轴 V 评估	American Psychiatric Association 2000
FIM（以前的功能独立性测量）	强制性评估住院康复设施。在 FIM 得分包括 18 个选项评估自我保健、括约肌控制、转移、运动、交流和社会认知，每个项目从 1（全部援助）到 7（完全独立）	Dodds 1993
最小数据集（MDS）-日常生活能力（ADL）	MDS-ADL 是为 CMS 认证养老院的所有成员所需要的。它评估基本的日常生活的自我表现和提供支持的水平	MDS 3.0 RAI Manual
结果和信息评估（OASIS）功能评估	OASIS 的功能指标是综合评估的一部分，是所有的 CMS 认证的居家护理机构所要求的。它评估基础和工具性日常生活活动	OASIS-C Manual
计时起走测试	一个评估转移和行走简单的物理性表现的指标	Podsiadlo 1991
短的物理性能电池	物理性能测试，其中包括行走速度，站在椅子上和平衡。从 0 到 12 分，更高的分数代表有更好的功能	Guralnik 1994

CMS，医疗和医疗救护中心

系列事件发生的可能性将升高 2 倍。伴有更严重并发症、服用更多药物、更多抑郁综合征、低体力活动、肥胖、超重、营养不良和听视力缺陷的老年人更容易遭遇功能的衰退。当前吸烟和过量饮酒也可能与功能衰退的风险增加相关联。在一些研究中，除了蛋白质 - 热量性营养不良之外，叶酸和维生素 D、维生素 E、维生素 C 的低摄入与功能衰退也关系密切。多重用药和一些特殊的药物，诸如抗胆碱能类药物和苯二氮䓬类，都与功能衰退有关。在多重疾病方面，关节炎、慢性心肺疾病、神经系统疾病和慢性疼痛等因素都会使患者处于更高的风险当中。

住院状态是功能衰退的主要催化剂；超过三分之一因急症住院的老年人，在进行基本日常生活能力评估时均出现活动能力的减退。住院期间导致功能衰退的危险因素包括高龄、院前功能限制、使用辅助装置、抑郁症状和认知障碍。住院治疗期间的褥疮、长期卧床以及谵妄也与功能衰退有关。入院风险简明分级是根据年龄、认知功能和住院前工具性日常生活能力评估，将新入院的功能衰退老年人分为高、中、低三个风险级别。这种手段可用于将预防性干预尽快锁定于最可能受益的患者群体。

功能衰退的预防

▶ 社区居住的老年人

增加体力活动是预防功能衰退或改善老年人的功能状态的最佳干预方式。渐进式阻力训练、有氧运动和平衡训练都被证明有助于预防老年人功能衰退。美国国家衰老研究所制作了一本手册，为老年人提供了有关运动有益健康的信息，以及帮助启动和维持身体活动的安全计划等有关信息。不伴急性心脏症状的老年人在启动锻炼计划前，一般并不需要额外测试。虽然标准组训练有利于老年人的功能提高，但对于年老体弱的老年人最成功的干预措施则应该是包含物理治疗师或其他训练有素的专业人士所开发的个体化运动项目。

对于老年综合评估和居家干预措施，包括风险因素和随访的多维评估已被证明，可防止功能的衰退。心血管危险因素的管理可以防止相对健康老年人的功能衰退。虽然没有充分的证据表明营养干预可以防止社区居住的老年人功能衰退，但解决营养缺乏可能对功能产生有益的影响。

▶ 住院老年人

在住院的老年人中，已经制定许多干预措施以防止功能性下降。成功干预的关键特征包括对风险因素的评估；改善自我照护、自制力、营养、流动性、睡眠、皮肤护理及认知的护理计划；多学科团队日常工作；仔细关注脱水和营养状况；导尿可能性、潜在不合适用药，以及活动性限制（线、管及限制性器具）的最小化；环境安全（扶手、整洁的走廊、大钟和日历、高架马桶座）；并鼓励下床和行走。有些研究报道，整合了上述很多特征的老年急性护理单元及老年人评估管理计划，能够减少住院相关的功能衰退。医院老年生活计划旨在防止谵妄，但对预防功能下降也一直有效。

康复：功能衰退的治疗

像其他老年综合征一样，功能衰退通常是多

因素的，而且康复护理可以解决多重医疗、心理和社会因素。康复护理的环境改变取决于具体情况和患者需求。门诊上功能衰退的老年人可以接受接诊室为主的老年综合评估，并被交付于居家或门诊物理治疗和职业治疗。出院后，可在康复机构或专业护理机构住院，通过家庭护理，或作为出院病人接受康复服务。无论何种机构设置，多学科的性质和康复的关键组成是相似的。

功能衰退的治疗需要注意到影响功能的全方位因素。一个综合的评估必须找出潜在的疾病、症状和损伤，以及导致个体功能衰退的个人或环境因素。随后针对个体特定的缺陷制定治疗计划。例如：因症状性心脏衰竭的限制而影响治疗参与的病人可能会受益于更高强度的医疗管理。然而，由严重体位性低血压而活动受限的心脏衰竭病人，可能需要较低强度的心脏衰竭管理以保持患者的直立血压。

跨学科团队的每个成员都对康复有重要作用。除了治疗不受控制的急性或慢性疾病，康复病人的医疗评估必须包括可能阻碍功能恢复的因素，如：直立性低血压、不佳的疼痛控制，谵妄和抑郁症状。药剂师的帮助很有价值；他们可以通过回顾药物治疗方案来鉴定潜在不适当的药物治疗或导致谵妄、疲劳或行走不便的药物。物理及职业治疗师评估和治疗平衡、力量、运动范围和耐力的缺陷。他们还利用如：热、冷、电刺激以及超声波来治疗疼痛，并作为治疗性锻炼的辅助。治疗师也为每个人确定最适当的辅助设备，并进行正确使用辅助器具的培训。职业治疗师则着重于功能性的任务和提供合适的装置，同时推荐能提高安全性和独立性的环境改变方案。营养学家可以协助营养状况的评估，并提供膳食建议。语言治疗师可以通过评估饮食技巧来保证营养的充足。此外，它们为认知缺陷的患者提供认知治疗。跨学科的团队还必须包括患者和看护者，因为一旦康复完成，他们负责保证功能方面的既得收益。

American Psychiatric Association. *Diagnostic and Statistical Manual of Mental Disorders*, 5th Edition. Washington DC: American Psychiatric Association; 2013.

Anderson F, Downing GM, Hill J. Palliative performance scale (PPS): a new tool. *J Palliat Care*. 1996;12(1):5-11.

Center for Medicare and Medicaid Services. *Long-Term Care Facility Resident Assessment Instrument User's Manual: MDS 3.0*. April 2012. U.S. Department of Health and Human Services. Available at https://www.cms.gov/Medicare/Quality-Initiatives-Patient-Assessment-Instruments/NursingHomeQualityInits/MDS30RAIManual.html

Centers for Medicare and Medicaid Services. *Outcome and Assessment Information Set: OASIS-C Guidance Manual*. December 2011. U.S. Department of Health and Human Services. Available at http://www.cms.gov/Medicare/Quality-Initiatives-Patient-Assessment-Instruments/HomeHealthQualityInits/HHQIOASISUserManual.html

Collin C, Wade DT, Davies S, Horne V. The Barthel ADL Index: a reliability study. *Int Disabil Stud*. 1988;10(2):61-63.

Dodds TA, Martin DP, Stolov WC, Deyo RA. A validation of the functional independence measurement and its performance among rehabilitation inpatients. *Arch Phys Med Rehabil*. 1993;74:531-536.

Gill TM, Hardy SE, Williams CS. Underestimation of disability among community-living older persons. *J Am Geriatr Soc*. 2002;50:1492-1497.

Guralnik JM, Ferrucci L, Pieper CF, et al. Lower extremity function and subsequent disability: consistency across studies, predictive models, and value of gait speed alone compared with the short physical performance battery. *J Gerontol A Biol Sci Med Sci*. 2000;55(4):M221-M231.

Guralnik JM, Simonsick EM, Ferrucci L, et al. A short physical performance battery assessing lower extremity function: association with self-reported disability and prediction of mortality and nursing home admission. *J Gerontol*. 1994;49(2):M85-M94.

Hardy SE, Gill TM. Recovery from disability among community-dwelling older persons. *JAMA*. 2004;291:1596-1602.

Katz S, Downs TD, Cash HR, Grotz RC. Progress in development of the index of ADL. *Gerontologist*. 1970;10(1):20-30.

Kleinpell RM, Fletcher K, Jennings BM. Reducing functional decline in hospitalized elderly. In: *Patient Safety and Quality: An Evidence-Based Handbook for Nurses*. AHRQ Publication No. 08-0043. Rockville, MD: Agency for Healthcare Research and Quality; 2008. Available at http://www.ahrq.gov/qual/nurseshdbk

Lawton MP. The functional assessment of elderly people. *J Am Geriatr Soc*. 1971;19(6):465-481.

Liu CJ, Latham NK. Progressive resistance strength training for improving physical function in older adults. *Cochrane Database Syst Rev*. 2009;3:CD002759.

Peron EP, Gray SL, Hanlon JT. Medication use and functional status decline in older adults: a narrative review. *Am J Geriatr Pharmacother*. 2011; 9:378-391.

Podsiadlo D, Richardson S. The timed "Up and Go" test: a test of basic functional mobility for frail elderly persons. *J Am Geriatr Soc*. 1991;39:142-148.

Rodgers AB, Pocinki KM. *Exercise & Physical Activity: Your Everyday Guide from the National Institute on Aging*. NIH Publication no. 09-4258. Gaithersburg, MD: National Institute on Aging; 2009.

Sager MA, Rudberg MA, Jalaluddin M, et al. Hospital admission risk profile (HARP): identifying older patients at risk for functional decline following acute medical illness and hospitalization. *J Am Geriatr Soc*. 1996;44:251-257.

Schag CC, Heinrich RL, Ganz PA. Karnofsky performance status revisited: reliability, validity, and guidelines. *J Clin Oncol*. 1984;2:187-193.

Stuck AE, Egger M, Hammer A, Minder CE, Beck JC. Home visits to prevent nursing home admission and functional decline in elderly people: systematic review and meta-regression analysis. *JAMA*. 2002;287:1022-1028.

Stuck AE, Walthert JM, Nikolaus T, Bula CJ, Hohmann C, Beck JC. Risk factors for functional status decline in community-living elderly people: a systematic literature review. *Soc Sci Med*. 1999;48:445-469.

相关网站

Go4Life: An exercise and physical activity campaign from the National Institute on Aging which offers exercises, motivational tips, and free resources to help older adults get ready, start exercising, and keep going. The Go4Life campaign includes an evidence-based exercise guide in both English and Spanish, an exercise video, and many other resources. http://go4life.nia.nih.gov/

Hartford Institute for Geriatric Nursing. Assessment Tools: Try This. A series of articles describing assessment tools for use in older adults, many with videos demonstrating their use. http://hartfordign.org/practice/try_this

The Hospital Elder Life Program (HELP): http://www.hospitalelderlifeprogram.org/public/public-main.php

Iowa Geriatric Education Center. Geriatric Assessment Tools: An online library of standardized tools, including several tools for assessment of functional status and physical performance. http://www.healthcare.uiowa.edu/igec/tools

第 3 章
照护目标及预后的考虑

3

Eric W. Widera, MD

Alexander K. Smith, MD, MS, MPH

照护目标的讨论

照护目标的讨论为决策制订提供了广阔的框架,并帮助将病人的潜在价值和希望与现实可行地选择衔接起来,而这些选择是针对当下医疗环境所给予的照护所做出的。然而,这绝不是一件容易的事,因为患者和他们的家庭成员可能同时对他们的健康保健表达多重的目标,其中可能包括维护独立、预防疾病、延长生命、减轻痛苦并最大化其与家人和朋友相处的时间。每个目标的相对重要性可以由于患者或家属共享新的信息而随时间改变,如新的诊断或恶化的预后。这些目标应该作为指南,当患者和他们的医生与急性或慢性疾病打交道时,可以根据它制定具体的计划进行治疗。

针对照护目标讨论的实践指导

照护目标可以为各种决策提供指导,包括有关维持生命治疗的直接决定、关于预防性治疗优先选择的决定,如:癌症筛查以及预设医疗指示的完成。然而,进行这些讨论并不是只有一个正确方式;下面简单介绍完成一个讨论的七个实际步骤(见表 3-1 应用的语句,和表 3-2 避免的语句)。

1. 准备:临床医生应建立适当的环境,一个安静、足够所有参与者坐下的空间。临床医生应确定适当的参与者,包括大家庭、其他顾问或团队成员,如:社会工作者或牧师。如果不止一个临床医师或团队成员将出席,应事先设立服务者。此外,保证为会议预留充足的时间,并在有需要时使用口译员。

2. 创建结构:在会议开始时,所有参与者应该介绍自己。应该明确这次会议的目的。临床医生也应该向病人和家属询问有关信息共享和决策制订方面的优先选择。

3. 探索对医疗现状和潜在价值的了解:有效的决策取决于照护提供者和患者共同对患者的病情及预后的了解。临床医生应该能够判断病人及家属对病人病情和可预期的自然过程的了解。这是恰当的时机去了解哪些是病人和家属都希望的,哪些是他们想避免的,以及在他们的生活中什么是最重要的和他们最想完成什么。

4. 界定首要目标:基于对患者和家庭期望值的了解,照护提供者可以了解或建议其首要目标。这也应该是一个恰当的契机,用以解决考虑到在目前健康状况和未来预后的现况下并不合理和不现实的希望和目标。

5. 协助制定基于病人信仰和价值观的决策:探讨目标如何可以通过讨论与患者治疗目的一致的治疗选择来实现。这应包括潜在的利益、危害、各种治疗相关的负担,以及被建议的干预其完成指定目标的可能性。

6. 随访计划:目标和优先选择会随着时间而改

表 3-1　在讨论目标时可能有用的语言

1	准备	"在我们下一次访问中,我想谈谈您的健康以及推进您照护的方式。有没有你觉得应该参与这次会议的人?"
2	创建架构	"有些患者觉得知道自己的病情、预后和治疗方案的所有细节是重要的,而其他的人则不是,他们想要别人做决定。你的感觉呢?"
3	探索理解与价值观	"告诉我事情的进展如何?""你知道你目前的健康怎样?""鉴于我们所知道的关于你的健康和预后,有什么事情对你是最重要的?你有什么期望?恐惧?""当你病情变得很重时,你最担心的是什么?"
4	确定总体目标	在我看来,对你最重要的是保持舒适,并且我们让你回到你的家,这正确吗?
5	协助制定决策	考虑到无痛苦以及呆在家里对你有多重要,我建议我们……
6	制定后续计划	"这听起来像你可以应用更多的时间来思考这些问题,并与你的家人讨论。我们可以明天下午讨论更多吗?""我相信以后你会有很多的问题。以下是如何找到我的联系方式。"
7	记录目标和决定	"考虑到您的愿望,我认为应用医生维持生命治疗医嘱(POLST)的形式记录是非常重要的,它可以帮助确保您喜欢以后的临终护理治疗。

变,所以这些讨论应被视为持续过程的一部分。

7. 资料目标和决定:这可能包括图表中、预设医疗指示中的资料,如果潜在延长生命的治疗是明确的,还包括国家授权的便携式订单,如:为维持生命的治疗医嘱(POLST)。

代理决策者的重要性

有四分之一的老年人可能需要代理人做出或协助在临终前做出医疗决定。医生有责任去帮助这些代理人做出与照护病人的喜好、价值观及目标相一致的决定。然而,由于疾病自身的不确定性及意外性,即使在预示医疗指示中已做出特定选择,这些指示可能仍然无法应对眼前的决定,可能仍然需要代理人协助解释。更为复杂的是,老年人可能希望未来的决策是根据家庭成员的愿望和利益制定的,而不只是根据自己表达的照护喜好而进行。

在失能之前与病人及代理人关于照护的预先规划讨论可能会有助于增加代理人了解病人意愿的机会,并可能有助于减轻代理人制定决策的负担。这些讨论应集中于准备制订未来决策的代理人,包括任命照护代理人作为丧失工作能力情况下的替代,阐明患者的价值观和意愿,以及解决代理人有多少做决策的余地。

表 3-2　讨论目标时避免涉及的语言

避免涉及的语言	理由
"我们没有什么可以做的"	总是有更多的东西可以做,包括症状缓解和患者及家属的心理支持
"我们计划撤出关怀"	关怀是永远不会退出。我们一如既往地关心
"英雄措施"	太含糊的术语。谁不想成为英雄?
"你的诊断是末期"	声音冷酷,如同患者与所有选项已切断
"你希望我们做任何可能的事情么"	一切可能太模糊,并且它可能包括矛盾性处理。例如:临终关怀和ICU级护理可以都是可能的

预后

预测可以分两部分。第一部分是由临床医生对患者预后所做的估计。第二部分是与患者和(或)家族沟通患者预后。预测不仅包括对于生存或死亡的预计。老年人关心他们的预后中能否保持独立性、功能齐全且不伴痴呆。然而,当患者询问预后时,生命和死亡的预测回答通常是含蓄的。临床医师应要求患者去搞清楚他们所关心的结果。

▶ 为什么老年人预后是重要的

预测是在临床决策制定的重要组成部分。它提供病人及家属信息，以确定现实而可实现的照护目标。它的干预措施集中于有可能在有生之年实现有益结果的老年人。它建立了患者照护方案的合格标准，如：临终关怀或提前疾病管理方案。它还包括健康照护环境之外的决定，包括个人决定如何花费时间和金钱。

根据照护目标决策的一个关键部分是需要明确考虑可能的医疗干预结果。简单地询问患者关于干预措施的选择，如：心肺复苏术（CPR）是没有意义的，除非考虑可能采取的干预会产生与个人的目标相一致的理想结果。此外，如果结果得不到明确解释，患者可能坚持对特定结果的错误认识。但是，如果错误认识得到纠正，并且结果有明确阐述，患者可能会改变对某项干预措施的选择，从而与潜在价值保持一致。

在考虑到老年人的预后时，要记住 3 个重要的概念。第一：考虑到老年人预后更复杂，他们更有可能有一个以上的慢性进行性疾病而影响预期寿命。对这些老年人来说，把注意力单独放在一项问题上来估计预后是不够的，因为它不会考虑他们的医疗因素的相互作用。第二：年轻患者大多数预后推断都是基于特定疾病；然而，在耄耋之年，较于慢性疾病功能上的受限，死亡率是更可靠的预测因子。大部分疾病特异性预测推断没有充分考虑功能状态。第三：临床决策必须考虑到病人会活足够长的时间从而自建议的干预中获益的可能性。例如：预防性疗法，如：癌症筛查、血压管理以及血糖控制，都被证明在更健康、功能良好的老年队列中有效。由于这些治疗方法的益处都需要经过多年的累积，虚弱的老年人可能没有在他们剩余的时间内意识到获益。延迟的获益之前，他们往往遭受着干预所带来的伤害。

▶ 推断预后

预后最通常的形式是根据临床医师的判断和经验。根据临床医师判断的预后与实际生存息息相关。然而，它受限于各种缺点而制约了预测的精度。临床医生更容易比较乐观，也倾向于高估患者的存活率。相对于长期预后，临床预测倾向于更准确的短期预测。医患关系的长度也似乎使医生增加错误诊断预测的概率。医生预言的准确度可能通过整合临床预测与估计预后的其他形式，如：生命表或预后指标得到改善。

生命表通过比较全国平均水平相似的年龄、性别和种族人群估算剩余寿命。尽管同龄老年人的健康状态和预后之间存在的异质性可显著减小其预测价值，这些估计还是为平均预期寿命提供了信息。在临床环境中，运用临床特征如：并发症和功能状态来估计患者是否将会比平均预期寿命的存活时间更长或更短，可能有助于临床个体化预后估计。

预测指标是预测结果价值的有效辅助。临床医生应选择随时间框架来预测死亡率的指标，以利于临床干预。临床医生还应该选择相类似的病人用于测试的指标，具有风险预测合理精度的指标，并且使用容易获得的数据作为其变量。已公布的有用的老年预后指标可以在这里找到：www.ePrognosis.org。预后指标旨在补充而不是取代临床医生基于对病人评估而做出的临床判断。当使用上述任何一种方法来估计预后，重要的是知道这不是一次性事件。否则，它是涉及周期性再评的一个过程。

▶ 非特定疾病的预后

许多老年人的死因并不是单一的疾病；相反，他们因多个慢性状态、功能障碍和认知功能低下的交互影响而死亡。一些非特异性疾病的预后指标均因为认清这一事实而被采纳。这些指标是系统评价的主体。在这里，我们列出一些最高质量指数，来评论它们在临床上的实际应用。

- Schonberg 社区居住的老年人 5～9 年指数：该指数由对老年人全国代表性调查发展而来。其中包含的指标通常为大多数老年照护者获得的临床护理的各个方面，包括糖尿病、癌症、工具性日常生活（IADLs）独立性，活动性方面。唯一的例外是自测健康。9 年的时间框架可能尤其对制备长期筛选决策有用处。

- 社区老人的 Lee 4 年指数：同 Schonberg 指数一样，此指数也来自于一项针对老年人的全国代表性调查。纳入的风险评估是通过临床获得的。
- 住院老人的 Walter 1 年指数：此指数获得自俄亥俄州克利夫兰市 2 所医院的老年人急症护理数据库。所有的风险筛查均很容易在病人的医疗记录中找到，包括入院肌酐和白蛋白，出院时日常生活活动能力下降。对于出院时临终关怀的可行性讨论，在高风险组 6 个月的死亡风险超过 50% 这一临界值。
- 养老机构老人的 Porock 6 个月指数：所有的危险评估来自于最小数值集，并应方便为临床医生所用。

与特定疾病相关的预后

▶ 晚期痴呆

晚期痴呆长期的临床过程使得估计一个准确的短期预后很难。患有晚期疾病的人们可伴随着严重的功能和认知损伤而存活很长一段时间。他们也面临突发的、可威胁生命的晚期痴呆并发症，如：肺炎和尿路感染。这些并发症可以当做一个短期生存的指标。在一项基于养老院老人的前瞻性研究中，在出现肺炎、发热和饮食问题后，其 6 个月死亡率分别为 47%、45% 和 39%。短期存活率与因肺炎或髋骨骨折的晚期痴呆患者相同，短期死亡率超过 50%。许多验证指数用于预测晚期痴呆的生存期；然而，他们对 6 个月死亡风险的预测能力很差。一个例子就是晚期痴呆养老院病人的死亡指数可作为晚期痴呆症患者预后的工具（ADEPT）。虽然仅比目前临终关怀可行性的指导方针好一点，但 ADEPT 可帮助我们在养老院辨识 6 个月内存在高风险死亡率的晚期痴呆病人。

▶ 充血性心力衰竭

晚期心力衰竭的死亡大多发生在一段时间症状恶化、功能减退和因持续进展的泵衰竭而反复住院治疗之后。尽管心力衰竭治疗方面取得重大进展，但已住院心力衰竭患者的预后仍然很差，在失去管控后 1 年死亡率从 20% 升至 47%。对反复住院的病人来说其预后只能更差。在一项前瞻性研究中，经过第 1、2、3、4 次住院后病人的中位生存期分别为 2.4 年、1.4 年、1.0 年和 0.6 年。高龄群体的预后更差，85 岁老人住院 1 次后的中位生存期降至 1 年，住 2 次院后大约降至 6 个月。

▶ 慢性阻塞性肺疾病

疾病严重程度、并发症和在较小程度上的急性发作期影响慢性阻塞性肺疾病（COPD）的预后。在 COPD 中最被广泛研究的死亡指数是 BODE 指数（表 3-3）。它包括 4 项影响 COPD 死亡率的变量：体重（体质指数 body mass index[BMI]）、呼吸道阻塞（1 秒用力呼气容积[FEV1]）、呼吸困难（医学研究理事会的呼吸困难评分）、运动能力（6 分钟步行距离）。BODE 指数已被证明比单纯的基于 FEV1 的死亡率预期更精确。然而，BODE 指数在预测短期预期寿命（几周到数月）方面是没用的。

▶ 肿瘤

对于早期肿瘤组织的预后主要基于肿瘤类型、疾病负荷，以及临床、影像、实验室化验、病理和分子特性所显示的侵袭性。肿瘤特异因子使得晚期癌症病人失去了预后意义。对于这些晚期癌症患者，病人相关性因素，如：体力状态和临床症状，对于短期死亡率有越来越重要的意义。体力状态一直被当做癌症病人存活的一个强有力预测指标。体力状态的几个不同措施已先后开发，包括东部肿瘤协作组（ECOG）（表 3-4）和 KPS 评分（KPS）（表 3-5）。虽然低预后评分在预测不良短期预后方面被认为是可靠的，但高体力状态评分不一定能预测长期生存。与晚期癌症不良短期预

表 3-3 BODE 指数

变量	BODE 指数			
	0	1	2	3
FEV_1（预测值 %）	≥65	50～64	36～49	≤35
6-分钟步行试验（米）	≥350	250～349	150～249	≤149
呼吸困难量表	0～1	2	3	4
身体质量指数	>21	≤21		

高 BODE 指数与增加的死亡风险相关	
BODE 指数	大约 4 年存活率
0～2	80%
3～4	67%
4～6	57%
7～10	18%

信息来自 Celli BR, Cote CG, Marin JM, et al. 身体质量指数，气流阻塞，呼吸困难和运动能力指数在慢性阻塞性肺疾病中。N Engl J Med. 2004；350：1005-1012

表 3-4 东部肿瘤协作组织（ECOG）体能状态评级

级别	标准
0	完全主动活动，能够毫无限制地进行疾病前所有的表现
1	受限于物理上的剧烈活动，但可以执行轻量或坐着的工作（例如：轻量家务活动，办公室工作）
2	能够只局限于自我保健，但是无法执行任何活动，超过清醒时间的 50%
3	仅可以进行有限的自我照护，受限于床椅的时间超过清醒时间的 50%
4	完全残疾，无法进行任何自我照护，完全受限于床椅
5	死亡

表 3-5 Karnofsky 活动状态评分

值	功能能力级别
100	正常，无主诉，无疾病证据
90	能进行正常活动，疾病轻微症状或体征
80	进行正常的活动需要努力，表现一些疾病的症状或体征
70	自我照护，无法进行正常的活动或做积极的工作
60	偶尔需要帮助，但能够照顾大多数人的需要
50	需要大量的援助和频繁的医疗服务
40	残疾人士，需要特别照顾和协助
30	严重残疾，虽然死亡不是迫在眉睫，但是需要住院
20	住院治疗是必要的，病情严重，积极支持治疗是必要的
10	垂死状态，状态急转直下
0	死亡

与病人或代理人有关预后的沟通

　　传达坏消息：比如：对患者或患者家属交代不良预后结果是医学中最困难的一个任务。很多医生并未在交代预后方面接受过训练，许多医生对于他们交代预后表示很为难，医生跟家属对预后的沟通往往过于乐观。但大多数病人和家属反而乐于跟医生讨论预后，即便是面临诸多不确定性。能否跟病人或其监护人沟通病情预后的意义重大。比如：当病人对他们预后很悲观时，他们更期望接受有激进性生命终末期照护，而不愿意接受症状指导型关怀。

　　SPIKES 记忆术是一种在传达比如不良预后等坏消息时帮助记忆关键步骤的方法（表 3-6）。预后标准应该在某一疾病的背景下制定，包括制定阳性和阴性标准（比如：有 100 位病人跟你父亲的现状相同，5 年内大约有 80 人会死亡，20 人能存活。我通过他的晚期心力衰竭和日益恶化的功能状态得出此结论）。应当避免技术性语言。比如许多人不明白他们的医生所指的"中位"生存期。同样的，模糊性语言形如描述生存期是用

后相关的症状包括呼吸困难、吞咽困难、体重减轻、口腔干燥、厌食和认知障碍。姑息预后指数（PPI）是预测癌症晚期病人短期生存手段的一个例子，它通过将功能状态与水肿、谵妄、静息时呼吸困难以及进食等症状相结合而进行姑息治疗。

表3-6　SPIKES 用于传递不良信号

S	实施采访
P	患者的感知度（评估他们对疾病和预后的理解度）
I	获取患者的邀请（询问讨论预后信息的意愿）
K	提供知识和信息（提供患者疾病预后处境情况）
E	提出移情反应情绪
S	策略和总结（建立和总结明确的保健计划）

"好"或"差"会误导人们。结合定性数据和数字语言可提高对预后状态的理解。

在这些讨论中，探讨患者及代理人的理解与个人预后信念是必要的，因为在专业感知所赋予的信息和跟患者或代理人谈话中所理解的信息之间可能存在差异。此外，一部分代理人阐述了他们的观点：他们所爱的人的预后单单依靠医生预后标准进行评估。相反，大部分人试图运用其他一些因素来衡量医生对预后的判断，包括①他们自身对于患者的内心素质和求生意志的了解；②对患者的观察结果；③对于他们的支持和陪伴能力的信念；以及④乐观、直觉和信仰。此外，即使面临着较差的预后信息，患者和代理人仍保持乐观及对生存的高估。

总结

鉴于目前的医疗环境，准确的预后信息使得临床医生能给患者及其家属提供现实的照护选择，并有助于确定哪些干预措施因多病和死亡率的竞争风险提供获益的可能性更小。使用结构化方法，如：SPIKES，是一种用于确保信息通过有效且移情的方式进行传递的方法。应用预后信息应同时考虑其他健康优先事项，如保持独立性，这也是与老年人及其家庭成员分享决策制订的一部分。

Abadir PM, Finucane TE, McNabney MK. When doctors and daughters disagree: twenty-two days and two blinks of an eye. *J Am Geriatr Soc.* 2011;59:2337-2340.

Baile WF, Buckman R, Lenzi R et al. SPIKES—a six-step protocol for delivering bad news: application to the patient with cancer. *Oncologist.* 2000;5:302-311.

Christakis NA, Iwashyna TJ. Attitude and self-reported practice regarding prognostication in a national sample of internists. *Arch Intern Med.* 1998;158:2389-2395.

Feudtner C. The breadth of hopes. *N Engl J Med.* 2009;361: 2306-2307.

Glare P, Virik K, Jones M, Hudson M, Eychmuller S, Simes J, Christakis N. A systematic review of physicians survival predictions in terminally ill cancer patients. *BMJ.* 2003;327(7408):195-198.

Knaus WA, Harrell FE Jr, Lynn J, et al. The SUPPORT Prognostic Model: Objective Estimates of Survival for Seriously Ill Hospitalized Adults. *Ann Intern Med.* 1995;122(3):191-203.

Lee SJ, Go AS, Lindquist K, Bertenthal D, Covinsky KE. Chronic conditions and mortality among the oldest old. *Am J Public Health.* 2008;98(7):1209-1214.

Mack JW, Weeks JC, Wright AA, Block SD, Prigerson HF. End-of-life discussions, goal attainment, and distress at the end of life: predictors and outcomes of receipt of care consistent with preferences. *J Clin Oncol.* 2010;28:1203-1208.

Mitchell SL, Miller SC, Teno JM, Kiely DK, Davis RB, Shaffer ML. Prediction of 6-month survival of nursing home residents with advanced dementia using ADEPT vs. hospice eligibility guidelines. *JAMA.* 2010;304(17):1929-1935.

Silveira MJ, Kim SY, Langa K. Advance directives and outcomes of surrogate decision making before death. *N Engl J Med.* 2010;362(13):1211-1218.

Setoguchi S, Stevenson LW, Schneeweiss S. Repeated hospitalizations predict mortality in the community population with heart failure. *Am Heart J.* 2007;154(2):260-266.

Yourman LC, Lee SJ, Schonberg MA, Widera EW, Smith AK. Prognostic indices for older adults: a systematic review. *JAMA.* 2012;307(2):182-192.

相关网站

ePrognosis: www.eprognosis.org (a repository of geriatric prognostic indices)

Seattle Heart Failure Index: http://depts.washington.edu/shfm/

EPERC: http://www.eperc.mcw.edu/EPERC (accessible and clinically relevant monographs on palliative care topics)

第4章
老年人的社会环境

Helen Chen, MD

"没有一个人是完全独立的孤岛"

John Donne, Meditation XVII

老年人的照护必须建立在社区和社会环境的背景下，而医疗照护仅仅是其中的一小部分。老年人照护在一个综合照护团队框架内进行是最有效的。这个团队成员依托可利用的社区资源，在照护合作中熟练协调他们所具备的专业技能和知识，来帮助老年人和他们的照护者们。这对面临功能衰退和衰弱的老年人来说尤其重要。由Verbrugge 和 Jette 划定的去功能化过程阐述了个体内和个体外因素如何累积产生病理生理改变最终导致残疾。在使用这个概念模型当中，"社会"被广义的定义为人的整个社会和自然环境以及个人；而这些都有机会进行干预以延缓或预防功能损失。例如：一个有年龄相关性眼部病变的人，可能通过涉及或增加书面材料字体大小的干预措施，减轻其眼部功能丧失。典型的老年人也可能面临多个并发的病理生理改变，如：肾功能减退，心血管疾病，以及关节炎所致的关节变化。因此，一种情况的适当干预措施可能与其他干预措施产生消极影响，增加了功能性损失和残疾的风险。由于许多老年人所面临的生理变化和复杂性，环境压力模型（Nahemow, Lawton, and Center）也同样适用。该模型描述了一个人的能力到功能和她接触的环境需求之间的相互作用。许多老年人的生理基线可能比年轻人低，可能没有"生理储备"来应付新的环境、心理社会需求

（比如：照护者的死亡）或者是由新的或现有疾病病情加重所带来的医疗损害。当需求超过个人储备，她可能无法在她的社区发挥功能。此外，老年人可能会依赖于外在互动的支持，如：调整自己的住房和建筑环境，金融权益，支付或随意支付（无薪）照护者。本章探讨社会环境和背景的意义，因为它会影响老年人的健康和照护，重点在以下几个方面：

- 财政问题
- 食品不安全
- 居家和长期照护
- 照护者

第三年龄段的财务问题

1935 年社会保障法案签署立法。第一个月度收益在 1940 年开始支付。尽管有这样的收益，20 世纪 60 年代仍有超过三分之一的美国老年人生活在贫困线以下。直到 20 世纪 70 年代，医疗保险实施 10 年后，这一情况才开始显著改善。这表明在整个 20 世纪贫困的老年人生活水平的提高，医疗问题和医疗保险缺乏是重要的因素。尽管 65 岁以上的老年人是目前最没有可能被正式定义为"贫穷"的年龄组，主要依靠社会保障的人可能会发现很难支付基本的生活需求，如：住房，医疗费用，以及交通费用。加州大学洛杉矶分校卫生政策研究中心已经定义了一个"老年经济安

全指标"，用来估计在一些大城市中基线的生活费用，在加利福尼亚州它是平均社会保障福利金的两倍多。例如：在美国旧金山，2010年老年人这个指标是27 622美元，大约比该年支付的平均社会保障金多出13 000美元。越来越大的可能性是，退休后的老年人其唯一收入 - 社会保障福利金将难以保证其基本生活需要。

老年人食品不安全

　　尽管大多数老年人没有生活在贫困中，但他们可能仍然难以满足基本需求。美国农业部（USDA）将食品安全定义为一个家庭中所有成员通过社会可接受的方式（即不是通过盗窃或从垃圾中找寻等方式）随时获得营养充足、安全食物的能力。按照这个定义，只有不到10%的老年人符合食品不安全。然而，某些组织，如：美国上门送餐服务协会报告说，高达15%的老年人在2010年经历了某种形式的饮食不安全。在美国南部，西班牙裔或非裔美国老年人，独自生活或在农村地区，以及有孩子的家庭老年人面临更高的食品不安全风险。人口研究表明，面临食品不安全的老年人患慢性疾病和认知障碍疾病的风险更高。

　　补充营养评估计划（SNAP），提供现金津贴购买食品。具体的申请资格标准因州而异，但主要是与收入和资产相关。"老年人"（美国农业部定义为年龄超过60岁的成年人）可能有资格，即使他们在残疾的基础上超出收入的限制，获得了额外保障收入（SSI），或者可以居住在联邦政府为老年人资助的房屋里。然而，该计划即使有扩大范围的资质，但与一般人群相比，老年人还是不太可能参加SNAP。据美国农业部报告，只有9%的SNAP参加者年龄超过60岁，与三分之二符合条件的年轻个体相比，只有35%符合条件的老年人参加。目前尚不清楚为什么老年人参与率更低。可能的原因包括不愿接受利益或相关申请程序上的困难（如：流程要求个人亲自申请或在一个更高级的文书上进行申请）。

　　另一种解决老年人食品卫生问题的方法是集中供餐，如老年人中心午餐或家庭提供餐点，例如："上门送餐服务"。这在许多社区都是可行的。虽然这些项目通常是低成本或按比例增减经营，但大多数人的确需要一些报酬。考虑到充足的营养和诸如糖尿病和心血管疾病等慢性疾病与积极的预后之间联系，照护老年人的卫生保健专业人员应定期评估食品获取或食品准备的相关问题（见第6章，"老年评估"）。

国家老年人医疗保险制度

　　医疗保险在1965年签署立法。此保险是大多数美国老年人不再生活在贫困之中的主要原因。传统的医疗保险是单一支付、联邦政府管理形式的健康保险，它涵盖了住院治疗、有额外可选的附加费用、门诊服务和药物。尽管资金有问题，医疗保险仍然是一个受欢迎的美国政府津贴。虽然有过几次重要的补充（如：1989年临终关怀服务；2006年处方药），医疗保险仍然有显著的覆盖范围盲区。受益人必须支付大量免赔额和共付形式的金额。对于低收入的受益者，这些成本可能占他们月收入相当大的比例（图4-1）。有些老年人"双重达标"，也有资格申请医疗补助。州和联邦政府资助的健康保险计划，仅限于收入非常低的人群。保险条款和医疗补助的合格标准因州而异。

　　在2012年，即使是收入符合医疗补助计划的老年人也面临医药费共同负担的问题。处方医师询问低收入补助计划登记药物的覆盖范围是很重要的。此外，一些患者可能会由于"经济不依从"和自给、剂量调整，或者由于无法负担得起的药物或其他经济考虑因素，如免赔额或保险费而无法获得药物。虽然人们希望经济不依从性可以因为2006年医疗保险D的有效性而下降，甚至完全补贴低收入者，但低收入受益人可能仍需要支付每个处方几美元的共付费。想到仅仅2型糖尿病下被推荐的、指南指导的照护就可能产生5个甚至更多的处方药物，与多种慢性疾病累积相关的药物花费必然会是过于沉重的负担。当患者没

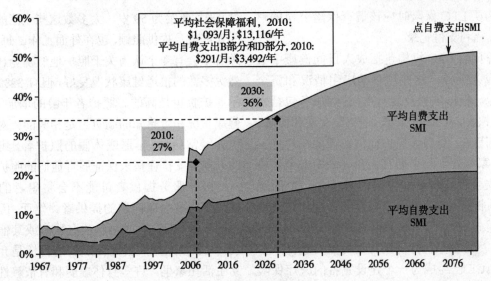

图 4-1　B 部分和 D 部分（SMI）自费支出作为社会保障福利的一部分（1967—2084）（得到 Henry J. Kaiser 家族基金会的许可，《联邦医疗保险基金的入门》）。2011 年 1 月。资料来自：http://www.kff.org/health-reform/issue-brief/a-primer-on-medicare-financing/，联邦医院保险和联邦医疗保险信托基金董事会基于 Kaiser 家族基金会自 2010 年的数据的分析报告，Figure III.C1

有对适当的处方药物做出预期的反应时，财务问题为原因的不依从性就应该被考虑。

居家和长期照护

美国绝大多数的老年人生活在自己家中，而居住在长期照护机构中的老年人比例相对较小（根据 2011 年老龄化机构数字为 4%）。越来越多的老年人重新定义着家庭的概念。根据国家辅助生活中心数据报道，近一百万的美国成年人现在居住在配有辅助生活设施的机构中。"辅助生活（机构）"不是一个规范术语，其定义可能会有区域性。辅助生活服务可在多个地点提供，从有多间额外卧室的私人寓所，到大型设施，在概念上可能与疗养院相若。然而，所有的辅助生活（机构）不同于疗养院和专业照护设施，他们不被授权提供专业性照护（如：伤口照护，康复和滴定给药等），并且可能有规则性的限制甚至禁止急性病情或功能受损的居民入住。在一些社区，老年人有创造性的安排，例如：自然状态下的退休社区（NORCS）。NORCS 的居民虽然住在自己家中，但通过贡献一些诸如服务或者是金钱的方式来获得家政或交通等方面的服务，这也足以保障他们在社区的安全。这些模式的目标是尽量避免长期的机构监管。

虽然医疗保险覆盖了有天数限制的、符合住院治疗的专业护理设施，大多数日间护理院中被视为"监护"的项目仍没有被纳入到医疗保险中来。监护的定义是指提供一些非专业性的个人照护，其对象是保留譬如洗澡或吃饭的日常生活能力但需要帮助的患者。许多老年人都担心未来需要长期照护（LTC），并且正在寻找能够在"家"尽可能长的保持独立能力的方式。如果长期监护是必要的，其成本通常最初由个人和家庭支付，然后由医疗补助计划作为财务资产"花费"已达到合格水准。LTC 保险可供购买，尽管可能许多老年人会发现相对于潜在的收益来说保费成本偏高。最为推崇的计划是为提供给居家或机构的 LTC 支付日息。每日息可能不包括服务的全部成本，但会使一些人留在家中或选择一个高质量的护理设施。也有一些高关注度的保险公司发生过拒绝或推迟支付 LTC 保险获益的案件。患者或家属在购买 LTC 保险时应该调查保险公司的财务状况和福利支付记录。

可替代的 LTC 机构包括成人日间健康中心或社会成人中心。这些项目的应用情况和资金因州而异。根据项目及其重点，这些服务包括物理治疗、饮食、社会化、护理／医疗、交通和监督。这些计划旨在，当白天照护提供者需要在户外工作时，让家庭处于一个拥有社会刺激的安全环境下可以安全管理有认知障碍的老年人。全面照顾老人项目（PACE）是一个综合的社会和健康维护组织模式，开始于 1971 年的旧金山 On-Lok。1997 年，尽管各州医疗补助计划可能会选择不参与，但 PACE 已经成为一个建设完备的医疗保险福利。截至 2012 年，在 30 个州有 89 个 PACE 组织服务于不到 12 000 的受益者。这个项目主要是为符合养老院照护标准的双达标参与者（即包含了医疗保险和医疗补助两方面的人群）而设计的。PACE 的目标是防止或延缓养老院安置额外的社会、医疗和护理支持，使参与者尽可能长时间的继续留在他们的社区中。PACE 组织相对于其他医疗保险优势／健康维护组织（HMO）计划支付更高的定额税率，以交换承担所有所需照护的全部可能风险，包括无论是暂时还是永久的养老院入住。PACE 模式的成本、复杂性和监管要求限制了其传播和影响。

照护

许多老年人和他们的家人们意外得知，医疗保险，除了非常有限的例外，如：临终关怀，不包括非熟练的个人护理，如：洗澡或喂食。老年人可以选择支付现金在家接受照顾，但随着照护的需求增加，这些增加的成本可能会比得上养老院照护成本。虽然医疗补助可能在某些州为个人照护帮助提供的保险范围很有限，退伍军人卫生事务为符合资格的退伍军人也提供了一些保险范围，但是照护的负担通常落在了家庭或其他无偿的照顾者身上。美国退休人员协会估计有 4350 万的美国成年人照顾老年人。大多数照护者是女性，平均年龄为 50 岁。大多数这些无偿的照顾者为家庭成员提供照顾，也在外面工作。每 10 个照顾者中会有 4 个认为关于照护他们别无选择。虽然大多数的报道健康状况良好，但有 32% 报道显示照护负担是高的。照护者年龄的增加、较差的健康状况和可感知的高负担是相关的。对于在外工作经常迟到、早退或休假的照护者，其中 64% 的人需要安排住宿来保证履行他们的照护职责。

医疗服务提供者可能不会将患者的照护者视为其主要健康问题的提供者。然而，因为接受者的年龄、慢性病或阿尔茨海默病或其他痴呆疾病，大多数照护人员提供照护的目标是允许其独立生活在家里。许多身体虚弱和有依赖性的老年人一旦他们的"照护者离开"，就会导致照护机构人员部署危机。此外，照护者的压力和负担是虐待老人的危险因素，所以大多数卫生保健专业人士也被授权可以对此情况进行报告（见第 72 章"检测、评估、应对虐待老人问题"）。验证方法，比如照护者压力指数（CSI）可以用来更客观地评估压力和负担。CSI 易于管理，当得分 > 7 分时应该及时介入协助照护者。照护者报告说，他们需要更多关于缓解性的关心、自我保健和压力管理以及延长或转为 LTC 的选择，但并不是总能知道如何获得它。有些人可能会求助互联网，但也有 30% 会咨询医生、护士和其他医疗专业人员。有些组织如家庭看护者联盟（www.caregiver.org）和阿尔茨海默症协会（www.alz.org）有关于支持团队和缓解性服务会对照护人员提供有用且免费的教育资源和信息。虽然许多初级保健提供者可能认为照护者的教育和支持是社会服务型医生的责任，只有 2% 的照护者报告说，他们会从社会工作者那里寻求建议。对于为这些照护人员所熟知的卫生保健系统中来说，这有可能反映的是知识缺乏，也有可能是获得社会服务渠道的缺乏。

对临床医生的建议

患者的社会背景和环境对于许多卫生保健专业人员可能是未知的。比如金融压力或缺乏足够的照护等问题,可能会对健康和功能状态产生相当于或超过慢性病所带来的负面影响。不住在医疗机构的老年人一生中与保健专业人员接触的时间少于 1%。超过 99% 的时间进行自我管理慢性疾病和社会环境中的功能问题。医生和其他初级医疗服务提供者是老年人健康相关信息的重要来源,所以针对患者和家庭自己社区所提供的实用服务如何选择和参考,可能会需要他们进行建议。临床医师希望其扩大照护老年人的有效性,他们应该:

- 熟悉医疗保险覆盖面并限制对健康的影响
- 对于在照护时有关虐老的证据保持警惕
- 了解社区资源,例如:通过老龄区局(AAA),直接服务提供商或票据交换所的信息和转介。AAAs 的国家名单可 http://www.n4a.org/about-ri4a/^fa=aaa-titlc-VI

Nahemow L, Lawton MP, Center PG. Toward an ecological theory of adaptation and aging. 1.3. *Environ Des Res*. 1973;4(1):24.

National Association for Caregiving and AARP. *Caregiving in the US, 2009*. Accessed November 2012. http://www.caregiving.org/data/Caregiving_in_the_US_2009_full_report.pdf

Sullivan MT. *Caregiver Strain Index*. New York, NY: The Hartford Institute for Geriatric Nursing. February 2002. Accessed November 2012. http://medschool.ucsf.edu/sfghres/fhc/pdf/Caregiver_strain.pdf

Supplemental Nutrition Assistance Program. Accessed November 2012. http://www.fns.usda.gov/snap/

UCLA Center for Health Policy Research. *Elder Economic Security™ Index for California Counties, 2011*. January 2012. Accessed November 2012. http://www.healthpolicy.ucla.edu/elder_index12jan.aspx

Verbrugge LM, Jette AM. The disablement process. *Soc Sci Med*. 1994; 38(1):1-14.

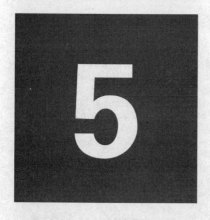

第5章
跨专业团队

Josette A. Rivera, MD

Scott Reeves, PhD

Louise Aronson, MD, MFA

在全国和世界各地，跨专业团队合作越来越被认为是应对当前医疗保健体系挑战的一种解决途径。患者的复杂问题和多样化需求需要不同卫生专业人员的专业知识，最好是共同工作。一系列具有里程碑意义的医学研究所报告建议跨专业的团队和全体培训的医护人员团队合作，是提高医疗服务的安全性和质量的关键机制。其他能有效促进团队合作的必要因素包括：患者的期望；社区照护人力短缺；能彰显效率的团队照护新模式，成本的降低，改善预后；以及能够激励创造这些模式的国家政策变化。

有慢性疾病、功能衰退、老年综合征和绝症的高患病率老年人是医疗卫生系统及其团队的强烈需要者。美国老年医学会制定并支持双方立场的声明，强调跨专业团队照顾老年人的获益，并赞同对所有专业的跨专业团队培训。本章定义了多种类型的医疗专业间工作，介绍了以实践为基础的跨专业老年医学的创新，回顾了中老年人的保健跨专业合作的证据，为建立跨专业技能和团队提供了资源，并讨论了提高老年医学跨专业团队合作所遇到的障碍和未来计划。

Mion L, Odegard PS, Resnick B, et al. Interdisciplinary care for older adults with complex needs: American Geriatrics Society position statement. *J Am Geriatr Soc.* 2009;57(10):1917.

Partnership for Health in Aging Workgroup on Interdisciplinary Team Training. *Position Statement on Interdisciplinary Team Training in Geriatrics: an Essential Component of Quality Healthcare for Older Adults.* 2011. http://www.americangeriatrics.org/pha

Young HM, Siegel EO, McCormick WC, Fulmer T, Harootyan LK, Dorr DA. Interdisciplinary collaboration in geriatrics: Advancing health for older adults. *Nurs Outlook.* 2011;59:243-250.

定义和概念

团队合作的文献包括一系列交替使用的广泛术语，以描述这一跨学科、多学科、跨专业的现象。除了术语的不确定性之外，不同的作者往往采用与团队组成、功能和结果等相关的不同概念化描述"跨学科团队合作"。然而，有可能按如下来区分不同类型的团队："跨专业团队合作"涉及不同的健康专业照护人员，他们共享团队荣誉，有清晰的角色定位，以一个相互依存和整合的方式工作，共同承担解决问题、提供服务。与"跨学科团队"相比，这被看做是来自不同学科，如：心理学、人类学、经济学、医学、政治学和计算机科学的由个人承担的协作活动。反过来，"多学科团队合作"与它相比，作为像行业内团队合作的方法，但不同的是，团队成员来自不同的学科（如：心理学、社会学和数学）而不是来自不同行业，如：医药、护理和社会工作。在医疗卫生方面，"多学科团队"也指在团队中，医疗卫生专业人员可以共享有关患者的信息，但并非在一起制定治疗计划。在过去的30年中，虽然跨学科团队合作这一术语在包括老年医学在内的美国医学中一直盛行，越来越多的学者认为在医疗卫生保健中应用这一术语在概念上是错误的，而跨专业团队合作的概念更准确地描述了共同工作和提供服务的医疗团队（包括老年医学团队）的本质。

同样重要的是从跨专业实践中区分跨专业教育，它是医疗保健中一个越来越普遍的学习活动。"跨专业教育"是当2个或更多的医疗卫生保健专业成员（或学生/学员）为了改善跨专业团队协作和医疗服务而彼此互相学习，所发生的一种活动。对提供患者照护的跨专业实践中心，有一系列不同的配置。跨专业团队合作是一种"紧密"和更化零为整的工作方式，成员们共享团队一体化，以整合协作和相互依存的方式来照顾患者。跨专业实践团队的实例包括老年医学团队、重症监护队和急诊室的团队。这是一个不同于跨专业合作的范畴。跨专业合作是一个"松散"式的工作，它的成员更加流动；成员归属感不那么重要。这种类型的工作的例子在社区医疗保健和一般医疗环境中常见。

Reeves S, Goldman J, Gilbert J, et al. A scoping review to improve conceptual clarity of interprofessional interventions. *J Interprof Care.* 2011;25:167-174.

Reeves S, Lewin S, Espin S, et al. *Interprofessional Teamwork for Health and Social Care.* London, UK: Blackwell-Wiley; 2010.

老年病学跨专业团队的创新

在美国，老年人的医疗服务是跨专业教育和实践创新的主要推动力。因此，有许多老年照护的模型，团队合作是根本（表5-1）。这些团队在他们的目标、程序、设置、专业人士的数量和类型，以及成员的稳定性上存在很大差异。

最早的培训活动，即老年医学跨学科的团队训练，是由退伍军人事务部在20世纪70年代发展起来的。其次是由美国卫生与人类服务部的卫生资源和服务管理部门出台的2项管理计划。老年医学教育中心，成立于20世纪80年代，支持卫生职业学校和健康照护诊所、机构和系统来为老年医学和必须配备4个甚至更多专业人员的团队照护提供培训。老年医学学业奖学金，起源于20

表5-1 老年医学照护团队的例子

特定疾病	心力衰竭
	糖尿病
	卒中后
具体方案	临终关怀
	老年医学评估/咨询临床医疗机构
	为评估和照护老年人的全部老年人资源计划
具体地点	家庭照护
	康复机构
	成人日间保健中心
	护理之家
	老年人单位的急性医疗

世纪90年代，支持青年专业人员发展成为学术型老年医学专家，为跨专业团队提供老年医学培训。

John A. Hartford基金会大力支持团队训练和老年人照护模式的发展。1997年，Hartford老年跨学科团队训练（GITT）项目资助8个机构开发正式团队训练的创新模式，培育了教学材料资源库、集中产出的系列课程和在此"资源"下详尽阐述的实施指南。在2000年，Hartford资助老年跨学科团队的实践行动，支持设计和测试跨专业团队照顾慢性疾病老年人模型。在日常实践中，四种模式的团队照护对患者的治疗效果和成本有积极影响，已经在全国范围内被广泛采用：

（a）照护过度干预，艾尔佛罗里达大学科罗拉多大学健康科学中心开发；

（b）照护管理+模型，由内陆卫生保健和俄勒冈健康与科学大学开发；

（c）老年人卫生和健康诊所模型，和平健康俄勒冈地区开发；

（d）虚拟综合实践模型，拉什大学医学中心开发。

老年医学也有以领导过团队为基础的照护模式的创新。老年人全方位照护计划（PACE）是一个开端，联合医疗保险和医疗补助计划为体弱，为生活在社区疗养院的老年人提供全面的团队照护。在住院患者中，老年人急性照顾（ACE）单位为住院老年人提供一个跨专业团队，旨在保留患者功能，避免不必要的手术和药物治疗。截至2011年，在29个州有82个PACE项目，全国大约有100个ACE单位。PACE和ACE模式已经被证明能够改善患者预后，同时还能降低成本。

Ahmed NN, Pearce SE. Acute care for the elderly: a literature review. *Popul Health Manag.* 2010;13(4):219-225.

Coleman EA, Parry C, Chalmers S, Min SJ. The care transitions intervention: results of a randomized controlled trial. *Arch Intern Med.* 2006;166(17):1822-1828.

Hirth V, Baskins J, Dever-Bumba M. Program of all-inclusive care (PACE): past, present, and future. *J Am Med Dir Assoc.* 2009;10(3):155-160.

Stock R, Mahoney ER, Reese D, Cesario L. Developing a senior healthcare practice using the chronic care model: effect on physical function and health-related quality of life. *J Am Geriatr Soc.* 2008;56(7):1342-1348.

Wieland D, Kinosian B, Stallard E, Boland R. Does Medicaid pay more to a program of all-inclusive care for the elderly (PACE) than for fee-for-service long term care? *J Gerontol A Biol Sci Med Sci.* 2013;68(1):47-55.

在老年人照护方面跨专业团队的依据

大量研究表明对于具体的疾病和老年综合征来说，通过照护模式和设置于康复和院外门诊的急性照护和专业护理设施，均能显示老年跨专业团队照护的好处。照护团队模式如PACE、老年资源评估和老年人照护（GRACE），证明了改进的照护质量和对服务利用度的减少。团队照护降低了卒中后发病率和死亡率，在不显著增加药物治疗的阿尔茨海默病患者身上能够显示行为和心理症状的改善。团队为基础的方法减少谵妄和跌倒的发病率及相关的伤害。跨专业团队也被证明能改善药物治疗的依从性和减少药物不良反应。

总的来说，在跨专业团队减少公共卫生服务利用率和成本的能力方面，结果是喜忧参半。Boult等为这些老年人多发病率的减少所遇到的困难提供尽可能的解释，包括多发病患者不可避免的恶化需要急性照护和不知道哪些患者最得益于团队照护或哪些方面降低利用率和成本。此外，团队医疗质量也可能增加高危患者的利用率。最后，临床研究持续时间过短而可能不能实现节约"下游"成本来抵消以团队为基础模式的

最初成本和运营成本。

除了团队合作的证据，还有一个问题就是为什么有效的团队合作需要一个深入和直观的逻辑：患者经常有很多情况，有多种病因，需要从不同的技能和专业知识的一系列医疗保健专业人士提供多种治疗方案。由一个专业医生在独立状态下提供完整的服务是不寻常的，良好的照护质量取决于跨专业团队的行业合作。一般来说，当一个团队工作良好，是因为每个成员都发挥了自己的作用。每个成员不仅知道并以高超的技巧和创造力执行他或与她自己的角色，也知道团队其他每个成员的职责和活动，了解每个人带给他或她的个人角色的细微差别。正如军事训练和航空业所证明的，当每个人都认识到自己的作用，跨专业团队合作就会减少重复劳动，提高协调性，提高安全性，并成为产出高品质成果的重要因素。

Boult C, Reider L, Leff B, et al. The effect of guided care teams on the use of health services. *Arch Intern Med.* 2011;171(5):460-466.

Callahan CM, Boustani MA, Unverzagt FW, et al. Effectiveness of collaborative care for older adults with Alzheimer disease in primary care: a randomized controlled trial. *JAMA.* 2006;295(18):2148-2157.

Counsell SR, Callahan CM, Clark DO, et al. Geriatric care management for low-income seniors: A randomized controlled trial. *JAMA.* 2007;298(22):2623-2633.

Mion L, Odegard PS, Resnick B, et al. Interdisciplinary care for older adults with complex needs: American Geriatrics Society position statement. *J Am Geriatr Soc.* 2009;57(10):1917.

Partnership for Health in Aging Workgroup on Interdisciplinary Team Training. *Position Statement on Interdisciplinary Team Training in Geriatrics: an Essential Component of Quality Healthcare for Older Adults.* 2011. http://www.americangeriatrics.org/pha

团队合作资源和工具

文献描述的项目发展战略和团队培训的教育目标正在形成。在2010年，跨专业教育合作，囊括6个国家卫生职业教育协会，召集了一个专家小组来发展跨专业的竞争力，这也是为促进跨专业教育提供框架的方法。能力领域标志为：

- 跨专业实践的价值/伦理
- 协作实践的角色/责任

- 专业间的沟通以及
- 跨专业团队合作和以团队为基础的照护

识别行为的能力能反映出潜在的态度、知识和价值观。这对有效的、以患者为中心的团队合作是必不可少的。这些领域提供了个人学习和实践改进、课程、程序开发、制定认证和许可标准的指南，获得学校和专业人士的好评。

Salas 等细化团队训练原则，其中包括利用团队合作能力以聚焦培训内容，这与预期结果和局部资源相一致；专注于团队合作且不含个人层面的任务；在尽可能真实的环境提供动手的实践；团队技能专家提供详细而及时的反馈；评估知识，行为和患者层面的效果；并通过不断训练、激励和绩效评估使得团队工作得以维持。

提高个人的团队合作能力的最好方法是进入跨专业团队。医疗卫生团队可以通过把重点聚焦于潜在的过程来改进团队工作，同时建立开放的文化来提高他们的团队合作精神。第一步是确定团队的目标和目的，以及需要什么来实现这些目标，明确角色和职责，设定团队流程和基本规则。Salas 等人提供切实可行的指导原则和提高在团队基础上的沟通、协调和合作技巧。总的来说主题是创造一个鼓励公开讨论，并使所有成员投入讨论的环境。这包括确保成员有时间共同反思自己在团队的表现，并给予描述性的和明确的"过程反馈"。团队成员也应该反思自己和其他成员的行为，同时提供建设性的反馈意见与改进观点。

两个成熟的团队培训项目在互联网上为团队合作提供实践指南和适用于团队工作的工具。Hartford 基金会的 GITT 项目包括与老年人照护团队培训有关的纸质和视频讨论练习及教学材料。虽然是为学员设计，但内容与训练专业人员相关。陪伴履行手册从关于团队培训计划执行情况的 8 个 GITT 网站提供了综合指导、经验教训和工具。GITT 跨学科团队训练袖珍卡包含成功的团队合作的 8 个原则，7 步会议过程，团队动态清单，如何成为一个高效的团队成员和处理冲突的指导方针。

团队 STEPPS 计划，由美国国防部开发的，不是纯粹老年病的专业特点，而是卫生专业人员以循证为基础的团队合作培训体系。像 GITT 计划一样，它提供了从互联网上访问的课程和实施指南，但材料更为全面。这其中包括幻灯片发言人的笔记，讲义，视频，评估和评价工具。该培训系统在 3 步过程中提供了详细的指导，其中包括当地的评估、规划和培训以及维护。实践交流工具和策略是课程的一个突出部分。不同于 GITT 计划，团队 STEPPS 正在致力于为全国培训师提供网络培训和面对面培训的课程。

Interprofessional Education Collaborative Expert Panel. *Core Competencies for Interprofessional Collaborative Practice: Report of an Expert Panel.* Washington, DC: Interprofessional Education Collaborative; 2011.

Salas E, Almeida SA, Salisbury M, et al. What are the critical success factors for team training in health care? *Jt Comm J Qual Patient Saf.* 2009;35(8):398-405.

Salas E, Wilson KA, Murphy CE, King H, Salisbury M. Communicating, coordinating, and cooperating when lives depend on it: tips for teamwork. *Jt Comm J Qual Patient Saf.* 2008;34(6):333-341.

The John A. Hartford Foundation, Inc. Geriatric Interdisciplinary Team Training Program. http://www.gittprogram.org

U.S. Department of Health and Human Services. *TeamSTEPPS: National Implementation.* http://teamstepps.ahrq.gov

促进团队合作的障碍

尽管致力于患者和专业人士的团队合作有潜在的效益，但是基本过程是充满挑战的。团队合作在职前和继续教育中得到的关注相对较少；因此，尽管资料对患者是有利的，大多数执业的专业人士很少或没有相关的培训，提高跨专业团队合作的努力经常遇到态度、教育和财政等障碍。团队面临一个挑战，这涉及医学职业史上未曾被挑战的权威和态度。医生对团队的普遍态度尤其是个问题。原因可能包括奖励自主性和个人努力的医疗培训，缺乏团队协作增加的价值感和感知力，时间和金钱的损失。缺乏榜样和强大的文化影响力，与护理及社会工作的学员相比，医疗学员对于团队合作收益较低的认同不足为奇。

其他改善跨专业团队合作的障碍是基于系统

出现的。第一，尽管医疗团队在美国有所普及，但团队合作的广泛而正规的教育却非常滞后。结果是，正因为团队在实践中不采用团队合作的原则，出现了一些非正式的团队训练。第二，没有激励措施实现或改善跨专业教育和实践。目前还没有人为创新教育计划或健康专家团队提供的实践服务买单。此外，很少有医学院校或医疗实践意识到个人发展或晋升的目标可以定位于团队合作能力。第三，运筹的障碍也是一个普遍的问题，它往往集中在为教学或参与团队工作寻找时间。在学员培训方面，障碍包括不同的学术日程和培训场地，而在实践场地的压力则集中在能否找到一个平衡点，给参与团队训练的医院和诊所人员留有足够时间的平衡点。

Leipzig, RM, Hyer K, Ek K, et al. Attitudes toward working on interdisciplinary health care teams: a comparison by discipline. *J Am Geriatr Soc.* 2002;50(6):1141-1148.

Young HM, Siegel EO, McCormick WC, Fulmer T, Harootyan LK, Dorr DA. Interdisciplinary collaboration in geriatrics: advancing health for older adults. *Nurs Outlook.* 2011;59(4):243-250.

未来的计划

跨专业教育和实践必须协同发展以改变美国医疗保健的标准。两者广泛的推行都需要文化变革以及时间和资源的投入。专业的认同和文化的差异必须与对每一个人的承认，包括从早期的学习者到经验丰富的，怀着偏见，成见和知识缺乏的其他专业人士，都要协调一致。项目负责人需要解决卫生专业人员和学生之间不同的角色、重点、服务需求、进度、许可和认证要求的实践问题。研究需要确定最有效的时机、教学策略、方法、设置和评估工具，以及跨专业团队教育和实践对卫生服务利用率和成本的影响。专业和教师发展课程应培养一批医疗专业人员，能够实施有效地教导并成为团队合作技能的榜样。认证、许可和监管是推进跨专业教育和实践的有效方法。2010年的患者保护和平价医疗法案，特别是其通过以患者为中心医疗模式基于团队照护的支持，说明还是有潜力去传播跨专业的实践来应对公共卫生需求。

第6章
老年评估

Bree Johnston, MD, MPH

David B. Reuben, MD

老人评估是一个广义的术语,描述了老年患者的临床工作方法。它超越传统的病史和体检,包括影响健康和生活质量的功能、社会和心理领域。虽然老年评估适用于不同的设置、结构和关怀模式,但有 4 个关键概念的存在彰显了其工作方法:照护临床场所,预后,患者目标和功能状态。

照护团队和临床中心

虽然老年评估全面,涉及多个团队成员(例如:社会工作者,护士,医师,康复治疗师,药剂师),但它也可能涉及仅仅一个临床医生,此时的方法更简单。一般情况下最常见的是,团队使用一个跨学科或跨专业的方式(团队在多学科配合下共同制定一个全面的病人治疗计划)来服务于主要体弱、复杂的患者,如:住院单元,康复单元,PACE(老年全面照护项目)及长期照护机构。针对门诊病人的团队,与跨学科团队相比都不太可能形式固定;如果存在,更可能是非正式的、非同步的和多学科的(团队其中每个学科制定自己的评估和治疗计划)。(有关详细信息请参见第 5 章"跨专业团队")

先不考虑团队的组成,服务机构和所服务患者人群的功能水平将决定什么评估工具是最合适的。例如:长期照护机构有可能集中在日常生活(如:洗澡)的基本活动,而门诊的团队更容易专注于更高水平的功能,比如可动性和准备饭菜的能力。在住院部,重点是防止功能失调,提供医疗支持(例如:营养)和出院计划,包括评估康复潜力和出院后的最佳适宜机构。不管队伍结构、机构和工具的使用,很多评估的原则是相同的。

预后

老年人的预后在决定哪些干预对他个人可能是有利或造成负担这方面来说是至关重要的。在社区居住的老年人,预后可以考虑使用寿命表对患者的年龄、性别和一般健康状况做初步估计。例如:不到 25% 的 95 岁男性能存活 5 年,而近 75% 的 70 岁女性能存活 10 年。然而,患有慢性疾病的人可能大大缩短生存期。当老年患者的临床状况是由一个单一的疾病过程支配(例如:肺癌转移到脑),预后可以用疾病特异性工具做出很好的估计。即使特定疾病的预后信息是可用的,也经常会出现生存范围很宽的情况。此外,预后通常随着年龄的发展而恶化(特别是年龄大于 90 岁),并有严重的与年龄有关的医疗情况,如:老年痴呆症,营养不良,或行走能力受损。更全面的预测老年患者的方法参见第 3 章,"照护目标及预后的考虑"。

当老年人的预期寿命 >10 年(即 50% 相似情况的人生活超过 10 年以上),对于年轻人,适当的测试和治疗是大致相同的。当预期寿命 <10 年(特别是当它很少时),针对老年人预期寿命测试

和治疗方法的选择应以其在改善患者预后和生活质量的基础上进行。测试和治疗相关的利和弊经常随着预后的恶化而改变。

姑息治疗服务应考虑任何有生命限制疾病的患者，特别是当其预后 <18 个月。如果预后在 6 个月以内甚至更少，并与照护病人的目标一致，应考虑开展临终关怀。

患者的目标

虽然患者自己的价值观和喜好不同，许多年老体弱的老年人优先选择保持其独立性、减轻疼痛或其他症状而不是延长生存期。我们一般通过直接与患者交流来确定其价值观和偏好，或当患者无法表达可靠的选择时，与患者的代理人确定。即使无法做出复杂决策的患者也可以表达其选择，并应尽他们所能的多参与决策。关于患者决策的更深入讨论，请参见第 12 章"道德和知情决策"。

在特定的医疗决策背景下评估价值观和偏好往往是最容易的。例如：医生可能会问病人考虑一个新的癌症化疗，"告诉我，你愿意通过承担风险和不舒服去增加额外生存 6 个月的机会吗？"在评估的价值观和偏好方面，重要的是要记住患者应该对他们效果和经验的选择有明确的信息来源；不过，他们通常没有足够的信息来表达知情偏好、特定的测试或治疗，以及需要临床医生的指导用于解释如何测试或治疗会有助于实现患者目标。因此，询问其价值观往往是比较有用的（"你最可以接受的生活质量是什么？"或"如果你病危，希望我们能够更专注于舒适性和生活质量还是延长生命？"），而不是在缺乏此类背景时进行干预措施（"你想要升压药吗？"）。病人的喜好往往随时间改变。例如：有些患者发现残疾的生活比在他们未经历之前更易于接受。有些患者由于重要事件而改变价值观，如他们希望活着看到孙子的毕业或出生。

应鼓励每个老年人为医疗保健和财政完成预先指令，指定一个代理决策者，并与他们的代理

决策者和医疗保健医生讨论他们的价值观和选择偏好。许多国家奖励采用由患者和医生共同签字，并同时可在不同照护地点便携使用的预设医疗指示和订单表。这种形式的例子包括 POLST 或 MOLST（医生或医疗的订单维持生命治疗）。

功能评估

功能状态可以被看做是在患者的身体和心理环境下健康状况的总体影响的总结衡量。功能状态信息对于规划、监测、对治疗的反应、判断预后很重要。功能障碍在中老年人是常见的并有许多潜在的原因，包括年龄相关的生理和认知改变、失用、疾病、社会因素以及任何这些之间的相互作用。根据 2007 年中心的医疗保险和医疗补助服务，目前医保受益人调查中，29% 65 岁及以上的老年患者基本日常生活（ADL：洗澡，穿衣，吃饭，活动，可控性，如厕）受到限制；14% 的老年患者工具性日常生活活动受限（IADL：交通，购物，做饭，使用电话，理财，服用药物，清洁，洗衣）。IADL 是独立生活必不可少的活动。IADL 功能轻微的或新的下降可能是老年痴呆症或其他疾病，如：帕金森病的早期征兆。ADL 或 IADL 功能的丧失往往预示着疾病恶化或多种并发症的综合影响。ADL 和 IADL 障碍的程度通常可通过自我或代理人的描述来确定，但应当尽可能被证实。因为准确的功能信息对于计划制订至关重要，所以体格检查或职业治疗师的直接观察弥足珍贵。

对于独立功能较好的老年人，标准的功能检查措施将无法捕捉细微的功能障碍。对于这些老年人，有一种有用的技术，就是确定和定期询问病人享受其中和经常参加一些目标活动，如：玩桥牌，高尔夫球，钓鱼（高级的 ADL）。虽然许多活动反映患者的意愿，但可能会随时间而改变。如果病人开始出现活动下降，这可能暗示有早期损伤，如：老年痴呆症、大小便失禁，或加重视力和听力下降。

功能状态应首选评估并在此后进行定期评估，特别是住院治疗、病情较重或经丧偶或照护者离

去之后等情形下。在功能状态突然变化时,应及时进行综合评估。如果合理的医疗探究后发现是不可逆的病因所致的功能下降,临床医生应重点支持治疗,并在必要时,在不同的生活环境中采取替代治疗。有关老年人的功能能力和评估的详细信息,请参阅第2章"对功能及功能衰退的考虑"。

预防性服务

预防服务包括健康行为咨询、筛查检测无症状疾病和接种疫苗。个体患者的具体预防性干预措施应根据循证医学指南、患者的预期寿命以及患者的价值观和目标而制定。美国预防服务工作组有一个互动的网站,可以根据患者年龄、性别、吸烟以及性活动等提出具体建议。(http://epss.ahrq.gov/PDA/about.jsp)(见第8章"预防和健康促进")

跌倒和步态障碍

跌倒是非致命伤害和意外伤害以及老年人死亡的主要原因。每个老年人每年应至少询问跌倒情况。由于步态和平衡障碍通常与跌倒共存,老年人的步态评估是非常重要的,并有可能比其他神经系统检查组成部分更敏感(因为肌肉无力和关节炎,以及特定的神经系统损伤通常是多因素的)。

步态测试的组成部分包括观察病人可以从椅子站起来,而无需使用双手(测试股四头肌肌力),观察对称性,步伐长度,步伐高度和步距宽度。平衡可以通过观察闭眼状态时的稳定性,如:自胸骨轻推,360度的旋转,观察其是否有能力继续保持左右并排或前后串联,或者半串联距离10秒测试。"起立步行时间测试"是检测一个人从椅子站起来的能力,走3米,返回,坐下来的过程。虽然该试验有各种及格线,但不能在15秒内完成该任务通常被认为是不正常的,并且若是时间拖延更长则伴随功能障碍的风险更大。患者异常步态评估之后应进一步对潜在的可逆因素进行评估(见第25章,"跌倒和运动障碍"和第59章,"老年人跌倒后晕厥的评估")。

视力障碍

白内障,年龄相关性黄斑变性,青光眼,和需要镜片矫正的患病率随着年龄增长而增加。鉴于老年人眼睛的共性问题并且多数社区医生的诊室无法完成,验光师或眼科医生应对老年人进行合理的定期检查,尤其是患有糖尿病或处于高青光眼风险的人,如:非裔美国人。

在社区医疗机构的视力筛查中,Snellen远距视力表Jaeger近距视力表,相对比较容易操作,可现场为医生提供有价值的信息。视力筛查问题量表,如:"由于你的视力,或者即使戴眼镜,在开车、看电、读书或者从事你的日常活动中任何活动时有困难吗?"是有帮助的,但可能不具有足够的敏感性,因此也无法取代正式的视力评估(见第61章,"老年人视力障碍的管理")

听力障碍

33%以上超过65岁的老人,50%超过85岁的老年人有不同程度的听力损失。听力损失与社会和情感隔离、临床抑郁症及活动有限相关。

听力损失的最佳检查方法在老年人中并不确定。耳语的声音测试很容易执行,但许多患者仍需要正式的跟进测试;敏感性和特异性的范围从70%到100%。如果在一个安静的环境中进行,手持式测听与Welch-Allyn AudioScope可以增加筛查的准确度。美国筛查和预防工作小组建议使用有关老年人听力障碍的筛选问题。结构式问卷,如:老人听力障碍量表,是评估听力损失对功能干扰程度最有效的方法(见第62章,"老年人听力障碍的管理")。

痴呆

痴呆症在老年人中很常见,但通常会被社区医生漏诊。早期诊断阿尔茨海默病及相关疾病是很重要的,以确定潜在可治疗的参与者(这是罕见的),并让患者为医疗保健和财政预先制定照护计划。如果让阿尔茨海默病的药物和治疗变得更有效，早期筛查将变得更加重要。3 个主题：回忆与画钟测验（mini-cog）的组合是用于检测痴呆敏感的一个简短的筛查。mini-cog 实验失败的患者应进行一个更深入的精神状态检查。

筛选结果为阳性、可能患老年痴呆症的患者也应该进一步评估他们是否有预设医学指令、是否有决策能力，以及他们是否有适时的程序来保护自己的财务状况（参见第 22 章，"认知障碍和痴呆"和第 52 章，"老年人精神状态的评估"）。

失禁

老年人大小便失禁非常常见，但也经常被忽视。老年女性的大小便失禁可能是老年男性的两倍。总体来看，约 6%～14% 的老年女性每天经历大小便失禁。问一个简单的问题，比如："你的问题是无法控制排尿吗？"或"你有因为漏尿不得不穿戴尿垫、尿布或三角裤吗？"肯定的答案后，应跟进一个更完整的评估，或者由患者的目标来确定（见第 39 章，"尿失禁"）。

抑郁

抑郁症经常在社区医疗保健中漏诊。虽然老年人重度抑郁症得病的概率并不比年轻人大，但抑郁状态在老年人中更常见。在生病住院的老年患者中，抑郁症的患病率 >25%。PHQ-2 是抑郁症的一个敏感的筛查工具。结果如为阳性，应跟进更广泛的筛查量表（例如：PHQ-9）；并且，若为阳性，应继续开展全面的筛查。（见第 45 章，"抑郁症和其他精神健康问题"）。

营养

老年人的营养问题，包括肥胖，营养不良，以及特定的维生素和营养不足。对体重突然下降 >5% 的患者应该进行进一步评估，其中应包括考虑口腔健康问题（如：义齿的损失）、医疗问题（如：老年痴呆症或恶性肿瘤）、社会问题（如：交通损失）。对 1 个月内体重下降 5%，或超过 6 个月体重下降 10% 的与发病率和死亡率增加明显相关。

越来越多的肥胖成为老年人的问题，并与多个并发症有关，这其中包括糖尿病、骨关节炎、活动性差和阻塞性睡眠呼吸暂停。老年人肥胖的定义为身体质量指数（BMI）> 30kg/m^2（见第 68 章"老年人营养充足的定义"）。

药物应用

老年人平均需要 4～5 种药物。许多老年人从不止 1 个医生那里接受药物治疗，这增加了用药差异和药物不良反应的风险。社区医生、药剂师或护士在每次访问时应该对用药情况进行审查。每一次接诊都应鼓励患者带来他们的所有药物，包括非处方药（以下简称"自带药品评估"）。正规药店审查和市售药品管理计划可以帮助社区提供监视潜在的不准确之处和潜在的药物间相互作用（见第 9 章"老年人用药原则，"和第 53 章，"老年人多重用药及提高药物依从"）。

护理人员支持

对于年老体弱的成年人提供初级照护要求包括要重视家庭照护者以及患者，因为患者和照护者的健康和福祉一脉相连。高水准的功能性依赖对照护者来说是一个巨大的负担。倦怠、抑郁和自我照护缺乏是高负荷照护者可能导致的后果。针对照护者有关于压力、工作倦怠、愤怒和内疚等情况的询问往往是有益的。对于有压力的照护者，社会工作者往往要找到有帮助的计划，如：照护者支持团体，缓解计划，成人日间照护，并聘请家庭保健助手。

财政、环境和社会资源

晚年是可能减少社会和经济资源的时候。老

年人正处于社会孤立和贫穷的特定风险群中。有关社会交往和财力资源的问题筛选往往有助于指导提供者设计真实的治疗和社会服务规划。每一个老年人在被鼓励着完成预设医疗指示时,我们也应鼓励他们致力于高级财务策划。

病人的环境评估应包括询问他们力所能及的需要社会资源(如:银行,杂货店,药房),无论是自己或通过代理人,他们家的安全,以及他们的环境是否适合功能障碍的程度。如果家中存在安全问题,家庭健康照护机构的家庭安全评估是适用的。

虐待

由于虐待存在的可能性,脆弱的老年人应该需要机会单独接受问诊。对于有关虐待和忽视施

加直接询问可能是有用的,特别是在高负担照护者的环境中。虐待老年问题的线索可能包括观察照顾者现有的行为变化,从伤害到寻求治疗的时间延迟,观察到的损伤及相关的解释不一致,缺乏合适的衣服或个人卫生,不完整的处方。一个简单的问题"你有没有觉得不安全或受到威胁?"是一个合理的初始筛选(见第72章"检测、评估、应对虐待老人问题")。

在初级护理中的老年评估

许多策略可以帮助老人评估在繁杂的社区保健中更有效,如使用参访前筛选问卷,使用非医师人员来帮助执行标准的老年评估,并有标准化的协议对阳性结果进行后续行动。筛选工具,如:由 Lachs 等和 Moore 等设计的(图 6-1)在社

患者姓名_____
来源:患者_____ 其他_____   Date_____

历史事件	异常	反应	结果和评论
你去年有没有跌倒过?	是	步态评估,进一步检查,家庭参数和PT骨质疏松和受伤的风险评估	____
你有楼梯,灯饰,卫浴,或其他家庭的危害麻烦吗?	任意都是	家庭参数和或PT	____
你有尿液遗漏或意外的问题吗?	是	排除可逆(DIAPPERS),历史(压力,敦促),考试,PVR	____
过去的两周经常感到悲伤,沮丧或绝望吗?	或者是	量化与PHQ-2、GDS或PHQ-9	____
在两周内,你常常没兴趣或不高兴做事情呢?			
你是否觉得住的地方不安全?有没有人威胁你或伤害你?	是	进一步探索未来,社会工作,APS	____
你有疼痛的问题吗?	是__否__	评估	____

你有任何以下几个方面的问题吗?有人帮助吗?你使用任何设备吗?(为"是"的回答,请考虑原因,社会服务和/或家庭EVAL/PT/CT)

做像快步走/自行车等剧烈活动?	是__否__	____
烹饪	是__否__	____
购物	是__否__	____
做繁重的家务劳动如擦窗	是__否__	____
洗衣服	是__否__	____
通过驾车或搭乘巴士到达超出步行距离的地方	是__否__	____
理财	是__否__	____
下床/活动	是__否__	____
穿衣戴帽	是__否__	____
如厕	是__否__	____
吃	是__否__	____
步行	是__否__	____
洗澡(擦澡,浴缸,或淋浴)	是__否__	____

历史事件	异常	反应	结果和评论
审查病人带来的药物	混淆药物 >5 没有带来	考虑简化的Medi-设置或其他家访援助	_____
询问草药，维生素，营养补充剂和非处方药物			

体检项目（接下来的几个项目将由护理人员在某些环境中进行）

重量/体重指数 并问："你瘦了吗？"如果是的话，瘦了多少？	体重指数<21 自上次访问减轻5%或超过一年减轻10%	警告提供商或营养参数考虑医疗，牙科，社会	_____
你的牙齿或牙龈有问题吗？ 口腔检查	是 异常检查	建议看牙科	_____
Jaeger近距视力表和Snellen远距视力表检查每只眼睛（戴眼镜）	无法读取20/40	提供警告或参考	_____
耳语短句@6~12英寸 （视力范围以外）或内窥镜检查	无法听到测试/引用/听力障碍的存在	叮咛检查	_____
说出三个事物/在5分钟内再问一遍 画时钟测试（mini-cog）	忘记其中一个或不能画出	MOCA，MMSE 充分认知评估	_____
从椅子站起来（不依靠双臂起床），步行10英尺，转身，走回椅子上坐下（计时起走过程）	观察到问题或计时超过15秒	进一步步态和神经检查家庭参数和PT	_____
用手触摸后脑勺，捡拾铅笔	两者都做不到	进一步检查考虑OT	_____

（记得询问回忆mini-cog中3件物体）

需要担心的其他领域：照顾者的压力，酒精，社会隔离，预设医疗指示和卫生保健的愿望。

DIAPPERS：谵妄，感染，萎缩性尿道炎，药物，心理，过度排泄，行动不便，粪便嵌塞

图6-1 简单的老年筛查表转载自 C. Bree Johnston，MO，基础数据来自 Moore AA，Siu AL，筛查表（或卧床老年人常见问题：临床证实的筛查工具 Am J Med. 1996；100（4）：483-443, and Lachs MS, Feinstein AR, Cooney LM jr, et al. A simple procedure for general screening for functional disability in elderly patients. Ann Intern Med. 1990；112（9）：699-706.）

区保健中是有用的。一些为老年人精心设计的参访前问卷是可行的（例如：www.geronet.ucla.edu/images/stories/docs/professionals/GerLPrc-visit_Questionnaire.pdf）。医保年度健康访问在并非是需要处理病人持续医疗问题时的单独拜访中，也可促进许多这些评估的进行。以团队工作为主的居家医疗新报销模式可能使得在社区执行老年评估的做法比它目前更实用。

Boult C, Wieland GD. Comprehensive primary care for older patients with multiple chronic conditions: "nobody rushes you through." *JAMA.* 2010;304(17):1936-1943.

Reuben DB. Medical care for the final years of life "when you're 83, it's not going to be 20 years." *JAMA.* 2009;302:2686-2694.

相关网站

Agency for Healthcare Research and Quality. *Search for Recommendations.* http://epss.ahrq.gov/ePSS/search.jsp

Centers for Disease Control and Prevention. http://www.cdc.gov/mmwr/PDF/wk/mm753-Immunization.pdf

Social Security Administration. *Life Expectancy Tables.* http://www.ssa.gov/OACT/STATS/table4c6.html

UCLA GeroNet. Healthcare office forms. http://geronet.ucla.edu/centers/acove/office_forms.htm

U.S. Preventive Services Task Force. Home page. http://www.uspreventiveservicestaskforce.org/

第7章
老年人疾病的非典型症状

Carla M. Perissinotto，MD，MHS
Christine Ritchie，MD，MSPH

保健医生的传统教育，是依靠常见疾病的典型表现。然而，老年人疾病的非典型表现在医学教育中经常被忽视。这些表现被称为"非典型"，因为他们缺乏特定条件或诊断的一般症状和体征。老年人"非典型"表现实际上是相当普遍的。例如：行为或活动能力的变化往往是潜在的严重疾病的唯一新迹象。没有认识到非典型的表现可能会导致更糟糕的结果的，漏诊和错失治疗老年患者常见疾病的良机。

在老年患者内科疾病的非典型表现的医学教育、教学中，提供了一个独特的机会向不同层次的学员介绍关键的老年医学原则。此外，老年人非典型医疗表现，得到研究生医学教育（ACGME）老年病学能力的认可，并强调这个概念融入到所有学习者医学教育的重要性。

非典型症状的定义

疾病非典型表现的定义是：当一个老年患者的疾病状态缺少一些通常出现在年轻患者病情的传统核心特征。非典型的表现通常包括3个特点之一：

（a）疾病表现不明确；

（b）疾病的表现发生改变；

（c）无疾病通常表现（如漏报）。

高危患者的识别

老年疾病非典型表现的发生率随年龄增长而增加。随着世界人口的老龄化，疾病不典型表现将占疾病表现越来越大的比例。最常见的危险因素包括：

- 年龄的增加（尤其是85岁或以上）
- 多种疾病状况（"共同患病"）
- 多种药物（或"多重用药"）
- 认知或功能障碍

了解哪些患者非典型表现的疾病风险更高，将指导临床医生更敏锐地捕捉到疾病的细微征兆。而不是以"传统"方式了解就诊的患者，医生可能还需要扩大超出"典型"疾病的评估，并纳入与非典型表现相关的问题或检查结果（表7-1）。例如：识别疾病的非典型表现需要临床医生更注重与基线相比，识别认知的微小变化。在老年痴呆症患者的情况下，这可能是很难确定，由于一些患有痴呆症的老年人仍然经历轻微的日常认知变化。收集此类信息的基线水平需要耐心、时间和有可靠照护者和家庭成员的信息。很多时候，为了获得疾病精确的现病史，临床医生必须进行系统的检查方法。

▶ 老年人非典型疾病常见的症状和体征表现

评估老年人疾病的非典型表现的第一步是识别频繁出现在老年人中的各种疾病常见的警惕性

表7-1　"非典型"疾病表现的常见症状的潜在的问题

症状	问题
• 急性意识混乱（谵妄）， • 厌食（食欲变化） • 无发烧 • 无疼痛，或交替性部位疼痛 • 全身乏力 • 疲劳 • 新的尿失禁 • 新的功能衰退（即，活动性改变）	• 患者平时沉默寡言和不容易亲近，或者这是一个变化吗？ • 你注意到患者更"烦躁"，或者更活跃吗？有过任何体重减轻吗？ • 有没有任何新的药物在症状开始时使用？ • 在过去，当患者有感染，病人有什么标志？ • 我看到病人在轮椅上，病人可以行走或者这是一个新的变化？

表7-2　老年疾病的非典型表现的例子

老年疾病表现的改变	
疾病	非典型表现
感染性疾病	无发烧 不伴白细胞增多，发热的败血症 跌倒，食欲或液体摄入减少 意识蒙眬 功能状态改变
"沉默"急腹症	无症状（静音表现） 轻度不适和便秘 有呼吸急促，并可能模糊的呼吸道症状
"沉默"恶性肿瘤	背部疼痛继发于缓慢增长的乳腺肿块转移 沉默的肠道肿瘤
"沉默"心肌梗死	无胸痛 乏力，恶心和功能状态减退的模糊症状；经典表现：相比胸部疼痛，气短是一种较为常见的主诉
无呼吸困难肺水肿	可能不主观体验阵发性夜间呼吸困难或咳嗽 特发性的典型症状可以是隐伏的，并且有功能，食物或液体摄入，或者混乱的改变
甲状腺疾病	甲状腺功能亢进症表现为"冷漠的甲状腺毒症"（疲劳和减缓）， 甲状腺功能减退症表现有混乱和躁动
抑郁症	没有悲伤 身体不适主诉：食欲改变，模糊的胃肠道症状，便秘和睡眠障碍 多动 悲情误解为老龄化问题的正常结果
抑郁表现的医学疾病	掩盖抑郁症的医疗疾病，例如：甲状腺功能减退和甲亢疾病，表现为精力减弱和冷漠

的症状和体征。在老年人中，一个隐匿的感染或重症疾病的常见预警症状可能导致新功能的减退（例如：新失禁，新的行走困难）。同样，认知障碍或人的行为改变（如：烦躁或更加困惑），可能是展现给照护者或家庭成员（与个人的正常认知和行为最协调的）"有什么事情正在发生"的唯一线索。其他的新的、潜在的严重疾病的指标包括但不局限于此，如：跌倒、厌食及全身乏力。

▶ 老年人常见疾病的典型表现

各种疾病状态非典型表现包括传染性肺结核，心血管疾病和精神疾病。在老年人照护中，疾病非典型表现有时比经典的教科书中表现更常见，使得临床医生必须持有广泛的鉴别诊断，在快速对一个临床发现做出单一诊断之前，随时准备寻找新的共存诊断。Occam's razor 原则，存在1个统一的诊断解释所有病人的症状和发现的原理，在老年照护中却不多见。例如：社区获得性肺炎和肾衰竭的患者可能会并不出现发烧，也无法描述主要症状如：恶心、咳嗽和胸痛。最后非典型表现的出现，是因为老年人共存因素的综合作用：衰老的生理变化、生理储备的损失以及急性并发症和多种集中而混淆诊断的共病和老年综合征，进而形成新病症的不典型特征。一些常见的例子都包括在表7-2，以下将有更详细地描述。

A. 脱水

脱水是在老年人中最常见的体液和电解质问题。这是正常的与年龄相关的生理变化的结果，其中包括总体水含量的降低、口渴感知改变和肾功能降低导致尿浓缩能力的降低。正如和其他非典型表现一样，老年人脱水的症状和体征可能是模糊的，甚至不存在。例如：老年人在遭遇伴随感染、管饲和药物相关的副作用时会更容易出现脱水。脱水的其他危险因素包括谵妄和活动性障碍，这两者都可以导致液体摄入量减少。主要生命体征可能无法显示；心脏传导障碍或如β受体阻滞剂等药物，可能会掩盖老年人血容量不足时的心动过速。老年人皮肤肿胀是不可靠的，并且进出量数据在失禁的情况下可能也不准确。最后，当考虑到张口呼吸的发生率或者应用抗胆碱能药物导致的口干，口腔干燥的诊断也会被误导。因此，临床医生必须意识到老年人的生理状况脆弱性和可能造成的脱水只表现为便秘或轻微体位低血压。在大多数情况下，临床医生将需要依赖症状、体征以及可能的实验室异常检查结果等综合情况，以便精确排除严重脱水。

B. 急腹症

老年人急性腹痛往往是不容易发现的，一些研究表明，多达 40% 的老年患者被误诊。一些老年人腹部疼痛的最常见原因包括胆囊炎、肠梗阻、憩室病、癌症并发症以及药物的副作用。在这些医疗疾病中，不以特定腹部区域的定位标志，疼痛可以是多分散的，轻微的，或者根本不存在。患者也可能无发烧，而是表现为低体温。他们可能无白细胞计数升高，并腹壁肌肉紧张减弱。胆囊炎，实际上只有 25% 的成年人有胆绞痛；因此，当老年人有模糊的腹部症状主诉时，应考虑广泛的鉴别诊断。除了不同的模糊的症状表现，老年人急腹症的诊断可能是困难的，因为以下：获得准确病史的困难；疾病过程中后期易混淆的临床表现和体征；多伴发疾病；与疾病相关并发症。因为延迟的临床表现和诊断的困难，急腹症的死亡率和并发症在老年人群中要高发得多。和其他疾病一样，延迟表现的一些原因可能是社会因素造成的，如：缺乏照顾者，缺乏交通，对住院的恐惧，丧失独立性的风险。

C. 感染

虽然老年人新发感染通常可出现发烧和白细胞增多，但更普遍的表现为模糊的症状，无发热，无白细胞计数升高，无局限化征象。老年人由于肌肉和膳食诱导的产热作用的降低，通常具有较低的基础体温；因此，体温 > 37.3℃，更可能是感染指征。通常情况下，功能状态和精神状态的变化是潜在感染的唯一标志。尿路感染是最好的例子。老年男性和老年女性可能表现为意识混乱、大小便失禁和食欲缺乏，而不是表现为排尿困难和频率改变。同样，肺炎表现可以没有咳嗽，X 线表现不完整，没有气短，而是表现为全身不适和意识混乱出现。虽然白细胞增多在老年人中不常见，但即使白细胞计数不升高，通常观察到白细胞计数的升高和核叶的左移，也能提示感染。观察这些细微的线索非常重要，因为漏诊非典型感染会导致败血症和住院时间延长，甚至死亡。

D. 心血管疾病

心血管疾病的典型症状，尤其是心肌梗死，是很难被漏掉：压榨性胸骨后疼痛，呼吸急促，恶心。但在老年人，心肌梗死可呈现轻度疼痛或完全没有疼痛的，并且可以没有呼吸困难发生。相反，在超高龄人，心肌梗死往往表现为新发乏力、头晕或意识蒙眬。同样，尽管心脏衰竭在老年群体日益普遍，临床医生必须注意好心脏衰竭的典型和非典型的表现。老年患者常见的症状包括疲劳，食欲缺乏，而不是气喘吁吁。在其他疾病，如：外周动脉疾病。并发症可能掩盖典型的症状，如：跛行。例如：先前存在神经病变可导致疼痛感觉的基线改变，相对缺乏体力活动可以很容易让医生错过这个普遍但有潜在危险的诊断。

E. 抑郁症

65 岁以上的抑郁症病人在医疗门诊部的患病率范围从 7% 至 36%，住院治疗的患者增加到40%。因为早期治疗抑郁症可以改善生活质量和功能状态，所以识别抑郁症是很重要的。抑郁症的典型症状，如：全身乏力和情绪抑郁在 PHQ-9 都很容易捕捉到。老年人其他常见的不典型症状包括焦虑症状，自我保健的减弱，易怒，消瘦，新的认知功能障碍，以及躯体症状，失眠率较高。抑郁症在老年人常常被忽视或误诊，因为其中的一些"非典型"的症状被错误地标记为衰老的一个正常部分。

F. 认知障碍

认知障碍和老年痴呆症对于许多临床医生仍然是难以诊断。其结果是，患者可能会错误地诊断为原发性精神疾病，或者可能当他们还稳定的时候，错过参与有意义的目标设定且先进的护理计划的机会。受影响的认知领域可以帮助医生确定痴呆患者的类型。例如：在阿尔茨海默病，主要受影响的是记忆和语言区域。然而，它并没有认识到这两个结构域之外的认知变化也可以彰显神经变性的过程。例如：行为变化，视觉空间的功能或执行功能，当然，毕竟不像早期的阿尔茨海默病那样典型。早期额颞叶的改变可以是痴呆症的标志。临床医生能否引出所有认知领域的信息，而不仅仅是记忆，这是至关重要的；这也使得非 - 阿尔茨海默神经退行性疾病的诊断变为可能。（有关更多信息，请参见第 21 章"谵妄"和第 22 章"认知障碍和痴呆"）

总结

虽然认识到老年人疾病的非典型表现不被重视，但它仍是高质量老年照护必不可少的组成部分。确认急性疾病延迟可导致不良的健康后果；而如延长住院期，医源性和死亡的危险性增加。例如：没有认识到老年性肺炎只表现为意识混乱则可能导致抗生素的延迟使用、长期住院和死亡。随着人口的老龄化，有老年综合征的成年人和多重医疗情况将给医院和基层医疗机构呈递越来越多的缺乏典型表现的临床严重疾病。在老年患者非典型表现中，常见严重疾病的鉴别正在成为临床诊断和治疗中越来越重要的技能。老年疾病非典型表现的最佳治疗方法从根本上要求对老年人可能的非典型疾病表现方式的认识；识别老年人急性疾病常见的症状和症状表现；并熟悉

老年人非典型疾病的常见表现。通过更熟悉这些常用的但未被确认的表现，医疗保健医生可以优化老年人的照护，更有效地培养未来的保健医生做同样的事。

Bayer AJ, Chadha JS, Farag RR, Pathy MS. Changing presentations of myocardial infarction with increasing old age. *J Am Geriatr Soc.* 1986;34(4):263-266.

Chang CC, Wang SS. Acute abdominal in the elderly. *Int J Gerontol.* 2007;1(2):77-82.

Cooper N, Mulley G. Introducing geriatric medicine. In: Cooper N, Forest K, Mulley G, eds. *ABC of Geriatric Medicine.* West Sussex, UK: Blackwell Publishing; 2009:1-3.

Crystal S, Sambamoorthi U, Walkup JT, Akincigil A. Diagnosis and treatment of depression in the elderly Medicare population: predictors, disparities and trends. *J Am Geriatr Soc.* 2003;51:1718-1728.

Dang C, Aguilera P, Dang A, Salem L. Acute abdominal pain: four classifications can guide assessment and management. *Geriatrics.* 2002;57(3):30-32, 35-36, 41-42.

Emmett KR. Nonspecific and atypical presentation of disease in the older patient. *Geriatrics.* 1998;53(2):50-52, 58-60.

Gavazzi G, Krause KH. Aging and infection. *Lancet Infect Dis.* 2002;2(11):659-666.

Ham R, Sloane D, Warshaw G. *Primary Care Geriatrics: A Case-Based Approach.* St Louis, MO: Mosby; 2002:32-33.

Khouzam HR. Depression in the elderly: when to suspect. *Consultant.* 2012 (March):225-240.

Kroenke K, Spitzer RL, Williams JB. The PHQ-9: validity of a brief depression severity measure. *J Gen Intern Med.* 2001;16(9):606-613.

Lavizzo-Mourey R. Dehydration in the elderly: a short review. *J Natl Med Assoc.* 1987;79(10):1033-1038.

Lyon C, Park D. Diagnosis of acute abdominal pain in older patients. *Am Fam Physician.* 2006;74(9):1537-1544.

Musgrave T, Verghese A. Clinical features of pneumonia in the elderly. *Semin Respir Infect.* 1990;5(4):269-275.

Norman DC. Fever in the elderly. *Clin Infect Dis.* 2000;31(1):148-151.

Oudejans I, Mosterd A, Bloemen JA, et al. Clinical evaluation of geriatric outpatients with suspected heart failure: value of symptoms, signs and additional tests. *Eur J Heart Fail.* 2011;13(5):518-527.

Pathy MS. Clinical presentation of myocardial infarction in the elderly. *Br Heart J.* 1967;29(2):190-199.

Rich MW. Epidemiology, clinical features, and prognosis of acute myocardial infarction in the elderly. *Am J Geriatr Cardiol.* 2006;15(1):7-11.

Tseng Y, Hwang L, Chang W. Delayed diagnosis in an elderly patient with atypical presentation of peripheral artery occlusion disease. *Int J Gerontol.* 2011;5:59-61.

van Duin D. Diagnostic challenges and opportunities in older adults with infectious diseases. *Clin Infect Dis.* 2012;54(7):973-978.

Waterer GW, Kessler LA, Wunderink RG. Delayed administration of antibiotics and atypical presentation in community-acquired pneumonia. *Chest.* 2006;130(1):11-15.

Weinberg AD, Minaker KL. Dehydration. Evaluation and management in older adults. Council on Scientific Affairs, American Medical Association. *JAMA.* 1995;274(19):1552-1556.

第8章
预防和健康促进

Dandan Liu, MD

Louise C. Walter, MD

老年人群老年病的筛查

即使是在超高龄患者，预防干预措施可能会控制疾病和残疾的发生。然而，对于老年人群的医疗疾病、预期寿命和治疗目标的异质性而言，需要一个全面的个体化的预防指导方针，而不是一个完全基于年龄的放之四海而皆准的方法。

自20世纪80年代以来，美国预防服务工作小组（USPSTF）提供循证科学评价预防性卫生服务指导基层社区照护政策。工作组应用的基本标准是预防干预是否会改善健康状况（如：减少特定疾病的发病率和死亡率）。1998年，亟需照顾弱势老年人项目开始为弱势老年人（定义为年龄>65岁，预期寿命<2年）制订评估服务质量的具体指标。该项目的结论是，在老年人群的干预中，有关利弊衡量的高质量证据往往是有限的。此外，试验一般表现出干预的平均效益，所以总是需要把个体特征（如：预期寿命，保健目标，功能和并发症）整合进筛选决策，因为这样的特性可能改变一个人将从预防性干预获得的好处与害处的可能性。

对于个性化的决策制定框架（表8-1），是考虑个人的预期寿命。而不是为特定年龄的人使用平均预期寿命，人的健康状况应被纳入预防性的决策（表8-1）。伴有多种医疗并发状况或功能障碍的人可能比同龄人平均预期寿命低，而没有任何显著医疗疾病或功能障碍的人可能会活得比平

表8-1 筛选试验个性化决策的步骤

1. 估算个体的预期寿命。
2. 估计疾病死亡的风险。
3. 确定筛查的潜在利益。
4. 衡量筛查的直接和间接的危害。
5. 评估患者的价值观和偏好。

均预期寿命长（参见第3章"照护目标及预后的考虑"）。疾病副作用所经历的风险和早期发现的潜在利益应该在一个人的预期寿命中加以考虑。该框架的最后一个组成部分是评估个人如何看待这些潜在的危害和益处，以及他们的价值观和喜好融入到筛选决定中。

表8-2总结了对于一些老年人的疾病情况，在USPSTF和老年医学指南基础上，筛查或其他预防干预措施已被证明导致净效益的。该表还通过将一个人的功能，健康，寿命和保健目标合并提供个性化的建议，做出一般的指导。当根据个人的特点，筛查疾病潜在的危害（以及从筛查发出的程序）大于潜在的益处时，不建议筛选这些疾病。

American Geriatric Society. *AGS Guidelines & Recommendations.* http://www.americangeriatrics.org/health_care_professionals/clinical_practice/clinical_guidelines_recommendations/

Gnanadesigan N, Fung CH. Quality indicators for screening and prevention in vulnerable elders. *J Am Geriatr Soc.* 2007;55 Suppl 2:S417-S423.

Lee SJ, Walter LC. Quality indicators for older adults: preventing unintended harms. *JAMA.* 2011;306(13):1481-1482.

Walter LC, Covinsky KE: Cancer screening in elderly patients: a framework for individualized decision making. *JAMA.* 2001;285(21):2750-2756.

U.S. Preventive Services Task Force. Home page. http://www.uspreventiveservicestaskforce.org/

老年综合征

常见的老年疾病（称为反映多因素病因的综合征），包括跌倒、营养不良、视力和听力丧失、认知功能障碍。尽管导致重大负担的生活和功能质量，这些疾病通常是未被确认。因此，这些疾病的检测被推荐用于评价体弱长者的功能限制的病因。这里讨论 USPSTF 和亟需照顾的长者的照护评估（ACOVE）-3 指南，第 6 章"老年评估"有关于老年综合征的更详细的讨论。

▶ 跌倒

USPSTF 的结论是强有力的证据表明几种类型的基层医疗相关的干预措施（如：多因素的综合评估和管理，运动 / 物理治疗干预，维生素 D 的补充）能够减少有跌倒高风险的中老年人的跌倒。组成部分最常包含的是有效的多因素试验，因此推荐最多的也是家庭安全的调整；平衡，步态和力量训练；撤回或最小化精神和其他类药物。这些干预措施的危害似乎微乎其微。跌倒最常推荐的筛查试验是起立行走测试，这需要不到 1 分钟的时间。在测试过程中，任何不安全的动作都表明跌倒的风险增加，并应促进提供者根据病人的物理治疗进行完整的评估。美国老年病学协会还公布了对跌倒的指导，建议每年询问老年人在过去的一年是否有跌倒。

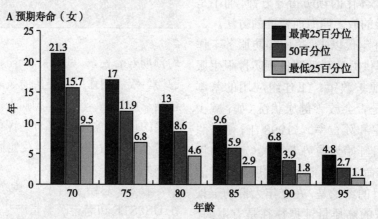

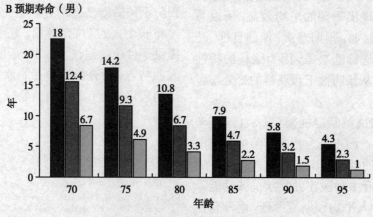

图 8-1 老年人预期寿命的四分位数

表 8-2 个性化的决策

系统名称		建议	个性化的决策（功能，保健，预后，目标）		
		请参考正文以获取更多信息	高独立性 健康 预期寿命 >10年 长寿	有限的功能 多种并发症 预期寿命 2~10年 保留功能	依赖 终末期疾病 预期寿命 <2年 舒适，姑息
老年综合征[a] 筛查	跌倒	每年	是	是	是
	抑郁	每年	是	是	是
	营养	每次访问称量体重	可能	是	是
	听力	最初开始然后不确定频率	可能	可能	可能
	视力	最初开始然后每两年	可能	可能	可能
	失禁	最初开始然后不确定频率	可能	可能	可能
	认知	患者特定偏好	可能	可能	可能
	老年虐待	无正式筛查，警惕虐待症状	可能	可能	可能
健康相关行为 筛查	运动	每年	是	是	是
	药物应用	每年	是	是	是
	性健康	每年	是	是	是
免疫接种筛查	流感疫苗	每年	是	是	可能
	肺炎球菌疫苗	65 岁以后一次[b]	是	是	可能
	破伤风疫苗	每 10 年加强	是	是	可能
	带状疱疹疫苗	50 岁后一次	是	是	可能
内分泌代谢病 筛查	骨质疏松	开始女性 >65 岁，男性 >70 岁	是	是	可能
	糖尿病	如果有高血压或高脂血症，则最初，以后每 3 年	是	可能	否
心血管疾病 筛查	高血压	最初开始，然后根据血压	是	是	否
	高脂血症	最初开始，然后每 5 年	是	是	否
	主动脉瘤	吸烟的 65~75 岁的老年人一次	是	可能	否
	阿司匹林使用 （81mg）	最初（男性年龄 55~79 岁，以防止心肌梗死；妇女年龄 55~79 岁，以防止心脑血管意外），如果超过胃肠道出血的风险	是	可能	否
肿瘤筛查	大肠癌	每年大便免疫化学测试（FIT）或每 10 年结肠镜检查	是	可能	否
	乳腺癌	每 2 年乳房 X 光检查	是	可能	否
	宫颈癌	65 岁停止	否[c]	否	否
	前列腺癌	患者特定偏好	可能	否	否

[a] 虽然证据有限，这些疾病都未被诊断，但可能揭示功能受损和生活质量的病因

[b] 如果 65 岁之前接种疫苗，上次剂量 5 年后应接受 1 次复种

[c] 如果没有预先筛选高风险的子宫颈癌（即免疫抑制），与患者讨论他们的选择

Michael YL, Whitlock EP, Lin JS, Fu R, O'Connor EA, Gold R; US Preventive Services Task Force. Primary care-relevant interventions to prevent falling in older adults: a systematic evidence review for the U.S. Preventive Services Task Force. *Ann Intern Med.* 2010;153(12):815-825.

Summary of the updated American Geriatrics Society/British Geriatrics Society clinical practice guideline for prevention of falls in older persons. *J Am Geriatr Soc.* 2011;59(1):148-157.

▶ 抑郁症

抑郁症不是衰老的一个正常部分。它与生活、功能质量下降和较高的死亡率有关。USPSTF的推荐是要筛选是否系统支持抑郁症的治疗（例如：心理健康治疗或照护协调）。病人健康问卷2（PHQ-2）在65岁及以上老年人已被证实是抑郁症有效的筛选工具（灵敏度100%，特异性100%）：

- 在过去一个月内，你经常做事情没有兴趣或乐趣吗？
- 在过去一个月内，你常常被低落、沮丧或绝望的情绪困扰吗？

如果对方的回答是肯定的，那么一个更详细的评估（即PHQ-9），以及需要考虑有无其他医学解释（即甲状腺功能减退，药物的副作用，或药物使用）。

抑郁症会导致高发病率，特别是在生命的结束，并且有一系列有效治疗的时间段存在。对老年人来说，包括抗抑郁药物和心理治疗是有效的；与年轻人相比，抗抑郁药能减少自杀行为。支持性心理咨询与治疗当能够提供时，应该给予。当增加抗抑郁药剂量时，照护者应考虑老年人的药代动力学，并开始以较低的剂量，选择减少抗胆碱能副作用的药物，并权衡受益的时间（通常为4～6周）和一个人的治疗目标和预后。

O'Connor EA, Whitlock EP, Beil TL, Gaynes BN. Screening for depression in adult patients in primary care settings: a systematic evidence review. *Ann Intern Med.* 2009;151(11):793-803.

Unützer J. Clinical practice. Late-life depression. *N Engl J Med.* 2007;357(22):2269-2276.

▶ 营养

对于普通人群，USPSTF建议要有膳食咨询以减少脂肪和盐的摄入，增加水果、蔬菜和含纤维的谷物产品的摄入，因为这些食物都具有更好的健康预后。咨询可以改善饮食行为，包括减少食物中的脂肪和盐，增加水果和蔬菜的摄入量。但是，没有研究被设计用来评估饮食咨询的不利影响，特别是在慢性疾病蛋白质热量消耗且营养不良的老年人身上成为一个重要的问题。对于老年人营养不良或体重下降的风险，应避免限制饮食。ACOVE-3建议在每次访问的体弱老年人，评估体重以确定营养不良。

维生素次优的水平是慢性疾病如心血管疾病、癌症和骨质疏松症的危险因素。对于大多数人来说，一个单一的多种维生素应该提供并达到适当的水平。由于维生素的推荐摄入量B12和D接近每天推荐摄入量的两倍，合理的维生素补充剂建议应该额外推荐维生素D和B的补充。

Fairfield KM, Fletcher RH. Vitamins for chronic disease prevention in adults: scientific review. *JAMA.* 2002;287(23):3116-3126.

Lin JS, O'Connor E, Whitlock EP, et al. *Behavioral Counseling to Promote Physical Activity and a Healthful Diet to Prevent Cardiovascular Disease in Adults: Update of the Evidence for the U.S. Preventive Services Task Force.* Rockville, MD: Agency for Healthcare Research and Quality; 2010. (Evidence Syntheses, No. 79.)

Reuben DB. Quality indicators for the care of undernutrition in vulnerable elders. *J Am Geriatr Soc.* 2007;55 Suppl 2:S438-S442.

▶ 视力

50%老年人未被发现有视力障碍。ACOVE-3建议每2年进行全面的眼科检查（包括视力、瞳孔扩张、眼压测量和视网膜）。但是没有什么证据来支持筛查视力障碍可以改善功能预后或生活质量，以及一些伴随严重并发症小风险的治疗，包括急性视力下降。在大多数社区诊所，常规筛查通过Snellen视力表完成。它可以识别受损的视力（定义为最佳矫正视力差小于20/50），但是不能筛选黄斑变性、白内障或青光眼。没有足够的证据支持或反对筛查这些疾病，也很少有证据表明早期治疗可改善视力相关的功能。因此，在临床上，视力筛查问题是一个偏好敏感的决定。

Rowe S, MacLean CH. Quality indicators for the care of vision impairment in vulnerable elders. *J Am Geriatr Soc.* 2007;55 Suppl 2:S450-S456.

U.S. Preventive Services Task Force. Screening for impaired visual acuity in older adults: U.S. Preventive Services Task Force recommendation statement. *Ann Intern Med.* 2009;151(1):37-43.

▶ 听力

ACOVE-3 建议在衰弱老年人的初始评估中筛查听力障碍，对重复筛查没有具体建议。USPSTF 证据审查找到充分的证据筛查检测听力障碍，但只有一个优质的随机试验显示助听器对生活质量的效益。筛查听力障碍风险不大，而听力障碍是老年人普遍存在的一种问题。筛选的例子包括一个简短的问题（"说说你有什么听力困难？"），手指揉搓（在 6 次试验中不能识别这种手指揉搓≥2 次），或听力测试。如果患者想要寻求听力的放大，现成也有有效的治疗方法（助听器）；因此，筛查听力障碍是一种个人偏好敏感的决定。

Chou R, Dana T, Bougatsos C, Fleming C, Beil T. Screening adults aged 50 years or older for hearing loss: a systematic evidence review for the U.S. Preventive Services Task Force. *Ann Intern Med.* 2011;154(5):347-355.

Pacala JT, Yueh B. Hearing deficits in the older patients. *JAMA.* 2012;307:1185-1194.

▶ 认知功能障碍

USPSTF 没有正式给出老年痴呆症的常规筛查建议。尽管一些筛选试验具有良好的灵敏度检测认知功能障碍（如：Minicog，简易精神状态检查［MMSE］和蒙特利尔认知评估［MOCA］），但有限的治疗（包括药物和行为）以及面对痴呆时能想到的有限治疗时潜在的痛苦必须加以考虑。ACOVE-3 建议的初步认知评估，以便尽早实施非药物干预和早期先进的规划，但是也清楚认识到证据的缺乏。考虑到伤害的危险，筛选无症状人群的决定应该被首先考虑，并且可以与照护者讨论以确定是否是患者需要的。如果个人或照护者将记忆提升到应该受关注的高度，那么以上测试可以作为初始诊断检查的一部分被执行。

▶ 老年虐待

USPSTF 没有强调老年虐待，但是据估计它的发生率为 2%～10%，甚至有很多未被报道。虐待的定义包括有引起或增加伤害风险的意图、不能满足老年人的需要或不能保护他们免受伤害。尽管没有正式的关于筛选的建议，但是健康照护者有必要注意受到虐待的症状和体征。

Lachs MS, Pillermer K. Elder abuse. *Lancet.* 2004;364(9441):1263-1272.

National Center on Elder Abuse. http://www.ncea.aoa.gov

健康相关的行为

▶ 运动

一周的大部分时间每天步行至少 30 分钟所带来的防止冠状动脉疾病（CAD），高血压，糖尿病，肥胖和骨质疏松症的益处已经广为人知。健康的、年老体弱或机构的老年人渐进性力量训练的队列研究发现能提高强度和性能（步速和从椅子起立的速度）。阻力训练和练习，如太极拳，舞蹈，瑜伽也被证明可以改善平衡。虽然 USPSTF 不建议咨询锻炼身体，但研究的确发现多种能力干预措施，包括制定目标，书写运动处方并跟进，可能有助于增加体力活动。运动处方包括频率，强度，类型，时间和运动的进展。

Howe TE, Rochester L, Neil F, Skelton DA, Ballinger C. Exercise for improving balance in older people. *Cochrane Database Syst Rev.* 2011;(11). Art. No.: CD004963. DOI: 10.1002/14651858. CD004963.pub3.

Liu CJ, Latham NK. Progressive resistance strength training for improving physical function in older adults. *Cochrane Database Syst Rev.* 2009;(3). Art. No.: CD002759. DOI: 10.1002/14651858. CD002759.pub2.

McDermott AY, Mernitz H. Exercise and older patients: prescribing guidelines. *Am Fam Physician.* 2006;74(3):437-444.

▶ 药物应用

烟，酒和药物的使用对健康造成不利影响并多见于老年人，以及在相对年轻的人。有足够的证据显示，即使老年吸烟者戒烟也会从中得益，其中包括心血管事件的发生减少。USPSTF 建议，如果他们筛选阳性，要求对所有吸烟的成年人提供戒烟干预。老年人随着老龄化有不同的药代动力学，可能需要缓和的药物治疗和照护者纳入咨询，因为他们可能是烟草的来源。

USPSTF 还建议筛选饮酒，用了类似的建议进行行为辅导，如果该人的筛选为酒精滥用的阳性结果。尽管酒精使用普遍性随着年龄减小，但仍估计有 38% 65 岁以上的老年人喝酒，其中 7.6% 的人每天饮 5 个标准量或更多。与吸烟不同，饮酒有安全量。虽然 65 岁及以上老年人，低风险摄入量不超过 1 个标准饮料 / 天，但对于有认知功能障碍，跌倒，肝脏疾病，或药物滥用的个体，有可能这不是一个安全量。还有认为，适度的酒精摄入量可能产生潜在的健康益处（减少心脏疾病，中风，和可能的痴呆）。有关筛查试验（如 CAGE [尖酸刻薄，烦恼，内疚，让人大开眼界者]，密歇根酗酒筛选试验老年版，与酒精使用障碍鉴定试验）社区机构已经确认，但主要定位在年轻的人群。还有就是一个新的筛选问题的使用引发越来越大的兴趣："在过去的一年中，你是否有饮用 4 个标准量或更多饮料的经历？"（年龄 65 岁及以上的老年人敏感性 74.3%，特异性为 95.6%）。建议阳性筛选结果的后续措施为咨询和转入到治疗（治疗定位器可以在 www.samhsa.gov 中找到）。

在美国，非法药物的使用问题日益严重，虽然其在老年人的比年轻的成年人发病率仍然较低（30～34 岁年龄 12.9% 对比 65 岁及以上年龄 1.1%）。在一项研究中参与者包括高达 82 岁的老年人"在过去的一年里，你有多少次使用非法药物或使用的处方药用于非医疗原因？"的问题，在检测药物滥用有高度敏感和特异性。

AGS Clinical Practice Guidelines Position Paper. Alcohol use disorders in older adults. *Ann Longterm Care.* 2006;14(1):23-26. Available at: http://www.annalsoflongtermcare.com/article/5143

Kleykamp BA, Heishman SJ. The older smoker. *JAMA.* 2011;306(8):876-877.

McCance-Katz EF, Satterfield J. SBIRT: a key to integrate prevention and treatment of substance abuse in primary care. *Am J Addict.* 2012;21(2):176-177.

Smith PC, Schmidt SM, Allensworth-Davies D, Saitz R. A single question screening test for drug use in primary care. *Arch Intern Med.* 2010;170(13):1155-1160.

U.S. Preventive Services Task Force. Counseling and interventions to prevent tobacco use and tobacco-caused disease in adults and pregnant women: U.S. Preventive Services Task Force reaffirmation recommendation statement. *Ann Intern Med.* 2009;150(8):551-555.

Whitlock EP, Polen MR, Green CA, Orleans T, Klein J; U.S. Preventive Services Task Force. Behavioral counseling interventions in primary care to reduce risky/harmful alcohol use by adults: a summary of the evidence for the U.S. Preventive Services Task Force. *Ann Intern Med.* 2004;140(7):557-568.

▶ 性健康

USPSTF 建议咨询以减少成年人性传播感染（性病）增加的性风险，这意味着在过去的一年里，任何性病的历史，或有多个性伴侣。中老年人性传播疾病正呈上升趋势，包括艾滋病毒，并评估一个人的性行为和态度，是一种较好的直接咨询。评估性健康也可能提示，可能以其他方式被错过的心理问题及药物的副作用。

Ginsberg TB. Aging and sexuality. *Med Clin North Am.* 2006;90(5):1025-1036.

免疫

一些疫苗接种被广泛推荐使用，因为它们带来了广大老年人的净效益。虽然有中度或重度急性疾病的老年人疫苗接种一般应推迟到急性疾病有所改善或解决后，但疫苗接种也不应该因为轻度呼吸道疾病（有或无发烧）而延迟。

▶ 流感疫苗

流感疫苗的有效性取决于接种者的年龄和免疫耐受性。在社区居住的年龄超过 60 岁的成年人中，该疫苗已经 56% 有效地降低流感相关的疾病。长期照护的中老年人居民,预防流感疫苗发作的有效性可能只有 30%～40%;然而,它可以是 50% 至 60% 的有效地预防肺炎和住院,和 80% 的有效地预防死亡。季节性三价灭活流感疫苗("流感疫苗"),无论是标准的剂量或高剂量配方,一旦疫苗可用,建议 65 岁及以上老年人每年开始在夏末或秋初接种。减毒活流感疫苗("喷鼻剂"),不建议 49 岁以上的成年人。流感疫苗的副作用通常轻微,持续不到 3 天。由于疫苗来自于鸡蛋中生长高度纯化灭活流感病毒,禁忌严重鸡蛋过敏的人接种疫苗。

▶ 肺炎球菌疫苗

23 价肺炎球菌疫苗代表了 85% 至 90% 引起美国侵入性疾病的血清型,并已被证明在预防侵袭性疾病有 56% 至 81% 有效的。免疫实践咨询委员会(ACRP)建议所有 65 岁及以上的老年人接种肺炎球菌。在 65 岁以前接种最初疫苗的 65 及以上的老年人建议一次性复种肺炎球菌。疫苗很少有严重的副作用,虽然多达一半疫苗接种者会产生轻微的局部反应,但也通常持续小于 48 小时。

▶ 破伤风/白喉和破伤风/白喉/百日咳疫苗

破伤风和白喉在美国的情况非常罕见,主要发生在未接种疫苗的人。百日咳是一种急性感染性咳嗽,它仍然流行在美国。ACIP 建议每 10 年加强破伤风 - 白喉类毒素(Td)疫苗的免疫。对于 65 岁以上及可能与婴儿接触的老年人,应当注射加强一倍的 Tdap(破伤风,白喉和百日咳)疫苗来取代原先的 Td 加强。在最近的 Td 疫苗注射后都应给予 Tdap 疫苗,不要考虑时间间隔。如果一个成年人从未接种破伤风、白喉、百日咳疫苗,那就需要注射 3 倍的剂量(Tdap 疫苗≥4 周后进行 Td 注射,6～12 个月后 Td 换另一剂量)。注射疫苗后局部反应是常见的,注射部位数周后可扪及结节。

▶ 带状疱疹(带状疱疹)疫苗

带状疱疹是局限化的疼痛皮肤疹的暴发,由潜伏的水痘带状疱疹病毒(VZV)的激活所造成,往往在最初感染水痘("水痘")数十年后发生。带状疱疹疫苗在预防疱疹、减少的严重程度和疼痛的持续时间,以及在防止带状疱疹后神经痛是部分有效的。ACIP 建议 60 岁及以上的老年人接种一次性带状疱疹疫苗。带状疱疹疫苗的菌株 VZV,和水痘疫苗中使用的活的减毒菌株相同,但带状疱疹疫苗是更有效的。有带状疱疹病史的人可以接种疫苗。年龄超过 65 岁的老年人接种了水痘疫苗(始于 1995 年美国)不需要带状疱疹疫苗接种。虽然疱疹样皮疹罕见,但有高达一半的疫苗接种者注射部位发生了不良反应。带状疱疹疫苗接种禁忌有严重的明胶或新霉素过敏反应的人接种。

Advisory Committee on Immunization Practices. Recommended adult immunization schedule: United States, 2012. *Ann Intern Med.* 2012;156(3):211-217.

内分泌失调

▶ 糖尿病

USPSI 建议患有高血压和高脂血症的人进行糖尿病筛选,有了糖尿病的诊断,这些疾病的治疗目标也会相应改变。其他组织也建议使用 HbA1c(糖化血红蛋白)> 6.5% 作为糖尿病诊断的阈值,但是,这是有争议的,尤其是体弱老年人(例如:预期寿命 < 5 年和功能受限),对他们来说,已经提出糖化血红蛋白治疗目标 < 8% 来平衡低血糖的风险。预防糖尿病微血管并发症的临床试验表明需要在大约 8 年的治疗中获益。对于预期寿命小于 8 年的人来说,降低糖化血红蛋白的收益是不确定的。治疗有低血糖和注射负担的风险。对于一些人,对生活质量的要求可能超过治疗无症状糖尿病所带来的潜在好处。

Brown AF, Mangione CM, Saliba D, Sarkisian CA; California Healthcare Foundation/American Geriatrics Society Panel on Improving Care for Elders with Diabetes. Guidelines for improving the care of the older person with diabetes mellitus. *J Am Geriatr Soc.* 2003;51(5 Suppl Guidelines):S265-S280.

Lee SJ, Boscardin WJ, Cenzer IS, Huang ES, Rice-Trumble K, Eng C. The risks and benefits of implementing glycemic control guidelines in frail elders with diabetes. *J Am Geriatr Soc.* 2011;59(4):666-672.

American College of Physicians. *ACP Clinical Practice Guidelines.* http://www.acponline.org/clinical_information/guidelines/guidelines/

National Osteoporosis Foundation. *Clinician's Guide to Prevention and Treatment of Osteoporosis.* Washington, DC: National Osteoporosis Foundation; 2013. http://nof.org/files/nof/public/content/resource/913/files/580.pdf

Qaseem A, Snow V, Shekelle P, Hopkins R, Jr., Forciea MA, Owens DK. Clinical Efficacy Assessment Subcommittee of the American College of Physicians. Screening for osteoporosis in men: a clinical practice guideline from the American College of Physicians. *Ann Intern Med.* 2008 May;148(9):680-684.

U.S. Preventive Services Task Force. *Screening for Osteoporosis.* http://www.uspreventiveservicestaskforce.org/uspstf/uspsoste.htm

▶ 甲状腺疾病

USPSTF 的结论没有足够的数据来支持或反对无症状的人筛查甲状腺疾病。但是，许多老年人可能有症状提示甲状腺功能减退，如：便秘，疲劳，抑郁，或体重增加。对于成年人这些症状，优选的诊断测试是促甲状腺激素（TSH）水平的检测。尽管在 TSH 升高，游离甲状腺素（T）正常的情况下，应怀疑亚临床甲状腺功能减退症。2009年的审查发现，亚临床甲状腺功能减退症，左旋甲状腺素替代治疗没有改善生存率和生活质量；治疗也不会降低心血管发病率并有较小危害的风险（例如：突然的体重减轻）。

Villar HCCE, Saconato H, Valente O, Atallah ÁN. Thyroid hormone replacement for subclinical hypothyroidism. *Cochrane Database Syst Rev.* 2007;(3). Art. No.: CD003419. DOI: 10.1002/14651858.CD003419.pub2.

▶ 骨质疏松症

USPSTF 建议双能 X 线骨密度仪（DXA）扫描筛查 65 岁以上老年女性臀部和腰椎，至少隔两年重复 DXA 扫描。尽管 USPSTF 在测试老年男性时没有建议，其他组织推荐根据个人的风险评估或年龄 >70 岁对男性进行 DXA 扫描，骨质疏松症会影响 1/2 的女性和 1/5 的男性。随着女性年龄的增长，防止 5 年以上骨折的所需治疗年龄由 75～79 岁降低至 43 岁。FRAX 得分还可以进一步预测个体的骨折风险。所有指南强调的是决策治疗应个体化，因为所有目前的治疗方法，即使补钙，虽然有效，也携带一些潜在的风险。

心血管疾病

在过去 75 年，CAD 仍是美国人死亡的主要原因。迄今为止，在无症状人群使用实验室的生物标志物和静息心电图筛查试验并没有被证明是有益的。相反，筛选应集中在可改变的心血管疾病危险因素，包括高血脂，高血压，吸烟，糖尿病，肥胖和缺乏运动。

Scott IA. Evaluating cardiovascular risk assessment for asymptomatic people. *BMJ.* 2009;338:a2844.

▶ 高脂血症

USPSTF 建议在年龄超过 65 岁继续筛选高脂血症，评估整体的 CAD 风险（例如：弗雷明汉或成人治疗小组［ATP］Ⅲ 风险模型）。但弗雷明汉式只包括年龄高达 79 岁，目前还不清楚是否应推断为老年人风险，（例如：此后每 5 年添加额外的点数）。

在可知的 CAD 人群中，有优良证据支持，即使是高达 80 岁的高脂血症其筛查和治疗也足以降低心肌梗死，中风和死亡的风险。苹果酒治疗 CAD 高脂血症的系统评价表明，25%～30% 减少 5 年冠心病的预后。到 2004 年，美国国家胆固醇教育计划（ATPⅢ）的第三份报告建议冠心病人低密度脂蛋白（LDL）胆固醇的目标应 <100 毫克/分升的，以及专家意见为基础的建议认为具备高心血管事件风险的人（为 CAD 与并发症糖尿病、

代谢综合征或继续吸烟）的低密度脂蛋白指标应该 <70mg/dL。对于超高龄老年人，临床医生需要仔细权衡预期寿命和保健目标，并治疗潜在的副作用（如：饮食限制的营养不良、他汀类药物所致的肌痛以及药物的相互作用）。

在 80 岁无可知冠心病的老年人中，有 1 随机对照试验（盎格鲁 - 斯堪的纳维亚心脏结果试验［ASCOT]）所提供的一些证据，表明高脂血症的筛查和治疗（干预后平均低密度脂蛋白约 80 毫克 / 分升）。在老年人非冠心病治疗的具体目标，却是不确定的。一个 CAD 风险评分的形成应该用 ATP III 指南。尽管指南表示 65 岁以后血脂水平上升的可能性较小，但 SPSTF 还是建议每 5 年重复筛查。一般情况下，3～5 年的治疗才能从降脂治疗中受益，这表明对于预期寿命低于 3～5 年的个体，筛选可能导致弊大于利。

Grundy SM, Cleeman JI, Merz CN, et al. Implications of recent clinical trials for the National Cholesterol Education Program Adult Treatment Panel III guidelines. *Circulation.* 2004 Jul 13;110(2):227-239.

Shah K, Rogers J, Britigan D, Levy C. Clinical inquiries. Should we identify and treat hyperlipidemia in the advanced elderly. *J Fam Pract.* 2006;55(4):356-357.

▶ 高血压

对老年人高血压的定义尚不明确。联合国家委员会检测、评估与治疗报告第七版（JNC7）定义高血压为不分年龄均 >140/90 毫米汞柱。基于这个定义，USPSTF 建议在年龄超过 18 岁的成年人筛查高血压，对那些年龄超过 65 岁的老人，没有特别的建议。大多数指南建议采取至少 2～3 个不同的测量措施，至少 2～3 个不同时间地点来定义高血压。筛选的频率也遵循 JNC7 指南，根据高血压的严重程度，建议 1～2 年的时间间隔。

但是，JNC7 指南对于无 CAD 的老年人可能太严格。硬化的动脉会引起收缩压升高，造成"假性高血压"，至少一项关于 85 岁及以上男性的研究发现，较高的收缩压（SBP）（>180 毫米汞柱）与收缩压 <130 毫米汞柱的人相比，会有更高的生存率。然而，在标志性的超高龄高血压随机对照试验（HYVET）中，在一般无症状的 60 岁及以上的健康老年人，表现出治疗高血压预防中风、死亡和 CAD 的益处。该研究治疗的目标值为 SBP <150 毫米汞柱，舒张压（DMP）< 80 毫米汞柱。每 50 人、治疗超过 4.5 年中，就有一个中风引起的死亡或疾病被阻止。冠状动脉心脏疾病引起的死亡或疾病也有所减少（所需治疗数量 = 100 个 /4.5 年以上）。其中超高龄人群中（年龄 > 80 岁），死亡人数和中风是相似的（绝对风险减少 1.8%，需要治疗人数 56 个 /2.2 年以上），冠状动脉心脏疾病没有减少。

对于 CAD 或与年龄无关的等同意义的患者，治疗高血压有明显的好处。降低 CAD 和心血管意外（CVA）的终点时间为 3～5 年内，再加上治疗的潜在副作用（跌倒，心动过缓，电解质异常取决于所选择的药物）表明，在有限的预期寿命的患者，风险可能超过筛查和治疗的好处。如果考虑治疗，应考虑一个更高的目标血压。

Aronow WS, Fleg JL, Pepine CJ, et al: ACCF/AHA 2011 expert consensus document on hypertension in the elderly: a report of the American College of Cardiology Foundation Task Force on Clinical Expert Consensus Documents developed in collaboration with the American Academy of Neurology, American Geriatrics Society, American Society for Preventive Cardiology, American Society of Hypertension, American Society of Nephrology, Association of Black Cardiologists, and European Society of Hypertension. *J Am Soc Hypertens.* 2011;5(4):259-352.

Musini VM, Tejani AM, Bassett K, Wright JM. Pharmacotherapy for hypertension in the elderly. *Cochrane Database Syst Rev.* 2009;(4):CD000028.

Satish S, Freeman DH Jr, Ray L, Goodwin JS. The relationship between blood pressure and mortality in the oldest old. *J Am Geriatr Soc.* 2001;49(4):367-374.

▶ 腹主动脉瘤

65～75 岁有吸烟史的男性，USPSTF 建议超声一次性筛查腹主动脉瘤，以便及早发现和选择性修复。直径为 3.5cm 以上的腹主动脉瘤破裂的风险明显增加，通常建议介入治疗。这两种血管内和开放性手术都有死亡风险，可能需要大量的时间来恢复。因此，在多种并发症或预期寿命有限的个人，筛查和干预的风险可能超过早期检测的好处。

Fleming C, Whitlock EP, Beil TL, Lederle FA. Screening for abdominal aortic aneurysm: a best-evidence systematic review for the U.S. Preventive Services Task Force. *Ann Intern Med.* 2005;142(3):203-211.

Greenhalgh RM, Powell JT. Endovascular repair of abdominal aortic aneurysm. *N Engl J Med.* 2008;358(5):494-501.

▶ 阿司匹林

阿司匹林在预防无心血管疾病的人已经被提及可以减少一些疾病的风险：CVA，CAP 和大肠癌。USPSTF 权衡了口服阿司匹林 325mg 时胃肠道出血和出血性中风的风险增加与大肠癌的发病率降低的证据，并建议服用阿司匹林预防大肠癌。

此外，阿司匹林在减少脑中风和冠心病的风险收益因性别各不相同：女性服用阿司匹林降低 CVA，男性降低 CAD。USPSTF 推荐低剂量阿司匹林的起始剂量（在无心血管疾病者，75 毫克 / 天和 325 毫克 / 天是一样效果）而它的利益（如：弗雷明汉计算的 CAD 或 CVA），超过了对胃肠道出血的风险。同时使用的非甾体抗炎药出血率是阿司匹林胃肠出血率的三到四倍。阿司匹林治疗的临床试验时间 3～10 年不等，而 USPSTF 建议每 5 年重新评估阿司匹林的风险和收益。对于 > 80 岁的高龄老人没有充分的证据给出建议。此外，预期寿命不到 5 年或多种并发症的老年人胃肠道出血的风险增加，从服用阿司匹林有可能出现净伤害。

U.S. Preventive Services Task Force. Aspirin for the prevention of cardiovascular disease: U.S. Preventive Services Task Force recommendation statement. *Ann Intern Med.* 2009;150(6):396-404.

癌症

▶ 乳腺癌

USPSTF 的结论是，目前的证据不足以评价 75 岁及以上老年妇女筛查性乳房 X 光检查的利与弊的平衡，因为不包括老年女性乳房 X 光检查试验。然而，间接的证据表明乳房 X 光检查，一些身体健康的老年妇女每 2 年的检查很可能会导致净获益。例如：老年妇女死于乳腺癌的绝对风险更高，乳腺 X 线摄影在老年妇女更准确，也没有证据表明，筛查的益处只是在特定的年龄。因此，决定停止筛查应基于个体化分析这位女性：是否有并发症，限制了她的预期寿命不超过 5 年，她的价值观和喜好有关的潜在好处和筛选危害。预期寿命有限的妇女有可能身处筛查时所带来的危害风险，而他们没有机会享受潜在的生存利益—这种利益在实际的筛选试验数年后才可能来到。筛查的危害包括假阳性结果，可能导致一连串的医疗测试和心理压力，以及过度检测和过度治疗没有进行筛查将永远不会被临床高度重视的无关紧要的疾病。因此，乳房 X 光筛检可能会导致预期寿命有限的女性和高度重视避免筛查危害的患者的净伤害。

对于所有年龄段人群，目前的证据不足以评价磁共振成像或临床乳房检查之外乳房摄影乳癌筛检的额外收益和伤害。此外，教妇女进行乳房自我检查已被证实会导致净伤害，不推荐在任何年龄。当然，女人应该鼓励向他们的临床医生报告乳房变化或异常。

Schonberg MA, Silliman RA, Marcantonio ER. Weighing the benefits and burdens of mammography screening among women age 80 years or older. *J Clin Oncol.* 2009;27(11):1774-1780.

U.S. Preventive Services Task Force. Screening for breast cancer: U.S. Preventive Services Task Force recommendation statement. *Ann Intern Med.* 2009;151(10):716-726.

▶ 大肠癌

USPSTF 建议在 50 岁直至 75 岁的成年人中筛查大肠癌；建议为 76～85 岁的成年人个性化的治疗决定；并建议对年龄超过 85 岁的成年人进行筛选。这些临界值是根据每个年龄段的平均预期寿命，应作为一般指导，而不是严格的应用。例如：拥有寿命不到 5 年的任何年龄的人不建议筛选，和筛选可能适合一个从来没有参加过筛选非常健康的 88 岁的老人。年龄的增长会增加死于结肠癌的绝对风险。

有多个可以接受的大肠癌筛查指标。这些测试包括每年的高灵敏度 gFOBT（guaiac-based 大便潜血试验）或 iFOBT（免疫粪便潜血试验）/FIT（粪便免疫化学测试），或每 5 年的乙状结肠镜检查，或每 10 年的结肠镜检查。老年人更可能患有右半结肠癌症，这降低了乙状结肠镜检查的灵敏度，因为它只检查左半部结肠。此外，选择筛选试验应该考虑可用性和个人喜好。gFOBT 在筛选之前需要 7 天的饮食和用药限制，而 IFOBT/FIT 省去了这些限制。乙状结肠镜和结肠镜检查之前，肠道准备是必要的。跟进任何阳性结果的检查标准是诊断性结肠镜检查，这样不会接受或容忍结肠镜检查的人无法作出筛选。结肠镜检查的风险随着年龄的增长和并发症负担而增加。据估计，每 1000 个结肠镜检查的 65 岁及以上老年人中就有 26 个人发生穿孔，出血，或心血管 / 肺事件，每 1000 个结肠镜检查的 85 岁及以上老年人就有大约 35 个人发生上述类似事件。

对于所有年龄段的人，没有足够的证据来衡量计算机断层结肠扫描的潜在利益对抗检测可能的危害。钡灌肠检查是大肠癌最不敏感的筛选试验，并不建议进行此类筛选。

Day LW, Kwon A, Inadomi JM, Walter LC, Somsouk M. Adverse events in older patients undergoing colonoscopy: a systematic review and meta-analysis. *Gastrointestinal Endoscopy* 2011;74(4):885-896.

Pignone M, Rich M, Teutsch SM, Berg AO, Lohr KN. Screening for colorectal cancer in adults at average risk: a summary of the evidence for the U.S. Preventive Services Task Force. *Ann Intern Med*. 2002;137(2):132-141.

▶ 子宫颈癌

USPSTF 建议对年龄超过 65 岁的女性因事先已经有足够的筛选，不需筛查子宫颈癌和没有其他高风险的子宫颈癌（如：女性有高度癌前病变或子宫颈癌病史，在子宫内暴露于二乙基 - 己烯雌酚下，或免疫功能低下）。有足够事先筛选的老年妇女有极低发展为宫颈癌的风险，即使他们很长的预期寿命，或一个新的性伴侣。充足的事先筛选定义是指在停止筛选前 10 年以内的，连续

3 次细胞学阴性结果或连续 2 次阴性 HPV（人乳头瘤病毒）结果，最近一次测试发生在 5 年之内。年龄超过 65 岁的女性有不足筛查的历史和没有筛选的人应该每 2～5 年接受筛检与细胞学检查（巴氏涂片），70～75 岁结束。曾因良性疾病行子宫切除术以去除宫颈的任何年龄的女性没有宫颈癌风险，不应被筛选。宫颈癌筛查的危害包括假阳性结果。黏膜萎缩，绝经后常见表现，可能会使老年妇女细胞学检查出现假阳性结果，并导致额外的测试和侵入性诊断过程，如：阴道镜检查和宫颈活检，以及心理困扰。此外，许多宫颈的癌前病变（如：CIN2）会自发地退化，这样的筛选可以通过无关紧要疾病鉴别和治疗造成伤害。

对于所有年龄段的人，HPV 单独测试作为筛选策略的获益和危害的证据有限。每 5 年 HPV 检测联合细胞学检查可能是想要给予延长筛查间隔的年轻妇女一个合理的选择。

Moyer VA; U.S. Preventive Services Task Force. Screening for cervical cancer: U.S. Preventive Services Task Force recommendation statement. *Ann Intern Med*. 2012;156(12):880-891.

▶ 前列腺癌

所有年龄段的男性都应该进行前列腺特异性抗原（PSA）筛查吗？医学界对此有相当大的争议。因为没有足够的证据表明前列腺癌筛查可以降低男性的死亡率。但是，所有的指南赞同，不建议筛查预期寿命不到 10 年的男性，因为他们几乎没有机会有任何潜在的生存获益。USPSTF 不建议对所有的男人 PSA 筛检，而其他组织提出筛选可能保证筛选所带的不大或不确定的利益价值大于大量可知危害的男性的身体健康。指南普遍认为，接受 PSA 筛检的预期寿命长的男性中，是应被告知偏好敏感的决定。临床医师应告知男性潜在的好处，现有的证据的限制 / 空白，并可知的筛选的危害。危害包括假阳性结果，可能导致额外的测试和前列腺活检，以及过度检测和过度治疗临床上与前列腺癌无关的在人一生中永远不会致病的因素。另外，中老年男性在治疗前列腺癌

时往往导致严重的副作用（如：尿失禁，阳痿，放射性直肠炎或髋骨骨折）。

对于所有年龄段的人，不建议直肠指检进行前列腺癌筛查。此外，没有证据显示使用游离PSA或者PSA密度，速度，或倍增时间可以改善健康结果，并且这些策略可能会增加伤害。

U.S. Preventive Services Task Force. *Screening for Prostate Cancer: U.S. Preventive Services Task Force Draft Recommendation Statement.* Available at: http://www.uspreventiveservicestaskforce.org/uspstf12/prostate/draftrecprostate.htm

▶ 其他癌症

USPSTF不建议对所有年龄的人常规筛查胰腺癌和卵巢癌。没有任何证据表明，筛查胰腺癌（使用腹部触诊，超声检查，或血清学标志物）或卵巢癌（使用CA-125或阴道超声）可以有效降低死亡率。反而因为有限可用的筛查准确性，侵袭性的诊断测试，治疗的不良后果而带来潜在重大伤害。

USPSTF认为没有足够的证据来评估所有年龄段的人肺癌和皮肤癌筛查的利弊平衡。一项随机试验表明在现在或既往的55～74岁吸烟者低剂量CT断层筛检可以降低肺癌的死亡率。然而，危害是巨大的，包括侵入性诊断方法的并发症，如：纤维支气管镜或肺穿刺活检，这在老年人身上可能是更大的危害。因此，肺癌的预防工作还是应该着眼于鼓励老年吸烟者戒烟。此外，虽然没有证据支持全身皮肤检查，临床医师应对皮肤恶性病灶特征（例如：快速变化的损伤和不对称，边界不规则，或颜色变化）保持警觉。

U.S. Preventive Services Task Force Guidelines. Available at http://uspreventiveservicestaskforce.org/uspstopics.htm#AZ

第 9 章
老年人用药原则

9

Michael A. Steinman, MD

Holly M. Holmes, MD

老年人原则

一般来讲，老年人用药与年轻人相类似，需要了解药物适应证、剂量、潜在不良反应以及药物-药物之间的相互作用。然而，老年人用药受各种复杂因素的影响，如：老年人的生理变化对药物代谢、对药物敏感性的影响。老年人疾病及用药的多样导致药物与药物之间及药物与疾病之间的相互作用非常复杂，要保持上述各种相互作用的平衡关系也很复杂。老年人认知功能、精细动作及社会支持的改变影响着患者治疗的依从性，在护理过程中应特别注意。大多数指南内容的制定是以年轻人的临床试验为基础的，因此，指南对老年患者有多大的适用程度尚不确定。老年患者用药不仅要掌握药物的基本知识，同时需要掌握每个患者的生物特性及心理因素对治疗的影响。老年患者多重耐药详见第 53 章，老年患者用药的临床研究详见第 74 章。

老年人的药物代谢生理效应

▶ 药代动力学

药代动力学是指药物进入人体并被排泄的过程，它包括药物的吸收、分布、代谢和消除四个过程。上述过程随着年龄的改变而改变，同时受遗传因素、疾病、环境及其他药物的影响。对多数老年患者而言，肾脏功能的改变对药物药代动力学的影响最为显著。

A. 吸收

药物的吸收受吸收面、胃酸 pH、血流量及胃肠蠕动的影响。多数药物的吸收不受年龄的影响，但受某些疾病和药物的影响。少数药物，如：维生素 B_{12}、钙、铁等由于老年人的运输功能下降吸收明显减少。

B. 分布

老年患者肥胖比例增加，机体总水分含量减少，人血白蛋白水平降低，某些疏水药物（如：地西泮）分布在脂肪的含量增加，而亲水性药物（如：地高辛）在脂肪中的分布量下降，因此血清中的药物水平增加。药物与血清中白蛋白结合使结合（不活动）和游离（活性）的药物达到平衡。使用 2 种或以上药物时（如：甲状腺激素，地高辛，华法林，苯妥英），药物竞争性与蛋白结合，导致游离药物水平升高，在服用药物时需要密切监测药物水平和效果。血清中的性激素结合球蛋白随着年龄的增加而增加，导致血清中游离睾酮（活性形式）水平降低。

C. 代谢

细胞色素 P450 系统是通过氧化还原反应（Ⅰ相代谢）来影响药物代谢的。由于肝脏血流量及肝脏体积缩小，细胞色素 P450 的氧化还原能力第Ⅰ阶段随年龄的增长而降低。遗传对细胞色素 P450 系统存在显著影响,某些药物和食物可诱导或抑制细胞色素 P450 特定酶的活性,从而减缓或加速药物代谢进程(详见"药物不良反应"章节中细胞色素 P450 介导的药物相互作用部分)。Ⅱ相代谢,亦称共轭代谢,在Ⅰ相代谢之后,常减弱药物生物活性,以有利于药物的排除体外,此过程不受年龄因素的影响。

D. 排泄

肾脏功能随年龄的增长而下降,包括两种肾小球滤过率的下降和肾小管功能的丧失。由于老年人肌肉的质量下降,即使在血清肌酐正常的情况下肾脏也可能存在损害。因此,评估老年人肌酐清除率(或密切相关的肾小球滤过率)必不可少。复杂的数学公式,如:慢性肾脏病流行病学调查(CKD-EPI)及肾脏病预后膳食改良试验(MDRD)公式比 Cockroft-Gault 公式(如下)能更准确地反映肾脏的功能。但上述方法只能粗略估计肾脏的功能,他们不能动态的反映肾脏功能的变化。

$$血肌酐清除率 = \frac{(140 - 年龄) \times 体重(kg)}{血肌酐 \times 72}$$

▶ 药效动力学

药效动力学是研究药物如何影响机体的;即药物对靶器官的生理作用。目前还没有针对老年人的药效动力学研究。老年人对易导致精神错乱的中枢神经系统抑制药物更为敏感。老年人常同时服用 2 种以上的药物,药物之间相互可能导致机体的损害。如同时服用的抗凝血药(如:华法林)和非甾体抗炎药(NSAID)或阿司匹林增加机体出血的风险;同时服用多种降压药和 α 受体阻滞剂易导致体位性低血压。

老年人治疗

▶ 药物不良反应

A. 流行病学研究及危险因素

老年人药物不良反应(ADR)比青年人更为常见。门诊中,高达 35% 的老年患者因药物 1 种或以上的不良反应就诊;住院的老年患者中,每年有 5% 到 10% 是因为药物不良反应;5% 以上的老年患者在住院期间出现药物不良反应。药物的不良反应并不单纯随着年龄的增长而增加。服用药物的剂量和疾病的严重程度(并非总是随年龄的增加而增加)是老年门诊患者药物不良反应最大的危险因素。

目前,尚无研究表明功能受损和老年综合征将增加老年人药物不良反应。但不良反应可能加重特定药物对机体功能的损伤。如:中枢神经系统药物可造成患者潜在的认知功能障碍。

"药物不良反应"是指药物在正常剂量下对机体的不良影响。"药物不良事件"指与药物相关的潜在危害,包括药物过量反应,戒断反应等。

B. 产生药物不良反应的原因

药物不良反应包括 2 种类型。A 型药物不良反应是不必要的或药物的生理效应过强所致,如服用 β 受体阻滞剂时因心动过缓所致的晕厥。B 型药物不良反应不常见,与药物作用无关,例如:青霉素过敏反应。

A 型药物不良反应通常源于药物之间的相互作用和病人的自身特征。药物的安全窗低及半衰期长是老年患者用药的最大困扰。多发性硬化患者的多重用药、疾病状态和(或)与衰老相关的生理变化使其用药更易出现不良影响。

药物与药物之间通过药代动力学和药效动力学的相互影响也可产生药物不良反应。例如:A 药通过抑制细胞色素 P450 同功酶的活性,导致通过此酶代谢的 B 药排除延迟,在组织水平增加产生不良反应。抑制细胞色素 P450 活性的常见药物包括抗菌药(如:环丙沙星、氟康唑和克拉霉素);选择性五羟色胺再摄取抑制剂;胺碘酮;钙离子拮抗剂,如:地尔硫䓬等可抑制细胞色素 P450 CYP3A4 的活性。阿托伐他汀和其他一些(非全部)他汀类药物也是通过 CYP3A4 代谢的。因此,如果病人同时服用地尔硫䓬和他汀类药物,他汀类药物会在体内积聚,因为代谢他汀类药物的酶的活性被地尔硫䓬抑制,造成他汀类药物在组织中水平上升,进而产生组织毒性(如:增加横纹肌溶解及肝脏损伤的风险)。

细胞色素 P450 同功酶也可以被诱导,从而使影响此酶的药物被迅速清除,进而降低药效。诱导 P450 同工酶的药物有利福平,巴比妥类,卡马西平及苯妥英等。一般来讲,作用于细胞色素 P450 同工酶的药物在酶活性改变大于 5 倍时是有效的且药物治疗安全剂量范围小(如:华法林,磺脲类药物)。而药物间相互作用弱且有效治疗安全剂量范围大的药物在临床上是很少见的。

同时服用 2 种或以上的药物通过药物间的相互作用也会对机体产生损害。如Ⅲ度房室传导阻滞的患者同时服用地高辛及 β 受体阻滞剂时,两种药物通过抑制窦房结功能进而抑制冲动的传导。

当机体处于亚临床疾病状态时,患者更容易受到药物不良作用的影响即出现药物与疾病间的相互作用。药物与机体的相互作用并非只对机体产生不良的影响,如:轻至中度慢性阻塞性肺疾病的患者可以耐受 β 受体阻滞剂的副作用,尽管一部分慢性阻塞性肺疾病的患者病情会加重。

除常规的药物不良反应外,药物滥用为药物不良反应的延伸。包括过量应用药物的副作用,预防或治疗失败,药物剂量不足,突然停药所致的戒断反应(例:慢性类阿片类药物)。

C. 药物不良反应的预防及监测

约有低于 1/4 的老年人药物不良反应是临床医生不适宜的治疗方案所致的。多数不良反应是在合理用药时出现的,甚至是知道药物的不良反应但治疗过程中不得不接受。华法林和胰岛素出现严重不良反应时必须急诊处理。但上述药物在老年人治疗中占有非常重要的地位。华法林可预防中风或肺栓塞,其好处远大于出血的危险。

不良反应很难在此环节进行预防,由于目前很难预测药物对哪些患者有益,对哪些患者有害。但是许多不良反应可以进行早期的检测和干预,避免患者病情延长或不良反应加重(如:未处理的体位性低血压摔倒所致的骨折)。老年人不良反应的监测对减轻不良反应所致的负担方面至关重要,但目前实施的并不好。监测难以实施的一个重要原因是,当不良反应出现时,患者及医生本能的认为是患者罹患了一个新疾病或是由于衰老所致,而不认为是药物不良反应。这导致患者忽略药物不良的反应,而医生没有正确诊断患者反映的症状为药物不良反应。"老患者出现任何症状都应首先考虑药物的不良反应,除非证实不是"这使医生在评估新的或恶化的症状时始终能考虑到不良反应的鉴别诊断。

> 出现任何症状都应首先考虑药物的不良反应,除非证实不是

专业护士和药剂师能有效监测药品的不良反应,门诊患者抗凝药物的服用就是最好的例证。虽然缺少实验数据证明办公室或床头简易不良反应的监测工具有效,专家为老年人提供了一些可能有用的策略:

(a) 医生在开处方时,应告知患者需要注意的不良反应;
(b) 在接诊病人时,用开放式和具体提示来询问患者有无不良反应(如在服用某药物时有无不良反应或困难?紧接着询问该药物最危险及最常见的不良反应);
(c) 患者每年复诊时使用同样的方法询问药物的不良反应。

▶ 联合用药

A. 联合用药的流行病学研究及利弊

接近 20% 的年龄超过 65 岁的患者应用 10 种或以上的药物。这种用药方式称为"联合用药"。联合用药一方面显著增加了药物间的相互作用和药物不良事件的风险,增加了患者的经济负担,延长了用药时间及增加了不当用药的风险;另一方面,老年患者多病共存,需要多种药物进行恰当的治疗。因此,既然联合用药是药物治疗的一个

危险因素,用药时注意及时减少不必要的药物,减少药物时要平衡慢性疾病患者寿命和生活质量之间的平衡(详见第 53 章老年患者的联合用药及治疗依从性)。

B. 级联用药

联合用药一个重要促成因素是用另一种药物治疗前一种药物出现的不良反应,然后用第三种药物治疗第二种药物的不良反应,以此类推,即级联用药。上述现象出现的原因可能是当一个症状出现的时候往往将其作为一种新的疾病的潜伏期,而不考虑这是药物的不良反应。在治疗过程中应牢记"出现任何症状都应首先考虑药物的不良反应,除非证实不是"可帮助我们有效减少级联用药的发生。除了特殊情况,在出现不良反应时应首选考虑停药或替代治疗,而不是用药物治疗不良反应。

► 药物的滥用、误用及不充分应用

对于很多老年人来说,用药的问题不在于病人服用过多或过少的药物,而是患者是否服用恰当的药物以及较好的治疗依从性。偏离最优治疗方案可出现药物的滥用(使用不需要药物治疗)、误用(使用的药物非最佳用药选择)及不充分用药(未应用对治疗疾病有益的药物)。

A. 药物的滥用与误用

药物的滥用与误用是一种普遍现象。约 20% 到 30% 的老年人使用至少 1 种共识不建议老年人服用的药物。专家表示门诊病人、住院患者及家庭护理的老年人有很大一部分正在服用不推荐使用或对治疗无效的药物。继续服用不需要的药物是一种非常常见的现象。如:约半数应激性溃疡的患者在住院期间服用抑酸药质子泵抑制剂而出院后仍在继续服用这些药物。

一些"避免使用药物清单"罗列出了老年人不适宜使用的药物。现已证明上述工具可提高用药质量,包括对处方药的审查核对。然而,是否应用某药需要根据患者自身状况,因为在某些情况下,一些患者使用这些药物是合理的。

Beer 共识列出了老年人不适宜使用的药物(表 9-1)。标准中最常出现的药物是老年患者在任何情况下都不适宜使用的。如:一代抗组胺药(苯海拉明和羟嗪),三环类抗抑郁药,使用苯二氮䓬类药物治疗失眠,躁狂,或谵妄,长效磺脲类药物(格列苯脲)等。

STOPP(老年人处方药筛选工具)标准定义了特定情况下,不适宜使用的药物(表 9-2)。包括无心力衰竭的踝部水肿患者应用袢利尿剂,低钠血症患者应用选择性血清素再摄取抑制剂及心力衰竭或中重度高血压患者应用非甾体消炎药物等情况。

ACOVE(老年患者的护理)共识应用广泛,包括一些相关的药物使用原则。不仅涉及不合理用药,同时包括治疗实践,如:对患者进行相关的服药教育及规律的用药监测。

B. 不充分用药

尽管老年人不合理用药常被拿来讨论,但用药不足加用药物治疗也同样重要。即使在除外治疗禁忌的情况下,老年人由于对不良反应的过度担忧、治疗效果的担心及微妙的心理变化等原因较年轻人难以接受药物治疗。此外,老年患者疾病的确诊往往比较困难,如疼痛,疲劳,抑郁等症状可能被误认为"是老了"。

START(医生正确诊断筛选工具)共识指出了老年人治疗药物的潜在不足(表 9-3)。START 共识应当作为一个指南,而不应作为一种个人临床诊断手段。START 共识建议包括慢性房颤患者在无禁忌的情况下应当使用华法林抗凝;中度哮喘或慢性阻塞性肺疾病(COPD)的患者应常规使用 β 受体激动剂或抗胆碱能药物;慢性糖皮质激素治疗的患者应加用双膦酸盐类药物等。

ACOVE 共识也制定了在多种慢性疾病用药不足的情况下的对策。不仅包括漏服特定的药物,也包括其他一些推荐的治疗,如:每年服用药物的回访,患者服药教育及药物有效性和毒性的监测。

表9-1 Beer 共识——老年人不适宜服用的药物[a]（示例）

标准	理由
一代抗组胺药（如：苯海拉明、扑尔敏）胆碱能药	抗胆碱药有口干、便秘、意识蒙眬等副作用
一线治疗心房颤动的药物（可作为备选方案）	研究表明，老年人在控制心律时需要权衡利弊。胺碘酮可致心脏毒性
地高辛剂量>0.125mg/d	心力衰竭患者服用大剂量地高辛可增加中毒风险；肾清除率下降也可能导致中毒
三环类抗抑郁药（阿米替林）	可致镇静、体位性低血压等不良反应
治疗老年痴呆的药物（除非药物治疗无效或有自杀或他杀行为）	增加痴呆病人卒中及死亡的风险
苯二氮䓬类药物治疗失眠、躁狂或谵妄	老年人对苯二氮䓬类药物敏感性增加清除速率降低。总体而言，苯二氮䓬类药物具有增加认知功能障碍、谵妄、跌倒、骨折等不良反应
水合氯醛	服用10天后出现耐药性，过量服用弊大于利
非苯二氮䓬类安眠药（如：唑吡坦）长期使用（超过90天）	老年人服用苯二氮䓬类药物可出现谵妄、跌倒、骨折等不良反应，对睡眠周期改善作用微弱
雄性激素除非中重度性腺功能减退	雄性激素具有心脏毒性及致前列腺癌的风险
长效磺脲类药物（格列本脲，氯磺丙脲）	有致低血糖的风险
哌替啶	不常用的口服镇痛药，可致神经系统毒性
非选择性 NSAIDs，如非必要避免长期使用保胃药物（如 PPI）	前者可增加消化道出血及消化性溃疡的风险；PPI 及米索前列醇可减少上述风险但风险不能消除
肌松剂	老年人耐受性差，有谵妄、骨折等风险

表9-2 STOPP 标准（老年人处方药筛选工具）[a]（示例）

标准	理由
踝部水肿的患者应适宜袢利尿剂（无心力衰竭征象）	尚无证据表明其他药物较袢利尿剂更有效
Ⅲ-Ⅳ的心力衰竭应用地尔硫䓬、维拉帕米	可能致心力衰竭更为严重
阿司匹林用于无冠状动脉、脑血管动脉及外周血管症状或闭塞	无研究证明
长期服用肌松剂作为催眠药	意识障碍、高血压、锥体外系反应、跌倒等
5-羟色胺抑制剂用于治疗顽固性低钠血症患者	5-羟色胺抑制剂可加重低钠血症
复方地芬诺酯，洛哌丁胺，可待因、磷酸盐治疗不明原因的腹泻	延误诊断，过量易导致便秘
单用茶碱治疗慢性阻塞性肺疾病	安全有效；有效治疗安全窗小易出现不良反应
患有老年痴呆的患者服用膀胱抗胆碱药物	可能出现意识障碍、躁狂的不良反应
有跌倒风险的患者服用中枢性药物	易出现共济失调、帕金森等症状
应用阿片类药物（吗啡、芬太尼）作为中重度疼痛一线用药	WHO 阶梯止痛方案不推荐
规律服用阿片类药物治疗未服用泻药的慢性便秘患者超过2周	严重便秘

表9-3　SART共识(医生正确诊断筛选工具)(特殊情况除外)

- 华法林治疗心房颤动[a]
- 阿司匹林或氯吡格雷治疗有心脑血管或外周血管疾病病史的窦性心律患者[a]
- 血管紧张素转换酶抑制剂治疗慢性心力衰竭[a]
- β-受体阻滞剂或抗胆碱药物治疗轻至中度哮喘或COPD
- 左旋多巴用于治疗伴有功能障碍的帕金森患者
- 抗抑郁药治疗抑郁状态持续超过3个月的患者
- 质子泵抑制剂治疗严重慢性胃食管反流病及消化道狭窄的患者
- 加用磷酸盐治疗服用糖皮质激素1月以上的患者
- 二甲双胍治疗伴有代谢综合征的2型糖尿病患者(肾功能不全者慎用)
- ACEI类或ARB类治疗伴有肾功能不全的糖尿病患者

[a] 在无禁忌证的情况下

▶ 高风险药物

下列药物不良反应较多,医生开处方时应特别注意。

A. 华法林及其他抗凝药物

华法林用于预防房颤患者的卒中以及用于深静脉血栓的治疗,其益处远大于出血的风险,即使年龄大于80岁有跌倒史的患者也建议应用。然而,华法林是急诊和住院最常见的药物不良反应。使用抗血小板药物时需要密切监测患者状态内并注意出血风险。目前已证实约700种药物和食品,补充剂与华法林相互作用,通过抑制细胞色素P450酶的活性,增强维生素K的代谢,或通过其他抗凝机制增加出血风险。抗生素,抗血小板药物,胺碘酮等药物相互作用增加出血风险。服用华法林治疗的患者必须密切监测INR值,使其波动在目标范围内,添加新药物时需要注意有无药物相互作用。

尽管服用华法林有很多风险,但目前尚无新药物可以替代。Dabigatran是一种直接口服的凝血酶抑制剂,被批准(除美国外)房颤时卒中的预防及预防髋关节或膝关节置换手术后的深静脉血栓形成。Dabigatran服用过量时不能逆转,其严重甚至致命的风险致使华法林是更适宜的选择。肾脏功能不全的患者建议减小服用剂量。在加拿大,年龄超过80岁的患者服用该药建议减小剂量,但在美国,不推荐根据年龄减少药量。

B. 胰岛素

老年人药物所致的糖尿病增多,胰岛素是导致老年人急诊就诊的第二常见药物。尽管胰岛素是治疗糖尿病的重要药物,但是在使用时应特别注意有引起低血糖的危险因素,如:肾脏功能下降,服用可与胰岛素发生相互作用的药物,意识障碍患者(可能影响患者正确使用药物,在发生低血糖危险时无求救能力)。长效胰岛素(如:甘精胰岛素)致低血糖的风险较油精蛋白胰岛素低,避免使用短效胰岛素,它增加低血糖的风险,且服用糖类不能改善症状(见第42章,糖尿病)。

C. 长效磺脲类药

所有磺脲类药物均有致低血糖的风险。对老年人而言,长效磺脲类药物不良反应出现的频率更高,包括优降糖(格列苯脲)和氯磺丙脲。长效磺脲类不良反应是由于机体清除率下降导致药物在体内积聚造成的。服用磺脲类药物时,推荐与格列吡嗪配伍使用。

D. 地高辛

地高辛中毒很常见,通常表现为神经系统症状(疲劳、意识障碍、黄视等)和胃肠道不适。中毒常表现为心律失常、低钾血症,尤其易出现在服用祥利尿剂的患者。老年慢性肾功能不全的患者地高辛在血清中的浓度显著增高。地高辛适用于具有适应证的患者,其他无药物适应证的心力衰竭、心房颤动的患者则选择其他药物。使用地高辛时最大剂量不超过0.125mg/d,使用过程中应注意监测患者血清中地高辛的浓度(地高辛有效剂量安全窗小)、电解质水平(尤其是血钾水平)、注意观察有无中毒征象。患者服用地高辛过程中新出现的或进行性加重的神经系统症状、胃肠道不适或心血管系统症状应当考虑为药物的不良反应，除非有证据表明是其他原因所致。

E. 非甾体消炎药

老年人服用非甾体消炎药出现消化道溃疡及肾功能不全较年轻人更常见。此外，非甾体消炎药可升高血压、加重心力衰竭患者的水钠潴留、通过竞争性抑制环氧合酶（COX）-1 的活性与阿司匹林产生拮抗作用。Beer 共识和美国老年人协会不推荐规律、长期使用非甾体类消炎药。对乙酰氨基酚、阿片类药物更适宜于老年人镇痛。心力衰竭、肾脏功能不全、有消化道溃疡及胃肠道出血风险的患者是非甾体类消炎药的禁忌证。非甾体类消炎药与华法林、5- 羟色胺再摄取剂、类固醇激素等药物同服可加重消化道溃疡及消化道出血的风险。如需长期服用非甾体类消炎药，应注意以下几点：

（a）尽量使用最小剂量，缩短服用时间；

（b）与质子泵抑制剂或米索前列醇配伍使用；

（c）尽量延长阿司匹林保护心脏的时间（如：起床时服用阿司匹林，至少 2 小时以后再服用非甾体类消炎药）

（d）服用非甾体类消炎药后监测肾脏功能、水钠潴留及血压变化至少 2～4 周。非甾体类消炎药是平衡对 COX-1 和 COX-2 抑制的心脏病患者的首选药物。一些研究表明，萘普生是心血管保护药物的最佳选择。典型的非甾体类消炎药，如：外用的双氯芬酸凝胶，吸收度低，其导致中毒的可能性相对较小。

F. 抗胆碱能类药物

乙酰胆碱能阻断剂包括镇静剂，抗组胺药，抗抑郁药，抗精神病药，膀胱和胃肠解痉药，肌肉松弛药和止吐药等（详见表 9-4）。抗胆碱能药物在体内积聚易出现跌倒、功能下降、智能障碍等不良反应。如果必须使用抗胆碱药物，则尽量在同类别的胆碱药物中选择应用剂量最小的药物。

表 9-4　抗胆碱药物

药物	较强抗胆碱物质	中等强度抗胆碱物质
抗惊厥药		卡马西平
抗抑郁药	阿米替林、地昔帕明多塞平（尤其是剂量 >6mg/d）	帕罗西汀[a]
抗组胺药	扑尔敏、苯海拉明、羟嗪	
抗精神病药	氯氮平、硫利达嗪	洛沙平、匹莫齐特、奥氮平[a]、喹硫平[a]
心血管药物		丙吡胺
消化道解痉药	双环胺	
H2 离子拮抗剂		西咪替丁、雷尼替丁
肌松剂	奥芬那君	
帕金森药物	苯扎托品、苯海索	
尿道解痉药	奥昔布宁、托特罗定	
止晕药	茶苯海明、美克洛嗪、东莨菪碱	

[a] 摘自抗胆碱药物和患者认知及负担的调查。此标准对上述奥氮平，帕罗西汀及喹硫平的抗胆碱能活性有异议

G. 阿片类药物

阿片类药物常用于老年人中重度疼痛，使用时应当注意阿片类药物阻碍疼痛的性质及诊断，同时应当考虑阿片类药物的用药安全。用药安全包括其致幻作用、消化道不良反应及其呼吸抑制作用，但是疼痛不治疗则会出现精神障碍、抑郁、顽固性失眠等。阿片类药物药代动力学的变化以及药效学作用，增加了其发生不良反应的风险。然而，应用阿片类药物通常可以安全有效的改善与年龄相关的心境问题。总而言之，任何人在使用阿片类药物时都应注意小剂量开始，缓慢增加剂量。使用时应注意药物间的相互作用，因为许多阿片类药物是细胞色素 P450 酶的底物。阿片类药物治疗肝肾功能不全患者时应减小剂量，大

剂量可致肾脏功能损害,应避免大量使用。小剂量吗啡,氢吗啡酮,芬太尼,美沙酮可供选择。严重肝功能不全患者禁用美沙酮、可待因,总之,即使在未来很长一段时间不使用,阿片类药物也应小剂量使用。

H. 抗精神病药物治疗老年痴呆

应用抗精神病药物治疗痴呆的症状体征时可增加心肌梗死,中风,跌倒,骨折,深静脉血栓形成及死亡的风险。因此,FDA、治疗指南、医疗保险和医疗补助服务中心均建议减少抗精神药物的使用。老一代的抗精神药还具有胆碱能及锥体外系的副作用,因此,痴呆的症状和体征尽量使用非药物方式进行治疗。不得不使用精神药物治疗时,应将药物治疗的利弊明确的告知患者家属或护理者,且应用抗精神病药物治疗应维持最短时间,必要时减量或停止服药。

老年人处方

明确用药禁忌,注意高风险药物,明确技术因素的影响是开处方非常重要的问题,但是上述处方要素在老年人处方中却不那么重要。在多数情况下,密切注意几个用药原则可以对老年人用药更为有用。

▶ 照护目标

对于年轻人和身体健康的人而言,有典型的常见药物使用指南,用药指南(正式的及非正式的)不仅给予多数人药物治疗的利弊,而且基于药物对多数人的益处及潜在危害,药物对老年患者的作用可能不同于多数人,更重要的是,老年患者对药物的期望效果及其要避免的最严重不良反应与大多数人不同。如:许多老年患者致力于延长寿命、预防并发症,而多数人则更为注重最大程度减轻症状(疾病及药物不良反应),延长寿命为次要选择。注意患者的治疗目的,并将其记在心里,更易达到患者最预期的治疗目标,减少困扰患者的结果的发生。

▶ 时间效益

用药来预防未来不良事件(如:骨折,心肌梗死,或肾衰竭)的发生需要一段很长的时间。自服药开始1~2年或多年后才能出现明显的效果。而药物的不良反应则与之相反,在服药后不久即会出现。疾病晚期患者一般不需要考虑药物的不良反应,他们可能等不到药物的远期效果(详见第3章)。特殊药物对老年患者的影响很少有人研究,多数药物的临床研究排除老年人及病情复杂的患者。时间效益包括:

- 糖尿病患者控制血糖——3年以上预防大血管并发症(心肌梗死、卒中)、7年预防微血管并发症(肾病、神经系统疾病);
- 磷酸盐治疗骨质疏松——1.5年预防骨折;
- 他汀类药物治疗慢性心血管疾病——1~2年预防心血管疾病,3年以上预防卒中。

▶ 注意剂量

由于老年患者易受药物剂量的影响,用药时应当遵循起始小剂量、缓慢加量的原则,多数药物起始服用时可按年轻患者一半的剂量,适用于价格相对较低的药片。值得注意的是,一些制作精细的药丸或禁忌掰开服用的药物则不宜进行上述操作。

对于肾脏功能不全的患者及其他可能导致血清中药物浓度升高疾病的患者服药时应注意,应在服用最小有效剂量时停药。有时,根据患者病情需要药物的全剂量,但是老年患者不能耐受增加药物剂量,这种现象常出现在老年抑郁症患者的治疗过程中。这种情况下,如果低剂量不能产生预期的治疗效果,加量至最大剂量通常是可取的。

▶ 监测

医生为患者开处方,并告知患者药物的作用及可能出现的不良反应,但并不明确服药后可能会出现的结果。监测患者的症状、体征及实验室检查来确定药物的疗效,进而对患者进行个体化护理。但是,监测常常不能有效开展。

部分指南指出要经常监测患者的实验室指标、临床症状及体征。如果没有精确地监测方法时，粗略的监测方法也有益处。患者通常对药物的不良反应了解不全面，医生则将不良反应的症状考虑为一种新的疾病。因此，开药时应当告知患者该药的相关问题（图 9-1）。服药间歇期，在患者知情同意的前提下，应当监测药物的疗效及不良反应以便确定该药是否需要继续服用、是否修改治疗方案、下一疗程的周期等。尽管动态监测患者病情很重要，但许多药物的作用及不良反应出现在开始服药的前几个星期，因此药物在这段时间的监测非常重要。在服药时或改变治疗方案时监测药效有利于了解药物的疗效及不良反应。

▶ 依从性

患者不服用药物是没有用的。详见下文。

▶ 停药

约 25% 的患者在停药后出现不良反应后（如：阿片类镇痛药突然停药）。判断某药需要直接停药还是缓慢减量至停药可参考如下规则：如果一个药物需要缓慢加量至所需剂量则需要缓慢减量至停药，否则可直接停药。不能直接停药的药物有阿片类药物、β 受体阻滞剂、镇痛药如：加巴喷丁。一般而言，停药时减量的梯度与开始服药时的梯度相同；同样，开始服药时便应用最大剂量的药物可直接停药而不出现戒断反应，如：质子泵抑制剂及非甾体类消炎药。所有药物停药时均应监测有无戒断的症状和体征。

▶ 临床试验及指南

临床试验通常以年轻或健康受试者为研究对象，致使临床病情复杂的老年患者不适用上述的研究结果。此外，某些指南还禁用于年老体弱患者或病情晚期患者。

指南推荐的疗法对绝大多数老年患者是有益的。有实验证明，许多药物对老年患者的疗效优于年轻人。某些药物通常由于对老年患者有较高的风险而禁用，减少用药剂量可相对减少用药的风险。因此，老年人在药物治疗过程中更易出现不良反应。但通常情况下，药物的疗效也相对较好（见第 74 章"对老年患者应用循证医学"）。

▶ 疾病晚期患者用药

疾病晚期患者用药时需要权衡利弊，不推荐服用长时间才能获益的药物，如服用预防心肌梗死、骨折等的药物。治疗目的主要是提高生活质量、减少药物干预及症状的缓解。老年人吞咽困

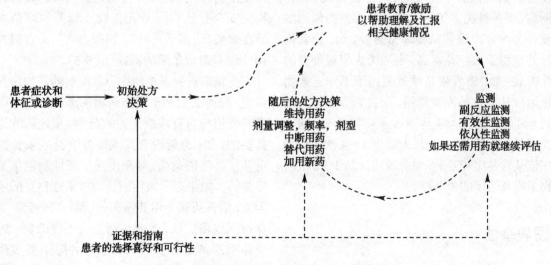

图 9-1　药物有效性、不良反应及患者依从性监测

难也限制口服药的服用。

一些共识也指出了疾病晚期（预期寿命低于半年到一年）或严重痴呆患者禁忌服用的药物。尽管目前尚无全球共识，许多专家不建议晚期患者常规服用磷酸盐、低胆固醇饮食及华法林等治疗。终末期患者应特别注意控制疼痛、便秘和其他症状，而其他症状可暂不处理（详见第 11 章"老年医学和姑息治疗"）。

治疗依从性

治疗依从性是指患者对保健医生或医师医嘱制定的治疗方案的遵从程度；治疗持久性是指患者接受某种治疗持续的时间。治疗依从性差或治疗时间短不利于疾病的控制，尤其是慢性、无症状的疾病，如：高血压、高脂血症等。治疗依从性差大多是因为未达到治疗的预期效果、误诊、急诊或住院次数增加、医疗费用高及死亡率高。高达 40% 的美国患者未正确服用药物，也没有意识到这可能会导药物滥用。因此，临床医师定期评估患者治疗依从性是非常重要的。评估依从性应采用非主观的方式，例如：询问患者一周忘记服药的次数，验证工具也可以用于定期监测，包括药物依从性量表。

慢性病患者治疗依从性差的因素包括患者认为没必要服用该药不良反应、治疗花费高、自付比例高、服药种类多等。了解依从性差的原因对于设计方案来改进依从性非常重要，如：患者依从性差是由于治疗花费高，则应考虑相对便宜的治疗方式；如：患者依从性差是由于不知道药物的作用或认为此药没有作用，则告知患者该药的益处（如果患者认为该药对改善症状无效，则考虑改用另外一种药物）。每天服用 3~4 次的药物治疗依从性是比较差的，最好改用一日 1~2 次的药物来提高治疗的依从性。

管理复杂性

老年人的处方优化是一个复杂的过程，需要平衡多个因素。虽然看似艰巨，以下的方法可以帮助我们减低其复杂程度，使其形成体系。

▶ 常规药物评估

专家建议至少每年进行一次常规药物评估，对用药复杂的患者更为有利。

A. 药袋检查

药袋检查是将患者服用的所有药物都盛放在一个"棕色袋子"里，看病时由医生审查的高效技术。该技术除了协调患者服药外，还提供了评估患者对药物理解和服药依从性的机会。同一药物盛放在多个瓶子里，几个月（或几年）前的处方，通过观察可以识别潜在的问题。对于每一种药要了解它的作用、服用方法、是否漏服、剂量是否正确，这样可明显提高服药的依从性。最后，询问患者服药后是否有不良反应，了解它的常见及严重的不良反应可以帮助我们发现以前忽略的不良反应。

B. 批判性回顾药物清单

药袋检查的另一个重要目标是为临床医生提供了一个批判性思考和整体用药的机会，而不是在随访过程中只注重某 1~2 种重要疾病的用药。整体性用药回顾包括确定某药是否仍然需要（如：过度用药），用药不足、过量用药或某药较前种药物更安全有效（如：误用药物），以及忽略药物的潜在效果（用药不充分）。用药指南为患者提供了 10 个服药时应了解的问题（表 9-5）。

药袋审查列表将治疗患者疾病的药物进行了归类，归类之后利于突出药物的潜在问题。如果患者服用与自身疾病无关的药物，那该药就是不必要的，如：患者没有反流性食管炎或未长期服用非甾体类消炎药，则服用质子泵抑制剂就是不必要的。如果患者服用的药物对治疗自身的疾病无关，则该药属于用药不充分，例：一个老年男性存在下尿路症状，改变生活方式不能改善，则 α-受体阻滞剂是必要的。如果患者服用很多药物但效果不佳，提示药物剂量不足、治疗依从性差

表 9-5 服药时应考虑的问题

1. 有服用此药的指征吗？
2. 该药对改善症状有效吗？
3. 服药剂量正确吗？
4. 治疗方向正确吗？
5. 治疗方向符合实际情况吗？
6. 药物之间有无明显的相互作用？
7. 有服药的临床症状吗？
8. 需要与其他药物配伍使用吗？
9. 药物治疗周期能接受吗？
10. 与其他同等效果的药物相比，该药的性价比高吗？

或患者病情复杂，例：如果一个高血压患者服用 4 种降压药物血压控制仍然不佳，检查患者治疗依从性和继发性高血压的可能性大。最后，细致的药物回访可能发现其他潜在的问题，如：一个患者正在服用强效抗胆碱能药物，应询问患者有无出现抗胆碱能药物的副作用，并考虑服用另一种疗效相同但不良反应少的药物替代。

▶ 跨学科照护

老年患者细致的医疗护理是非常耗时的，最好通过团队完成。在一个团队中，药剂师在提供专业用药知识、评估潜在用药风险、调整药物、评估并提高患者治疗依从性等方面发挥着非常重要的作用。越来越多的药剂师加入到以病人为中心的家庭医疗保健模式等社区医疗保健中提供用药的专业知识。在医疗保险 D 部分（处方药福利），健康计划必须为高风险的老年人提供药物管理服务，包括每年至少一次面对面或通过电话进行的药物综合全面评估。上述项目的范围和影响是不断变化的，目前还没有出台明确规定。社区药剂师同医生和患者的协作包括：药剂师（老年药物专家）可提供全面的药物审查和调整、用药监测和提高依从性，帮助制定花费低的处方等。患者住院期间，药剂师可帮助患者降低药物的不良反应及出院时药物的转换。护士可以监督药物的正确服用、减少不良事件的发生及监测药物的有效性（如：高血压的管理，药物的实验室监测等等）

整个护理过程中的处方

尽管老年患者用药护理因医疗环境不同而不同，在医院和养老院护理中某些方面需要特别考虑。

▶ 住院患者用药

住院的老年患者用药时容易出现不良反应。药物信息传递错误常发生药物流通的不同阶段，包括医疗单位的药物采购、流通以及患者出院时。在药品流动过程中，确保患者接受正确的药物信息是至关重要的。药剂师在药品流通过程中的重要作用已经显现出来。患者住院开始时服用的药物在出院时仍在错误的服用，并可能成为患者一个长期固定的药物治疗方案，注意出院时停止服用由于消化道溃疡而服用质子泵抑制剂，出院后镇痛药物的停服等等。

住院期间，医生可能调整慢性病的治疗方案，一般情况下并不提倡这样做。临床医生在患者住院期间掌握的（持续血压升高及脂代谢异常）情况不一定能代表患者平时的情况。如患者用药的禁忌，患者的保健医生知道但临床治疗医生并不清楚。改变患者治疗方案同样可能增加患者不良反应发生的风险。然而，如果原有方案治疗效果不佳，住院期间可以咨询患者的保健医生并及时调整治疗方案。

镇静催眠药或抗胆碱能药如苯海拉明通常认为是帮助老年人改善睡眠所必需的药品，但这些药物能增加患者摔倒和意识障碍的风险，如：非必要，不推荐服用。环境干预如：限制夜间活动，减少噪音和光线刺激是可行的。

▶ 照护机构用药

长期护理机构的老年人通常具有以下特征：平均服用 7～8 种药物、身体虚弱、意识障碍等。此类患者的用药非常复杂，且具有不良反应发生的高风险。抗精神病药物处方约占美国家庭护理的四分之一到三分之一，常用于治疗老年痴呆；而抗精神病药物能增加患者痴呆及死亡的风险。

在非药物治疗无效或患者出现自杀或他杀症状时才考虑服用抗精神病药物。抗精神药物不适宜在疗养院服用，联邦局规定应明确抗精神病药物服用的原因、药物疗效、副作用监测和药物服用剂量的减量方法。

联邦局还规定在老年人长期护理机构必须有药剂师每月做一次用药回访。然而，有时候这样的回访是有缺陷的，不应该作为处方改动的依据。

Bain KT, Holmes HM, Beers MH, Maio V, Handler SM, Pauker SG. Discontinuing medications: a novel approach for revising the prescribing stage of the medication-use process. *J Am Geriatr Soc.* 2008;56(10):1946-1952.

Boyd CM, Darer J, Boult C, Fried LP, Boult L, Wu AW. Clinical practice guidelines and quality of care for older patients with multiple comorbid diseases: implications for pay for performance. *JAMA.* 2005;294(6):716-724.

Gurwitz JH. Polypharmacy: a new paradigm for quality drug therapy in the elderly? *Arch Intern Med.* 2004;164(18):1957-1959.

Holmes HM, Hayley DC, Alexander GC, Sachs GA. Reconsidering medication appropriateness for patients late in life. *Arch Intern Med.* 2006;166(6):605-609.

Mallet L, Spinewine A, Huang A. The challenge of managing drug interactions in elderly people. *Lancet.* 2007;370(9582):185-191.

Marcum ZA, Gellad WF. Medication adherence to multidrug regimens. *Clin Geriatr Med.* 2012;28(2):287-300.

Osterberg L, Blaschke T. Adherence to medication. *N Engl J Med.* 2005;353(5):487-497.

Schiff GD, Galanter WL. Promoting more conservative prescribing. *JAMA.* 2009;301(8):865-867.

Scott IA, Gray LC, Martin JH, Mitchell CA. Minimizing inappropriate medications in older populations: a 10-step conceptual framework. *Am J Med.* 2012;125(6):529-537.

Steinman MA, Handler SM, Gurwitz JH, Schiff GD, Covinsky KE. Beyond the prescription: medication monitoring and adverse drug events in older adults. *J Am Geriatr Soc.* 2011;59:1513-1520.

Steinman MA, Hanlon JT. Managing medications in clinically complex elders: "There's got to be a happy medium." *JAMA.* 2010;304:1592-1601.

相关网站

ACOVE-3 Criteria. *Introduction to Quality Indicators* (explicit criteria to identify potentially inappropriate medication use and to identify potential underuse of medications). http://www.rand.org/health/projects/acove/acove3.html

Age and Ageing. START criteria (in START [screening tool to alert doctors to the right treatment]—an evidence-based screening tool to detect prescribing omissions in elderly patients) (complete article; explicit criteria to identify potential underuse of medications) http://ageing.oxfordjournals.org/content/36/6/632.long

American Geriatrics Society. *AGS Beers Criteria 2012* (explicit criteria to identify potentially inappropriate medication use). http://www.americangeriatrics.org/health_care_professionals/clinical_practice/clinical_guidelines_recommendations/2012/

American Pharmacists Association. *What is Medication Therapy Management?* http://www.pharmacist.com/MTM

American Society of Consultant Pharmacists. *Medication Management.* http://www.ascp.com

Anticholinergic drug scale. http://www.ncbi.nlm.nih.gov/pubmed/18332297

DailyMed (information from package inserts). http://dailymed.nlm.nih.gov

GlobalRPh. Calculators including renal function online calculator. http://www.globalrph.com/multiple_crcl.htm

Indiana University Department of Medicine. *Cytochrome P450 Drug Interaction Table* (drug–drug interactions). http://medicine.iupui.edu/clinpharm/DDIs/

Indianapolis Discovery Network for Dementia. *Anticholinergic Cognitive Burden Scale.* http://www.indydiscoverynetwork.org/AnticholinergicCognitiveBurdenScale.html

Medline Plus. *Drugs, Supplements, and Herbal Information* (drug information for patients). http://www.nlm.nih.gov/medlineplus/druginformation.html

Morisky Medication Adherence Scale. http://www.acpinternist.org/archives/2009/02/adherence.pdf

National Council on Patient Information and Education (NCPIE). *Medication Use Safety Training (MUST) for Seniors.* http://www.mustforseniors.org

Proprietary drug–drug interaction programs, including www.epocrates.com (free), and www.lexicomp.com and www.micromedex.com (subscription only)

STOPP Criteria (explicit criteria to identify potentially inappropriate medication use). http://www.ncbi.nlm.nih.gov/pubmed/18218287

第 10 章
解决老年人多病共存问题

10

Cynthia M. Boyd, MD, MPH
Christine Ritchie, MD, MSPH

背景与定义

多病共存通常是指同时存在两种或以上的慢性疾病，但许多临床医生认为多病共存是指患者存在多种临床症状体征并伴有功能受限、意识障碍或心理问题以及患者自身情况和治疗之间的相互作用。

多病共存是老年人中的常见现象：多数 65～69 岁的老年人患有两种以上的慢性疾病，在超过 85 岁的老年人中，上述比例则超过 75%。在过去 10 年中，由于医疗保健干预、医疗水平提高、人口老龄化等原因，多病共存的老年人比例也显著增加，在超过 65 岁的老年人中，同时患有 2 种或以上疾病的人数增加了 22%。显然，多病共存在当今的医疗中占有极为重要的比重。

多病共存和健康结局

多病共存对健康不利，包括加速机体功能下降，增加机体负担，降低生活质量，提高死亡率等。随着慢性疾病数量的增加，患者住院的风险及护理的需求均增加，相应的，随着慢性疾病数量的增加，医疗花费也随着增加。一项研究表明，无慢性疾病的患者一年的医疗保险平均支付费用为 211 美元，2 种疾病的平均支付费用为 1870 美元，同患 5 种疾病的平均支付费用为 8159 美元，而若同时患 7 种或以上的疾病，保险公司支付的平均

费用激增为 23 000 美元。卫生保健系统在医疗护理中的责任越来越重，提出行之有效的方法来支持多病共存老年人的问题迫在眉睫。

临床医生面临老年人多病共存挑战

多病共存的老年人的治疗是医疗的一个难题，这对专家、保健医生甚至医疗机构都是一个挑战。

首先，缺乏证据，因为在临床研究中，多病共存的患者往往被排除在外；在 1995 年至 2010 年间，影响因子前 5 位的杂志中有 284 个随机对照试验（RCT）研究，其中有高达 63% 的随机对照试验将多病共存老年患者排除。在 11 个对慢性疾病（糖尿病，心脏衰竭，慢性阻塞性肺病，中风）的回顾性调查研究中，多数是对一种疾病的研究，只有不到一半的研究其受试者存在多病共存的情况。除了在随机对照实验中被排除外，在制定指南时也多不考虑多病共存的患者，临床指南往往不为多病共存患者的治疗提出建议，因为病理生理条件不一样，因此指南不一定适用于多病共存患者的治疗。老年患者如何进行治疗见第 74 章。

第二，多病共存的老年人存在特殊护理的挑战，他们的医疗和社会的复杂性导致治疗方案的复杂性，临床医生如何向患者解释清楚也是一项挑战，医生通常需要向患者及家属反复解释。制定目标平衡利益和负担方面也变得更加苛刻，一

个治疗方案可能在此处受益而换另外一种情况则可能是负担。上述原因更增加了认知功能障碍患者治疗方案的确定。时间长了，许多临床医生感觉不能深入了解这些病人，并易出现无奈感和无能感。

最后，用于改善多病共存的老年患者适宜的护理及时间投入的经济补偿较少。即使延长就诊时间，了解患者用药史及诊疗经过，向其诊疗医生了解病情，与其家属了解患者情况，许多项目本身已经远远超出了住院患者的诊治范围。

多病共存老年人的常见问题

尽管多病共存的老年患者的护理需要高质量，在一些原则的指导下还是可以完成令人满意的护理的。这些指导原则最初是由美国一个老年协会为多病共存的老年人制定的。从临床医生实践的视角出发，专家组对大量研究进行了回顾，临床医生做到以下三点即可在多病共存的老年患者的护理中取得满意的效果：确定诊断，参考患者意见及评估和管理患者的复杂治疗。

由于多病共存的老年患者精神紧张，易受并发症和其他因素的影响，对该类患者做出正确的诊断是非常必要的。正确的诊断不仅需要考虑患者的生存问题更要考患者的功能状态及生活质量（详见第 3 章）。正确的诊断可以提供适宜患者的特殊治疗，并为以下决定提供依据

（a）预防疾病还是治疗疾病（如：是否加用新药或停止某药的治疗，是否需要改变治疗方案，是否需要替代治疗）；

（b）疾病筛选（如：癌症）；

（c）特定的治疗方案（如：患者是否需要住院治疗或是否适宜去养老院）等。

尊重患者的意见有利于多病共存的老年患者的治疗。尊重患者意见包括多种形式：患者首要治疗目的，预期达到的治疗效果，为达到预期治疗效果（又称预后，如：存活，功能状态或提高生活质量）可接受的治疗花费及对治疗有益的特殊治疗方法等。

参考患者及其照料者（适当时）的意见对治疗是非常重要的。需要参考的意见包括：

（a）某治疗方案对一种症状有利但可加重另外一种症状（如：消炎药可降低疼痛但可增加出血的风险）；

（b）某治疗方案长期有益但短期有害（如：抗凝预防卒中）；

（c）需同时服用可能存在相互作用的药物（如：治疗心力衰竭的药物和治疗慢性阻塞性肺疾病的药物）。表 10-1 提供了一些询问患者意见的方法。

告知患者及其照料者治疗的作用及其危害是非常重要的，然而，目前许多评估治疗利弊的证据都不包括多病共存患者，评估某项治疗对多病共存患者的利弊必须通过单一的条件研究和观察性研究进行推断。无论如何，告知患者治疗的相关问题是临床医生义不容辞的责任。表 10-2 提供了一些告知患者治疗利弊的方法。

多病共存的老年患者的治疗通常是非常复杂的。药物治疗方案的复杂性指数（MRCI）包括以下多种因素：

（a）治疗分几步；

（b）有几种选择；

（c）治疗持续时间；

表 10-1 询问患者意见的方法

目的	问题
了解患者对自己生活质量的看法	你对自己目前的生活质量怎么看？
了解患者对自己未来的看法	你思考未来时通常想到什么？
了解患者的价值观	目前对你而言最重要的是什么？（或请他深爱的人够告诉我们他在想什么，现在他会认为什么是最重要的）
了解患者的偏好	有的人希望活的越长越好，即使住院或不能自理；有的人即使知道某种治疗方案可能会使寿命减少但仍希望有质量的活着，如果是你，你会选择哪种？

表 10-2 告知患者治疗利弊的方法

建议	不建议
采用数值	采用很少或经常等模糊的频率词
询问某一事件的两面	只询问事情或好或差的一种结局
告知患者全部风险	告知患者部分风险
评估患者理解情况	假设患者理解了

（d）用药管理过程；

（e）干预方式和潜在任务。MRCI 强调对患者采用多维度的治疗方案，如果医生遵循临床实践指南治疗患者，其过程既复杂又繁重昂贵。Boyd 等人指出，如果一个同时患有慢性阻塞性肺疾病、高血压、糖尿病、骨质疏松和骨关节炎的老年女性患者，按照指南的推荐，她每天必须在 4 个不同时间点服用 19 种药物，假设处方药没有保险，这个患者每月至少花费 407 美元，一年则是 4877 美元。复杂的治疗方案将降低患者的治疗依从性，增加药物的不良反应，降低生活质量，增加经济负担，加重护理的负担。

复杂的治疗方案所带来的相关问题需要找到减轻治疗负担或复杂性的方法。人们发明了一些帮助识别复杂的药物治疗方案及患者自我管理的潜在困难，进而减少治疗复杂性并优化结果的办法。表 10-3 列举了一些帮助识别复杂的药物治疗方案及患者自我管理的潜在困难的办法。表 10-4 列举了一些临床医生如何识别必须终止实施优化治疗方案的患者。

总结

临床实践在多病共存的治疗中是非常重要的。多病共存的患者单纯的增加治疗和干预措施对患者可能是有害的，因为它增加了治疗及治疗与其他因素间的风险，还有可能降低患者治疗的依从性及生活质量。因此，个体化治疗方案主张

表 10-3 识别复杂治疗方案的方法

方法	说明
药物管理、能力评估	模拟老年患者服用的处方，但复杂性减低
药物无效评分量表	对药品进行（a）识别：找到合适的药品；（b）评估：明确药物的成分；（c）剂量：参照药品服用剂量；（d）时间：服药时间正确
霍普金斯药物计划	假设你吃早中晚餐，确定你需要吃药的时间及剂量，以水服药
老年药物管理工具的不足	二十项评估覆盖三个领域评估药物依从性（药品知识，药品服用方式及步骤），总分低于 13 分

表 10-4 减少用药复杂性及减轻患者负担的策略

方法	说明
START/STPP	药物应该在特定条件下使用，某些药物在特定条件下不适宜使用
GP-GP	不间断用药或依据患者诊断及潜在证据持续用药可能出现一系列问题

在尊重患者意愿、评估治疗效果、减少治疗复杂性及减轻患者经济负担的基础上为多病共存的患者选择最佳的治疗方案。

American Geriatrics Society Expert Panel on the Care of Older Adults with Multimorbidity. Guiding principles for the care of older adults with multimorbidity: an approach for clinicians. *J Am Geriatr Soc.* 2012;60(10):E1-E25.

Boult C, Wieland GD. Comprehensive primary care for older patients with multiple chronic conditions: "nobody rushes you through." *JAMA.* 2010;304(17):1936-1943.

Boyd CM, Darer J, Boult C, Fried LP, Boult L, Wu AW. Clinical practice guidelines and quality of care for older patients with multiple comorbid diseases: implications for pay for performance. *JAMA.* 2005;294(6):716-724.

Fried TR, Tinetti M, Agostini J, Iannone L, Towle V. Health outcome prioritization to elicit preferences of older persons with multiple health conditions. *Patient Educ Couns.* 2011;83(2):278-282.

Gallagher P, O'Mahony D. STOPP (Screening Tool of Older Persons' potentially inappropriate Prescriptions): application to acutely ill elderly patients and comparison with beers' criteria. *Age Ageing.* 2008;37(6):673-679.

Jadad AR, To MJ, Emara M, Jones J. Consideration of multiple chronic diseases in randomized controlled trials. *JAMA.* 2011;306(24):2670-2672.

Orwig D, Brandt N, Gruber-Baldini AL Medication management assessment for older adults in the community. Gerontologist. 2006;46(5):661-668.

The American Geriatrics Society 2012 Beers Criteria Update Expert Panel. American Geriatrics Society updated Beers criteria for potentially inappropriate medication use in older adults. *J Am Geriatr Soc.* 2012;60(4):616-631.

Wolff JL, Starfield B, Anderson G. Prevalence, expenditures, and complications of multiple chronic conditions in the elderly. *Arch Intern Med.* 2002;162(20):2269-2276.

第11章
老年医学和姑息治疗

John G. Cagle, PhD, MSW

Eric W. Widera, MD

姑息治疗概述

姑息治疗是病情危重患者跨学科的一种特殊护理形式，姑息治疗的首要目标是提高患者生活质量，包括镇痛、缓解症状、意识清楚及通过适当治疗满足患者治疗的愿望。姑息治疗模式以患者/家属为中心，尊重患者/家属的意见制定治疗方案，试图了解并尽量满足患者及家属的社会、心理/情感，精神和医疗等方面的要求（图11-1）。

姑息治疗是一种快速发展的医疗保健服务模式，一般以延长生命而非预后为治疗依据。临终关怀是在满足患者特定需求的姑息治疗中衍生出来的一种医疗形式。根据医疗保险的规定，临终关怀仅适用于如下人群：

(a) 同意放弃医学治疗的临终患者；

(b) 预期寿命不超过半年。临终关怀通常在患者家中或现居地进行，如：福利院或久居的社区。多病共存的老年慢性病患者通常不允许实施临终关怀，因为此类患者的预后很难预测。研究表明临终关怀和姑息治疗（非临终关怀）在镇痛、降低再入院率和增加家庭负担等健康护理方面的影响是一致的。

心理、精神和社会问题

在患有严重疾病期间，临终患者及家庭会表达多种多样的心理、精神和社会需求。对控制和独立性的保留、有用信息的获取（如：对疾病进展和预期的认识）、焦虑和抑郁的管理、经济负担的减轻和精神支持的提供不断的引起关注。姑息治疗团队的核心成员，如：社会工作者，牧师，护士，助理护士应积极协作，协调护理，提高角色转换以便解决患者及家属的多方面需求。协助家属和非正规护理人员也是提高姑息治疗质量的一个重要方面。互联网通常可以为家人和朋友，尤其是住在偏远地区的人提供大量老年患者护理的非正式资料。这些非正式的保健网络成员往往需

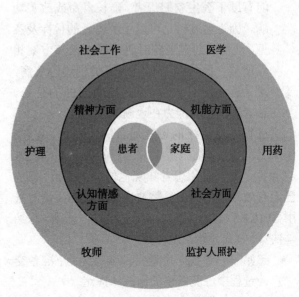

图 11-1 跨学科护理模式　该图表明满足患者及家属姑息治疗团队的组成

要日常生活能力（ADL），日常生活辅助工具能力（IADL）（例如：怎样转移病人及管理药物）及社会资源的知识及获取，例如怎样取得情感和精神上的支持等方面的基本培训。

生病、临终和死亡通常定义为现象，因此，临床医生应尊重不同的信仰。在某些情况下，它与传统观念冲突，如：对某些患者而言讨论预后是传统禁忌，或患者宁愿自己做决定而非大家商议后决定。

沟通、决策制定和提前护理规划

良好的沟通对高质量姑息治疗是非常重要的。医疗团队和患者家属经过广泛而深入的沟通后共同做出决定，包括：

（a）回顾之前的决策；

（b）据患者目前状况、可选择的治疗方式的利弊与患者／家属交换意见；

（c）保证各方理解所提供的信息；

（d）共同讨论之后再做决定；

（e）参考患者／家属的意见后制定治疗方案。临床医生应该充分参考和尊重患者／家属的意见。开始启动护理计划前应开展讨论，这可能有助于医生安慰患者、延长寿命或改善功能。因为通过讨论可以了解患者的目标及意见，这种谈话应当随时进行以便治疗方案相应调整。像阿尔茨海默病这类进展性疾病，谈话应当尽早进行，因为随着时间的延长，患者做决定的能力在逐渐减少。

进行姑息治疗的患者通常病情严重、复杂、生命受到威胁，临床医生应当做好应对不同困难的准备。如何避免患者知晓他们病情危重，目前已无有效的治疗措施。需要向患者透漏病情时采用 SPIKES（起始，感知，确定，告知，同情，总结与决策）方式开始话题。

- 起始——寻找一个适宜的谈话地点；准备交谈过程中可能需要的问题和情绪。
- 感知——了解患者／家属已经知道或希望知道的问题。

- 确定——确定患者／家属需要和想要知道的问题。
- 告知——用简洁易懂的方式告知患者病情，并探讨未知因素。
- 同情——对患者的情况表示同情。
- 总结与决策——总结讨论内容，包括做出的所有决策，制定下一步治疗方案。

此外，与家庭中具有专业知识的成员沟通技巧也有助于话题的讨论和决策的制定。

长期护理环境中姑息治疗的挑战

在美国约 1/4 死亡患者存在长期护理的问题。这些死亡患者都存在存活时间短，高频的繁琐治疗和住院治疗，治疗后症状缓解不明显，临终关怀及姑息治疗等服务的利用率不高等问题。在临终护理过程中面临着许多挑战，包括老年患者多病共存进而增加了诊断和治疗的难度。阿尔茨海默病与其他神经系统疾病有许多共性，如：无法准确叙述症状导致诊疗者很难准确评估他们的病情。预后的不确定性及医生、工作人员和家庭成员之间缺乏沟通可能延迟患者由护理促进恢复到提高生活质量的转换。医生的匮乏及诊断测试时间的局限性增加了居民急诊护理而非管理疾病的可能性。此外，养老院员工流失率之高也降低了姑息治疗过程中护理的质量。

▶ 对症治疗

A. 止痛

老年患者疼痛的评估主要依赖于患者的主诉，意识清楚患者的主诉是疼痛评估的金标准（中重度痴呆患者严重疼痛时的主诉）。然而，对于意识障碍的患者单凭他们疼痛的主诉是不可靠的。因此，根据患者、护理者及临床观察来评估患者的病情非常重要。口头描述量表、疼痛分级或面部疼痛量表可以作为疼痛程度的描述方法，但意识障碍的患者可能难以应用。临床观察包括面部表情、患者表述、身体动作、对干预的反应、活动方式及精神状态。以下一些观察指标是针对患者疼痛的,如:中晚期老年痴呆疼痛评估(PAINAD)和表达能力障碍患者疼痛评估量表(PACSLAC)。

止痛药的选择应当根据疼痛的严重程度、患者对止痛药的反应、止痛药与机体或其他药物的相互作用。对乙酰氨基酚是轻度疼痛一线治疗药物,尽管对大多数老年患者而言,此药每天的最大剂量不超过 3g。对乙酰氨基酚也适用于早期老年痴呆行为症状的改善,即使无名疼痛症状也应服用该药,因为有研究表明该药可降低痴呆行为症状,同时可改善患者运动及社会功能。老年患者服用非甾体类药物有导致肾脏衰竭、胃肠激惹及恶化心力衰竭等副作用。

阿片类药物适用于中重度疼痛、类固醇激素、抗癫痫药、抗抑郁药及局部用药,如:辣椒素、利多卡因等仍然控制疼痛的药物。表 11-1 列出了常用转换或改变用药方式的阿片类药物。老年患者禁用哌替啶,其代谢可能产生精神系统的副作用,如:精神错乱。此外,肾衰竭的患者禁用吗啡和可待因。长效阿片类药物,如:长效吗啡或芬太尼贴用于长效镇痛,若有必要间断应用短效阿片类药物临时止痛,短效镇痛的常用剂量为 24 小时总用量的 10%。

医生通常不愿给老年患者使用阿片类药物,因为担心阿片类药物可能会加重并发症或精神错乱等不良反应。但是有研究表明不对患者进行止痛处理较阿片类药物更易导致患者出现精神错乱等不良反应,部分原因是即使有证据表明患者存在疼痛症状,但医生很难准确描述疼痛,进而

表 11-1 常用阿片类药物及其转换

名称	口服(mg)	静脉注射(mg)
吗啡	30	10
双氢可待因	30	—
羟考酮	20	—
双氢吗啡	7.5	1.5
芬太尼[a]	—	0.1mg(100mcg)

[a] 0.025mg 芬太尼相当于口服 50mg 吗啡

选择止痛药物。临床医生在给长期护理的患者开药时应特别小心,如:间断治疗疼痛应描述为"每 2 小时观察一次患者,若患者持续存在疼痛症状(如:痛苦面容、呻吟等),建议口服吗啡 5mg"或"询问患者疼痛分级,若患者疼痛分级在 5 级以上,建议口服吗啡 5mg"若服用阿片类药物后出现便秘,建议使用导泻剂,如:番泻叶。纳曲酮、多受体拮抗剂,不易通过血 - 脑脊液屏障,可间断服用对抗阿片类药物的副作用(见第 54 章"老年人持续性疼痛的管理")

B. 呼吸困难

呼吸困难是姑息治疗老年患者的常见症状,尤其常见于慢性阻塞性肺疾病(COPD)、慢性心力衰竭(CHF)、肺疾病晚期及肺癌等疾病。呼吸困难通常描述为呼吸加速或浅表呼吸,由于患者表达能力下降,呼吸困难症状通常漏诊或未予治疗。可应用量化数值或改良博格尺度来评价和协助监测治疗效果。

治疗呼吸困难时应着重治疗呼吸困难的病因,包括抗生素治疗肺炎或呋塞米治疗心力衰竭。必要时,应用阿片类药物缓解呼吸困难症状。初次使用阿片类药物的患者,建议小剂量起始(如:2mg 短效吗啡口服),逐渐加量。氧饱和度过低的患者氧疗可明显缓解呼吸困难的症状,尽管氧疗对临终患者作用不大。

简单的环境改变可能减轻患者呼吸困难症状。如:将床头风扇转向患者面部和提升的床头可以减轻呼吸困难症状。临床医生应注意与患者交谈时间过长可能导致呼吸困难,可通过关闭式问题,非语言交流(如:笔和纸),或询问家属来帮助患者减轻呼吸困难症状。呼吸急促也可导致焦虑或精神症状,因而跨学科团队参与治疗对改善患者症状非常重要。

C. 恶心呕吐

恶心呕吐是临终患者的常见症状,可加重患者的不良反应,了解患者恶心呕吐的原因对不良反应的治疗非常重要。药物和便秘所致的恶心呕

吐也应考虑在内。可导致恶心呕吐的药物包括阿片类药物、抗生素、抗肿瘤药物、维生素（锌剂、铁剂）及抗胆碱类药物。止吐剂可缓解患者的恶心呕吐症状。止吐药可选择性的作用于神经受体进而有效止吐（表11-2）。

D. 谵妄

临终患者的谵妄状态和非临终患者的谵妄状态类似。诊断测试和后续干预措施需要结合患者的意见和保健的目标制定。临终患者谵妄的治疗需要考虑疼痛、药物不良反应、尿潴留及便秘等多方面因素。改变体位、加强日常活动、睡眠时保持安静环境、避免使用可致谵妄的药物（如：抗胆碱能药物）等非药物治疗防治谵妄非常重要。小剂量抗精神药物（如：口服氟哌啶醇0.5mg）有助于减轻临终患者的精神症状，服用苯二氮䓬类药物可加重某些患者的精神症状。

E. 焦虑和抑郁

进行姑息治疗的患者可能存在焦虑和抑郁症，而且两者很难鉴别。焦虑是指临终患者自我适应的、广泛的及对个人得失高度个性化的情感反应。在某种个人得失发生后焦虑最为强烈，无需临床干预，随着时间可自行减弱。抑郁尽管在临终患者中经常出现，但是抑郁既无自适应也不广泛，患者的特点为无望、无助、无用、自罪、自责、自杀，可与焦虑相鉴别。意识治疗及抗抑郁药物对治疗患者抑郁症状及改善患者生活治疗有益。临床医生也适应中枢兴奋剂，如：盐酸哌甲酯来治疗预期寿命只有数天至数周的患者。

F. 疲劳和嗜睡

疲劳通常漏诊漏治，但却是患者除疼痛外最为烦恼的症状。评估应侧重于确定疲劳的原因，确定疲劳对患者及家属的影响。常见的病因有疾病晚期及治疗本身的影响，贫血，低血氧饱和度，机体适应，镇静药物及精神症状，如：抑郁等。中等强度的运动对癌症患者减轻疲劳、减轻睡眠紊乱、改善机体功能、提高生活质量等方面非常有

表 11-2　常见呕吐类型及其治疗

原因	止吐药物	举例
肠道炎症	5-羟色胺受体拮抗剂	昂丹司琼；格拉司琼
中毒/代谢	多巴胺受体拮抗剂	丙氯拉嗪；丙氧氯普胺；氟哌啶醇
化疗	5-羟色胺受体拮抗剂	昂丹司琼；格拉司琼
恶性肠梗阻	多巴胺受体拮抗剂+糖皮质激素+奥曲肽	丙氧氯普胺；氟哌啶醇；地塞米松；奥曲肽
焦虑	苯二氮䓬类	劳拉西泮
便秘	泻药	兴奋剂（塞纳，比沙可啶）；渗透（乳果糖）
运动所致/迷路炎	抗胆碱能药	东莨菪碱；异丙嗪
颅高压所致	糖皮质激素	地塞米松

益。有研究表明中枢系统兴奋剂（如：盐酸哌甲酯）可改善临终患者的疲劳症状，尽管样本量很小。非药物治疗如加强自身运动同样有益。

G. 晚期痴呆

晚期痴呆患者实施临终关怀有助于改善患者症状，减少不必要的需求，减少临终前30天的住院治疗，增加晚期护理的满意度。临终关怀并非适用于晚期痴呆，必须满足适用于预期寿命低于6个月的患者。晚期痴呆患者出现肺炎、发热或进食问题应当考虑给予患者临终关怀，因为这些都是寿命低于6个月的标志（见第3章"照护目标及预后的考虑"）。

许多晚期痴呆患者会出现进食困难，人们考虑辅助营养时往往为时已晚。家属面临着是否给予患者内镜下经皮胃造瘘（PEG）供给营养的问题，这通常导致患者发生吸入性肺炎。目前尚无证据表明PEG可以改善患者生存状态，预防吸入性肺炎，降低压力性溃疡的风险，提高患者舒适度，延长患者寿命等作用。PEG可对晚期痴呆患者造成其进餐时间和与护理者接触时间减少及物

理化学限制橡胶管的重置。PEG 包括人工喂养及正确口腔护理。临终患者需要量非常少或甚至不进食。

照顾家人的悲伤和丧亲之痛

在患者死亡前后，要同时给予患者家属关爱。通过死亡失去亲人是强烈而压抑的，往往严重影响亲人的身心健康。这种痛苦在失去亲人的前 6 个月最为激烈，并常伴有怀疑，喊叫，愤怒，郁闷等情绪，随后逐步恢复。丧亲之痛一般在 6 个月达到高峰，但偶尔也有在死亡后数年后出现的。多数人走出悲伤无需医学干预，而是依靠自己的家庭，朋友，精神及其他支持。护理者在患者死后经常出现愧疚心理，但这并不是病理焦虑反应。

约 10%～20% 的家属丧失自我，焦虑情绪复杂、时间延长并严重影响功能状态，医生需早期给予诊断及治疗，以防家属出现精神症状、自杀、功能丧失及生活质量下降等。上述复杂及严重的焦虑由普通焦虑、抑郁等发展而来。主要症状有对死者执着向往和强烈憧憬的痛苦，以及不正常的思维，情感和行为。一些心理治疗包括意识行为治疗、复杂焦虑治疗对上述家属有效。

越来越多的证据表明，在患者临终时积极治疗的患者家属丧亲之痛更为严重。加强医患沟通可以提高危重患者的临床结果：包括降低 ICU 住院时间，降低复苏尝试率和早期临终关怀的介入。通过相关咨询服务可提高重症监护患者家属的丧亲之痛。

Abernethy AP, McDonald CF, Frith PA, et al. Effect of palliative oxygen versus room air in relief of breathlessness in patients with refractory dyspnoea: a double-blind, randomised controlled trial. *Lancet.* 2010;376(9743):784-793.

Baile WF, Buckman R, Lenzi R, Glober G, Beale EA, Kudelka AP. SPIKES—a six-step protocol for delivering bad news: application to the patient with cancer. *Oncologist.* 2000;5(4):302-311.

Bernabei R, Gambassi G, Lapane K, et al. Management of pain in elderly patients with cancer. SAGE Study Group. Systematic assessment of geriatric drug use via epidemiology. *JAMA.* 1998;279(23):1877-1882.

Center to Advance Palliative Care. *Improving Palliative Care in Nursing Homes.* New York, NY: Mount Sinai School of Medicine; 2008 [cited November 24, 2009]. Available from: http://www.capc.org/capc-resources/capc_publications/nursing_home_report.pdf

Center to Advance Palliative Care (2012). *Palliative Care Tools, Training, & Technical Assistance.* Retrieved on January 12, 2012. Available from: www.CAPC.org

Hanson LC, Eckert KJ, Dobbs D, et al. Symptom experience of dying long-term care residents. *J Am Geriatr Soc.* 2008;56(1):91-98.

Husebo BS, Ballard C, Sandvik R, Nilsen OB, Aarsland D. Efficacy of treating pain to reduce behavioural disturbances in residents of nursing homes with dementia: cluster randomised clinical trial. *BMJ.* 2011;343:d4065.

Jennings AL, Davies AN, Higgins JP, Gibbs JS, Broadley KE. A systematic review of the use of opioids in the management of dyspnoea. *Thorax* 2002;57(11):939-944.

Kehl KA. Moving toward peace: an analysis of the concept of a good death. *Am J Hosp Palliat Care.* 2006;23(4):277-286.

Meier DE, Lim B, Carlson MD. Raising the standard: palliative care in nursing homes. *Health Aff (Millwood).* 2010;29(1):136-140.

Mitchell SL, Teno JM, Kiely DK, et al. The clinical course of advanced dementia. *N Engl J Med.* 2009;361(16):1529-1538.

Mitchell SL, Teno JM, Miller SC, Mor V. A national study of the location of death for older persons with dementia. *J Am Geriatr Soc.* 2005;53(2):299-305.

Shear K, Frank E, Houck PR, Reynolds CF III. Treatment of complicated grief: a randomized controlled trial. *JAMA.* 2005;293(21):2601-2608.

Steinhauser KE, Christakis NA, Clipp EC, McNeilly M, McIntyre L, Tulsky JA. Factors considered important at the end of life by patients, family, physicians, and other care providers. *JAMA.* 2000;284(19):2476-2482.

White DB, Braddock CH III, Bereknyei S, Curtis JR. Toward shared decision making at the end of life in intensive care units: opportunities for improvement. *Arch Intern Med.* 2007;167(5):461-467.

相关网站

Pain Assessment Checklist for Seniors with Limited Ability to Communicate (PACSLAC). http://www.geriatricpain.org/Content/Assessment/Impaired/Pages/PACSLAC.aspx

Pain Assessment in Advanced Dementia (PAINAD). http://web.missouri.edu/~proste/tool/cog/painad.pdf

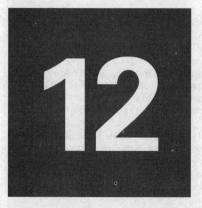

第12章
道德和知情决策

Alexander K. Smith, MD, MS, MPH
Bernard Lo, MD

案例

你在诊所看到一位 87 岁患有糖尿病 / 充血性心力衰竭、高血压和意识障碍的慢性病患者拄着拐，在她住在远离市区数月未看望过她的女儿的陪同下看病，她女儿被患者恶劣的居住环境所震惊，她看到危害到处都存在，厨房垃圾堆积如山。患者说自己除了视力不好其他一切健康。检查结果显示患者血压 180/82mmHg，蒙特利尔认知评估结果为 23/30，糖化血红蛋白 12.5。一个家庭护士指责女儿对患者生活状况的看法，也指出患者的药物已被从药瓶中移出放置在梳妆台的一个罐子里。"说一下当你看到患者的生活状况及患者自理能力的担忧"。女儿说"我觉得她做的还好"，"我不会送她去敬老院"。

老年人护理中的伦理问题

存在意识障碍、痴呆及生活不能自理患者的高发病率增加了上述患者护理过程中的伦理问题。紧张的情形下要求医生必须清楚伦理问题是老年人护理的中心问题。伦理问题又称道德规范。表 12-1 和表 12-2 列出了主要的道德规范及在老年人日常护理中如何操作的实例。

如上述案例所示，老年人护理中的伦理问题主要在于平衡老年人自理与社会福利机构的担忧间的关系。我们有责任为不能自理的患者提供保护，也有义务尊重仍有自理能力及决策能力的患者做出一些决定。在此种情况下决策能力是首要原因。

决策能力和决策制定

判断意识障碍患者决策能力是护理老年人的一个重要技能。以下是判断老年人决策能力的一种实用方法。

1. 患者必须做出决定；
2. 患者解释做出决定的原因；
3. 妄想及幻觉的患者不能做决定；
4. 患者必须了解治疗的利弊和供选择的方案；
5. 决策应尊重患者的意见及喜好。

关于评估决策能力的几点说明。首先，决策能力特指手头决定，如：吃饭时间，还有一些复杂的，如案例所示关于安全的方面；第二，精神状况，如：简易精神状态检查（MMSE）和蒙特利尔认知评估（MOCA），但上述结果不是决定性的。即使患者患有重度痴呆采用 MMSE 或十几岁的青少年采用 MOCA，可能可以做出简单的决定，但缺乏做出复杂决定的能力。相反，偏执型精神病的患者可能有很好的意识测试但是缺乏做出复杂决定的能力；第三，患者可能丧失说话的能力（如：中风所致的构音障碍）但是可以通过其他方式做出决定；最后，可能并不需要精神学家或心理学家的专业干预，而是通过临床先判断患者的能

表 12-1 伦理准则

准则	准则的意义	与之相关的案例
尊重自理	患者根据自身价值做出的决定必须给予尊重。一些准则是根据尊重的原则制定的，如：知情同意权，身体不受侵害的权利，委托人代为做出决策等。临床医生需确保患者了解其决策及其可能出现的结果。尊重患者包括待人尊敬、富有同情心，即使患者缺乏自主决策的能力也要如此	目标与价值——当你想去或者住在一个地方，哪些因素是最重要的？优先级——许多健康问题我们现在可以讨论，包括血压管理，预防摔倒，饮食及家庭护理安全，哪项是目前最重要的？
最大利益	不伤害原则，即医生不得实施弊大于利的治疗，即不得施行无效、恶意及自私的处理。医生作为具有专业训练、技能及知识的群体，其治疗应当为患者取得最大利益，医生有责任为不能自理的患者促进健康	平衡好伤害、风险及疗效之间的关系——这并不意味不需要控制血糖了。患者可能有晕厥或跌倒的风险，这与有益原则不符。居住环境——你住在家里我会担心，我知道独立对你而言很重要，但如果你独自在家跌倒或中风可能会住院，这也是你不希望发生的事情
公平	资源是不受限制的，理应被合理分配。医生有责任谨慎分配稀缺医疗资源。公平是有争议的：是否是根据他们的努力平均分配？是否考虑他们的需要？这也包括医生要秉承公平一贯的原则对待类似处境的患者	医生可能会觉得尽心照料老年患者不值得

表 12-2 伦理的作用

美德	美德的意义	与之相关的案例
同情心	对患者的痛苦、疼痛及不适表示同情	给予患者关怀，时间会让人明白为什么希望待在自己家里，害怕寄居
洞察力	提高临床洞察力、判断力、理解力	通过对慢性疾病及药物的排序，了解对患者健康最重要的因素
诚信	医疗的本质特征是医生将患者所置于的位置，信任意味着对一个人性格和行为的信心	根据指南治疗患者疾病，给予患者及家属诚信的承诺，同时让患者及家属了解承诺的底线
尽职	尊重患者的利益，尽管有时患者的利益与医生不一致	即使不能报销也要与患者及家属交流，帮助患者度过风险

力。一些人可能认为特殊情况下需要精神病专家或神经病专家，实际上多数能力的问题需要知识全面的临床医生。胜任力与能力不同，它是由法庭来决定的法律地位，是指根据患者提供食物、衣服和住所的能力。

案例（续）

你重申了你对她家庭环境的担忧。你对她说"为了确保你了解我的担心，你能告诉我，我在担心什么吗？"她表示她完全知道和理解她母亲的居住环境充满了危险，母亲服药需要帮助。然而她重申长期以来尽管有危险，母亲都是独自在家。"你确定她有能力做出这个决定？"她同意与女儿和社会工作者讨论，以便在家也能得到更多的帮助。

要告诉患者多少治疗的利弊及治疗方法？这个问题不仅在临床医师的评估也在医生与患者的交流方面具有实际意义。虽然人们在"知情"的程度上存在一些争议，我们建议临床医生在决定提供多少信息时，应考虑以下几点：

1. 提供太多信息的风险（也叫信息倾泻）。患者不需要一个小型的课程来做决定，应着重讨论患者的主要问题；

2. 老年患者预后信息是患者做决定的主要依据，医生应定期讨论预后（详见第3章"照护目标及预后的考虑"）；

3. 医生告知患者的信息可能影响患者的决定。一项研究表明，告知患者手术风险死亡率和告知相应的生存率，患者选择手术的可能性前者较后者低。向患者提供治疗的利弊以减少上述偏倚。

4. 向患者提供的信息会影响患者的决策：提供的信息不同，患者理解及信任程度也不同，采用非主观的方式了解患者的理解程度。

提前护理计划和预先指示

遗嘱是患者与其喜爱的亲人，通常与自己的保健医生一起为制定将来的计划，这些计划官方称为预先指示或遗嘱。上述官方文件包括替代决策者（见下文）和未来的计划。维持生命治疗（POLST）的医嘱在不同环境下（如：家庭，养老院，急救电话，医院）有效。多数国家正在或计划使用POLST方案。预先指示和替代决策者是以自主"扩展"的形式出现的。

早期遗嘱仅由一些不完善的数据组成，而代理人有很好的预测患者喜好的机会。后来演变为患者自己立遗嘱，并将根据自己的想法和治疗的目标清楚地告诉决策替代者和临床医生。但它是谈话，在立遗嘱过程中只具有激励作用，不具备法律效力。

代理决策制定

当患者无立遗嘱能力时，临床医生向代理决策者寻求援助。理想的代理决策者是一个由患者事先制定的，了解患者想法、偏好和目标的人。各个国家代理决策的法律各不相同，在一些国家可能是"保健代理"在另外一些国家可能是"给予授权的卫生保健决策者"，甚至在一些国家代理决策者不是患者制定的，而是一些具有法律授权的人（如：配偶、成年子女，然后是兄弟姐妹及父母）。保管人事法定的代理者。

图12-1列出了无决策能力的患者选代理决策者的一种常用方法。这种方法适用于伦理或者临床团体，具有重要价值，当然，也存在着争议。利用一些简单的方法来掩盖临床过程中伦理的复

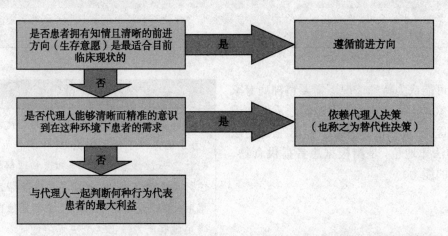

图12-1　无决策能力患者立遗嘱的步骤（注意：若患者无明确的遗嘱和指定的代理决策者可省略第二步指定最符合患者意愿的遗嘱）

杂性。Sulmasy 和 Snyder 指出这种分层的方法强调信息的移情，强调的意见不知是否为患者最终想法，不公平的将代理决策者置于许多选择的负担中。他们指出从"替代利益与最佳判断"出发，应当由代理决策者和医生一起根据患者的想法及偏好来制定最能代表患者意愿的遗嘱。

权衡患者独立和安全

案例（续）

在医生、社会工作者、患者及患者女儿协商后，患者参与了一个包罗万象的保健计划（PACE），该计划允许患者夜里住在家中，白天在中心接受综合护理，女儿每周为患者清扫房屋。

临床医生应该平衡患者独立需要和安全与健康利益的平衡。如这个案例所示，要最大程度的满足老年患者自理的需求，包括居住在社区的患者。在许多情况下，患者做出的选择与临床医生为他们做出的最佳利益的选择上存在冲突，例如：患者选择居住在一个不卫生并可能存在危险的环境，护理条件也很差。这是老年患者普遍存在的问题，如：老年人独立性和安全性之间的冲突。

临床医师面临着最大程度保留患者独立性及降低危害的风险挑战。在这种情况下，一个可能的解决方案是认识到不拒绝援助的潜在价值，最好让患者居住在家中。这使适合患者、护理者及医生组成的 PACE 护理模式的老年患者提供家庭护理服务成为可能（PACE 的更多内容见第 14 章）。认识到临床医生有责任为不能自理的患者提供护理，对于自我轻视患者医生应及时向相关部门报告，这些部门也应该同医生一样最大程度的改善患者自理能力，并将伤害减到最低。

尽管一些患者有做出复杂决定的权利，一些患者的家属、护理者经常提供、安排并帮助患者做出决定。医生应当尽量参考患者的意见。医生应当尊重有自理要求及以家庭为中心的老年患者的决定。对于以家庭为中心的患者，医生应当将可供治疗的选择及利弊告知患者家属。

这强调了道德伦理学如何与原则相结合的方法。临床医生在与患者和她的女儿交谈的时候，配备访问护士，给相关机构写推荐信增加报销比例等。这是一个充分体现正义的伦理原则和我们社会需要的例证。就个人的角度而言，临床医生在这种情况下表现出来了一种关怀和忠诚，这是个好医生，他很好的行使了自己的权利。

Ahalt C, Walter LC, Yourman L, Eng C, Perez-Stable EJ, Smith AK. "Knowing is Better": preferences of diverse older adults for discussing prognosis. *J Gen Intern Med.* 2011;27(5):568-575.

Beauchamp TL, Childress JF. *Principles of Biomedical Ethics.* 6th ed. New York, NY: Oxford University Press; 2009.

Castillo LS, Williams BA, Hooper SM, Sabatino CP, Weithorn LA, Sudore RL. Lost in translation: the unintended consequences of advance directive law on clinical care. *Ann Intern Med.* 2011;154(2):121-128.

Fagerlin A, Schneider CE. Enough. The failure of the living will. *Hastings Cent Rep.* 2004;34(2):30-42.

Lo B. *Resolving Ethical Dilemmas: A Guide for Clinicians.* 4th ed. Baltimore, MD: Lippincott Williams & Wilkins; 2009.

Meier DE, Beresford L. POLST offers next stage in honoring patient preferences. *J Palliat Med.* 2009;12(4):291-295.

Moody HR. *Ethics in an Aging Society.* Baltimore, MD: Johns Hopkins; 1992.

POLST. Last accessed Sept 30, 2013. http://www.polst.org/programs-in-your-state/

Prendergast TJ. Advance care planning: pitfalls, progress, promise. *Crit Care Med.* 2001;29(2 Suppl):N34-N39.

Smith AK, Williams BA, Lo B. Discussing overall prognosis with the very elderly. *N Engl J Med.* 2011;365(23):2149-2151.

Sudore RL, Fried TR. Redefining the "planning" in advance care planning: preparing for end-of-life decision making. *Ann Intern Med.* 2010;153(4):256-261.

Sulmasy DP, Snyder L. Substituted interests and best judgments: an integrated model of surrogate decision making. *JAMA.* 2010;304(17):1946-1947.

Tulsky JA. Beyond advance directives: importance of communication skills at the end of life. *JAMA.* 2005;294(3):359-365.

第 13 章
过渡和照护的连续性

13

Lynn A. Flint, MD

老年人的一般原则

患有慢性病的老年人经常接触医疗保健系统。由于慢性病急性发作、跌倒、感染及其他问题他们需要定期去住院治疗。对这些患者而言，只是要经历不连续环境和提供者的一系列旅程的开始。由于是间断住院，这段旅程往往不是很顺利。期间的不幸有时并不明显甚至是未被发现，但有些可能改变生活。本章讨论这段旅程为何变得如此复杂，旅程中存在的风险和致力于减少这些风险的最好实践和变革。

定义

照护过渡是指将患者从一种治疗方案转移到另一种治疗方案。过渡通常发生在医疗机构之间患者身体上的移动。保健过度可以分为 3 大类。第一类，也是研究最多的，包括刚出院的社区居民。如：一患有慢性疾病的老年患者出院后接受他保健医生的治疗。慢性疾病恶化住院治疗，由医院的医生和护士照顾病人。病人也可能会搬到一个专业护理机构（SNF）进行康复和（或）护理治疗，在这种情况下患者遇到了一个全新的护理团队。再入院治疗恢复后，病人可能回家由保健医生继续护理治疗，也可能到一个家庭护理机构继续完成恢复治疗。在上述案例中，患者完成了 3 次照护的过渡：由社区照护转为医院治疗，医院

到 SNF，SNF 到社区照护提供者和家庭健康照护团队。第二大类照护过渡包括养老护理院转入和自医院转入。尽管这些过渡伴随着许多问题，并有可能在过渡的过程中增加患者虚弱、功能下降、认知障碍和损伤的风险。最后，第三次照护过渡包括临终患者，随着疾病进展他们可能经历了许多次从家到急诊室及住院部的照护过渡。对于这些患者，与社区居住的慢性病患者一样，过渡中也面临着许多风险，而且临终患者的问题会更多。过渡性照护广义上是指在有限时间内的照护过程，旨在确保安全，并尽可能最小化不同场所和提供者之间的照护的破坏性转变。

背景

照护过渡是过去 30 年健康照护系统结构和财政系列变化的一部分。在 1983 年，面对日益增加的医疗成本，医疗机构采用前瞻性支付手段，医院不再为个人提供服务。医院在患者确诊后收取全部费用。这使得医院通过提高效率和缩短住院天数来增加收入。事实上，在新政策的驱使下患者在医院的时间缩短，不仅出院"更快"，出院时"病情也更重"。由此患者更有可能转到 SNF 继续治疗。目前，快节奏的医疗进程加上提高效率的推动，限制了医生的流动性（如：诊所或医院）。更少的社区全科医生继续跟随他们患者住院就诊。这种实践模式的转变意味着患者转变医

疗机构时也就常规转变照护的提供者。

财政鼓励患者转到医院治疗。医疗护理机构常为转回家中的患者提供临时的康复护理服务。临时护理服务报销比例较高，通常包括医疗补助、房间、膳食和长期看护。如果患者在这之前有符合条件的住院，那么医疗保险则只支付护理院患者的技术服务费用。因此，住院较敬老院更为有利。此外，敬老院患者在使用他们的医疗护理设施时很少能同时享受住院部分的医疗保险，因此也增加了避免临终过渡的潜在可能性。

临终患者出现新症状和机体技能下降促使许多照护方式的转变。由于临终患者很少有综合家庭照护计划，患者新症状出现时往往急诊处理。患者在临终时身体机能迅速下降，通常没有足够的时间组织人员去制定增加的照护计划。

过渡过程中的不良事件

研究过渡过程中的不良事件主要集中于出院患者回家或护理院等机构继续治疗的时期。对临终患者的研究越来越多。一项前瞻性研究显示1/5 的出院患者在过渡过程中出现不良事件。不良事件多数与药物有关，也包括院内感染、跌倒和其他并发症。其中一半有关药物的不良反应是可以预防或至少"改善"的。一项回顾性研究显示，约 1/5 的患者在入院 30 天内获益，而约 90% 的患者并无后续的治疗方法。医疗保险的一项回顾性研究显示近 1/5 的临终患者在最后 90 天存在着频繁过渡的现象。"繁重过渡"是指临终前 3 天的住院患者，或临终前 90 天的养老院患者多次过渡治疗。另一项研究表明，严重认知障碍的患者在存在地域差异的养老护理院之间过渡将导致管饲率的升高，而此过渡过程不可能使患者获益。转养老院也会导致患者用药方案转变，产生不良反应。Smith 等人发现 50% 的享受医疗保险的已故者临终前一个月都去过医院急诊，他们中间的 77% 住了院，而其中 68% 的患者在医院内死亡，尽管一些研究显示大多数人宁愿死在家中。研究发现许多患者在频繁的过渡中丢失了

治疗目标。此外，频繁过渡会增加卫生保健服务的过度利用，从而导致医疗支出不断增加。对过渡研究的目标已经证实了那些导致不良反应的因素，特别是导致再入院的；也在涉及一些干预措施来减少再入院率，并最终更好的整合健康照护的环境。

成功照护过渡的障碍

成功照护过渡是指医院提供一个及时、完整的住院患者信息，而患者也有同样的信息，当问题出现时更容易获得答案和支持。Coleman 组织成功照护过渡分为 3 个水平：系统、提供者和患者。我们的健康照护系统是由许多独立的健康照护机构和网络机构组成。由于缺乏易于获得的不同场所提供者的联系信息及保护机密的法律，通过网络进行交流协作非常具有挑战性。不同系统之间信息不共享，因此也缺乏关键资料的转移。尽管健康保险便携和责任法案（HIPPA）有一个条款，规定当以为患者继续治疗为目的时允许信息交换，但许多实施健康照护的人不熟悉上述条款。而且不同机构与不同药物公司合作使用的药物不同，导致每一次过渡后出现药物更替。此外，其他的系统障碍还包括缺少激励措施保证照护过渡的质量。然而，医疗保险合同质量改进组织的任务是改善 2008 年的 9 个范围和 2011 年 10 个范围内选定地区的过渡质量；此外，对医疗法案提出了一个突发事件所致跨点照护的捆绑支付（如医院和急诊后 SNF 照护机构），作为对减少再次入院的激励。

提供者的障碍来自交谈困难。越来越多的地方出现患者出入院时的医生不连续性。住院和门诊的医生之间的沟通往往是通过住院小结来完成的，如果有住院的话，往往不能及时送到医生手中。出院小结也是易被忽略的关键信息，比如检查结果尚未出现及后续的治疗已经预约。通过其他方式与住院和门诊医生进行沟通的也很罕见。

患者水平的障碍包括健康认知力和自我认知力的限制。患者可能并不详细知道他们病史，有

的甚至不知道药品名称和药物剂量,可能导致在医院错误用药。此外,住院时间较短,患者可能面临着出院时却仍在恢复期,甚至要面临新的诊断。因此,患者出院后可能有新的任务,包括监测症状和体征,服用新药物,以及自己与家人和朋友的聚会等。医疗者经常高估病人及家属管理自己疾病的能力(功能、社会和认知)。所有这些问题都可以追溯到医疗者与患者之间的沟通不到位。医生和患者之间的不一致已经有据可查,与有读写功能障碍或英语以外的语言交流更为困难。

克服障碍的最佳方法

　　优良的医疗过渡是降低再入院率,节约医疗成本和提高患者的满意度。如果能和住院和门诊的患者进行有效的沟通,调节药物服用时间,教育患者及家属在医疗过渡过程中监测并进行必要的照护。病情总结(包括出院小结应包含以下信息:诊断,异常体征,重要的检查结果,出院带药,出院原因,复诊时间,出院医嘱等(表 13-1)。老年患者认知功能状态、皮肤状况包括压疮、营养状况、护理目标及代理决策者都具有非常重要的作用。在药剂师的帮助下制定详细的药物调节方案是减少药物不良反应的根本措施。对有认知功能障碍或心理问题的患者,一个包括社会工作者,护理人员及职业医师在内的多学科医疗团队对治疗是必不可少的。最后,如果需要可以增加一个训练有素的翻译,出院时应告知患者及家属服用药物的变化、复诊时间、自我护理和病情恶化时看医生或去医院等。在患者转移到照护的中介场所的过程中,咨询一下包括在下一个站点治疗目的的问题。如果治疗目标改变及治疗禁忌,医生应当建议维持生命治疗医嘱(POLST)尽量符合患者下一步的治疗目标。最后,由于出院小结不可能包含所有细节,直接与患者接纳机构进行交流对复杂的治疗更有利。

　　从一个场所到另一个场所的医疗过渡是回顾照护目标的最好时机。讨论的类型包括患者及家属对住院治疗的理解及下一步的照护目标。了解

表13-1　出院小结包含的内容
入院诊断
并发症
入院时的异常体征
入院时的意识状态
主要检查结果
出院情况,包括意识功能状态,疼痛等级,营养状态,主要体征(包括有无压疮)
复诊时间
出院时应做的检查项目
出院带药,尤其是新药、药物剂量及药物服用、改变或停用的原因
治疗目标
有无医嘱
代理决策者
家庭护理计划的姓名、电话

患者远期的照护目标可以帮助医生制定与患者实际目标一致的方案,讨论替代计划以防患者的目标没有达到。

有依据的干预

　　协调不同学科完成所有目标是医疗过渡的重要目的。Naylor 和他的同事们设计了一个利用护士对出院后预后差的老年患者实施干预的方案。护士在患者住院期间为患者提供个性化的护理,在出院后 3 个月后进行随访。在这项随机试验中,患者在 24 周内重新入院率显著下降。此外,干预组的医疗费用约是对照组医疗费用的一半。大量研究表明,除了照护协调外,患者自我管理也有助于减少照护过渡过程中发生的不良反应。医疗过渡期护理干预是利用一个高级护士在患者住院期间和出院后 4 周给予家属必要的指导。指导的目的是帮助患者更有效地进行自理。因此,在患者照护过渡中指导患者及护理者,其目的是让其更好的护理患者。干预的第二个措施是建立个人健康记录,包含患者关键信息,如:诊断、服用的药物、过敏史和医嘱等。研究在 2 个随机对照试验

中展开，一个入选了医疗保险管理的患者，一个入选了使用传统有偿服务的医疗保险的患者。在这两项研究中，采用干预措施的患者在30天、90天、和180天的再入院率明显低于对照组患者。

　　另有以养老护理院患者为主要研究对象的研究。许多患者没有必要住院治疗，各地可预防的入院及再入院存在显著的地域差异。因此，许多旨在提高养老院照护水平的干预措施能有效的预防再入院。Berkowitz和同事研究了生活在SNF之前有3个或6个月住院治疗患者入院及姑息性治疗的情况。研究的第二个组成部分是一个定期举行的跨学科小组对再住院原因的研究。研究了患者在干预前和干预一年后的性格变化。再住院率下降、出院后家庭护理增加、出院后长期护理下降和死亡患者增加（所有死亡的人是可预期的）。减少急性照护过渡（相互的）的干预措施旨在帮助养老护理院的工作人员检测、评估和发现患者机体的早期变化。使用上述干预措施的患者其再入院率较未使用上述措施的患者的再入院率有显著下降。

创新

　　除了改变上所述照护措施，照护过渡的新方法和补偿办法已经出台。这包括患者信息在多个医疗点间的传递。可供选择的医疗点为患者提供记录患者信息的计算机和可携带光盘。提高照护过渡过程中的资金支持，如医疗场所与照护机构捆绑设置等。此外，以社区为基础的照护机构采用有效的干预措施与有再入院高风险患者的医疗保险结合起来。

结论

　　老年人在不同健康照护系统中过渡存在许多不良反应发生的高风险。许多干预措施在出院后的照护中是有显著作用的。患者、医务人员及医疗体系应当为老年患者的照护过渡提供全面综合的服务措施。

Bell CM, Schnipper JL, Auerbach AD, et al. Association of communication between hospital-based physicians and primary care providers with patients outcomes. *J Gen Intern Med.* 2008;24(3):381-386.

Berkowitz RE, Jones RN, Rieder R, et al. Improving disposition outcomes or patients in a geriatric skilled nursing facility. *J Am Geriatr Soc.* 2011;59(6):1130-1136.

Boockvar K, Fishman E, Kyriacou CK, Monias A, Gavi S, Cortes T. Adverse events due to discontinuation in drug use and dose changes in patients transferred between acute and long-term care facilities. *Arch Intern Med.* 2004;164(5):545-550.

Bookvar K, Vladek BC. Improving the quality of transitional care for persons with complex care needs. *J Am Geriatr Soc.* 2004;52(5):855-856.

Coleman EA. Falling through the cracks: challenges and opportunities for improving transitional care for persons with continuous complex care needs. *J Am Geriatr Soc.* 2003;51(4):549-555.

Coleman EA, Parry C, Chalmers S, Min SJ. The care transitions intervention: results of a randomized controlled trial. *Arch Intern Med.* 2006;166(17):1822-1828.

Forster AJ, Murff HJ, Peterson JF, Gandhi TK, Bates DW. The incidence and severity of adverse events affecting patients after discharge from the hospital. *Ann Intern Med.* 2003;138(3):161-167.

Gozalo P, Teno JM, Mitchell SL, et al. End-of-life transitions among nursing home residents with cognitive issues. *N Engl J Med.* 2011;365(13):1212-1221.

Hickman SE, Nelson CA, Perrin NA, Moss AH, Hammers BJ, Tolle SW. A comparison of methods to communicate treatment preferences in nursing facilities: traditional practices versus the physician orders for life sustaining treatment program. *J Am Geriatr Soc.* 2010;58(7):1241-1248.

Jenks SF, Williams MV, Coleman EA. Rehospitalizations among patients in the Medicare fee-for-services program. *N Engl J Med.* 2009;360(14):1418-1428.

Kahn KL, Keeler EB, Sherwood MJ, et al. Comparing outcomes of care before and after implementation of the DRG-based prospective payment system. *JAMA.* 1990;264(15):1984-1988.

Kripalani S, Jackson AT, Schnipper JL, Coleman EA. Promoting effective transitions of care at hospital discharge: a review of key issues for hospitalists. *J Hosp Med.* 2007;2(5):314-323.

Kosecoff J, Kahn KL, Rogers WH, et al. Prospective payment system and impairment at discharge: the 'quicker-and-sicker' story revisited. *JAMA.* 1990:264(15):1980-1983.

Naylor MD, Brooten D, Campbell R, et al. Comprehensive discharge planning and home follow-up of hospitalized elders: a randomized clinical trial. *JAMA.* 1999;281(7):613-620.

Naylor MD, Brooten DA, Campbell RL, Maislin G, McCauley KM, Schwartz JS. Transitional care of older adults with heart failure: a randomized, controlled trial. *J Am Geriatr Soc.* 2004;52(5):675-684.

Naylor M, Kurtzman ET, Grabowski DC, Harrington C, McClellan M, Reinhard SC. Unintended consequences of steps to cut readmissions and reform payment may threaten care of vulnerable older adults. *Health Aff (Millwood).* 2012;31(7):1623-1632.

Ouslander JG, Lamb G, Tappen R, et al. Interventions to reduce hospitalizations from nursing homes: evaluation of the INTERACT II collaborative quality improvement project. *J Am Geriatr Soc.* 2011;59(4):745-753.

Parry C, Min S, Chugh A, Chalmers S, Coleman EA. Further application of the care transitions intervention: results of a randomized controlled trial conducted in a fee-for-service setting. *Home Health Care Serv Q.* 2009;28(2-3):84-99.

Smith AK, McCarthy E, Weber E, et al. Half of older Americans seen in emergency department in last month of life; most admitted to hospital, and many die there. *Health Aff (Millwood)*. 2012 Jun;31(6):1277-1285.

Teno JM, Mitchell SL, Skinner J, et al. Churning: the association between health care transitions and feeding tube insertion for nursing home resident with advanced cognitive impairment. *J Palliat Med*. 2009;12(4):359-362.

Van Walraven C, Seth R, Austin PC, Laupacis A. Effect of discharge summary availability during post-discharge visits on hospital readmission. *J Gen Intern Med*. 2002;17(3):186-192.

Wachter RM. The state of hospital medicine in 2008. *Med Clin North Am*. 2008;92(2):265-273.

Were MC, Li X, Kesterson J, et al. Adequacy of hospital discharge summaries in documenting tests with pending results and outpatient follow-up providers. *J Gen Intern Med*. 2009;24(9):1002-1006.

White HL, Glazier RH. Do hospitalist physicians improve the quality of inpatient care delivery? A systematic review of process, efficiency and outcome measures. *BMC Med*. 2011;9:58.

相关网站

Interventions to Reduce Acute Care Transfers (Interact II). http://interact2.net

Society of Hospital Medicine. Project BOOST (Better Outcomes for Older adults through Safe Transitions). http://www.hospitalmedicine.org/ResourceRoomRedesign/RR_CareTransitions/CT_Home.cfm

The Care Transitions Project (Coleman, et al). http://www.caretransitions.org/

Transitional Care Model (Naylor, et al). http://www.transitionalcare.info

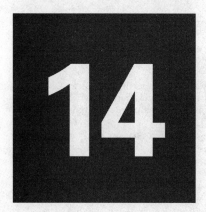

第 14 章
日间照护和以患者为中心的医疗中心

Helen Kao，MD

老年人的一般原则

当今在医学上发生了巨大的变化，以日间照护最为突出。随着 2010 年患者保护与平价医疗法案获得通过，减少医疗保健成本上升的紧迫性不断提高，日间照护服务得到了迅猛的发展来实现。以患者为中心的家庭医疗（PCMH）是门诊医疗是最近几年一直在整个美国应用最广泛的模式之一。医疗保险中心、医疗补助服务和退伍军人事务部（VA），都在全国各地的社区卫生服务中心和 VA 医疗中心以 PCMH 的模式在实施；私人保险公司和健康计划也被重新设计纳入 PCMH 模式。

为什么 PCMH 会如此迅猛地成为日间照护服务的理想模式？ PCMH 是为各年龄段的患者提供全面的、经济高效的社区保健的一种方法。它的目的是为患者提高保健经验和临床医生通过团队合作协调服务，而不是大多数患者都经历了几十年普遍支离破碎的医疗规范。老年医学是特别适合于用 PCMH 方式来提供照护的。因为老年医学日间照护原则（如：强化患者和照护提供者之间的关系，意识到家人和照护者的作用，跨专业团队为基础的保健作用，关怀持续整个人生阶段和卫生保健机构）都符合 PCMH。此外，老年医学训练提供者有适用于组成 PCMH 保健过程的许多具体技能。

在最初由美国小儿科学会（AAP）于 1967 年提出后，PCMH 美国家庭医生学院（AAFP，2004 年）和美国医师学院（ACP，2006 年）认定它适应于所有年龄患者。而之前 AAP、AAFP、ACP 和美国骨科协会在 2007 年也曾发表过联合声明。到目前为止，19 个医生组织支持 PCMH 护理模式。PCMH 旨在围绕患者组织所有的护理，通过患者的私人医生领导的跨专业团队组织，随着时间的推移协调和纵向追踪，以提供最好的一切服务。美国国家质量保证委员会是一个组织，负责罗列具体标准并用于寻求发展和被承认为 PCMH 的实践行为。

PCMH 有七项核心原则，其中前六项是与老年医学有关的原则。第七项原则，在适当的支付系统下识别由 PCMH 所提供的照护价值，这也与给予老年人的照护在背后是统一的。本章重点介绍了老年病日间照护的共同目标和前 6 项 PCMH 原则，其中老年医学价值和 PCMH 照护模式可以增强老年人之间的照料。

私人医生

每个患者都有一个提供连续、全面保健关系的私人医生。

连续而全面的照护在老年人承载了比年轻的人群更显著重要的东西。老年人比年轻人有更多的慢性病患者，而且更有可能通过多种照护机构和服务（医院和家庭护理，家庭照护和临终关怀设施,还有门诊诊室为基础的动态照护)。老年科医生是在所有这些医疗环境唯一受过患者照护训练的。随着年龄老化和往往越来越衰弱的慢性疾病,老年人受益于自身作为基层医疗的服务提供者。他们从社区诊所那里招募终末阶段患者,并通过环境设置进行团队照护。提供以家庭为基础的协调过渡性照顾与姑息治疗是老年病日间照护的标志,也与 PCMH 持续和全面护理的原则保持一致。

医师指导的医学实践

由私人医生率领团队,而团队的个人在实践层面共同承担持续照顾患者的责任。

老年人照护的核心原则一直是跨专业团队为基础的照护(参见第 5 章"跨专业团队")。自 20 世纪 70 年代老年医学已经启动团队为基础的照护和教育。医师为首的医疗团队成功和持久的例子包括退伍军人家庭为基础的初级护理(HBPC)和老年人全程保健服务程序(PACE)。HBPC 始建于 1972 年,提供熟练的跨专业服务,协调照顾长期患病的退伍老兵。他们是跨专业团队照顾成人慢性疾病成功的早期例子。PACE 是成立于 1978 年的医学 - 社会照护模式,为照顾年老体弱、符合疗养条件患者的医疗之家,是最成功的早期模式之一。在 PACE,所有团队成员从医生到物理治疗师到司机,都从事着患者的照护。在这两种模式中,医生主导的小组(而且往往老年病学领导)积极协调跨学科服务,共同致力于解决问题和全面照顾患者,以及提供与年龄相适应的预防保健并与护理老年人的目标保持一致。多有慢性疾病的老年人特别适合很好地接受 PCMH 团队为基础的照护,这是由于自己的病情、身体或认知障碍过于复杂,不能完全只由社区医疗服务者来解决。

全人向导

私人医生负责提供所有患者的医疗保健需求或适当安排专业保健承担责任。这包括关爱生命的各个阶段;急性护理;慢性护理;预防保健服务;临终关怀。

关爱老年人,需要临床医生提供一个横跨一生的全人关怀,从健康到衰弱。面对复杂状况下相互作用的影响(医学、认知和情感);功能性的减弱;患者需求与经济能力、照顾提供方和个别环境状况不匹配等等,老年医学专业人士为个体化的照护奉献着他们的知识和技能。由老年医学领导的跨专业团队关注到这些多方向的相互影响,这也能凸显具有多种并发症老年人的需求。与年轻一些、更健康一些的患者相比,"全人"照护能带来更大的重要性。

除了复杂条件下的全人照护,研究生医学教育需要医生在动态照护、急症医院照护、家庭护理、康复护理、临终关怀以及非机构长期护理机构(辅助生活、日间照护、居家照护和家庭护理)方面接受临床训练,而老年医学是唯一领域。通过在不同阶段和场所对患者照护的综合理解,使得老年医学训练的医生能较好的锁定老年人的健康照护需求;这不仅从医学的角度来看,更需要从医学 - 社会 - 环境的角度,抽调合适的社区资源,让老年人保证居家生活质量。

护理协调和合作

照护是协调或通过复杂的医疗保健系统所有元素(例如:专科护理,医院,家庭照护机构,疗养院)和患者的社会(例如:家庭,公共和私人社区为基础的服务)。照护由注册机构,信息化,医疗信息交换等手段以确保患者在需要的任何时候得到指示性照护,并保证是一个适当的文化和语言方式。

临床医师照护老年人需要有整合医疗和社会护理的重要而深刻的理解,特别是与社会服务合作的益处。PCMH 是可以借鉴、已被证明是有效的协调和整合老年医学照护的模式:老年人综合护理系统(S1PA,在加拿大开发),用于评估和照护老年人的老年医学资源(GRACE),和导向性照护。所有的 3 款模式都展现了老年人的医疗和社会照护的整合,进而提高患者的治疗效果。在其他的需求之间,这些模式主要致力于与社会心理、照护和环境需求相结合。当 PCMH 模式停摆时,老年人应制定健康的方式用以使得私人和公共社区服务能链接到合适患者,使他们的需求可能会在文化和语言上以适当的方式予以满足。

质量和安全

质量和安全是 PCMH 的标志(如循证医学,临床决策支持工具,不断提高服务质量,信息技术)。

PCMH 提出了一个理想机会,即把针对老年人照护的质量指标纳入到社区医疗机构的理想机会。自 2000 年以来提高老年人保健的质量指标已经研发和公布[评估关爱衰弱长者(ACOVE)],还有 2007 年公布的最新修订版。包括老年综合征基础上的质量指标(如:跌倒,尿失禁,多重用药),用于其治疗和周到的护理计划,可以有效地提高老年患者的安康。筛查和治疗包括在 ACOVE 质量指标的条件,可以实施。然而,老年综合征仍然未被诊断。ACOVE 可以补充预防性照护和目前占主导 PCMH 保健模式的以疾病为导向的慢性质量指标。

加强评估

增强访问的保健可通过诸如开放式调度,扩大时间和患者之间沟通新的选择,他们的私人医生和实践人员的系统。

增强成年人照护的访问,不仅要实现 PCMH 原则的全方位制度变革,同时也为那些因为残疾而不能去诊所接受服务的患者提供照护。PCMH 临床医生为患者培养在社区生活的能力是全面照顾患者整个人生各个阶段的重要组成部分。

实施 PCMH 照护模式是一个机会,把登门医疗服务带到有许多居家患者的家中。当患者变得更加衰弱时满足"所有患者的医疗需求",没有比以人为中心的方式更能照料患者。老年病学出诊比常规的诊室就诊可以找出更多的问题和潜在的严重后果。老年医学出诊的传统是针对那些无法获得诊室服务的患者,这也赋予以患者为中心的医疗之"家"以真正的意义。

总结

随着越来越多的采用 PCMH 原则的临床实践,越来越重视的以患者为中心的医疗服务质量。老年医学原理和多种照护老年人的经验,能积极推动由全国各地提供动态照护临床医生所追求的结果。因为具有正式的标准而其实践必须符合 PCMH,美国国家质量保证委员会针对许多优秀的流程和老年医学的临床实践工作方式已经带来了正式认可。PCMH 产生了很多机会,尤其是为拥有多个慢病和残疾的老年人优化实践结果。当我们展望未来,在以团队为基础的照护模式和医学信息模式领域内的进展将在老年人照护领域得以进一步发展。

Beland F, Bergman H, Lebel P, et al. A system of integrated care for older persons with disabilities in Canada: results from a randomized controlled trial. *J Gerontol A Biol Sci Med Sci*. 2006;61(4):367-373.

Counsell SC, Callahan CM, Clark DO, et al. Geriatric care management for low-income seniors: randomized controlled trial. *JAMA*. 2007;298(22):2623-2633.

Landers S, Suter P, Hennessey B. Bringing home the "medical home" for older adults. *Cleve Clin J Med*. 2010;77(10):661-675.

Ramsdell JW, Swart JA, Jackson JE, Renvall M. The yield of a home visit in the assessment of geriatric patients. *J Am Geriatr Soc*. 1989;37(1):17-24.

Wenger NS, Solomon DH, Roth CP, et al. The quality of medical care provided to vulnerable community-dwelling older patients. *Ann Intern Med*. 2003;139(9):740-747.

Wenger NS, Roth CP, Shekelle P; ACOVE Investigators. Introduction to the assessing care of vulnerable olders—3 quality indicator measurement set. *J Am Geriatr Soc*. 2007;55 Suppl 2: S247-S252.

Wenger NS, Roth CP, Shekelle PG, et al. A practice-based intervention to improve primary care for falls, urinary incontinence, and dementia. *J Am Geriatr Soc*. 2009;57(3):547-555.

Wolff JL, Rand-Giovanetti E, Palmer S, et al. Caregiving and chronic care: the guided care program for family and friends. *J Gerontol A Biol Sci Med Sci*. 2009;64(7):785-791.

第 15 章
急诊科老年人高质量护理

15

Gallane D. Abraham, MD

Corita R. Grudzen, MD, MSHS, FACEP

一般原则

65 岁及以上人群占全部人口的 13%，预计到 2030 年将增长至约 20%。虽然老年人占据了所有急诊科（ED）访问量的 25%，他们几乎占据了急诊留观的一半并有 60% 被认为是可以预防的。他们的病情更可能呈现出紧急情况而送急诊的，而且被收住院的风险有 5 倍之高。这种人口学变化和利用模式意味着 ED 就诊的老年数量只会增加。急救保健模式必须调整才能满足这一不断增长的人口特殊需要。

由于许多老年人的医疗和心理的复杂性，ED 往往是一个开展照护的合适环境。然而，急诊室表现是非典型特征或模糊症状，并发症多，而多重用药常常混淆。因此，他们老年人在 ED 就诊和（或）住院出现不良药物事件或副作用、认知功能衰退和精神错乱等情形的风险大大增加。这些临床因素延迟了老年人的诊断和恰当足够的治疗计划、ED 回访和住院延误。ED 结构方面及医院环境的也可能会增加这种风险。此外，往往是复杂的社会心理需求需要早期强化多学科的病例管理，以改善患者的预后（表 15-1）。老年人往往自 ED 出院后仍保留有无法识别的疾病或未被满足的社会需求，而其中 20% 患者经历了在急性疾病或损伤后自我照护的能力改变。随着功能和生活质量的快速下滑，常见的并发症随之而来；这并不奇怪，27% 的患者会经历 ED 的复诊、住院或 3

个月内死亡结局。本章内容包含送到 ED 就诊的老年患者其复杂的需求，提出照护的关键模式，结构方面的改进，财政和为提高老年人照护质量的临床照护方案。

目前急救照护的模式旨在迅速治疗急性疾病和受伤，而与之相反的是，老年患者具有复杂而非典型的临床表现、多种并发症，慢性疾病的急性加重。为了发现和解决老年人复杂的医疗和社会心理需求，急诊室医生必须考虑老人的基线认知和功能受限情况，多源获取病史和寻求合作，并拓宽鉴别诊断。这种急症管理方式下，使得急诊室医生要为老年人开发出适合当时环境的照护计划才行。

表 15-1　老年急诊医学高产量因素

1. 老年常见疾病的非典型症状和复杂表现。
2. 共病症的表现，治疗和病程易混淆。
3. 多重用药和药物不良影响无处不在。
4. 认知障碍和功能限制经常出现，为了评估新的并发症知识的基础地位是必要的。
5. 诊断测试可能有正确的价值。
6. 病人从急性疾病或损伤中恢复过来储备能力已经下降。
7. 社会与照顾者的支持，必须进行评估以避免不良后果。
8. 心理方面必须考虑，以改善预后，如：社会支持和心理健康。

急诊照护模式

老年急救医学模式已经在推行了。他们的共同目标是适应急诊环境和制订照护计划,以适应老年人的需求,而其将实现的方式也明显不同。目前要素主要包括:老龄-友情提示性结构调整,如日间光线支持和降低噪音,普遍筛查和风险评估,如高龄风险识别和起立步行试验的跌倒风险评估,ED和社区健康照护提供者之间、和社区资源联络之间要加强照护工作的协调。这种照护模式没有现存的数据结果,也没有一种标准化或是被描述为更好的方法。大多数老年急诊照护模式与其他医疗环境下的照护内容能相互适应,而几乎所有都在使用一种病例管理方法、一种合作式评估、计划和照护协调程序来改进老年人的结局。

在一篇2011年发表的有关基于ED老年病例管理的系统回顾中,Sinha等确定8项内容,并告知了老年综合急诊照护模式的形成。主要运作内容包括:"循证实践模式的实施情况;行之有效的风险评估和普遍筛查工具;护理或中年资医生指导老年的个案管理;关注老年评估以确定可能影响照护计划和未来健康照护使用的临床和非临床因素;ED起始的照护和配置方案;ED提供者、医院、基层医疗和社区健康照护提供者之间的跨专业和多学科工作实践;出院后随访以维持和促进照护计划;评估和监测预后结果的措施以不断提高服务质量。"此外,通过现有照护提供者的老年专业能力的培训建设,也能提高老年人的照护质量。该循证工作提供了框架以供重新设置老年急诊照护。

结构增强

老年人本身在ED的环境中就有医源性并发症的风险。ED是一个可以诱发谵妄、定向力障碍、焦虑、激动、跌倒、打乱睡眠周期和损害视觉和听力的高风险环境。ED结构上的调整可以改善患者的治疗效果和安全性提高。理想的老年人ED将包括合适的光线和降噪用于保护睡眠-觉醒周期,加以适当的环境刺激和认知活动,以防止谵妄。ED也可以调整地板结构,加上扶手,并制定相应指示牌,提高安全性。

财务

综合老年急诊照护为急诊、医院和卫生系统提供了潜在的成本节约。精确评估的价值在于可以减少由跌倒、谵妄和不良医药事件所造成的长期住院、ED再就诊和再入院成本,而这种成本降低对建造一个综合老年ED的循证示范作用十分重要。与现有的医院和社区卫生服务伙伴合作,并最大限度利用现有资源,可以节约成本,并使得老年ED的财政干预变得可行。

临床照护

老年人ED照护涉及治疗急性疾病和损伤以及慢性疾病的急性发作。现在最常见的老年人ED就诊原因包括跌倒、胸痛、服药不良影响、神经精神障碍、酒精和药物滥用、老人虐待和忽视、腹部疼痛、感染等。老年人经常会出现模糊的症状、常见疾病的非典型表现、急性状况和混杂并发症存在。此外,高达40%的老年人将出现认知损害,而这种损害是不会立即出现,医疗和心理评估处理会进一步将其复杂化。出于这个原因,方法变革对于这一群体的治疗是必要的。

▶ 普遍筛查

有效的筛选工具被用在其他照护机构时,能迅速识别高风险的不良后果。老年人识别风险(ISAR)(表15-2)就是这样一个在ED非常有用的筛选工具。它用6个问题确定高风险不良预后和医疗资源利用率紧张的老年人、病人自我报告功能的能力、寻求帮助、视力、记忆力,以及最近住院和药物的数量。如果可以,ISAR将会有针对性的干预措施,以解决病人的需要。

▶ 跌倒

大约33%的老年人每年都会跌倒,而这种跌倒的 10% 将导致重大伤害。跌倒是损伤和损伤相关死亡的首要原因，导致发病率和伤残的显著上升，并可以减少独立能力和生活质量。ED 应用起立 - 行走测试（见表 15-2）来快速识别跌倒风险。过程采用最小的设备、培训或专业知识，堪称一个简单的方法。确定导致跌倒的风险因素，如步态不稳和环境危害，对于老年人出院计划的制订至关重要。

▶ 谵妄

谵妄是一种紧急的医疗状况，约占 ED 老年人 10%，并有独立的高发病率和高死亡率。谵妄可以延长住院时间，增加依赖性，与不良的预后独立相关。它在 ED 容易被混淆和遗漏治疗。谵妄评定方法（CAM）（表 15-2）是一个已经被改编为在急诊使用并经过验证的工具。CAM 认定的谵妄、跌倒所造成的损伤、不适当的疼痛控制、增加或限制镇静剂的使用，所有这些都可能导致住院时间延长、不良的预后和死亡率增加。这 5 分钟的测试可以通过急性发病精神心理状态变化的波动区分痴呆还是谵妄。如：老年人认定有谵妄，往往需要住院。如果已经出院，往往没有合适的药物，也不可能取消出院医嘱，那么导致 ED 再就诊和再住院的风险必然大大提高。

▶ 认知功能障碍

16%～40% 的老年人在急诊有某种形式的认知功能障碍。在一项研究中，70% 的有认知障碍的人出院回家，先前并无痴呆病史，也不太可能得到家庭护理的援助。因此，认知障碍需要聚焦 ED 的评估和多学科病例管理，以确保他们的认知局限不会导致不良的健康后果。

未来的紧急护理

急救照护将继续发展，以满足 21 世纪的人口结构变化，并要提高质量，为老年人降低医疗费用。老年急诊照护目标仍然和所有急诊病人是相同的：用于急性疾病和损伤，慢性疾病的急性发

表 15-2 改编普遍筛查和风险评估

不良预后的高风险和高利用率	老年人风险的识别（ISAR） 评分：0～6（符合括号内情况得 1 分） 1. 给你带来患病或受伤的紧急情况之前，你有没有需要有人定期来帮助你？（是） 2. 由于生病或受伤带来了这一紧急情况，你需要比平常更多的帮助来照顾自己？（是） 3. 你在过去的 6 个月以内有没有住院 1 晚或以上（不包括留在急诊室）？（是） 4. 一般情况你感觉还好吗？（否） 5. 一般情况下你的记忆力有严重问题吗？（是） 6. 你需要每天服用三种以上药物吗？（是） ISAR 评分 >2 = 高风险
跌倒	计时开始 从椅子上站起来 走 3 米 回转 往回走 3 米 坐回椅子上 计分： <10 秒 = 正常 10～29 秒 = 低于正常，行动能力有变 >30 秒 = 行动不便
谵妄	混合评估方法 急性起病 / 波动的过程 注意力不集中 和是否 杂乱无章的思维或 意识改变

作，提供适当、及时、全面的紧急照护。ED 的普遍筛查将会演变，帮助老年人确定跌倒、谵妄以及随后的功能或认知障碍的高风险。反过来，可以改善预后、降低了医疗照护使用带来的危害。未来的目标包括改善疼痛管理，获得 ED 为主的姑息治疗服务，并联系到老人社区照护、居家护理和社区资源。化学镇静剂和限制剂替代品的使用将进一步提高老年人的急救照护。结构上的修改将使急诊适应老年人的特殊需要。一个缜密

的、多学科的个案管理方法将帮助急救提供者开发出照护计划，不仅能满足照护老年人的目标，而且满足他们的心理需要。

Adams JG, Gerson LW. A new model for emergency care of geriatric patients. *Acad Emerg Med.* 2003;10(3):271-274.

AfHRa, Quality. HCUP Nationwide Inpatient Sample (NIS). *Healthcare Cost and Utilization Project (HCUP)* 2006; 2000.

Elie M, Rousseau F, Cole M, Primeau F, McCusker J, Bellavance F. Prevalence and detection of delirium in elderly emergency department patients. *CMAJ*. 2000;163(8):977-981.

Fitzgerald RT. American College of Emergency Physicians White Paper. The future of geriatric care in our Nation's emergency departments: impact and implications; 2008.

Friedmann PD, Jin L, Karrison TG, et al. Early revisit, hospitalization, or death among older persons discharged from the ED. *Am J Emerg Med.* 2001;19(2):125-129.

Gerson LW, Counsell SR, Fontanarosa PB, Smucker WD. Case finding for cognitive impairment in elderly emergency department patients. *Ann Emerg Med.* 1994;23(4):813-817.

Grayson VK, Velkoff VA. The next four decades: the older population in the United States: 2010 to 2050. No. 1138. US Department of Commerce, Economics and Statistics Administration, US Census Bureau; 2010.

Han JH, Shintani A, Eden S, et al. Delirium in the emergency department: an independent predictor of death within 6 months. *Ann Emerg Med.* 2010;56(3):244-252e1.

Hickman L, Newton P, Halcomb EJ, Chang E, Davidson P. Best practice interventions to improve the management of older people in acute care settings: a literature review. *J Adv Nurs.* 2007;60(2):113-126.

Hoogerduijn JG, Schuurmans MJ, Korevaar JC, Buurman BM, de Rooij SE. Identification of older hospitalised patients at risk for functional decline, a study to compare the predictive values of three screening instruments. *J Clin Nurs.* 2010;19(9-10):1219-1225.

Hustey FM, Meldon SW. The prevalence and documentation of impaired mental status in elderly emergency department patients. *Ann Emerg Med.* 2002;39(3):248-253.

Hustey FM, Meldon SW, Smith MD, Lex CK. The effect of mental status screening on the care of elderly emergency department patients. *Ann Emerg Med.* 2003;41(5):678-684.

Hwang U, Morrison RS. The geriatric emergency department. *J Am Geriatr Soc.* 2007;55(11):1873-1876.

Inouye SK. Delirium in older persons. *N Engl J Med.* 2006;354(11):1157-1165.

Inouye SK, Bogardus ST Jr, Charpentier PA, et al. A multicomponent intervention to prevent delirium in hospitalized older patients. *N Engl J Med.* 1999;340(9):669-676.

Inouye SK, van Dyck CH, Alessi CA, Balkin S, Siegal AP, Horwitz RI. Clarifying confusion: the confusion assessment method. A new method for detection of delirium. *Ann Intern Med.* 1990;113(12):941-948.

Johnston CB, Harper GM, Landefeld CS. Chapter 4. Geriatric disorders. In: McPhee SJ, Papadakis MA, Rabow MW, eds. *CURRENT Medical Diagnosis & Treatment 2012.* New York: McGraw-Hill; 2012.

Keim SM, Sanders AB. Geriatric emergency department use and care. In: *Geriatric Emergency Medicine.* New York: The McGraw-Hill Companies, Inc.; 2004:1-3.

Mathias S, Nayak US, Isaacs B. Balance in elderly patients: the "get-up and go" test. *Arch Phys Med Rehabil.* 1986;67(6):387-389.

McCusker J, Bellavance F, Cardin S, Trepanier S. Screening for geriatric problems in the emergency department: reliability and validity. Identification of Seniors at Risk (ISAR) Steering Committee. *Acad Emerg Med.* 1998;5(9):883-893.

McCusker J, Dendukuri N, Tousignant P, Verdon J, Poulin de Courval L, Belzile E. Rapid two-stage emergency department intervention for seniors: impact on continuity of care. *Acad Emerg Med.* 2003;10(3):233-243.

McCusker J, Healey E, Bellavance F, Connolly B. Predictors of repeat emergency department visits by elders. *Acad Emerg Med.* 1997;4(6):581-588.

McCusker J, Verdon J, Tousignant P, de Courval LP, Dendukuri N, Belzile E. Rapid emergency department intervention for older people reduces risk of functional decline: results of a multicenter randomized trial. *J Am Geriatr Soc.* 2001;49(10):1272-1281.

Morley JE, Miller DK. Old and vulnerable in the emergency department. *Acad Emerg Med.* 1995;2(8):667-669.

Podsiadlo D, Richardson S. The timed "up & go": a test of basic functional mobility for frail elderly persons. *J Am Geriatr Soc.* 1991;39(2):142-148.

Richard N, Bhuiya F, Xu J. National hospital ambulatory medical care survey: 2007 emergency department summary. *Natl Health Stat Rep.* 2010;26(26):1-31.

Roberts DC, McKay MP, Shaffer A. Increasing rates of emergency department visits for elderly patients in the United States, 1993 to 2003. *Ann Emerg Med.* 2008;51(6):769-774.

Samaras N, Chevalley T, Samaras D, Gold G. Older patients in the emergency department: a review. *Ann Emerg Med.* 2010;56(3):261-269.

Siebens H. The domain management model—a tool for teaching and management of older adults in emergency departments. *Acad Emerg Med.* 2005;12(2):162-168.

Sinha SK, Bessman ES, Flomenbaum N, Leff B. A systematic review and qualitative analysis to inform the development of a new emergency department-based geriatric case management model. *Ann Emerg Med.* 2011;57(6):672-682.

Strange GR, Chen EH, Sanders AB. Use of emergency departments by elderly patients: projections from a multicenter data base. *Ann Emerg Med.* 1992;21(7):819-824.

Wei LA, Fearing MA, Sternberg EJ, Inouye SK. The confusion assessment method: a systematic review of current usage. *J Am Geriatr Soc.* 2008;56(5):823-830.

第16章
院内照护

Kathryn J. Eubank, MD
Edgar Pierluissi, MD
C. Seth Landefeld, MD

老年人一般原则：住院治疗的风险

在美国有近 20% 65 岁以上的老年人每年都会住院，这个比例是普通人群的 4 倍。65 岁以上的老年人占所有住院人数的 38%，住院护理天数的 47%，住院费用的 45%。老年人占所有住院死亡人数的 74%，并比家中死亡或其他机构死亡更多。许多人存在体弱或经历残疾，或伴有并发症。因为他们医疗情况的复杂性，老年患者通常需要从多个医疗机构获得服务，其中大部分都没有正式的老年医学培训。

住院阶段是老年患者的关键时期，特别是对体弱和高龄患者。这段时期对风险高发的预示性延长至出院后。具有里程碑意义的哈佛医学实践研究（HMPS）表明，住院不良事件发生率约为 4%。由于老年人几乎占所有照护患者住院天数的一半，他们出现医院不良事件风险往往不成比例。例如：在 HMPS，年龄 65 岁以上的患者仅占住院人数的 27%，但发生的所有不良事件却占总数的 43%。

住院相关性残疾是老年人住院常见和可怕的并发症。日常活动能力（ADL）的缺乏在 70 岁及以上、通过急诊自社区入院老年人中多达 30%。在老年人中，住院人数能占社区老年居民新残疾人数的 50%。医院照护和环境都在致力于功能丧失后的恢复、发生在住院期间功能衰退之前的功能丧失（图 16-1）。

诸多因素都会造成医院环境的不理想。卧床休息和缺少活动是造成功能衰退的主要因素。即使短期卧床休息也可导致老年人肌肉和力量的显著流失。原因是多方面的，无法一一说清。就卧床休息来说，包括住在拥挤的病房；因为高度或轨道的缘故床难以进出；走廊混乱而地板光滑，目前来看这都是老年患者在不熟悉领域行走时的主要危险因素；此外缺乏患者在家中习惯使用的装置，这对克服马桶加高和淋浴椅出现所带来的缺陷增加了难度。患者经常需要束缚于外围的装置，例如：静脉输液架，氧气管，导尿管，心脏监视器或限制活动性的系绳等。出于对跌倒的恐惧，老人往往会在上床睡觉时进行不恰当的约束。研究表明，大多数患者不会自行走动，除非明确告知他们要这样做，但临床医生却很少讨论患者的活动问题。此外，当医护人员和有关家属协助患者完成日常生活活动时容易忽视患者可能具备的独立活动能力，这时老年人可能会遇到强制执行的照护。营养不良是患者功能下降的另一个因素。因为不能经口进食（NPO）或食欲缺乏，高达四分之一的老年住院患者每天接收所需蛋白质能量摄入小于 50%。由于并发症多及多重用药，老年人是药品不良事件的高风险群体；大约有 10% 至 15% 经历过内部的药物不良事件。不管是单独或复合因素，所有这些因素均可能会导致残疾、跌倒、谵妄、抑郁症、褥疮和大小便功能障碍，并增加失能风险和需要康复治疗。

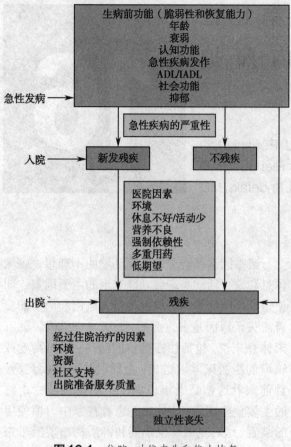

图 16-1　住院、功能丧失和能力恢复

尽管这种严峻的形势下，医院照护仍可以为老年患者取得改善。我们集中一些努力措施来改善具体疾病的治疗，如：心肌梗死，充血性心脏衰竭，肺炎。此外，照护细节的重新设计（例如：医院病房间的照护如何传递，或如何衔接医院与出院后的治疗及照护）已被证实可以改善这个弱势群体的预后。

成功的护理模式

这主要是针对医院里伴有高风险相关并发症老年患者的一些干预措施，目前已经发展到可以解决上述挑战的程度了。成功的护理模式注重以下如：照护目标、老年综合评估以及跨专业团队、物理环境、治疗过程和预防衰弱老年人具体的医院相关性并发症。这些模式包括照顾急性老年人

（ACE）的单元，医院老年生活计划（HELP），临床路径和照护地图，和老年医学专家 - 外科协同管理。

ACE 单元的开发目标是为了防止功能衰退，并在急性住院期提高老年人的照护质量。ACE 单元利用老年综合评估和跨专业团队为基础的照护，以调整患者照护计划为目标，预防住院常见的并发症如功能失调、认知和营养下降和多重用药，而不是等并发症出现之后再去纠正它们。ACE 单元包括一个预先备好的促进活动的环境（如：加高的马桶，降低的床高，铺有地毯的走廊，扶手和辅助设备）和情况介绍（时钟，日历，以增加社会交流的房间聚餐）。护理方案逐步推进以促进患者的依从性，通过非药物手段促进睡眠，保持良好的营养，促进皮肤的完整性，并提供患者反复再调整并纳入照护计划。重点则在于住院早期就应该在明确保持生活独立性目标的前提下制订出院计划。此外，医疗照护计划要进行审查，以避免多重用药并减少不必要的程序。在随机试验中，ACE 单位被证明可以改善或维持日常生活活动，减少出院后的长期照护，并增加照护提供者和患者满意度。在另一些研究中，表现为减少住院时间，降低相关花费，即使是讲明用于（ACE）单元调整的资金花费。

HELP 是另一种多部分组成的干预体系。它的运作是针对老年人住院期间的谵妄，通过志愿者在医院病房执行相关方案进行防治。干预是基于预先确定的风险因素和个别病人的具体风险因素，主要针对谵妄高风险的患者。例如：失眠会导致谵妄，我们采取了多项措施，以促进环境安静（寻呼机调成振动，保持走廊安静）和非药物睡眠方案（温牛奶和背部擦拭防止失眠）。其他危险因素还包括解决行动不便、视力和听力障碍、认知障碍和脱水。随机试验表明，与对照组相比，干预组的谵妄事件的发生减少了三分之一，而在持续时间和严重程度方面也有明显改善。类似的结果已经通过非医药作用获得，例如髋部骨折患者在外科病房的谵妄明显减少。

来自不同单元或提供者的照护标准各自不同，依据临床路径或照护图示是可以改进的方

法。临床路径或护理地图是针对特定问题的管理计划。标准划定的关键步骤是依据最佳的时间表来实现特定的目标。例如：全膝关节置换的照护图示可能包括护理引起的疼痛协议，术后应当在一定的预设标准时间内停止导尿，并在术后第1天自动行走。医疗照护改善机构已确定标准化是发展更可靠系统的第一步，而新系统是独立于个体（照护）提供者或者单元分配的。照护图示已被证明可减少术后护理天数如：（膝关节置换术，经尿道前列腺切除术，颈动脉内膜切除术），减少术后并发症（心脏手术，股骨颈骨折），增加出院后身体功能和下床活动的恢复（髋部骨折），减少住院死亡率（社区获得性肺炎，充血性心脏衰竭），并改善疼痛评估和临终关怀（安宁住院疗护，急性肿瘤）。每个照护图示或临床路径是特定的问题和围绕循证学依据的发展，显示出可以改善衰弱老年人的预后。

老年医学专家与手术服务的共同管理是另一个有希望的模式，即老年医学管理病人的医疗和老年问题，而外科医生着眼于外科手术及围手术期的照护。老年医学专家和整形外科医师共同管理髋部骨折修复的患者，并择期行关节置换术，是最常见的共同管理模式。这些服务协议都到位，优化快速术前评估，减少从入院到手术时间，并专注于以上其他模式的许多常见问题。大多数规范化使用照护图示，如：血栓预防或及时下地活动。研究表明可以缩短住院时间，减少术后并发症，提高活动能力，降低住院死亡率，改善护理和医生的满意度。

老年人住院途径

▶ 照护目标

住院老年人的成功管理将纳入上述有效照护模式的一些特点。这些模式的一个共同特点是承认照护计划必须与照护病人的目标是一致的。最常见的是病人无法理解我们的照护目标，进而导致部分病人、家属和照护提供者的挫败感和失望。

住院治疗的目标设置应建立在每位患者入院的基础上。对于老年人，这些均有很大程度的不同，可能包括延长生存期，减少特殊症状，维持或恢复行走或照料自己的能力，自我照顾，避免制度化，在一次令人恐惧的经历中感到安心，并提供没有痛苦的死亡。家庭成员可以共同担当这些目标，但也可能有额外的目标，如：获得照护患者的帮助，促进其从家中到长期照护的过渡，或从一个可怕的情形下得到保护。医生与参与患者照护的其他专业人员可能会共享这些目标，同时也旨在实现质量、效益和病人满意度，降低医疗费用，并避免不良反应。

有些讨论可以以自由回答的问题开始，如"当患者住院之后不同的患者有不同的目标，你能告诉我当你在医院的时候，你会希望我们怎样实现?"。有关照护目标的讨论，比简单的是否进行心肺复苏（DNR）的决定或审查特定干预措施的选择更广泛。事实上，如果没有照护目标的讨论，DNR和其他一些决策可能是不规范的。照护目标间的清晰衔接有时会明确一些分歧或不合理的期望，这是应该被认识到和被强调的。

▶ 老年综合评估

这些模式的第二个特点是综合评估病人的身体，认知，心理和社会功能等（表16-1）。以问题为重点的评估将确定并解决入院的原因。关键领域的全面评估，将确保一个合适的照护计划的实施。就像老年人入院的根本原因可能是多因素的，而照护计划必须解决这些多重因素。

功能评估来确定患者的行走能力，并在急性病发作之前的基线和入院均进行日常生活能力（ADL）评估（如：洗澡，穿衣服，从床上转移到椅子上，如厕，进食）。对于一些患者来说，协助其完成ADL的需要得不到满足可能是一个促进其住院治疗的因素。日常生活能力评估结果为依赖状态的患者住院时间更久，出院时附加的ADL风险更高；而在死亡方面，较其他日常生活能力独立的同类患者也有平均较高的风险。日常生活能力评估结果为依赖的患者在出院时其养老院安

表 16-1　老年住院评估

为什么入院	如何入院	为什么重要	用结果做什么
身体功能			
询问			
日常活动	你生病之前是否能在没有帮助的情况下洗澡，如厕，穿衣，吃饭，从床上转移到椅子上？目前你是否可以在没有帮助的情况下洗澡，如厕，穿衣，吃饭，从床上转移到椅子上？	协助在家基本活动或可能经历了住院相关功能下降，需要在出院后提供额外援助，以确保所有的日常活动可以得到满足	病人有足够的支持符合出院后的能力，如果有新的开始，请参阅再次培训适当的治疗服务（物理治疗／职业治疗）。住院期间防止进一步功能下降而实施战略
活动性	你能走动吗？你需要使用辅助工具吗？	能够安全走动对于保持独立性是重要的	步态评估的相关物理治疗与有关安全使用辅助器具的教育。实施战略以防止下滑
跌倒	你有没有在过去一年内跌倒？	过去一年内跌倒是将来跌倒的重要危险因素	与初级保健医师合作，治疗和家居安全评估，以确保减少跌倒的适当的干预措施贯彻落实
认知功能			
询问			
方向	你能告诉我你为什么在这里？这个地方的名字是什么？我们所在的城市／州是什么？今天的星期，日期，月份，年份是什么？我要你重复，然后记住我告诉你的 3 个字。我会请你在 1 分钟内再说一遍（3 项回忆）。请重复这些数字：4, 9, 2, 1, 7（注意）	痴呆显著增加谵妄的风险，增加了治疗的负担和并发症，增加了再住院的风险和影响安全出院的计划，并提出了决策能力的关心。对于痴呆患者，评估照顾者的倦怠或压力。谵妄存在于入院患者的 15% 和住院期间有另外的 15% 发展为谵妄	考虑进一步的蒙特利尔认知评估（MOCA）或神经心理评估，职业治疗咨询如对生活技能的考夫曼评价（KELS）测试。如果老年痴呆症，可考虑推荐到老年病门诊或老年痴呆症协会或家庭看护者联盟。如果谵妄存在，诊断并解决潜在的病因
心理功能			
询问			
抑郁症状	在过去 2 周，你有没有感觉到抑郁，郁闷，或者绝望？做事情失去兴趣或乐趣？	抑郁症和抑郁症的症状是常见和经常在医院里诊断不出的，尤其是中风的患者。抑郁症的症状，尤其是出院后持续存在与出院后更糟糕的身体功能和死亡率相关	如果积极，进一步的测试可以使用 PHQ-9 或老年抑郁量表（GDS）进行。评估抑郁症的医疗原因，如：甲状腺，心脏，神经系统和内分泌疾病。鼓励在医院和事后工作，与主要提供者讨论和统筹规划的结果，在门诊开始治疗
社会功能			
询问			
社会状况	你住在哪里？你和别人住在一起吗？有没有人来你家帮你做饭，打扫卫生，购物（IADL）？你是否满意你所得到的帮助？你不得不步行回家吗？你觉得安全吗？你想回到你住的地方	知识对病人的社会形势是必要的，需要制定一个有效的出院回家的计划。如果有虐老问题的任何证据，应当报当地成人保护服务机构	与社会工作者，康复工作人员，主要提供者协调出院资源。资源可能包括在家庭支援服务，送餐，上门服务护士，个案管理服务。任何虐老或老年忽视问题的任何证据，应当报当地成人保护服务机构

置、出院后额外的 ADL 丧失和来年死亡的风险也要增加。既往跌倒史的存在对于导致住院和后续事宜以及在出院后与基层医疗服务提供者的合作均非常重要。

认知和心理评估应包括对心理状态及其影响的评估。在住院的老年患者中，>20% 的患有老年痴呆症，>15% 的因神志不清入院，另有 15% 的在住院期间经历过谵妄。抑郁症状是常见的，老年人住院治疗中的 33% 有严重或轻微抑郁症。

神经精神科的评估应用于接诊病人。停止考虑老年痴呆症、谵妄和抑郁症的可能性：他们是经常存在的，但很少报道。你在和谁说话？如果你是从一个代述者得知病史而不是患者，那么来自老年痴呆症或精神错乱或两者兼有的认知障碍均是有可能的。严重的认知功能障碍则是不能回忆起任意三个词条；它在很大程度上是靠回忆三个词条和绘制钟面的能力来排除，就像 Mini-Cog 量表里描述的那样。倾听精神状态或行为变化的证据，并观察思维、言语、或判断受损的迹象。精神状态波动的存在、注意力受损和（或）意识或思维混乱等症状均能提示谵妄的存在。注意力不集中的表现包括难以集中注意力、容易分心、或不能重复 5 位数。谵妄评估方法（CAM）是针对住院老年人的高度敏感性和特异性的谵妄筛选工具。对于抑郁症的简单筛查，可以询问病人在过去一个月是否感到悲伤、沮丧或绝望。

协同其他跨专业团队成员，了解病人的社会环境，并发展有效的医院照护计划，以上这些对于主治的医师是非常关键的。隔离于社会，孤独和缺乏社会支持是住院老年人常见的问题。这将影响居家支持服务、膳食及交通运输服务和病人可能需要的辅助设备。任何的犹豫和关注都应进一步用于探究对老年人的忽视或虐待的证据。虐老问题在住院（约 14%）比一般社区（约 3%～4%）的发生率更高。询问病人如何管理自己的财务状况，探讨财务滥用的证据。有关虐待问题应与社工进行讨论，并报告当地成人保护服务机构。

除了对住进医院的老年人完成功能、认知、心理和社会评估，对老年病为重点的系统回顾可以识别通常被认为的老年综合征，包括尿失禁、跌倒、感觉障碍、营养不良、与社会隔离。所有这些情况均应特别处理和对待。此外，认识到通常 2 个或以上老年综合征同步发生在身体衰弱的患者是很重要的，而衰弱的病人、家属和专业人士的负担是巨大的。

▶ 跨专业照护

很多老年人成功照护模式的第三共同特点是跨专业的方式，解决了可能导致住院治疗的多重因素。在大多数情况下，制定和实施战略以实现照护的目标，需要医生的专业知识和团队其他专家的专业知识。例如：考虑一个 83 岁的患有慢性阻塞性肺疾病（COPD）和轻度认知功能障碍的独自生活的寡妇，在过去一个月中她照顾自己和料理家务的能力有所下降，因慢性阻塞性肺病急性发作导致的缺氧和高碳酸血症住院治疗，她希望住在她家直到去世。虽然医生有专业知识治疗慢性阻塞性肺病急性发作，但护理、社会工作和职业治疗师也将被需要来一同促进患者出院后独立在家里生活的能力。

治疗

在一般情况下，疾病的治疗不应该根据年龄差异。治疗应建立在特殊患者的照护目标和特定治疗方案应达到规定目标的证据基础上。

老年人和年轻人的目标有所不同。例如：主要针对症状改善和功能障碍而非生存期延长的治疗，更适合于 90 岁而不是 60 岁的患者。此外，只要这些选择受部分由年龄所决定的预后影响，患者需要得到这些信息时应该被准确地告知。然而，同年龄段的病人间照护目标也不尽相同，应当单独决定。

我们应当去寻找能完成特定目标治疗方案的有效性证据。在某些情况下，治疗效果可能因年龄而有所不同。例如：相对于年轻人，急性心肌梗死溶栓治疗对于 75 岁患者延长生存期不是那么有效，而急性冠脉血运重建可能对这些患者更有效。往往治疗的剂量通常需要滴定给药以反映随着年龄而降低的肝肾功能。许多药物的副作用和手术风险也随着年龄而增加，这些风险应该在评估特定治疗策略的净利益时加以考虑。

不幸的是，大多治疗有效的研究证据是基于年轻人的，而 75 岁以上人群的治疗有效性证据并不充分。在这种情况下，当要确定和执行一个专业治疗方案时，根据年轻患者的证据来推断，同时考虑到年龄相关性的肝肾功差异和副作用风险。这样做是合理的。

预防

为了防止住院老年人常见的医源性并发症，入院和整个住院期间的其他评估是必要的（表16-2）。

功能下降是一个令人不安却又十分常见的住院并发症。许多并发症可以通过保持专注的院内活动来避免。临床医生应尽早为每一个病人设置步行的期望值并检查日常依从性。虽然症状的伤害和恐惧可能会对一些病人造成限制，但大多数为了避免功能下降而进行活动，也往往只是被要

表16-2　老年人住院常见危害的预防策略

危害	如何评估	何时评估	如何预防
残疾	询问病人或护士是否患者每次吃饭都要下床或每天散步 3~4 次？	每天	促进活动：物理治疗咨询，避免卧床休息的命令，撤出不必要的导管，病人三餐离床，每天 3~4 次走动
谵妄	寻找疏忽的迹象，杂乱无章的每天思考或意识改变	每天	促进活动性，提供病人眼镜、助听器，日历和时钟频繁提示方向性。避免镇静药物，减少不必要的导管
抑郁	在过去 2 周，你有没有感觉到失落，情绪低落，或绝望？对在做的事情失去兴趣或乐趣？	出院时	促进活动性。避免镇静药物。避免抗胆碱能药物
跌倒	过去 6 个月里你曾经摔倒过吗？	入院时	促进活动性，提供病人眼镜、助听器，日历和时钟频繁提示方向性。避免镇静药物，减少不必要的导管，地址失禁
尿失禁	你是否不能控制自己的大小便？在过去 6 个月中发生过吗？	入院时和长时间住院期间	促进活动性，避免抗胆碱能药物和膀胱导尿。清醒时预定排尿
便秘	你最后一次排便是什么时候？回顾过去有关排便的护理记录	每天	促进活动性，维持水合作用。在饮食中提供膳食纤维。接受阿片类药物止痛的患者提供泻药，如番泻叶
褥疮	皮肤检查	每天	促进活动性，卧床的患者经常翻身（每 2 小时）。保持营养状态。保持皮肤干燥。考虑减压床垫
感染	有导尿管或静脉导管吗？	每天	促进活动性，以刺激更深的呼吸。撤除不必要的膀胱和静脉导管
不适当处方	查看服用的多种药物，药物间的相互作用，以及合适的剂量	每天	查看老年人所有药物的有效性和适当性，考虑到预后、护理目标，需要监护
营养不良	参见有用的营养筛查工具相关章节	每天	避免不必要的 NPO；请照顾者带来义齿；提供的适当的、限制性最少的饮食，那就是文化上适宜；对于营养不良入院的患者要提供营养补充

求步行而已。临床医生为了治疗疼痛可能抑制病人在院内散步,确保辅助设备都可以用于适当的康复治疗训练,并删除不必要的系绳,如:导尿管和静脉导管,氧气线和心脏监测。不必要的导尿管,除了造成医源性感染和限制活动之外,与出院后功能下降和死亡率增加也呈相关性。

此外,住院为老年人提供了评估和预防性练习的执行路线,应在每个老年人住院期间的练习包括:

- 下肢深静脉血栓形成的预防。
- 接种流感疫苗。
- 接种肺炎球菌疫苗。
- 吸烟状况测定和有关戒烟咨询。
- 筛选酗酒和寻求咨询。
- 筛选营养不良,包括维生素 D 缺乏。

从医院到家庭的转变

人们日益认识到,在照护提供者和不同环境之间的转换十分常见,并充满危险。特别是老年人,表达了出院后自我管理的混乱。这些危险和混乱导致了被称之为"过渡性照护"的照护新焦点(参见第 13 章"照护的过渡和连续性")。许多干预措施旨在改善老年人离开医院的过渡性照顾。虽然这些多元的干预有所不同,但他们都有几个共同的重要组成部分。所有实施战略都是为了改善病人和照护者参与入院开始时的过程。所有人要尽早识别出院后的护理需要,并使用跨专业的团队来妥善解决这些住院以及出院后需求。所有人要投入相当多的时间和资源有助于改善患者理解入院的原因、出院时管理自己健康的需要、需要早期介入的适当症状和体征以及应该寻求帮助的人。所有人对于协调用药、患者指导以及药物治疗改变时的跨站点沟通给予特别关注。所有的沟通也通过电话、通信和改进的出院小结加强了住院和门诊医生之间的沟通。表 16-3 是一个针对从医院到下一个站点转变的改善服务核对表。

除了上述常见的主题,照护老年人的住院医生需要对提供这部分出院后人群的多站点了解。患者需要功能失调的康复吗?如果需要的话,会强化符合病人要求的康复医院与专业护理设施(SNFS)吗?是否有出院后家庭服务的需要或 SNF 住院服务(通常这取决于照护者的能力)?在

表 16-3 过渡性照护的清单

病人与家庭教育	☐	病人、医护人员和医疗团队的所有成员是否被列入规划的过程,并同意保健计划?
	☐	病人和照顾者是否得到针对他们的情况适当的教育,包括加重缓解因素,体征 / 症状观察,何时求医?
药物	☐	病人和照顾者了解如何以及何时服用他们的药物和观察副作用?高风险药物的适当监督是否到位?
	☐	用药清单是否被正确地调整,以避免多重用药和不恰当的药物?
功能状态 / 家居环境对齐	☐	什么是病人的功能状态?患者是否需要转诊治疗服务,或患者要求出院时更多的监管?
认知状态 / 家居环境对齐	☐	什么是病人的认知状态?以前有改变吗?患者是否需要增加出院后协助或监督?
医疗设备	☐	离开医院之前是否需要特定的服务?例如,输送氧气到家里?耐用医疗设备?耗材?
与主要提供者随访和沟通	☐	安排随访是否及时出现?病人和照顾者是否知道并提供所需的随访及转诊协议?
	☐	是否计划和直接的责任对任何悬而未决的实验室 / 研究随访?
	☐	出院小结是否完成,并已被送到了基层医疗、专科及医生接收?如果要到另一个医疗设备,是否出院小结与病人一同送出和包括出了问题可以联系的人?

患者身体或认知功能下降时，24 小时监护将在出院时需要？24 小时监护可以在家里或要求将去养老院做？患者终末生活目标是否与临终关怀更一致？临终关怀是否应该被安排在出院前？只要有可能和良好的过渡性护理，多数患者宁愿留在家里，通过在家里可能地优化关怀，自我规划、恢复和优化功能状态。

Baztán JJ, Suárez-García FM, López-Arrieta J, Rodríguez-Mañas L, Rodríguez-Artalejo F. Effectiveness of acute geriatric units on functional decline, living at home, and case fatality among older patients admitted to hospital for acute medical disorders: meta-analysis. *BMJ.* 2009;338:b50.

Covinsky KE, Pierluissi E, Johnston CB. Hospitalization-associated disability: "She was probably able to ambulate, but I'm not sure." *JAMA.* 2011;306(16):1782-1793.

Creditor M. Hazards of hospitalization of the elderly. *Ann Intern Med.* 1993;118(3):219-223.

Forster AJ, Clark HD, Menard A, et al. Adverse events among medical patients after discharge from hospital. *CMAJ.* 2004;170(3):345-349.

Fried TR, Bradley EH, Towle VR, Allore H. Understanding the treatment preferences of seriously ill patients. *N Engl J Med.* 2002;346(14):1061-1066.

Friedman SM, Mendelson DA, Kates SL, McCann RM. Geriatric comanagement of proximal femur fractures: total quality management and protocol-driven care result in better outcomes for a frail patient population. *J Am Geriatr Soc.* 2008;56(7):1349-1356.

Rotter T, Kinsman L, James EL, et al. Clinical pathways: effects on professional practice, patient outcomes, length of stay and hospital costs. *Cochrane Database Syst Rev.* 2010;(3):CD006632.

相关网站

Estimating Prognosis for Elders http://www.eprognosis.org

The Hospital Elder Life Program (HELP). http://www.hospitalelderlifeprogram.org/public/public-main.php

第 17 章
老年手术患者的围手术期照护

Lawrence Oresanya, MD

Emily Finlayson, MD, MS

老年人的一般原则

超过三分之一的外科手术对象是超过 65 岁的老年人。而有三分之一的老年人在生命的最后一年进行了外科手术。2007 年，有超过 400 万的老年人进行了手术操作。微创方法的采用也越来越多。随着技术的进步，冠状血管造影术和下肢血管腔内手术的采用率已经超过冠状动脉旁路移植术和下肢旁路手术。这些微创方法扩大了可以治疗的疾病范围，并且随着人口老龄化的增加，接受手术治疗的老年患者数量也在增加。

老年人手术风险

有关老年手术患者的照护提出特有的问题：老年人呈现更复杂的疾病，有更多的共病和比年轻患者并发症更多。选择合适的患者和围手术期护理对取得最佳的手术效果至关重要。最常进行的手术带来的好处是公认的。结肠切除术增加结直肠癌患者的生存率，髋关节置换显著改善关节疼痛和功能。然而，一定要权衡死亡率、发病率的风险，有时手术后的生活质量明显下降。

具全国代表性的大型队列研究提供了关于老年人手术风险最真实的信息。在一项全国抽样调查中，经历高风险癌症手术年龄超过 80 岁以上的患者接受食道切除术，其中有 20% 的手术死亡率，只有 19% 的患者存活超过 5 年。术后老年人

发病率也很高。Bentrem 等人发现并发症，如：中风、心肌梗、肺炎和肾衰竭，在老年人中发生率很高。这些严重的并发症、高围手术期死亡率的原因常见于老年患者。手术并发症，如：伤口感染，出血，并需再次手术，但非致命的并发症与降低长期生存期独立相关。

主要手术操作也可能通过引起术后认知功能衰退等导致生命质量下降。心脏手术术后认知功能障碍的风险被很好地研究，并且现在有越来越多的证据表明，术后认知功能障碍，也会发生在非心脏手术。经历过非心脏术后 3 个月后，高达 10% 的年龄超过 60 岁的患者有记忆问题。目前还不清楚是否是急性疾病、麻醉或手术是主要原因。手术后的功能变化，也可以是长期而不可逆转的。超过一半的接受腹部手术的患者手术后持续长达一年内会有显著功能下降。最近的一项研究评估下结肠切除术后功能状况的养老院居民发现，最活跃的患者遭受最大跌幅，因为他们的损失最大。这些发现强调解决所有老年患者功能衰退风险的重要性，即使是最活跃的。对于一些患者，决定是否接受高风险手术时独立性的丧失比死亡更重要。这些风险意识对于选择合适的患者至关重要。它还允许临床医生提供现实期望的结果，这反过来，告知老年人个人和他们的家庭进行决策。

临床护理

▶ 术前评估

A. 认知

老年人的认知能力、决策能力和术后谵妄风险应在术前进行评估。对于没有老年痴呆症史的患者，应该使用 Mini-Cog 量表评估认知功能（见第 6 章"老年评估"）。Mini-Cog 量表有 3 项词条回忆和画钟试验，可有效的筛选认知功能障碍。每个词条项目是 1 分，画出正常的时钟是 2 分，0～2 得分表明了痴呆筛查的阳性。这项筛查是鉴定无法做出医疗决策的高风险谵妄患者的第一步。当初评确定有认知障碍时，决策能力评估是必不可少的。对于缺乏这种（决策）能力者，应当要有预先指示或使用一位代理人（见第 12 章"道德与知情决策"）。谵妄风险的老年患者应在术前筛查和确定。谵妄的主要风险因素是老年痴呆症、听力障碍、抑郁症、术前麻醉、并发症、电解质紊乱、营养不良、功能状态差。确定患者的何种情况为谵妄高风险是至关重要的，因为患者在住院中实施许多早期措施可以降低这种风险。通过临床的评价来看，由老年医学专家共同管理、合理使用止痛药和预防性使用非典型抗精神病药物被发现能显著降低谵妄的发生率和严重程度。

B. 心血管

心血管并发症与手术的高死亡率有关。为了识别和减少这种风险，美国心脏病学院和美国心脏协会（ACC/AHA）对非心脏手术制定了心脏评估建议和关怀。对于有活动性心脏病或冠状动脉疾病（CAD）即将进行高风险手术的患者，建议在术前应该由心脏科医师给予无创性心脏筛查和评估（表 17-1）。

C. 肺

术后长期插管（>48 小时）、肺炎、肺不张和支气管痉挛等，加之年龄 70 岁以上的患者超过

表 17-1 对老年患者的术后管理

术后第 1 天协助活动患者
对每项生命体征进行疼痛评估
疼痛评分>5 的患者进行疼痛管理计划
义齿，助听器，矫正镜片应随时存取
提供诱发呼吸和深呼吸练习的胸部物理治疗
研究注意事项（床头抬高与重新定位，吃饭时坐正）
至少 5 天流动状态的监控（进和出，每天权衡）
血红蛋白水平<8 或红细胞比容<24 考虑输血
适当的下肢深静脉血栓形成的预防
执行所有中央线的日常评估和重新评估其适应征
术后第 3 天拔除导尿管
如果术后第 2 天体温 >38℃，应取尿液及尿培养，检查伤口和线路，血培养及胸片
术后第 1 天保持血糖低于 200mg/ml

15%。这些并发症的危险因素包括活动性肺病、当前吸烟、充血性心脏衰竭、慢性肾衰竭、认知障碍和功能依赖。基于病史和机体这些风险因素评估之外，常规肺检查也应根据临床标准进行。接受大手术、患有心肺疾病的老年患者建议术前胸部 X 线检查，它同样适用于 ICU 入院的术后患者。正在接受肺切除术和患有严重慢性阻塞性肺疾病（COPD）的患者很少需要进行肺功能测试。为了减少肺部并发症，择期手术之前应至少戒烟 2 个月，并积极治疗活动性肺疾病。

D. 功能状态

功能依赖是术后老年人死亡率的独立预测因子。Robinson 等人最近报道，日常生活依赖显著增加了 6 个月内的死亡风险（风险比[OR]为 13.9；95% 置信区间[CI]为 2.9，65.5）。日常生活能力（ADLs）及工具性日常生活能力（IADLs）要在术前评估。这些主要是界定术后期会在职业治疗和物理治疗师获益的老年人。

E. 营养状况

功能依赖的老年患者有营养不良的高风险。14% 的护理院居住者，39% 的住院患者，50.5%

的康复患者均存在营养不良。所有年龄较大的患者均应在术前筛查营养不良。患者最后 6 个月无意识体重减轻 >10% 至 15% 的，体质指数（BMI）<18.5 和人血白蛋白 <3g/dl 被描述为存在严重的营养风险。术前营养支持应提供给这些患者。肠内营养是营养支持的首选途径；当这个选择不适用于如继发的胃肠道疾病患者时，应该使用胃肠外营养。

F. 衰弱

衰弱评价正在成为老年人术前风险评估的重要手段。通过使用"目测法"，医生很早就能预测哪些老年患者存在发生外科手术并发症的高风险。衰弱性的评估现在已经量化这些以前曾是直观的假设。通过非体弱患者和年老体弱患者术后相比较发现，前者有两倍以上并发症发生的可能性，出院后过渡到照护机构的可能性更大些。衰弱目前所采用的措施仍然是主要的研究工具；目前有些工作正在开展，以证明衰弱措施在临床上使用的有效性。

▶ 术后护理

术后护理的目的是让老年患者尽可能快速恢复到较高的功能水准。这个目标的完成是依靠促进恢复和防止并发症的措施。通过文献审查和专家访谈，McGory 等人编写了组成术后护理的诸多基本措施，这项措施可以提供给接受任何手术的老年患者。表 17-1 是改编自这部作品，并为老年人强调常规术后护理的重要方面。

如果可能的话，患者应在术后第一天下床行走。功能下滑的患者应配备物理治疗及职业治疗咨询。早期下床活动，并配合以刺激用肺活量计的胸部理疗可以减少肺部并发症的风险。适当的液体复苏要提供，并通过摄入量、排除量和每天体重的记录方式进行体液平衡监测。当胃肠道功能开始恢复，就尽快进行口服或肠内营养。为了防止感染并发症，误吸的预防措施应该被重视；Foley 导尿管应在 48 小时内拔除，中央线和排水管应每天审查，一旦不再需要尽快撤除。

A. 老年人常见术后问题的管理

1. 疼痛　老年患者正处于疼痛处理不足的高风险。疼痛治疗不足阻碍恢复，阻止患者进行活动，并可能导致谵妄、抑郁和肺部并发症。为了避免这些并发症，疼痛程度的评估应该经常进行；能提供足够镇痛效果、同时还能避免其不良反应的疼痛管理计划应当执行。数字评分法是老年人首选的疼痛强度量表。去除术后疼痛最好应用局部麻醉来解决。接受大手术的患者可以通过硬膜外镇痛与阿片类药物和局部麻醉剂术镇痛。静脉注射和口服止痛药，如：阿片类药物，对乙酰氨基酚和非甾体抗炎药（NSAIDs）也可以有效缓解疼痛。它们可被用做局部麻醉的补充或作为主要镇痛药中较少造成创伤的选择。这些药物的给予方式最好是患者自控镇痛（PCA）或预先设定剂量。这优于按需剂量给药，因为患者忍受疼痛的时间更少。虽然有效的控制疼痛是很重要的，但我们必须警惕镇痛药的副作用。老年患者可能会在低血压、呼吸抑制、镇静过度等方面的危险性增加，便秘也可能是止痛药的副作用。利用好局部镇痛方式、短效药物应用、更小更频繁给药和多次患者评估可降低这些并发症的风险。

2. 谵妄　老年术后患者的谵妄发生率在 15% 和 50% 之间。它与死亡率的增加和医疗并发症相关。最常导致谵妄的生理状况多是术后环境中的疼痛、缺氧、低血糖、电解质紊乱和感染。对于谵妄患者的初步评估应侧重于确定这些状况。疼痛应该充分治疗，血电解质和血糖应检测，感染病情应该及时判断，其他术后并发症应排除。谵妄的预防和管理的进一步措施包括环境刺激的优化和目前所用药物的审查。老年患者应该有自己的眼镜和随时提供的助听器。Beers 标准确定了一些老年患者潜在不适当用药。避免抗胆碱能药、抗组胺剂和苯二氮䓬类可能有助于减少老年患者谵妄的发生。对于有受伤风险的焦虑谵妄患者，需要不断由家人或保姆提供的重新定位；有些限制也应该避免。当这些低剂量的抗精神病药物措施不成功，如：喹硫平或可遵医嘱的氟哌啶醇。然而它们的使用仍存在争议,应谨慎使用。

3.心脏并发症 心脏并发症经常发生于老年患者。最常见的术后心脏并发症是房颤和心肌梗死。房颤可能是因为交感神经张力增高导致,而后者可能是因为手术应激、容量负荷过重、缺氧/高碳酸血症、电解质紊乱或潜在的心脏疾病。新发房颤管理始于对血流动力学稳定和速率控制的评估。对于血流动力学不稳定的患者进行紧急复律是必要的。心率控制使用 β 受体阻滞剂或地尔硫䓬。当一线药物无效时,胺碘酮可使用。大多数情况下,新发房颤会自发恢复窦性心律。然而,当心房纤颤持续超过 24~48 小时时,为了减少中风的风险应考虑抗凝。

围术期心肌梗死的发生主要是由于延时的心肌氧供需失衡所致,只有很少是由于急性冠脉综合征(ACS)所致。它是基于肌钙蛋白的上升或下降或心电图(ECG)的变化、影像学检查结果或心脏症状证实为心肌缺血。心动过速、心动过速性心律失常、高血压、贫血和缺氧都会导致心肌氧供需失衡,从而使患者在围手术期出现非 ST 段抬高心肌梗死(NSTEMI)。当怀疑 NSTEMI,管理始于 β 受体阻断剂对心率和血压的控制及适当的疼痛控制。当患者出现 ST 段抬高和疑似 ACS,应立即请心脏科会诊。

外科护理模式

预康复、术后康复促进计划(ERP)和老年协同管理的一些创新模式正在实施,以提高老年患者手术治疗效果。在预康复项目中,老年人择期手术前参与了为时几个星期的结构化运动项目。这些方案已被发现显著改善老年患者的术前功能状态,并可增强术后恢复。预康复训练目前的研究重点是确定最佳锻炼方案,并提高遵守的程序,ERP 是另一种模式,旨在促进手术早期的生理和体力恢复。这些程序使用结构化循证计划,以优化患者的术前准备,尽量减少手术应激反应,并鼓励术后早期营养和活动。ERP 可以减少老年患者的住院天数和并发症发生率。最后,外科医生和老年医学专家紧密合作共同致力于照顾老年手术患者的模式目前正在发展中。合作应该从患者和程序选择开始,恢复期继续。这种模式肯定会提高老年人手术后的照护质量。

Bentrem DJ, Cohen ME, Hynes DM, Ko CY, Bilimoria KY. Identification of specific quality improvement opportunities for the elderly undergoing gastrointestinal surgery. *Arch Surg.* 2009;144(11):1013-1020.

Finlayson E, Fan Z, Birkmeyer JD. Outcomes in octogenarians undergoing high-risk cancer operation: a national study. *J Am Coll Surg.* 2007;205(6):729-734.

Fleisher LA, Beckman JA, Brown KA, et al. ACC/AHA 2007 guidelines on Perioperative cardiovascular evaluation and care for noncardiac surgery: executive summary. *J Am Coll Cardiol.* 2007;50(17):1707-1732.

Flinn DR, Diehl KM, Seyfried LS, Malani PN. Prevention, diagnosis, and management of postoperative delirium in older adults. *J Am Coll Surg.* 2009;209(2):261-268.

Fried T, Bradley E, Towle V, Allore H. Understanding the treatment preferences of seriously ill patients. *N Engl J Med.* 2002;346(14):1061-1066.

Khuri SF, Henderson WG, DePalma RG, et al. Determinants of long-term survival after major surgery and the adverse effect of postoperative complications. *Ann Surg.* 2005;242(3):326-341; discussion 341-343.

Kwok AC, Semel ME, Lipsitz SR, et al. The intensity and variation of surgical care at the end of life: a retrospective cohort study. *Lancet.* 2011;378(9800):1408-1413.

Lawrence V, Hazuda H, Cornell J, et al. Functional independence after abdominal surgery in the elderly. *J Am Coll Surg.* 2004;199(5):762-772.

Makary MA, Segev DL, Pronovost PJ, et al. Frailty as a predictor of surgical outcomes in older patients. *J Am Coll Surg.* 2010;210(6):901 908.

Mayo NE, Feldman L, Scott S, et al. Impact of preoperative change in physical function on postoperative recovery: argument supporting prehabilitation for colorectal surgery. *Surgery.* 2011;150(3):505-514.

McGory ML, Kao KK, Shekelle PG, et al. Developing quality indicators for elderly surgical patients. *Ann Surg.* 2009;250(2):338-347.

Robinson TN, Raeburn CD, Tran ZV, Angles EM, Brenner LA, Moss M. Postoperative delirium in the elderly risk factors and outcomes. *Ann Surg.* 2009;249(1):173-178.

Terrando N, Brzezinski M, Degos V, et al. Perioperative cognitive decline in the aging population. *Mayo Clin Proc.* 2011;86(9): 885-893.

第18章
长期照护、疗养院和康复中心

18

Theresa A. Allison, MO, PhD

老年人的一般原则

老年人在居住环境的多变方面要远多于其他年龄组。特别是身体和认知功能衰退，老年人需要照护援助的水平不断提高。此外，严重疾病或伤害的功能下降会影响老年人从医院直接回到家里的能力，所以在返回社区之前，一些康复机构的存在还是很有必要的。本章介绍了各种能为老年人居住环境的多样性，包括短期和长期的居家护理（图18-1）。

长期社区照护

绝大多数照护会在社区进行，有超过700万人接受居家医疗照护，估计1090万需要帮助。虽然养老院人口普查现在已经涨到180万，但仍有大多数老年人会继续住在家里，由家人和朋友提供照护终其一生。在社区内，老人接受到的服务范围从照护监管（ADL辅助和家务琐事）到医院-家庭模式。

▶ 模式

照护模式的范围从单户住宅到老年公寓，到"理念村"的老年居民照护机构（RCFE），在很多州也被称作辅助生活机构（ALF）或老人寄宿院。不同于养老院，ALF被认为是照护的社会模式，被多种遍布美国的州立机构监管着，并提供了一

系列服务。在大多基本的老人寄宿院，老年人可以获得诸如洗衣、家政和用餐准备等帮助。在较大的ALF，可能还会有用药管理，甚至痴呆特护病房。有些ALF的位置选择在毗邻养老院，而且被冠以持续照护社区的标签。在所有这些居住设施中，老年人也许能够获得以下信息：

- 家庭医疗照护：医生上门服务提供医疗服务。
- 家庭健康机构照护：专业护理，社工，康复服务，并且假设ALF有临终关怀中心的话，跨学科居家宁养服务。
- 家中的社会服务：日常生活活动的保管援助（洗澡，上厕所，搬运，进餐），轻松的家务，购物，做饭（也称为家庭健康援助和值班）。
- 私人病例管理服务。

此外，家中居住的老人也有参加成人日间照护中心（ADHC）的权利，在那里他们可以参加活动和接受数量有限的护理、用药管理、锻炼、物理治疗及职业治疗。

与此相反，全方位老人照护计划（PACE）是提供给符合入住养老院资格的老年人；这些老年人想尝试居住在家里，但是他们所需资源比他们本人和家庭能提供的要多。在现场配备全员诊所的成人日间照护中心里，PACE模式程序能提供完整的医疗、护理、康复和社会服务。如果老年人变得太虚弱而不能在社区保障其安全性时，这种整合模式可以给在家中与当地医院签约的患者提供照护。

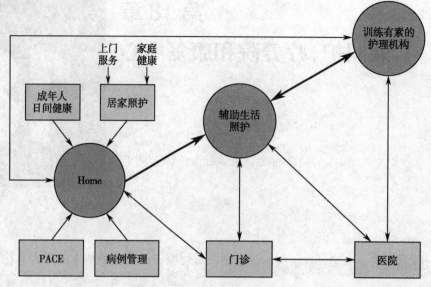

图 18-1　长期护理站点。其中老年人所居住的示意图的位置（圆），用粗箭头表示老年人从位置移动到另一个位置。细箭头表示供老年人居住在不同的网站和医疗／服务中心的医疗服务，到老年人移动（正方形）

▶ **财务**

　　医疗保险和医疗补助计划均没有覆盖社区环境的长期照护，所以无论融资是来自于个人资源还是可选的长期照护保险计划，所有这一切都充满变数。尽管医疗保险对专业家庭健康护理和康复的支付数额有限，但唯一被医保覆盖的长期居家健康选择是医保宁养受益，意在持续 6 个月或更少。医疗补助计划在不同的州覆盖有限的家庭社会服务（长期、非熟练的监护），成人日间照护、交通和住房补贴有限。州和地方政府提供家庭送餐上门，家居轮值照护，家庭主妇服务和从一个地方到另一个地方的交通。PACE 模式作为一个带头者、"双中介"（医疗保险／医疗补助注册参与者）的系统，使得低收入老年人及负担能力差的中产阶级具有一定的成本效益。退伍军人事务部（VA）是全球最大的覆盖社区长期照护的单一支付系统，但获得的服务与地域相关。另外，VA 长期照护的收益是依赖于慢性病或残疾的程度和退伍军人财务状况的业务衔接程度。

▶ **临床照护**

　　所有老年医学门诊模式中，只有 PACE 包括全部的临床照护、到场医生、护士和治疗师。ADHC 和专业的居家护理机构有护理、康复及社会工作服务。ALF 和连续照护社区中以社区为基础的部分可能在现场有执业许可的护士，但它们是基于一个社会性的，而不是医疗模式性的照护。这种汇集式居住环境的焦点是社会支持，而非临床评估。至关重要的是临床医生应明确患者住在养老院还是辅助生活机构，因为后者除了包括医生指令的专业居家服务之外，还有非专业监测的患者。

机构长期护理

　　在美国，专业护理机构（SNF）或养老院是一个不受欢迎的机构。在一个经常被引用的研究结果显示，有 30% 被采访的医院患者表示，被转移到 SNF 他们将"痛不欲生"。当我们考虑到 >65 岁美国人中，有 43% 很可能是把时间花在养老院里，这是发人深省的。虽然疗养院还在沿着医学治疗模式继续运行，但还是有越来越多的举措来改变养老院的"文化"，使他们不太受传统的体制束缚，显得更温馨。例如："如家"养老院鼓励居民随自己的心愿吃饭，睡觉和醒来，鼓励孩子、朋友和家人携宠物来拜访。本部分内容主要是针对养老院的监管要求。

▶ 模式

SNF 护理模式常被分为短期和长期护理，但针对这两个类型的监管要求仍然保持相同。当养老院作为短期康复的站点（物理、职业和语言治疗），该机构每周可支付报销的专业康复仅 720 分钟。与此相反，急性康复中心（ARC）是一种高灵敏度的出院后机构，其设计目的在于提供每天最少 2 小时的强化康复。ARC 不属于本章内容，一方面是因为它的训练要求不能为大多数老年人所耐受，另一部分是因为超过数周的照护医保报销份额很少，这就使得其几乎全部成为短期照护。然而它是重要的，因为我们要知道急性康复（ARC）和亚急性康复（SNF）之间的区别，比如：在中风的前后期间，在于更积极的早期康复可以导致功能状态更早得以改善。一位将受益于 ARC 但不能耐受其最低要求的老年人，可能会暂时住进养老院，然后转移到急性期康复机构，但其目标是再次返回到长期照护机构或家庭护理。

在长期护理方面，养老院是最为人所熟知的，但并非是机构照护中的唯一形式。"文化变革"运动已经引起了新的、更多的家庭般的形式，这其中最被充分研究是温室模式。温室之家是 10～12 个适合居住养老院的老年人与具备常规护理角色之外功能的照护者。在温室之家，照护者在提供传统的床旁和机体护理之外还可能具有烹饪或园艺技能。

▶ 资金

养老院的财务结构正在经历一次转变，其结果是医疗补助计划报销比例的下降。医疗保险 A 部分继续仅支付出院后照护。符合医疗保险中规定的养老院入住条件是 30 天内有 3 天的住院，要求是专业的护理（一般为Ⅳ级医疗处置或日常伤口护理）或每周有 5 天的康复治疗。如果患者在返回家中的第一个 30 天内出现功能上的下滑，即使患者最初出院回家，或从专业护理机构出院，医疗保险 A 部分获益也可以调用。医疗保险 A 部分也可以在面向承受不相关的疾病或伤害的临终关怀患者时被调用，如：股骨骨折的癌症患者。医疗保险包括前 20 天的照护费用，然后要求与患者共同支付覆盖范围内的剩余 100 天。一旦这份收益用完，那么在新的受益期可调用之前患者必须保持出院 3 个月的时间才行。与此相反，长期照护的花费，不能由医疗保险支付。缺乏充足的长期照护商业保险的成年人被要求"将钱花完"，直到他们有资格获得医疗补助。有几个州，如：加利福尼亚州医疗补助经费严重的削减，导致了长期护理的危机，其中为老年人找疗养院正变得越来越困难。备选的支付来源则包括私人长期照护保险，队伍军人事务部（VA）则覆盖了与特定服务相关联的退伍军人以及驻地老年人及其家人。

▶ 临床保健

即使联邦法规本身是比较模糊的，但养老院的临床结构定义严格。最小数据集（MDS）的创建导致照护质量的改善，但同时未产生平行的生活质量改善。照护是通过由以下成员组成的跨学科团队进行管理：

- **护理**：注册护士（RN）提供护理评估，以及把关药物治疗，管理静脉通道，并提供专业的护理。授权职业护士（LVN），经过 2 年的训练，可被授权可以通过药物治疗，并提供一些治疗，但没有受到注册护士临床评估方面的正规培训。注册护士助理（CNA 或 NA）已完成 40 小时的认证程序，并提供几乎所有居家老年人的日常生活能力（ADL）所需护理。
- **康复**：物理治疗师（PTs）提供步态和平衡训练，并积极参与加强衰弱后机体恢复的工作。物理治疗助理师，虽然缺乏 PT 的正规培训，但负责与患者共同制订锻炼日程。职业治疗师（OTs）提供围绕 ADL 和工具性日常生活能力（IADL）的治疗。他们往往聚焦于手部微小的运动功能，并且他们的工作高度依赖于患者的功能状态。职业治疗助理师可以作为 OT 拓展者开展同样的工作，来帮助患者建立完整的锻炼计划。语音和语言病理学家，或言语治疗师（ST），专注于语音和吞咽的缺陷，并代表了急性中风康复以及一般养老院中常见的慢性神经变性病（治疗）中的重要组成部分。多数短期照护康复服务单位，没有现场工作的呼吸治疗师，除非是专门针对呼吸机依赖患者的照护。

- 营养：SNF 须为当地居民提供至少 1 名注册营养师。营养师提供推荐营养补充剂，以及针对个人的（营养）教育和建议。在一些机构，营养师与厨师合作开发健康菜单，但这不是联邦监管的要求之一。

- 药剂：养老院需要药剂师，但并不是非要药房。虽然较大的养老院可以有现场药房配药，但许多规模较小的机构仍然没有与当地愿意立即或者数小时后提供药物治疗的药店签约。药剂师必须完成药物使用评价以防止多重用药的并发症和减少用药的错误率。

- 社会服务：一家养老院的社会服务可以变化很大，包括 2 个完全独立的专业组。有执业许可的临床社会工作者帮助解决社会、金融及其他系统问题，并且可以根据环境提供一些咨询。相比之下，第 42 条还规定，养老院也提供"有意义的活动"，而这些都是通过任何文娱治疗师或活动成员来完成。有些养老院，也有对居民精神关怀方面提供牧师的支持。

- 医疗服务：医疗照护在养老院都有进行，但真实现场的医疗照护是变幻多端的。医生需要提供养老院与他们通话的时间表，但是他们不需要设置固定时间来进行面对面的护理。大多数实践中支付报销涉及了医疗费。明显的例外是在一些大型健康管理机构和 VA 中，那里面的医生是为了薪水而工作。不同

于门诊设置，SNF 受到联邦和州政府的紧密监管。医保规定，在养老院中，医生必须要在 72 小时其内查看并收入到达养老院的患者。然后，在接下来的 3 个月每 30 天都要查看。在此之后，联邦法规规定，他们必须每 60 天内要查看患者。各国规定各不相同，某些国家则要求患者到达 48 小时内医师完成入院检查，也不需要每月随访，其中只有一些工作可以通过护士在共同管理的过程中完成即可。

这个跨学科团队（IDT），增加了管理员、保洁、厨房工作人员、家人，以及任何其他适当的成员，并针对每位养老院居住的老年人开展季度会议和每年一度的整体健康和福利讨论。这些会议有记录并创建了个体化照护计划。照护计划不仅决定了患者的临床和社会治疗，还有医疗保险或医疗补助计划的支付报销。

1987 年在整个联邦层次上进行了一项重大改革。OBRA87，一个综合预算协调法案的一部分，成为从每个患者收集而来的 MDS 的基础，并成为改善照护质量的一种机制。作为这个规定程序中的一部分，养老院每年都会接受他们所在州的暗访调查。州立调查，可能发生在营业期间或之后，但结果必须以报告的形式张贴在养老院。此外，结果将转换为"5 星"评级体系并报道在 http://www.medicare.gov/NursingHomeCompare。随着站点范围内的健康和安全评估，调查者也检查居民照护计划（POC，或照护计划）。对于特定的一些关注领域，居民评估协议（PAPS）也有所要求（表 18-1）。

这些问题，一旦界定清楚，必须由 IDT 加以解决并整合进 POC。我们必须要去关注和解释为什么一个患者会可能承受到这些 18 个情况之一的痛苦，作为调查者也将密切观察标有这些情况的图表。养老院居民的每一道划痕和擦伤都要在报告中进行描述，同时注意防止虐老问题，并确保重要的伤势不容忽视。医疗保险中心和医疗补助服务中心（CMS）有对养老院进行惩罚的措施，包括罚款、暂拒付款、转让监督，甚至吊销养老院向

表 18-1 触发居民评估协议的条件

谵妄

认知损害

视觉功能

沟通

日常生活功能 / 康复潜力

尿失禁和留置尿管

心理健康

情绪状态

行为症状

活动

跌倒

营养状况

喂养管

脱水 / 液体保持

口腔护理

褥疮

精神用药

身体约束

表 18-2 养老院健康检查评分

严重性	缺陷范围		
	孤立事件	事故格局	普遍发生
健康或安全即时危害	J	K	L
没有即时危害的实际危害	G	H	I
没有实际损害，但大于最小潜力伤害	D	E	F
没有实际损害，但有潜在的最小伤害	A	B	C

转载自中心医疗保险和医疗补助服务许可的网站：http://www.cnis.gov

CMS 受益人提供照护的资质（这会有效地迫使养老院关闭）。表 18-2 分类列出了不足之处。

临终关怀

　　长期照护养老院的床位是为了给居住对象提长期修养之地。养老院居住者有权要求提供临终关怀，并且医疗保险有关临终关怀的受益也应该在养老机构启用。如：同在门诊环境中，它涵盖了正在运行的临终关怀机构，但不包括居家、寄宿或 24 小时日间看护。有些养老院有专门的临终关怀室并将姑息治疗培训纳入继续教育计划。不同于 ALF，养老院不需要临终关怀豁免。相反，他们需要医师记录临终时刻的治疗选择。为了增加不复苏（DNR）的可能性，不插管（DNI）的指令也将在转移到当地急诊室后得以推崇；养老院和家庭临终关怀机构都开始采用新的、具有法律约束力的预先指令订单。在西海岸被称之为维持生命治疗（POLST）的医嘱，在东海岸称之为维持生命治疗（MOLST）的医疗指令，当患者和医生签字时，这些医嘱都是有法律约束力的。他们设定了专门的代码状态，如：住院或不转运状态，患者选择人工营养，以及患者对代理的指定。

Angelelli J. Promising models for transforming long-term care. *Gerontologist*. 2006;46(4):428-430.

Baker B. *Old Age in a New Age: The Promise of Transformative Nursing Homes*. Nashville, TN: Vanderbilt University Press; 2007.

Bodenheimer T. Long-term care for frail elderly people—the On Lok model. *N Engl J Med*. 1999;341(17):1324-1328.

Boult C, Green AF, Boult LB, Pacala JT, Snyder C, Leff B. Successful models of comprehensive care for older adults with chronic conditions: evidence for the Institute of Medicine's "retooling for an aging America" report. *J Am Geriatr Soc*. 2009;57(12):2328-2337.

Castle NG. Turnover begets turnover. *Gerontologist*. 2005;45(2):186-195.

Castle NG. Measuring staff turnover in nursing homes. *Gerontologist*. 2006;46(2):210-219.

Code of Federal Regulations, Title 42, Volume 3, Part 483 (rev. 2000). *Requirements for States and Long-Term Care Facilities*. Washington, DC: U.S. Government Printing Office.

High KP, Bradley SF, Gravenstein S, et al. Clinical practice guideline for the evaluation of fever and infection in older adult residents of long-term care facilities: 2008 update by the Infectious Diseases Society of America. *J Am Geriatr Soc*. 2009;57(3):375-394.

Kaye HS, Harrington C, LaPlante MP. Long-term care: Who gets it, who provides it, who pays, and how much? *Health Aff*. 2010;29(1):11-21.

Kemper P, Murtaugh CM. Lifetime use of nursing home care. *N Engl J Med*. 1991;324(9):595-600.

Leff B, Burton L, Mader SL, et al. Hospital at home: feasibility and outcomes of a program to provide hospital-level care at home for acutely ill older patients. *Ann Intern Med*. 2005;143(11):798-808.

Mattimore TJ, Wenger NS, Desbiens NA, et al. Surrogate and physician understanding of patients' preferences for living permanently in a nursing home. *J Am Geriatr Soc.* 1997;45(7):818-824.

Ng T, Harrington C, Kitchener M. Medicare and Medicaid in long-term care. *Health Aff.* 2010;29(1):22-28.

Rabig J, Thomas W, Kane RA, Cutler LJ, McAlilly S. Radical redesign of nursing homes: applying the green house concept in Tupelo, Mississippi. *Gerontologist.* 2006;46(4):533-539.

Rahman AN, Applebaum RA. The nursing home minimum data set assessment instrument: Manifest functions and unintended consequences—past, present, and future. *Gerontologist.* 2009;49(6):727-735.

Ramsdell JW, ed. *Medical Management of the Home Care Patient: Guidelines for Physicians.* 3rd ed. American Medical Association and American Academy of Home Care Physicians; 2007.

Stafford PB. *Elderburbia: Aging with a Sense of Place.* Santa Barbara, CA: ABC Clio, LLC; 2009.

Unwin BK, Porvaznik MD. Nursing home care: part I. Principles and pitfalls of practice. *Am Fam Physician.* 2010;81(10):1219-1227.

Unwin BK, Porvaznik M, Spoelhof GD. Nursing home care: part II. Clinical aspects. *Am Fam Physician.* 2010;81(10):1229-1237.

Weiner AS, Ronch JL. *Culture Change in Long-Term Care.* Binghamton, NY: The Haworth Social Work Practice Press; 2003.

Weiner JM, Freiman MP, Brown D. *Nursing Home Care Quality: Twenty Years after the Omnibus Budget Reconciliation act of 1987.* Menlo Park, CA: The Henry J. Kaiser Family Foundation; 2007.

相关网站

Family Caregiver Alliance (a clearinghouse of resources for caregivers which includes support groups, educational materials and opportunities for advocacy). http://www.caregiver.org

National clearinghouse for elder care services (including area agencies on aging, abuse and assistance organizations, and caregiver materials). http://www.eldercare.gov

Nursing Home Compare feature at the Centers for Medicare and Medicaid Services (CMS) (ranks all skilled nursing facilities in the US based upon their most recent state survey results). http://www.medicare.gov/nursinghomecompare

The Alzheimer's Association (the largest dementia research, advocacy, and support organization in America). http://alz.org

第 19 章
家 庭 护 理

Jessica L. Colburn, MD
Jennifer L. Hayashi, MD
Bruce Leff, MD

家庭护理模式

具体的家庭护理模式在为弱势老年人提供高品质照护方面已证明是有效的。这些模型包括预防性家庭照护计划和登门医疗服务，后者主要是针对慢性残疾患者照护方面的医疗和社会支持服务进行整合；其他还有居家老年评估，出院后病案管理 / 过渡性照护模式，居家康复和家庭病房。

家庭护理预防 / 老年评估

许多面向功能下滑风险老年人的预防性家庭照护模式都曾经被描述和评价过。诸多模式在目标人群、强度和老年评估的程度和随访方面有所区别。这些研究的结果各不相同，但总体来说，锁定高风险患者、提供多方面的评估和多种随访已经证明能够降低养老院的入院率、改善功能状态，以及降低死亡率。现在，这种初期高投入的模式已经很少见了。

医疗机构需求

医疗出诊是为患者提供持续的家庭环境的医疗照护。出诊访视可以由医生单独进行或患者可能会从一个团队，如：通过退伍军人事务机构进行的以家庭为基础的社区照护计划中，获得社区卫生保健。在医疗出诊的团队模式中，患者由多学科团队的医师和其他健康照护专业人员提供照护。这其中包括但不限于护士、家庭健康助手、社工，物理及职业治疗师。有些工作计划中团队还包括药剂师及精神卫生专业人员。该小组定期会见，精心管理患者的照护活动，并整合医疗和社会支持服务。这种计划已经彰显了其在功能上改进，成本的降低，药物使用的减少，满意度的提高，临终照护的改善，减少疗养院的再住院和门诊就诊率。

入院后的护理管理和过渡性护理模式

专业以家庭为基础的病案管理策略，尤其是专注于复杂的管理问题和早期高再入院率（例如：充血性心脏衰竭），与急性再住院数量的显著减少相关联。

家庭康复

居家康复（特别是中风后或重大关节置换后）已被证明是可行的，对于患者和照护人员是可以接受的，并作为以医院为基础的康复是有效的。

家庭医院

家庭病房的模式相当于在家中提供了医院级别的服务，也作为需要入院治疗的替代选择，显示出不错的临床结局。缩短住院时间,减少再住院率,提高患者和照护者的满意度,并降低重要的老年并发症。如:谵妄。

医疗保险家庭健康服务

符合标准

医疗保险将支付一定的居家照护服务。照顾老年患者的医生必须熟悉对这些服务的基本纳入标准。医疗保险的目的是作为一种急性疾病的获益,而不是慢性病老年患者支付长期护理的保险。因此,医疗保险的获益是关联于从急性病照护转换到医疗保险所涉及的"专业需要"。针对医保患者的家庭健康照护服务涵盖了医疗保险 A 部分。倘若确定的标准得到满足,医生和具备资质的家庭健康机构所提供的服务可以报销。医疗保险支付报销家庭医疗开支的基本要求如下:医师证明病人是居家;患者拥有专业的需要,而且专业的需要是合理和必要的;所呈现的服务是间歇性的或兼职的;医师完成诊疗必须以面到面的形式并使用由医师签署的 CMS-485 表格,而这也正是照护计划的一部分。

1. **居家要求** 为了符合"居家"要求,病人必须具备以下情况:即如没有后述情况帮助时,疾病或伤害使得其离家将变得相当费力;这些情况包括:拐杖,手杖,轮椅或步行器,专业性转运,或其他人帮助,或者离家是医疗禁忌。但是,并非是说病人一定是长期卧床或绝对居家。离开家庭必须是频繁的,持续时间短一点,或是进行了医疗相关的服务。非医疗原因离家的例子诸如:参加宗教服务或散步和开车。在医保指南中介绍了"时间短"或"很少"非专业定义。导致一个人受限在家的疾病或伤害包括中风,失明,痴呆症,截肢,或精神病问题,也可能是病人拒绝离家或是不安全离家及无人看管。

2. **熟练技能的需求** 熟练技能的需求对于家庭护理机构是需要的,这样才能获得家庭健康服务的医疗支付。熟练技能需求是指需要专业训练和准入证明以确保安全和有效,如:由护士或治疗师提供的服务。一个熟练技能需求的例子是复杂病情的病人监测时,就需要由技术熟练的护士调整药物治疗和再评价。其他的例子包括伤口护理治疗,导管护理,物理治疗,对需要管理病情如:糖尿病或伤口处理方面的照顾提供者或病人进行培训,以及新药如:华法林的教育和监测。由技术熟练的护士单独登门采集血不被看做为一个熟练技能需求。一旦一个人对于家庭保健服务有熟练技能需求,其他覆盖家庭健康服务的医疗保险,如社会工作,职业治疗,以及家庭健康助手也可以获得。因此,熟练的护理或物理治疗需要开启对患者家庭健康方面的医保获益,并有更广泛的服务可适合于病人照护。只要熟练技能需求存在,服务就可以提供。

不是所有的熟练技能需求都是可以支付的。例如:如果某患者正在管理中的糖尿病,其胰岛素注射毫无困难,葡萄糖控制很好,此时训练并不适宜,那么支付也将被否决。如果病人曾服用口服药物,然而医生增加了胰岛素的治疗方案,那么此时要求护理服务训练病人用新胰岛素管理糖尿病是合适的。

3. **合理和必要的熟练技能需求** 熟练技能需求必须是合理和必要的。相关资料应该在照护计划(表格 CMS-485)和任何的补充形式中呈递出来。如果适当的医疗信息不存在,病历会由医疗保险中心和医疗补助服务中心(CMS)指定的区域中介进行审查,以确定该服务是否合理和必要。合理和必要的技能需要的一个例子是,病人出院回家后心衰发作。然而,如果任何治疗方案的记录没有改变,而且表格 CMS-485 中记录了病人生命体征平稳和并无功能障碍,那么该病人的需求不能被认定是合理和必要的。家庭健康机构手册中提供了另一个例子,是从医院髋部骨折后出院的患者,家庭照护服务被要求仅用于每月注射维生素 B_{12}。虽然注射是一个熟炼技能需求,但如果政府批准的文件中没有维生素 B_{12},也没有证据证明注射液是必要或合理的,那么支付会被拒绝。

4. 面对面访谈需求 成立于 2010 年的支付医疗法第 6407 条规定，一项面对面需求要有家庭健康服务的资格认证。它要求医师的医疗记录，或者非执业医师的医疗工作人员在 90 天内或照护开始后 30 天对病人进行面对面的访谈。会面必须与转诊病人到家庭健康服务机构的原因相关。此外面对面会面形式还需要接受临终关怀服务的再认证（表 19-1）。

5. 兼职或间歇服务 针对希望每 60 天获得至少一周期熟练技术服务的医疗现况，"间歇"是指技术熟练的护理照护提供每周少于 7 天、每天少于 8 小时，为期 21 天或更少天数。因此，一次性静脉输液（例如：预计该状况不会再现，也就不需要间歇性服务）不符合报销范围。如果合适的记录可以提供，那么期限的例外处理可以是基于个体化而作出的。

6. 护理计划 表 CMS-485 是照顾病人的综合计划。此表列出了诊断、药物、饮食、活动和服务需要，如：伤口护理，除此之外还有一些其他信息。患者所享受到的照护，一定是来自在家庭健康招募时就有资格签署执业认证的医生，而且至少每 60 天以内医师必须对表格进行审核和签名。

表19-1 面对面的访谈形式

必须在发生治疗开始前 90 天，或开始治疗的 30 天内，且必须与家庭照护转诊的原因相关。

必须是医生进行或即便是非医师，也要提供医师工作。

形式必须包括：
- 病人的姓名，面对面访谈的日期
- 执行访谈的提供者姓名
- 患者居家状态的医学原因。
- 即时病人的临床状况。
- 创造什么样的临床条件来支持医疗上需要、技术熟练的居家照护服务。
- 医生的签名和医师签名的日期必须是原件，可以是面对面访谈格式的传真件。

其他各州也有对签名时间的要求。医生可以针对照护计划的认证向医保开账单。

拒绝支付

对于非医师家庭健康服务来说，单一访问是拒绝支付的常见原因。如果患者主诉有排尿症状，即使患者被确诊和针对感染应用抗生素，医疗保险也不会针对家庭保健护士以单一访问的形式获得尿液标本做出支付。但是，如果家庭保健机构本来就计划去随访熟练技能需要的再评估，但病人在住院，或处于临终关怀，或单一访问后去世了，那么该机构也将支付此次访问的费用。

另一个常见的（拒绝支付）原因是对非急性事件的判断（比如：物理疗法是面向临床稳定性稳定疾病或逐步渐进性残疾的体弱患者而提供）。自开始以来，医保就是基于急性照护的模式来运作，支付也主要用于具有可预见恢复期的急性事件。在家庭健康服务被认可之前，大多数病例必须有一个明确可见的终点。在启动家庭健康服务之前，医生应考虑这些服务是否真有望改善患者的病情。

对于其他常见的拒绝支付原因是医生未能完成面对面访谈的形式和未签署 CMS-485 表格。照护计划应至少每 60 天就进行审查，如果需要的话还要更新和签名。

护理服务的创新

▶ 家庭独立性

家庭独立性的示范是在 2010 年可支付照护行动的 3024 章中被授权的。在这项示范中，CMS 的创新中心将与以家庭为基础的基层照护实践共同检验以下假设，即综合性的以家庭为基础的跨学科团队可以提供高品质照护；而且当照护实施于集多种慢性病和功能减退于一身的高成本医保受益人时，该团队更能为医保系统节约资金。质量指标包括降低住院率，改善病人和照护者满意度，并提高健康状况等等。通过 CMS 和参与实践之间的共享节约机制来降低成本和提供高质量照护的实践行为将受到财政方面的奖励。该示范项目开始于 2012 年。

▶ 医疗保险优势计划

医疗保险优势计划也制定照护模式，以改善一些合并多种慢性病患者的照护质量和成本；这些慢性病患者常常使用高成本的照护诸如就诊于急诊和频繁住院。INSPIRIS 是一家与医疗保险优势计划合作并提供综合照护管理的公司。该公司面向 5%～10% 的计划内成员。这些人虽然具有最复杂的健康照护需求和最高的成本，但他们已经显示出健康照护使用和再住院的减少，以及结局和病人满意度的提高。

▶ 全方位老人健康照护计划

全方位老人健康照护计划（PACE）是照护的一个模式，专注于在社区待了足够久的慢性病老年人。一个人参加 PACE 的资格首先必须是年龄超过 55 岁，经州政府认定有资格居住于养老院。在此情况下，患者能够继续安全居住在社区，在 PACE 内服务区生活。对于注册了 PACE 并有医疗保险和医疗补助计划双重资格的个人，该计划接收了由医疗保险和医疗补助计划而来的经费设置，并面向每一个注册计划的参与者。不符合医疗保险的参与者可以自行支付部分医疗补助。服务内容包括医师、护理照护、成人日间计划、交通、家庭保健助手、社会工作、完整的处方药覆盖、临时照护、物理治疗及职业治疗。

▼ 附加资源

医疗补助

医保受助人也可能会收到医疗补助（双重资格），如果他们符合收入和财富方面的要求。医疗补助计划提供了许多医疗保险不报销的家庭医疗服务。此外，若干州都推出了医疗减免计划，为医保患者提供居家照护服务。这些医保患者具有医疗补助和养老院双重资格而且降低养老院再入院率的希望比较大。各国必须确保 CMS，即能在家里或社区提供这些服务的成本不会超过将个人在机构接受的服务成本。有些提供的服务包括个人护理，临时照护，其他一些在家中需要的帮助。

区域机构的老化

老的区域老龄机构（AAA）设立于 1973 年，那时的美国老人法案提供了一些资源给老年人。当地的 AAA 提供了几种类型的援助：信息和对接服务，社区服务，家庭服务，住房服务，以及年长者权限。

信息和对接服务包括提供的信息及转介为 AAA 以外的服务，照护者的支持，退休规划和教育。以社区为基础的服务，包括就业服务，如：技能评估，测试和就业安排。他们还提供了老年中心的信息，聚餐，成人日间护理和志愿者机会。居家服务可能包括轮椅送餐、协助个人照护、购物和家政服务、电话和居家个人拜访、个人应急反应设备、燃气及电费等为低收入人士的财政援助，以及照顾者临时居住照护。AAA 还帮助老年人找到替代的住所，因为他们从独立生活转变到对不同层次援助的需求，而目的通常是试图避免安置在养老院里。高级住房设置，集体之家，辅助生活设施，以及成人临时寄居地，都是 AAA 帮助个人的一些探索。AAA 也可以提供养老院的信息。最后，AAA 还提供法律援助，并调查虐待老人的指控和忽视。这其中包括无论是在社区内还是长期护理设施中的自我忽视。

▼ 医生在家庭照护中的作用

医生可以在几个不同的层次上提供家庭照护：住院和康复照护，急性家庭照护，评估考察，以家庭为基础的社区照护。在提供这样的照护中，医生往往与家庭健康机构的一些资源共同工作，包括专业护理、家庭健康助手照护、物理及职业治疗师和社工。

从这些类别的描述得出的一个推论就是，选择合适的家庭照护患者的重要性。患者的选择需要对患者的医疗状况，了解患者环境的适宜性，包括可用的照护提供者所给予支持的层次，以及家庭保健机构支持患者的特殊需求的能力。

急性住院和家庭康复照护

住院治疗后照护和居家康复照护，重点是恢复功能，并完成医疗问题的管理。在这个环境下，跨学科医疗团队提供了很多照护，并有医生提供的医疗监督和监管。

居家照护和评估

在急性家庭照护中，医生积极参与急性疾病管理。医生家访，家庭保健机构参与，与跨学科医疗团队的密切合作对评估和管理病人来说是至关重要的。此外，家访的评估，可在前期基础上完成；这也让医生来评估家庭环境，照护者，患者的功能障碍，包括不依从，难以诊断和过度使用健康服务。

家庭护理和家庭为基础的社区照护

除了病人访谈部分（即病史和体格检查和咨询），出诊允许并鼓励功能、社会、照护给予以及环境方面的评估。在病人/家属许可的前提下，检查家庭环境（例如：杂乱和障碍，可使用装置，灯饰，卫浴安装，厨房设置，冰箱内容，用药设置）可以帮助医生了解功能和医疗方面的问题。此外，在家中病人和照护者间互动的观察，其结果往往与在办公室环境中看到的显著不同，在一些管理主题上更可以提供有价值的观点。医生可能会选择单一出诊，以评估病人的家庭环境或照护需要，或者医生可以提供家庭环境下的初级照护。在某些情况下，在提供以家庭为基础的初级

照护的出诊实践中，医师与跨学科照护团队共同工作，包括执业护师，护士，社会工作者，以及家庭健康助手。表19-2列出了推荐出诊的装置。

▶ 医保医师照护计划监察的计费

医疗保险B部分支付医生的出诊。家访结算使用代码99341～99350。走访家居照护设施使用CPT代码99324～99337计费。此外，医疗保险B部分使用CMS常用的编码系统GO181来支付照护计划监察（CPO）。单独的代码必须用于初始的家庭健康认证（GO180），重新认证（G0179），和CPO（G0181）。医生最少每个月有30分钟花在家庭照护订单及与家庭照护提供者沟通上，那么这个费用是可以报销的。它也可以包括花在记录的审查或与其他学科联合照护的时间上。CPO不包括与药剂师讨论处方花费的时间，也不包括与病人或家属讨论的时间。医疗保险B部分的报销还有20%的共同承担部分，这部分也是医疗保险受益人要负责的。

表19-2　家庭护理设施

基本的	选择的
血压计	检眼镜
听诊器	耳垢清除设备
抽血设备	录音机
温度计	血糖仪
尿、痰、大便标本杯	保健监测点（例如：监测INR）
手套	数码相机
叩诊锤	笔记本电脑/电子
音叉	病历
潜血卡和显影剂	脉搏血氧仪
润滑凝胶	伤口护理套装
脚趾甲修剪	妇科窥器
压舌板	峰流速仪
处方笺	秤
尖锐物容器	便携式心电图仪

INR，国际标准化比值

Boling PA. Care transitions and home health care. *Clin Geriatr Med.* 2009;25(1):135-148, viii.

Boling PA. Preface. Home care, from origins to present day. *Clin Geriatr Med.* 2009;25(1):xi-xiii.

DeJonge KE, Taler G, Boling PA. Independence at home: community-based care for older adults with severe chronic illness. *Clin Geriatr Med.* 2009;25(1):155-169, ix.

Huss A, Stuck AE, Rubenstein LZ, Egger M, Clough-Gorr KM. Multidimensional preventive home visit programs for community-dwelling older adults: a systematic review and meta-analysis of randomized controlled trials. *J Gerontol A Biol Sci Med Sci.* 2008;63(3):298-307. Erratum in: *J Gerontol A Biol Sci Med Sci.* 2009;64(2):318.

Leff B, Burton JR. The future history of home care and physician house calls in the United States. *J Gerontol A Biol Sci Med Sci.* 2001;56(10):M603-M608.

McCall N, Komisar HL, Petersons A, Moore S. Medicare home health before and after the BBA. *Health Aff (Millwood).* 2001;20(3):189-198.

Shepperd S, Doll H, Angus RM, et al. Avoiding hospital admission through provision of hospital care at home: a systematic review and meta-analysis of individual patient data. *CMAJ.* 2009;180(2):175-82.

Stuck AE, Kane RL. Whom do preventive home visits help? *J Am Geriatr Soc.* 2008;56(3):561-563.

相关网站

American Academy of Homecare Physicians (this organization is an excellent source of information on home care as it relates to physician practice in home care and the Independence at Home model). http://aahcp.org

Center for Medicare and Medicaid Services (various sites have excellent information on the Medicare home health and hospice program and the Independence at Home Demonstration). http://www.cms.gov

National Association for Home Care & Hospice (this site, although for a trade group that represents home care agencies, hospices, home care aide organizations, and medical equipment suppliers, provides general information and links related to the home care industry). http://www.nahc.org

National Association of Area Agencies on Aging (this site has a number of helpful links to find local services). http://www.n4a.org

第 20 章
老年旅行者

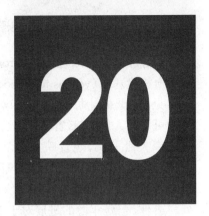

Gerald Charles, MD

老年人的基本原则

1. 老年人由于生理储备降低更容易面临旅行中的危险。
2. 对任何一个旅行者来说，慢性疾病的恶化都是主要的风险，因此在老年旅行者旅行之前注重"疾病的管理和教育"尤其重要。
3. 任何形式的旅行都能增加静脉血栓形成的风险，在老年人中更为严重。
4. 在飞行中遇到紧急医疗状况时，向专业保健医生求助可能会拯救生命。

旅行问题的概述

"考虑重新建立曾经存在于人类和宇宙之间的原始和谐"

—— Anatole France

许多人喜欢旅行而另一些人对此难以忍受，但旅行却肯定是现代生活的一部分。然而，每一位旅行者都会遇到旅行中固有的一些"风险"。这些风险包括不熟悉的气候、食物、疾病、语言、风俗，由于"松懈的"公共安全标准而导致的危险。缺少无障碍通道，不熟悉环境的犯罪，以及对特别形式的旅行来说一些特定的风险。当老年人面临脱水、极端的气温、急性疾病或者慢性疾病急性加重时，这些问题就变得更加严重。由于缺乏扶手、不平坦的路面甚至是午夜在不熟悉的旅馆

等原因都会增加跌倒的风险。老年人更容易受到时差的影响，特别是当一个患有轻度认知障碍的人在一个不熟悉的环境中感到迷惑时，就可能会发生不良事件。一个曾经在繁杂的机场为担心怎样及时到达正确的登机口而困惑的人随后就会意识到任何潜在的困惑都可能使旅行变得更加紧张。因此，几乎所有导致旅行风险的因素在老年人群中都被放大了。

目前尚缺乏有关旅行中医疗问题的可靠人口学数据。一些监控系统，如：GeoSentinal 监测网络，通过 6 大洲的旅行和热带医疗诊所网络系统加强了有关世界范围的传染性疾病数据。这种系统对评估旅行回归人员发热性疾病的病因或者了解基于旅行地点的感染性疾病的旅行风险可能很有帮助。然而，事实上还没有类似的机构收集有关旅行中其他问题的数据。通常一个国家不会在形式上保留有关犯罪或事故受害者的信息，并允许汇总那些数据，同时汇集国际性数据仍存在许多问题。许多旅行相关的健康问题从未见报道，旅馆和机场等机构也不负责收集这种信息。已有的数据表明，普通感染（上呼吸道感染以及肠胃炎）是常见的，机动车辆事故及跌倒和行人事故也更是具有创伤性的事件。有些少见的健康问题是来源于犯罪的，不常见的问题来自于"冒险"，另外有些事故是源于社会动荡。"常见的事经常发生"这一法则当然适用于旅行。

由于旅行导致的静脉血栓的风险

深静脉血栓（deep venous thrombosis，DVT）及静脉血栓栓塞症（venous thromboembolism，VTE）是常见病，据估计每1000人中有1～2人患病。对于可步行人员VTE首次发病可预见的28天内死亡率大概11%，也反映了这个问题的严重性。在大多数已知的DVT和VTE风险因子中有高凝状态、活动较少、肿瘤、骨科整形问题和其他一些外科事件，但是年龄的进展对于DVT和VTE来说是独立的危险因素。DVT和VTE的风险虽然有时候也能意识到，但是在旅行外出过程中的发作还是比较难以量化的。"经济舱综合征"的早期研究针对这一风险提供了一个矛盾的结论。最近的一个META分析得出结论认为，旅行者VTE的相关合并风险为2.0（95%的可信区间[CI]，1.5～2.7）。有些研究中对照组的对照研究对象涉及包含"转诊偏倚"的VTE评估；将这些研究排除后，任何形式的旅行相关风险大概在2.8左右。在持续的旅行中，剂量反应关系计算所得是每2小时会增加18%的VTE风险。而在航空旅行中每2小时更可能会增加至26%。当我们想到当今世界上长途飞行的便捷和频繁，并已知一些与未旅行时VTE风险增加的相关因素时，那么在准备一位老人出行时，我们就应该注意到要着重考虑已知的与旅行相关的VTE风险增加可能。对于一个临床医生来说，评估单个病人的风险数量级是应该做的；该行为旨在判断旅行前相关风险降低的措施是否能被授权。在旅行中针对一些可调整的风险因素进行弱化，所有老年旅行者均会从这一特别关注中获益。这些因素包括脱水、少动和下肢静脉瘀滞状态的处置。当风险增加时，多种多样的抗凝形式的治疗措施也应当被纳入考虑。建议如下：

1. 低风险（如：年龄、肥胖、活动期炎症、近期非骨科手术）：鼓励频繁活动，饮水和弹力袜。
2. 中等风险（如：前期DVT，已知的静脉疾病）：如无禁忌证应加用低剂量阿司匹林。
3. 高度风险（如再发的DVT/VTE，高凝状态、恶性肿瘤等）：上述加用低分子肝素或者新型口服抗凝药如Xa因子或者凝血酶抑制剂。

因为年龄是DVT和VTE的独立风险因子，许多老年旅行者都会被归类为至少中等风险群体。

旅行风险

有很多资源对于旅行者和给老年旅行者提供建议的健康职业者来说都是可用的。美国国务院建设了一个不错的网站，是针对国际旅行（http://www.travel.state.gov）。网站上主要是聚焦各种建议，用来解决在世界上一些高国际化度和高关注度并且有特定风险的旅行地区所遇上的困难。疾病预防控制中心（CDC）也在建设一个网站，主要是用于国际化旅行中所推荐的疫苗注射和涉及的一些疾病（http://www.nc.cdc.gov/travel），这其中包括众所周知的"黄页"。CDC还有来自于船舶环境卫生计划中的预算明细报告非常有用。这里面列出了大多数国际远洋船只和这些船只的环境卫生检验（http://www.cdc.gov/inspectionquerytool/inspectiongreensheetrpt.aspx）。

对于给老年人出行提供建议的健康职业者来说，鼓励老年人们随身携带自己的一些慢性医疗问题清单是很重要的。清单上罗列了他们近期的医疗问题并最好是附有心电图复印件。当遇上一位糊涂的旅行者，既不能清晰说清楚自己的医疗问题也说不清自己采取了什么医疗措施，为他提供照护时就显现出这个清单信息的重要性来了。最后，提醒年老的旅行者，医疗保险是不能跨国支付的，所以要鼓励启用一些其他的健康保险支付。为关注旅行的病人所提供的建议清单罗列在表20-1中。

坐船旅行

乘船出行是老年人很受欢迎的一种度假方式。抛开近期的公众宣传不说，乘船旅行作为一种交通方式，由于其导航方面不会出现大的错误误差而风险较低。一些事件诸如：碰撞、触礁或

表 20-1　旅行者清单
1. 我不能旅行的原因是什么 　　谁来问？社区医生和（或）旅行门诊
2. 我需要注射疫苗吗？ 　　谁来问？社区医生和（或）旅行门诊 　　web: http://wwwnc.cdc.gov/travel/page/vaccinations.htm
3. 如何预防旅行中的血栓形成？ 　　谁来问？社区医生 　　Web: http://wwwnc.cdc.gov/travel/new-announcements.htm
4. 你应该携带的医疗信息： 　　医疗问题清单，用药清单（剂量和频次），过敏史，近 　　期心电图复印件，保险卡（除了医保卡之外）
5. 因为时区改变而导致用药时间表的变化 　　谁来问？社区医生或药剂师
国际旅行的网络资源
健康问题：http://wwwnc.cdc.gov/travel/page/yellowbook- 　　2012-home.htm
旅行船（卫生检疫）：http://wwwn.cdc.gov/inspectionque- 　　rytool/inspectiongreensheetrpt.aspx
国际旅行安全：http://www.travel.state.gov

是海盗袭击虽然是公众宣传的热点但其实真正发生的概率非常小。乘船旅行的主要风险实际上主要是涉及上岸的危险事件（诸如：交通事故，步行事故和跌倒），而这些也占到了"巡航"出行期间外伤性医疗问题的绝大部分。尽管甲板流行病主要是由于诺瓦克病毒或者病毒性上呼吸道感染所致的病毒性胃肠炎，而这发生的概率也相对并不高，但它们的表现由于受控制的环境而被放大。尽管很多病毒性疾病在有些船员们，如：食物处置者或者其他已经被感染的旅行者之间传播时变得具有高传染性，但优质的流行病学监控在限制性甲板流行病中也是十分有效的。在有些国家的船只注册中，会包含政府机构（诸如：美国和英国）强制推行的严格的公共卫生标准，那么这些船只给旅行者带来传染病的风险的可能性就会小于其他国家。有些个人出行航线和个人船只的数据也很容易从疾病控制管理中心处以前面所提及的"政府预算明细比较"的形式获得。更多的大一些的出行船只都在甲板上配备有医疗部门，能在出现小点的疾病或者受伤时提供初始的照料，也能在出现更严重的情况下协助安排医疗转运。

航空旅行

"如果飞机上有一名医生，你愿意自报家门成为一位空中服务人员吗？"有些人的估计显示有60%～70% 的医生曾经涉及飞行中的医疗急症事件中。尽管在既往的记录中显示飞行中医疗急症的发生是偶然的，在诸多航空公司中也很少有后面的跟进随访，但据估计显示每 100 000 个航空乘客中就会有 0.4～3.4 个会发生飞行中的急症事件。有一个针对飞行中急症的研究显示大概有3% 是猝死，有 13% 是明显的心血管问题如：心肌梗死和脑血管事件。参考每天都有遍及世界的航班数量，估计每天会大概发生 30 起飞行中的急症事件。

飞行中急症事件的性质和预测发生频率在表20-2 中有所显示。显而易见的是，出自于该表格中的部分但并非全部原因，老年人发生飞行中急症事件的风险更高一些。他们患有以下疾病的可能性更大，如：冠心病（已知或未知的）、慢性阻塞性肺疾病、自主神经功能下降所致的晕厥和可能是多种原因。如：潜在的认知功能下降或药物副作用所导致的精神错乱加重。因为面临涉及老年人飞行中急症事件的健康职业者没有在危机原因相关的最佳推测基础上做出诊断性的支持，所以要考虑到表 20-2 中列出的疾病发生频率，进而能对所遇问题作出解释说明。

若能熟知急症事件中何种资源可加以利用，健康职业者便能够从中获益，而这些资源也会依序重新设置。

1. 空中乘务人员需要经验丰富，紧急流程中训练有素，并在急救中经历过一定训练。他们中的许多在飞行中急症事件中是"在其位谋其政"的，所以要提前和经常咨询他们才行。

2. 许多美国的空运公司都有经验丰富的医生，他们在急诊医学和航天医学中训练有素，完全胜任空对地沟通中的咨询和磋商。作为一

表20-2　飞行中急症的种类

分类（所有急症%）	问题（分类%）
神经病（16.7%）	晕厥/意识丧失（50%）
	癫痫（33%）
心脏病（15.9%）	疑似梗死（50%）
	心绞痛（33%）
精神病学（14.9%）	焦虑（33%）
	酒精相关（33%）
	惊恐（33%）
胃肠病学（10.9%）	肠胃炎（50%）
	腹痛（33%）
	晕机（33%）
ENT（8.9%）	耳气压伤（50%）
	窦气压伤（10%）
肺部病（6.9%）	哮喘（50%）
	COPD（20%）
	呼吸困难（20%）
外伤（3.9%）	震荡伤（50%）
	酒精相关（50%）
糖尿病和低血糖（3.7%）	几乎全部是低血糖
仅有症状（8.9%）	多数是胸痛

表20-3　加强版机上急救医药箱的内容

带药注射器	其他
阿托品	500ml 静脉注射　生理盐水
葡萄糖	静脉注射　试管
安定	静脉注射　导管
肾上腺素	3个气管内套管
肾上腺素自动注射器	2个喉镜
利多卡因	3个口咽通气道
碳酸氢钠	手套　海绵　胶布
安瓿或小瓶	监护
苯海拉明	血压计
肾上腺素	听诊器
呋塞米	AHA 计算书
地高辛	注射器和针头
纳布啡	药物-混用
纳洛酮	沙丁胺醇吸入剂
普鲁卡因	氨吸入物
异丙嗪	阿司匹林片
琥珀钠氢可松	可乐宁片
	硝酸甘油片

个普遍的规则，任何要考虑通过改变飞机航线进行非计划着陆的紧急事件都需要征得待命的航空医生和机长的同意才行。

3. 有一个甚至更多空中乘务人员的美国飞机上都有自动体外除颤仪（AED）。空中乘务人员要熟知它的操作。AED 能显示心律，但不会处理休克，除非这个心律是休克引起的。

4. 除了"通勤航线"之外，大多数主要的运输公司和所有美国的航线都会配备"加强版机上急救医药箱"。这个箱中配有诊断性装置（血压计、听诊器等），口咽气道，静脉注射装置，口服药物，静脉药物、吸氧和复苏装置，包括复苏球囊、喉镜和气管插管。表 20-3 更详细地列举了其中的装置物品。

5. 更大的喷气式飞机都会配有便携式的医用氧气柜，而且氧气柜的数量随飞机型号各有不同。每一个柜子都能容纳大概三十分钟的氧气，所以氧气供应延时是不可能的。"通勤航线"飞机对医用氧气携带不作要求，也一般不带"加强版机上急救医药箱"。但通勤机若至少有 1 个空中乘务人员时，飞机上就要配备一台 AED。

有一些老年人若是有严重的健康问题时，不建议乘坐飞机。最常见的飞行受限情况是肺功能不全，而这其中最常见的诊断是慢性阻塞性肺疾病。休息时氧分压（动脉氧气的部分压力）低于 70mmHg 一般是乘坐飞机的禁忌证。一般来说，任何休息时需要氧气支持的医疗状况都应该仔细评估在 1800～2400 米的高度飞行时的座舱压力下能否耐受。飞机上可以安排供氧，而氧气管理的持续时间不应该被飞机上的急救医用氧气数量所限制。航空公司需要做一些优先的安排，与航空公司医疗部的磋商也要完成，这样在高空中氧气最适宜的流速能够提前决定。作为一个普遍的规则，乘客不能拿自己的氧气装置上飞机，仅有特定型号的集中器可在美国联邦航空管理委员会的同意下在飞机上使用。其他的一些飞行的禁忌证还包括不稳定冠心病或者是近期的心梗（一般说是 3 周内），近期内做过手术（2～3 周耳、鼻和喉［ENT］，眼，或胃肠手术和更多的几个周内的整形手术而 DVT 风险在增加），明显的神经性残疾或近期卒中和行为问题（认知减弱或精神问题引发）。

飞机上医疗急症所带来的责任问题一定程度上要通过美国在 1998 年通过的航空医学援助法案来分清（国际公法 105～170）。这个法案能够给一些乐于助人者如飞行途中在急症事件中提供帮助的健康职业者给予保护。为求法律的保护，健康职业者必须要以良好的忠诚度提供照料，符合医疗常规，并作为一个志愿者不能因为提供服务了就接受金钱馈赠。医疗照护的提供"必须等同于其他受过同等训练、在同样环境下所能提供出来的照护"。美国，加拿大和英国没有要求健康职业者在急症中志愿性提供照护，但很多欧洲国家和澳大利亚是这样做的。通过航空公司的旗帜可以判断是否健康职业者被要求提供照护。显而易见，强制性提供志愿照护是有问题的。在跨国甚至国内横跨多个州的飞行案例中，一些法定辖区的不确定性在判例法中仍悬而未决；这是因为很少有记录在案的诉讼案件中会反对健康职业

者在飞行时出现的医疗急症中提供照护。如果提供者充分意识到登机后能用到的治疗资源，能在由于缺乏诊断性信息而面对诸多不确定性时还准备提供照护，提供了照护也仅仅是"在经受同样训练者的范畴内"，并且在最终的分析中理解到，11 000 米上空所作出的临床决定经常就是"你的最佳猜测"，那飞行中的急症就能得以最好的解决。

对于旅途之中年长的旅行者和相关健康职业者双方来说，当令人不安的呼救进入公众广播系统时，一些有关老年人旅行风险的理解，旅行前资源的规划和哪些资源更合适被召至医疗急症事件中帮忙的健康职业者来应用等事宜都会准备的更好了。

Chandra D, Parisini E, Mozaffarian D. Meta-analysis: travel and risk for venous thromboembolism. *Ann Intern Med.* 2009;151(3):180-190.

Gendreau MA, DeJohn C. Responding to medical events during commercial airline flights. *N Engl J Med.* 2002;346(14):1067-1073.

Leder K, Torresi J, Libman MD, et al. GeoSentinel surveillance of illness in returned travelers, 2007-2011. *Ann Intern Med.* 2013;150(6):456-468.

Peterson DC, Martin-Gill C, Guyette FX, et al. Outcomes of medical emergencies on commercial airline flights. *N Engl J Med.* 2013;368(22):2075-2083.

Ross AGP, Olds GR, Cripps AW, et al. Enteropathogens and chronic illness in returning travelers. *N Engl J Med.* 2013;368(19):1817-1825.

Sack RL. Clinical practice: jet lag. *N Engl J Med.* 2010;362(5):440-447.

第21章
谵　妄

Tammy Ting Hshieh, MD
Sharon K. Inouye, MD, MPH

诊断要点

▶ 基于细致的病史、认知评估和内科及神经科查体所得出的临床诊断。

▶ 最特殊的特征是数小时到数天内发展而来的在基线精神状态上的急性改变。

▶ 其他的关键特征包括：持续24小时以上的症状增减的波动性时期；注意力不集中，难以集中；其他或者是无组织的念头如杂乱无章或语无伦次的讲话，或者是意识水平的改变（易惊醒或昏睡）。

▶ 感知混乱，诸如：幻觉，或被害妄想大概占15%～40%的病例。

▶ 寻找器官或者生理性原因（如疾病，药物相关，或者代谢性精神错乱）。

▶ 谵妄经常由于痴呆、抑郁或者精神错乱而误诊。

▶ 公认的谵妄诊断标准是由谵妄评估量表（CAM）所提供的。

▶ 老年人的一般特点

谵妄是一种急性的注意力和认知功能的紊乱，可能会发生在任何的疾病时间和阶段。它往往是一种严重的潜在的医疗状况，特别是一些衰弱的或者是潜在痴呆的老年人。

入院的谵妄发生率大概在10%～40%。在院期间，它可能会额外影响至25%～50%。术后谵妄的发生率大概在10%～52%。甚至在ICU可能会更高（70%～87%）。此外，80%的临终病人在去世之前也会发生精神错乱。

谵妄的三种形式已经被确定：极度活跃警觉型；低度活跃警觉和无精打采型；混合型，混合了上述两种元素。低度活跃型虽然未被过多的认知，但在老年住院患者中更为常见，而且它往往和总体预后比较差有关。

谵妄作为一种多因素的老年综合征，它是早先多种风险因素和中毒相互作用的结果或者是化学沉淀物的结果。因此，临床医生强调和辨清所有潜在因素并密切观察病人来寻找解决措施。

▶ 预防

谵妄预先处理的主要风险因子是先前存在的认知损害，特别是痴呆，这会使谵妄风险增加2～5倍。事实上是，所有慢性的医疗疾病都能预处理可能发展至谵妄的病人，就如同能划分神经性的和代谢性的紊乱。所有风险因素的列表都在表21-1中。

首当其冲的因素是用药，这在谵妄发作病例中占到40%的。和谵妄联系密切的是已知与精神症状有关的药物，比如：镇静催眠药、麻醉药、H_2阻滞剂和乙酰胆碱能药物。美国老年医学学会出版了一个老年人潜在不合适用药的列表，也就是2012年Beers指南。该指南包含了一些可能导致谵妄的用药。除此之外，谵妄风险的增加

表 21-1　谵妄的危险因素及诱发因素

危险因素	诱发因素
认知状态无组织的想法诸如 ● 痴呆/认知障碍 ● 抑郁 ● 谵妄病史	**药物** ● 三环类抗抑郁药 ● 抗胆碱能药 ● 苯二氮䓬类药物 ● 糖皮质激素 ● H_2受体拮抗剂 ● 麻醉剂 ● 多重用药 ● 酗酒
共存的医疗情况 ● 严重/终末期疾病 ● 多种共存疾病 ● 神经系统疾病(包括卒中病史、颅内出血、脑膜炎、脑炎、帕金森病) ● 代谢紊乱(包括高钠血症/低钠血症、高血糖/低血糖、高钙血症、甲状腺或肾上腺功能减退以及酸碱平衡紊乱) ● 骨折或创伤 ● 贫血 ● 低蛋白血症 ● HIV 感染	**并发疾病** ● 感染 ● 缺氧 ● 休克 ● 发热/低体温 ● 撤药 ● 低蛋白血症 ● 代谢紊乱(包括高钠血症/低钠血症、高血糖/低血糖、高钙血症、甲状腺活肾上腺功能减退以及酸碱平衡紊乱)
功能状态 ● 功能依赖 ● 不能活动 ● 活动水平低 ● 跌倒病史,步态不稳	**环境** ● 住在 ICU ● 躯体限制 ● 导尿 ● 疼痛 ● 情感压抑 ● 多种操作 ● 长期睡眠剥夺
感觉功能受损 ● 视力 ● 听力	**手术** ● 整形 ● 心脏手术 ● 长时间体外循环
经口进食减少 ● 脱水 ● 营养不良	
人口统计学 ● 年龄 65 岁或以上 ● 男性 ● 较低的教育水平	

和处方数量的增加直接相关。草药治疗被逐渐地认识到与导致谵妄有关,特别是启动一些心理精神用药治疗时。这在一些草药治疗时尤其真实,如:圣约翰草提取物、卡瓦胡椒和缬草根。表21-1 列举了其他一些易感因素包括疾病的相互作用、环境和外科手术。

American Geriatrics Society 2012 Beers Criteria Update Expert Panel. Updated Beers criteria for potentially inappropriate medication use in older adults. *J Am Geriatr Soc.* 2012;60(4):616-631. (Systematic review and grading of evidence on 53 medications and medication classes with potential for drug-related problems or adverse drug events in older patients.)

Fong, TG , Tulebaev SR, Inouye SK. Delirium in elderly adults: diagnosis, prevention and treatment. *Nat Rev Neurol.* 2009;5(4):210-220. (Review of current clinical practice in delirium, with a focus on neurologic pathophysiology, and includes discussion on diagnosis, treatment, outcomes, economic impact, and future directions.)

表21-2 谵妄的非药物治疗和药物治疗

非药物（风险/诱发因素）	干预措施	药物	干预措施
睡眠剥夺	助眠措施（背部按摩、轻音乐、降低光照/噪音、温牛奶或不含咖啡因的茶、单独的房间、减少夜间生命体征的检查/操作/给药） 避免使用镇静剂，特别是苯海拉明 保持睡眠-觉醒周期	**精神抑制药**	
		典型的	
		氟哌啶醇	● 优点：经证实/验证，可静脉/肌注/口服，口服剂型理论上具有较弱的延长QT间期作用及最佳的药代动力学 ● 缺点：镇静、催眠、急性肌张力障碍、锥体外束症状、抗胆碱能副作用（口干、便秘、尿潴留、精神错乱）、加重帕金森僵硬症状 ● 负荷剂量：每20~30分钟给予0.25~1mg直到症状缓解。每天最大剂量3~5mg。最大效应分别发生在给药后4~6小时（口服）；20分钟（肌注/静脉） ● 维持量：每12小时给予符合剂量的1/2；2~3天后逐渐减量。 ● 注意事项：低剂量时能使D_2多巴胺能受体饱和，因此，>5mg/24h的剂量只能增加不良事件而不提供额外的临床益处。
脱水	判断血容量不足和补液		
听力丧失	使用适当的助听器或者放大器		
视力减退	采用适当的助视器（患者自己的眼镜，放大镜镜片，或合适的设备）		
制动	尽快走动（必要时有人帮助或监督） 从床上转移到椅子上用餐 如需卧床，积极进行关节活动锻炼 自我护理（上厕所、洗头、穿衣） 减少线和管道（遥测、静脉输液、导尿）		
认知功能减退	反复对人物、地点、时间重新定位 大的更新板、日历、钟表 家人陪伴、单间、靠近护士站 患者参与坐决定和日常的上厕所 交流时眼神的碰触	**非典型的**	
		奥氮平	● 优点：较少引起锥体外系统状、可溶解的片剂剂型 ● 缺点：更大的抗胆碱能副作用能加重精神错乱，具有潜在的延长QT间期的作用 ● 起始剂量：2.5~5mg。如有必要20分钟后重复一次。
药物（镇静类或者精神类）	使用可替代的和危害较小的药物 避免使用半衰期长的药物 对肝肾功能受损的患者可以使用的药物 尽可能使用最低剂量逐渐减量和停止不必要的药物 2012美国老年病学会Beers标准： ● 三环类抗抑郁药 ● 抗胆碱能药 ● 苯二氮䓬类药物 ● 糖皮质激素 ● H_2受体拮抗剂 ● 镇静催眠药 ● 哌替啶/氯丙嗪/甲硫哒嗪	奎硫平（思瑞康）	● 优点：镇静作用帮助维持睡眠-觉醒周期 ● 缺点：只有口服剂型，延长QT间期 ● 起始剂量：6.25~12.5mg
		利培酮（齐拉西酮）	● 优点：镇静作用帮助维持睡眠-觉醒周期，口服和肌注剂型 ● 缺点：可能深度镇静，QT间期延长，迟发性运动障碍
		苯二氮䓬类药物	● 优点：用于酗酒或安神药停药的患者，劳拉西泮因为半衰期较短，代谢物无活性并可静脉注射成为苯二氮䓬类药物的首选 ● 缺点：因过度镇静、加重精神错乱而不常规推荐使用 ● 起始剂量：0.25~0.5mg

Inouye SK. Delirium in older persons. *N Engl J Med.* 2006;354(11):1157-1165. (Comprehensive review on current clinical practices in delirium – including epidemiology, diagnosis, prevalence, management, link with dementia; identifies areas of controversy and highlights need for future research.)

Sieber FE, Zakriya KJ, Gottschalk A, et al. Sedation depth during spinal anesthesia and the development of postoperative delirium in elderly patients undergoing hip fracture repair. *Mayo Clin Proc.* 2010;85(1):18-26. (Light propofol sedation decreased prevalence of postoperative delirium by 50%, as compared with deep sedation, making it a simple, safe and cost-effective means of preventing postoperative delirium.)

　　表 21-2 显示了大部分目的性的预防措施也可以是谵妄的非药物治疗。通过危险因素或诱因确定易患患者来预防谵妄是有效的。另外，积极主动的老年会诊（每天老年医学专家互访并根据有计划的方案提出针对性建议）在之前存在痴呆或功能障碍的易患患者中是有效的。

　　评价关节手术和术后谵妄的一些随机对照试验中，谵妄的药物预防一直以来备受争议。奥氮平片可以降低谵妄的发生率但可以增加谵妄的持续时间及严重程度。而氟哌啶醇能够缩短谵妄的持续时间、降低其严重程度和住院天数，但对发病率无效。总的来说，因为没有研究能够成功地预防谵妄的发生或者降低其发病率，因此抗精神病药不推荐用于谵妄的预防。手术时的深度镇静与术后谵妄的发生有关，轻度镇静时谵妄的发生率低，这表明在老年手术患者中轻度的镇静可预防谵妄。

Inouye SK, Bogardus ST Jr, Baker DI, Leo-Summers L, Cooney LM Jr. The Hospital Elder Life Program: a model of care to prevent cognitive and functional decline in older hospitalized patients. *J Am Geriatr Soc.* 2000;48(12):1697-1706. (The practical implementation of a multicomponent targeted program to improve cognitive and functional outcomes in older hospitalized patients.)

Inouye SK, Bogardus ST Jr, Charpentier PA, et al. A multicomponent intervention to prevent delirium in hospitalized older patients. *N Engl J Med.* 1999;340(9): 669-676. (Successful clinical trial of a multiple risk factor reduction strategy for the prevention of delirium in hospitalized older medical patients with 40% reduction in delirium.)

Marcantonio ER, Flacker JM, Wright RJ, Resnick NM. Reducing delirium after hip fracture: a randomized trial. *J Am Geriatr Soc.* 2001;49(5):516-522. (Randomized controlled trial of proactive geriatric consultation, which successfully reduced occurrence of delirium in hip fracture patients by 36%.)

Siddiqi N, Stockdale R, Britton AM, Holmes J. Interventions for preventing delirium in hospitalized patients. *Cochrane Database Syst Rev.* 2007;(2):CD005563. (Sparse evidence on effectiveness of interventions to prevent delirium; proactive geriatric consultation may reduce delirium incidence and severity, and prophylactic low-dose haloperidol may reduce delirium duration and severity.)

▶ 临床表现

A. 症状及体征

　　谵妄初步评估的主要依据是确定患者认知功能的基线和任何认知改变的临床过程。因此，能够提供详细病史的可靠者是最重要的，如：配偶、子女或看护者。病史应该寻求和明确精神状态中任何细微的改变，并寻求根本原因。

　　谵妄的病史特点主要是发病急和病程的波动性。往往在 24 小时内症状出现和消退或病情加重和减轻。这是与老年痴呆症主要的区别，老年痴呆通常在数月至数年间呈缓慢进展。

　　1. 认知的改变　通常认知测试可以发现谵妄的其他特点，最重要的是密切观察病人在认知测试中的反应质量。例如：患者可能在某一认知测试中正确得分，但在完成任务中可能表现出注意力波动，容易分心，语无伦次或嗜睡。

　　2. 注意力不集中　注意力不集中，或不能保持注意力或者集中注意力、维持注意力、转移意力的能力下降，是谵妄的另一个重要临床表现。患者会很难保持或听取谈话，对以前的答案容易分心、固执。患者可能需要重复认知任务的指示或很难遵守指示，如：简单重复，数字广度测试，或者是倒背月份。

　　3. 思维混乱　思维混乱、讲话杂乱甚至语无伦次，记忆障碍，定向力障碍，或多语。

　　4. 意识水平改变　意识水平的改变程度从焦虑、警惕状态到昏睡或昏迷状态不等。

　　5. 其他特点　其他特点常见于神志不清的患者，如：精神运动性激越或迟钝，知觉障碍（如：幻觉，幻想），偏执妄想，情绪不稳，睡眠—觉醒周期紊乱，但这些都不是诊断所必需的。

B. 实验室检查和影像学检查

图 21-1 提供了诊断和评估老年人谵妄的系统化方法。没有特定的实验室检查可以明确诊断谵妄。目前的研究已转向有潜力的特定生物标记物，但仍需要进一步的研究：蛋白 S-100，胰岛素样生长因子 -1，神经元特异性烯醇化酶，炎性标志物包括白介素 -8，TNF-α，单核细胞趋化蛋白 -1（MCP-1），降钙素原，皮质醇等。

用于评估谵妄病人的实验室检查应包括全血细胞计数、电解质（包括钙）、肝肾功、血糖和氧饱和度。此外，为了寻找隐匿性感染，可以考虑进行血培养、尿常规和尿培养、胸部 X 线检查。如果某个病人具体病因还未确定，可进行其他实验室检查。这些措施包括甲状腺功能检查、动脉血气、维生素 B_{12} 水平、药物浓度、毒理学筛查、皮质醇水平、脑脊液分析。

如果有近期跌倒或头部外伤、不明原因的发热、新的局灶性神经功能症状或病因未明的病史或征象，颅脑 CT 或磁共振成像都能有所表现。脑电图可用于评估癫痫的发作，也可以区分谵妄和非器质性精神障碍。

American Psychiatric Association. *Diagnostic and Statistical Manual of Mental Disorders*. 5th ed. Washington, DC: American Psychiatric Association; 2013. (Reference standard for definition of and diagnostic criteria for delirium.)

Inouye SK, van Dyck CH, Alessi CA, Balkin S, Siegal AP, Horwitz RI. Clarifying confusion: the confusion assessment method. A new method for the detection of delirium. *Ann Intern Med.* 1990;113(12):941-948. (Validation study for the CAM instrument in hospitalized elderly and a subset of persons with dementia.)

Khan BA, Zawahiri M, Campbell NL, Boustani MA. Biomarkers for delirium—a review. *J Am Geriatr Soc.* 2011;59 Suppl 2:S256-S261. (Literature review of potential biomarkers for delirium shows promise with S-100 beta, insulin-like growth factor 1, and inflammatory markers.)

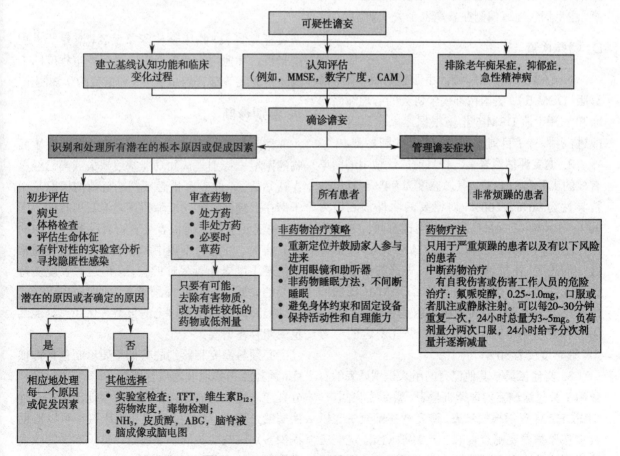

图 21-1 评估老年可疑谵妄患者的流程图

Wei LA, Fearing MA, Sternberg EJ, Inouye SK. The Confusion Assessment Method: a systematic review of current usage. *J Am Geriatr Soc*. 2008;56(5):823-830. (CAM improves identification of delirium and is optimally used when scored based on observations made during formal cognitive testing and after training in the use of the instrument.)

Wong CL, Holroyd-Leduc J, Simel DL, Straus SE. Does this patient have delirium? Value of bedside instruments. *JAMA*. 2010;304(7):779-786. (Eleven instruments for diagnosis of delirium were evaluated and best evidence supports use of the CAM which takes approximately 5 minutes to administer.)

C. 体格检查

详细的体格检查对谵妄的评估至关重要。在老年人中谵妄往往是严重的潜在疾病的最初表现。因此，注意早期定位性征象体检可以让早期损害尽早得到诊断。仔细寻找隐匿性感染的证据，包括肺炎的迹象，尿路感染，急性腹痛，关节感染，或新出现的心脏杂音。详细的神经系统检查，注重局灶性或偏侧性表现也至关重要。

D. 特殊检查

1. 心理障碍诊断和统计手册第四版-文本修订版（DSM-5） 美国精神病学协会的心理障碍诊断和统计手册 DSM-5 指南根据专家意见进行了改进，并保持了目前谵妄的定义和诊断标准。

2. 谵妄评估量表 一种目前广泛使用的简单有效的工具（表 21-3）。其敏感度为 94%～100%，特异性为 90%～100%，对谵妄的阴性预测值为 90%～100%，在痴呆症患者中同样有效。在重症监护病房，使用改良的 CAM（CAM-ICU）对机械通气的患者、不能活动的患者、失语的患者进行认知评估和筛查谵妄是可行的。CAM-ICU 的应用并不十分有效，因其敏感度仅为 64%～73%，阴性预测值为 83%，而在能用语言表达的患者中，敏感度仅为 50%。

3. 其他工具 其他已有的用来识别谵妄的有效的工具包括谵妄护理调查量表、谵妄症状回访、NEECHAM 意识模糊量表、谵妄观察筛查量表以及重症监护谵妄筛查量表。一旦被确定，这些工具将不断改进用于明确谵妄的严重性，包括记忆

表 21-3　谵妄的 CAM 诊断标准[a]

1. 精神状态突然改变或起伏不定。此特点是建立在家庭成员或护士对下列问题的正面回答：患者是否出现精神状态的突然改变？在过去 24h 行为反常起伏。如：时有时无或者时而加重时而减轻？

2. 注意力散漫。此特点是很难集中注意力，（如：轻易心烦意乱，或者不能回忆所说过的话）。

3. 思维无序。这个特点是基于患者存在思维无序或说话语无伦次，如：对话散漫离题，思维逻辑不清，或主题变化无常。

4. 意识变化程度。此特点是基于患者意识变化的程度而不是意识的改变。这种意识水平的改变可以是警惕（过于兴奋）或各种萎靡的状态，如：嗜睡（昏沉，容易唤醒），木僵（难以唤起），或昏迷（不能唤醒）。

[a] 谵妄的诊断必须满足特点 1 和 2，以及 3 或 4 之一。应在回顾病历，与家庭成员或护士讨论，对病人进行简单认知评估（简易的认知筛查，例如：定向力，回忆单词和数字广度测验）后做出 CAM 的等级评定

谵妄评定量表，临床整体印象量表，谵妄严重程度指数。其他用于诊断及确定谵妄严重程度的工具还有谵妄等级评定量表-98 和谵妄的认知测试

▶ 鉴别诊断

谵妄和老年痴呆症的鉴别诊断是临床医生面临的困境。特别是认知功能基线缺失或当已经存在认知缺陷，此时医生必须判断目前的情况是由于潜在的慢性认知功能障碍还是谵妄引起的。因此，关键要从信息提供者处获得有关基线状态的可靠病史。注意力不集中和意识水平的改变通常不是轻中度老年痴呆症的特点，但这些表现支持谵妄的诊断。已知的痴呆患者，如果病史包括认知功能障碍基线水平以上的日益恶化和思维混乱也表明存在谵妄。

必须与谵妄相鉴别的其他重要诊断包括抑郁症，躁狂症和其他非器质性的精神障碍，如：精神分裂症。这些疾病通常不会很典型地出现在一种疾病的过程中。而且，病史和临床过程可以协助提供鉴别这些症状的重要线索。意识水平的改变在这些其他疾病中并不重要。有时，由于症状细

微或患者的不合作,鉴别诊断相当困难。因为谵妄具有潜在的威胁生命的本质,所以在得到更多的信息之前,宁可先按照谵妄进行治疗。

Delirium: diagnosis, prevention and management (Clinical Guideline 103). National Institute for Health and Clinical Excellence 2010. Publicly available at http://guidance.nice.org.uk/cg103. (Up-to-date and comprehensive source of evidence based medical practice for the prevention and treatment of delirium.)

Greer N, Rossom R, Anderson P, et al. *Delirium: Screening, Prevention, and Diagnosis—a Systematic Review of the Evidence.* VA-ESP Project #09-009 2011. Washington, DC: Department of Veteran Affairs; 2011. Publicly available at http://www.ncbi.nlm.nih.gov/books/NBK82554/. (Up-to-date review of prevention and diagnosis of delirium with discussion of areas where future research is needed.)

Fick D, Foreman M. Consequences of not recognizing delirium superimposed on dementia in hospitalized elderly individuals. *J Gerontol Nurs.* 2000;26(1):30-40. (Delirium was less likely to be recognized in patients with dementia. These cases were also more likely to be readmitted to the hospital.)

Inouye SK, Foreman MD, Mion LC, Katz KH, Cooney LM Jr. Nurses' recognition of delirium and its symptoms: comparison of nurse and researcher ratings. *Arch Intern Med.* 2001;161(20):2467-2473. (Prospective study of nurse recognition of delirium: Nurses often missed delirium when present—70% of cases missed—but rarely identified delirium when absent. Risk factor for underrecognition included older age, vision impairment, dementia, and hypoactive delirium.)

▶ 并发症

谵妄具有高发病率、高死亡率、高致残率的特点。与之相关的并发症,包括吸入性肺炎,褥疮,深静脉血栓形成,肺栓塞和泌尿道感染。此外,谵妄与其根本原因相关的并发症有关。所有这些因素导致了老年谵妄患者的长期预后很差。谵妄还与一些长期问题具有独立相关性,如:长期功能低下,死亡,长期卧床,需要正规的家庭护理康复服务,新的制度化以及高额的护理费用。

Cole MG, Ciampi A, Belzile E, Zhong L. Persistent delirium in older hospital patients: a systematic review of frequency and prognosis. *Age Ageing.* 2009;38(1):19-26. (Persistent delirium is more prevalent than previously recognized and is associated with adverse outcomes, poorer prognosis.)

Inouye SK, Schlesinger MJ, Lydon TJ. Delirium: a symptom of how hospital care is failing older persons and a window to improve quality of hospital care. *Am J Med.* 1999;106(5):565-573. (Considers delirium as a quality of care measure given the frequency of delirium and the correctable deficiencies in hospital care that can be implemented to reduce delirium. Provides in-depth discussion of the approaches to improving quality of care for hospitalized older persons.)

Marcantonio ER: In the clinic. Delirium. *Ann Intern Med.* 2011;154(11):ITC6-1-ITC6-16. (Review that provides clinical overview and interactive resources on delirium, focusing on prevention, diagnosis, treatment, practice improvement and patient education.)

Witlox J, Eurelings LS, de Jonghe JF, Kalisvaart KJ, Eikelenboom P, van Gool WA. Delirium in elderly patients and the risk of postdischarge mortality, institutionalization, and dementia: a meta-analysis. *JAMA.* 2010;304(4):443-451. (Meta-analysis of the current literature on delirium and its complications suggest poor outcomes, even independent of other co-morbidities and confounders.)

▶ 治疗

目前有三种方法可以治疗谵妄(参见图21-1):
(a)识别并治疗潜在的药物性因素;
(b)消除或尽量减少造成谵妄的因素;
(c)控制谵妄的症状。

全面回顾用药史(包括处方药,非处方药,必要时,还要筛查中药服药史),以确定可能造成谵妄的药物。应该评估药物间的相互作用,还应评估目前的肝肾功能(例如:通过估算肌酐清除率),药物治疗剂量和频率应据此调整。应收集完整的病史和进行详细的体格检查(包括神经系统),同时选择实验室和影像学检查。应进行隐匿性感染评估。

如果不能确定明确的原因,应进一步检查,如图21-1所示。

A. 非药物治疗策略

一般情况下,非药物策略应在所有谵妄患者中使用。表21-2细化了一些预防或治疗谵妄的策略,包括再定位,环境优化,感觉缺失的修复,避免卧床,活动/自我护理,睡眠卫生。

B. 药理策略

药物治疗应用于严重躁动的谵妄患者,其行为可能会威胁到必要的医疗措施(如:机械通气),或会带来安全隐患。考虑到谵妄治疗中使用的所有药物也可引起或加重躁动,一个总的原则是尽可能使用最低剂量和最短的疗程。用药的终点应该是患者清醒,易于管理,而不是镇静。很多时候,镇静药是过度活动型谵妄最初治疗所使用的药物,但是否继续用药不明确,遵循精神状态系列评估的能力不清楚,患者对药物不良反应的风险显著增加。

乙酰胆碱缺失被认为是谵妄的病因之一。然而,胆碱酯酶抑制剂虽然在前期有所作用,但对缓解谵妄无效。一些小型试验并没有表明多奈哌齐和卡巴拉汀在谵妄治疗中可以获益。一项试验甚至得出二者可增加死亡率。表 21-2 涵盖了目前推荐用于治疗和管理精神错乱患者的几类药物。

American Psychiatric Association. Guideline watch: Practice guideline for the treatment of patients with delirium. *Am J Psychiatry.* 2004; DOI:10.1176/appi.books. 9780890423363.147844 (Clinical practice guidelines based on review of the literature and expert opinion.)

Lonergan E, Luxenberg J, Areosa Sastre A, Wyller TB. Benzodiazepines for delirium. *Cochrane Database Syst Rev.* 2009;(1):CD006379. (No controlled trials support the use of benzodiazepines in nonalcohol withdrawal delirium.)

Lonergan E, Britton AM, Luxenberg J, Wyller T. Antipsychotics for delirium. *Cochrane Database Syst Rev.* 2008;(2):CD005594. (Low-dose haloperidol has similar efficacy in delirium as atypical antipsychotics such as olanzapine and risperidone. High-dose haloperidol has increased side effects.)

Milisen K, Foreman MD, Abraham IL, et al. A nurse-led interdisciplinary intervention program for delirium in elderly hip-fracture patients. *J Am Geriatr Soc.* 2001;49(5):523-532. (Intervention focused on education of nursing staff, systematic cognitive screening, and geriatric assessment reduced the duration and severity of delirium after hip fracture. No effect was noted on incidence of delirium.)

▶ 预后

谵妄一直以来被认为是可逆性的症状,意味着患者一定可以回归他们认知和功能状态的基线水平。然而,临床上谵妄并不总是暂时性的,并可以导致长期的认知和功能受损。发生谵妄以后,一些患者记忆力减退,认知测试的成绩降低。这些研究发现表明谵妄的病理过程可导致直接的、长期的神经系统损伤。

另外,患有谵妄的患者在未来更容易发展为痴呆。谵妄似乎能够增加发生痴呆的风险并且可能加速痴呆的进程。因此,事实上谵妄会使老年人认知下降。

Fong TG, Jones RN, Shi P, et al. Delirium accelerates cognitive decline in Alzheimer disease. *Neurology.* 2009;72(18):1570-1575. (Delirium accelerates trajectory of cognitive decline in Alzheimer disease.)

Girard TD, Pandharipande PP, Ely EW. Delirium in the intensive care unit. *Crit Care.* 2008;12 Suppl 3. (Delirium was independently associated with increased hospital stays, lower 6-month survival and persistent cognitive impairment in adult ICU patients.)

McCusker J, Cole M, Abrahamowicz M, Primeau F, Belzile E. Delirium predicts 12-month mortality. *Arch Intern Med.* 2002;162(4):457-463. (This prospective case-control study confirmed that delirium was an independent marker of increased mortality in older hospitalized patients.)

相关网站

American Psychiatric Association guidelines. http://psychiatryonline. org/guidelines.aspx

Hospital Elder Life Program. http://www.hospitalelderlifeprogram. org/public/public-main.php

National Institute for Health and Clinical Excellence (NICE) guidelines for delirium. http://guidance.nice.org.uk/cg103

Systematic Reviews of delirium studies by Martin Cole and colleagues in the Cochrane Library, Database of Abstracts of Reviews of Effectiveness. http://www.cochranelibrary.com

Veteran Affairs guidelines for delirium. http://www.hsrd.research. va.gov/publications/esp/delirium.cfm

第22章
认知障碍和痴呆

Kaycee M. Sink, MD, MAS

Kristine Yaffe, MD

诊断要点

▶ 至少有以下2种认知功能受损:记忆力,执行功能,语言,视觉功能以及人格/行为

▶ 社会或职业功能的严重受损

▶ 功能水平较前严重下降

▶ 功能受损在谵妄时不单独存在或者占精神疾病的大部分。

▶ 老年人特点

60岁以后,痴呆的患病率每5年增加一倍。据估计,居住在社区的85岁以上的老年人中,其患病率在25%～45%,养老院中的患病率甚至更高(>50%)。大约60%～70%的痴呆是由阿尔茨海默病(AD)引起的;路易体痴呆(DLB)和血管性痴呆(VaD)是其他常见的形式。另外,相当大部分的患者为混合性痴呆(AD合并VaD或者AD合并DLB)。额颞叶痴呆(FTD)是新发现的一种类型,其患病率还不明确。

老年认知功能被视为从正常老化引起的认知功能变化到轻度认知功能障碍(MCI)再到痴呆的一个范围。和年轻人相比,老年人在限定时间的任务完成中往往行动缓慢并且反应较慢。轻度记忆力障碍可能表现为主观问题,比如:很难回忆起别人的名字或者东西放在哪。然而,正常老化的人通常稍后能够记得信息,拥有完整的学习能力。任何记忆功能的缺损都是微小的,随着时间的流逝变化不大,并且不引起功能障碍。

认知功能低于某一年龄和教育水平的正常下限但并未严重到诊断为痴呆时称为MCI。MCI的特点是以主观认知为主诉,最好是由其他人证实;至少有1项客观认知功能障碍的证据(记忆力、语言、执行功能等);具有完整的功能状态。若MCI涉及记忆力(遗忘性MCI)将更容易发展为AD,并很可能表现为极早期AD的症状。每年有10%～15%的遗忘性MCI患者转变为AD,年龄匹配的对照组中仅为1%～2%。虽然随着时间的进展,一些MCI患者最终发展为AD,但这些患者在临床上仍存在异质性,因为一些患者会进展为其他类型的痴呆而其他患者仍保持稳定的认知功能。认知功能障碍最严重的类型是痴呆。其诊断需要满足多种认知功能受损(至少2项),这种认知功能受损与基线水平相比严重下降并且足以造成日常功能的受损(见上述"诊断要点")。

在基层医疗中,痴呆特别是在早期阶段常常未被诊断出或记录下来。认知功能受损和痴呆应在老年人中尽早检测以便明确认知功能受损的次要因素。AD的药物治疗仍然是对症治疗(不是改变病情的),可能会提高患者的生活质量,延长功能相对良好的时期,推迟入住养老院的时间。此外,早期诊断可使患者和看护者计划未来的需要,使基层医生改变治疗方案和评估治疗目标。

McKhann GM, Knopman DS, Chertkow H, et al. The diagnosis of dementia due to Alzheimer's disease: Recommendations from the National Institute on Aging-Alzheimer's Association workgroups on diagnostic guidelines for Alzheimer's disease. *Alzheimers Dement.* 2011;7(3):263-269.

▶ 预防

目前，还没有预防 MCI 或者痴呆的措施。然而，控制血管风险因素，如：高血压、高血脂和糖尿病可能会降低 AD 和 VaD 的风险。此外，越来越多的证据表明，规律的体育活动（包括散步）可能是降低认知功能障碍和痴呆风险的一项重要的行为措施。认知活动如脑力练习，适度饮酒以及营养干预同样也可能降低患病风险，但仍需更多的数据支持上述观点。抑郁和吸烟都能增加痴呆的风险，在老年人中需要筛查这两种情况。银杏、非甾体类抗炎药（NSAID）、他汀类、雌激素和维生素 E 都不推荐用于预防痴呆，因为在一些大型临床试验中它们不能延迟或预防痴呆，甚至对一些病例造成伤害。

Daviglus ML, Bell CC, Berrettini W, et al. NIH state-of-the-science conference statement: Preventing Alzheimer's disease and cognitive decline. Ann Intern Med. 2010;153(3):176-181.

▶ 临床表现

A. 病史

病史对评估潜在认知功能障碍或痴呆患者极其重要。虽然病史不一定可靠，但是通过患者本人获取病史能够提供一些有用的信息。让患者描述其病史能够评估近期及远期记忆。询问病史和手术史以及目前服药情况也有助于评估近期及远期记忆。例如：如果患者否认病史或手术史，那么体格检查中发现腹部大的手术瘢痕就极具提示意义。

由于认知功能障碍的患者提供的病史是不完整和不正确的，因此从家庭成员、看护者或其他消息提供者询问病史至关重要。病史应集中询问症状的持续时间（无论是缓慢起病还是急性起病）以及症状进展的速度和类型（逐步 vs. 持续下降）。需要特别关注的特定方面包括患者学习新事物的能力（例如：使用微波炉或远程控制）；语言问题（例如：唤词困难或内容缺失）；完成复杂任务的困难（例如：结算支票簿，准备一顿饭）；以及个性改变，行为问题或者精神症状（例如：妄想、幻觉、偏执）。良好的功能评估将有助于明确损害的严重程度以及是否需要看护者帮助或者对没有陪护的患者是否需要更加严密的监护。

评估包括日常生活能力（ADL）和工具性日常生活能力（IADL；如：做饭，打扫卫生，购物，管理财产，打电话，管理药物，开车或者安排交通）。另外，临床医生应该评估患者的家庭和社会状况从而为制定治疗计划提供有用的信息。

获取详细的服药史和共存疾病病史包括抑郁症状、酗酒和其他物质滥用非常重要。虽然痴呆的可逆性病因只占不到 1%，但大部分的检查都是为了确定和治疗这些病因。表 22-1 总结了病史和体格检查的关键要素。

B. 症状和体征

痴呆早期的症状和体征常常被医生和家庭成员忽视，特别是 AD 患者，其社交方面直到疾病的中期才维持不住。早期痴呆或 MCI 的细微线索包括经常重复同样的问题或故事，较少参与之前的习惯，较常发生事故及错过约会。慢性症状控制不佳提示由于记忆力问题导致对医嘱的依从性差，特别是这些症状之前能够很好地控制。自我忽视，管钱困难和迷路是更常见的表现。

1. 阿尔茨海默病　AD 经典的三联征为以学习和回忆信息困难（特别是新信息）为特点的记忆障碍、视空间功能受损、语言功能障碍，这些障碍加在一起会严重影响患者的社交和职业能力。通常，AD 患者很少注意到这些功能障碍，可能是由于他们的执行功能受到损害（计划、洞察力、判断力）。疾病早期，AD 患者可以保留社交功能和完成学习过的、熟悉的任务，但是很难完成复杂的任务，如：结算银行账户或者做出复杂的决定。患者起病隐袭，家人常常把短期记忆丧失归咎于

表 22-1　病史和体格检查的关键要素

病史

症状持续时间及症状进展的性质

存在与以下相关的特定症状

- 记忆力（近期及远期）和学习能力
- 语言（唤词困难，难以自我表达）
- 视觉空间能力（逐渐丧失）
- 执行能力（计算力，计划性，执行多级任务）
- 运动不能（不能做之前学会的运动任务，如不能切面包）
- 行为或人格改变
- 精神症状（冷漠，幻觉，错觉，妄想）

功能评估（ADL 和 IADL）

社会支持评估

病史，共存疾病

详细回顾服药史，包括非处方药，中草药制品

家族史

系统回顾，包括筛查抑郁，酒精 / 物质滥用

体格检查

认知功能检查

全面的体格检查，特别注意以下几方面：

- 神经系统检查，寻找局灶性病变，锥体外束体征，步态和平衡性评估
- 心血管系统检查
- 虐待或忽视的征象

筛查听力和视力的缺损

正常的老化，直到多年后患者需要药物干预。定向力障碍在 AD 患者中非常常见并且依次发展为时间感、地点障碍，最后不能认识亲人和熟人的面孔。渐进性的失语症最初表现为轻微的命名性失语，逐渐进展为流利性失语，疾病晚期阶段出现完全性失语。他们很难完成视觉及空间任务，甚至容易在熟悉的环境中迷路。疾病进展缓慢，患者独立生活的能力缓慢下降。

行为异常在 AD 患者中也很常见，因为在所有痴呆类型中，没有神经精神症状或行为异常是具有诊断意义的。早期改变表现为冷漠和易激惹（< 70%）及抑郁（30%～50%）。随着疾病的进展患者变得越来越不安，不注意衣着，不修边幅。

精神症状，如：错觉、幻觉、偏执也很常见，并影响着 50% 以上的中重度患者。

2. 路易体痴呆　DLB 是仅次于 AD 的常见的痴呆类型，占痴呆患者的 20%～30%。以帕金森病综合征、波动性认知功能障碍、视幻觉为主要临床特点。以路易体（Lewy body）为病理特征的神经变性疾病。符合以上 1 项特点有可能是 DLB，符合 2～3 项极有可能是 DLB。快动眼睡眠（REM）紊乱和对神经安定药非常敏感提示 DLB，自律性功能不全、晕厥、抑郁可支持诊断本病。排除其他可引起上述症状的情况。帕金森症状可与认知障碍同时发生，亦可先后出现。与帕金森病（PD）相关性痴呆不同（痴呆通常出现在疾病的晚期）。DLB 的帕金森症状主要表现为僵硬和运动迟缓，而震颤并不常见（在大量病例中不足 10%～25%）。痴呆晚期阶段发生帕金森症状不是 DLB 所特有的，因为很多晚期 AD 患者也会发展为高声调、运动迟缓和震颤。

虽然 DLB 具有每天波动性的特点，但如 AD 一样，也起病隐匿，逐渐进展。波动性体现在警觉性、认知功能和功能状态中。早期阶段，记忆力和语言障碍不如 AD 明显，相反，视空间能力、解决问题的能力和加速能力和同时期的 AD 的患者相比受损更严重。视幻觉发生在 60%～85% 经尸检证实的 DLB 患者，而仅发生在 11%～28% 经尸检证实的 AD 患者。这些幻觉内容生动，常为动物、人或神秘的事物。不同于真正的精神错乱，大部分 DLB 患者可以区分幻觉和现实，早期往往并不受这些幻觉影响。使用抗精神病药需要谨慎小心，因为 DLB 患者对这类药非常敏感，并可能加重原有锥体外系症状。抗精神病药也不应用于 DLB 的诊断，因为在这些 DLB 患者中出现过死亡病例的报道。

3. 血管性痴呆　一般来说，疾病的诊断基于痴呆患者存在脑血管病的临床表现和影像学证据。皮质中风或者体格检查发现局灶性神经功能受损后突然或者阶梯式出现的痴呆而不是持续性恶化支持血管性痴呆的诊断。然而，由于有相当大一部分患者存在皮质下血管病，使得病程更

加缓慢。此外，一些患者同时有 AD 和 AaD，轻度、进展性的非血管性痴呆可能被突然发生的中风掩盖。

与 AD 患者相比，血管性痴呆的记忆受损较轻，但认知功能较好，能够受益于暗示。神经心理学测试，可能发现"不完整的"缺陷，并且常常很难完成加速任务和执行功能。和 AD 一样，行为和精神症状也很常见，抑郁在血管性痴呆的患者中更严重。

4. 额颞叶痴呆　FTD 出现在相对较早的年龄（平均发病年龄在 50 多岁）。据估计 FTD 大约占老年性痴呆的 25%。FTD 实际上包含行为异常（之前称之为 Pick 病）和语言障碍（进展性失语和失语性痴呆）。

行为异常性 FTD（bvFTD）的特点为早期出现人格和行为的改变并保留记忆力，常被误诊为精神疾病。然而，bvFTD 的一些症状具有高度特异性（97%～100%，如：口部过度活动，早期出现人格和行为改变，较早丧失社会意识[抑制解除]，强迫性或重复性的行为，话语进行性减少[早期]，视空间能力相对尚存)，并可与 AD 相鉴别。口部过度活动以显著的偏食为特点（往往转向垃圾食品和碳水化合物）或者单纯的贪食。另外一种有趣的现象是一些 FTD 患者变得具有艺术才能虽然他们之前并无此兴趣爱好。

疾病早期，简易精神状态检查量表（MMSE）检查 FTD 患者的认知可能在正常范围。更规范的神经精神测试发现额部系统的功能缺陷如语言流利性、抽象和执行功能，并且这些缺陷较 AD 患者出现更早。与 AD 患者相比，FTD 患者往往保留视空间能力和相对保留记忆力，特别是认知记忆力。

5. 其他类型的痴呆　其他一些疾病也可导致认知功能受损和痴呆，如：PD 及其相关性疾病，亨廷顿病（HD），HIV、酗酒。大约 30% 的 PD 患者发展为痴呆，通常发生在 PD 的晚期阶段，以心理过程减慢、回忆功能受损（但是通常保留认知记忆）、执行功能障碍和视空间问题为特点。HD 是一种少见的常染色体显性遗传病，以运动（舞蹈病，肌张力障碍）、不自主运动和认知功能障碍为主要临床表现。随着对 HIV 的关注和 HIV 患者生存期延长，在鉴别认知功能受损时应考虑到 HIV 相关的神经认知障碍（HAND）。由于高效的抗反转录病毒治疗，HIV 相关的神经认知障碍的患病率已下降，但仍有 40% 以上的 HIV 感染者患有认知功能障碍。虽然慢性酒精滥用损害认知功能，但是痴呆症状是否真的与酒精有关仍存在争议（排除硫胺素缺乏和颅脑创伤），部分原因是目前尚无大型研究证实这一关系。

6. 疾病的晚期和终末期　大部分痴呆晚期的症状很相似，并且在疾病晚期几乎不可能区别不同类型的痴呆。晚期痴呆患者（典型的是 MMSE 得分 <10），语言能力严重受损，说一些无意义的话语，一些患者进展为失语，甚至连最基本的日常生活能力如自己吃饭都将变得困难，可能还会进展为大小便失禁并且生活不能自理。帕金森症状如僵硬也很常见。患者步态不稳，最终可能不能行走，导致卧床。晚期患者偶有癫痫发作。不死于其他共存疾病的患者往往发生并发症（如：营养不良、褥疮、反复感染）。晚期患者最常见的死因为肺部感染。

Cardarelli R, Kertesz A, Knebl JA. Frontotemporal dementia: a review for primary care physicians. *Am Fam Physician.* 2010;82(11):1372-1377.

McKhann GM, Knopman DS, Chertkow H, et al. The diagnosis of dementia due to Alzheimer's disease: recommendations from the National Institute on Aging-Alzheimer's Association workgroups on diagnostic guidelines for Alzheimer's disease. *Alzheimers Dement.* 2011;7(3):263-269.

McKieth IG, Dickson DW, Lowe J, et al. Diagnosis and management of dementia with Lewy bodies. Third report of the DLB consortium. *Neurology.* 2005;65(12):1863-1872.

C. 体格检查和精神状态检查

对认知障碍或者痴呆患者的体格检查应注重明确痴呆病因、伴随疾病的线索及可能加重认知障碍的情况（如：感觉障碍或者酗酒），被虐待或忽视的征象。神经系统检查应有针对性的明确既往中风的证据（如：局灶性的体征）和帕金森症状（如：僵硬和运动迟缓或震颤），并且牢记晚期痴呆患者音调增高和反射亢进是非特异性的。步态和平衡性是检查的重点并且应该常规评估。全面的心血管评估,包括测量血压和颈动脉病变以及外周血管疾病检查,有助于支持 VaD 的诊断。一些没有痴呆但存在听力和视力障碍的患者可能表现出痴呆性的行为并且精神状态检查得分很低。因此,在诊断痴呆前明确和纠正感觉障碍非常重要。

D. 筛查

在无症状患者中筛查痴呆的有效性存在争议。然而,对于痴呆高风险的患者(如:80 岁以上)或者对有记忆障碍的患者,推荐运用标准的经验证过的工具进行筛查。

1. 简易精神状态检查量表 简易精神状态检查量表(MMSE)满分为 30 分,主要检查患者的定向力、瞬时记忆、远期记忆、注意力/计算力,语言和视空间功能,广泛应用于认知检查。然而,MMSE 版权受到保护,并需从美国心理评估资源公司购买。和其他一些筛查测试一样,简易精神状态检查量表是基于文化和语言的测试,并且应该根据年龄和教育水平进行判断。经过年龄和教育水平校正后,简易精神状态检查量表对于发现痴呆的敏感性和特异性非常高(分别为 82% 和 99%)。因为这个量表是通过语言表达的,并且患者需按要求写字和画画,听力、视力或者其他身体缺陷也可能使得分不准确。早期认知功能障碍的患者的得分可能在与其年龄和教育水平相应的正常范围之内。然而,如果每 6～12 个月重复测试,MMSE 可以检测出认知下降并且可以提示 MCI 或痴呆的诊断。在 AD 患者中,MMSE 得分每年降低 3 分,对于 MCI 患者,通常每年下降 1 分。对于正常老化的老年人,MMSE 的得分与去年同期相比不会下降太多。总的来说,26 分以上为正常,24～26 预示着 MCI,＜24 分符合痴呆的诊断。然而,最好将每个患者的得分与经过年龄和教育水平校正过的中位数得分比较以监控差别来评估功能的下降。

2. 蒙特利尔认知评估 蒙特利尔认知评估(MOCA)作为筛查认知功能受损的测试而受到喜爱。与 MMSE 相似,满分为 30 分,是评估不同认知功能的测试,包括记忆力(回忆 5 个单词的任务)、定向力、视空间功能、注意力、计算力、抽象力、语言能力和执行功能(MMSE 不包括这点)。它比 MMSE 更敏感,特别是在筛查 MCI 方面。这项测试和用法说明可以从 www.mocatest.org 免费下载不同语言的版本,同样也可用于盲人。这项表格的得分截点为 26 分(25 分及以下表明受损),但是这个值对大多数美国人来说可能太高了。例如:在达拉斯心脏病研究中一个大型的、多种族的样本中,对高中教育水平的 70 岁的人群,平均得分为 20.5。测试得分很大程度上受教育水平的影响。规范数据越来越多,提供数据的人应该查阅文献中的表格,为正接受测试的患者提供按年龄和教育水平分层的平均数和标准差。MOCA 需要纵向的数据。

3. 简易认知分量表 人们试图创建简便、重点突出、较 MMSE 费时更少并且可以免费获得的筛查工具。两种常用的测试包括画钟测试(CDT)和回忆 3 种事物,当这两种测试同时使用时,就叫做简易认知分量表(Mini-Cog)。在 Mini-Cog 中,患者被要求用手画一个设定为某一时刻的钟面。一些可用的 CDT 有不同的评分系统。然而,有证据表明,即使对没有经验的评估者来说,正常钟面和异常钟面之间的简单差异对于检测痴呆也具有很好地敏感性(大约 80%)。正常的钟面所有的数字在正确的位置,并且用手能够正确的展示所要求的时间。Mini-Cog 的使用迅速和简单,如果两种测试都正常,就能够排除痴呆。Mini-Cog 在受教育水平低的患者或者非英语国家的患者中更适用,此时 MMSE 并不十分有用。

E. 认知评估

对认知功能受损的患者或者痴呆患者进行认知评估需配合体格检查。如果一些关于认知能力的问题当做体格检查的一部分,患者将不太会受到威胁或者冒犯。另外,除了采用标准的评估工具 MMSE 或者 MOCA,提供者也应该评估 MMSE 或者 MOCA 中未涉及的认知功能,如:判断力和视力。痴呆的诊断需要满足至少 2 项认知功能受损，包括记忆力、语言、视空间功能和执行功能。语言评估可以通过简单的聆听患者谈话中内容的缺失或者使用"事情"或"它"等模糊词汇代替名词。当语言听起来似乎正常时，让患者对房间中的常见事物命名可能有帮助。执行功能受损常常通过病史可得知，也可以在检查时发现。例如：如果患者不能详细地描述其可能正常完成的（或过去常做的）复杂功能，就有可能存在执行功能障碍。

Borson S, Scanlan J, Brush M, Vitaliano P, Dokmak A. The mini-cog: a cognitive "vital signs" measure for dementia screening the multilingual elderly. *Int J Geriatr Psychiatry.* 2000;15(11):1021-1027.

Nasreddine ZS, Phillips NA, Bédirian V, et al. The Montreal Cognitive Assessment, MoCA: a brief tool for mild cognitive impairment. *J Am Geriatr Soc.* 2005;53(4):695-699.

Rossetti HC, Lacritz LH, Cullum CM, Weiner MF. Normative data for the Montreal Cognitive Assessment (MoCA) in a population-based sample. *Neurology.* 2011;77(13):1272-1275.

F. 实验室检查

在评估认知障碍或新诊断的痴呆患者，实验室检查通常是为了排除其他引发痴呆的可治愈疾病。老年人中可能影响认知功能的常见疾病是维生素 B_{12} 缺乏和甲状腺功能减退。尽管痴呆很少是由维生素 B_{12} 缺乏和甲状腺功能减退引起的（或经治疗后证实），但治疗这些疾病非常有必要。大部分临床医生也将会全血细胞计数、电解质、肌酐、血糖、血钙和肝功能检查。如果有很可疑的梅毒和 HIV 的迹象，还应该筛查这些情况。

G. 影像学表现

常规的 CT 或 MRI 扫描评估痴呆患者仍充满争议，但通常推荐行一项非增强 CT 或 MRI 检查来评估认知障碍以排除痴呆的可治性病因，如：硬膜下血肿、正常压力脑积水和肿瘤。除了寻找结构性的损害，影像学在诊断方面也可发挥作用，特别是诊断非 AD 痴呆。MRI 对血管性改变更敏感，并可测量海马的体积。对于症状典型的 AD 患者以及症状出现 1～2 年以上者，神经影像

表 22-2　认知障碍可能的"可逆性"/可治性病因

维生素 B_{12} 缺乏	硬膜下血肿
甲状腺疾病	正常压力脑积水
高钙血症	中枢神经系统肿瘤
抑郁	药物副作用
酗酒	重金属

学的检出率很低。向患者及家属讲明神经影像检查的优点和缺点。

VaD 的影像学检查也是非特异性的，这是因为很多老年患者在 CT 或 MRI 上有不同程度的小血管缺血性疾病表现。事实上，85 岁以上几乎 100% 的老年人在影像学上表现有白质高信号。因此，仅仅有血管疾病的证据并不能保证可以诊断 VaD。但是，病史或者神经心理检查与 VaD 一致，如果有广泛病变、多处梗死或者梗死位于关键解剖部位（如：丘脑），那么，影像学检查结果和临床有很大的相关性。FTD 患者通常额叶和前颞叶体积不对称性缩小，AD 患者则整体全面萎缩。

氟脱氧葡萄糖断层扫描（FDG-PET）能够测量大脑特定部位的葡萄糖代谢，有助于区别早期 AD 和 FTD 或 DLB。虽然 FDG-PET 能够提高病理证实的 AD 的诊断的准确性，但并不认为它是 AD 诊断的标准。此外，只有 FDG-PET 用于鉴别 AD 和 FTD 时，医疗保险才支付费用。最近，淀粉标记的 PET 示踪剂（如：AV-45）已应用于临床。然而，正如要写这一章节，淀粉 PET 影像学检查不涵盖在医疗保险之内，目前也没有明确是否将其用于临床诊断 AD。也不推荐用于筛查无症状的个体，因为多达 30% 的认知"正常的"老年人大脑淀粉检查呈阳性，并且因为目前还没有能够延缓或者阻止症状发展的治疗方法。

Hort J, O'Brien JT, Gainotti G, et al. EFNS guidelines for the diagnosis and management of Alzheimer's disease. *Eur J Neurol.* 2010;17(10):1236-1248.

Knopman DS, DeKosky ST, Cummings JL, et al. Practice parameter: diagnosis of dementia (an evidence-based review). Report of the quality standards subcommittee of the American Academy of Neurology. *Neurology.* 2001;56(9):1143-1153.

H. 特殊检验 / 检查

1. 神经心理学测试　神经心理学测试通常由神经心理学家进行，包括一套深入的标准化检查，主要测试多种认知功能，如：智力、记忆力、语言、视空间能力、注意力、推理能力和解决问题的能力以及执行功能。通过获得详细的病史和体格检查（包括简单的认知评估）而不需要神经心理检查就能诊断痴呆。但是，也有改用正式的神经心理测试帮助诊断的例子（例如：当患者是早期或者症状较轻时，特别是当他们发病前智力水平较高，以及在 MMSE 等测试时能够很好地完成）。神经心理学测试也可用于伴有抑郁、精神分裂症或其他心理疾病的智力和受教育水平低下的患者，在这些患者中，很难确定上述情况在多大程度上导致了认知障碍的表现。同样，在症状不典型的患者中，如：早期语言障碍，神经心理学测试可能有助于鉴别诊断痴呆的不常见的类型。另外，更全面的认知系列可明确相对优势，这种优势对患者和陪护者来说可能很重要，并且也有助于设置再评估的基线。

2. 生活能力的 Kohlman 评估　生活能力的 Kohlman 评估（KELS）通常由专业治疗师进行，评估患者安全独立生活的能力。例如：要求患者写一份模拟账单的支票，打电话或者判断图片中的危险状况并说出他 / 她该做什么。这种评估很有必要，特别是对患有已知的或者可疑痴呆并独自生活的患者，并且需要考虑是否有必要将患者转移到更多监护的环境中，如：老年生活助理中心。

3. 基因检测　明确 AD 遗传性方面已取得了巨大的进步。目前已发现了两种基因缺陷：一类是与早发 AD 有关，一类与晚发 AD 有关。早发家族性 AD 很少见，大约占所有 AD 的 5%。早发性 AD 患者通常在 40～50 多岁时绝大部分是在 60 岁以前发展为痴呆，为常染色体显性遗传。迄今，引起早发 AD 的 3 种基因突变被识别出：早老蛋白 1（*PSEN1*），早老蛋白 2（*PSEN2*）和淀粉样前蛋白（*APP*），分别位于第 14、1、21 号染色体上。*PSEN1* 突变是最常见的。临床上，检测早发

性 AD 的基因突变是没有用的，因为并不能改变疾病的治疗。然而，如果患者的子女想要知道他们是否遗传了这种基因，就应该寻求基因方面的咨询。另外，早发性 AD 的基因检测对研究很有价值。

与早发性痴呆相比，晚发性痴呆与增加 AD 风险的基因有关，但不是常染色体显性遗传。患者或家属可能会要求医生为他们做"阿尔茨海默病的血液检测"，大部分指的是载脂蛋白 E（*APOE*）基因多态性。*APOE* 与 AD 风险之间的相关性已得到证实，ε4 等位基因增加可使 AD 风险增加 2～3 倍，而 ε4 等位基因具有保护性。需要铭记的是，*APOE*-ε4 只是 AD 基因上的危险因素，因此不存在 ε4 等位基因并不能排除诊断，存在 ε4/ε4 纯合子也不能纳入诊断。事实上，大部分 AD 患者并不携带 ε4 等位基因。广泛共识认为 *APOE* 检测只用于研究。

Pinsky LE, Burke W, Bird TD. Why should primary care physicians know about the genetics of dementia? *West J Med.* 2001;175(6):412-416.

▶ 鉴别诊断

痴呆的鉴别诊断包括表 22-2 中所列出的潜在的可治愈的病因，其中有代谢紊乱、结构性脑损害、药物、酗酒和抑郁。鉴别诊断也包括谵妄、不能纠正的感觉障碍、遗忘和其他心理疾病。

A. 抑郁

抑郁常常伴随痴呆同时存在（占 30%～50%），但也可能是认知障碍的唯一病因，因此在诊断痴呆之前必须排除或治疗抑郁。患者记忆与客观障碍不相符提示很有可能是抑郁。与痴呆不同的是，痴呆患者倾向于将他们的记忆障碍最小化。患有认知障碍的老年人合并抑郁时，在接下来的几年里发展为痴呆的风险很高，牢记这一点很重要。

B. 谵妄

谵妄在老年人中是一种常见的引起精神错乱

的原因,特别是在住院患者中,很可能被错误地认为是痴呆。与痴呆相比,谵妄的临床表现是突然发生的认知和意识改变,注意力不集中,感觉障碍(视幻觉常见)以及症状起伏。第 52 章中的表 52-3"老年人精神错乱的评估"比较了谵妄、抑郁和痴呆。如果怀疑患者为谵妄,则应寻找潜在的病因并进行治疗。痴呆是谵妄的重要危险因素之一。若谵妄缓解后认知障碍持续存在,应进一步致力于痴呆的工作。

C. 药物和感觉障碍

药物常常造成老年患者精神错乱。许多种药物包括鸦片制剂、苯二氮䓬类、神经安定药、抗胆碱能药(许多可疑的药物具有显著的抗胆碱能作用)、H2 受体阻断剂和类固醇激素都被涉及。医生应该让患者或者陪护把所服用的药物都带来(包括非处方药)以便进行检查。应该评估药物之间的相互作用和适当的剂量。另外,应该停用任何不必要的药物。再评估患者可能揭示认知和功能的改善。同样,纠正感觉障碍(视力或听力受损)在误诊为痴呆的患者中也很重要。

D. 酗酒

对于认知障碍、性格分裂、经常发生事故或者不能待在家里或工作的患者应该筛查酗酒的可能。常年大量饮酒会导致永久性的认知障碍。这可能是由于酒精对大脑的直接毒性作用或是维生素 B_1 缺乏,也可能是因为和酗酒有关的并发症有关,如:摔倒或暴力导致的头部创伤。然而,酗酒也可能与患者功能水平的急剧下降有关,戒酒后患者的认知和功能可能会改善。

E. 其他精神状况

慢性精神疾病如:精神分裂症或者双向情感症也应该与痴呆鉴别,特别是出现行为异常和精神症状如错觉和幻觉。另外,慢性精神分裂症的老年患者比未受影响的患者更容易发展为痴呆。老年精神分裂症患者认知障碍的形式与 AD 患者不同,解剖证实 AD 并不能解释认知障碍。

▶ 并发症

A. 谵妄

谵妄需要与痴呆进行鉴别,同样是痴呆的主要并发症。谵妄的危险因素包括认知障碍、严重的疾病、血尿素氮 / 肌酐比值升高以及视觉障碍。意识到痴呆患者住院时患谵妄的风险很高极其重要,并需要采取措施避免诱因,如:身体约束、导尿、营养不良和使用多种新型药物。

B. 行为和心理异常

痴呆的行为和精神心理异常症状(BPSD)很常见,影响着 80% 的痴呆患者。这些症状预示着预后更差,更早住进养老院和更高的花费,并且增加陪护者的负担。这些症状包括:

- 躁动和攻击行为
- 破坏性的发出声音
- 精神症状(错觉、幻觉、妄想)
- 抑郁症状
- 冷漠
- 睡眠障碍
- 徘徊或踱步
- 拒绝身体护理(洗澡和打扮)

虽然躁动和精神症状常见在痴呆中很常见,随着疾病的进展,任何新出现的行为表现在单单归咎于痴呆前都应该进行评估。新出现的躁动的诱因可能包括谵妄、疼痛未得到治疗、大便堵塞、尿潴留、新的用药、感觉障碍以及环境因素(如:新的环境、过多的刺激)。

错觉在 AD 患者中不如精神分裂症复杂或奇异。表 22-3 列举了一些痴呆常见的错觉。另外,

表 22-3　痴呆患者常见的妄想症

偏执妄想	误认
人们正在偷东西	误认熟悉的人(例如:坚信女儿为妻子)
不忠性指控	现在的家不是他们的家
认为有人要伤害自己	假冒者(例如:配偶是假冒的)

如果存在幻觉往往倾向于是视觉上的，而在精神分裂症中，听幻觉则很常见。超过 50% 的 AD 患者在某种程度上会有精神症状，有时需要药物治疗。然而，在一些患者中，精神症状是自限性的。事实上，联邦政府法规要求尝试对养老院里的患者每 6 个月撤除（或减量）这些药物。

C. 与陪护者压力相关的并发症

日常的陪护者给予痴呆患者绝大部分的照顾，并付出了相当大的财力和人力。随着患者痴呆严重程度的加剧、对日常生活能力依赖性的增加和行为异常的出现，陪护者压力的风险也增加。医生应该评估陪护者的压力，因为压力与患者和陪护者的不良预后有关，包括增加住养老院的风险，增加患者被忽视或受虐待的风险，并且增加陪护者抑郁的风险（据报道 30%～50% 的陪护者受到抑郁的影响）。治疗性干预如暂缓护理和护理支持可降低压力。

▶ 治疗

管理认知障碍或痴呆患者的目标是尽可能长时间的保留其功能和自主性，维持患者和陪护者的生活质量。目前药物能够轻度地改善症状，但还没有能够改变病情的药物。

A. 认知障碍

1. 胆碱酯酶抑制剂　胆碱酯酶抑制剂（ChEI）是目前任何程度痴呆的主要治疗（轻到重度）：多奈哌齐、卡巴拉汀和加兰他敏。这些药物都可以适度的改善轻到中度的 AD 患者的认知功能并延缓功能下降，甚至也可使中到重度的患者获益。ChEs 在 MCI 患者中经常使用，特别是遗忘类型的患者，但是 FDA 并未批准。一些临床实验表明，这类药虽然不能阻止 MCI 进展为 AD，但能够改善 MCI 的症状。另外，尽管 FDA 批准 ChEI 只用于 AD 和 PD 痴呆，但在 DLB、AD 合并 VaD 患者中也可获益。所有的 ChEI 对 AD 有同样的相对效能，不同之处在于半衰期（和相应的给药方案）以及受体特异性（卡巴拉汀也可以抑制丁

酰胆碱酯酶，但是这种临床意义还不清楚）。胃肠道副作用，包括恶心、呕吐和腹泻是典型的副作用，也是停药的常见原因。这些副作用通常可以通过 8～12 周缓慢滴定来减轻。睡眠障碍和噩梦也有报道。另外，ChEI 似乎可以增加晕厥的风险。给心动过缓的患者开这些药需要格外小心。表 22-4 列举了每种 ChEI 的推荐起始剂量和靶剂量。多奈哌齐 23mg 不被推荐，因为超过 10mg 的剂量会增加副作用。

评估每位患者 ChEI 治疗效果还没有成为临床规范。临床实验得出的效应值是适度的，只有 40%～50% 的患者表现出认知功能指标、ADL 得分或者客观的临床等级评定的改善。经过 6～12 个月，MMSE 或者 MOCA 得分稳定或者提高表明药物可能有效。虽然对一些患者来说，因为无效或者不能忍受副作用而换药可能有益，但是很少的证据支持这样做。

ChEI 合适的治疗周期还不清楚，但是一些专家认为如果治疗能够改善或稳定病情，应该终生治疗（或者直到患者完全丧失功能为止）。停用 ChEI 后医生和陪护者可能观察到功能的下降。

2. 美金胺　美金胺是一种 N- 甲基 -D- 天冬氨酸（NMDA）拮抗剂，被 FDA 批准用于治疗中到重度 AD。当痴呆达到中度时，常常在 ChEI 的

表 22-4 胆碱酯酶抑制剂

药物	起始剂量	靶剂量
多奈哌齐[a]	2.5～5.0mg/d	10mg/d（每 4 周增加一次剂量）[b]
卡巴拉汀[c]	1.5mg bid	6mg bid（每 2 周增加 1.5mg bid）[d]
加兰他敏[e]	4mg bid	8～12mg bid（每 4 周增加一次剂量）

[a] 同样适用于口服溶解片剂

[b] 多奈哌齐 23mg 并不比 10mg 有更大获益，而发生副作用的风险更大

[c] 对贴剂同样适用，起始剂量为每 24 小时 4.6mg，4 周后增加剂量至 9.5mg

[d] 如果治疗中断数天，从 1.5mg bid（口服）或 4.6mg（贴剂）再滴定

[e] 同样适用于一天给药一次的缓释剂。起始剂量为每天 8mg，每 4 周增加 8mg，最大剂量为每天 16～24mg

基础上加用美金胺。通常患者很容易耐受美金胺，根据临床对照实验，头痛是唯一的副作用，至少 5% 的患者发生，是安慰剂组的两倍（美金胺组的发生率为 6%，安慰剂组为 3%）。眩晕、精神错乱。便秘也偶有发生。

3. 其他治疗　抗氧化剂如银杏和维生素 E（α 生育酚）治疗痴呆引起了人们的很大兴趣，因为这些药物有似乎合理的作用机制。对银杏的研究表明可能对痴呆有轻度的获益，但是结论不一致。大型的、高质量的、随机对照试验发现，不论是银杏还是维生素 E 都不能预防认知功能正常或者 MCI 的老年人发生痴呆。

虽然 NSAID、他汀类和雌激素作为治疗 AD 的药物在一些观察性研究中看起来很有希望，但是随机对照试验并没有证明这些药物治疗 AD 的有效性。

Schwartz LM, Woloshin S. How the FDA forgot the evidence: the case of donepezil 23 mg. *BMJ.* 2012;344:e1086.

B. 血管性痴呆

没有药物被特别批准用于治疗 VaD。VaD 的治疗原则是以治疗中风的危险因素为基础，如：吸烟、糖尿病和高脂血症。降压治疗（HTN）有些争议。虽然控制血压可能有助于降低痴呆的发生率，但是一些观察性数据表明，一旦发生痴呆，轻度放宽 HTN（收缩压在 150mmHg 以上）与较低的血压相比可能对认知功能更好。ChEI 和美金胺对 VaD 也可能有效。

Kaviragan H, Schneider LS. Efficacy and adverse effects of cholinesterase inhibitors and memantine in vascular dementia: a meta-analysis of randomized controlled trials. *Lancet Neurol.* 2007;6(9):782-792.

C. 行为异常

1. 非药物疗法　因为 BPSD 很常见并且对患者和陪护者的生活质量产生不利的影响，因此把它们与认知症状一样管理非常重要。一旦排除新的行为异常的诱因（如：谵妄、疼痛、大便不通、助听器故障），尝试弄清楚行为代表的意义至关重要。当患者躁动或出现其他行为异常时，常常是因为他们不能用语言表达他们的需求。医疗提供者和陪护者应该试着学习这些行为对于痴呆患者意味着什么并试图提出这些潜在的需求。记录有关行为的日记很有用。联邦政府规章要求对养老院的患者首先采用限制最小的方法。在开始药物治疗前应该先尝试非药物疗法。

一些措施可能会减少痴呆患者的躁动，包括音乐、回忆疗法、养宠物、户外行走和明亮的光线。这些方法的统一主旨是如果措施适合患者，将会发挥最佳作用。例如：对于音乐疗法，弹奏患者以前喜欢的音乐要胜于向每个人播放标准磁带。一项研究证实，为护理人员和照顾者提供强化教育、训练理解和治疗 BPSD 的直觉性的假设也能够减少养老院里的痴呆患者的躁动。

表 22-5 为伴有痴呆相关的行为异常的患者的陪护者和医疗提供者提出了一些循证证据少但更实用的技巧。

2. 药物疗法　如果非药物疗法失败了，则有必要加用药物疗法。然而，还没有用于治疗 BPSD 的批准药物，同时还要衡量轻度的获益和潜在的伤害。一些种类的药物可以治疗 BPSD，包括：抗精神病药、抗抑郁药、情绪稳定剂和 ChEI。表 22-6 列举了治疗 BPSD 的药物和常用剂量。

抗精神病药：最佳的证据表明非典型的抗精神病药奥氮平、利培酮有效（轻度有效），但是也应该考虑到其副作用并与潜在的获益权衡。所有不典型抗精神病药的黑框警示是可以增加痴呆患者的死亡率和脑血管事件的风险。应该与患者的决策者谈论使用抗精神病药的风险和获益，并记录下来。除了增加中风和死亡率，需要考虑的副作用还包括锥体外系症状、迟发性运动障碍（大剂量时发生）、镇静作用、体重增加、糖尿病和高泌乳素血症。低剂量典型的抗精神病药（如：氟哌啶醇）可用于急性状况，但是由于不可逆性迟发性运动障碍的风险不应用于慢性疾病。在一项研究中，即使低剂量氟哌啶醇（1.5mg/d）口服在第一年也导致了 30% 的老年人发生了迟发性运动障碍，第 3 年的发生率 >60%。

表 22-5 痴呆相关的行为困难：给陪护者和医疗提供者实用技巧

尽可能保持熟悉性和日常生活活动

日常生活活动的改变都可以使痴呆患者产生焦虑和忧虑。居住安排的改变、旅行或者住院都可能引发躁动和其他不良的行为。

减少可选项

太多的选择可能会使痴呆患者不知所措，因为他们不能挑选事物而沮丧。限制选择可能有用。拒绝换衣服或者坚持每天穿同样衣服的患者就是一个很好的例子。在这个例子中，陪护者只拿出 1 套衣服或者给患者 2 种选择：如："你想要穿蓝色的衬衣还是红色的衬衣？"这样可能有效。同样，简化谈话和环境也很重要。灌输太多常常令人不知所措或者容易被误解。

命令，不要询问

乍一看，这项建议似乎让一些人不舒服。然而，冷漠常常伴随着痴呆，因此让痴呆患者同意做一件事需要很努力。不要问"你现在想吃饭吗？"，这样可能在争论之后得到"不"的回答，更有效的说法是"现在该吃晚饭了"。同样，如果事情是肯定的而不是否定的患者可能更容易接受。例如：用"跟我来"代替"不要去那儿"。

理解他们的不能，而不是他们不愿意

家属和陪护者常常认为痴呆患者固执，故意将事情困难化。陪护者可能会浪费大量的时间和精力试图去"教会"不能学习的患者一些事情。帮助陪护者理解他们心爱的人的缺陷，可能提高二者的生活质量。

不要尝试逻辑和推理

因为执行功能障碍伴随着痴呆，推理和逻辑能力丧失的相对较早，随着疾病的进展变得更严重。试图使痴呆患者合理地思考往往导致双方都很沮丧，特别是对有错觉的患者。如果患者的错觉没有威胁性，和患者讨论并试图让患者理解没有意义的事情常常是徒劳的并且让双方都很沮丧。

经常牢记目标

如果祖父认为是 1954 年或者他的女儿是妇女联谊会的姐妹，这很重要吗？如果她想在屋里穿雨衣为什么不行呢？通过记住目标和重点，一些争执可能会避免。对陪护者和医生来说，记住大部分的行为不是持续终生而是暂时的也很重要。

表 22-6 痴呆的行为和精神症状的药物治疗

药物	起始剂量	最大推荐剂量 [a]
氟哌啶醇 [b]	0.25～0.5mg/d	2～3mg/d
利培酮 [c]	0.25mg bid	1.5mg/d
奥氮平 [d]	2.5mg/d	5～10mg/d
曲唑酮	25mg qhs	50～100mg qhs
SSRIs（如：西酞普兰）	10mg/d	20～40mg/d
卡马西平	100mg/d	300～400mg/d
丙戊酸钠 [e]	125mg bid	～1000mg/d

SSRI，选择性 5- 羟色胺重吸收抑制剂
[a] 使用可获益的最小剂量
[b] 同样适用于静脉剂型
[c] 同样适用于液体形式（不要与可乐或茶混合在一起）和口服溶解片剂
[d] 同样适用于肌注和口服溶解片剂
[e] 同样适用于喷剂

情绪稳定剂：一些小型试验表明心情稳定剂，如：卡马西平和丙戊酸对次要结局有益。然而，由于副作用和药物之间的相互作用以及必须检测血液指标，这些药物不作为一线用药。在非药物治疗和常用药物治疗失败后，应该考虑转诊到老年医学或者老年精神病专科治疗。苯二氮䓬类不推荐用于长期控制 BPSD，这类药与其他药物相比并没有表现出更好的疗效。另外，苯二氮䓬类的副作用，如：增加跌倒的风险、镇静作用、戒断效应，偶尔有反常兴奋作用，使得这类药不作为优先选择的药物。

Schneider LS, Tariot PN, Dagerman KS, et al. Effectiveness of atypical antipsychotic drugs in patients with Alzheimer's disease. *N Engl J Med*. 2006;355(15):1525-1538.

Sink KM, Holden KF, Yaffe K. Pharmacological treatment of neuropsychiatric symptoms of dementia: a review of the evidence. *JAMA*. 2005;293(5):596-608.

▶ 管理

A. 预立指示

建立预立指示，让患者指定医疗保险的永久代理人（DPOA）是痴呆患者管理计划的一部分。越早讨论这些内容越好以便让患者能够参与决策管理他们的临终关怀。即使中度痴呆患者也能声明优先权和选择，包括制定 DPOA。除了抢救与否，特定的干预如人工营养也应该提出并包含在内。患者也可能想指定财产上的 DPOA。咨询老年法律律师或者财产规划师可能会有帮助。

B. 安全问题

1. 开车　认知障碍会对驾驶能力产生不良影响，甚至是轻度痴呆的患者。一些国家要求向公共健康机构或者国家机动车机构报告 AD 或者相关疾病。家庭医生应该熟悉他们国家相关的法律。若痴呆患者遇到机动车辆事故，医生如果没有按照要求报告可能会担负责任。

2. 家庭安全　通过询问可靠的信息或者最好由访视护士或者职业治疗师进行家访来评估家庭安全。可考虑实施的特定的安全措施包括浴室的扶手杆、良好的照明、房间内无障碍的通路、减少杂乱，熄灭火炉以免可能引起厨房火灾。如果有迹象表明患者在家可能不安全或者自我忽视或者担心被其他人虐待，医生应该联系成人保护机构，提供广泛的资源并迅速制定确保患者安全的计划。

3. 闲逛　痴呆患者可能会到处闲逛，很容易迷路。建议使用一些可以证明身份的方式（如缝在衣服上、身份识别手镯）。阿尔茨海默病协会设立了一个叫做安全回家的计划。一旦患者注册后，就会得到身份识别产品，包括钱包卡、首饰和衣服标签。安全回家计划保留了国家的照片／信息数据，并且提供 24 小时免费紧急热线服务，以便帮助找到走失的患者。只需少许费用便可通过阿尔茨海默病协会完成登记。

4. 陪护者援助　照顾痴呆患者很费力也很有压力，并且可以导致护理者身心疾病，还有可能带来虐待患者的风险。一旦诊断为痴呆，医生应指示社会工作者或老龄化办公室提供一系列的资源来帮助陪护者。这些资源包括提供教育资料，转移患者到阿尔茨海默病协会、陪护者联盟或者其他支持和教育机构。应该积极主动的在家或者机构暂缓照护以及为所有陪护者提供成人日间照护。另外，私人聘请病例管理人员，也就是擅长老年护理或者痴呆护理的专业人员可能有助于缓解陪护者的负担。每次随访时，家庭医生都应评估陪护者。如果发现陪护者有压力，应该询问陪护者使用上述资源的情况，必要时提供额外的转移。如果陪护者压力非常大，则将患者转移到 24 小时可以暂时缓解的机构（如养老院或者生活辅助设施）可能会有所帮助。

Dubinsky RM, Stein AC, Lyons K. Practice parameter: Risk of driving and Alzheimer's disease (an evidence-based review). *Neurology.* 2000;54(12):2205-2211.

Feinberg LF, Whitlatch CJ. Are persons with cognitive impairment able to state consistent choices? *Gerontologist.* 2001;41(3):374-382.

▶ 预后

痴呆的预后因病因和伴随疾病而有所不同。AD 发生或者诊断后的预估生存时间很宽泛，平均寿命为 3～15 年。早期发病的患者往往生存期更长，而 VaD 的患者生存期稍短。死亡常常是退化性痴呆患者终末期肺炎和 VaD 患者心血管事件的常见结果。AD 患者的等级量表如功能评估等级（FAST 等级）能够帮助家属了解疾病的进展。在 FAST 等级系统分 7 级，第 7 级是痴呆的晚期。这种量表在网上很容易获得，阿尔茨海默病协会的网站利用它为患者和家属服务。当患者达到第 7 级，表明需要临终关怀。

90% 的痴呆患者最终将住进某些机构，从最初诊断到住进疗养院的平均时间为 3～6 年。痴呆的严重性、日常生活能力的依赖性、举止异常和陪护者的年龄和压力是安置在疗养院的危险因素。陪护者支持和教育的干预措施在管理举止异常方面可能推迟住进疗养院的时间。

相关网站

Alzheimer's Association (extensive informational materials for patients and caregivers as well as a link to clinical trials in your area). www.alz.org

Alzheimer's Disease Education and Referral Center (of the National Institutes of Health and National Institute on Aging). www.nia.nih.gov

Family Caregiver Alliance (provides information, support, and guidance for family and professional caregivers. Includes topic-specific newsletters, information on care facilities and legal issues, and online discussion lists). www.caregiver.org

Montreal Cognitive Assessment (download the MOCA test form and directions in many languages for free). www.mocatest.org

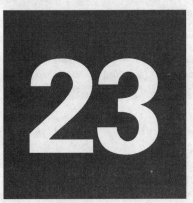

第23章

脑血管病

Daniel Antoniello, MD

诊断要点

► 卒中表现为神经损伤或突然发作的头疼。

► 出血性卒中可见于颅内或蛛网膜下腔出血。

► 尽早进行神经影像检查对诊断至关重要。

► 老年人的一般原则

卒中从美国人口死因排行上的第3位降至第4位，这得益于半个世纪以来脑血管疾病的预防和急症护理的研究进展。然而，卒中仍然是致残的首要原因，半数卒中存活的患者不能重新获得独立性并且需要长期的健康照护。卒中主要影响老年人，55岁以后，卒中的发生率每十年增加一倍。

大多数卒中（80%的病例）是由于脑灌注不足（缺血性卒中），而出血破坏和压迫脑实质的只占15%（脑出血，ICH）。发生在蛛网膜下腔部位的出血（蛛网膜下腔出血）占5%。

► 临床表现

A. 症状和体征

卒中表现为急性的神经功能缺损。神经功能缺损反映大脑受损的部位。虽然表现出来的局灶性神经症状不同，但80%的患者存在单侧肢体无力；90%的患者有说话和（或）运动障碍。另外

感觉、视力、语言、认知和平衡功能障碍也可能出现。老年患者就诊时，卒中导致的功能障碍比年轻人要严重。症状出现后，及时的评估和诊断非常重要，这是因为溶栓治疗的效果具有时间依赖性。因此神经系统筛查工具像辛辛那提卒中量表对早期分诊很有用。

B. 特殊检查

对于可疑的卒中患者，诊断分为2个阶段：

（a）迅速分诊

（b）确定卒中诊断后寻找病因

在迅速分诊阶段，对所有可疑的卒中患者应该进行一些常规的检查。为了确定诊断，需要明确可能类似卒中或者导致卒中的系统性疾病，并且明确影响治疗选择的情况。即刻诊断性的检查包括颅脑非增强CT，血糖、血清电解质/肾功能、全血细胞计数包括血小板计数、凝血酶原时间/国际标准化比值（INR）、活化部分凝血活酶时间、氧饱和度。

考虑到病史和检查，可能还需要其他的急性检查，这些检查包括肝功能、毒物检测、血液酒精水平、动脉血气分析（如果怀疑缺氧）、胸片（如果怀疑有肺脏疾病）。对于诊断仍不明确的患者，可以行腰椎穿刺（如果怀疑患者蛛网膜下腔出血，并且CT为显示出血表现）或者脑电图（EEG）可能很有必要（如果怀疑神经症状是癫痫引起的）。

表 23-1 辛辛那提卒中量表

口角歪斜

正常：两侧面部运动对称

异常：一侧面部运动不如另一侧

上肢无力

正常：两上肢运动一致或无移动

异常：一侧上肢无移动，另一侧下落

言语异常

正常：用词正确，发声不含糊

异常：用词错误，发声含糊或不能讲

注：任何一种表现异常提示卒中的可能性为 72%

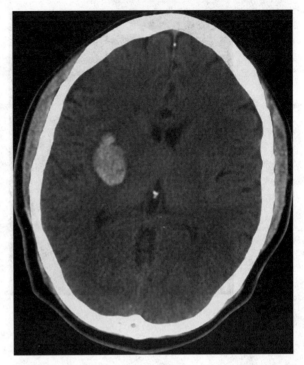

图 23-1 突然出现左侧偏瘫的患者，CT 扫描发现右侧基底节区出血

▶ 鉴别诊断

卒中可通过病史、体格检查和先进的影像学技术确诊。脑内出血可在 CT 上即刻表现出来。（图 23-1）。MRI 加权成像对发现脑缺血的敏感性大约为 90%（图 23-2）。因此，一旦诊断为卒中，鉴别诊断在于寻找卒中的病因。

无论诊断为缺血性卒中还是脑出血，都应该确定病因以制定最有效的卒中二级预防措施。对于缺血性卒中，检查应该以确立卒中亚型为目的：

　　（a）大动脉栓塞（如：颈动脉或颅内血管栓塞）

　　（b）心源性栓塞（如：房颤）

　　（c）小血管栓塞（如：腔隙性脑梗死）

　　（d）其他病因明确的卒中（如：动脉夹层）

　　（e）不明原因的卒中（如：隐源性卒中）

大多数首次脑出血的可能的病因是高血压（高压性血管病变）、脑血管淀粉样变或者是与抗凝相关性的出血。

▶ 并发症

卒中发生后，一些患者可能在接下来的几小时或者几天神经症状恶化。临床表现为意识水平下降，之前的神经障碍加重或者出现新的功能缺损。不论是神经系统的还是非神经系统的原因导致的病情加重，只要及时发现往往都可以治疗。

使病情加重的神经系统的原因为进展性卒中、脑水肿、复发性缺血性卒中、出血性转化以及较少见的癫痫。大脑半球或者小脑大范围的卒中并发脑水肿的风险很高，并可升高颅内压。小脑卒中后水肿可能导致阻塞性脑积水，需神经外科迅速干预。

医源性并发症很常见并且是急性卒中后的重要问题，因为这些并发症可以阻止，年龄越大，这两种感染的发生率越高。卒中后出现发热应该积极筛查肺炎，因为这是导致死亡的重要原因。瘫痪患者和卒中病情严重的老年患者发生深静脉血栓和肺栓塞的风险很高。疼痛、跌倒和抑郁在住院期间和出院后都很常见。

▶ 治疗

A. 初期管理和急性辅助治疗

缺血性卒中患者的急性护理应该包括：

　　（a）保持稳定并且开始评估

　　（b）关于溶栓治疗做出决定。美国批准唯一的一

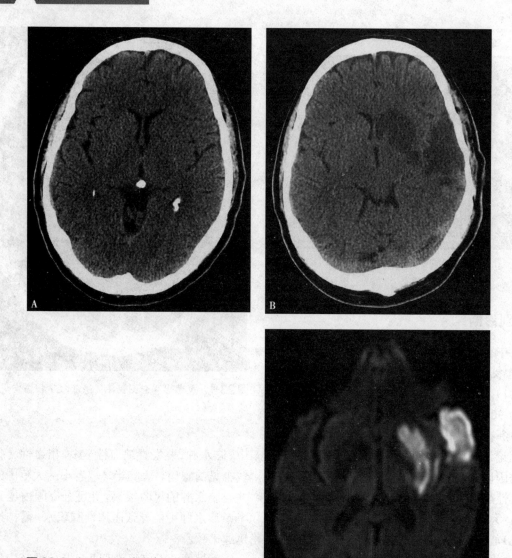

图 23-2 A. 右侧偏瘫和失语的患者前 2 小时的 CT 扫描，最初表现正常。B. 数天后随访 CT 扫描呈现出左侧大脑中动脉分布区域梗死。C. MRI 加权成像缺血性卒中成像发亮

种溶栓治疗——静脉的组织型纤溶酶原激活物（t-PA）

（c）考虑血管内疗法

（d）与患者家属有效的谈话

与其他急症一样，急性脑卒中的管理从评估"ABC"开始：开放气道、人工呼吸、辅助循环。大多数卒中患者不需要插管，然而，意识水平低的患者则极有可能需要通气支持。急性评估循环状态包括 ECG、血压监测和心肌酶。

大部分急性脑卒中的患者血压升高，这种升高通常是暂时性的，并且有助于维持缺血脑组织的灌注，因此应避免迅速的降压。除非平均动脉压超过 130mmHg 或者收缩压超过 220mmHg，否则不建议任何治疗。例外的是静脉溶栓治疗，此时需要控制血压 <185/110mmHg。

在急诊室进行基本的处理后，患者应该住进卒中单元，因为专业的护理能够提高任何年龄段患者的存活率和功能预后。

表23-2 老年人缺血性卒中和脑出血的常见原因

缺血性卒中
心源性栓塞(房颤)
大动脉粥样硬化(颈动脉或颅内动脉狭窄)
小血管阻塞(腔隙性脑梗死)
脑出血
高血压性血管病变
脑血管淀粉样变
抗血小板相关性

B. 特殊治疗

1. 急性缺血性卒中 再灌注是治疗急性缺血性脑卒中最有效的方法。在进展为梗死之前恢复缺血组织的血流可以拯救仍存活的组织(缺血半暗带),改善临床预后。

在所有年龄组甚至是非常高龄的患者中,溶栓治疗都能够改善预后。因此,单独年龄不应该成为治疗的阻碍。关于老年人发生脑出血的风险,研究结果不一致。最近一项有关溶栓疗法数据的 meta 分析得出,症状性的脑出血发生率在老年人中并不增加,尽管有利的结果较少,但可归咎于伴随疾病。

溶栓疗法的益处具有很强的时间依赖性:越早治疗效果越好。若没有禁忌证,症状发生3小时以内可静脉使用 t-PA。最近一项欧洲研究(ECASS Ⅲ)表明有效时间窗也延长至3~4.5小时,但是只适用于80岁以下的患者。应该向患者及家属交代 t-PA 的风险和益处。

血管内治疗(包括动脉溶栓术和机械取栓术)是很有前景的可供选择的疗法,并且可单独使用或者和静脉溶栓联合应用(过渡性治疗)。在谨慎挑选的大血管阻塞的患者(如:大脑中动脉),这些技术安全有效。80岁以上的老年人群中,关于血管内治疗获益的数据还很有限。

2. 脑出血 ICH 仍然是卒中最难治疗的类型。除了在卒中专科或者神经重症护理单元,没有其他治疗方法证实可以改善脑出血患者的预后。年龄是脑出血预后的独立危险因素,年龄超过80岁

与30天的死亡率相关。

对大多数脑出血的老年人来说,可能的病因包括:

(a)高血压(高血压血管病变)

(b)抗凝相关性的脑出血

(c)脑血管淀粉样变

长期高血压导致小的、深穿支血管脆弱断裂引起脑深部结构的出血。华法林抗凝可增加脑出血的风险并且加重脑出血,使死亡率加倍。脑血管淀粉样变(CAA)定义为脑血管壁淀粉沉积,可能引起大范围、有症状的脑出血或者小的、临床隐匿性脑出血(图23-3)。严重的 CAA 在85岁以上患者中发病率为12%,有这些症状的脑出血患者应该停用抗血栓药。

C. 二级预防

对复发性缺血性卒中的有效预防取决于综合性措施,包括明确和治疗卒中的危险因素,如:高

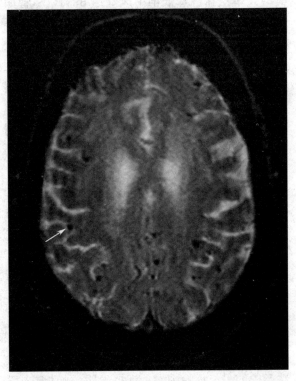

图 23-3 MRI 梯度回波表现以脑血管淀粉样变为特点的皮质和皮质下区域多个慢性"临床隐匿性"出血(黑色圆形损害)

血压、糖尿病和高脂血症。改变增加卒中风险的生活方式，如：控制饮食、运动、戒烟，也同样重要。

降压治疗是卒中二级预防的基石。最近一项meta 分析纳入了几个大型实验，发现降压可再次使卒中发生的风险降低 24%。通常，如果患者神经系统方面和血流动力学稳定，卒中发生 24 小时后开始降压治疗。

虽然一些实验入选了超高龄的患者，但是可靠的证据表明他汀药物降低低密度脂蛋白能够减少事件，包括缺血性卒中。

在非心源性卒中的患者，抗血小板药物是预防复发性卒中的首选。可供选择的药物还有阿司匹林、阿司匹林联合双嘧达莫以及氯吡格雷。应避免阿司匹林和氯吡格雷联合使用，否则会发生主要的出血性事件。

1. 房颤　随着年龄的增加，房颤的发生率显著的升高，并且可使卒中的风险增加 5 倍。与房颤相关的心源性栓塞性卒中是老年人中最常见的类型。华法林可降低卒中风险达 68%。尽管如此，很多医生认为跌倒后头部创伤的患者使用华法林很大程度上会导致蛛网膜下腔出血，因此医生对容易跌倒的老年患者不采用抗凝治疗。与此相反的证据表明，华法林治疗卒中的获益远远超过这种并发症的风险。

不推荐使用紧急抗凝（肝素注射）预防早期复发性卒中，因为这会增加出血的风险。通常，急性期患者使用阿司匹林作为过渡治疗，最终口服华法林抗凝。抗凝治疗应该在 2 周内开始。

新型口服抗凝药达比加群、利伐沙班以及阿哌沙班已应用于临床。它们在预防房颤患者发生卒中方面至少和华法林同样有效。这些药物都有相同的性质，如较高的固定口服剂量，和其他药物没有相互作用，不需要监测抗凝，起效迅速，作用消退较快。然而，这些新型制剂在低体重及肾功能受损的老年人中的安全性还没有完全阐明。

2. 颈动脉狭窄　颈动脉狭窄是老年人缺血性卒中的另一危险因素。证据表明，颈动脉内膜切除术（CEA）对伴有症状的颈动脉狭窄的患者（近期发生过卒中或者短暂性缺血发作的患者）预防复发性卒中比药物治疗更有效，特别严重狭窄的患者（70%～90%）。CEA 对有症状的中度颈动脉狭窄的患者同样有效，虽然效果不是很显著。

建议对有症状的患者早期手术（如果有可能 2 周之内），这是因为复发性卒中的风险是前载性的。最近的研究表明，在老年人中 CEA 比颈动脉支架植入术更安全。

3. 短暂性脑缺血发作　在神经影像学先进的时代，短暂性脑缺血发作（TIA）从以时间为基础的诊断（< 24 小时）被重新定义为以脑组织为基础的诊断。新的定义如下：TIA 是由局灶性脑或者视网膜缺血引起的短期的神经功能障碍，典型的临床表现为持续时间不到 1 小时，没有急性梗死的证据。临床表现持续或者梗死特征性的影像学异常则为卒中。

TIA 之后，短期内发生卒中的风险很高：10%的患者在 90 天之内发生卒中，其中一半的患者发生在前 2 天。因此，TIA 同样需要及时的评估，并且按照持续的神经功能缺损（如：卒中）来对待，运用经过证实有效的措施来降低短期发生卒中的巨大风险。

▶ 预后

高龄使卒中后死亡的风险增加并且是复发的危险因素。与年轻的患者相比，老年卒中患者恢复的更慢并且功能障碍更严重。卒中的严重程度和卒中前的疾病情况在很大程度上影响患者的预后。80 岁以上接受溶栓的患者中，有 20% 最终无明显的残疾并且出院回家。

Adams HP Jr, Bendixen BH, Kappelle LJ, et al. Classification of subtype of acute ischemic stroke. Definitions for use in a multicenter clinical trial. TOAST. Trial of Org 10172 in acute stroke treatment. *Stroke.* 1993;24(1):35-41.

Adams HP Jr, del Zoppo G, Alberts MJ, et al. Guidelines for the early management of adults with ischemic stroke. *Stroke.* 2007;38(5):1655-1711.

Albers GW, Caplan LR, Easton JD, et al. TIA Working Group. Transient ischemic attack—proposal for a new definition. *N Engl J Med.* 2002;347(21):1713-1716.

Alshekhlee A, Mohammadi A, Mehta S, et al. Is thrombolysis safe in the elderly?: analysis of a national database. *Stroke.* 2010;41(10):2259-2264.

Barnett HJ, Taylor DW, Eliasziw M, et al. Benefit of carotid endarterectomy in patients with symptomatic moderate or severe stenosis. North American Symptomatic Carotid Endarterectomy Trial Collaborators. *N Engl J Med.* 1998;339(20):1415-1425.

Brott TG, Hobson RW 2nd, Howard G, et al. Stenting versus endarterectomy for treatment of carotid-artery stenosis. *N Engl J Med.* 2010;363(1):11-23.

Chen RL, Balami JS, Esiri MM, Chen LK, Buchan AM. Ischemic stroke in the elderly: an overview of evidence. *Nat Rev Neurol.* 2010;6(5):256-265.

Diener HC, Weber R, Lip GY, Hohnloser SH. Stroke prevention in atrial fibrillation: do we still need warfarin? *Curr Opin Neurol.* 2012;25(1):27-35.

Furie KL, Kasner SE, Adams RJ, et al. Guidelines for the prevention of stroke in patients with stroke or transient ischemic attack: a guideline for healthcare professionals from the American Heart Association/American Stroke Association. *Stroke.* 2011;42(1):227-276.

Furlan A, Higashida R, Wechsler L, et al. Intra-arterial prourokinase for acute ischemic stroke. The PROACT II study: a randomized controlled trial. Prolyse in acute cerebral thromboembolism. *JAMA.* 1999;282(21):2003-2011.

Hacke W, Donnan G, Fieschi C, et al. Association of outcome with early stroke treatment: pooled analysis of ATLANTIS, ECASS, and NINDS rt-PA stroke trials. *Lancet.* 2004;363(9411):768-774.

Hacke W, Kaste M, Bluhmki E, et al; ECASS Investigators. Thrombolysis with alteplase 3 to 4.5 hours after acute ischemic stroke. *N Engl J Med.* 2008;359(13):1317-1329.

Hacke W, Kaste M, Fieschi C, et al. Intravenous thrombolysis with recombinant tissue plasminogen activator for acute hemispheric stroke. The European Cooperative Acute Stroke Study (ECASS). *JAMA.* 1995;274(13):1017-1025.

Hacke W, Kaste M, Fieschi C, et al. Randomised double-blind placebo-controlled trial of thrombolytic therapy with intravenous alteplase in acute ischaemic stroke (ECASS II). *Lancet.* 1998;352(9136):1245-1251.

Herman B, Leyten AC, van Luijk JH, Frenken CW, Op de Coul AA, Schulte BP. Epidemiology of stroke in Tilburg, the Netherlands. The population-based stroke incidence register: 2. Incidence, initial clinical picture and medical care, and three-week case fatality. *Stroke.* 1982;13(5):629-634.

Indredavik B, Bakke F, Slordahl SA, Rokseth R, Håheim LL. Stroke unit treatment. 10-year follow up. *Stroke.* 1999;30(8):1524-1527.

Johnston SC, Gress DR, Browner WS, Sidney S. Short-term prognosis after emergency department diagnosis of TIA. *JAMA.* 2000;284(22):2901-2906.

Kammersgaard LP, Jørgensen HS, Reith J, et al. Copenhagen Stroke Study. Short- and long-term prognosis for very old stroke patients. The Copenhagen Stroke Study. *Age Ageing.* 2004;33(2):149-154.

Kothari RU, Pancioli A, Liu T, Brott T, Broderick J. Cincinnati Prehospital Stroke Scale: reproducibility and validity. *Ann Emerg Med.* 1999;33(4):373-378.

Langhorne P, Stott DJ, Robertson L, et al. Medical complications after stroke: a multicenter study. *Stroke.* 2000;31(6):1223-1229.

Man-Son-Hing M, Nichol G, Lau A, Laupacis A. Choosing antithrombotic therapy for elderly patients with atrial fibrillation who are at risk for falls. *Arch Intern Med.* 1999;159(7):677-685.

Mishra NK, Ahmed N, Andersen G, et al; VISTA collaborators; SITS collaborators. Thrombolysis in very elderly people: controlled comparison of SITS International Stroke Thrombolysis Registry and Virtual International Stroke Trials Archive. *BMJ.* 2010;341:c6040.

Mohr JP, Thompson JL, Lazar RM, et al. A comparison of warfarin and aspirin for the prevention of recurrent ischemic stroke. *N Engl J Med.* 2001;345(20):1444-1451.

Rashid P, Leonardi-Bee J, Bath P. Blood pressure reduction and secondary prevention of stroke and other vascular events: a systematic review. *Stroke.* 2003;34(11):2741-2748.

Rincon F, Mayer SA. Current treatment options for intracerebral hemorrhage. *Curr Treat Options Cardiovasc Med.* 2008; 10(3):229-240.

Sacco RL, Wolf PA, Kannel WB, McNamara PM. Survival and recurrence following stroke. The Framingham Study. *Stroke.* 1982;13(3):290-295.

Sanossian N, Ovbiagele B. Prevention and management of stroke in very elderly patients. *Lancet Neurol.* 2009;8(11):1031-1041.

Tissue plasminogen activator for acute ischemic stroke. The National Institute of Neurological Disorders and Stroke rt-PA Stroke Study Group. *N Engl J Med.* 1995;333(24):1581-1587.

Towfighi A, Saver JL. Stroke declines from third to fourth leading cause of death in the United States: historical perspective and challenges ahead. *Stroke.* 2011;42(8):2351-2355.

Towfighi A, Greenberg SM, Rosand J. Treatment and prevention of primary intracerebral hemorrhage. *Semin Neurol.* 2005;25(4):445-452.

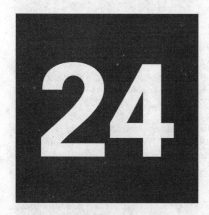

第24章
帕金森病和原发性震颤

Nicholas B. Galifianakis, MD, MPH

A. Ghazinouri, MD

帕金森病

诊断要点

▶ 静止性震颤、运动迟缓、肌肉强直和姿势不稳
（晚期特征）的任意组合。运动迟缓是诊断的
必要条件。
▶ 常不对称起病
▶ 大多数病例对左旋多巴反应良好
▶ 随着观察时间的延长，诊断的准确率提高

▶ 老年人一般原则

帕金森病（PD）是继阿尔茨海默病之后最常
见的慢性进展性神经退行性变。据估计，PD 影响
着 65 岁以上人群的 1% 和 85 岁以上人群的 3%。
美国大概有 150 万人患有 PD，全世界大概有 500
万患者。随着世界人口老龄化，年龄成为 PD 的
最主要的危险因素，在未来的几十年，预计 PD 的
发病率会显著地增长。一些研究者预计到 2050
年，美国将会有 250 万 PD 患者。

通常认为 PD 是老年性疾病，但是也影响较
年轻的患者。平均发病年龄大概是 60～65 岁。
照护老年 PD 患者需要强调一些关键点。75 岁以
上老年人帕金森症状的鉴别诊断主要限制在特发
性 PD 或者继发性帕金森症，因为在这个年龄组
中，几乎没有不典型的病因。老年 PD 患者常常

表现为运动不能 - 强直综合征，运动减少常见，而
震颤较少见。左旋多巴作为多巴胺激动剂（如：
普拉克索和罗匹尼罗），是 70 岁以上老年患者的
治疗选择，而金刚烷胺、抗胆碱能药难以耐受。

▶ 发病机制

James Parkinson 1987 年在"震颤性麻痹"的
文章中首次描述了 PD 的临床表现。直到 20 世
纪，人们才认识到 PD 的病理特点：α- 突触核蛋
白阳性的路易小体（Lewy 小体）和黑质多巴胺能
神经元缺失。据估计，首次出现症状前，60% 的
黑质神经元已经死亡，在神经化学上，这导致黑
质纹状体通路上的多巴胺耗竭；病理生理上，将
导致丘脑抑制和运动皮层的兴奋性降低，表现为
PD 主要的运动特征（运动迟缓和肌肉僵直）。

近几年才对 PD 病理的认识发生了最根本的
转变。长期以来，人们认为随着 PD 的进展，病
理变化扩展超过了黑质纹状体，这可以解释晚
期 PD 大多数的运动不能的特征，如痴呆、抑郁
和不能自制。然而，现在我们知道，甚至在任何
运动症状出现之前，病理变化已经扩展到嗅觉系
统、低位脑干和外周神经系统的特定部位。这种
PD"运动前驱"阶段主要表现为嗅觉减退、睡眠障
碍、情绪异常和便秘。总之，从初期到终末期阶
段，PD 的病理改变分布于中枢神经系统和外周
神经系统，比之前认为的要广泛得多，这使得 PD
不仅仅是一种运动障碍性疾病。

特发性 PD 神经元退化的机制还不十分清楚，但是有可能包括环境因素和遗传倾向的复杂的相互作用。环境的危险因素还有待阐明，虽然接触杀虫剂、农业职业和居住在农村是已知 A 的危险因素，而吸烟和咖啡可能是保护性因素。

遗传也起作用。目前有 18 种基因或者位点（称为 PARK 位点）能够引起或诱发患者发生 PD。在这些基因中，一些基因占 PD 的 5% 到 10%，并且通过孟德尔法则遗传；另一些基因使"散发的"PD 的比例更高，这种遗传模式更复杂。或许更重要的是发现神经元中这些基因的功能，帮助阐明 PD 病理的一些重要机制。

▶ 临床表现

PD 发病隐匿并逐渐进展，致残率随着时间而增加。主要的运动特点包括静止性震颤、运动迟缓、肌肉僵直和步态不稳 / 姿势性不稳，后者通常出现在疾病的后期。非运动特点同样也很突出，随着疾病的进展逐渐成为致残的主要原因。

PD 仍然依赖临床诊断。运动迟缓加上其他主要特点中的一项即可诊断为特发性 PD。其他支持诊断的临床特征为面部不对称、对多巴胺能药反应很好。大约 20% 的 PD 患者无震颤表现。通过运动障碍专家，诊断的准确性可达 90% 以上。

A. 症状和体征

静止性震颤是 PD 最常见的症状表现。当使用受影响的肢体时通常会减轻。然而，运动性震颤也相当常见，如果存在其他帕金森特点，则不应该偏离 PD 的诊断。早期阶段，震颤可能只出现在患者注意力分散的时候（说话或走路时），并且患者甚至可以集中注意力压制住震颤。随着疾病进展，震颤越来越常出现，运动时越来越常见，振幅越来越大，并且损害许多日常生活能力（ADL）。检查发现，震颤是一种节律性的、振动的、不随意的运动。帕金森震颤是非对称性的、相对较慢（频率为 3～6Hz），往往具有显著的旋前 - 旋后成分（不同于屈伸），赋予震颤"搓丸样"的特性。检查者应该在静止时和不同姿势不同动作下观察震颤，包括写字和画圆。如果没有明显的震颤，应该让患者做分散注意力的任务以引出细微的震颤。

运动迟缓定义为动作缓慢或者运动不能，其表现为灵活性丧失以及难以启动和保持运动的振幅和速度。ADL 如吃饭和穿衣服，将花更长时间完成。虽然肌力并未受损，但患者常描述为"虚弱"。PD 患者常见的一些主诉是运动迟缓的直接表现，包括写小字（写字过小症），面部表情的丧失（表情缺乏），安静的单音调讲话（发声过弱），行走缓慢步幅较小。为了引出运动迟缓，检查者应该让患者做快速重复运动（如：打响指、握拳再展开、跺脚跟），并且尽可能的快速和大幅度的完成。检查患者写字和让患者画螺旋能够发现写字过小症。注意患者缺乏自发运动也很重要，如：眨眼的频率、语言表达、讲话时的手势或者变换姿势的次数。

肌肉强直是患者主观感受到的"僵硬"，当足够严重时能够导致疼痛和紧压感。患者可能会有肌肉骨骼系统的病症（如：疼痛、冰冻肩），在找神经科专家就诊前，患者常常已在骨外科或者风湿病科就诊。肌肉强直定义为当检查者被动活动患者的某关节以评估肌张力时所感到的阻力的增加。肌张力增高持续存在，不论被动运动的速度和方向。这种不断增强的肌肉僵直被称为铅管样强直，这不同于痉挛状态时的阻力不均一。当僵直合并震颤时，检查时发现有顿挫感，称为"齿轮样强直"。

姿势不稳或步态障碍并不十分显著。早期 PD，轻度步态障碍表现为步伐轻微的缩小，手臂摆动的幅度降低和俯屈姿势。中度 PD，行走时更加拖拽，身体更加俯屈，患者需整体性转弯，需多步才能完成。在晚期 PD，患者出现慌张步态（身体想要加速向前的感觉）或者冷冻步态（不能迈步）。需要集中注意力的任何事物都很容易诱发冷冻步态，包括起步、狭窄的空间或者道路，转弯，甚至是携带东西。姿势不稳可通过"拉伸试验"来检测。后退三步以上才能直立视为异常。这需要由经验丰富的检查者很小心的完成，因为患者缺乏姿势反射甚至可能需要检查者扶住。步态障碍对治疗不敏感，能够导致跌倒和运动功能丧失，很多患者最终需要依赖轮椅。

一系列非运动症状逐渐被视为 PD 的特征。在运动障碍出现多年之前，患者常表述嗅觉减退、便秘、多梦和情绪症状。然而，随着疾病进展到中晚期，非运动障碍会导致严重的残疾。事实上，非运动症状与 PD 患者的生活质量（QOL）降低有显著的相关性。

认知和行为异常在 PD 患者中几乎都能见到，早期表现为注意力、视空间和执行功能轻度障碍。记忆力和语言能力相对保留。疾病晚期，痴呆和精神障碍（特别是视幻觉和错觉）很常见。大部分 PD 患者在某一时刻有抑郁和焦虑。自主神经系统受到很大影响，患者可出现便秘、胃轻瘫、直立性低血压、尿急、勃起障碍、不规律出汗。在病程发展到晚期时，尿失禁和直立性低血压常导致严重的残疾，而在此之前，除了便秘，自主神经系统症状常常不突出或不引起残疾。睡眠可被多梦打断，失眠和睡眠呼吸暂停都能导致白天睡眠过多和疲劳。

B. 患者检查

体格检查应该包括完整的神经系统检测。眼球运动、运动强度、感觉和小脑检查应该正常。锥体外系症状是 PD 患者的重点检查项目。PD 等级统一量表第三部分（UPDRS）是经验证的、最标准和客观的工具，医生可以用来常规检查患者。在使用 UPDRS 时，医生应仔细检查患者的面部表情、谈话、震颤、快速重复动作、肌张力、步态和平衡性。与 PD 主要特点相关的客观检查发现的细节在上面的部分讨论过。

C. 实验室检查

目前还没有实验室检查或者影像学检查能够确诊 PD。然而，PD 不是排除诊断。相反，只有当医生注意到某一危险信号时（对多巴胺治疗缺乏反应），才有必要排除不典型和继发性原因。基因检测特定的 PARK 基因突变能够商业性获得。并不推荐常规检测这些基因，很大程度上基因检测局限于有明确家族史的情况，或者症状发生在 40 岁以前。

D. 影像学检查

FDA 批准使用 DaTSCAN（^{123}I-ioflupane，使用单光子发射计算机断层扫描[SPECT]的配体来检测突触前的多巴胺转运体）鉴别 PD 和特发性震颤。PD 患者（但是也有一些不典型帕金森症的患者）基底核区的 DaT 信号减弱。然而，DaTSCAN 不应作为常规检查，它的敏感性和特异性并不比运动障碍神经专家的检查高。高级功能影响技术仍然是一种对大多数情况的研究工具。在 PD 早期，常规颅脑 MRI 检查通常是正常的。只有当诊断仍不明确时，MRI 序列才发现继发性或者不典型的帕金森症。

▶ 鉴别诊断

特发性 PD 是帕金森症最常见的原因。当某些特定的危险信号出现时要想到继发性或者不典型的原因，这些危险信号包括对称性的表现、无震颤以及早期 PD 很少见到的不典型特征。最强烈的警示是对大剂量的多巴胺药物反应（左旋多巴超过 1000～1500mg/d）。

2 个最常见的继发性帕金森症病因是血管源性和药物源性。在老年人中更应该考虑这些情况，这是因为不典型帕金森综合征很少在 75 岁以后发病。事实上，通过病史可排除多巴胺阻滞剂，特发性 PD 和血管性帕金森症状占老年病例的绝大部分。

血管性帕金森综合征是由大脑慢性缺血性损害或者多发性梗死导致的。患者常常表现为对称性的运动不能 - 僵硬综合征。下肢病变更严重，严重影响着步态。血管性帕金森综合征有时对多巴胺药物有反应，但不如 PD 明显。

药物源性帕金森综合征是由于使用多巴胺受体阻滞剂引起的，最常见的是止吐剂和抗精神病药（包括典型的和不典型的）或者多巴胺耗竭剂（如：利血平和四氮喹嗪）。老年人中，停用多巴胺受体抑制剂后，帕金森的表现还可持续数月。

其他继发性帕金森症状的原因更少见（表24-1）。

不典型的帕金森综合征是由神经退化性疾病引起的。由于这些疾病与运动不能的特点有关，如自主神经功能障碍、早期发生跌倒和早期痴呆，但这些特点通常不见于在早期PD，因此，也被称为"帕金森叠加"综合征。这些早期致残性不典型的特征、对药物治疗缺乏反应以及进展迅速共同使这些疾病预后很差。表24-2列举了这些疾病的体征。

鉴别诊断面临的一个常见的难题是区分PD的震颤和特发性震颤（ET）。ET的动作性震颤往往是双侧性、频率更快、屈伸活动更多，而PD的震颤是不对称的、频率慢、旋前-旋后性的。当ET患者存在轻微的肌肉强直和运动迟缓时，诊断起来尤其困难。ET患者不应该出现嗅觉丧失、快速眼球运动（REM）睡眠障碍，PD患者可见更严重的帕金森症状。

表24-1　帕金森综合征和震颤的继发性原因

血管性帕金森症
毒物源性（杀虫剂、甲基苯基四氢吡啶［MPTP］锰、一氧化碳、氰化物、甲醇）
结构性脑损害（脑积水、肿瘤、创伤）
代谢紊乱（wilson病、甲状旁腺功能减退）
感染（艾滋病、梅毒、克雅氏病）
脑炎后帕金森综合征（埃科诺莫氏脑炎）
药物导致的帕金森综合征
• 多巴胺受体阻滞剂（抗精神病药和止吐药）
• 多巴胺耗竭剂（利血平和四氮喹嗪）
药物导致的震颤
• 苯丙胺
• 抗抑郁药
• 抗精神病药
• β-兴奋剂
• 皮质类固醇
• 锂
• 胺碘酮
• 甲基黄嘌呤（包括咖啡和茶）
• 甲状腺激素
• 丙戊酸

表24-2　帕金森综合征不典型的神经退化性病因

病情	危险信号
多系统萎缩（MSA）	早期自主神经系统功能障碍，勃起障碍、尿失禁、晕厥、小脑征、痉挛状态或其他上运动神经元表现
进展性核上性麻痹（PSP）	显著的轴向特点，如：动眼神经麻痹，特别是垂直凝视障碍，早期跌倒和吞咽困难，直立姿势
皮质基底核变性（CBD）	持续性不对称，皮质感觉表现，忽视，异手症、严重的早期肌张力障碍，失语
Lewy小体痴呆（DLB）	早期痴呆，视幻觉，错觉，意识/认知水平波动，末梢神经敏感

▶ 并发症

PD以前被认为是运动疾病，现在则被视为临床特点多样的复杂疾病，这些特点包括神经精神和非运动的。随着PD的进展，部分中枢神经系统和外周神经系统被影响，导致多种并发症。自主神经功能障碍导致流口水、腹胀、胃轻瘫、便秘、膀胱功能障碍、尿失禁、勃起障碍、体温调节障碍和直立性低血压进而引起晕厥。致残和致死的2大主要原因是吞咽困难和步态障碍。吞咽困难可引起误吸和窒息。姿势不稳和冰冻步态能导致伤害性的跌倒或者一些与不能活动相关的并发症。睡眠障碍、嗜睡和疲劳在PD中极其常见。显著的认知-行为功能障碍是残疾的主要原因，并且也是与生活质量差最有关联的症状。而且，晚期PD患者也患有治疗相关的并发症。

A. 运动起伏和运动障碍

多巴胺治疗的并发症是中期PD患者残疾的重要原因。疗效减退有两种方法应对：缩短给药间隔或者加用儿茶酚氧位甲基转移酶（COMT）或者单胺氧化酶（MAO）抑制剂。运动不能可以通过缓慢减少每次左旋多巴的剂量或加用金刚烷胺来处理。如果患者一天多次服用左旋多巴长效（控释）制剂，不可预测的叠加效应可能会导致运动不能，应该考虑换用短效制剂的给药方案。深部脑刺激（DBS）特别是苍白球（GPi）-DBS 抗运动不能效果确切。因为并发症的处理很复杂，加上 DBS 可以缓解一些患者的上述两种问题，因此，建议主动咨询神经科医生以便进一步的治疗。

B. 痴呆和精神病

大多数晚期 PD 患者发生痴呆。首先寻找能够导致镇静和（或）精神错乱的药物（如：多巴胺激动剂、金刚烷胺、肌肉松弛剂、止痛药以及治疗震颤和膀胱刺激征的抗胆碱能药）。胆碱酯酶抑制剂（如：多奈哌齐、加兰他敏、卡巴拉汀）对注意力、智力迟钝和精神症状如视幻觉有效。精神首选药物治疗（低剂量的多巴胺能药物或者考虑使用喹硫平和氯氮平）。其他所有典型和非典型的抗精神病药在 PD 中都禁忌使用，特别是老年人。时常排除常见的医疗问题，如：感染，尤其是出现谵妄的情况下。

C. 抑郁

选择性 5- 羟色胺重吸收抑制剂（SSRI）是治疗 PD 患者抑郁的一线用药，但是 5- 羟色胺 - 去甲肾上腺素重吸收抑制剂（SNRI）可能会引起 PD 患者广泛的神经递质缺损。然而，一些临床试验证实，在治疗 PD 的抗抑郁药中可以选用。应注意避免药物与 MAO 抑制剂（如：司来吉兰）的相互作用。

D. 直立性低血压

能够引起直立性低血压的药物要尽量减少。抗高血压药物在 PD 的进展中常常不再需要。多巴胺能药物也可加重低血压。可以放宽食物中钠摄入的量，鼓励多饮水，床头应该抬高 30 度。少食多餐可以减少胃肠扩张。应该避免炎热的环境、热饮和热水澡。当上述措施失败后，药物治疗如氟氢可的松和（或）米多君有时也可使用，但是能够在老年人中引起并发症，应该谨慎使用。

E. 胃肠并发症 / 便秘

必须严密监测吞咽困难，当出现症状时，患者应该及时评估吞咽情况。通过向唾液腺小心地给予肉毒杆菌毒素可控制流口水。便秘在 PD 中很普遍。应该鼓励水化、运动和健康的、高纤维素饮食。大便软化剂和泻药（如：多库酯和番泻叶）应该每天服用。

F. 跌倒

跌倒是 PD 伤害、致残和致死的主要原因，姿势不稳的患者需要严密监视以防跌倒并及时物理治疗对步态和平衡进行评估和管理。

G. 转诊指南

当出现以下情况时，将患者转到神经科专家或者运动疾病专家：
（a）诊断困难
（b）患者对标准化治疗无反应
（c）患者有不能耐受的副作用
（d）出现 PD 或者其治疗引起的并发症
（e）考虑手术干预

▶ 治疗

A. 非药物治疗

护理 PD 患者需要多学科团队，包括重要的方面如教育、运动、饮食和康复。应该告知患者及其家属关于 PD 的自然病史及现有的治疗和办法。支援团极其重要。随着疾病的进展及新症状的出现，治疗方案变得很复杂。患者将需要学着分辨和 PD 有关的症状、药物的副作用或者其他情况。运动能够改善心情、提高力量、平衡性、灵活性和运动能力。需氧的强度型灵活性的运动可以保持功能状态。良好的均衡健康饮食和充足的水化能够防止便秘和直立性低血压。而且，氨基酸能够竞争左旋多巴的吸收，从而阻断左旋多巴的治疗作用，因此对一些患者有必要限制蛋白质的摄入。营养学家的加入至关重要，因为可能出现体重减轻和失用性萎缩，这与预后不良有关。物理的、职业的、语言的和吞咽的康复以便提高日常功能和生活质量，在任何阶段都是有效的。

通过咨询牧师、精神病专家和精神心理专家或者其他精神卫生服务者提出患者及家属情绪和精神心理上的需求。

B. 药物疗法

PD 是一种不可治愈的疾病，没有任何疗法证实可以减慢疾病的进展。然而，PD 在某种程度上区别于其他神经退化性疾病，因为它可以从一系列有效的控制症状的治疗中获益，如：多巴胺能药物。药物治疗的基本目标是减轻症状，维持独立性、维持功能状态和生活质量并降低残疾率。患者(以及医生)的误解是，一旦开始用药将会持续使用很长时间。这种可疑的观念导致了尽可能延迟用药的常见的做法。当患者被症状困扰以及功能状态、独立性或者活动能力受到影响时就应该开始药物治疗并调整到合适的剂量以减轻症状。一些 PD 患者，特别是早期发病的患者和震颤/运动为主的患者，通过最佳的治疗方案可以保持良好的功能生活多年。然而，随着疾病的进展，多巴胺能药物的并发症出现，如：运动不能和症状波动，治疗方案就会变得很复杂。特别是老年患者，药物可以加重非运动症状，如：视幻觉、行为异常、姿势性低血压和倦怠，并且可能需要减量，将以疗效降低为代价。

1. 左旋多巴　左旋多巴是治疗 PD 最有效并且得到确认的药物。DOPA-脱羧酶将其转化为多巴胺，能够提供多巴胺效应。它能够改善震颤、运动迟缓和肌肉强直，因而降低死亡率和致残率。PD 的轴向特征如说话和步态障碍常常对左旋多巴和其他多巴胺能药物的反应较差。而且，晚期 PD 姿势性不稳、语言障碍、自主神经系统功能障碍、痴呆和精神心理问题对左旋多巴无反应。虽然左旋多巴并不能减慢 PD 病理过程的进展，但是与左旋多巴问世前相比，目前 PD 患者的预期寿命已显著延长。

左旋多巴强效持续的改善运动症状，并且使患者数年保持良好的功能。然而，大多数晚期患者最终会发生运动并发症，即症状波动和运动迟缓，表现为对左旋多巴的反应不一致。在早期阶段，当左旋多巴的有效时间缩短并且需要增加给药次数时，患者会经历"效应减小"。随后，更多不可预知会发生，一些剂量会完全无效，其他剂量则会突然失效。运动障碍是左旋多巴水平达峰值时发生的不自主的过多运动。通常是舞蹈病样(不正常的扭动、翻滚、舞蹈样动作)，但是也可以使肌张力障碍(牵拉肢体呈持续性和疼痛的姿势)。

左旋多巴的其他副作用包括恶心、呕吐、轻微头痛、眩晕、嗜睡，在晚期患者，还包括幻觉和精神错乱。外周性的脱羧酶抑制剂，如：卡比多巴常常包含在左旋多巴制剂中，通过抑制左旋多巴在外周转化成多巴胺以减轻胃肠道副作用。也可以单独加用卡比多巴来预防标准左旋多巴制剂产生的恶心。左旋多巴通常耐受性很好，如果缓慢给药并且逐渐滴定至有效剂量，大部分副作用可以避免。最好在餐前或餐后至少 30～45 分钟空腹服用，以避免蛋白质阻碍左旋多巴的吸收。长效制剂(如：息宁控释片)睡前服用可以减少 PD 夜间症状的反弹，但白天服用这些制剂能够加重并发症。

2. 多巴胺受体激动剂　多巴胺受体激动剂可直接刺激纹状体的多巴胺受体(黑质神经元的突触后靶点)。之前的麦角衍化物溴隐亭和硫丙麦角林(培高莱)因为严重的副作用如心脏瓣膜损害而不用于临床。新的非麦角受体激动剂如普拉克索、罗匹尼罗和透皮吸收的罗替戈汀已经取代了它们。多巴胺受体激动剂作为减轻 PD 主要的运动表现的单一疗法是有效的。然而，在 2～5 年内，大部分患者将需要加用左旋多巴。多巴胺受体激动剂联合左旋多巴治疗运动并发症。因为这些药是长效的，因而可以减轻"失效"的严重性，另外这些药较左旋多巴很少引起运动不能，它们有时用于减少左旋多巴剂量。

老年人对多巴胺受体激动剂耐受性很差。虽然副作用与左旋多巴相似(恶心、呕吐、直立性低血压、嗜睡、眩晕、精神症状、幻觉)，这些症状更常见、更严重，特别是在老年人中。因为嗜睡、认知障碍和神经症状的副作用，70 岁以上老年人开始使用多巴胺受体激动剂要深思熟虑。多巴胺受体激动剂也有其他副作用，包括冲动控制障碍，这在左旋多巴中很少见。应该教育服用多巴胺受体激动剂的患者，并且经常筛查冲动性赌博、吃东西和购物、性欲过度和其他冲动性行为。

3. 其他药物疗法　左旋多巴和多巴胺受体激动剂作是 PD 单一治疗的两种主要的药物。其他 PD 药物在单独使用时以及运动并发症发生时作为辅助治疗只有轻微的症状改善作用。当大部分患者进入更加复杂的中 - 晚期阶段时往往需要这些药，在开始服用这些药前，应该咨询神经科专家。COMT 抑制剂（恩他卡朋和托卡朋）和 MAO-B 抑制剂（司来吉兰和雷沙吉兰）抑制左旋多巴的酶解，通过延长每次给药的有效时间减少症状的波动（效应减弱）。金刚烷胺是唯一一个证实可以减轻运动不能的药物。它可降低一些患者的震颤和冰冻步态。金刚烷胺具有多巴胺受体激动和抗胆碱能的性能，通常可加重嗜睡、认知障碍和精神疾病，并且禁用于老年人。同样，抗胆碱能药如苯海索对减轻震颤、运动障碍和肌张力障碍有效，但是老年人因为认知和自主神经功能障碍而耐受性很低。在老年人中，这些药物不应考虑选择。

C. 手术治疗

在很多患者中，药物在缓解 PD 症状上逐渐丧失效果，特别是在症状波动或者运动障碍出现后。一些患者可能从手术治疗中获益。这些干预措施的选择很复杂，理想的候选者是患者诊断清楚，对药物持续有反应，处于"开放"的状态，在采取了理想的医疗措施条件下仍患有运动障碍性并发症，足够健康能够耐受神经外科手术，认知功能相对完整，没有严重的或者不可控制的情绪疾病。没有严格的年龄限制，但是通常认为 70 岁以上的老年人风险很高，80 岁以上的几乎不能手术。

1. 立体定向紧张　苍白球切开术（内侧苍白球损害）是治疗 PD 主要特征的有效方法，可以显著地降低左旋多巴导致的运动不能。同样，丘脑切开术可以减少震颤。然而，这些损害性措施是不可逆的，不可调节的，而且双侧的手术与吞咽

困难、构音障碍以及认知障碍有关。因此，这些操作大多只用于 DBS 不适合的情况。

2. 深部脑刺激　深部脑刺激丘脑下核团（STN）或者内侧苍白球几乎替代了立体定位手术。虽然比较昂贵，但是 DBS 有其优点，如：非破坏性、可逆性以及可程序化。双侧操作耐受性更好。DBS 系统是由 4 根接触导联构成，通过立体定位技术分别植入两侧大脑半球，这些导联通过皮下延长线路与胸壁上的脉冲发生器相连。临床医生通过调整振幅、脉冲宽度、频率、刺激极性以及改变每个导联的主动连接结构，将设备设置成最佳参数以避免副作用。患者在家也可以做一些调整。

对两个靶点进行 DBS 可以缓解 PD 的主要症状、症状波动和运动障碍。这两个靶点对治疗震颤、肌肉僵直和运动障碍特别是上肢都有效。然而，正如药物一样，轴向症状如步态和说话对 DBS 反应欠佳。事实上，DBS 可使说话、跌倒、认知和行为症状更加严重，特别是在高风险的患者中。手术前与患者及其家属进行深入的谈话很重要，以明确最困扰他们的症状（如：他们想要治疗的症状）与确实可以用 DBS 缓解的症状一致。最近一项最大型的随机对照临床实验发现这 2 个靶点具有相似的有效性和安全性。然而，STN-DBS 更高的跌倒风险及认知和情绪的副作用。

DBS 感染的风险及硬件问题比消融手术更大。刺激相邻的大脑结构可以导致一些副作用，如说话障碍、痉挛和情绪改变。调整刺激参数常可缓解这些刺激诱发的副作用。

▶ 预后

照顾晚期 PD 患者面临很多挑战，并且伴有缓慢进展和逐渐虚弱的疾病让人感到害怕。患者能够从 PD 的治疗中获益多年，如果没有有效的治疗，患者会因运动症状而致残。而且，PD 药物经常需要减量，因为能够加重非运动症状、使疾病恶化，进而加重运动症状。

临终关怀很有意义，但在晚期 PD 患者中未充分实施。PD 病程不一、缓慢、持续时间长，使得诊断很难准确。然而，一些态势预示着不适宜

的诊断。老年起病、突出的非运动特征和显著的伴有步态不稳的运动不能 - 僵直综合征与快速进展和预后不良有关；而青年发病，无非运动表现和明显的震颤则疾病进展缓慢。

临终关怀不同于收容所，并不局限于特定的诊断。PD 导致残疾、痛苦和陪护者感到压力。在每一阶段给予临终关怀都很重要。

锁定一些高级指示，如律师或者资产计划师料理财产和法律问题（如：确立律师的权利）很重要。虽然可能很难开始讨论临终问题，但是当 PD 患者还能够分享他们的愿望时，倾听很重要。临终关怀并不妨碍延长寿命的治疗，但是要主动缓解患者和陪护者的疼痛、抑郁、焦虑和其他社会心理问题。

Ahlskog JE. Diagnosis and differential diagnosis of Parkinson's disease and parkinsonism. *Parkinsonism Relat Disord.* 2000;7(1): 63-70.

Braak H, Del Tredici K, Bratzke H, Hamm-Clement J, Sandmann-Keil D, Rüb U. Staging of the intracerebral inclusion body pathology associated with idiopathic Parkinson's disease (preclinical and clinical stages). *J Neurol.* 2002;249 Suppl 3:III/1-III/5. Review. PMID: 12528692

Follett KA, Weaver FM, Stern M, et al; CSP 468 Study Group. Pallidal versus subthalamic deep-brain stimulation for Parkinson's disease. *N Engl J Med.* 2010;362(22):2077-2091.

Hallett M, Litvan I. Evaluation of surgery for Parkinson's disease: a report of the Therapeutics and Technology Assessment Subcommittee of the American Academy of Neurology. *Neurology.* 1999;53(9):1910-1921.

Hoehn MM, Yahr MD. Parkinsonism: onset, progression, mortality. *Neurology.* 1967;17(5):427-442.

Langston, JW. The Parkinson's complex: parkinsonism is just the tip of the iceberg. *Ann Neurol.* 2006;59(4):591-596.

Stern MB, Lang A, Poewe W. Toward a redefinition of Parkinson's disease. *Mov Disord.* 2012;27(1):54-60.

相关网站

Family Caregiver Alliance (provides information on support groups, hiring caregivers, and issues of long-term care). http://www.caregiver.org

National Parkinson Foundation, Inc. (provides information on educational programs, support groups, treatment options, and publications). http://www.parkinson.org

"We Move" Foundation (a useful central information resource). http://www.wemove.org

Unified Parkinson's Disease Rating Scale (UPDRS). http://www.mdvu.org/library/ratingscales/pd/updrs.pdf

原发性震颤

诊断要点

▶ 以双手、前臂，可能还有头，声音和躯干的双侧动作震颤为特征。
▶ 其他神经系统表现缺如。
▶ 一半以上病例是阳性家族史。

▶ 老年人一般原则

ET 是最常见的运动障碍。它影响到了 40 岁以上成年人的 4%。年龄和家族史是最强的风险因子。又被称作家族性震颤，但有明显比例的 ET 病人并没有家族史。术语"良性"ET，经常用来与 PD 或是其他神经变性病所导致的震颤相鉴别，现在已经不再使用，因为震颤本身就是一种残障状态。最近也有争议，ET 到底是被视为一种神经退行性疾病，还是神经系统正常老化的一种状态。

▶ 临床所见

ET 从特征上看是一种姿势性运动性的震颤，尽管静息性震颤也会发生。它一般涉及上肢，但也经常有头和嗓音。当 ET 发生在以脚部、嘴唇和下巴为突出部位时，那是不同寻常了。一般来说是发生于双侧，但也有非对称的。单独头部震颤也可能发生，但这些病例多被看成是颈部肌张力障碍的变异型。ET 进展缓慢，大多数病例中表现温和。实际上，有些预料显示伴有 ET 的病人其中寻求医疗关注的不足 10%。ET 会随着焦虑、压力和咖啡因的摄取而恶化，并经常因为酒精而减少，当然所有形式的震颤都是这样子的。

ET 是必须有完整病史和体检资料才能做出的临床诊断。要排除震颤，神经科检查必须是正常的，当然除了可能的细微发现如听力丧失和细微的小脑表现。

▶ 鉴别诊断

鉴别诊断包括帕金森症，伴有静息震颤和其

他表现。活动性震颤也会在肌张力障碍和 Wilson 病中出现，但往往是和其他的神经科异常表现关联在一起，并且往往好发于年轻人群。姿势性运动性震颤的第二个原因则应该仅仅考虑震颤的少见表现了。香烟和咖啡因的使用及一些特定药物（见表 24-1），可能会导致生理性震颤的增强，而这也与 ET 非常相像。震颤多见于酒精和镇静剂撤回使用时，多是作为躯体形式障碍和转归障碍。精神性震颤多会在分散病人注意力后的检查中被打断。

▶ **并发症**

ET 能够导致功能上的削弱和社交上的困窘。ET 对于一些功能状态，尤其是 ADLs 和 IADLs 中比如进食、穿衣、手工作业和家务琐事方面有明显影响的。而且当 ET 在社交状态下恶化时则能带来心理方面的影响，可能会导致提前退休、社会隔离和照护级别的上升。震颤不仅仅是 ET 神经科方面的表现。近期研究显示病人的一些附加表现诸如细微的小脑功能异常（直线连足行走困难，轻微不协调），轻度认知缺陷，焦虑和听力丧失。ET 与 PD 高风险相关联，也与痴呆增加的风险相关联。

▶ **治疗**

ET 目前的治疗是仅仅对症的。治疗的目的不是要根除所有震颤，而是要改善功能和减轻社交窘迫。如果震颤是较轻而且非失能性的，治疗也不是必需的。压力的减轻和咖啡因的避免也能改善震颤，而这在轻度 ET 中就足够了。酒精可以减少震颤，但是因为震颤症状的反跳和长期效应如 ET 病人酒精中毒的高发率而不被推荐常规使用。职业治疗师可以提供适宜的餐具和装置来改善 QOL。所有治疗震颤的药物都有副作用，应当低剂量开始逐渐增加至控制满意为止，或者是副作用出现而不能耐受为止。严重的，难治的和非典型的病例应当被提到专家面前，开展包括考虑 DBS 的一些管理。

A. 药物治疗

1. 一线用药 心得安和普里米酮在治疗 ET 方面有最充分的证据，在 50%～70% 的病人中能够减少震颤。普萘洛尔是一种非选择性 β 受体阻滞剂，能够穿过血 - 脑脊液屏障，这也是 FDA 唯一同意用于 ET 治疗的药物。平均有效剂量是 120mg/ 天，若能耐受，可升至 320mg。轻度的 ET 可给予按需剂量即可。缓释制剂也同样有效。潜在的副作用包括支气管收缩，心动过缓，低血压，头晕，疲劳，阳痿和抑郁。其他 β 受体阻滞剂就没有普萘洛尔这么有效。普里米酮在结构上类似于巴比妥类。每天 250mg 大多数病人就会有反应。不良反应包括镇静、眩晕、共济失调、精神错乱和抑郁。对治疗的反应和副作用指导药物剂量的调整。联合使用心得安和普里米酮可能提供额外的好处。

2. 二线药物 加巴喷丁或者托吡酯是抗癫痫的药物，在震颤控制不理想时可联合一线药物使用。加巴喷丁耐受性良好，标注的有效剂量大概为 1200mg/d。常见的副作用包括镇静、眩晕和不稳定。托吡酯的有效剂量超过 100mg 每天两次。因为认知障碍、食欲减退、体重减轻和感觉异常等副作用，托吡酯的使用受到限制。唑尼沙胺可替代托吡酯，并且耐受性更好，更容易给药。苯二氮䓬类药物有时可用于控制震颤，但是其常见副作用（如：镇静、认知障碍、低血压、呼吸抑制和成瘾性）限制了使用。钙通道阻滞剂、茶碱类、碳酸酐酶抑制剂、可乐定以及苯巴比妥治疗效果不一，不推荐作为一二线用药。

3. 其他药物治疗 A 型肉毒杆菌毒素治疗肢体震颤效果并不令人满意，并且只有在难治性病例才考虑使用。然而，颈部注射可有效减轻头部震颤。治疗声音震颤时发生吞咽困难的风险很高，限制了它的使用。

B. 手术治疗

大量证据表明。单侧丘脑切开术或者丘脑（腹内侧核［VIM］）DBS 对治疗残疾患者以及药物难治性 ET 有效。丘脑切开术后可能发生构音障碍、平衡失调及认知障碍。DBS 的不良事件较少，并且双侧手术耐受性好。采用哪种操作取决于患者的个体情况、围手术期的风险、能否持续监测和调整刺激器。

Koller WC, Hristova A, Brin M. Pharmacologic treatment of essential tremor. *Neurology.* 2000;54(11 Suppl 4):S30-S38.

Louis ED. Essential tremor. *N Engl J Med.* 2001;345(12):887-891.

Louis ED, Ottman R, Hauser WA. How common is the most common adult movement disorder? Estimates of the prevalence of essential tremor throughout the world. *Mov Disord.* 1998;13(1):5-10.

Zesiewicz TA, Elble R, Louis ED, et al. Practice parameter: therapies for essential tremor: report of the Quality Standards Subcommittee of the American Academy of Neurology. *Neurology.* 2005;64(12):2008-2020.

Zesiewicz TA, Elble RJ, Louis ED, et al. Evidence-based guideline update: treatment of essential tremor: report of the Quality Standards subcommittee of the American Academy of Neurology. *Neurology.* 2011;77(19):1752-1755.

第 25 章
跌倒和运动障碍

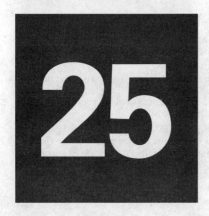

Deborah M. Kado MD, MS
Daniel Slater MD, FAAFP

▶ 过去一年中老年人摔倒大于 1 次或者单纯的一次摔伤和平衡出现问题会导致将来摔伤和受伤的风险增加。

▶ 急性因素(如:传染性、中毒性、代谢性、缺血性或医源性)等因素会增加摔伤及运动失调的风险。

▶ 药物,尤其是精神药品,增加跌倒的风险。

▶ 需要共同改进的防治跌倒的风险因素包括:视力下降、家庭环境危害和鞋类。

▶ 老年人的一般原则

随着年龄的增长,跌倒的风险增加。每年大约有 30% 的年龄超过 65 岁,50% 的年龄超过 80 岁的人曾经跌倒。大约 60% 的人会发生第二次跌倒。多达 50% 的人会因为跌倒而受伤,其中最严重的包括臀部、头部外伤和颈椎骨折。在美国,因跌倒导致的死亡危险排名第七。导致老年人跌倒的因素众多,因此跌倒属于老年综合征。

导致跌倒的主要原因之一是运动障碍。与跌倒一样,随着年龄的增长,运动失衡也逐渐出现。运动障碍从亚临床状态到明显,在这个过程中,跌倒的风险是升高的。因为老年人运动障碍及跌倒风险增加,临床医生应该特别注意预防及治疗这两个重要因素。该章节探讨跌倒与运动障碍发

生的背景、流行病学、危险因素、临床评估、预防、治疗及诊断处于风险期的老年人或者诊断早已存在运动障碍和跌倒再发的人群。

跌倒被定义为"非故意的下坠在地上或其他较低水平,伴或不伴意识的丧失"(Close, 1999)。许多跌倒的发生并不会导致严重的身体伤害,但是再次跌倒的风险增加。另外,许多经历过跌倒的人会害怕再次发生,这也会增加跌倒风险。因此,评估跌倒史是预防及治疗明显损伤发生之前的良好基础。

运动障碍是指异常步态。为了正常走路,控制步态和姿势在休息和运动中是必要的。因此,正常步态需要集合复杂的足够的力量、感觉及协调力。对于正常成人,走路是自动完成的,但事实上,步态和姿势的控制是复杂和多因素控制的,而任何一个缺陷都会引起运动障碍的发生。

意外跌倒的发生与年龄、性别和生活状态是密切相关的。之前列举过,随着年龄的增加,意外跌倒也会增加,65 岁以上老年人有三分之一,而在 80 岁以上老人中有半数以上会发生意外跌倒。男女跌倒的比例相等,但是女性更易遭受伤害。与 80 岁老年人一样,每年大约 50% 的人会接受长期跌倒的照护。5%~10% 的跌倒会导致严重的损伤,最常见的并发症包括撕裂伤、头部创伤和骨折。

影响老年人跌倒相关的损伤原因是临床医生最需要关注的隐秘问题。尽管大多数跌倒不会引

起严重的身体伤害,但在美国 65 岁以上的老年人中有 62% 因非致死性损伤送往急诊,大约有 5% 会住院接受治疗。因跌倒受伤的患者会出现功能状态的下降,并且会增加药物的使用。另外,会增加接受长期家庭照护的可能。

特别提到髋部骨折,因为他们是最常见的和最严重的老年人或与跌倒有关的伤害。90% 以上的髋关节骨折发生原因是跌倒。已知跌倒后出现的髋部骨折所导致的年死亡率是非髋部骨折老人死亡率的 2 倍。年死亡率为 12% 到 37% 不等,大约一半人在髋关节骨折后无法重新获得独立生活的能力。

像跌倒一样,运动障碍会影响大约 15% 60 岁以上老人,80% 85 岁以上老人。一个简单评估运动的方法是行走速度;一项对 900 位老人(平均年龄:75 岁,71~82 岁)的调查研究结果显示,步态平均速度是 1.2m/s,每 3 年减低约 5%。一般来说,较低的步态速度是导致老年人跌倒的危险因素,但是速度与跌倒存在 U 型关系;步态速度≥1.3m/s 也使得跌倒的风险增加。老人中大约 17% 的跌倒是因为失衡、腿脚不便或步态问题。上述这些运动障碍,原因是多因素的:感知障碍、脊髓病、多发性梗塞是文献中提到的导致运动障碍的三大主要因素。

▶ 预防

基于科克伦协作组织近期发表的全面系统评价机构和社区对跌倒预防的战略。通过随机对照试验对单因子与多因子进行干预,虽然没有统一结论,但是大量的证据证明跌倒率的下降会有积极的影响。此外,如果这些跌倒预防战略可以在风险人群中实现,那么整个社会都会受益。

因此,许多机构都将跌倒作为一项预防性健康条件,而这些将被列入跌倒预防项目。自 2004 年以来,美国的国家老年委员会(NCOA)通过协作型领导的办法利用跌倒 - 自由 - 倡议来强调老年人跌倒和跌倒相关损伤这一日益重要的公共卫生问题。最初,有 58 个国家组织、专业协会和联邦机构参与制定防跌倒及损伤的蓝图,这其中包括 36 个策略。自该组织成立以来,NCOA 逐步发展为联合工作组,美国参议院建议自 2009 年起将 9 月的第 1 天作为国家预防跌倒日,同年,美国老年病学学会(ACS)和英国老年协会(BCS)专家小组商讨关于循序渐进的管理高风险老年人预防跌倒的决策策略(见推演过程,图 25-1)。

预防措施的最有效是应该针对处于高风险状态的人群。多个研究表明,跌倒的最大危险因素是:

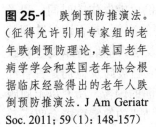

图 25-1　跌倒预防推演法。(征得允许引用专家组的老年跌倒预防理论,美国老年病学学会和英国老年协会根据临床经验得出的老年人跌倒预防推演法. J Am Geriatr Soc. 2011;59(1):148-157)

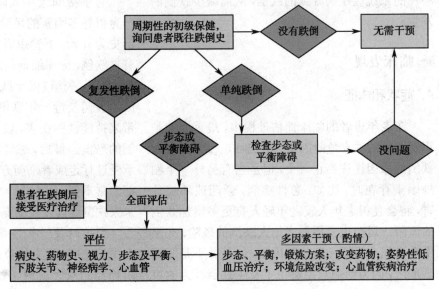

①摔倒史；②肌力下降；③步态和平衡障碍；④特定药物的使用。除了跌倒史，从理论上讲，肌力、步态和平衡以及药物使用是可以改变的危险因素。其他潜在的危险因素包括视力损害，抑郁、头痛和头晕。其他很难控制或改变的跌倒因素：年龄，女性、日常活动障碍，低体重指数、尿失禁、认知障碍、关节炎和糖尿病。

尽管一般认为年龄的增长是运动障碍发展的一个危险因素，但导致步态异常的根本风险因素目前尚不清楚或者说病因是多因素的。举个例子，疾病引起的运动障碍会从根本上破坏运动神经（破坏神经束河或高级中枢运动通路），下运动神经元（脊髓运动神经元或周围神经系统疾病引起）或原发肌痛。一些步态失调造成的严重神经系统疾病超出了本章的研究范围。然而，这些疾病也会增加跌倒风险，因此将上述疾病一一列出：①锥体外束疾病（如帕金森病）；②小脑性共济失调（如：脑血管疾病）；③前庭功能障碍（如：听神经瘤）；④额叶功能障碍（例如：正常压力脑积水）。

除了老化和（或）去适应作用导致的肌肉疾病和运动障碍，还有其他非神经源性因素导致的运动障碍。这些原因包括视力丧失、肥胖症，骨科问题，风湿病、疼痛药物和心肺问题。因此，对老年患者进行临床评价时，需要重点考虑这些潜在的系统性疾病导致的跌倒，从而减少跌倒的发生。

▶ 临床表现

A. 症状和体征

在老年患者的临床评估过程中，最重要的是识别跌倒的独立危险因素（表25-1）。此外，老人跌倒的原因往往不止一个，但是当有另外一个额外因素存在时，比如：急性疾病，新药或环境危害，将会使得老年人较之年轻人有更多增加跌倒的风险。运动也会增加老年人跌倒的风险，久坐不动可能会降低一些危险因素，但是并不是脱离了危险，因为他们只是避免了发生跌倒行为的机

表25-1　社区居民老年人群跌倒的独立风险因子

风险因子	是否可更改
先前跌倒过	不
平衡受损	是
肌力减退	是
视觉受损	可能
大于四种用药或是精神心理用药	是
步态受损或行走困难	可能
抑郁	可能
头晕或静态强迫位	可能
功能受限（ADL残疾）	不可能
年龄>80岁	不
女性	不
低BMI	不可能
尿失禁	可能
认知受损	不可能
关节炎	可能
糖尿病	不可能
疼痛	可能

ADL，日常生活能力

会。许多爱运动的老年人可能不太谨慎，使得跌倒的风险增加，因为他们不如年轻人一样能够对抗影响姿势稳定的情形。

为了帮助老年人防跌倒，AGS/BGS等机构一直倡导多因素的风险评估。这些评估以基础摔倒史为开始，不管患者是否有过跌倒病史。如果有过跌倒，应详细询问跌倒的原因、前驱症状（例如：头晕，失衡）以及跌倒可能发生的时间。患者应当被问及近一年跌倒的次数，是否这些跌倒曾带来持续性的伤害，以及是否他们曾承受过对跌倒的恐惧。最后，患者应当被问及他们是否曾经承受过行走或者平衡方面的困苦。所有以上问题都非常重要，因为一个"是"的答案可能会昭示着未来跌倒继续发生的高度可能性。

当被问及一些特殊的跌倒时，比如：与意识丧失相关联，那么体位性低血压或者潜在的心脏和神经的原因就应该被纳入考虑。其他一些与

跌倒高风险相关联的慢性医疗状况也应当被考虑到,比如:认知功能减退,痴呆,慢性肌肉骨骼痛,膝关节炎,尿失禁,卒中,帕金森病和糖尿病。其他有关跌倒风险增加老年人病史中的关键部分还包括有关日常生活技能的功能评估,包括适宜装置和移动助手的使用方面。在一个多次被报告曾跌倒的患者身上,要记得询问酒精滥用史,因为多数患者自己不会主动提及,而不断的酒精滥用会增加跌倒的风险。最后,医生应当对患者用药单进行及时和仔细地审查,这份单子中也应该包括目前的处方药和非处方药。一个纳入 4260 位老年社区男性居民的大型观察性研究显示,82.3%的参与者曾提及有不适当用药(多重用药、不适当用药和未充分用药等);而且多重用药(>5 种)和服用 1 种甚至更多潜在不适当药物与过去 1 年中的跌倒有关联,也突出了不合理用药是跌倒风险因子中可加以改变的重要部分。

一旦病史获得,临床医生也就能确定正立位的生命体征,视觉程度,认知状态和心脏系统等一些查体最近本的部分。视觉的重要性在于步态和平衡的评价方面。有关跌倒风险评估中平衡和运动部分并不少,但是身处一个忙乱的临床环境中这些也不太实用。这些测试包括性能导向的运动评估(POMA;表 25-2),简易技能状况量表(SPPB),博格平衡试验和安全性功能运动测试。但也有其他 2 个测试,起立步行试验和功能性伸展试验,因为操作起来少于一分钟而被较多采用。对于起立步行试验来说,检查者请患者从一个标准扶手椅子上站起来,行走一定的距离并穿过房间(3 米),转身,走回到椅子上并坐下。除了观察患者的不稳定性之外,如果完成该任务整个耗时超过 13.5 秒,那么患者就被认为在未来有跌倒的高风险。

功能性伸展试验要求将一个码尺装在与肩同高的墙上。要求患者以一个比较舒适的站姿靠墙而立,肩膀垂直于码尺,上肢伸展。然后患者被要求在不迈步和不失去平衡的前提下尽可能向前伸展上肢。码尺计算单位是英寸,如果男性<10英寸,那就说明他有 2 倍的跌倒风险。

最后,对体格检查也很重要的是脚和鞋的检查。高跟鞋、松软拖鞋、鞋底平滑都会使人容易绊倒或是跌倒。鞋子太大不合适,没有足够的紧握力或太大的摩擦力,和(或)没有适当的固定(解开或者松解鞋带)都会导致跌倒风险的增加。当选择鞋子时,鞋帮要柔软光滑平整。鞋头要足够深以保证脚指头可以有足够活动的空间。要保证足够的抓地力,鞋底要结实和柔韧。

为保持稳定性,鞋后跟要宽而且最好不要高过 4 厘米。最后,鞋带要稳固结实和柔韧以保证能适应一般形状的或者是肿胀的脚才行。

B. 诊断试验

除了推进一般的医疗工作外,在完成跌倒后老年人的检查或明确老人处于跌倒高风险状态的工作中,没有标准的诊断性评价。然而实验室检测血红蛋白可以诊断贫血,生化检查可以排除电解质紊乱或高渗或低渗状态,促甲状腺激素(TSH)排除甲状腺功能减退,B 族维生素水平检查排除 B_{12} 缺乏(与本体感觉有关),血清 25-羟基维生素 D 水平排除维生素 D 缺乏(与跌倒和骨折有关)。另外,跌倒是内科疾病的一个信号,在急诊病房中也并不少见;如最先以跌倒入急诊,最终却诊断为尿路感染或肺炎。临床可根据适当情况给予尿液分析和胸片检查,特别是当患者患有严重的认知障碍或痴呆。

仅有 10% 的老人是由于粗心大意跌倒的。但是如果患者既往史有以下情况,那则需要重新评估和预防。比如心电图对心脏病理学评估有诊断价值,而动态心电图并没有证明有效。然而,心脏检查时如果在胸骨右侧听到递增递减的收缩期杂音,心电图波形特点以及临床症状表现为晕厥,则诊断为主动脉狭窄。颈动脉窦敏感性也与跌倒有关,当患者心率有超过 3s 以上的停顿时则是安装起搏器的指征,颈动脉窦按摩禁忌证包括颈动脉杂音,近期心肌或脑缺血,或以往有窦性快速心律失常。

跌倒患者也可能表现为新的或原因未明的神经系统疾病。经检查发现,头部 CT 或 MRI 可

表25-2　性能导向运动和平衡评估 [a]

表现	反应		
	正常	适应性	异常
坐姿平衡	平稳	扶椅站起	倚靠在椅子上
从椅子上站起	单纯运动,不需要胳膊的帮助	运用胳膊(扶着椅子或拐杖)站起;或者在站起前移动椅子	多方面帮助或者需要其他人的帮忙
即刻站立平衡(前3～5秒)	不需要拐杖的稳定或其他物体的帮助	稳定,但是运用拐杖或其他物体的帮助	完全不稳定 [b]
站立平衡	稳定,无外物帮助下双脚并排站立	稳定,但不能让双脚并排	不稳定或需要借助其他物体的帮助
闭眼平衡(双脚尽可能并排)	稳定,无外物帮助下双脚并排站立	双脚分开稳定站立	不稳定或需要借助其他物体的帮助
旋转平衡(360度)	没有抓或蹒跚;不需要抓住任何物体;步伐连续(旋转是连续的)	步伐不连续(患者在抬起另一只脚之前完全将一只脚放在地上)	不稳定或需要借助其他物体的帮助
推胸部(患者尽可能并排双脚,测试者轻推患者胸部3次;能够反映耐压能力)	稳定,能耐压	脚步移动,但仍能保持平衡	跌倒,或者测试者帮助保持平衡
转动脖子(告知患者尽可能并排双脚时转动脖子并抬头)	脖子能够转动半圈,可以抬头看天花板;没有蹒跚,乱抓,没有头晕、不稳当或疼痛的症状	转动脖子能力下降,但是没有蹒跚,乱抓,没有头晕、不稳当或疼痛的症状	转动脖子时完全不稳定或有症状
单腿站立平衡	无外物帮助下至少单腿站立5秒		无法做到
伸展背部(告知患者尽可能在无外物帮助下偏斜背部)	很好伸展并且没有扶物或蹒跚	想伸展,但活动度下降(与同龄人相比)或者需要外物帮助伸展	无法伸展或看不出伸展或蹒跚
抬起(让患者从较高的位置拿物体,需要抬脚)	能够拿到物体,不需要外力帮助,很稳准	能拿到物体但是需要外物的帮助来维持稳定	不能或不稳定
弯腰(告知患者从地板上捡小物品,比如笔)	能够弯腰并且捡起物品,而且在无外力及胳膊撑起自己站起	在胳膊撑起自己或其他物体的帮助下捡起物品	不能捡起或不能直立站起,或者运用多个方法站起
坐下	流畅的完成坐下动作	需要运用胳膊撑起或动作不流畅	从椅子上跌倒,距离判断失误(偏离中心)

[a] 患者开始评估时要坐在一张结实、直背和无扶手的椅子上

[b] 不稳定定义:抓住某物品寻求支撑,蹒跚,脚步移动,不仅仅是小角度的晃动

以排除卒中,占位、正常压力脑积水或其他异常结果。如果患者有很明显的步态异常,脊柱 X 线甚至磁共振成像可以帮助排除颈椎病或腰椎狭窄导致的跌倒。临床症状符合颈椎、脊椎病的症状:如:颈部僵硬、颈痛、手臂和肩膀疼痛、走路僵硬或笨拙。如果任其发展,则会引起肌肉萎缩,脊髓型颈椎病典型症状是:下肢无力或僵硬,患者可能会出现步态不稳,典型体征还有反射亢

进,将来可能会出现僵硬步态或痉挛步态。腰椎 L4-S1 狭窄患者的典型表现为疼痛,肌无力和下肢刺痛,近来被定义为神经源性跛行(坐位时疼痛减轻,站立或行走时疼痛加重)。

▶ 治疗

根据患者的特定需求可以有多种干预措施以减少患者的跌倒风险。总的来说,多因素的方法应被视为可调整的因素,有内外致病因素的患者都证明可以降低跌倒发生率。这些干预措施中,减少药物应用,锻炼疗法,和家庭安全性的调整证实可以有效地降低摔倒。

从可以改变跌倒的内因开始(见表 25-3),如果可能应该纠正视力的损害。证据显示,视觉问题并不是干预的单一问题,但白内障通常会影响老年患者。校正视力不仅可以帮助减少跌倒的风险,还可以改善生活质量。有些患者,颈动脉窦的超敏感性会抑制心脏,进而导致反复跌倒;

此时双腔起搏器的使用可以显示疗效。在所有的患者,尤其是体位性低血压的患者,应该仔细检查药物的数量和(或)剂量。精神药物,包括镇静催眠药、抗焦虑药、抗抑郁药和抗精神病类药物应该最小量的应用,如果可能的话要适当逐渐减少和撤药。如果停掉诱发跌倒的药物后,患者仍有体位性低血压,建议适当补水,慢慢地改变体位,也可以添加药物如:考虑氟氢可的松。最后,大量证据表明维生素 D 可减少跌倒的风险,AGS /BGS 指南推荐有跌倒风险的老年人每天补充 800IU 的维生素 D。

可改变的外在因素包括家庭环境因素,消除明显的跌倒隐患,确保鞋要合脚。在评估家庭环境时,清除杂物,将绊倒的危险降到最低,确保有足够的照明,安装淋浴和(或)降低马桶的高度等这些安全措施是有帮助的。如果必要的话,评估鞋类、足部问题也可以筛查和治疗患者。应该建议患者穿低跟、宽面的合适的鞋子。

表 25-3 可改变的危险因素的推荐治疗

风险因素	方法
固有因素	
视力	如果是白内障,则检查灵敏度;建议步行时避免携带多焦镜片
体位性低血压	减少药物,除外脱水,建议缓慢改变体位,上述 3 种方法无效时可考虑氟氢可的松
心血管	药物治疗,如果颈动脉窦诱导高敏反应大于 3s 的停跳时间时考虑双腔心脏起搏器
神经系统	考虑神经影像学检查如:MRI/CT,药物治疗
关节炎	药物治疗,考虑物理治疗 / 职业治疗转诊,提供辅助设备
平衡或步态异常	物理治疗或职业治疗转诊加强力量练习,平衡和步态练习
维生素 D 缺乏或不足	每天至少摄入 800IU 的维生素 D
其他医学条件(认知障碍,抑郁等)	药物治疗
精神病药物	消除或减少镇静剂,抗抑郁药、抗焦虑药、抗精神病药的剂量,能增加跌倒风险
其他药物	消除或减少尽可能多的药物种类,密切关注:①降压药能够增加体位性低血压 / 头晕发作;②抗组胺药,解痉药、阿片类药物可以导致混乱或警惕性受损
外在性因素	
家庭环境危险	理想地认为物理治疗 / 职业治疗的推荐可以评估家庭安全,以及对安全的改进提出建议(如:淋浴时的扶手,伸展设备,足够的照明)
鞋	建议穿低跟宽面合脚的鞋

除了评估和治疗内在和外在可改变的风险因素，患者的教育和知识工作也有助于预防跌倒。例如：简单的建议，比如：在走路或下楼梯时不戴多焦镜片可以减少跌倒的风险。也许最重要的教育和建议是锻炼身体。虽然很多呈递给公众的信息，大多与合适的饮食、锻炼和良好的健康有关，但这些有益性的信息很多与跌倒发生风险的降低并没有太大关系。因此，临床医生针对锻炼和降低跌倒风险应做一些专业的推荐，因为它对于减少跌倒概率有最佳的关联证据。

如果临床评估中发现患者出现了平衡或步态不稳，转为物理治疗是必要的。物理治疗应该包括渐进性站立平衡和力量练习、移动训练和步态的干预措施，这其中也包括使用合适的辅助设备。患者也应该训练如何从地上站起及下蹲。而当完成这些锻炼后，应注重耐力的维持和练习。对于社区老年患者，临床医生应该推荐一个量身定制的运动方案来维护其功能，也有可能通过增加耐力，来减少跌倒的风险。在最近的系统评价中，43 个试验曾对降低跌倒影响的运动进行测试。测试的运动包括，步态训练，平衡和力量练习，减少了 17% 的跌倒风险（n = 142 364 名参与者，95% 置信区间 0.72～0.97）。有 4 个试验研究了太极对跌倒风险的影响，结果发现跌倒风险降低了 37%（95% 置信区间 0.51～0.82）。

单独提到有关急性期和长期照护环境设置对其治疗是必要的，因为这些患者显然处于跌倒风险之中，然而研究结果表明干预措施对这些患者又没有明显的好处。特别是床栏杆的使用，限制，跌倒的警告腕带、和床旁警报都没有被证明能降低跌倒率，反而可能增加跌倒的风险。即便如此，AGS/BGS 仍然提供了建议：多因素 / 多组分的干预措施应考虑作为长期照护的设施，该建议还提出了锻炼计划，但对于衰弱易受伤的患者要提高警惕。AGS/BGS 还建议长期处于照护状态的老年人应该每天至少摄入 800 个国际单位的维生素 D：①证实或怀疑维生素 D 不足（维生素 D25-OH < 30ng/mL）；②异常步态或平衡障碍；及 / 或③跌倒的风险增加。

▶ 预后

老年人的发病率和死亡率与跌倒有明显的关联。单纯跌倒的预后不能等同为老年人重复跌倒的严重性。在 3 个月里在家里跌倒 1 次或更多次的老年人是随后在一年中接受机构照护的老年人跌倒次数的 3 倍。跌倒者有 3 倍的概率在下次跌倒时发生骨折，而 60～74 岁的反复跌倒者会增加 8 倍的骨折风险。另外，超过 60 岁的反复跌倒者是未跌倒者死亡率的 2 倍。这不是一个关于跌倒后骨折风险的简单函数计算。事实上，60～74 岁反复跌倒的老年人因骨折而死亡率增加了。

除了反复跌倒，跌倒后无法起床也预示着预后不良。康涅狄格州纽黑文市的 1103 个社区居民中有 313 名摔倒者没有受伤，其中 47% 的人无法自己站起来。即使他们不是由于跌倒受伤，自己无法起床的人更可能遭受日常生活能力的持续下降（35% 对比 26%）。毫不奇怪，在平均随访了 16 个月后发现，与无跌倒者相比，这些人住院的可能性更大。

跌倒老年人遭受到严重的生活质量下降，困惑和悲伤情绪复发是未跌倒者的 4 倍，而且进入机构接受照护的决定往往是出于对未来的恐惧：跌倒后无法起身，而不是残疾真实存在。对跌倒的害怕的负面影响不应该被低估。另一项研究报道，跌倒和骨折相比，担心再次摔倒是影响健康相关生活质量的最大负面影响。

尽管反复跌倒后无法起床，跌倒后心理改变都与不良预后相关，但他们都是有可能改变的。应该小心潜在的医疗疾病，它也可能导致跌倒风险。在 1 个随机对照研究的试验里，2 年后随访发现，由社区护士进行的跌倒后病史关注和机体评估会产生对可调整的医疗条件的认同及 2 年内住院率的降低。

在这一章，我们讨论了跌倒的潜在诱发因素，临床评估、预防和治疗。虽然衰老是不可避免的，但是健康老龄化却是可达到的。聪明的医生能够意识到疾病的风险因素，花时间做适当的评估；了解治疗可以帮助老年人避免跌倒及其相关的不良后果。

Beattie BL. The National Falls Free Initiative, working collaboratively to affect change. *J Safety Res.* 2011;42(6):521-523.

Beer C, Hyde Z, Almeida OP, et al. Quality use of medicines and health outcomes among a cohort of community dwelling older men: an observational study. *Br J Clin Pharmacol.* 2011;71(4):592-599.

Cameron ID, Muarray GR, Gillespie LD, et al. Interventions for preventive falls in older people in nursing care facilities and hospitals. *Cochrane Database Syst Rev.* 2010;(1):CD005465.

Close J, Ellis M, Hooper R, Glucksman E, Jackson S, Swift C. Prevention of falls in the elderly trial (PROFET): a randomized controlled trial. *Lancet.* 1999;353(9147):93-97.

Coussement J, De Paepe L, Schwendimann R, Denhaerynck K, Dejaeger E, Milisen K. Interventions for preventing falls in acute- and chronic-care hospitals: a systemic review meta-analysis. *J Am Geriatr Soc.* 2008;56(1):29-36.

Davis JC, Robertson MC, Ashe MC, Liu-Ambrose T, Khan KM, Marra CA. Does a home-based strength and balance programme in people aged > 80 years provide the best value for money to prevent falls? A systematic review of economic evaluations of falls prevention interventions. *Br J Sports Med.* 2010;44(2):80-89.

Delbaere K, Crombez G, Vanderstraeten G, Willems T, Cambier D. Fear-related avoidance of activities, falls and physical frailty. A prospective community-based cohort study. *Age Ageing.* 2004;33(4):368-373.

Donald IP, Bulpitt CJ. The prognosis of falls in elderly people living at home. *Age Ageing.* 1999;28(2):121-125.

Duncan PW, Studenski S, Chandler J, Prescott B. Functional reach: predictive validity in a sample of elderly male veterans. *J Gerontol.* 1992;47(3):M93-M98.

Gillespie LD, Robertson MC, Gillespie WJ, et al. Interventions for preventing falls in older people living in the community. *Cochrane Database Syst Rev.* 2009;(2):CD007146.

Gribbin J, Hubbard R, Smith C, Gladman J, Lewis S. Incidence and mortality of falls amongst older people in primary care in the United Kingdom. *QJM.* 2009;102(7):477-483.

Guralnick J, Simonsick E, Ferrucci L, et al. A short physical performance batter assessing lower extremity function: association with self-reported disability and prediction of mortality and nursing home admission. *J Gerontol.* 1994;49(2):M85-M94.

Iglesias CP, Manca A, Torgerson DJ. The health-related quality of life and cost implications of falls in elderly women. *Osteoporos Int.* 2009;20(6):869-878.

Kenny RAM, Richardson DA, Steen N, Bexton RS, Shaw FE, Bond J. Carotid sinus syndrome: a modifiable risk factor for nonaccidental falls in older adults (SAFE PACE). *J Am Coll Cardiol.* 2011;38(5):1491-1496.

MacIntyre NJ, Stavness CL, Adachi JD. The safe functional motion test is reliable for assessment of functional movements in individuals at risk for osteoporotic fracture. *Clin Rheumatol.* 2010;29(2):143-150.

Morrison RS, Chassin MR, Siu AL. The medical consultant's role in caring for patients with hip fracture. *Ann Intern Med.* 1998;128(12 Pt 1):1010-1020.

Panel on Prevention of Falls in Older Persons, American Geriatrics Society and British Geriatrics Society. Summary of the updated American Geriatrics Society/British Geriatrics Society clinical practice guideline for prevention of falls in older persons. *J Am Geriatr Soc.* 2011;59(1):148-157.

Quach L, Galica AM, Jones RN, et al. The nonlinear relationship between gait speed and falls: the maintenance of balance, independent living, intellect, and zest in the Elderly of Boston Study. *J Am Geriatr Soc.* 2011;59(6):1069-1073.

Rosado JA, Rubenstein LZ, Robbins AS, Heng MK, Schulman BL, Josephson KR. The value of Holter monitoring in evaluating the elderly patient who falls. *J Am Geriatr Soc.* 1989;37(5):430-434.

Rubenstein LZ, Robbins AS, Josephson KR, Schulman BL, Osterweil D. The value of assessing falls in an elderly population. A randomized clinical trial. *Ann Intern Med.* 1990;113(4):308-316.

Shumway-Cook A, Brauer S, Woollacott M. Predicting the probability for falls in community-dwelling older adults using the Timed Up & Go Test. *Phys Ther.* 2000;80(9):896-903.

Sudarsky L, Ronthal M. Gait disorders among elderly patients. A survey study of 50 patients. *Arch Neurol.* 1983;40(12):740.

Tinetti ME. Performance-oriented assessment of mobility problems in elderly patients. *J Am Geriatr Soc.* 1986;34(2):199-126.

Tinetti ME, Kumar C. The patient who falls. "It's always a trade-off." *JAMA.* 2010;303(3):258-266.

Tinetti ME, Liu WL, Claus EB. Predictors and prognosis of inability to get up after falls among elderly persons. *JAMA.* 1993;269(1):65-70.

Tolea MI, Costa PT Jr, Terracciano A, et al. Associations of openness and conscientiousness with walking speed decline: findings from the Health, Aging, and Body Composition Study. *J Gerontol B Psychol Sci Soc Sci.* 2012;67(6):705-711.

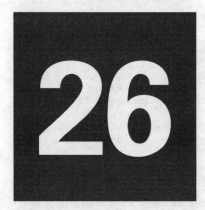

第26章

骨关节炎

C. Kent Kwoh, MD

Yong Gil Hwang, MD

▶ 病史中有机械性疼痛（如：运动时加重，休息时好转）

▶ 体格检查结果证明有关节连接处柔软和骨畸形

▶ 射线照射显示关节腔狭窄，骨刺、硬化、骨囊肿

▶ 老年人一般原则

骨关节炎（OA）是最常见的关节疾病，在美国是老年人残疾的主要原因之一。年龄是OA发生的最大的危险因素，年龄 >60 岁的人有症状的膝关节 OA 的患病率是 12.1%。OA 是一个与多个风险因素相关的复杂疾病，这些因素包括遗传、人口、代谢、生物力学因素联合的先天性或发育畸形。诊断是基于病史（即关节疼痛的症状，通常是早上瞬间改变位置），体格检查（即捻发音，骨压痛和骨畸形）和影像学特征（即骨刺，关节腔狭窄）。跨学科研究团队发现老年医学能够明显适用于管理 OA 患者。对老年人实施非药物治疗措施是至关重要的，包括有氧，水中和（或）抗阻训练，以及体重超重者的减重。病人教育和社会心理支持治疗一样重要，尤其是老年人。对于非药物干预无反应的 OA 患者，缓解疼痛是主要的用药指征。因为它的效应 - 毒性表达谱，对乙酰氨基酚通常是治疗首选，非甾体抗炎药（NSAID）可以用于对乙酰氨基酚反应不足的情况。老年人口服非甾体类抗炎药时应非常小心，因为副作用的风险增加，局部非甾体抗炎药则能表现出更好的效应 - 毒性表达谱。其他药物形式，包括曲马多、关节内皮质类固醇注射，关节内透明质酸注射，多罗西汀和阿片类药物，可作为患者在对首选药物反应不足时的推荐。外科手术一般用于药物治疗失败，以及有持续疼痛和日常生活活动受限的患者。OA 的自然病程和预后主要取决于所涉及的关节，潜在的风险因素，存在的症状，病情的严重程度。最近的研究表明 OA 患者的死亡率相比普通人群高。因此，对 OA 老年患者的管理也应该专注于心血管疾病危险因素和共病的有效治疗，以及增强机体活动能力。

▶ 预防

预防是 OA 的最好治疗方法。然而，OA 往往在其疾病后期才能确诊，也没有有效的治疗方法可以预防其造成的关节损伤。影像技术的进步，特别是 MRI，在分子生物学方面的创新极大地提升了我们对 OA 的认知。目前正在努力确定临床生化和生物标志物成像技术提供早期诊断和治疗 OA 的机会，防止疾病的进一步发展和残疾的增加。

▶ 临床研究结果

A. 症状和体征

1. 骨关节炎的流行病学 OA 是最常见的关

节炎类型，涉及整个关节，特点是关节软骨的病变（变薄和开裂），相关的软骨下结构改变，滑膜、韧带、关节囊和（或）关节周围肌肉的改变。OA的定义是：同一关节的频繁疼痛并有影像学证据的支持。

Kellgren-Lawrence 量表通常用于描述影像学上 OA 的严重程度分级。此外，影像发现 OA 的患病率需要根据不同的入选标准。表 26-1 总结了美国最近 3 年来人群流行病学数据（国家健康和营养调查（NHANES）Ⅲ，Framingham 骨关节炎研究，以及约翰斯顿县项目）。手关节和膝关节的 OA 在女性中更为常见，尤其是 50 岁之后；非裔美国人也普遍存在。髋关节 OA 在欧洲人群较亚洲或非洲裔更为常见。

表 26-1 OA 症状的患病率

部位、年龄	来源	OA 症状百分比		
		男性	女性	全部
手，>26	Framingham OA 研究 (6)	3.8	9.2	6.8
71～74		18.2	17.2	
75～79		47.7	39.4	
80～84		20.6	24.9	
≥85		13.6	18.6	
膝盖				
>26	Framingham OA 研究 (5)	4.6	4.9	4.9
>45	Framingham OA 研究 (5)	5.9	7.2	6.7
>45	Johnston County OA 计划 (7)	13.5	18.7	16.7
>60	NHANES Ⅲ (4)	10	13.6	12.1
髋关节，>45	Johnston County OA 计划 (10)	8.7	9.3	9.2

三个美国人体研究机构：NHANES Ⅲ，Framingham 骨性关节炎研究，Johnston County 研究项目，分别按照性别和年龄，研究手、膝盖、臀部等部位划分的骨关节炎症状和其影像学改变。Framingham 骨性关节炎研究是针对膝和手 OA 的调查，面向 2400 名年龄 26 岁的、来自波士顿和马萨诸塞州的人群。Johnston County 项目计划是面向北卡罗来纳州的一个农村县的 3000 名非洲裔和白人成年人，年龄为 45 岁的髋关节和膝关节 OA 的研究

2. 健康影响 在美国，估计有 30% 的残疾老年人门诊就诊其主要原因是 OA。OA 患病者大约有 10% 年龄超过 60 岁，危害到 2000 多万美国人的生活质量。因此，OA 造成美国经济每年近 810 亿美元的直接医疗照护（例如：医生访问、实验室检测、药物、手术过程）与间接费用的投入，每年还会大约损失 470 亿美元（如：工资损失、家庭护理、失去工作机会等）。老龄化和患病率增加是 OA 的主要风险因素（如：肥胖）。OA 给人类和经济方面带来的负担呈几何倍数增长。

3. 风险 流行病学研究揭示了一些风险因素，是有可能会影响 OA 和它的后续发展。这些风险因素的影响在 OA 的发病取决于累及不同的关节。如上所述，人口学特征，如：年龄，性别，种族，直接关系到 OA 的患病率。遗传风险因子可能扮演一个角色，但他们可能是多基因和复杂的。可能改变的危险因素包括：肥胖和非生物机械因素或独立的创伤性损伤等因素，如因肌无力和韧带松弛造成畸形（内翻或外翻畸形），超负荷，关节不稳定。这些危险因素对负重关节的影响尤为重要，在对发病的影响方面不仅是影像学方面的发展。除了年龄，肥胖是造成膝关节 OA 的重要危险因素，尤其是妇女，这种风险存在于各个年龄阶段。现已证明，农场工人，矿工和建筑工人因过度应用造成膝关节 OA 的患病率显著升高。长跑或休闲活动本身并不与 OA 的发病率有关，除非存在联合损伤。年龄相关性肥胖，足内/足外翻畸形和肌肉力量下降，本体感受也可能导致 OA 随着年龄的增长而发展。

4. 病理生理学 考虑到 OA 与年龄之间密切的关系，OA 长期以来被认为是一个"磨损"退行性疾病，并且是衰老的必然结果。然而，OA 不仅仅是退化过程，其最佳定义为难以修复的关节损坏，是由于异常的涉及生物力学、生物化学和遗传因素等关节腔内外各种途径所造成。过度的机械压力所造成的微创伤可能会导致或触发级联事件，进而出现 OA 的病理特征（见图 26-1）。关节软骨的进一步损害是由促炎细胞因子和其他分解代谢因素介导，如：导致胶原和蛋白多糖的降解。

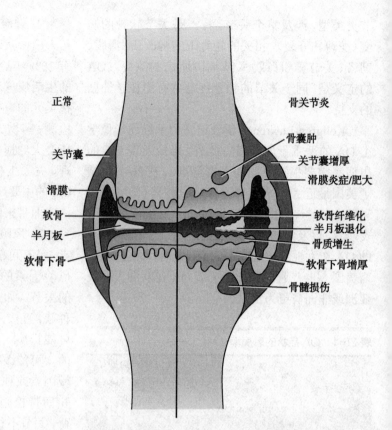

图 26-1　骨关节炎的病理：骨关节炎关节的特点是关节软骨的退化和丧失，软骨下骨的增厚，伴有骨髓病变和囊肿的形成，关节边缘的骨赘，滑膜肥厚、半月板变性（膝关节）和关节囊增厚的滑膜炎

与年龄相关的变化，如软骨细胞衰老和基质的衰老变化可能导致 OA 的进展。肌肉减少症等也有与年龄相关的关节周围变化有关，导致连接肌肉的能力下降；这些肌肉的作用是作为内部减震器，吸收传递到软骨下和软骨的力量。

　　a. OA 的临床特征　最常见的症状是关节疼痛。大多数病人抱怨"机械性"疼痛，与活动加剧有关，通过休息后往往缓解。OA 的初始症状往往是潜伏的，开始只涉及一个或几个关节。髋关节或膝关节 OA 主要描述为两种不同类型的疼痛：钝痛，酸痛。随着时间的推移会更加严重，频率减少但疼痛更强烈，经常会有不可预知的疼痛，进而影响社交和娱乐活动。任何增加疼痛和关节肿胀的不确定原因均应该提高警惕，怀疑滑膜炎造成的疾病，如痛风或假性痛风。随着更多疾病的出现，疼痛可能会导致活动逐步地减少，主要是在休息时和晚上发生。OA 引起疼痛的原因目前不清楚，可能是多种原因。疼痛的病因可以归因于关节的组织解剖结构变化，但也有一些病人特殊的原因改变了其对疼痛的感知和疼痛的描述。痛苦不是直接由软骨损伤引起，就像软骨的滑膜炎，但软骨下骨、骨膜、骨赘，关节周围韧带，关节周围肌肉、滑膜、关节囊都可以导致疼痛，因为周围有丰富的神经支配。根据最近的一项有关膝关节 OA 的 MRI 系统回顾研究发现，只有伴随骨髓病变和滑膜炎和膝盖的疼痛存在显著相关。感受器受损引起的痛苦会比较持久，持久的疼痛通常与中枢神经源性敏感有关，从而建立一个外周刺激 - 集中中转的慢性疼痛综合征。OA 会导致晨僵，但通常 30 分钟后病人会自动恢复。晨僵会因为不活动而复发，这种现象称为胶凝作用。长期晨僵持续时间达一个多小时，夜间疼痛使病人难以入睡，伴随持续的关节肿胀，应考虑其他潜在的诊断可能，如：炎性关节炎。患者也可能主诉关节锁定或关节不稳定。高龄人群中 OA 的突出特征除了慢性疼痛和残疾，睡眠障碍、疲劳和抑郁也常出现。OA 患者的体格检查可能存在关节线柔软、捻发音或摩擦感，骨刺，尤其是远端手指间关节（DIP）关节和近端指间关节（PIP）关节。不同数量的关节积液和（或）软组织肿胀可以存在，但往往是间歇性而且没有发热。随着 OA 的发展，关节运动范围下降，关节畸形和（或）松弛可能会进一步发展。

b. OA 分类 尽管几乎任何关节都可以受累及，但 OA 往往不对称，也不会影响所有的关节。最常受影响的关节是手、膝盖、臀部和脊柱；其他关节，如：肩、颞下颌、骶髂、脚踝和肘部，一般不受影响。OA 分为原发性（特发性）或继发性，但是，正如上面所提到的，有许多进展的风险因素促进 OA 发展。在过去，OA 被认为是非炎性关节炎；然而，最近的研究表明，大多数类型的 OA 在 MRI 和（或）病理研究中发现存在滑膜炎。例如：侵蚀性手 OA 在 MRI 中发现了滑膜炎的明显证据。OA 同样因上述原因分类。广义的 OA 特点是多关节手指受累（主要是 DIP 和 PIP），第一腕掌的 OA（CMC），膝盖、臀部和脊柱对 OA 的易感。这在中年女性是最常见的，通常在一级亲属中有强大的家族病史，更年期出现峰值。病人抱怨的早期症状有炎症反应，以及手部轻度的功能障碍。后代发病有年轻倾向（结节和大型关节 OA），与父母有相似或更严重和广泛的疾病。侵蚀性手 OA 显示出明显软骨下的变化，炎症也变得更加的明显和长期，并倾向于关节内的骨融合和明显的侵蚀破坏性的变化，尤其是在手指关节。它对手的疼痛和残疾有一个实质性影响。系统性炎症迹象和其他类风湿性关节炎（RA）的典型特征（如：结节，关节外表现，类风湿性因素）都没有。放射照片发现中央侵蚀和"鸥翼"畸形特征。

某些系统性疾病与继发性 OA 的发展有关。这些包括创伤、解剖异常、代谢／内分泌疾病，传染病后关节炎、神经性疾病和透明软骨的异常结构和功能（表 26-2）。

5. 特定关节的特点

OA 的临床特点与受累的特定关节有关。

a. 手关节 OA 超过 50 岁 OA 患者均有手关节的受累。DIP 和第一 CMC 关节是最常受累的区域。扩大的第一 CMC 关节导致外观改变，成为

表 26-2 骨关节炎的分类

原发性	继发性
广义 OA	创伤
腐蚀性 OA	类风湿性关节炎
大关节 OA	代谢和内分泌
● 膝盖	● 血色素沉着症
● 髋关节	● 肢端肥大症
● 肩关节	● 甲状旁腺功能亢进
脊髓 OA	● 褐黄病
炎症 OA	晶体沉积病
非炎性 OA	● 焦磷酸钙
● 单关节的	● 尿酸
● 少关节的	● 羟磷灰石
● 多关节的	神经性疾病
	● 糖尿病
	解剖异常
	● 骨发育不良

平方手。DIPs 和 PIP 中突出和明显的骨赘分别称为 Heberden 结节和 Bouchard's 结节。在美国超过 60 岁的成年人中，58% 有 DIP，29.9% 有 PIP，29.9% 的人有第一腕掌骨的畸形。症状性手 OA 与自述难以举高 10Ib、穿衣和吃饭有关。妇女和老年人（>80 岁）尤其容易影响他们的日常活动。

b. 膝盖 将近一半的成年人会在 85 岁之前有膝关节 OA 的症状。慢性患者，频繁的膝盖疼痛通常自述局部的膝盖疼痛（69%），紧随其后是局部（14%）或分散（10%）的膝盖疼痛。晚期膝关节 OA 患者常常会出现腿打弯或不稳定（"腿软"）。腿打弯的患者有 12.6% 的可能会跌倒。膝盖弯曲的身体要比膝盖不弯曲的患者身体功能差。常见的膝关节 OA 的表现包括活动时膝盖的捻发音、骨压痛、骨刺，积液没有明显的温度，并限制活动范围。关节积液会导致膝盖的弯曲，滑膜囊肿可能会迁移到半膜肌囊，随后膝盖后方会出现肿胀（即腘或"贝克"囊肿）。

c. 髋关节 尽管前部或腹股沟的疼痛和压痛通常显示髋关节受累，髋关节 OA 导致的疼痛可能部位在转子，膝盖，或沿着阔筋膜张肌（感觉

异常性股痛）。髋关节疼痛可能是由于髋关节区域与其他结构受损，如：转子黏液囊，腰骶脊柱或坐骨神经受损。评估髋关节和膝关节的活动范围，大转子压痛（滑囊炎），后髋关节疼痛或臀部坐骨神经损伤（与腰椎神经根病）和较低的腰椎将帮助确定髋关节疼痛的其他关节区域。滑囊炎的疼痛位于外侧，通常无活动受限。患者可能抱怨下楼梯困难或晚上侧躺时不舒服。相比之下，髋关节 OA 疼痛明显，活动范围受限，特别是外展和内旋时。患者后期出现特殊性步态，重量转移到对侧未受累的髋关节（减痛步态）。髋臼里的股骨头极度缩短。影像学证据包括骨赘（股骨或髋臼的）和关节腔缩小（上方、轴向内侧）。

d. 脊柱 OA　临床和影像学检查包括椎间盘缩小，椎体边缘的骨刺，和小关节改变，这些通常称为脊柱的退行性疾病（"脊椎病"）。脊柱退行性疾病的影像学证据在老年人中几乎是通用的，但疼痛和严重程度的相关性很差。颈椎病会引起颈部疼痛，枕部头痛，上肢神经根痛，肩痛，双手灵巧度下降。在颈椎，虽然不常见，但大骨赘可能危害椎管，导致下肢痉挛状态和步态障碍。颈椎前骨刺会使运动受损，常与弥漫性特发性骨肥大有关（DISH），并可导致老年人吞咽困难。椎间盘突出椎管或锥孔导致的椎间盘疼痛通常表现为腰，臀 / 大腿后疼痛（神经根疼痛），运动和坐位加重。脊柱的伸展会加剧小关节 OA 的疼痛。腰椎的关节骨刺会导致腰椎管狭窄，扩大侵犯到椎间孔和（或）椎管。脊髓狭窄的症状往往是通过前倾体位缓解，这是由于在该体位椎管的维度增加。脊髓狭窄可以与神经源性跛行、长时间站立后腿和臀部疼痛加剧有关联，坐位时缓解。脊椎滑脱，指一个椎体的滑动，常与背部和站立后大腿后疼痛有关。夜间脊柱疼痛应该提高警惕，可能预示一个不好的结果，比如恶性肿瘤。突发的严重的背痛应考虑为骨质疏松症相关的压缩骨折。

▶ **鉴别诊断**

OA 的临床诊断是基于病史、体格检查以及影像学特征。临床诊断老年人 OA 之前，应排除其他疾病，如体格检查或影像学发现。OA 在老年人群众是很常见的，而且没有伴随症状。当一个老年患者缺乏典型特征，或者有其他不常受累关节，那么诊断 OA 就非常困难。医生必须区分 OA 导致的牵涉性痛，与其他炎性关节疾病，如：风湿性关节炎、痛风或假性痛风（即焦磷酸钙疾病 CPPD），和关节周的滑囊炎等软组织（例如：滑囊炎酷似膝关节 OA，大转子滑囊炎酷似髋关节 OA）。这类患者通过影像学检查结合特定的实验室测试能够确诊，尽管大多数患者不需要对通过影像学证据诊断 OA。OA 的影像学特点特性包括关节腔缩小，软骨下硬化、骨赘，软骨下囊肿，骨骼轮廓改变。关节软骨钙化（软骨钙质沉着病）可能诊断 CPPD 或继发性 OA 的证据，内分泌，代谢，或遗传性疾病，容易导致 OA。超声可能有助于鉴别滑膜炎、滑囊炎等炎症过程。实验室研究并不有助于诊断 OA，但可能帮助排除其他疾病（如：痛风、RA 或脓毒性关节炎）或诊断一个潜在导致继发性 OA 的疾病，尤其是膝盖，臀部或非典型关节的受累。炎症标记物，如：红细胞沉降率（ESR）、C 反应蛋白（CRP）水平和免疫测试，如：抗核抗体和类风湿因子，在老年人中不应普查，除非有炎性关节炎或系统性自身免疫性疾病的症状和体征。只有可疑痛风病时建议查尿酸水平。因为这些免疫测试或血尿酸水平在老年人中常产生假阳性的结果，当诊断率低时，检测它们可能只会增加不必要的诊断。当病人呈现滑膜积液导致的急性关节疼痛，关节抽吸术和滑液分析有助于排除传染性病因或结晶疾病。OA 滑液检查通常能检测出最小的炎性指标（白细胞计数 < $2000/mm^3$）或非炎性过程。一系列的生化指标有助于帮助诊断和确定诊断风险或对治疗的反应。

▶ **治疗**

A. 治疗目的

OA 患者因疼痛就诊。除了疼痛，不仅存在关节的改变，也包括骨质流失和骨赘的形成，但也有肌肉，骨骼，肌腱，韧带、半月板、滑膜、关节囊的改变。这些变化导致关节接头处结构的改变和肌肉无力，导致身体功能下降和残疾。因此，治疗 OA 疼痛时改善功能也同样重要，特别是在老年人群。老年医学中常用的多学科小组方法显然适用于 OA 患者。骨关节炎研究学会国际（OARSI）和欧洲联盟对风湿病（EULAR）已经有关于手，髋关节或膝关节 OA 的指南。表 26-3 总结了最近美国风湿病学院（ACR）治疗 OA 的指导方针。

B. 非药物治疗

非药物治疗计划是至关重要的，应该成为 OA 患者生活方式的一部分。非药物治疗应在药物使用前或与药物治疗同时使用。非药物治疗强烈建议膝关节 OA 患者加强有氧、水化、和（或）阻抗练习，以及超重患者减轻体重。

1. 锻炼　锻炼能够减少损害、改善功能，防止残疾。运动疗法对髋关节或膝关节 OA 的系统回顾和荟萃分析得出结论，力量训练或有氧运动方案可以改善 OA 患者身体健康和症状。通过有氧训练和阻力训练比较发现对 OA 患者改善症状和残疾状态无明显差异。对于晚期 OA 患者，延展性等距加强运动最初可以选择，通过等张加强运动、有氧运动到最终的休闲运动可以按顺序进行。老年患者需要额外关注训练安全和遵守锻炼计划；事实上，干预措施如监督或个性化的运动疗法和自我管理技术可以提高锻炼依从性。太极运动是为关节炎患者专门推荐，有可能会减轻症状，ACR 作为条件推荐运动。水上运动对于患有严重关节炎和去适应标记的患者是可行的。此外，球形训练，骑自行车，和上身锻炼也会有所帮助。

2. 减肥　2007 年有关减肥和膝关节 OA 的荟萃分析表明，残疾 OA 患者适度减肥后症状好转，在 20 周内减去 >5% 的基线水平——也就是说，每周 0.25%。此外，如果患者减掉 6kg（13.2 磅）的体重，疼痛和残疾程度也会减少。患有膝关节 OA 的老年人通过饮食和适度运动的共同调节可

表 26-3　美国风湿病学院（ACR）对手、髋、膝 OA 的药物及非药物治疗推荐

	非药物推荐	药物推荐
强推荐	心血管疾病和（或）抵抗陆上运动 水上运动 若超重的话减重	膝关节 OA 的起始药物管理没有强有力推荐
有条件推荐	自我管理项目 人工疗法结合监督锻炼 心理社会干预 内侧直接髌骨贴 万一外侧关节憩室时内侧楔形垫 外侧楔形踝下捆绑垫万一有内侧关节憩室 热剂 行走助力器，若需要的话 太极拳 传统针灸 经皮电刺激	对乙酰氨基酚 口服非甾体抗炎药 局部非甾体抗炎药 曲马多 经关节皮质类固醇应用 局部辣椒素 条件性非推荐 硫酸软骨素 葡萄糖胺
无推荐	平衡锻炼，与或不与力量训练一起 外侧楔形垫 手动治疗 膝形拉条 外侧直接髌骨贴	经关节腔注射透明质酸，度洛西汀，阿片类止痛药

以有效控制体重。然而对于不能活动的老年人，减肥造成特殊的问题是肌肉减少（肌肉减少症）。

3. 其他非药物治疗方法　其他非药物疗法酌情推荐给膝关节 OA 患者，包括内侧楔形外翻鞋垫，踝下绑在横向鞋垫，内侧髌骨直接系带，手动治疗，行走，热疗，自我控制计划，和心理社会干预措施。EULAR 推荐膝关节支撑，但 ACR 没有推荐，因为有效性的数据是冲突的。对于一侧髋关节或膝关节 OA 患者，拐杖可能有帮助，但它需要正确安装（即站立时，肘部应弯曲大约 20 度）。当有更严重的残疾时，步行者可能需要维持功能。理疗的措施包括治疗性超声、手动疗法，应用热和（或）冷治疗，拉伸/牵引和经皮电神经刺激（TENS）。病人的教育和社会心理支持治疗同样重要，尤其对老年人。病人需要了解 OA 的性质和对健康的影响。治疗方案和不同方法的风险和收益应深度了解。最初的病人评估应包括评估抑郁症的症状和具体应对策略，因为这可能会限制对未来的治疗建议。生活方式改变是必不可少的非药物治疗方案。腰椎、髋关节或膝关节 OA 患者应该避免深椅、休闲椅，这些椅子起身和坐下是困难的。休息能暂时缓解关节疼痛，但长时间的休息可能导致肌肉萎缩和关节的灵活性下降。

C. 药物治疗

当非药物治疗方案不能缓解疼痛时，要适当加入药物治疗。对膝关节 OA 患者推荐适当的药物治疗方案，包括对乙酰氨基酚、口服和局部非甾体类抗炎药，曲马多，关节内皮质类固醇注射，关节内透明质酸注射和度洛西汀。患者初始治疗反应不足时应酌情推荐应用阿片类药物，但是老年人应该小心。

1. 镇痛药　对乙酰氨基酚是初始治疗轻度 OA 的药物，因为它便宜，相对安全，而且有效。尽管大多数患者在就医之前自服过对乙酰氨基酚，但他们很少用过最大推荐剂量（4g/d）。医生决定应用最大剂量对乙酰氨基酚之前，应详细了解病人的用药史，包括阿片类止痛药和非处方药物的组合应用。在治疗范围内可能发生肝损伤，主要

看患者有无酒精滥用或其他肝毒性的药物。中度至严重程度的疼痛的 OA 患者，非甾体类抗炎药似乎比对乙酰氨基酚更有效。当对乙酰氨基酚不能控制症状时，推荐使用非甾体类抗炎药或关节内注射皮质类固醇。没有证据表明任何一种非甾体类抗炎药比其他用于膝关节或髋关节 OA 药物有效，病人对不同药物反应的功效和毒性都是不可预测的。因此，低成本产品—比如：布洛芬和萘普生，可能是一个合适的初始选择。如果 2 到 4 周的低剂量治疗没有使疼痛得到充分控制，应该逐渐增加剂量到最大剂量，但同时要考虑到病人其他伴发症状。病人应被告知副作用，包括消化性溃疡、消化道出血、肾功能障碍，水肿、肝功能异常，高血压，治疗开始时潜在的心血管风险。存在多个并发症和 NSATD- 相关性胃肠道（GI）副作用的风险，阿司匹林或抗凝血剂与糖皮质激素同时应用，在老年患者中限制使用。胃肠道副作用在最初应用的第一个月内风险是最大的，中枢神经系统功能障碍的老年人即使应用标准剂量，也会出现副作用，特别是吲哚美辛。糖尿病，充血性心力衰竭、肝硬化、利尿剂治疗，或慢性肾脏疾病在使用非甾体类抗炎药时更可能发生肾毒性。非乙酰水杨酸、舒林酸和萘丁美酮片似乎对肾脏没有毒性。短效非甾体类抗炎药，如：布洛芬，如果在 3 小时内服用低剂量的阿司匹林会干扰抗血小板作用，因此需禁服阿司匹林。使用环氧酶 -2 选择性抑制剂（如：塞来昔布或美洛昔康）或同时使用质子泵抑制剂或米索前列醇可以降低胃肠道出血的风险。然而，保胃药物并不能保护 Treitz 韧带以下的胃组织，也不能降低胃肠道出血的风险。这使得老年人即使使用保胃药物后，胃肠道出血仍是常见的副作用，而且居高不下。潜在的降低 GI 风险不能只将环氧酶抑制剂作为初始药物的使用，应考虑到心血管事件的风险和成本的增加。此外，低剂量的阿司匹林不是减少胃肠道副作用的保护方法。髋关节或膝关节 OA 患者酌情推荐局部非甾体抗炎药的使用。局部非甾体类抗炎药较口服药更安全有效，但效果不及口服非甾体类抗感药。局部辣椒素或其他

含水杨酸局部药物（如：水杨酸三乙醇胺，羟乙基水杨酸，水杨酸二乙胺可以减轻 OA 患者的疼痛。ACR 指南只支持对手关节 OA 患者局部使用辣椒素。曲马多是双向作用弱的 5- 羟色胺再摄取抑制剂。它已被证明与对乙酰氨基酚有叠加作用。曲马多的副作用包括恶心，呕吐，头晕，头晕或头痛。因为老年人中枢神经系统频繁诱发副作用，初始剂量应降低，如果可能的话，避免老年人群使用。虽然 ACR 和 EULAR 指南推荐当使用其他药物失败或不当时，建议使用阿片类药物治疗 OA，但老年人应禁用，因为老年患者对副作用的敏感性增加，特别容易引起镇静、精神异常和便秘。如果可能，尽量使用最低剂量的阿片类药物。阿片类药物使用时风险增加，需要十分关注对于已经因阿片类药物造成的级联反应。阿片类止痛药可能有利于老年患者不愿意接受或者在全关节置换术后有禁忌证，其他非药物治疗和药物治疗失败后的应用。口服的 5- 羟色胺和去甲肾上腺素再摄取抑制剂（例如：度洛西汀）显示对治疗 OA 有效。

关节内注射糖皮质激素有助于在一定时期缓解疼痛，增加关节的灵活性。他们的价值是当滑膜积液治疗或有炎症迹象时，尽管使用非甾体抗炎药，但是也有一或几个关节的疼痛，关节内糖皮质激素注射建议每年最多使用 5 次。正确使用无菌技术。脓毒性关节炎是一种非常罕见的并发症。糖尿病患者应该谨慎使用注射类固醇。髋关节注入需要超声或荧光镜的指导，在膝关节和髋关节注射糖皮质激素疗效较不确定。透明质酸是一个简单的、保守的长链高分子量二糖，是正常关节滑膜分泌的天然物质。然而，透明质酸在 OA 患者的关节内通常是低分子量，失去其生物力学及抗炎特性。关节内注入中度到高分子量透明质酸制剂，也称为透明质酸，被广泛用于治疗膝 OA，但是否优于安慰剂注射，口服非甾体类抗炎药或关节内糖皮质激素仍不能确定。直到注射几周后通常才会显著减少疼痛。注射一般能够忍受，但注射后有反应性炎性滑膜炎和小关节感染的风险。

2. 营养保健品　营养保健品是促进健康和预防疾病的自然物质。有几种营养物质用于治疗 OA。葡萄糖胺和软骨素 OA 的使用一直存在争议，随机试验的结果不同。来自高质量的临床试验表明没有证据证明在临床上应用有意义。ACR 专家酌情建议膝关节或髋关节 OA 患者不应使用硫酸软骨素和氨基葡萄糖。其他营养素包括类黄酮、S- 腺苷甲硫氨酸（SAM-e）、乳香，胶原蛋白、香豆素，姜黄（姜黄），姜，和月见草油，但都没有有效证据证明他们的作用。

3. 其他药物　秋水仙素已在炎性 OA 患者中尝试应用，用于应用非甾体类抗炎药和（或）关节内注射糖皮质激素和 CPPD 晶体难治性患者。羟化氯喹也尝试在对 NSAID 无效的炎症性或侵蚀性 OA 患者。

D. 补充和替代治疗

针灸治疗适用于难治性症状，希望运用非传统疗法或不能进行手术干预措施患者。根据最近的一项荟萃分析结果显示，针灸作为辅助治疗方法治疗膝关节 OA 的有效性似乎能够使功能得到改善，缓解疼痛，对照组为假针灸治疗和教育治疗。对髋关节 OA 治疗建议类似于膝关节 OA。手关节 OA 酌情推荐的物理方法包括关节保护技术，提供辅助设备，使用热波节性和关节夹板，以及使用口服和局部非甾体类抗炎药、曲马多、局部辣椒素。

E. 手术

1. 关节镜　随机试验显示对于有症状的膝关节 OA 患者，内窥镜手术并不比安慰剂有疗效。最近的流行病学研究表明，膝关节 OA 最常见的是半月板损伤，可能常无症状。半月板切除术创伤性损伤与膝关节 OA 的风险增加相关。因此，膝关节 OA 患者部分半月板切除术疗效尚不确定。

2. 关节置换术　虽然没有明确的标准手术，外科干预措施通常是留给有严重症状的 OA 患者，功能明显受限、如难以进行日常生活的活动，非药物治疗和药物疗法失败的患者。潜在的手术患者应该有充分的运动和物理治疗试验。关节置换的主要目标是缓解疼痛和功能改善。关节置换术通常选择髋关节、膝关节，和肩关节，关节固定术（融合）通常首选的是手腕、脚踝和第一跖趾关节（MTP）。半关节成形术对于髋关节和膝关节OA患者有明显益处，所有年龄组均成功，显示了较好的结果，甚至在肥胖患者中也是成功的。然而，在老年人中死亡风险增加，年龄越大，功能越差，尤其是妇女。对于选定的病人，纠正截骨术和关节重修反而可以替代关节成形术。各种外科手术用于治疗疼痛和功能障碍从拇指根部开始（CMC或腕掌关节OA）。对其他保守治疗无效的患者可以考虑大多角骨切除术或CMC关节置换。

▶ 预后

OA的自然病程和预后主要取决于受累的关节，潜在的风险因素，出现的症状，以及病情的严重性。OA通常缓慢而稳定，对于医疗干预反应较好。然而仍有病人，遵循渐进轨迹的路线，最终需要手术治疗。有几个因素与疾病的迅速发展有关，但进展的风险因素与受累关节有关。FDA没有批准改变疾病的药物，当前的治疗主要集中于缓解疼痛和提高功能。尽管一个多学科方法和关节置换手术改变了OA的严重影响程度，OA患者仍然遭受着不同程度的身体残疾。避免疼痛的应对策略就是限制活动，但可能导致肌肉无力和关节不稳定，进而导致残疾。因此，病人教育和社会心理支持治疗同样重要，尤其是老年人，更应预防残疾。最近的研究表明OA患者的死亡率较普通人群增加。糖尿病、癌症、心血管疾病和行走障碍病史的存在是过早死亡的主要危险因素。死亡率升高的可能解释包括减少OA患者的身体活动水平，下肢关节和共病的存在，以及用于治疗OA症状的副作用，尤其是非甾体抗炎药。因此，OA患者的管理和行走不能还应重点关注心血管风险因素及并发症的有效治疗，以及加强身体锻炼。

Altman RD. Early management of osteoarthritis. *Am J Manag Care.* 2010;16 Suppl Management:S41-S47.

Altman RD. Osteoarthritis in the elderly population. In Nakasato Y, Yung RL, eds. *Geriatric Rheumatology: A Comprehensive Approach.*1st ed. New York, NY: Springer Publishing; 2011:187-196.

Anderson AS, Loeser RF. Why is osteoarthritis an age-related disease? *Best Pract Res Clin Rheumatol.* 2010;24(1):15-26.

Brouwer RW, Raaij van TM, Bierma-Zeinstra SM, Verhagen AP, Jakma TS, Verhaar JA. Osteotomy for treating knee osteoarthritis. *Cochrane Database Syst Rev.* 2007;(3):CD004019.

Buckwalter JA, Saltzman C, Brown T. The impact of osteoarthritis: implications for research. *Clin Orthop Relat Res.* 2004; (427 Suppl):S6-15.

Cooper C, Snow S, McAlindon TE, et al. Risk factors for the incidence and progression of radiographic knee osteoarthritis. *Arthritis Rheum.* 2000;43(5):995-1000.

Dziedzic K, Thomas E, Hill S, Wilkie R, Peat G, Croft PR. The impact of musculoskeletal hand problems in older adults: findings from the North Staffordshire Osteoarthritis Project (NorStOP). *Rheumatology (Oxford).* 2007;46(6):963-967.

Ehrlich GE. Erosive osteoarthritis: presentation, clinical pearls, and therapy. *Curr Rheumatol Rep.* 2001;3(6):484-488.

Felson DT, Niu J, McClennan C, et al. Knee buckling: prevalence, risk factors, and associated limitations in function. *Ann Intern Med.* 2007;147(8):534-540.

Felson DT, Niu J, Clancy M, Sack B, Aliabadi P, Zhang Y. Effect of recreational physical activities on the development of knee osteoarthritis in older adults of different weights: the Framingham Study. *Arthritis Rheum.* 2007;57(1):6-12.

Fitzcharles MA, Shir Y. New concepts in rheumatic pain. *Rheum Dis Clin North Am.* 2008;34(2):267-283.

Hart LE, Haaland DA, Baribeau DA, Mukovozov IM, Sabljic TF. The relationship between exercise and osteoarthritis in the elderly. *Clin J Sport Med.* 2008;18(6):508-521.

Hochberg MC. Prognosis of osteoarthritis. *Ann Rheum Dis.* 1996;55(9):685-688.

Hochberg MC. Mortality in osteoarthritis. *Clin Exp Rheumatol.* 2008;26(5 Suppl 51):S120-S124.

Hochberg MC, Altman RD, April KT, et al; American College of Rheumatology. American College of Rheumatology 2012 recommendations for the use of nonpharmacologic and pharmacologic therapies in osteoarthritis of the hand, hip, and knee. *Arthritis Care Res (Hoboken).* 2012;64(4): 455-474.

Kirwan JR, Elson CJ. Is the progression of osteoarthritis phasic? Evidence and implications. *J Rheumatol.* 2000;27(4): 834-836.

Lawrence RC, Felson DT, Helmick CG, et al. Estimates of the prevalence of arthritis and other rheumatic conditions in the United States. Part II. *Arthritis Rheum.* 2008;58(1):26-35.

Loeser RF. Aging and osteoarthritis. *Curr Opin Rheumatol.* 2011;23(5):492-496.

Loeser RF. Age-related changes in the musculoskeletal system and the development of osteoarthritis. *Clin Geriatr Med.* 2010;26(3):371-386.

Loeser RF Jr. Aging and the etiopathogenesis and treatment of osteoarthritis. *Rheum Dis Clin North Am.* 2000;26(3):547-567.

Loeser RF, Goldring SR, Scanzello CR, Goldring MB. Osteoarthritis: a disease of the joint as an organ. *Arthritis Rheum.* 2012;64(6):1697-1707.

Manheimer E, Linde K, Lao L, Bouter LM, Berman BM. Meta-analysis: acupuncture for osteoarthritis of the knee. *Ann Intern Med.* 2007;146(12):868-877.

McAlindon TE, Wilson PW, Aliabadi P, Weissman B, Felson DT. Level of physical activity and the risk of radiographic and symptomatic knee osteoarthritis in the elderly: the Framingham study. *Am J Med.* 1999;106(2):151-157.

Messier SP, Loeser RF, Miller GD, et al. Exercise and dietary weight loss in overweight and obese older adults with knee osteoarthritis: the Arthritis, Diet, and Activity Promotion Trial. *Arthritis Rheum.* 2004;50(5):1501-1510.

Nuesch E, Dieppe P, Reichenbach S, Williams S, Iff S, Juni P. All cause and disease specific mortality in patients with knee or hip osteoarthritis: population based cohort study. *BMJ.* 2011;342:d1165.

Sale JE, Gignac M, Hawker G. The relationship between disease symptoms, life events, coping and treatment, and depression among older adults with osteoarthritis. *J Rheumatol.* 2008;35(2):335-342.

Sinusas K. Osteoarthritis: diagnosis and treatment. *Am Fam Physician.* 2012;85(1):49-56.

Towheed TE, Maxwell L, Judd MG, Catton M, Hochberg MC, Wells G. Acetaminophen for osteoarthritis. *Cochrane Database Syst Rev.* 2006;(1):CD004257.

van Baar ME, Assendelft WJ, Dekker J, Oostendorp RA, Bijlsma JW. Effectiveness of exercise therapy in patients with osteoarthritis of the hip or knee: a systematic review of randomized clinical trials. *Arthritis Rheum.* 1999;42(7):1361-1369.

van Gerwen M, Shaerf DA, Veen RM. Hip resurfacing arthroplasty. *Acta Orthop.* 2010;81(6):680-683.

Zhang W, Moskowitz RW, Nuki G, et al. OARSI recommendations for the management of hip and knee osteoarthritis, part II: OARSI evidence-based, expert consensus guidelines. *Osteoarthritis Cartilage.* 2008;16(2):137-162.

Zhang Y, Niu J, Kelly-Hayes M, Chaisson CE, Aliabadi P, Felson DT. Prevalence of symptomatic hand osteoarthritis and its impact on functional status among the elderly: The Framingham Study. *Am J Epidemiol.* 2002;156(11):1021-1027.

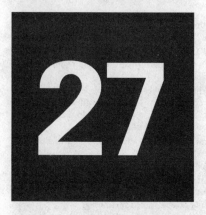

第27章
骨质疏松症和髋骨骨折

Rubina A. Malik, MA, MSc

诊断要点

▶ 骨质疏松症是一种全身性骨骼疾病,以低骨量和骨组织微体系结构恶化,由此脆性增加和容易骨折。

▶ 骨质疏松症在女性中比在男性中更为常见,尽管男性发病率正在增加。

▶ 骨质疏松症和骨质疏松性骨折的发病率随着年龄的增长而增加。

▶ 老年人的一般原则

骨质疏松症是一种骨骼疾病,损害骨骼强度,导致骨骼脆弱和骨折。骨强度是一个骨密度(BMD)和骨质量的函数计算。骨质量指的是体系结构、骨代谢损伤积累和骨基质矿化发生。骨量是评估使用骨密度测量,即双源X线吸收仪(测定仪),但目前没有方法来衡量骨质量量化和比较。

骨质疏松症是一种疾病,它的起源在童年,虽然主要考虑遗传因素影响峰值骨量,但环境因素如营养和锻炼可以改变遗传决定的骨骼增长模式。目前,骨质疏松基因对临床决策的影响还不够了解。然而,众所周知,人一生的疾病和药物可以影响峰值骨量,使起始骨量处于低水平。改变峰值骨量甚至可以发生在子宫内,营养、吸烟、和运动水平均能影响孕产妇。在成年期,骨往往呈现一个稳态的形成和稳定的骨质吸收。对于女性来说,绝经期标志着骨吸收增加的开始。对大多数老年人骨吸收大于骨形成,医疗疾病和药物也引起它的过程加速。

老年人因骨质疏松症特别容易受到不良后果的影响。而有些伴随疾病,如认知和步态障碍,随着年龄的增长普遍存在,会引起患者骨折,发展呈松性骨折。

根据国家骨质疏松症基金会,美国有5200万人骨量较低:900万人骨质疏松症和4300万人骨量减少。骨质疏松症患病率在男性与女性中均随着年龄的增长而增加。随着人口老龄化的发展,骨质疏松症和骨折的发生将成倍增加。

在美国每年估计有150万人发生脆性骨折,大约有50%的女性和20%的男性年龄超过50岁有可能发生脆性骨折,并带来潜在性的灾难。通常来说,骨质疏松性脆性骨折部位包括臀部、椎体,手腕骨折。然而,骨质疏松症对骨骼的影响是系统性的,几乎所有类型的骨其折骨量较低的风险是增加的。据估计,美国医疗保健每年的骨折治疗成本大约是200亿美元,其中大部分归因于急症护理住院治疗,亚急性康复紧随其后。虽然总体脆性骨折患病率是女性较高,但说及与之相关的并发症,男性则通常有较高的骨折死亡率。虽然椎骨骨折是脆性骨折中最普遍的,但髋关节骨折则是最重要的卫生照护支出,其后果也最严重。

▶ 发病机制

原发性骨质疏松症定义中提到，骨质流失是正常的衰老过程，男人和女人均可发生。成骨细胞和破骨细胞在骨吸收和细胞水平上实现协同作用，共同维持体内骨平衡。许多蛋白质和激素参与了发病机制，包括雌激素，维生素 D 和甲状旁腺激素（甲状旁腺素），所有这些造成骨吸收增加或骨形成减少，造成骨质疏松症患者的骨重建不完全填充的吸收。骨重建的主要参与机制是现在公认的因子，成骨细胞的 kappa-B 配体的受体激活剂（RANKL）。破骨细胞前体的 RANKL 与受体诱发成熟以及激活。成骨细胞也产生护骨素阻碍 RANKL（功能），从而抑制破骨细胞活性和维护骨体内平衡。这个骨重塑过程有助于保持钙平衡和修复损伤骨基质。

继发性骨质疏松是由各种疾病、条件或药物引起。流动养老院和家庭护理中的老年群众，继发性甲状旁腺功能亢进（由于缺乏维生素 D）占大约 20% 的原因。随着年龄的增长，甲状旁腺素合成增加，导致肠内钙的吸收减少，肾对钙的保护减少，骨吸收增加；因此，老年人的钙和维生素 D 必须充足。在 50%～60% 的男性骨质疏松症患者，通常会有继发性原因引起，如青春期或成年的性腺功能低下，或者使用类固醇或酒精。百分之五十的准更年期妇女也有继发性原因，归因于性腺功能低下症或使用药物如甲状腺治疗或抗惊厥的治疗。

▶ 临床研究

A. 症状和体征

骨质疏松症通常是一个隐匿的疾病，没有临床表现，直到发生骨折。风险因素，FRAX 算法，物理考核评估、实验室评估和成像可以确定一个患者是否有骨质疏松症的风险。

1. 风险因素　几个重要的常见临床骨质疏松症的危险因素，通过流行病学研究表明每个因素是互相依赖，密不可分的（表 27-1）。大约有

95% 的髋关节骨折因跌倒引起，因此跌倒是不可忽视的风险因素。

2. 骨折风险评估工具　FRAX 算法，骨折风险评估工具由世界卫生组织利用上面列出的临床危险因素、BMD 测量和特定国家的骨折数据来计算患者的 10 年脆性骨折发生的可能性。FRAX 适用于绝经后妇女和年龄在 40～90 岁的男性。这仅适用于未经治疗的患者（www.sheffield.ac.uk）。国家骨质疏松症基金会临床指南推荐，当患者 FRAX 10 年期髋部骨折的可能性 >3% 或 10 年其他主要骨质疏松相关骨折的可能性 >20% 则需要展开临床治疗。

Green 和同事的文献综述发现，如果没有进一步的检查，那么目前没有一个体格检查或联合检查的结果足以诊断骨质疏松症或脊柱骨折。几个测试结果包括低体重（<51 公斤），无法把后脑勺靠墙站直时，牙数少（<20 个），自我报告的驼背，肋 - 骨盆距离 <2 指宽可以显著增加骨质疏松症的可能性或脊柱骨折，这也用以识别其他受益

表 27-1　风险因素

骨质疏松 / 骨折	跌倒
女性 >65 岁	高龄
男性 >70 岁	痴呆
白人或亚裔种族	跌倒史
低体重（<127lb 或体指数 <20）	低体重
骨质疏松家族史	低肌肉力量
脆性骨折病史	营养不良
一级亲属脆性骨折	复方用药
长期使用糖皮质激素	长期使用苯二氮䓬类
每天饮酒 2～3 次	视力不良
雌激素缺乏症 <45 年	自我报告不良健康状况
睾酮缺乏	从椅子上难以站起
低钙摄入	休息时心动过速
维生素 D 缺乏	维生素 D 缺乏
久坐不动的生活方式	久坐不动的生活方式
正在吸烟	

于早期筛查的女性。随着时间的推移，椎体压缩骨折所造成的高度损失可以在诊所测量获得，或患者追忆自身最大的成人身高，这些都是潜在有用的工具，但研究结果和预测价值并不一致。尽管如此，大多数专家都赞成，高度下降>3cm应该进行进一步的测试如：脊柱侧位片或DXA扫描。

其他相关的体检结果应重点关注继发性骨质疏松，这取决于临床病史和风险因素的识别。在老年人群中，对所有使用的药物进行全面审查是必要的。

B. 影像学研究

影像学研究骨质疏松的关键不仅要识别高危患者，而且要监测药物治疗的效果。

1. 胸片和骨片　通过简单的射线照片可以简单诊断骨质疏松症，但骨质流失>30%才能被检测到。主要影像学特征包括射线透射性，皮质变薄和不明原因的骨折。椎体骨折经常无症状，射线照片很容易错过，特别是发现其他迹象时。许多研究指出，由于脊椎骨折的报道不足，因此少有患者获得适当的骨质疏松特殊药物治疗。在过去十年中许多出版物对骨折特征认识并不充分，尤其是膝盖的内侧股骨髁和股骨头；这些部位在老年人中非常常见，并且昭示着骨脆性的增加。

接受骨吸收抑制药物治疗的患者抱怨骨疼痛，影像部位应该是有放射学的改变。最近老年人的非典型转子下骨折和股骨轴骨折与长期二磷酸盐治疗有关。这些骨折的典型特征有助于识别它们，包括位置和股骨转子下轴向、横向或短斜方向，很小或没有关联性的创伤，骨折后的内侧裂隙，皮质增厚，外侧皮质的骨膜反应。

2. 双能X线骨密度仪　DXA测量仍然是黄金标准，以确定骨骼密度，估计骨折风险，确定患者是否进行干预，在治疗和未治疗的患者中评估随时间而变化的骨质。在65岁以上女性以及在年轻和围绝经期具备脆性骨折危险因素的妇女人群中，DXA均有指示意义。医疗保险覆盖所有老年妇女（>65岁）其初步诊断成立和后2年的随访花费。

临床骨密度国际协会（ISCD）推荐，所有70岁以上男性，小于70岁男性但具备临床骨折高危因素如包括脆性骨折病史，与低骨量或骨丢失相关的疾病或状况，而且应用药物考虑与低骨量或骨损失相关等，都要进行骨密度检查。美国医师学院（ACP）建议，临床医生定期对中老年男性骨质疏松症的危险因素进行评估；临床医生对处于骨质疏松风险期的男性进行DXA扫描，以及药物治疗。

常规DXA检查包括髋关节，脊柱和手腕；骨密度测量的中央部位（脊柱和髋部）；和骨质疏松相关性骨折的重要部位提供可重复的评价。周边的部位也可以识别低骨量的患者并预测骨折风险。

骨质密度数据报告为T值和Z值。1994年，世界卫生组织（WHO）用T值来进行分类和定义骨密度测量（表27-2）。该定义原先只用于绝经后妇女，现已被ISCD用于对绝经前妇女，男人和儿童BMD分类。BMD每变化1个标准差则增加2～2.5倍骨折的风险。

随着年龄每年亏损约1%的骨量；目前仪器的精度误差与测定仪（大约1%到2%）意味着扫描的时间间隔应至少2年。患者大剂量类固醇治疗可以在更短的时间间隔内导致快速骨质流失，应该每年扫描一次。

DXA也有一些局限性。它是一个二维测量，只能测单位区域而不是体积中的密度。区域BMD是受骨骼大小的影响，较小身体将会有过高的骨折风险和较低的BMD。脊柱和髋部测定仪对退行性变化也较敏感，具有退行性疾病的患者密度

表27-2　世界卫生组织诊断类别

分类	骨密度定义
正常	正常年轻成人BMD<1SD，(T>-1.0)
骨量减少	正常年轻成人1<BMD<2.5SD，(-1.0<T<-2.5)
骨质疏松症	正常年轻成人BMD<2.5SD，(T<-2.5)
严重的骨质疏松症	正常年轻成人BMD<2.5SD，或有1到多个脆性骨折

增加,表明骨折风险而不是实际的真实表现。所有脊柱结构,如:主动脉钙化物质,或形态异常,如:椎板切除术后,都将影响骨密度的测量,因此当评估测定结果时需要综合考虑。

C. 实验室评价

实验室检测有助于骨质疏松症患者排除或找到常见的继发性骨质疏松症。初步测试应该包括基本化学检查,一个完整的血细胞计数,肝功能检查。Z 分数比同龄人小于 2 个标准差(SD)或者有体检结果的患者,应该评估更多专业性骨质疏松症的继发原因(表 27-3)。要注意在老年人群中,普遍存在继发性甲状旁腺功能亢进引起的维生素 D 缺乏,所有老年患者应该测定 25- 羟基维生素 D 和 PTH。

1. 骨转化标志物　附加的实验室检测包括骨代谢标志物(BTM),传统上分为骨形成和骨吸收标记物(表 27-4)。由于它们的广泛生物活性和分析变异性,他们在临床实践中的常规使用仍然是一个挑战。应该注意,因为存在巨大的昼夜变化,吸收标记物必须用早上第二个排空后的尿液测量。

对 BTM 已有的临床使用是监测治疗效果和依从性。骨抑制吸收药物迅速减少 BTM。平均而言,治疗后 BTM 改变若能有 50%,那么其更容易在几个月内监测治疗效果;而与 BMD 的变化相比,后者需要数年的时间。吸收标记也是骨折的独立危险因素。

▶ 并发症

骨质疏松症导致的脆性骨折给个人和社会均带来巨大的损失。如果它是一个相对较低的创伤导致,如:站着的高度或更低的高度摔倒,或使用暴力,因为一个年轻健康成年人预计不会造成骨折,那么骨折考虑就是骨质疏松性的(脆弱性骨折)。最常见的脆弱性骨折是髋关节,脊柱,前臂远端。1 级或更低强度的脆性骨折存在被认为是一种严重的骨质疏松症,BMD 测量后常考虑属于骨质疏松症的范围。

表 27-3　骨质疏松症的继发性原因评估

性腺功能减退	血清睾酮、催乳素
原发性甲状旁腺功能亢进	甲状旁腺素、电离钙
继发性甲状旁腺功能亢进	25- 羟基维生素 D,甲状旁腺素
多发性骨髓瘤	血清和尿蛋白、电泳
甲状腺功能亢进	促甲状腺激素,甲状腺素(T4)

表 27-4　骨代谢标志物

骨形成标记物 (由成骨细胞活性产生)	骨吸收标记物 (由破骨细胞活性产生)
前胶原 IN 型 前肽(PINP)[a] 前胶原 IC 型 前肽(PICP)[a] 骨钙素[b] 碱性磷酸酶(骨特异性)[a]	抗酒石酸酸性磷酸酶[a] C 末端肽(CTX)[b] N 末端肽(NTX)[b]

[a] 血清中测得
[b] 血清或尿液中测得

A. 髋关节骨折

髋部骨折发生率随着年龄的增加而增加,通常 85 岁后达到峰值。随着预期寿命增加,髋部骨折发病率呈指数上升,这是髋部骨折紧急状态的一个数字。2004 年,在美国大约有 329 000 例髋部骨折,大约三分之一发生在男性。

髋部骨折后一般来说男人比女人在预后差。男性死亡率增加了一倍,约 32% 的男性在一年内死于髋部骨折。这种在死亡率差异可能归因于男性并发症和术后并发症增加。男性在骨折一年后身体活动功能恢复差。在骨折之前没有规范治疗的患者,25% 的骨折会留在医院治疗一年或更长时间。

髋部骨折分类受股骨和位移面积的影响。髋部骨折的类型是囊内骨折,股骨粗隆间骨折、转子下骨折。当患者平躺时,受伤的腿通常缩短,外旋。平片能够诊断,但有极少数的在 X 线片上是阴性的,MRI 有助于评估隐形的骨折。

手术仍然是主要的治疗方案,为功能恢复提供了最佳机会。无移位骨折、股骨颈骨折患者或患者不能接受手术保守治疗可以考虑。移位的关节内骨折可能股骨头的血管损伤,导致骨折不愈合或骨坏死,因而往往需要半髋关节成形术。可以用滑动螺丝或钉子内固定治疗股骨粗隆间和转子下骨折。

B. 脊柱骨折

所有的脊椎骨折的发生率约为髋部骨折的 3 倍。脊椎骨折影像学的患病率和发病率随年龄的增加而增加。年龄在 50～59 岁白人女性的脊椎骨折患病率从 5% 增加到 10%,80 岁以上则 >30%。

多个椎骨骨折可以导致驼背和发展为"老妇驼背征";突起的腹部像内脏一样被包含在一个小隔间,伴随对颈部肌肉痛的抱怨,因为患者必须伸长脖子看东西;减少胸腔底部与髂嵴的顶部之间的距离,这可能是与抱怨呼吸困难和胃肠道问题有关(如:早期饱腹感和便秘);因为慢性疼痛会导致焦虑、抑郁,失去自尊和自我形象,导致功能和身体受限。

胸腰椎侧位片是评估的标准工具。脊柱畸形的鉴别诊断有:恶性肿瘤;骨代谢疾病,退化性疾病,脊椎骨骺骨软骨病,佩吉特病;血管瘤;感染和发育异常的变化。

相关的评估疼痛治疗急性椎骨骨折疗效的随机对照试验数据缺乏。非甾体类抗炎药物、止痛剂(包括麻醉剂和曲马多)、经皮利多卡因、三环类抗抑郁药常用。虽然疼痛通常在几周消退,麻醉剂往往可以促进代谢和避免长期卧床休息。降钙素被发现能适度减轻与急性椎骨骨折有关的疼痛。有限的证据也支持使用治疗性运动项目能够减少疼痛和改善力量、平衡、功能状态和生活质量。

最近应用椎体后凸成形术对急性椎骨骨折患者减轻疼痛(防治小气球在压缩变形的骨质之间膨胀,以减少压力)和椎体成形术(在压缩变形处放置水泥)这两个方法作用于患者。通常连续应用这两个方法会减少溢出的水泥材料。观察研究指出可以减轻疼痛、残疾和减少住院时间;然而,一个虚拟程序的随机对照试验没有显示任何好处。

C. 腕部骨折

腕部骨折的方式不同于髋部和椎骨畸形。这个类型骨折在 45～60 岁之间白人女性发病率呈上升趋势,随后进入平稳期。腕部骨折通常与摔倒时胳膊伸出有关。

最近的综述文章总结,髋部骨折的风险可能会使另一个骨折发生增加 3 倍的机会,再次髋部骨折的机会增加近 4 倍,椎体骨折的终生危险性高出 4 倍。因此,脆性骨折之后的二级预防应该专注于预防和治疗骨质疏松症,以防可能发生进一步的脆弱性骨折。

▶ 预防

预防骨质疏松和骨折是有效的治疗措施。

A. 峰值骨量

成年期达到峰值骨量是主要预防骨质疏松症和骨折的前提条件。这包括改变一般生活方式因素,如包含钙和维生素 D 的均衡饮食,经常锻炼,戒烟和避免饮酒。

B. 锻炼

科克伦分析指出,有氧运动、负重和抵抗运动对脊柱 BMD 都有效。同样发现走路对脊柱和髋部的骨密度是有效的,应该鼓励步行。长期研究来确定骨折数据是必要的。

老年人群积极的运动远远超出改善骨密度:通过改善肌肉力量、平衡和姿态控制预防跌倒;增加健康和生活质量,减少脊柱疼痛强度和频率。

C. 跌倒预防

跌倒预防在骨折预防中是必要的(见第 25 章,"跌倒和运动障碍")。

D. 髋部保护器

髋部保护器由硬的或软壳填充覆盖该区域的

大转子。应鼓励处于风险时期的患者，尤其在养老院。依从性仍是一个问题。

E. 补钙

医学研究所（IOM）建议所有 19～50 岁的成年人每天摄入 1000mg 钙元素，包括孕妇和哺乳期妇女、51～70 岁男性 1000mg，＞50 岁的女性与＞70 岁的男性 1200mg。

钙补充剂可用盐与不同浓度的钙元素混合。酸影响柠檬酸钙的吸收，可以通过或不通过食物获得，并且适合服用质子泵抑制剂、受体拮抗剂或胃酸缺乏症的患者应用。碳酸钙应与食物同食，剂量应分开服用以加强吸收。

补钙一般耐受性良好但容易便秘，肠道会发生腹胀和多余的气体。有报道称肾结石的风险增高。一些报告表明钙补充剂会增加心血管疾病的风险，但数据与大多数并非描述风险增加的前瞻性研究并不太一致。钙补充剂会增加儿童和青少年的 BMD，并减少绝经后妇女和老年人的骨质流失。

F. 维生素 D 的补充

维生素 D 是钙质吸收的必要条件。老年人常不能通过皮肤的产生或不能得到足够量的摄入。维生素 D 缺乏与肌肉无力有关，可以使个人跌倒风险增加。

维生素 D 状态可以通过测量血清 25- 羟基维生素 D 评估（25-OH-D）；≥30ng/ml 的水平认为是可以接受的；≤10ng/ml 的水平被认为是严重缺乏或骨软化；10～30ng/ml 水平被认为是不足的，并伴有血清甲状旁腺素显著上升。IOM 建议年龄为 70 岁的人每天摄入量为 600IU 的维生素 D，≥71 的人每天摄入 800IU。维生素 D 中毒时可出现高尿钙和高血钙。妇女健康倡议（WH1）报道补充钙和维生素 D 的女性骨折发生减少。维生素 D 的抗骨折效果在医疗机构表现更明显，包括它对肌肉力量的影响和预防。

▶ 治疗

美国国家骨质疏松症基金会（NOF）指南推荐绝经后妇女或 50 岁或以上的男性，T 分数小于 −2.5 的股骨颈，髋关节或脊柱的患者；低骨量患者（T 分数在 −1.0 和 −2.5 之间），FRAX 规定髋部骨折 10 年发生率 ＞3% 或原发骨质疏松相关骨折 10 年发生率 ≥20%，和脆性骨折患者接受骨质疏松症治疗。

目前骨质疏松治疗分为骨吸收抑制药物和合成代谢药物（表 27-5）。在美国可以用骨吸收抑制药物双磷酸盐治疗，激素替代疗法（HRT），选择性雌激素受体调节剂（SERM）狄诺塞麦、降血钙素。在美国，甲状旁腺素是唯一可用的合成剂。

A. 双磷酸盐类

磷酸盐是强有力的抗骨折药物，羟磷灰石晶体在骨表面能够永久抑制破骨细胞的功能。FDA 批准的药物阿仑膦酸钠、利塞膦酸钠、伊班膦酸钠和唑来膦酸。

双磷酸盐可以每天口服（阿仑膦酸钠、利塞膦酸钠）、周服（阿仑膦酸钠、利塞膦酸钠），月服（利塞膦酸钠、伊班膦酸钠）或每三个月静脉注射（利塞膦酸钠）或 1 年静脉注射一次（唑来膦酸）。口服双磷酸盐必须空腹服用，因为他们吸收和生物利用度较低。患者必须坐直，30 分钟（阿仑膦酸钠、利塞膦酸钠），60 分钟内（伊班膦酸钠）内快速摄入。在开始双磷酸盐治疗之前，必须补足钙和维生素 D，因为有诱导低钙血症的可能性，尤其容易发生在老年人身上。

口服双磷酸盐通常伴随胃肠道副作用，包括消化不良、胃灼热、消化不良和吞咽时疼痛。更严重的胃肠道的影响包括腐蚀性食管炎、食管溃疡；因此提醒患者采取 1 杯水（170～220ml）剂量，保持直立服药。有报道称口服或静脉磷酸盐均会引起急性期反应（发热、肌痛、关节痛、头痛和类似感冒症状）。静脉应用唑来膦酸与急性肾衰竭有关，肾脏损害患者应该谨慎使用。严重肾衰竭患者应用阿仑膦酸钠也应该小心（肌酐清除率 ＜35ml/min）。长期影响，包括颚骨坏死和非典型骨折，较为少见并且骨折减少的受益大于危害。

所有磷酸盐治疗能显著改善脊柱的 BMD 和

表 27-5　FDA 推荐骨质疏松用药

药物	效果	副作用	剂量	分解
磷酸盐				
阿仑膦酸钠 利塞膦酸钠 伊班膦酸钠 唑来膦酸	减少脊椎、髋部和非脊椎骨折（没有伊班膦酸钠对髋关节骨折的证据）	胃肠道副作用 关节痛/肌肉痛 肾毒性 非典型骨折 颚骨坏死	每天口服 5～10mg，每周口服 70mg 每天口服 5mg，每周口服 35mg 每月口服 150mg 每天口服 2.5mg，每月口服 150mg 　3mg 静脉注射每 3 个月 　5mg 静脉注射每 12 个月	
激素替代疗法	减少脊椎、髋关节和非脊椎骨折	增加血栓栓塞事件、胆石病、不规则子宫出血	多重口服或是经皮的流程	
雷洛昔芬（选择性雌激素受体调节器）	减少脊椎骨折	增加血栓栓塞事件、潮热、腿抽筋	每天 60mg	
降血钙素	减少脊椎骨折	恶心（注射形式） 鼻炎、鼻出血（鼻饲）	200IU 100IU	每天鼻喷剂（两个鼻孔交替） 每隔一天皮下或肌内注射
德尼单抗	减少脊椎、髋关节和非脊椎骨折	湿疹、皮炎、皮疹、蜂窝织炎	60mg	每 6 个月皮下或肌内注射
特立帕肽	减少脊椎、髋关节和非脊椎骨折	恶心、头痛、头晕、和腿抽筋	20μg	每天皮下注射 24 个月

减少脊椎和髋骨骨折的风险。但并没有伊班膦酸盐的随机临床试验的公开数据显示髋部骨折减少。也没有研究去比较双膦酸盐之间的功效。

二磷酸盐治疗的持续时间尚不清楚。7 年的随访患者使用阿仑膦酸钠表明脊髓 BMD 通过 7 年的治疗持续增加并且保持稳定。撤药后的治疗，有一个骨代谢的生化标记物少量增加。看来，对骨骼的获益可能在停药后保持至少 1～2 年，但还需要长期随访研究。

B. 激素替代疗法

虽然激素替代疗法（HRT）的主要指征是治疗严重的更年期症状，但也批准其预防绝经后妇女的骨质疏松症。激素替代疗法在骨重塑的确切机制尚未阐明，但很明显，雌激素在女性绝经期的丢失导致骨吸收加速。

雌激素和孕激素结合疗法使 BMD 从 1.4% 增加到 3.9%。研究表明，雌激素减少脊椎和髋部骨折的风险，以及非脊椎骨折的风险。WHI 试验中，结合治疗方法治疗绝经后妇女的髋部骨折的风险降低了 33%。

激素替代疗法的起始时间和持续时间尚不清楚。建议女性在更年期的 2～7 年内开始应用雌激素。多项研究表明，激素替代疗法在 60 岁之前开始能够防止非脊椎、臀部和手腕骨折，但 60 岁后开始激素替代疗法，没有足够的证据表明能够降低骨折风险。60 岁后开始并持续雌激素治疗能够保持骨密度。治疗期间应随时保护女性免受脆性骨折的危害。激素替代疗法可以作为口服或经皮肤注射。它可以连续、中断、或者是周期性治疗。

激素替代疗法的依从性很差，因为副作用常见于担心增加乳腺癌和子宫内膜癌的发病。未经子宫切除术的女性应该添加黄体酮疗法预防子宫内膜增生。低剂量的激素替代疗法可以减少子宫出血，液体潴留，乳房疼痛，头痛，使雌激素治疗更容易耐受。

WHI 研究的安全性结果显示使用激素替代疗法的全子宫女性，冠状动脉心脏病，肺栓塞，和中风的风险增加。因此，激素替代疗法被认为是二线治疗，只有具有更年期症状的年轻妇女预防骨质疏松症时应用。

C. 选择性雌激素受体调节剂

SERM 化合物，结合并激活雌激素受体，但在不同的组织受体激动剂 / 拮抗剂性质不同。批准雷洛昔芬用于预防和治疗绝经后骨质疏松症和减少侵入性乳腺癌的发生。

每天服用雷洛昔芬 60mg，2 年后被证明能增加 2% 的 BMD 和椎骨骨折的风险降低 40%。然而，雷洛昔芬没有证明对非脊椎或髋部骨折的风险有保护作用。

D. 降钙素

降钙素，甲状腺滤泡旁 C 细胞分泌的内源性激素，这有助于保持体内钙平衡。降钙素直接作用于破骨细胞，抑制对骨的吸收。降钙素被批准用于治疗绝经后骨质疏松症。降钙素喷鼻剂已被证明对脊柱 BMD 有适度的影响：（增加 1.5%）和显著降低女性新椎骨折的 33% 风险；对髋部或非脊椎骨折的风险没有明显的作用。降钙素是妇女不能耐受磷酸盐或 SERM 时的选择方案。在一些患者中，降钙素具有镇痛作用，使它适合于急性椎骨骨折患者。降钙素喷鼻剂通常每天喷一次，两个鼻孔交替。可以皮下或肌内注射降钙素。

E. 德尼单抗

德尼单抗是人类单克隆抗体，对 RANKL 有高亲和力和特异性。当德尼单抗与 RANKL 结合时可以防止 RANKL-RANK 交互作用导致骨吸收减少。

批准德尼单抗治疗骨质疏松症。从对骨质疏松妇女的 3 级研究表明，与安慰剂相比，德尼单抗治疗腰椎 BMD 增加了 6.5%，显著降低脊椎骨折（68%）和髋关节骨折（40%）的风险。开始运用德尼单抗之前，必须治疗低钙血症患者，因为它可能会恶化。德尼单抗对肾损伤患者无需调整剂量。

F. 甲状旁腺激素

甲状旁腺激素是 FDA 批准的合成代谢剂，合成甲状旁腺素。它刺激骨重塑，增加形成再吸收，减少新椎骨折的风险（下降 65%）和非脊椎骨折（35%），明显改善 10% 到 14% 的 BMD。

甲状旁腺激素每天皮下注射。百分之十一的患者发现轻度高钙血症。甲状旁腺激素可以诱导大鼠的骨肉瘤。然而，一个独立的肿瘤顾问委员会得出结论，老鼠致癌性数据在人类很可能并没有临床意义，故允许在相对较短的时间内治疗人类（批准只有 2 年的使用期限）。

甲状旁腺激素治疗终止需要序贯疗法，口服或静脉二磷酸盐可能加强甲状旁腺激素的有利影响。禁止甲状旁腺激素和口服双磷酸盐同时治疗，因为口服双磷酸盐可以减少甲状旁腺激素对骨代谢的积极影响。

总之，当选择药物治疗骨质疏松症时，应考虑临床骨折的危险因素及并发症。风险因素，比如年龄和骨折史是制订最佳治疗策略的关键。临床医生需要注意药物的安全问题，在个体化治疗的基础上综合考虑不同患者的获益和风险。

Bauer DC, Glüer CC, Cauley JA, et al. Broadband ultrasound attenuation predicts fractures strongly and independently of densitometry in older women: a prospective study. Study of Osteoporotic Fractures Research Group. *Arch Intern Med.* 1997;157(6):629-634.

Bonaiuti D, Shea B, Iovine R, et al. Exercise for preventing and treating osteoporosis in postmenopausal women. *Cochrane Database Syst Rev.* 2002;(3):CD000333.

Burge R, Dawson-Hughes B, Solomon DH, Wong JB, King A, Tosteson A. Incidence and economic burden of osteoporosis-related fractures in the United States, 2005-2025. *J Bone Miner Res.* 2007;22(3):465-475.

Cauley JA, Robbins J, Chen Z, et al. Effects of estrogen plus progestin on risk of fracture and bone mineral density. *JAMA.* 2003;290(13):1729-1738.

Consensus development conference: diagnosis, prophylaxis and treatment of osteoporosis. *Am J Med.* 1993;94(6):646-650.

Ensrud KE, Schousboe JT. Clinical practice. Vertebral fractures. *N Engl J Med.* 2011;364(17):1634-1642.

Gillespie LD, Robertson MC, Gillespie WJ, et al. Interventions for preventing falls in older people living in the community. *Cochrane Database Syst Rev.* 2009;(2):CD007146.

Gillespie WJ, Gillespie LD, Parker MJ. Hip protectors for preventing hip fractures in older people. *Cochrane Database Syst Rev.* 2010;(10):CD001255.

Green AD, Colón-Emeric CS, Bastian L, Drake MT, Lyles KW. Does this woman have osteoporosis? *JAMA.* 2004;292(23): 2890-2900.

Guglielmi G, Muscarella S, Bazzocchi A. Integreated imaging approach to osteoporosis: state of the art review and update. *Radiographics.* 2011;31(5):1343-1364.

Hamerman D. Bone health across the generations: a primer for health providers concerned with osteoporosis prevention. *Maturitas.* 2005;50(1):1-7.

Harvey N, Dennison E, Cooper C. Osteoporosis: impact on health and economics. *Nat Rev Rheumatol.* 2010;6(2):99-105.

Kanis JA, Johansson H, Oden A, Dawson-Hughes B, Melton LJ 3rd, McCloskey EV. The effects of a FRAX revision for the USA. *Osteoporosis Int.* 2010;21(1):35-40.

Kanis JA, McCloskey EV, Johansson H, Oden A, Ström O, Borgström F. Development and use of FRAX in osteoporosis. *Osteoporosis Int.* 2010;21 Suppl 2:S407-S413.

Kanis JA, Oden A, Johansson H, Borgström F, Ström O, McCloskey E. FRAX and its applications to clinical practice. *Bone.* 2009; 44(5):734-743.

Kanis J. Diagnosis of osteoporosis and assessment of fracture risk. *Lancet.* 2002;359(9321):1929-1936.

Lewiecki EM, Bilezikian JP. Denosumab for the treatment of osteoporosis and cancer related conditions. *Clin Pharmacol Ther.* 2012;91(1):123-133.

Link TM. Osteoporosis imaging: state of the art and advanced imaging. *Radiology.* 2012;263(1):3-17.

Link TM, Guglielmi G, van Kuijk C, Adams JE. Radiologic assessment of osteoporotic vertebral fractures: diagnostic and prognostic implications. *Eur Radiol.* 2005;15(8):1521-1532.

Liu H, Paige NM, Goldzweig CL, et al. Screening for osteoporosis in men: a systematic review for an American College of Physicians guideline. *Ann Intern Med.* 2008;148(9):685-701.

Marshall D, Johnell O, Wedel H. Meta-analysis of how well measures of bone mineral density predict occurrence of osteoporotic fractures. *BMJ.* 1996;312(704):1254-1259.

Melton LJ 3rd, Atkinson EJ, Cooper C, O'Fallon WM, Riggs BL. Vertebral fractures predict subsequent fractures. *Osteoporosis Int.* 1999;10(3):214-221.

National Osteoporosis Foundation. NOF releases updated data and national breakdown of adults age 50 and older affected by osteoporosis and low bone mass. Washington, DC. NOF Press Release, Nov 1, 2013. Available from: http://nof.org/news/1648.

NIH Consensus Development Panel on Osteoporosis Prevention, Diagnosis, and Therapy. Osteoporosis prevention, diagnosis, and therapy. *JAMA.* 2001;285(6):785-795.

Oot, S. ed. *Bone Health and Osteoporosis: A Report of the Surgeon-General.* Rockville, MD: US Department of Health and Human Services; 2004.

Orwig DL, Chiles N, Jones M, Hochberg MC. Osteoporosis in men: update 2011. *Rheum Dis Clin North Am.* 2011;37(3):401-414.

Richards JB, Kavvoura FK, Rivadeneira F, et al. Collaborative meta-analysis: associations of 150 candidate genes with osteoporosis and osteoporotic fracture. *Ann Intern Med.* 2009;151(8): 528-537.

Sambrook P, Cooper C. Osteoporosis. *Lancet.* 2006;367(9527): 2010-2018.

Schmitt NM, Schmitt J, Dören M. The role of physical activity in the prevention of osteoporosis in postmenopausal women. An update. *Maturitas.* 2009;63(1):34-38.

Shane E, Burr D, Ebeling PR, et al. Atypical subtrochanteric and diaphyseal femoral fractures: report of a task force of the American Society for Bone and Mineral Research. *J Bone Miner Res.* 2010;25(11):2267-2294.

Silverman S, Christiansen C. Individualizing osteoporosis therapy. *Osteoporosis Int.* 2012;23(3):797-809.

Siris ES, Baim S, Nattiv A. Primary care use of FRAX: absolute fracture risk assessment in postmenopausal women and older men. *Postgrad Med.* 2010;122(1):82-90.

Siris ES, Miller PD, Barrett-Connor E, et al. Identification and fracture outcomes of undiagnosed low bone mineral density in postmenopausal women: results from the National Osteoporosis Risk Assessment. *JAMA.* 2001;286(22):2815-2822.

Vasikaran S, Eastell R, Bruyère O, et al. Markers of bone turnover for the prediction of fracture risk and monitoring of osteoporosis treatment: a need for international reference standards. *Osteoporos Int.* 2011;22(2):391-420.

Wang L, Manson JE, Sesso HD. Calcium intake and risk of cardiovascular disease: a review of prospective studies and randomized clinical trials. *Am J Cardiovasc Drugs.* 2012;12(2):105-116.

Warriner AH, Patkar NM, Yun H, Delzell E. Minor, major, low-trauma, and high-trauma fractures: what are the subsequent fracture risks and how do they vary? *Curr Osteoporos Rep.* 2011;9(3):122-128.

Winsloe C, Earl S, Dennison EM, Cooper C, Harvey NC. Early life factors in pathogenesis of osteoporosis. *Curr Osteoporos Rep.* 2009;7:140-144.

World Health Organization. *Technical Report: Assessment of Fracture Risk and Its Application to Screening for Postmenopausal Osteoporsis: A Report of a WHO Study Group.* Geneva, Switzerland: World Health Organiation; 1994.

第28章
冠状动脉疾病

Sanket Dhruva, MD

Melvin Cheitlin, MD

诊断要点

▶ 用力后出现胸部不适或呼吸困难，休息或服用硝酸甘油后缓解。

▶ 存在的危险因素（高血压、血脂异常、吸烟、糖尿病、肾脏疾病，男性，年龄）伴随症状。

▶ 心电图改变：ST 抬高，ST 压低，T 波改变，新的 Q 波。

▶ 锻炼或药物负荷测试心肌缺血的证据。

▶ 冠状动脉狭窄的血管造影证据。

▶ 老年人冠心病发作时，患者往往表现出不典型或非特异性症状，如腹痛、头昏眼花，困惑，或疲劳，而不是较多的典型症状。

▶ 老年人的一般原则

心血管疾病（CVD）的发病率，特别是冠状动脉疾病（CAD）正在增加。在美国，有 8260 万人患心血管疾病，这些人中有 4040 万人的年龄超过 60 岁。CVD 在 50 岁的人群中，有 51.7% 的男性和 39.2% 的女性存在终身发病的风险。好消息是，归因于 CVD 总体死亡率从 1998 年到 2008 年下降了 30.6%，同期实际死亡的患者数量下降了 14.1%。大比例的下降与患者变得能更好地接受急性冠脉综合征（ACS）和慢性稳定性心绞痛的治疗有关。

全国健康和营养调查（NHANES）数据分析通过比较了 1980 年和 2000 年之间 CAD 的死亡率发现，死亡率大约下降了 47%，原因可归因于医疗和外科手术治疗，以及大约 44% 冠心病的危险因素改变。不幸的是，这些降低的风险因素却增加了肥胖和 2 型糖尿病的患病概率。

增龄对心血管疾病发病率的上升来说是一个主要因素，这其中包括主动脉瓣狭窄和 CAD。85～94 岁年龄组的第一心血管事件发生的平均年增长率是 35～44 岁年龄组的 24 倍。对于女性来说，一生中同类比率发生要更晚 10 年，随年龄的增长差异也在缩小。老年人也有较多的并发症。老年人比年轻 CVD 患者有较高的发病率和死亡率；至少部分是出于以下原因：他们有较少的外科手术和介入手术机会，更多的药物不良事件，更多的复方用药，不经常接触心脏康复。充血性心力衰竭是最常见的出院诊断，其中多数患者年龄在 65 岁或更大年纪。最后，大约有 80% 的人其死亡年龄≥65 岁，而且多数死于 CAD。

A. 正常衰老的心血管变化

随着正常衰老的发展，会发现心脏和其他器官发生很多变化，进而老年人的功能改变并成为各种疾病的前兆（表 28-1）。随着衰老，这些变化会发生在每个人身上；我们必须要将衰老相关的变化与 CAD 及其他血管疾病等相关的疾病区别开来。在正常人中，这些变化与年龄增长有关，每个人的发生速度也不尽相同，生理衰老和按时间顺序的衰老也因人而异。

表28-1列出衰老变化的后果。在休息或适度的运动时，衰老变化对心脏功能如心输出量和左心室射血分数、心搏量的实际影响没有明显的变化。而当应激（如：创伤、疾病、手术）出现时，需要增加心输出量和对氧的需求，此时心脏储备功能的下降则没有能力应对变化。

B. 心血管危险因素

心血管疾病的风险因素，包括CAD，已经确定了几十年。因为它们对血管疾病发展的影响与现存的诸多风险因素呈函数关系，所以因素的集中、暴露持续的时间和损伤因素的累积，如果没有更多的话，均会使得这些风险因素在老年患者中很重要。风险因素是否会影响心血管疾病的发展则由基因决定的。例如：吸烟的人会发生CAD。此外，我们没有证据表明，消除特定风险因素将导致老年人心血管事件的发生率减少。对于一些风险因素，例如，高血压，包括老年患者，证据表明控制血压能够很好地减少心脏事件。与收缩压小于120mmHg相比，患者年龄超过65岁，

收缩压大于180mmHg，CAD的发生率有3～4倍的增加。70岁以上的高血压病人接受治疗后中风的发病率减少，其心脏事件减少。老年人高血压临床研究（HYVFT），其中包括近4000名80岁以上的老年患者结果显示降压治疗使得中风的发病率下降了30%，心源性死亡下降了23%。

老年人吸烟率呈现下降趋势。自2007年到2009年中，>65岁人群中有9.3%的男性和8.6%的女性吸烟。老烟民不太可能比年轻的吸烟者容易戒烟；但老烟民如果试图戒烟则更容易成功。随着年龄和吸烟持续时间的增加，吸烟增加了疾病的发生率和死亡率。没有证据表明老年人吸烟减少能够降低疾病的后果。因为长时间的吸烟伤害累积，中年人戒烟后的获益比例并不高；当然也可能是因为容易发生冠心病风险的患者在早年已经去世，仅留下少量易受感染的人。然而，戒烟仍是唯一改变吸烟相关疾病风险的途径。

高脂血症使得心脏风险因素更加复杂。血清胆固醇浓度逐渐增加，直到男性50岁，女性65岁后才开始下降。胆固醇的浓度与年龄相关的变化主要是由于低密度脂蛋白（LDL）增加。随年

表28-1　正常衰老的冠状动脉改变和后果

改变	后果
动脉弹性下降，增加动脉硬化	左心室（LV）后负荷增加、收缩期高血压和左心室肥厚（LVH）和心肌细胞增大
LV壁改变，LV的顺应性下降	舒张期延长。这可能与增加L型钙离子电流的大小有关，因为对维持心肌的收缩非常重要，每次心跳延长了钙离子内流，L型钙离子电流缓慢失活。细胞内钙增加可能导致钙依赖性心律失常
无弹性的LV	舒张末期LV弹性增加的重要性，心房收缩LV的填充和维持心搏量。僵硬的LV，房颤的发展 导致心搏量显著下降。增加的LV弹性与S_4有关。大量的LV减少依从性，发生舒张期心衰
心脏起搏细胞信号丢失	心肌细胞的凋亡，包括50岁时丢失50%到75%的心房起搏细胞，减慢心率。会导致病窦综合征
心肌纤维化	纤维化的环状阀环和纤维三棱可以导致不同程度的房室传导阻滞，因为希氏束通过右侧的纤维三角。纤维化、钙化的主动脉环是主动脉瓣狭窄的第一阶段。百分之五十的老年患者出现I-II期收缩期喷射性杂音
对β肾上腺素能受体刺激反应减弱，对化学感受器的反应下降	对位置变化的缓慢反应与交感神经反射降低和姿势低血压有关

龄增加，高密度脂蛋白（HDL）水平仍相对稳定，女性比男性高大约 10mg/dl。高水平的低密度脂蛋白和低水平的高密度脂蛋白能够预测老年人 CAD 的发展。临床试验数据显示，已患 CAD 的老年患者降低 LDL- 水平治疗是有益的，并且它是处于高风险老年患者的标准治疗，此外针对健康人群也要给予降低 LDL 治疗。

2005—2006 年间，>65 岁的糖尿病患者患病率为 17%。从 2005—2050 年，糖尿病的患病率在美国预计将增加一倍以上，老年人患病率增长最快。糖尿病患病率在那些年龄 65～74 岁的患增加了 220%，年龄 >75 岁的老年人患病率增加了 449%。2 型糖尿病在高年龄组中的风险是 CAD 的 2 倍，如果再加入高脂血症，则增加 15 倍的风险。65 岁以上至少 68% 的糖尿病患者死于某种类型的心脏病，16% 死于中风。处于心脏病风险的老年人是被称为代谢综合征的其中一个疾病：向心型肥胖、胰岛素抵抗、血脂异常和高血压。代谢综合征的存在导致心血管疾病风险的增加和肾脏事件的发生。

超过 75 岁的缺乏身体锻炼的患者，据报道有 38% 的男性和 51% 的女性没有休闲的体育活动。60～80 岁的患者经常锻炼能够提高高密度脂蛋白、控制肥胖、降低血压，并减少胰岛素抵抗，这些对心血管疾病都有对抗和保护作用。

Bechtold M, Palmer J, Valtos J, Iasiello C, Sowers J. Metabolic syndrome in the elderly. *Curr Diab Rep.* 2006;6(1):64-71.

Burns DM. Cigarette smoking among the elderly: disease consequences and the benefits of cessation. *Am J Health Promot.* 2000;14(6):357-361.

National Cholesterol Education Program (NCEP) Expert Panel on Detection, Evaluation, and Treatment of High Blood Cholesterol in Adults (Adult Treatment Panel III). Third Report of the National Cholesterol Education Program (NCEP) Expert Panel on Detection, Evaluation, and Treatment of High Blood Cholesterol in Adults (Adult Treatment Panel III) final report. *Circulation.* 2002;106(25):3143-421.

Pearson TA, Blair SN, Daniels SR, et al. AHA Guidelines for Primary Prevention of Cardiovascular Disease and Stroke: 2002 Update: Consensus Panel Guide to Comprehensive Risk Reduction for Adult Patients Without Coronary or Other Atherosclerotic Vascular Diseases. *Circulation.* 2002;106(3):388-391.

Roger VL, Go AS, Lloyd-Jones DM, et al. Heart disease and stroke statistics—2012 update: a report from the American heart Association. *Circulation.* 2012;125(1):e2-e220.

Aronow WS, Fleg JL, Pepine CJ, et al. ACCF/AHA 2011 expert consensus document on hypertension in the elderly: a report of the American College of Cardiology Foundation Task Force on Clinical Expert Consensus documents developed in collaboration with the American Academy of Neurology, American Geriatrics Society, American Society for Preventive Cardiology, American Society of Hypertension, American Society of Nephrology, Association of Black Cardiologists, and European Society of Hypertension. *J Am Coll Cardiol.* 2011.;57(20):2037-2114.

急性冠脉综合征

▶ 老年人的一般原则

ACS 有三种类型：ST 段抬高型心肌梗死（STEMI），非 ST 段抬高型心肌梗死（NSTEMI），和不稳定性心绞痛（UA）。这三个类型有一个共同的病理生理起源，并与冠状动脉斑块不稳定和破裂有关。STEMI 指的是至少 2 个导联 ST 段抬高，并且有任意一个心肌标志物的改变（肌钙蛋白 I 或肌酸激酶，心肌（CK-MB）；肌红蛋白）的心肌坏死或符合缺血症状。NSTEMI 也有类似的定义，但没有至少连续 2 个 ST 段抬高的表现。UA 是胸部疼痛或不适的频率或严重程度加重，可以发生在休息中，但不会导致如上所述的心脏生物标记物的心肌损害。UA 患者发展为心肌梗死（MI）的风险增加，ACS 中 ATEMI 的百分比从 29% 变为 47%，但已经随着时间的演变而减少。

大约 120 万 MIs 或致命的冠状动脉疾病（冠心病）事件发生在美国，每年有 67% 发生在 65 岁以上的人群，44% 发生在 75 岁以上的人。与 STEMI 相比，老年人更容易患 NSTEMI。死亡率随着年龄增长而显著增加的，80% 的心肌梗死死亡发生在年龄超过 65 岁的老年人中。虽然心肌梗死的发病率在所有的年龄段中男性比女性高，但是在年龄超过 75 岁的人群中，MIs 或致命 CHD 事件的总数，女性比男性更多。这也反映了一个事实，那就是在幸存人群中女性的比例是随着年龄的增长而增加。隐匿或临床未确定的 MI 患病率随着年龄的增加而增加，患病率可能是确诊 MI 的两倍。老年人中，临床未确诊的 MI 的长期预后与临床确诊 MI 相似。

▶ 预防

尽管在工业化国家 CHD 和 ACS 的患病率高,但通过早期对上述讨论到的风险因素进行积极管理,这些疾病都是可以潜在预防或可以推迟发生的。虽然有些危险因素如年龄、性别和遗传是不能改变的,但终身坚持行为矫正,包括定期的体育锻炼,保持理想体重,多吃水果,蔬菜,全麦,低反式饱和脂肪,避免抽烟,都可以大大降低这种风险。

阿司匹林、二磷酸腺苷(ADP)受体拮抗剂、β 受体拮抗剂,血管紧张素转换酶抑制剂、血管紧张素受体阻滞剂,和他汀类药物已被证明能够改善 ACS 预后。此外,心脏康复计划同样降低了 ACS 的死亡率和再入院治疗。

▶ 临床研究

A. 症状和体征

随着年龄的增长,MI 患者胸痛的比例下降;80 岁以上只有 < 50% 的 MI 患者抱怨胸部疼痛。同样,老年急性心肌梗死患者很少出汗。呼吸困难通常是超过 80 岁老年人心肌梗死中最常见的初始症状,非典型症状的出现(如:胃肠障碍、过度疲劳、头晕、晕厥、精神异常、中风)也随年龄增长而增长,85 岁以上高达 20% 的急性心肌梗死患者有神经系统的改变(见 63 章,老年人胸痛)。

多达 40% 的老年心肌梗死患者会出现,与 ACS 相关的查体发现为非特异性但可能包括急性心力衰竭的表现。这些迹象包括 S_3, 或 S_4, 新的二尖瓣反流杂音,或肺的迹象或全身静脉充血,如:肺啰音或颈静脉压力升高(JVP)。右心室梗死患者,可能会表现出 Kussmaul 改变(吸气时 JVP 上升)。

1. 心电图 经典 STEMI 心电图特征:在 2 个或多个导联中 ST 段抬高至少 1 毫米,与冠状动脉的解剖分布相对应(如:Ⅱ, Ⅲ, avF),出现病理性 Q 波或新左束支阻滞。ST 段抬高在 NSTEMI 或 UA 中不存在,但可以有 ST 段压低或 T 波反转,或

两者兼而有之。心电图改变常能解释胸部疼痛原因,所以当病人没有症状时做出非诊断意义甚至正常心电图(ECG),也不能排除缺血。然而,老年人最初的心电图常不能做出诊断,原因是传导系统疾病(如:左束支阻滞)病史、心室起搏器,既往心梗,左心室肥大,代谢异常,或药物的影响(如:低血钾,地高辛)和 NSTEMI 的高发病率。

非典型症状和体征结果,再加上非诊断意义心电图的高发生率,往往会延迟对 ACS 做出识别。这段时间的滞后会增加并发症的风险,减少及时有效干预的时机;医生应对老年患者不能解释的各种症状和(或)明显的机体不适保持高度怀疑的心理。

2. 心肌标志物 明确诊断 STEMI 或 NSTEMI 需要心肌生物标志物的高度异常,肌钙蛋白 I 和 T 是诊断的黄金标准。因为他们比 CK-MB 同工酶有更大的敏感性和特异性。临床和(或)心电图有心肌缺表现的病人其生物标记物的一系列测量均超过正常范围而且表现出典型的上升 - 下降模式,这对 MI 有诊断意义。如果没有复发性缺血,4~6 小时内 CK-MB 水平升高,心肌梗死发作后 24 小时达到峰值,36~48 小时后恢复正常。肌钙蛋白水平在心肌梗死后 2~3 小时内升高,峰值在 24~72 小时,并可能保持 10~14 天,特别是存在大的梗死灶时。

▶ 鉴别诊断

ACS 的鉴别诊断包括其他心血管疾病以及老年人肺、胃肠道、肌肉骨骼和神经系统紊乱。重要的心血管疾病应该包括主动脉夹层、心包炎、心肌炎、心肌病导致急性肺水肿、心脏瓣膜病和心律失常。肺疾病包括肺炎、肺栓塞、气胸、胸膜炎和胸腔积液。胃肠道疾病包括食管炎、食管痉挛,食管破裂,食管反流,消化性溃疡疾病、胆石病和胰腺炎。肌肉骨骼疾病包括肌紧张,肋软骨炎、颈椎或胸脊柱损伤,肩关节疾病,和胸壁创伤。神经系统损伤包括中风或短暂性脑缺血发作、神经根病,感觉中枢改变或谵妄。心理疾病包括焦虑和过度换气综合征,也可以出现 ACS 的症状。

▶ 并发症

心肌梗死并发症主要包括急性心衰、传导阻滞（如：束支传导阻滞，房室传导阻滞，房颤，心肌破裂，猝死，心源性休克。每个并发症与预后差相关，老年患者中发生的概率要高2~4倍。

▶ 治疗

表28-2列出了ACS的主要治疗方案。STEMI和NSTEMI的早期再灌注治疗方案不同，但相似。UA治疗的主要目标是缓解症状和预防进展为NSTEMI或STEMI。指南建议，老年患者接受与年轻患者相同的治疗方案，应密切监测不良事件、一般健康，伴随疾病，认知状态和寿命考虑，提高对低血压诱导药物的敏感性，考虑改变药物动力学。

A. 一般措施

维持足够的动脉氧分压和缓解胸部不适是重要的目标。需要时隔30分钟静脉注射吗啡来缓解胸部疼痛，密切监测呼吸下降的指标、心动过缓、低血压和感觉中枢受损，这些在老年人中更为常见。舌下含服硝酸甘油能快速地治疗缺血性胸痛或呼吸困难。

持续的胸痛或肺充血的患者应接受局部硝酸甘油软膏或静脉注入硝酸甘油治疗，控制症状的同时应避免血压（BP）过度降低。右心室梗死的患者（ST段抬高或右心前区ST段下移，或者JVP抬高和库斯莫尔征象），硝酸甘油应该避免使用，因为它可能会导致严重低血压。

B. 再灌注治疗

尽快让相关冠状动脉血管再通能够降低死亡率和MI并发症。可以通过药物或经皮冠状动脉介入（PCI）支架植入实现再灌注。一般来说，机械再灌注如果能够及时应用，会比纤维蛋白溶解更有效。医院推荐的再灌注时间是90分钟。

机械再灌注能够降低颅内出血的风险，尤其是对于年龄超过75岁的患者，应用纤维蛋白溶解

表28-2　急性冠脉综合征治疗方案

一般措施
　　维持动脉氧饱和度＞90%
　　应用吗啡治疗疼痛和呼吸困难
　　硝酸甘油对缺血和心力衰竭
再灌注治疗
　　纤维蛋白溶解
　　大血管成形术和支架植入
抗凝治疗
　　阿司匹林
　　肝素、低分子量肝素
　　糖蛋白IIb/IIIa抑制剂
　　氯吡格雷
　　β受体拮抗剂
　　血管紧张素转换酶抑制剂
其他药物
　　硝酸酯类
　　血管紧张素受体阻滞剂
　　钙通道阻滞剂
　　降脂药物
　　抗心律失常药物
　　镁

物颅内出血的风险为1%到2%。对于STEMI和NSTEMI患者来说机械再灌注均有好处，而纤溶治疗只对STEMI有效，在NSTEMI中禁用。

严重或有复发症状或心电图异常的UA患者应该进行冠状动脉造影，根据解剖结果经皮或手术让血管再通。患者对药物治疗无效时应该接受症状限制性运动试验。严重缺血、低排血量缺血或左心室（LV）收缩功能降低的缺血患者应该进行血管造影和血管再生。那些小的缺血或负荷测试正常的患者可能需要药物控制。

1. 纤溶剂　批准用于静脉注射治疗STEMI的5个纤溶剂是链激酶、阿替普酶，阿尼普酶，瑞替普酶，替奈普酶。纤维蛋白溶解剂使用条件是满足纤溶酶应用的条件及在症状出现6小时内接受治疗的患者（表28-3）。住院死亡率随年龄的增加而增加，接受纤溶剂治疗的老年患者颅内出血和心室壁破裂的风险增加。

表28-3 纤溶剂治疗老年人的应用标准

适应证	禁忌证
急性MI症状在6～12小时内开始 ST段在2个或更多相近肢导联至少抬高1mm或者2个或更多相近心前导联至少抬高2mm或者出现新的左束支传导阻滞	**绝对禁忌证** 任一时间的出血性猝死病史 1年内有过中风或脑血管病 可知的颅内肿瘤 怀疑主动脉夹层或急性心包炎 **相对禁忌证** 血压≥180/110mmHg,而且不易控制 已知的凝血障碍 最近有重大创伤或内出血(2～4周内) 不可压缩血管穿刺(如:锁骨下静脉导管) 活动的消化性溃疡疾病

2. PCI 机械再灌注(PCI用或不用支架)对所有年龄段的患者都能够提高疗效,对老年患者的效果优于纤维蛋白溶解物的疗效。金属支架或药物洗脱支架植入,从降低再狭窄风险角度考虑,一般通常首选后者,尽管他们需要长时间的双重抗血小板药物治疗。不管对于STEMI还是NSTEMI患者来说,早期血管造影和冠状动脉介入都能改善短期和长期疗效。对于STEMI患者,球囊扩张时间目标是90分钟。如果可能的话,对老年ACS患者机械再灌注是首选治疗,尽管远不如在年轻患者中的应用那么频繁。老年患者的血管成像成功率较低,ST段回落较少,并有更多的心梗后并发症。

C. 抗血栓治疗

1. 阿司匹林 阿司匹林用于所有的ACS病人,应该在所有CHD患者中长期服用。急性ACS的推荐剂量是每天325mg,长期使用推荐剂量是每天75～325mg。

2. 抗凝剂 抗凝治疗在NSTEMI和UA患者中能够运用,尽管没有证据证明对STEMI有效。有复发性缺血或房颤的ACS患者应用会有益处。抗凝治疗也意味着患者接受短效纤溶剂(例如:重组组织型纤溶酶原激活物)和接受糖蛋白Ⅱb/Ⅲa抑制剂治疗。

肝素抗凝方案包括普通肝素(UFH)、低分子量肝素(LMWH)、比伐卢定和达肝素钠,以及磺达肝素。低分子量比UFH提供更稳定的抗凝作用,优点是能够皮下注射,而且不需要监测部分凝血活酶时间(aPTT)。此外,LMWH能够改善临床结果,尽管禁忌证是肾衰竭;在老年人群中的出血增加,原因可能是由于肌酐清除率下降。

3. 抗血小板药物治疗 抗血小板药物原理是拮抗ADP受体,证实该类药物能够减少ACS患者经皮冠状动脉支架植入术后主要心脏事件的重复发生。此外,这些药物能够降低心血管死亡率,NSTEMI后大约有20%的非致命性MI,非致命性中风需要长期单独使用阿司匹林。目前药物包括氯吡格雷、普拉格雷、替格瑞洛。普拉格雷比氯吡格雷有效,但不推荐75岁以上患者使用,因为出血风险高。氯吡格雷是通用药物,是最常用的ADP受体拮抗剂。初始计量是300～600mg,以后每天75mg。

4. 糖蛋白Ⅱb/Ⅲa抑制剂 这些强有力的抗血小板抑制剂的最终作用是导致血小板积聚。可用药物包括阿昔单抗、依替巴肽和盐酸替罗非班氧化钠注射液。这些药物的大多数据显示在ADP受体拮抗剂的常规使用之前应用,它们可以减少复发性缺血性事件的风险,提高MI患者的临床结果,尤其是接受经皮冠状动脉血管再生的患者。这些药物对年轻患者和老年患者同样有效,尽管老年人的出血风险较高;肾功能受损患者应适当调整剂量。

D. β受体阻滞剂

早期静脉注射β受体阻滞剂能够减少死亡率,部分减少心脏性猝死,复发性缺血性事件,室上性和室性快速性心律失常。如果没有禁忌证,对ACS患者应尽快静脉注射β受体阻滞剂(即心率<50次/分钟,收缩压<90～100mmHg,PR间期>240ms,心肌梗死大于Killip分级Ⅰ级,中度或重度肺充血，或支气管痉挛）。

心源性首选 β 受体阻滞剂，静脉注射美托洛尔、阿替洛尔被批准用于治疗 ACS。患者接受静脉注射 β 受体阻滞剂应小心观察心动过缓，低血压、呼吸困难和支气管痉挛。低剂量谨慎使用，对于 75 岁以上老年患者以及有多个并发症或血流动力学不稳定的患者应减少剂量。肾功能受损患者应用阿替洛尔应当适量调整剂量。

E. 血管紧张素转换酶抑制剂和血管紧张素受体阻滞剂

血管紧张素转换酶（ACE）抑制剂和血管紧张素受体拮抗剂（ACEI）对 65～74 岁的老年患者是有效的，但是没有明确的证据表明超过 75 岁的患者应用这些药物能够获益。数据显示，血管紧张素转换酶抑制剂对 STEMI 前期和 MI 中具有复杂临床心脏衰竭或有意义的 LV（LV 射血分数 <40%）收缩功能减退的患者是有益的。血管紧张素转换酶抑制剂的禁忌证包括收缩压 <90～100mmHg，先天性肾功能不全，尤其是有明显的肾功能恶化，两侧肾动脉狭窄，血钾过高。ACE 抑制剂治疗中卡托普利可以 1 天 3 次，1 次 6.25mg 应用或依那普利 1 天 2 次，每次 2.5mg。一旦达到维持剂量，改为每天一次的"等效剂量"（如：赖诺普利 20～40mg）是适当的。在应用血管紧张素转化酶抑制剂治疗的阶段，应该仔细检测 BP、血清肌酐和钾。ARBs 通常用于患者不能忍受 ACE 抑制剂的副作用咳嗽时应用。

F. 降脂药

3- 羟基 -3- 甲基戊二酰辅酶 A 还原酶（HMG-CoA）促还原酶抑制剂（他汀类药物）应在 ACS 早期高剂量（如：阿托伐他汀 80mg）持续应用。这些药物可以降低 NSTEMI 和 STEMI 发生后的死亡率和复发性缺血性事件。

G. 硝酸酯类

硝酸酯类能够有效控制缺血，治疗心脏衰竭和控制 ACS 患者的高血压。如上所述，硝酸酯类药物包括舌下含化硝酸甘油、局部硝酸甘油软膏，静脉注入硝酸甘油。硝酸酯类耐受性通常发生在用药后 24 小时内。

H. 钙通道阻滞剂

钙通道阻滞剂对改善 ACS 患者的死亡率没有明显表现，禁忌使用短效二氢吡啶类药物（如：硝苯地平片），非二氢吡啶类（如：维拉帕米和地尔硫䓬）药物在心力衰竭患者和 LV 功能缺陷患者中禁用。

I. 钾和镁

钾的浓度应该维持在 3.5～5.5mmol/L，镁的浓度应该大于 2.0mmol/L。

▶ 预后

大约 15% 到 20% 的 STEMI 患者死在就医之前，这一比例可能会随着年龄的增加而增加。确诊的 ACS 患者中，短期和长期死亡率随年龄增加而增加。其他与死亡率增加有关的因素包括 MI 前期、临床心力衰竭，LV 收缩功能受损、房颤、复杂室性心律失常、功能状态不佳、糖尿病和缺乏治疗。尽管 NSTEMI 短期预后比 STEMI 好，但两者的 2 年后死亡率是相似的。

Anderson JL, Adams CD, Antman EM, et al. ACC/AHA 2007 guidelines for the management of patients with unstable angina/non-ST-Elevation myocardial infarction: a report of the American College of Cardiology/American Heart Association Task Force on Practice Guidelines (Writing Committee to Revise the 2002 Guidelines for the Management of Patients With Unstable Angina/Non-ST-Elevation Myocardial Infarction) developed in collaboration with the American College of Emergency Physicians, the Society for Cardiovascular Angiography and Interventions, and the Society of Thoracic Surgeons endorsed by the American Association of Cardiovascular and Pulmonary Rehabilitation and the Society for Academic Emergency Medicine. *J Am Coll Cardiol.* 2007;50(7):e1-157.

Antman EM, McCabe CH, Gurfinkel EP, et al. Enoxaparin prevents death and cardiac ischemic events in unstable angina/non-Q-wave MI. Results of the thrombolysis in myocardial infarction (TIMI) IIB trial. *Circulation.* 1999;100(15):1593-1601.

Antman EM, Hand M, Armstrong PW, et al. 2007 Focused Update of the ACC/AHA 2004 Guidelines for the Management of Patients With ST-Elevation Myocardial Infarction: a report of the American College of Cardiology/American Heart Association Task Force on Practice Guidelines: developed in collaboration

With the Canadian Cardiovascular Society endorsed by the American Academy of Family Physicians: 2007 Writing Group to Review New Evidence and Update the ACC/AHA 2004 Guidelines for the Management of Patients With ST-Elevation Myocardial Infarction, Writing on Behalf of the 2004 Writing Committee. *J Am Coll Cardiol.* 2008;51(2):210-247.

Berger AK, Schulman KA, Gersh BJ, et al. Primary coronary angioplasty vs. thrombolysis for the management of acute myocardial infarction in elderly patients. *JAMA.* 1999;282(4):341-348.

de Boer MJ, Ottervanger JP, van 't Hof AW, et al. Reperfusion therapy in elderly patients with acute myocardial infarction: a randomized comparison of primary angioplasty and thrombolytic therapy. *J Am Coll Cardiol.* 2002;39(11):1723-1728.

Fox KA, Poole-Wilson PA, Henderson RA, et al. Interventional versus conservative treatment for patients with unstable angina or non-ST-elevation myocardial infarction. The British Heart Foundation RITA 3 randomised trial. Randomized Intervention Trial of Unstable Angina. *Lancet.* 2002;360(9335):743-751.

Indications for ACE inhibitors in the early treatment of acute myocardial infarction: systematic overview of individual data from 100,000 patients in randomized trials. ACE Inhibitor Myocardial Infarction Collaborative Group. *Circulation.* 1998;97(22):2202-2212.

Indications for fibrinolytic therapy in suspected acute myocardial infarction: collaborative overview of early mortality and major morbidity results from all randomised trials of more than 1000 patients. Fibrinolytic Therapy Trialists' (FTT) Collaborative Group. *Lancet.* 1994;343(8893):311-322.

Krumholz HM, Hennen J, Ridker PM, et al: Use and effectiveness of intravenous heparin therapy for treatment of acute myocardial infarction in the elderly. *J Am Coll Cardiol.* 1998;31(5):973-979.

Montalescot G, Dallongeville J, Van Belle E, et al; OPERA Investigators. STEMI and NSTEMI: are they so different? 1 year outcomes in acute myocardial infarction as defined by the ESC/ACC definition (the OPERA registry). *Eur Heart J.* 2007;28(12):1409-1417.

Schwartz GG, Olsson AG, Ezekowitz MD, et al; Myocardial Ischemia Reduction with Aggressive Cholesterol Lowering (MIRACL) Study Investigators. Effects of atorvastatin on early recurrent ischemic events in acute coronary syndromes: the MIRACL study: a randomized controlled trial. *JAMA.* 2001;285(13):1711-1718.

Smith SC Jr, Blair SN, Bonow RO, et al: AHA/ACC guidelines for preventing heart attack and death in patients with atherosclerotic cardiovascular disease: 2001 update. A statement for healthcare professionals from the American Heart Association and the American College of Cardiology. *J Am Coll Cardiol.* 2001;38(5):1581-1583.

Thiemann DR, Coresh J, Schulman SP, Gerstenblith G, Oetgen WJ, Powe NR. Lack of benefit for intravenous thrombolysis in patients with myocardial infarction who are older than 75 years. *Circulation.* 2000;101(19):2239-2246.

Williams MA, Fleg JL, Ades PA, et al; American Heart Association Council on Clinical Cardiology Subcommittee on Exercise, Cardiac Rehabilitation, and Prevention. Secondary prevention of coronary heart disease in the elderly (with emphasis on patients > or =75 years of age): an American Heart Association scientific statement from the Council on Clinical Cardiology Subcommittee on Exercise, Cardiac Rehabilitation, and Prevention. *Circulation.* 2002;105(14):1735-1743.

Yusuf S, Zhao F, Mehta SR, Chrolavicius S, Tognoni G, Fox KK; Clopidogrel in Unstable Angina to Prevent Recurrent Events Trial Investigators. Effects of clopidogrel in addition to aspirin in patients with acute coronary syndromes without ST-segment elevation. *N Engl J Med.* 2001;345(7):494-502.

慢性冠心病

▶ 老年患者的一般原则

在美国男性和女性死亡的主要原因是冠心病。冠心病最常见的是慢性稳定性心绞痛，最初在80%的病人表现出这种形式。虽然冠心病的发病率和患病率都是男性高于女性，但是女性绝经期后发病率和患病率逐渐增加，由于女性的寿命长于男性，因此女性的冠心病总数高于男性。冠心病的患病率随着年龄的递增而增加，影响75岁以上16.1%的妇女和18.6%的男性。

▶ 预防

冠心病的一级预防可能通过终生的避免抽烟，定期运动锻炼，维持理想的体重，饮食中富含水果、蔬菜和全麦食品，限制高反式饱和脂肪食物和胆固醇。如前所述，早期识别和积极治疗风险因素是至关重要的。

▶ 临床发现

A. 症状和体征

最常见的慢性冠心病的症状是胸前区不适，通常被描述为压力，紧张，或沉重，常由体力活动或情绪紧张引起，休息后或含服硝酸甘油后可缓解。不适症状主要辐射到下巴，左右双手，或上腹部。不适症状通常持续几分钟，不超过20分钟。如果超过20分钟，应该排除ACS。呼吸，移动手臂或身体，咳嗽不能改变不适症状。然而，许多老年人冠心病，包括心肌梗死或UA前期，表现出非典型症状，如：呼吸困难、疲劳、虚弱、眩晕、或腹部不适，而其他人，特别是糖尿病患者，症状完全存在。部分原因是因为高龄患者缺乏身体锻炼（见第63章，老年人胸痛的处理）。

心肌缺血发生时，供氧不足，从而增加心肌血的供应。心肌缺血时最早出现的是心肌僵硬度增加，其次是收缩性下降，代谢改变导致乳酸形成，增加离子的复极化变化，最后造成我们所说的心绞痛。这些症状和时间可以造成心绞痛、呼吸困难，或发展为恶性室性心律失常，包括猝死。如果缺血性心肌面积很大，会出现气短症状，运动不耐受，甚至可能发生心力衰竭。心绞痛分级是加拿大心血管学会分类系统根据活动水平时产生的症状划分（表28-4）。

慢性 CAD 患者的查体可以完全正常。在其他病人，体检结果也往往是非特异性，但可能包括 S3 或 S4 心音，二尖瓣反流杂音，心尖搏动的横向或运动障碍（尤其是 MI 前期患者），或心脏衰竭的迹象（如：肺啰音，JVP 升高，外周水肿）。

B. 特殊检查

基本的实验室测试可以有助于揭示稳定心绞痛的病理生理学因素，包括完整的血细胞计数（贫血）、促甲状腺激素（TSH）（甲状腺功能亢进），毒理学筛查（使用可卡因和安非他命）。

1. 心电图 心电图可以证明 MI 前期患者的病理性 Q 波。其他心电图结果是非特异性的。在病人胸部不适时做心电图是最有意义的。在这种时候可能会看到 ST 段的压低。如果患者目前没有心绞痛，心电图检查可能是完全正常的。

2. 负荷试验 首选的无创性诊断 CHD 方法是运动训练或药物负荷试验，药物选择使用腺苷，双嘧达莫，瑞加德松，或多巴酚丁胺，通常伴随着超声心动图或放射性核素淋巴显像。荟萃分析表明，心电图运动试验在没有成像时平均灵敏度为68%，特异性为77%。然而，由于选择性偏差，敏感度接近50%，特异性为50%到90%。因为年纪和性别原因，老年病人达到最大心率的85%，与年轻患者相比明显下降。当静息心电图正常或有轻微 ST-T 段改变时，运动心电图负荷测试可以解释上述变化。LVH，适度 ST-T 段变化，Wolff-

表28-4 心绞痛的加拿大心血管学会分级标准

Ⅰ级：极强体力活动时发生心绞痛
Ⅱ级：较强体力活动时发生心绞痛
Ⅲ级：一般体力活动时发生心绞痛
Ⅳ级：静息状态下可发生心绞痛

Parkinson-White 综合征，或左束支传导阻滞在运动心电图上无法解释说明。

运动心电图负荷测试提供80%到90%的冠心病诊断的敏感性和特异性，但测试的预测精度依赖于冠心病的可能性。一般来说，如果病人有能力做这样的运动试验，锻炼持续时间是独立的预测预后的有力证据。然而，由于许多老年患者受限于关节炎、神经系统疾病，或身体条件差，常常需要完成药物负荷测试（例如：多巴酚丁胺、腺苷甲氧基异丁基异腈）。

3. 冠状动脉造影术 冠状动脉摄影仍然是确定 CHD 和 CHD 严重程度以及经皮或手术血管再生的适用性的金标准。老年患者可能还有多种血管疾病和左主干 CAD。

4. 其他测试 多心脏 CT 冠状动脉钙量化显示冠状动脉钙的高负担与广泛的 CAD 和预后差相关，但常规使用的技术是有争议的。与此对比，CT 冠状动脉造影还可以展示近端冠状动脉疾病和其严重性。然而，它需要特殊的专业知识，一般不常用。

▶ 鉴别诊断

胸部疼痛的鉴别诊断包括：

1. **心脏**：冠状动脉血管痉挛、心包炎、心肌病、心律失常、X 综合征或冠状动脉微血管功能障碍，可卡因和安非他命血管痉挛
2. **血管**：主动脉壁夹层形成，动脉炎
3. **胃肠道**：食管反流，食管痉挛，十二指肠溃疡、胰腺炎、胆囊炎
4. **肺**：肺栓塞、气胸、胸膜炎、肺炎
5. **神经系统**：带状疱疹，神经病变
6. **肌肉骨骼**：肋软骨炎，肋骨骨折、关节炎、肌肉疼痛
7. **心因性原因**：无端恐惧症、过度换气综合征、焦虑

心肌氧供需不平衡就会导致心肌缺血性心绞痛。其他疾病，没有心外膜 CAD 的心绞痛症状包括主动脉瓣狭窄、肥厚性心肌病、心肌炎。无障碍性冠状动脉斑块，会异常的增加心肌耗氧量，导致

心肌缺血心绞痛：甲状腺功能亢进，动静脉漏管，和过度的交感神经刺激。贫血、血氧不足和超高血粘度的患者降低氧的交换导致心绞痛。

▶ 并发症

慢性冠心病的主要并发症为进展为 ACS，由于心肌损伤的累积效应或梗死（缺血性心肌病）发展为心力衰竭、传导异常或心律失常，包括室性心动过速及心室颤动。20% 的冠心病最初表现为心脏性猝死。

A. 风险分层

ACS 患者是高危患者。在慢性 CAD 患者，其风险的增加将随着以下因素的变化：加拿大分级的增高，LV 功能降低（LV 射血分数下降），冠状动脉狭窄的位置、严重程度和范围，高风险无创负荷测试，一般身体健康，存在并发症，不受控制的血管危险因素。

▶ 治疗

A. 治疗目标

慢性冠心病治疗的目标是控制症状，预防或减缓进展和防止重大的并发症。由于心肌缺血是症状的基础，必须考虑心肌对氧的需求因素。心肌对氧的主要需求是用于心肌收缩和 LV 壁的收缩，收缩压的决定因素是 LV 半径，壁厚和心率。冠状动脉心肌血流量取决于冠状动脉阻塞的程度和改变，动脉粥样硬化严重程度，血小板积聚和血栓斑块破裂，不同程度的冠状动脉血管大小，冠状动脉痉挛。解决这些因素的药物治疗方法有：

1. 减少心肌耗氧量：β 阻滞剂、ACE 抑制剂，ARB，治疗高血压、降低心率。
2. 增加冠脉血流量：硝酸酯类，钙通道阻滞剂。
3. 减少梗阻因素：硝酸酯类，抗血小板药物。
4. 打开或绕过阻塞：冠状动脉搭桥手术，有或无支架的 PCI。
5. 最佳治疗：包括生活方式的改变，注意风险因素，药物干预，经皮或外科血管再生。

B. 生活方式的改变

强烈建议所有冠心病患者停止烟草产品。应该鼓励超重患者（体重指数 $> 25 \sim 30 kg/m^2$）逐步通过饮食和定期锻炼减肥。冠心病患者应该吃均衡丰富的水果、蔬菜和全谷类食物，同时限制摄入反式饱和脂肪（包括部分氢化油）和胆固醇。患者也应该一周中大部分时间做至少 $20 \sim 30$ 分钟的中等强度身体活动，除非受到明显的心血管症状或其他医疗条件的限制。散步，蹬固定自行车，游泳适合有轻度功能障碍老年人的运动形式。训练计划开始时，应指导病人缓慢而舒适的步伐，几周后逐渐增加锻炼的持续时间。MI 病人或有冠状动脉搭桥手术应被强烈鼓励参加正规的心脏康复计划。这些方法能够降低死亡率，改善运动耐量和生活质量和增强情绪和幸福感。

C. 药物疗法

1. **阿司匹林** MI 患者长期使用阿司匹林能够降低死亡的风险和中风。对于高危患者是绝对的获益，包括那些年龄超过 65 岁的人。阿司匹林的最佳剂量尚不知，但是每天一次 75mg 或 81mg 能够带来最大益处，并能降低副作用（包括出血）的风险。对于小剂量阿司匹林不耐受的患者，也可每天服用 75mg 氯吡格雷。

2. **β 阻滞剂** β 阻滞剂减少死亡风险和 MI 后的复发。β 阻滞剂似乎也是高效预防心绞痛的药物，可以减少慢性冠心病患者冠心病的发病率。不管患者有没有心力衰竭症状，合理的开始和继续使用 β 阻滞剂可以在所有 ACS 或有 LV 功能障碍的患者中使用，除非有禁忌证。没有 MI 前期的患者 β 阻滞剂的最佳剂量是未知的，但是合理的治疗目标是逐渐增加剂量，直到病人没有或少有缺血性症状和静息心率 <60 次 / 分钟。老年患者不能应用 β 阻滞剂的原因是由于衰老对窦房结的影响作用和并发症的存在（例如：肺病）；因此对于心动过缓，应根据心率调整剂量。

3. **硝酸酯类** 舌下含服该类药物仍然是治疗急性发作心绞痛首选的药物。由于老年人的口腔黏膜干燥,硝酸甘油喷剂比片剂在老年患者中更有效。老年患者含服硝酸甘油可能会引起直立性低血压,应建议他们服药时采取坐或躺的位置。长效硝酸酯类,如:单硝酸异山梨酯,对减轻心绞痛有效,但不能改善临床结果。此外,硝酸酯类的耐受性进展较快,要求每天 6~8 小时不使用硝酸酯类。可用的几种口服和经皮硝酸酯制剂可以长期使用。如果病人在 48 小时之内服用磷酸二酯酶 -5(PDE-5)抑制剂,则禁止服用任何有机硝酸酯类,因为可能引起过度的低血压。

4. 钙通道阻断剂 钙通道阻断剂是有效的抗高血压和防心绞痛的药物,但是他们并没有被证明能改善冠心病患者的临床结果。此外,他们可能与心力衰竭恶化有关,除氨氯地平、非洛地平外,LV 收缩功能受损患者应该避免使用。维拉帕米和地尔硫草通过 AV 节减缓心率和减慢传导,特别是与 β 阻滞剂结合使用时,从而增加窦房结功能障碍(病窦综合征)老年患者的心动过缓风险和晕厥或 AV 节传导受损。即使小剂量的维拉帕米,地尔硫草也会损害胃肠蠕动,可能导致便秘或肠梗阻。

5. 血管转换酶抑制剂 ACE 抑制剂不能直接起到抗缺血的效果,但是雷米普利能够降低心血管疾病或糖尿病患者死亡率和主要心血管事件。此外,ACE 抑制剂可以改善 LV 收缩功能降低的有或无症状患者的临床结果。血管紧张素转换酶抑制剂应作为一线治疗冠心病患者的药物,特别是高血压、LV 功能减少,糖尿病和(或)慢性肾脏疾病。因此,如果没有禁忌证,ACE 抑制剂应作为所有老年冠心病患者的首选药。

6. 血管紧张素受体拮抗剂 ARB 已经显示能够改善糖尿病、高血压和 LV 肥大患者的临床结果,然而,这些药物对冠心病患者的价值尚未经证实。ACE 抑制剂和 ARB 已被证明通过增加一氧化氮的利用率改善冠心病患者的内皮功能,并被证明是有益的。荟萃分析表明,与正常受试相比,ARB 降低中风,心力衰竭和新发糖尿病的风险。目前,对 CHD 患者不常规推荐使用 ARB,但当患者不能耐受 ACE 抑制剂的副作用干咳时,ARB 可作为替代用药。

7. 降脂药 他汀类药物能够降低冠心病患者的死亡率和心血管事件的发病率,并将获益延伸到 85 岁的患者。他汀类药物已被证明即使患者低密度脂蛋白胆固醇低于 100mg/dl,也能够减少不良心血管事件的发生。这种有益效应的原因是因为胆固醇依赖他汀类药物的多效性的影响包括改善血管内皮功能、增强动脉硬化斑块的稳定性,减少血管氧化应激和炎症,抑制形成血栓。因此,如果没有禁忌证,所有冠心病和糖尿病患者应该使用他汀类药物降低低密度脂蛋白胆到 ≤70mg/dl。与其他药物一样,建议对 75 岁以上的老年人应从低剂量开始缓慢调整到最佳剂量。

8. 华法林 有复杂房颤或 LV 附壁血栓的冠心病患者使用华法林治疗。还可以使用华法林替代阿司匹林作用于不耐受阿司匹林的患者。老年患者应用华法林时并发症是出血风险的增加,尤其是联合应用非甾体类抗感染药物时(NSAID)。

9. 其他方法 对于心绞痛患者的主要药物治疗是脊髓刺激和体外反搏,但没有足够的数据来推荐使用。雷诺嗪是新型抗心绞痛的药物,部分脂肪酸氧化抑制剂,利用三磷腺苷(ATP)将脂肪酸转变成更多的富氧碳水化合物氧化。然而,它延长 QT 间期。因为它不影响心率或血压,当患者对其他抗心绞痛药物产生最大耐受性时,可选择这个药物作为替代用药。

D. 血管再生

进行最佳药物治疗而日常活动没有症状的稳定 CAD 患者,以及 LV 功能正常或者中度降低的患者可以选择药物治疗。支持这一建议的是 COURAGE 试验,在试验中稳定性心绞痛患者,有心肌缺血的客观证据,LV 射血分数 >30%,冠状血管适合 PCI 治疗,被随机分到最佳的医疗管理中或者最佳的医疗管理 +PCI 中。在 2.5~7 年的随访研究中(平均值:4.6 年),心肌梗死,中风和死亡在有或没有 PCI 的最佳医疗管理中没有区别。

PCI 和冠状动脉搭桥手术能非常有效的改善

老年冠心病患者症状和生活质量；在美国，有50%年龄超过65岁的患者进行血管再生手术。另一方面，两条冠状血管成形术，有和没有支架和搭桥手术与老年人增加的死亡率和主要并发症有关。因此，仔细选择血管再生手术对患者是至关重要的。一般来说，与老年患者的冠状动脉搭桥手术相比，经皮冠状动脉血管再生能够降低死亡率和主要的发病率（包括中风、谵妄）以及更快速的复苏。然而，血管成形术后再次血管再生手术的需求增加，与长期结果相似。因此，这两个手术适合具有严重冠心病症状的老年患者选择，而选择哪种手术应该基于解剖学的考虑，如普遍的并发症，病人的意愿。多达50%的冠状动脉搭桥手术的老年患者可能在围手术期间会出现认知功能的下降。尽管这些认知缺陷在少数人中是瞬间存在的，但长期随访发现很大一部分人可能出现持续的认知障碍。

▶ 预后

　　慢性冠心病的预后有很大差异。虽然有些病人几十年来有很少的症状或无症状，但其他人，尽管有多个治疗干预措施，仍然会有明显的残疾。

还有一些人因严重的MI或致命的心律失常而受折磨于疾病。影响预后的不利因素包括年龄、男性，更严重的CHD，更严重的心力衰竭或LV收缩功能障碍（射血分数较低），更严重的症状或功能受限，出现糖尿病或房颤，和存在明显室性心律失常（表28-5）。

表28-5 影响老年患者心力衰竭的常见并发症

疾病	影响
肾脏功能障碍	利尿剂、血管紧张素转换酶抑制剂加重
慢性肺疾病	诊断的不确定性，很难评估容量状态
认知功能障碍	干扰依从性和病人评估
抑郁、社会隔离	干扰依从性，预后恶化
位位性低血压，跌倒	血管扩张剂、β阻断剂、利尿剂加重
尿失禁	利尿剂、血管紧张素转换酶抑制剂（咳嗽）加重
感官剥夺	干扰依从性
营养失调	饮食限制加重
复方用药	增加药物的相互作用，减少依从性
虚弱	住院治疗加重，增加跌倒的风险

Ades PA: Cardiac rehabilitation and secondary prevention of coronary heart disease. *N Engl J Med.* 2001;345(12):892-902.

American Diabetes Association. Standards of medical care for patients with diabetes mellitus. *Diabetes Care.* 2002;25(1):213-229.

Bangalore S, Kumar S, Wetterslev J, Messerli FH. Angiotensin receptor blockers and risk of myocardial infarction: meta-analyses and trial sequential analyses of 147 020 patients from randomized trials. *BMJ.* 2011;342:d2234.

Boden WE, O'Rourke RA, Teo KK, et al. Optimal medical therapy with or without PCI for stable coronary disease. *Circulation.* 2007;356(15):1503-1516.

Dargie HJ. Effect of carvedilol on outcome after myocardial infarction in patients with left-ventricular dysfunction: the CAPRICORN randomized trial. *Lancet.* 2001;357(9266):1385-1390.

Dickstein K, Kjekshus J; OPTIMAAL Steering Committee of the OPTIMAAL Study Group. Effects of losartan and captopril on mortality and morbidity in high-risk patients after acute myocardial infarction: the OPTIMAAL randomized trial. *Lancet.* 2002;360(9335):752-760.

Expert Panel on Detection, Evaluation, and Treatment of High Blood Cholesterol in Adults: Executive summary of the third report of the National Cholesterol Education Program (NCEP) expert panel on detection, evaluation, and treatment of high blood cholesterol in adults (Adult Treatment Panel III). *JAMA.* 2001;285(19):2486-2497.

Liao JK. Effects of statins on 3-hydroxy-3-methylglutaryl coenzyme a reductase inhibition beyond low-density lipoprotein cholesterol. *Am J Cardiol.* 2005;96(5A):24F-33F.

Newman MF, Kirchner JL, Phillips-Bute B, et al; Neurological Outcome Research Group and the Cardiothoracic Anesthesiology Research Endeavors Investigators. Longitudinal assessment of neurocognitive function after coronary-artery bypass surgery. *N Engl J Med.* 2001;344(6):395-402.

Patel MR, Dehmer GJ, Hirshfeld JW, Smith PK, Spertus JA. ACCF/SCAI/STS/AATS/AHA/ASNC/HFSA/SCCT 2012 Appropriate use criteria for coronary revascularization focused update: a report of the American College of Cardiology Foundation Appropriate Use Criteria Task Force, Society for Cardiovascular Angiography and Interventions, Society of Thoracic Surgeons, American Association for Thoracic Surgery, American Heart Association, American Society of Nuclear Cardiology, and the Society of Cardiovascular Computed Tomography. *J Am Coll Cardiol.* 2012;59(9):857-881.

Pearson TA, Blair SN, Daniels SR, et al. AHA guidelines for primary prevention of cardiovascular disease and stroke: 2002 update: consensus panel guide to comprehensive risk reduction for adult patients without coronary or other atherosclerotic vascular diseases. American Heart Association Science Advisory and Coordinating Committee. *Circulation.* 2002;106(3):388-391.

Williams MA, Fleg JL, Ades PA, et al; American Heart Association Council on Clinical Cardiology Subcommittee on Exercise, Cardiac Rehabilitation, and Prevention. Secondary prevention of coronary heart disease in the elderly (with emphasis on patients > or =75 years): an American Heart Association scientific statement from the Council on Clinical Cardiology Subcommittee on Exercise, Cardiac Rehabilitation, and Prevention. *Circulation*. 2002;105(14):1735-1743.

Yusuf S, Sleight P, Pogue J, Bosch J, Davies R, Dagenais G. Effects of an angiotensin-converting-enzyme inhibitor, ramipril, on cardiovascular events in high-risk patients. The Heart Outcomes Prevention Evaluation Study Investigators. *N Engl J Med*. 2000;342(3):145-153.

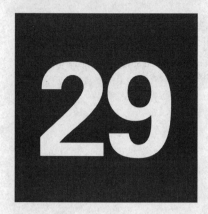

第 29 章
心力衰竭和心律失常

Susan M. Joseph, MD
Jane Chen, MD
Michael W. Rich, MD

心力衰竭

诊断要点

▶ 劳力性呼吸困难,疲劳,端坐呼吸,下肢肿胀。

▶ 肺部啰音,颈静脉压升高,外周水肿。

▶ 超声心动图显示左心室收缩或舒张功能障碍。

▶ 老年人的一般原则

　　心力衰竭(HF)的发病率和患病率以指数方式随着年龄增加而增加,反映了高血压病和冠心病(CHD)的发病率增加和伴随正常老化时心血管的显著降低。HF 患者年龄在 65 岁和 85 岁的发病率增加 4 倍。虽然在所有年龄段中男性 HF 的发病率明显高于女性,但女性在流行 HF 病例中的比例略为超过一半,其原因是由于在老年人中女性本来的比例较高一些。

　　HF 是目前医疗保险年龄组中引起住院最常见的原因;近 1 000 000 名每年因 HF 住院患者的 70% 其年龄超过 65 岁。HF 是中老年人慢性残疾的主要来源,并且是最昂贵的医疗保险诊断相关组。

▶ 预防

　　通过积极治疗能导致心衰的主要情况(高血压和 CHD)来看,HF 的一级预防是可行的。降压治疗对老年人降低心衰发作风险可达 64%,最大的获益人群是在收缩期高血压的 80~90 岁中。同样,其他冠心病危险因素的治疗可以防止或延缓 CHD 的发生,从而降低 HF 的风险。

▶ 临床表现

A. 症状和体征

　　症状包括劳力性气促,运动不耐受,疲劳,咳嗽,端坐呼吸,阵发性夜间呼吸困难,且脚和脚踝肿胀。然而,有部分中老年人因为体力活动减少其劳力性症状不突出。烦躁,嗜睡,食欲缺乏,腹部不适,以及胃肠道紊乱是老年人短期更常见的症状(见第 7 章,"老年人疾病的非典型症状")。

　　HF 的症状包括心动过速,呼吸急促,S3 或 S 增强,肺部啰音,颈静脉压升高,肝颈静脉回流征,肝(脾)大和依赖性水肿。在严重的心衰中,脉压差会变狭窄,也可能会有组织关注减少的一些表现,如认知减退。基于 HF 的原因,进一步的发现可能会有严重的高血压,心尖搏动障碍,主动脉瓣或二尖瓣起源的杂音,或心内膜炎的周围迹象。伴随着症状,中老年人心衰的症状往往为非特异性和不典型的征象。

B. 特殊检测

　　1. 胸部 X 线　胸片可以评估肺水肿或心脏扩大的表现和排除其他原因引起的呼吸困难(肺

炎，气胸）。值得注意的是，有高达 40% 的心衰患者其肺毛细血管楔压升高不伴充血的影像学表现。

2. 心电图 心电图（ECG）可能会发现心律失常，左心室（LV）肥大，左心房扩大或缺血或梗死迹象。低电压；提示浸润性心肌病和心包积液。

3. 超声心动图 超声心动图通常是首选检查评价 LV 功能。超声心动图测定心房和心室腔的大小和壁厚，瓣膜功能，LV 舒张功能，心脏周围异常表现。在某些情况下不常见的替代检查包括放射性核素血管造影和磁共振成像。

4. 负荷试验 如果怀疑有严重的 CHD，那么负荷试验就应该考虑。

5. 心导管检查 心导管检查并非推荐给常规诊断评估的心衰患者，但是当怀疑有严重的 CHD 时应该考虑。心导管检查被证明：HF，但应该有怀疑认为为冠心病。心导管检查显示要优于冠状血运重建术或瓣膜手术。

▶ 鉴别诊断

有严重症状和直接充血迹象的患者其心衰的诊断是简单明了的，但在不那么严重的心衰而且症状不典型时，其诊断就有些困难了。其他在老年人身上可能引发呼吸困难和疲劳的原因包括急性和慢性肺疾病，阻塞性呼吸暂停，肥胖，贫血，甲状腺功能减退，体力差（第 64 章"老年人呼吸困难的处理"）。在没有其他 HF 症状时下肢水肿可能是由于静脉功能不全，肾或肝脏疾病，或药物（特别是钙通道阻滞剂）。升高的 BNP（B 型钠尿肽）水平可能有助于鉴别呼吸困难是心源性的还是肺源性的或者是其他原因。然而，BNP 水平的升高是伴随年龄的，尤其是女性，所以说其升高的特异性对于诊断 HF 是随年龄增长而降低的。

除了建立 HF 的诊断和病因，找到加重 HF 症状的因素是至关重要的。老年人 HF 加重的突然原因包括饮食限制或药物的依从性减退，心肌缺血或梗死；未控制的高血压，心律失常（特别是心房颤动或扑动），贫血，系统性疾病（肺炎，脓毒症），手术（围手术期容量负荷过重和输血），药物不良反应（非类固醇消炎药）。

▶ 并发症

并发症的影响包括进展性症状和功能减退，再次住院，室上性和室性心律失常（可导致晕厥或猝死），低灌注引起的认知功能障碍和肾功能恶化，和深静脉血栓或伴系统栓塞的附壁血栓。

▶ 治疗

A. 治疗的目标

HF 治疗的目标是缓解症状，改善功能和生活质量，降低住院率，并最大限度地提高生存功能。对老年患者的最佳管理涉及病因和诱发因素的识别和处理，有效药物治疗方案的实施，和通过跨专业团队进行的照护协调。由于伴发疾病可能会影响临床过程及治疗，老年人心力衰竭管理往往是很复杂的（表 29-1）。因此，至关重要的是，HF 管理是个体化的，要考虑到并发症、预后、护理、生活方式的目标和治疗的偏好（见第 3 章"照护目标及预后的考虑"）。

B. 跨专业的护理

团队的方法和跨专业照护对 HF 是有效的（见第 5 章"跨专业团队"）。成功的干预措施的共同特点包括一个护士协调员，深度的患者教育和自我管理技能的提高（例如：日常的权重），以及密切的随访（尤其是出院后）。

C. 收缩性心力衰竭

无论有症状或无症状，血管紧张素转换酶（ACE）抑制剂和 β 受体阻滞剂是 LV 收缩功能受损的患者治疗的基石。现有的证据表明，老年患者用 ACEI 的治疗经验，可提高生活质量，减少症状和住院治疗，降低死亡率。表 29-2 为在美国批准用于心衰治疗的 ACEI。ACEI 的潜在副作用包括肾功能恶化，高钾血症，低血压。在启动和 ACEI 治疗期间密切监测肾功能、电解质和血压是必要的。在接受 ACEI 治疗的患者中咳嗽的发生率占 20%，其中 5% 到 10% 的病例可能会严重

表29-1　心力衰竭的老年患者常见并发症的影响

病情	结局
肾功能障碍	利尿剂和 ACEI 加重
慢性肺疾病	诊断的不确定性，难以评估容量状态
认知功能障碍	依从性和患者评估的冲突
抑郁，社会隔离	依从性、预后变差的冲突
体位性低血压，跌倒	血管扩张剂、β 受体阻滞剂和利尿剂所致的恶化
尿失禁	利尿剂和 ACEI（咳嗽）所致的恶化
感觉缺失	与依从性的冲突
营养障碍	进食限制的加重
多重用药	药物相互作用的加重，依从性降低
衰弱	住院和跌倒风险的增加会加重

表29-2　血管紧张素转换酶抑制剂对收缩性心力衰竭[a]

代理	起始剂量	目标（靶）剂量
卡托普利	6.25mg TID	50mg TID
依那普利	2.5mg BID	10～20mg BID
雷米普利	2.5～5mg QD	20～40mg QD
赖诺普利	1.25～2.5mg QD	10mg QD
喹那普利	10mg BID	40mg BID
福辛普利	5～10mg QD	40mg QD
群多普利	1mg QD	4mg QD

[a] FDA 批准在美国治疗心力衰竭的药物

到需要停药，但没有证据表明这更频繁地发生在老年人身上。当患者无法耐受因 ACE 抑制剂产生咳嗽，ARB（血管紧张素受体拮抗剂）是一个可以接受的选择。

β 受体阻滞剂减少心衰患者的死亡率和住院率以及减少 LV 收缩功能。这些药物是推荐所有稳定的 HF 患者在无禁忌证的情况下使用的。禁忌证包括静息心率 <45 次/分，收缩血压（BP）<90～100mmHg，明显的 PR 间期延长或心脏传导阻滞的程度大于一度，频发支气管痉挛，和失代偿性心衰。β 受体阻滞剂在美国批准用于 HF 治疗，包括缓释琥珀酸美托洛尔和卡维地洛。美托洛尔的起始剂量为 25mg 每日一次；卡维地洛，它是 3.125mg 每天两次。剂量应逐渐增加，达到每天剂量 100～200mg 美托洛尔和卡维地洛 50mg。只要患者选择合适，剂量滴定给药，大多数 HF 患者能够耐受 β 受体阻滞剂。然而，一些可能会有症状上的短暂增加，也有少数可因严重的副作用而需要停止。

地高辛是一个改善症状的温和的正性肌力药物，减少中度 HF 的住院患者且对死亡率没有影响。在高龄患者中地高辛的获益类似于那些年轻患者。地高辛被推荐用于尽管使用其他疗法但仍然保留有症状的 HF 患者。药物分布和地高辛的肾清除量在老年患者减少。结果，每天地高辛 0.125 毫克的剂量通常是足够的；肾功能降低的患者可能需要较低的剂量。0.5～1.0ng/ml 血清地高辛浓度是治疗剂量。剂量增大不带来额外的获益反而增加毒性风险。血清地高辛浓度的常规监测是不推荐的，但当怀疑中毒时应去检测一下它的血清水平。由于地高辛的潜在风险，诸如包括心动过缓，心脏传导阻滞，室上性和室性心律失常，胃肠紊乱，和中枢神经系统疾病（特别是视觉的变化）的老年患者应用地高辛在个人风险和收益方面应该仔细衡量。低钾血症，低镁血症，和高钙血症会增加地高辛中毒的风险，其他众多药物，包括奎尼丁，胺碘酮，决奈达隆，维拉帕米，与血清地高辛浓度的增加有关。

除了螺内酯和依普利酮，利尿剂没有显示出改善心衰患者的临床结局，但他们可缓解充血、水肿和维持血容量状态。轻度心衰患者可能对噻嗪类利尿药敏感，但大多需要一个更有力的袢利尿剂。患者应被告知限制钠摄入量不超过 2g/d，而利尿剂用量应根据容量的保持来调整，这可以通过每天记录的体重是否在患者预定干重的 0.9kg 范围内反映出来。更严重的 HF 或难治性容量超负荷的患者可能从每天增加美托拉宗 2.5～10mg/d 来获益。利尿剂通常与钾和镁的丢失有关，老年患者更容易出现利尿剂引起的电解质紊乱风险。应预先补充需要量,电解质的连续监测更是必要的。过度利尿可能导致低血压、疲劳和肾功能恶化。

对晚期收缩性心力衰竭患者来说,螺内酯能降低死亡率达 30%。它推荐的剂量是每天 12.5～25mg。螺内酯的使用禁忌是患者血清肌酐 >2.5mg/dl 或血清钾 > 5mmol/L,并且应在开始治疗后 1～2 周后进行血清电解质和肾功能的评估。有接近 10% 的男性因为乳腺发育而中断螺内酯的治疗,选择性醛固酮受体拮抗剂,在心肌梗死后 LV 功能障碍、已经服用 ACE 抑制剂和 β 受体阻滞剂的患者(MI)和纽约心脏协会(NYHA)Ⅱ类症状和 LV 射血分数 <35% 的心衰患者身上已显示出获益。男性乳房发育症方面依普利酮要少于螺内酯,其他副作用基本类似。

图 29-1 总结了当前治疗收缩性心力衰竭的药物。除非有禁忌证,所有的 LV 收缩功能不全患者应该接受 ACE 抑制剂或 ARB 和 β 受体阻滞剂。利尿剂也应被处方并根据正常血容量维持调整剂量。在患者不能耐受 ACE 抑制剂或 ARB,肼屈嗪和硝酸盐的组合提供了一种替代。虽然这个组合没有老年人的广泛研究,它在有收缩性心衰年轻患者身上有发病率和死亡率方面的获益。最常见的副作用是头晕。地高辛可以添加到持续性症状的患者方案中,不管有没有其他治疗。除非有禁忌证,醛固酮拮抗剂应处方到中到重度心衰症状的患者。

1. **治疗装置**　收缩性 HF 的患者由于恶性心律失常而突发心脏病死亡(SCD)的风险增加。植入式心律转复(ICD)可有效地减少 SCD 患者高风险的收缩功能障碍。然而,ICD 在减少全因死亡率方面的获益随着年龄增加而出现下降,部分原因是因为老年患者还存在其他死亡高危因素,也均与心脏相关。此外,老年人是更多的手术相关并发症,也更有可能遭遇不相称的冲击事件(如:心房颤动),这是显著恶化生活质量的因素。因此,置入 ICD 治疗在老年人群中必须追求个体化方案。

D. 射血分数保留的心力衰竭

射血分数性保留型心衰(HFPEF)发生率随着年龄的增加而增加,尤其是妇女。HFPEF 往往伴有高血压,慢性肾疾病,糖尿病,向心性 LV 肥厚,血管硬化,和 LV 舒张功能障碍。原发性高血压和冠心病的治疗需要积极的管理。血压应该按照

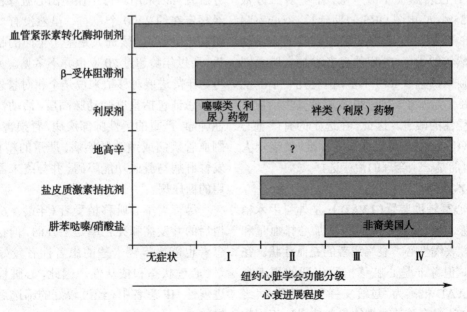

图 29-1　射血分数减少性心力衰竭的药物治疗。阴影区域反映的是当前基于大型随机临床试验结果的建议(第一类,证据级别 A)

目前的指南方针处理；如果有适应证，CHD 应当用药物或者经皮或外科血管重建适当控制。房颤是一种常见的急性病，老年患者受损的 LV 舒张期充盈时其心房颤动（AF）的风险是增加的。在这种情况下，亟待窦性心律的恢复和维持。对于持续性房颤患者，心室率可以用 β 受体阻滞剂，钙通道阻滞剂（地尔硫草、维拉帕米）来控制，地高辛也可以选择。

　　HFPEF 医学治疗的重点治疗高血压，限钠，和优化容量状态。利尿剂可以缓解充血和容量负荷。HFPEF 可能是前负荷依赖性的，而且 LV 前负荷不足可减少心排血量，此时应避免过度利尿。虽然 ACE 抑制剂，ARB，β 受体阻滞剂和醛固酮拮抗剂，改善了收缩性心衰的结局，但目前在 HFPEF 患者中仍没有足够的获益证据证明。

E. 进展的心脏衰竭

　　尽管给予最好的医学治疗，一些心衰患者仍有持续性严重的症状和难以接受的生活质量。对于这些患者就可能要采取心脏再同步或手术的方法。

　　1. 心脏再同步治疗　尽管有不错的治疗手段有些患者的心衰症状非常严重，左室射血分数（LVEF）＜35%，心电图 QRS 间期延长，双心室起搏或"心脏再同步"可改善症状和心脏的血流动力学。虽然年龄大于 75 岁的患者参加心脏再同步治疗的临床试验（CRT）不多，但有几个小的观察性研究还是显示了 ≥75～80 岁患者其生活质量和运动耐受性的改善。因此，在选定的有严重心衰的症状（IE NYHA Ⅲ级或国际标准）的老年人中，CRT 可能是一个合理的治疗选择。

　　2. 手术治疗

　　a. 左心室辅助装置（LVAD）：是外科手术植入的心脏泵，给 LV 提供支持以增加心排血量和减少进展性收缩性心力衰竭患者的充血症状。在进展性 HF 但并非是心脏移植适应证的患者身上，植入 LVAD 批准为"过渡支持"（BTT）或"终点治疗"（DT；没有移植计划的永久使用）；正因如此，这些设备被越来越多地用于老年人。

　　随机试验表明，接受 LVAD 的难治性心衰患者与对照组—单纯医疗管理的患者，这其中诸如连续静脉注射强心治疗相比较的话，在生活质量和生存期方面还是有所改善的。然而，LVAD 治疗还是有相当高的发病率和死亡率，尤其是比 BTT 患者更年长的 DT 患者。在 HeartMate Ⅱ DT 试验参与者中第 1 年和第 2 年的生存率分别为 68% 和 58%，但最近 FDA 批准后的注册表数据表明，1 年生存率超过 70%。大多数死亡发生在术后最初的几个月，大多死亡方式是中风、多器官衰竭和心衰。年龄的增加发生并发症的风险，但对 LVAD 治疗来说年龄本身不是排除标准。在一项回顾性单中心研究，接受 LVAD 治疗的年轻患者或年龄超过 70 岁的老患者相比较，住院时间、生存、住院不良事件和生活质量等基本相似。多维的围手术期评估能改善患者的选择及预后。这种评估应结合有关重点目标、风险和利益的个性化决策，以确定每一个患者照护的最佳方法。随着患者的选择和技术进步，围手术期的死亡率和发病率会下降。

　　b. 心脏移植：心脏移植提供了终末期心衰的明确治疗，而但因为缺乏供体，所以只有一小部分患者可以采用。每年在美国心脏移植的数量已经稳定在约 2200 个左右。虽然没有一个移植的明确年龄节点，候选人是基于全面的临床印象之后，所以年龄超过 70 岁也并不多见。大多数中心考虑年龄进展对移植来说是个相对禁忌证。其他的禁忌证包括重度肺动脉高压，活动性感染或恶性肿瘤，严重的慢性肺部疾病，肾损害，严重的周围血管疾病或颈动脉疾病，严重的精神疾病，原发性肝病与凝血功能障碍，并与终末器官功能障碍的糖尿病。

　　尽管老年心脏移植受者（年龄＞60 岁）其移植后的并发症和死亡率是上升的，但存活下来的患者也能比年轻一些的患者拥有较好的生活质量、心理状态和依从性。因此，心脏移植在一些进展性 HF 患者中，经过较好的筛选后是可以考虑的。

F. 临终关怀

鉴于确诊 HF 患者特别差的预后（比大多数形式的癌症，见"预后"部分），有关这段的临床处理和预后相关的临终话题也被提及，要鼓励患者对于他们的临终照护说出自己的选择并做一份可持久有效的委托。终末期心衰且症状严重的患者，尽管有着不错的治疗，和缓医疗和宁养是要考虑的。

▶ 预后

HF 的老年患者预后较差，≥65 岁的患者 5 年生存率在 20%～40% 之间，≥85 岁患者 2 年生存率为 40%～50%。收缩期 HF 和 HFPEF 患者的长期预后是相似的。预后恶化的相关因素包括年龄，性别，更严重的症状，LVEF 的降低，缺血性病因，AF，低钠血症，糖尿病，肾功能不全，贫血，与室性心律失常。收缩性心衰患者中，由于 HF 原因，有 50% 死亡的突然发生是由于心律失常，其余的都是心衰的进展所致。相反，HFPEF 患者的死亡却往往与 HF 无关，可能是其他急性疾病的并发症（例如：肺炎，髋部骨折）或相关联的共病情况（例如：老年痴呆症）。

Adamson RM, Stahovich M, Chillcott S, et al: Clinical strategies and outcomes in advanced heart failure patients older than 70 years of age receiving the HeartMate II left ventricular assist device: a community hospital experience. *J Am Coll Cardiol.* 2011;57(25):2487-2495.

Brophy JM, Joseph L, Rouleau JL. Beta-blockers in congestive heart failure. A Bayesian meta-analysis. *Ann Intern Med.* 2001;134(7):550-560.

Cohn JN, Tognoni G; Valsartan Heart Failure Trial Investigators. A randomized trial of the angiotensin-receptor blocker valsartan in chronic heart failure. *N Engl J Med.* 2001;345(23):1667-1675.

Cutro R, Rich MW, Hauptman, PJ. Device therapy in patients with heart failure and advanced age: too much too late? *Int J Cardiol.* 2012;155(1):52-55.

Flather MD, Yusuf S, Køber L, et al. Long-term ACE-inhibitor therapy in patients with heart failure or left-ventricular dysfunction: a systematic overview of data from individual patients. ACE-Inhibitor Myocardial Infarction Collaborative Group. *Lancet.* 2000;355(9215):1575-1581.

Gottdiener JS, Arnold AM, Aurigemma GP, et al. Predictors of congestive heart failure in the elderly: the Cardiovascular Health Study. *J Am Coll Cardiol.* 2000;35(6):1628-1637.

Heiat A, Gross CP, Krumholz HM. Representation of the elderly, women, and minorities in heart failure clinical trials. *Arch Intern Med.* 2002;162(15):1682-1688.

Hunt SA, Abraham WT, Chin MH, et al; American College of Cardiology Foundation; American Heart Association. 2009 Focused update incorporated into the ACC/AHA 2005 Guidelines for the Diagnosis and Management of Heart Failure in Adults A Report of the American College of Cardiology Foundation/American Heart Association Task Force on Practice Guidelines Developed in Collaboration With the International Society for Heart and Lung Transplantation. *J Am Coll Cardiol.* 2009;53(15):e1-e90.

Kitzman DW, Gardin JM, Gottdiener JS, et al; Cardiovascular Health Study Research Group. Importance of heart failure with preserved systolic function in patients > or = 65 years. Cardiovascular Health Study. *Am J Cardiol.* 2001;87(4):413-419.

Maisel AS, Krishnaswamy P, Nowak RM, et al; Breathing Not Properly Multinational Study Investigators. Rapid measurement of B-type natriuretic peptide in the emergency diagnosis of heart failure. *N Engl J Med.* 2002;347(3):161-167.

McAlister FA, Lawson FM, Teo KK, Armstrong PW. A systematic review of randomized trials of disease management programs in heart failure. *Am J Med.* 2001;110(5):378-384.

Packer M, Coats AJ, Fowler MB, et al; Carvedilol Prospective Randomized Cumulative Survival Study Group. Effect of carvedilol on survival in severe chronic heart failure. *N Engl J Med.* 2001;344(22):1651-1658.

Pitt B, Zannad F, Remme WJ, et al. The effect of spironolactone on morbidity and mortality in patients with severe heart failure. *N Engl J Med.* 1999;341(10):709-717.

Rathore SS, Curtis JP, Wang Y, Bristow MR, Krumholz HM. Association of serum digoxin concentrations and outcomes in patients with heart failure. *JAMA.* 2003;289(7):871-878.

Rich MW. Device therapy in the elderly heart failure patient: what is the evidence? *Expert Rev Cardiovasc Ther.* 2010;8(9):1203-1205.

Rich MW. Pharmacotherapy of heart failure in the elderly: adverse events. *Heart Fail Rev.* 2012;17(4-5):589-595.

Rich MW, McSherry F, Williford WO, Yusuf S; Digitalis Investigation Group. Effect of age on mortality, hospitalizations and response to digoxin in patients with heart failure: the DIG study. *J Am Coll Cardiol.* 2001;38(3):806-813.

Santangeli P, Di Biase L, Dello Russo A, et al. Meta-analysis: age and effectiveness of prophylactic implantable cardioverter-defibrillators. *Ann Intern Med.* 2010;153(9):592-599.

Vitale CA, Chandekar R, Rodgers PE, Pagani FD, Malani PN. A call for guidance in the use of left ventricular assist devices in older adults. *J Am Geriatr Soc.* 2012;60(1):145-150.

Wolinsky FD, Overhage JM, Stump TE, Lubitz RM, Smith DM. The risk of hospitalization for congestive heart failure among older adults. *Med Care.* 1997;35(10):1031-1043.

Zile MR, Brutsaert DL. New concepts in diastolic dysfunction and diastolic heart failure: part II: causal mechanisms and treatment. *Circulation.* 2002;105(12):1503-1508.

相关网站

American Heart Association (excellent source of materials for both practitioners and patients). www.americanheart.org

Heart Failure Society of America (source materials for physicians and patients). www.hfsa.org

心律失常

缓慢性心律失常

诊断要点

▶ 运动不耐受,气短,乏力,头晕,晕厥。

▶ 窦性心动过缓,窦性停滞,室性心律失常伴阵发性 MIAS(快慢综合征)。

▶ 老年人的一般原则

老年人的心动过缓,主要是通过影响冲动的形成和传导的退行性变化而引起的。窦房结功能障碍包括窦性心动过缓、窦性停搏、心脏变时功能不全(无法根据活动的需要增加心率)和快慢综合征(心房颤动或心房扑动交替与窦性心动过缓)。对于可逆原因的症状性心动过缓,心脏起搏器植入术是唯一有效的治疗办法。

▶ 预防

目前还没有可知的措施来预防与年龄相关的窦房结功能障碍或传导系统疾病。

▶ 临床症状和体征

A. 症状和体征

窦房结功能障碍的患者可能有心动过缓或过速的相关症状。最常见的窦性心动过缓表现是疲劳。与心脏变时功能不全的患者可能在休息都没有症状,但运动时就会出现疲劳和气促。窦性停搏可能会导致头晕或晕厥。快慢综合征患者的心律失常,可能导致晕厥。心动过速的终止可能与长时间的停顿和头晕或晕厥症状有关。

老年患者往往在房室(AV)结有传导延迟(一度房室传导阻滞或莫氏二度房室传导阻滞),这通常是无症状和良性的。莫氏Ⅱ型 AV 阻滞(节下阻滞)常常无症状,但有高风险的可能发展到完全的 AV 阻滞。完全的心脏传导阻滞(CHB)可以表现的症状有疲劳、气短和晕厥。伴有 CHB 的老年患者,稳定的逸搏心律,症状轻微,而收缩压通常是升高的。

颈动脉高敏是老年患者不明原因跌倒的常见原因。颈动脉窦的轻柔按摩,经过仔细听诊排除杂音,颈动脉高敏的患者可能引起窦性停搏超过 3 秒。颈动脉窦按摩时暂停不到 3 秒,不考虑异常。

B. 专业检查

1. 心电图　十二导联 ECG 和节奏可显示窦性心动过缓,窦性停搏,AV 结传导延迟,或系统疾病(左或右束支阻滞,分支阻滞)。

2. 动态监测　与症状相关的节律异常的资料积累对于治疗的决定是必不可少的。24 或 48 小时的监测对于频繁发作的患者来说是有用的,而在不太常见的症状发作时 30 天的监测更是首选。在有少见但潜在的严重症状的患者身上(如:晕厥),植入式循环记录仪应被采用。在一项针对 61～81 岁反复发作且不明原因性晕厥患者的研究中,植入式循环记录仪能完善 43% 的病例诊断,而相比较而言传统方法仅有 6%。

3. 其他心脏检查　当怀疑患者有心脏变时功能不全时平板运动试验就比较有用了。活动后呼吸急促和疲劳但却不伴心率增加能证实诊断。在有晚期 His-Purkinje 神经系统疾病的患者,运动试验也可以引起莫氏Ⅱ型房室传导阻滞或 CHB。电生理研究通常是不利于寻找缓慢性心律失常的病因,但无论有无症状,从希氏束激活到心室去极化的明显延长(> 100 毫秒)都是起搏器安装指征。

▶ 鉴别诊断

心动过缓的症状都是非特异性的,可能是由于各种原因,如心脏性的(心衰,冠状动脉疾病,心脏瓣膜病),或非心脏性的(慢性肺疾病,贫血,甲状腺功能减退,头晕或晕厥),可能是自主神经功能失调引起的低血压(例如糖尿病或帕金森综合征),肺栓塞,或神经系统事件。服用多种药物也会引发心动过缓的症状。多重用药,肾功能的下降,局部药物的系统性吸收(如:应用β受体阻滞剂后眼睑下垂)可能被视为心动过缓的潜在病因。

▶ 并发症

缓慢性心律失常可能会导致例如晕厥和严重受伤,例如,髋部骨折或颅内出血,尤其是接受抗凝治疗的患者。很少见的是,严重的窦性停搏或慢性节律但却没有逸搏心律,这可能是致命的。

▶ 治疗

出现心动过缓,要在开始就能以识别并辨认可能的加重因素。有些药物可引起心动过缓,如果可行的话应立即停止。应该询问患者是否应用一些导致心动过缓的植物用药(例如:益母草,缬草根)。若有提示,甲状腺,肺,或其他心脏病的评估和治疗也要进行。

有些有症状的心动过缓患者其病因不可纠正时,永久起搏器植入为唯一有效的治疗。心脏起搏器的指征还有:莫氏Ⅱ型传导阻滞或CHB。无症状的窦缓,一度AV与莫氏Ⅱ型二度AV阻滞没有心脏起搏器植入术的指征。

▶ 预后

心脏起搏器植入术不影响生存而且会减轻症状,改善症状性缓慢性心律失常患者的生活质量。tachybrady综合征患者有较差的预后,这也是房性心律失常所带来的血栓及其他并发症的后果。

快速性心律失常:心房颤动和心房扑动

诊断要点

▶ 心悸,气短,胸痛,头晕。
▶ 快速,不规则的脉冲(可能在心房扑动是正常的)。
▶ 心电图显示房颤或心房扑动。

▶ 老年人的一般原则

房颤患病率随着年龄的增加而增加。目前,在美国大概有300万人与房颤直接相关,这个数字预计将在2050年再翻一倍,超过80岁的老年人有一半将受此影响。在所有年龄段里,男性房颤的发病都高于女性。心房扑动(AFL)与房颤密切相关,因此,患者在不同的时间可能会同时具有这两种心律失常。

▶ 预防

在老年人群中,房颤最常伴发于高血压,冠状动脉疾病(CAD),瓣膜病变,或HF。房颤也经常发生在有系统性疾病的老年患者如:肺炎,或在心脏或非心脏的外科术后。甲状腺功能亢进症(包括亚临床甲状腺功能亢进症)、急性或慢性肺疾病、睡眠与呼吸、肺栓塞和心包疾病都是容易促发房颤的,对这些疾病的适当处理和治疗可以减少AF事件。

▶ 临床结果

A. 症状和体征

AF相关的症状变化多端。快速心室率引发的心悸比较常见,如:呼吸短促、疲劳、头晕。许多患者是没有症状或有轻微症状。通过心动过速和心房收缩缺失引起的急性心衰是一种在老年患者常见的AF,特别是收缩功能受损的情形。一些患者没有心脏病症状却出现血栓栓塞事件,如:TIA发作或中风。很少见的是,无症状AF患者快速心室率并伴发HF症状也是心动过速所导致心肌病的结果。

房颤最主要的查体表现就是不规则的心律。AF心率可以非常迅速,有传导性疾病的老年患者心室率可达180次/分;但心室率也可以正常甚至变慢。由于更多有序的AV阻滞而呈2:1,3:1或4:1传递到心室的心房活动会使得AFL变得规整。一种阻滞变异所导致的不规则心律也很常见,可能基于单纯的体格检查都未必能够与房颤鉴别。一些容量滞留和心衰的表现可能会见于舒张或收缩性心室功能不全的患者,而这些患者是由于缺乏心房收缩减少了心脏的输出。

B. 特殊试验

1. 心电图　心电图在持续 AF 或 AFL 方面具有诊断意义。AF 的特点是缺乏有序的心房活动和不规则的 QRS 间期。AFL 则是有序的，最常见的表现是最常见于下壁导联（Ⅱ，Ⅲ 和 aVF 导联）的"锯齿波"。

2. 超声心动图　超声心动图在评估潜在的心脏疾病和结构大小，并排除心动过速性心肌病方面是有用处的。左房尺寸的增加与心律失常的再发作关系密切。严重的瓣膜疾病，收缩性功能不全，肺动脉高压具有窦性心律维持和恢复的可能性减少有关系。

3. 心导管　心脏导管术在评价 AF 方面并非是常规操作，但是在评估 CAD，心肌病或者瓣膜功能异常时也要考虑到。

4. 其他检查　所有初诊 AF 或 AFL 的患者其血清电解质和甲状腺功能都应检查。永久性心脏起搏器或 ICD 植入的患者，设备审查可以提供有关心率控制和总体 AF 负荷的信息。

▶ 鉴别诊断

AF 和 AFL 必须与其他的室上性心律失常区分开来。频发房性期前收缩，阵发性房性心动过速和多源性房性心动过速（MAT）与被视为 AF 或 AFL 相比，有类似的症状和体检结果但在大多数情况下，12 导联心电图就足以做出正确的诊断。偶尔，迷走神经操作或腺苷的施用可以将 AFL 与其他室上性心律失常区分开来。AF 或 AFL 也可能表现为更宽泛的一种复合型快心律表现，导致其难以和其他室性快心律区分。

▶ 并发症

AF 和 AFL 不会立即危及生命，但如果不妥善处理可导致明显的并发症。最严重的并发症是脑卒中。房颤的存在或不存在，卒中均可能会发生；事实上，有一个研究中显示，超过 60% 的患者在卒中发作时是处于窦性心律的。脑卒中的危险因素，正如 CHAD$_2$ 评分所示，包括充血性 HF，高

血压，75 岁以上，糖尿病，中风病史或短暂性脑缺血发作（TLA）。CHAD$_2$ 评分中，卒中得 2 分，其他风险因素各自得 1 分。无风险因素的患者每年卒中发病的可能性小于 3%，而 5 个风险因素都有的将大于 18%。最近的 CHAD$_2$ 评分系统更新为 75 岁以上得 2 分，65～74 岁得 1 分，瓣膜病得 1 分，女性得 1 分。CHA7DS2-VAS$_C$ 评分大于 2 分意味着每年卒中风险至少 4%。房颤所致的脑栓塞、TIA 和栓子事件会影响到肠，肾，其他器官，或者肢体。

慢性房颤快速心室率的患者，心动过速性心肌病可能会发生。HF 和 SCD 都可能源自于心肌病。左心室肥大和舒张功能不全的老年患者，都可能因为氧供需不协调而造成心肌缺血和非 ST 段 MI。

▶ 治疗

A. 治疗目标

新发 AF 或 AFL 的患者管理应从识别可能的诱因开始的（见上文）。治疗的初始目标包括卒中和其他血栓栓塞事件的防止，控制心室速率和减轻症状。

B. 抗栓治疗

AF 和 AFL 之间血栓栓塞事件的风险并没有明显不同，在阵发性和持续性 AF 之间也无不同。卒中的风险应当用 CHA$_2$DS$_2$ 或 CHA$_2$DS$_2$—VASc 评分系统评定。如果得分为 2 分或者更高，那么应用华法林或者新的抗凝药物等长期抗凝措施就要考虑。需要强调的是，在 CHA$_2$DS$_2$—VASc 评分系统里所有年龄超过 75 岁的老年男性和所有年龄超过 65 岁的老年妇女均是系统性抗凝的纳入者，即使没有其他危险因素。此外，因为中风的风险随着年龄的增长而逐渐增加，老年患者能够从抗凝治疗获得最大的绝对收益。

华法林每年严重出血的风险评估大概 3% 以下，而且只要用药剂量参照国际标准化比值（INR）被仔细地调整以保持在 2.0～3.0 以内，没有证据

表明老年患者具有显著出血更高的发生率（例外情况：机械瓣膜置换术后的患者需要 INR 在 2.5～3.5 之间）。食物中富含维生素 K（如：绿叶蔬菜），抗生素和胺碘酮都会影响 INR 水平。由于胃肠道出血的危险性增加。应告诫老年患者不要同时使用华法林和非甾体抗感染药。CAD 患者常常应用华法林，阿司匹林，和其他抗血小板药物（例如：氯吡格雷）。为了尽量减少出血的危险，当临床允许时要停用不必要的药物（例如：氯吡格雷要在经皮冠状动脉介入治疗后应用 3～12 个月）。

最近，3 个新的抗凝药物的应用和治疗效果可与华法林媲美。利伐沙班，阿哌沙班（因子 Xa 抑制剂）和达比加群（直接凝血酶抑制剂）已被证明在 AF 患者预防血栓栓塞事件上与华法林一样有效，没有严重出血的增加，并且颅内出血（ICH）的风险降低。它们都具有一个固定剂量方案的优势，而不需要 INR 监测。然而，在明显出血的患者身上并没有能够翻转这些药物效应的措施可用。对于肌酐清除率下降的老年患者来说，推荐低剂量，而对于肌酐清除率＜15ml/min 的患者来说这些药物就是禁忌了。除此之外，上市后数据也开始提高关注于 80 岁以上接受达比加群治疗的患者其严重甚至威胁生命的出血风险问题。

对于华法林和其他抗凝药绝对禁忌的患者来说，比如需要输血的出血史或者颅内出过血，每天的阿司匹林是合理的。氯吡格雷和阿司匹林联合比单用阿司匹林在减少卒中发生风险上要有效的多，但是出血风险也和华法林的情况相似。

C. 速率控制

AF 和 AFI 中心室率的有效控制是在急性和慢性管理阶段的首要目标。最佳的速率传统上控制在是静息时在 60～80 次／分，活动时 90～115 次／分。然而，较宽松的速率控制，也就是定义静息心律为＜110 次／分，在生活质量评分方面与更严格的速率控制结果相类似。β 受体阻滞剂可用于 CAD 或收缩功能减退患者。钙通道拮抗剂不推荐给 LV 收缩功能减退的患者。地高辛能通过

其对副交感神经的作用而减慢心室传导，但是对于有高交感神经张力的患者诸如体力活动中，术后期，或者是感染状态时其效果是受限的。针对相对静坐的患者，低剂量的地高辛能提供足够的速率控制，单用可以，或者跟 β 受体阻滞剂或钙通道拮抗剂联用。药物难以控制速率的患者，永久起搏器植入加 AV 结射频消融是控制速率的有效手段，并且也能改善生活质量。

D. 心律控制

恢复和维持窦性心律通常对于减轻症状非常有必要。节律的控制并没有导致死亡率和卒中发生率的减少，也无法避免血栓栓塞事件高风险患者的长期抗凝治疗的需求。在那些 AF 持续时间延长、收缩功能减退、严重舒张功能不全，或者是心房增大的患者身上，节律控制是更难以完成的。

AF 伴快速心室率的患者其血流动力学是不稳定的，需要直接电复律。至于稳定的患者，β 受体阻滞剂或钙通道拮抗剂进行速率控制是首选。对于仍有症状的患者，如果 AF 持续时间少于 48 小时，或者患者已经连续三周运用华法林且调整至治疗量 INR 了，电复律的过程中会有低风险的血栓栓塞事件。如果 AF 持续时间不明，患者未有长期抗凝，或者最近的 INR 数值未达治疗剂量，那么在复律前，行一个经食道超声来排除一下是否有左房血栓的存在。因为复律后心房顿抑所造成的连续性血栓形成风险，决定了抗凝要在复律后至少进行一个月。对于卒中风险的患者，抗凝要无限期的进行下去。伴随新抗凝剂的选择性复律目前还没有很好的研究。初步数据显示达比加群复律前连续使用最少 3 周，与华法林相关的卒中风险增减并无关联。

复律可以选择药物性复律或者是电复律。直流电复律比药物复律要安全有效得多。FDA 唯一批准的 AF 转复的静脉用药物是依布利特，但它也可导致 QT 间期延长和扭转型室性心动过速，特别是 HF 患者。尽管广泛应用，静脉用胺碘酮在急性 AF 转复窦性心律的研究中相比安慰剂并未十分有效。

窦性心律的长期维持往往需要口服抗心律失常药物。奎尼丁和普鲁卡因安因其效果受限和大量副作用而几乎不被采用。磷酸丙吡胺因为其明显的抗胆碱能副作用，在老人身上使用相对禁忌。氟卡尼和普罗帕酮在保持窦性心律方面相对有效，但是不应该用于结构性心脏病。索他洛尔和多菲利特是经肾脏清除的，能延长 QT 间期；结果这些药物的应用，特别是在肌酐清除率下降的老年妇女（具有 QT 间期延长的基线）身上，要相对谨慎。胺碘酮因其效果和短期内较少的副作用而被普遍应用。但是，长期应用时其甲状腺，肝脏，神经系统和肺毒性可能会出现，要常规监测这些器官系统是必要的。决奈达隆是一种类似于胺碘酮且没有长期器官毒性的药物，但是急性肝衰竭的病例也罕见报道。该药对活动期 HF 或者持续性 AF 患者禁忌使用。

AFL 典型锯齿波的射频消融因其高成功率和低并发症率而被普遍采用。AF 消融，主要是从左房出发的肺静脉电熔，已经成为经常被采用而且相对有效的治疗手段。成功的节律，是指一年后免于 AF 的复发，阵发性 AF 大概 70%，持续性 AF 和永久性 AF 更低一些。主要的并发症包括卒中、肺出血、深静脉血栓、肺栓塞、心脏穿孔或填塞、食道穿孔和死亡，大概能占到总病例数的 3%～5%。AF 消融并未显示减少卒中风险，所以对于高风险患者来说也不能避免长期应用抗凝治疗。很少有研究特别解释老年人 AF 消融的有效性和安全性，但是有受一定限制的回顾性数据显示，选择性的一些超老龄结局与年轻患者的结局基本类似，尽管术后住院时间是延长的。AF 治疗的外科办法，COX 迷宫手术，对于治愈 AF 的成功率要大于 90%，并且显示了减少卒中发病的效果。针对有 AF 病史且需要瓣膜或是旁路手术的患者，伴行 COX 迷宫手术应该考虑。

▶ 预测

未处理的 AF 是与死亡率的增加相关联，这是卒中和心动过速性心肌病进而导致 HF 和猝死风险增加的结果。经过合适的治疗，AF 和 AFL 的长期预后是不错的，在患者设法进行心率或心律控制时生存率是类似的。归因于 AF 的血流动力学不稳定和严重症状，与重大疾病发病和高成本均有关联；而高成本则是由于多次再入院，手术和抗心律失常药物治疗所带来的。

室性心律失常

▶ 中老年人一般原则

室性心律失常的发病率随着年龄的增加，这也是伴随着心脏病发病率不断增加时心室心肌层的增龄性改变。室性心律失常的范围涵盖从单发的室性异位搏动到短阵室性心动过速（NSVT），以上均在心脏结构正常的患者身上来看是良性的，而室性心动过速和室颤则会导致晕厥或猝死。

▶ 预防

因为最严重的室性心律失常都涉及潜在的心脏疾病，预防和早期治疗心肌缺血及其他可能导致心肌病的情况如高血压和糖尿病，是至关重要的。心肌病的早期发现对于防治致死性室性心律失常非常重要。

▶ 临床表现

A. 症状和体征

孤立的室性早搏（室早）是无症状的，偶尔的患者可能会感到"心脏跳动"或心悸。NSVT 被定义为 3 个或更多个连续的 PVC，其速率超过每分钟 100 次并持续时间少于 30 秒。NSVT 常无症状，可引起心悸，短暂的头晕眼花，或者晕厥。室性心动过速（VT）可引起心悸，头晕眼花或晕厥。心室颤动（VF）如果不立即处理的话，会导致血流动力学的崩溃和晕厥或 SCD。

PVC 相关的查体发现包括听诊期间与外周脉搏缺乏相关联的间歇性不规则的心跳。NSVT 和 VT 与快速性脉搏及有些情况下的低血压有关。VF 则与脉搏或血压的缺乏有关联。

B. 专项测试

1. 心电图 孤立室早的患者,心电图显示宽泛复杂的心室来源波。VT 表现为连续的宽泛复杂的波形,而如果还继续下去的话,通常是规律的。尖端扭转型是多形的 VT 伴随着 QT 间期延长情形下发生的变大和变小的 QRS 振幅。VF 是孤立的 QRS 复合波和混乱的节律。心肌缺血前期或 QT 间期延长时要检查基线状态下的心电图(例如药物或者电解质异常所致)。如果室性早搏数量超过总心脏搏动的 25% 时,就要考虑是否有心肌病的进展可能了。

2. 超声心动图、负荷试验和心导管检查 这些检查提供了以下等方面信息:潜在心脏疾病的表现和严重性,以及严重室性心律失常的潜在可能性。LVFT 和严重缺血的存在是预后的主要决定因素。急性冠脉缺血可引起持续性 VT 或 VF,为此需要急症心导管治疗。

3. 电生理研究 电生理学研究(EPS)的主要作用是针对有器质性心脏疾病和 NSVT 的患者进行 SCD 的危险分层。在无症状的 CAD 患者中,LVEF 36%～40%,和 NSVT,在 EPS 过程中持续性 VT 的诱发是与 SCD 风险增加相关联的。在不明原因晕厥的患者中,已知 CAD 或局灶性室壁运动异常,LVEF≥40%,EPS 可以考虑评估室性心律失常是否可能是晕厥的原因。EPS 针对非缺血性心肌病的患者进行 SCD 危险分层是没有用的。

▶ 鉴别诊断

宽泛复杂的波形可能是起源于心室或室上性的。一个孤立的宽泛复杂的波前面加一个 P 波提示室上性起源与异常传导。伴有房室分离的宽泛复杂的心动过速是心室起源的。VT 其他的诊断标准是融合或者夺获搏动的出现(在宽泛复杂的搏动中突然出现狭窄的 QRS 波),伴随轴右偏的左束支传导阻滞表现。在老年患者中,基线传导的异常是常见的。心动过速表现与基线窦性心搏比较有助于鉴别反常的室上性心动过速与室速。

▶ 并发症

室性心律失常最重要的并发症是猝死,这往往并无前驱症状。室性心律失常也可能与晕厥,跌倒,胸痛,呼吸困难,或急性心力衰竭关联在一起。

▶ 治疗

孤立的 PVC 一般不需要治疗。严重症状的患者,β 受体阻滞剂是可选药物。极少数情况下,有禁忌证的患者对 β 受体阻滞剂反应迟钝,此时抗心律失常药物需要使用。如果能确定是单源 PVC,那么射频消融能减轻异位负担。

NSVT 的出现是需要进一步调查的提示。LVEF 正常的患者,治疗与孤立 PVCs 是一样的。CAD 患者,LVEF 在 36%～40% 之间,在 EPS 中有可诱发的单型 VT,ICD 被证实是可以预防 SCD 的。而 LVEF 35% 甚至更少的患者,先不管病因是什么,都是需要考虑 ICD 植入以防止 SCD 的。在心肌病后不明原因晕厥患者方面,ICD 的植入也是猝死二级预防的关键(例如,归因于严重室性心律失常的事件)。持续 VT 的消融可以用于减少 ICD 对反复发作的对药物治疗不敏感的心律失常患者的冲击。

ICD 对患者的作用在 75～80 岁甚至以上群体是有争议的。Meta 分析现有的试验和回顾性研究已经得出结论,年龄 75 岁以上的患者,ICD 不能贡献明确的死亡率方面的获益,特别是肾损伤的患者。患者在他们的第八或第九十年中植入 ICD,传递的这种含义必须要与患者和家属沟通到位才行。ICD 电击常常是痛苦的,有效的室性心律失常治疗可能会把死亡的方式从突然死亡改变活得更长更渐进但生活质量下降的过程。在绝症或重复电击的情况下设备的损坏也应该在植入 ICD 之前讨论清楚。

▶ 预后

室性心律失常的预后取决于潜在心脏疾病的自然本质和严重程度。在没有器质性心脏疾病或

LVEF 下降时，PVCs 和 NSVT 的预后是不错的。收缩功能降低的 NSVT 患者是死亡率增加的一个标记，但没有证据显示 PVCs 和 NSVT 的减少增加了生存率。患者 LVEF < 35% 的患者，ICD 植入能降低年轻患者的死亡率，但老年患者的死亡率获益目前还不清楚。

Andersen HR, Nielsen JC, Thomsen PE, et al. Long-term follow up of patients from a randomized trial of atrial versus ventricular pacing for sick sinus syndrome. *Lancet*. 1997;350(9086): 1210-1216.

Bardy GH, Lee KL, Mark DB, et al; Sudden Cardiac Death in Heart Failure Trial (SCD-HeFT) Investigators. Amiodarone or an implantable cardioverter-defibrillator for congestive heart failure. *N Engl J Med*. 2005;352(3):225-237.

Bum Kim J, Suk Moon J, Yun SC, et al. Long term outcome of mechanical mitral valve replacement in patients with atrial fibrillation: impact of the maze procedure. *Circulation*. 2012;125(17):2071-2080.

Bunch JT, Weiss JP, Crandall BG, et al. Long-term clinical efficacy and risk of catheter ablation for atrial fibrillation in octogenarians. *Pacing Clin Electrophysiol*. 2010;33(2):146-152.

Buxton AE, Lee KL, Fisher JD, Josephson ME, Prystowsky EN, Hafley G. A randomized study of the prevention of sudden death in patients with coronary artery disease. *N Engl J Med*. 1999;341(25):1882-1890.

Damiano RJ Jr, Schwartz FH, Bailey MS, et al. The Cox maze IV procedure: predictors of late recurrence. *J Thorac Cardiovasc Surg*. 2011;141(1):113-121.

Epstein AE, DiMarco JP, Ellenbogen KA, et al; American College of Cardiology/American Heart Association Task Force on Practice Guidelines (Writing Committee to Revise the ACC/AHA/NASPE 2002 Guideline Update for Implantation of Cardiac Pacemakers and Antiarrhythmia Devices); American Association for Thoracic Surgery; Society of Thoracic Surgeons. ACC/AHA/HRS 2008 Guidelines for Device-Based Therapy of Cardiac Rhythm Abnormalities: a report of the American College of Cardiology/American Heart Association Task Force on Practice Guidelines (Writing Committee to Revise the ACC/AHA/NASPE 2002 Guideline Update for Implantation of Cardiac Pacemakers and Antiarrhythmia Devices): developed in collaboration with the American Association for Thoracic Surgery and Society of Thoracic Surgeons. *Circulation*. 2009; 117(21):e350-e408.

Gage BF, Waterman AD, Shannon W, Boechler M, Rich MW, Radford MJ. Validation of clinical classification schemes for predicting stroke: results from the national registry of atrial fibrillation. *JAMA*. 2001;285(22):2864-2870.

Go AS, Hylek EM, Phillips KA, et al. Prevalence of diagnosed atrial fibrillation in adults: National implications for rhythm management and stroke prevention: the AnTicoagulation and Risk Factors in Atrial Fibrillation (ATRIA) Study. *JAMA*. 2001;285(18):2370-2375.

Kannel WB, Benjamin EJ. Current perceptions of the epidemiology of atrial fibrillation. *Cardiol Clin*. 2009;27(1):13-24.

Lampert R, Hayes DL, Annas GJ, et al; American College of Cardiology; American Geriatrics Society; American Academy of Hospice and Palliative Medicine, American Heart Association; European Heart Rhythm Association; Hospice and Palliative Nurses Association. HRS Expert Consensus Statement on the Management of Cardiovascular Implantable Electronic Devices (CIEDs) in patients nearing end of life or requesting withdrawal of therapy. *Heart Rhythm*. 2010;7(7):1008-1026.

Lip GY, Frison L, Halperin JL, Lane DA. Identifying patients at high risk for stroke despite anticoagulation: a comparison of contemporary stroke risk stratification schemes in an anticoagulated atrial fibrillation cohort. *Stroke*. 2010;41(12):2731-2738.

Moss AJ, Zareba W, Hall WJ, et al; Multicenter Automatic Defibrillator Implantation Trial II Investigators. Prophylactic implantation of a defibrillator in patients with myocardial infarction and reduced ejection fraction. *N Engl J Med*. 2002;346(12):877-883.

Ozcan C, Jahangir A, Friedman PA, et al. Long-term survival after ablation of atrioventricular node and implantation of a permanent pacemaker in patients with atrial fibrillation. *N Engl J Med*. 2001;344(14):1043-1051.

Parry SW, Matthews IG. Implantable loop recorders in the investigation of unexplained syncope: a state of the art review. *Heart*. 2010;96(20):1611-1616.

Smit MD, Crijns HJ, Tijssen JG, et al; RACE II Investigators. Effect of lenient versus strict rate control on cardiac remodeling in patients with atrial fibrillation data of the RACE II (RAte Control Efficacy in permanent atrial fibrillation II) study. *J Am Coll Cardiol*. 2011;58(9):942-949.

Yokokawa M, Kim HM, Good E, et al. Relation of symptoms and symptom duration to premature complex-induced cardiomyopathy. *Heart Rhythm*. 2012;9(1):92-95.

Wyse DG, Waldo AL, DiMarco JP, et al; Atrial Fibrillation Follow-up Investigation of Rhythm Management (AFFIRM) Investigators. A comparison of rate control and rhythm control in patients with atrial fibrillation. *N Engl J Med*. 2002;347(23):1825-1833.

相关网站

American Heart Association (excellent source of materials for both practitioners and patients). www.americanheart.org

Heart Rhythm Society (source materials for physicians and patients). www.hrsonline.org

第30章
高 血 压

Quratulain Syed, MD
Barbara Messinger-Rapport, MD, PhD

诊断要点

▶ 在不存在重大的风险因素和靶器官损伤的舒张期高血压被定义为舒张压大于90mmHg。

▶ 在不存在重大的风险因素和靶器官损伤的收缩期高血压被定义为收缩压大于140mmHg。

▶ 在正常舒张压的存在(<90mmHg),收缩期高血压被称为单纯收缩期高血压。

▶ 中老年人一般原则

高血压在老年(及年轻)成年人定义是根据全国联合委员会(JNC)预防、检测、评价和治疗高血压第Ⅶ版诊断标准中写道,两次或更多次正确测量的坐位血压的平均值,且患者应就诊两次或两次以上其血压(BP)>140/90mmHg以上。

高血压是老年人中很常见。高血压的患病率高达63%,年龄在60～79岁,年龄>80岁高达74%。高血压是心血管和脑血管发病率和死亡率的主要危险因素。2008年在美国,6个人中有1个人的死亡是由心脏疾病引起的,18人中就有1人的死亡是由于中风引起的。老龄化,高体重,吸烟,体力活动减少,盐摄入是高血压的主要危险因素。

在正常舒张血压(<90mmHg)中,收缩压升高是指单纯收缩期高血压(ISH)。收缩压升高随着年龄的增长而上升,而舒张压的上升是直到55岁,然后逐渐下降(图30-1)。因此,单纯舒张期高血压在老年人群中是罕见的。舒张期高血压,当出现时,通常发生与老年人收缩期高血压(舒张-收缩期高血压)合并出现。

升高的脉压(PP),是收缩压减去舒张压,越来越被认为是老年人脑血管和心脏危险的重要预测指标。PP随着年龄的增长而增大,并与收缩压的增加呈并行方式。

▶ 发病机制

"长寿是血管的问题,这用以下公理得到了很好地表达,那就是一个人只能活得像他的动脉一样老。对于大多数人来说,死亡是先来还是后来都要经过这个门槛。被称之为病理生理性动脉硬化的发作,首先是取决于个体遗传而来的动脉组织的质量,然后是取决于它曾经经历的磨损程度。"

Sir William Osler, 1898

老年人的高血压在很大程度上是由于增加的动脉僵硬度所致(在主动脉的弹性膜上由胶原蛋白代替了弹性蛋白),这是与衰老相伴随的。这导致脉搏波传导速度的增加,最终导致收缩压血压(SBP)的增加和心肌需氧量的增加。前向性血流的减少也会发生,进而阻碍了器官的灌注。这些不合需要的改变,再加上先前存在冠状动脉狭窄或过量药物引起的舒张压(IBP)降低,也就使得老年人容易朝左心室肥厚和心脏衰竭的方向发展。

血管内皮功能障碍是另一个老年人高血压有

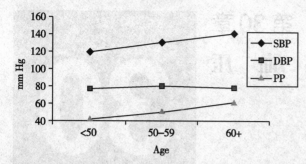

图 30-1　变化的收缩压（SBP），压力（DBP）和脉压（PP）。SBP 和 PP 随着年龄的增长。DBP 高在大约 55 岁。使用来自 Tamingham 心脏研究的数据绘制

促进作用的重要因素。老化动脉的机械性和炎性损伤使得一氧化氮（NO）的血管扩张作用降低，这也会导致在收缩因子（如 NO）和舒张因子（如内皮素）之间产生一个不利的平衡破坏。

自主神经的调节异常导致了直立性低血压[在站立 3 分钟后收缩压降低 20mmHg 和（或）舒张压 10mmHg]，这也是跌倒、晕厥和心血管（CV）的事件的风险因素。自主神经的调节异常也导致直立性高血压，即在假设直立姿势时的收缩压升高，而这也是左心室肥厚、冠状动脉疾病（CAD）和静默性脑血管疾病的风险因素。直立性高血压并没有意见一致的定义，尽管研究中也开始启用"当站立时收缩压升高 20mmHg"的定义。

与年龄相关的肾功能不全，肾小球硬化和间质纤维化，是循序渐进的。但是，肾功可能通过急性的损伤或并发症的出现而加速损害。作为结果，肾小球滤过率（GFR）的减退和其他肾稳态机制诸如钠/钾-ATP 酶的通透膜，导致了细胞内钠的增加，减少了钠-钙交换，容量扩张，进而所致的高血压。当减少的肾小管体积无法为钾排除提供更多的转运通道，那么年长的高血压患者就更易于出现高钾血症。

老年人显示出对盐敏感性的增加，由于肾功能和钠/钾-ATP 酶随年龄的减退，也就导致了肾脏减轻钠负荷的能力减退。

▶ **鉴别诊断**

大多老年高血压患者是原发性高血压。继发性高血压是指有能确定和可治疗的原因导致的高血压。肾动脉硬化所导致的肾血管高血压是老年人群中可治疗性继发高血压的最常见原因。其他原因，比如：阻塞性睡眠暂停（OSA），原发性醛固酮增多症和甲状腺功能紊乱，应当被看做是这种病例，尽管中等剂量的 3 药联用，但其血压也高于目标值，病史和查体也支持这些疾病。

阻塞性睡眠呼吸暂停（OSA）是高血压发展和进展的一个强有力而且独立的风险因素，尤其是其难治性的高血压和心血管和肾脏的并发症。容量负荷个液体转移，以及交感神经活性的增加，氧化应激，炎症，和间断性缺氧之后的血管活性物质释放，都使得患有 OSA 的患者血压升高。

炎性紊乱所致的慢性炎症负担能导致动脉僵硬度的增加进而导致高血压。过去用于这些疾病的非甾体类抗炎药（NSAID）能够导致血压的升高。其他药物，比如：环氧酶-2 抑制剂，糖皮质激素，促红细胞生成素类似物，有些缓解病情的抗风湿药物（如：来氟米特），免疫抑制剂（如：环孢素和他克莫司），抗抑郁药（如：大剂量的文拉法辛），以上均会导致血压的升高。锯棕榈，圣约翰草，甘草，麦角胺，含草药制剂与高血压有关。间街头毒品中，"草药摇头丸，"可卡因（以及可卡因戒断），尼古丁（和尼古丁戒断）和兴奋剂（如：哌甲酯），也与高血压有关。

嗜铬细胞瘤是罕见的肿瘤，占据了继发性高血压的 0.5%，的情况下，通常存在于 30 至 60 岁人群。在靠近舌咽神经的颅内肿瘤可导致血压感受器发生问题，它可以表现为血压的不稳定（血压急骤升高，持续数分钟至数小时和心动过速），高血压危象（严重的不缓解的高血压，心动过速和头痛）或体位性心动过速（从卧位到直立位时增加心率 >30 次/分）。

▶ **特殊情况**

老年患者有四个常见的情况都与高血压诊断相关联，甚至加重其复杂性："白大衣"或"诊室"高血压，体位或体位性低血压，餐后低血压和假性高血压。

白大衣高血压是在医生的办公室呈现轻度的高血压，但在家里、工作中和或者是 24 小时动态血压监测来看多次测量均正常。终末器官的疾病，如 LVH，高血压性视网膜病变，肾病显然是不存在的。白大衣性高血压经常与一些代谢危险因素共存，诸如：高胆固醇血症和高胰岛素血症。然而，老年患者在 Syst-Eur 研究和 IDACO 研究组老年亚组分析中均显示白大衣高血压中未治疗的个体与正常血压个体有相似的心血管风险。

体位性低血压是当从坐位变为站位时，收缩压下降 20mmHg，或舒张压下降 10mmHg。这种情况在 >65 岁的社区居民中大概有 20% 的流行，在 >75 岁的社区居民中大概有 30% 的流行。体位性低血压与糖尿病，高血压，低体重指数，帕金森疾病，多系统萎缩症，痴呆相关联。其中抗高血压药，α 受体阻滞剂，联合 α 和 β 受体阻滞剂，硝酸盐和利尿剂可引起或加重体位性低血压。此外，抗抑郁药（如：帕罗西汀，舍曲林，文拉法辛，曲唑酮）和抗精神病药（例如：利培酮，奥氮平）可引起体位性低血压。舒张性体位性低血压站起来 1 分钟后测量和收缩体位性低血压站起来 3 分钟后测量对老年蜗居人士预测高血管死亡率有预测意义。体位性低血压也有增加老年人跌倒的风险。老年人应进行对日常体位性低血压筛选。如果有症状，首先锁定的药物应逐渐减量或中断。在长期卧床或不活动（如：住院之后），应指导患者站起来逐渐减少下肢瘀滞的过多血液。减少静脉回流到心脏的活动，如：咳嗽，用力，而长时间站立，应该避免，尤其是在炎热的天气。膝盖高弹力袜可以在不严重的情况下进行辅助。高压力袜腹部粘结剂可根据需要在更严重的情况使用。患者的自主神经衰竭和卧位高血压，夜间升高床头 10～20 度可以降低高血压，防止过多容量损失，并帮助在静置后恢复早晨血压。自由摄取盐和水，以达到 24 小时小便量 1.5～2 升，进而能减少由于自主神经功能不全的液体损失。老年人因心血管失调导致的体位性低血压、游泳、卧位骑车或划船可减轻症状有帮助。

餐后低血压已被定义为饭后收缩压降低 20mmHg，或收缩压的降低在 2 小时内从"100mmHg 降至低于 90mmHg"。跌倒、昏厥、中风、短暂性缺血发作、心绞痛、心肌梗死和餐后低血压是死亡率的独立预测因子。餐后低血压在机构的老年人中发生率 25%～38%。这似乎是迟钝的交感神经对血压正常的生理餐后减少的结果。中老年人患有帕金森氏症，糖尿病和高血压时餐后低血压更普遍。多重用药，特别是使用利尿剂和精神药物，也似乎是一个危险因素。中餐后血压下降可以通过少吃多餐，限制食谱的碳水化合物，饭前饮水或咖啡的方案进行管理。药物制剂，一个糖苷酶抑制剂，瓜尔胶，或餐前奥曲肽注射剂可有助于管理。

假性高血压是与直接测量动脉相比时一个周围压力显著的升高（如：肱动脉部位）。从广泛的动脉粥样硬化中的动脉僵化被认为可能解释这个相对少见的现象。虽然它可以通过直接动脉穿刺被确诊，这微创技术通常是不必要的。Osler 现象的存在（当 BP 袖袋膨胀至收缩压之上，此时可触及桡动脉）是这种情况的一个提示，但不能用此诊断。假性高血压在如下情况可能被怀疑：对一套充分的药物治疗方案表现出耐药时；对一套温和的药理方案表现出症状性时；还有血压很高但没有靶器官疾病的临床证据时。四肢远端的附带 X 光片可能显示丰富的动脉钙化。

▶ 临床表现

A. 症状和体征

大多数患有高血压的老年人没有症状。少数患者可出现头晕，心悸，或头疼。晨起头痛，通常枕部，可能是Ⅲ期高血压的特征。终末器官损伤，如：中风、充血性心脏衰竭或肾衰竭，可能是起病表现。

B. 病史

餐后或体位性低血压的病史一定要能够引出来。这些症状可能反映的是长期高血压或需要在治疗高血压时考虑的一些现存相关问题。

病史应针对继发性高血压的可能性，重点在最近体重增加、多尿、烦渴、肌肉无力、头痛史、心悸、出汗、消瘦、焦虑、睡眠史（如：白天嗜睡、大声打呼噜和晨起头痛）。

怀疑靶器官损害的症状包括头痛，一过性的弱视或失明、跛行、胸痛和呼吸急促。共病情况如糖尿病、CAD、心脏衰竭、慢性阻塞性肺疾病、痛风和性功能障碍都要一一引出，因为它们将对冠心病危险因素分层和初始治疗的选择产生影响。

用药史应包括以前的 BP 药物，目前所处方的药，非处方药（NSAID 和感冒药），及草药补充剂（特别是贯叶连翘和锯棕榈）。生活方式的问题，包括吸烟、饮酒、吸毒、经常运动和体力活动程度，应进行评估。锁定钠摄入的饮食史（可以提高 BP），脂肪摄入（可以增加心血管危险）和酒精（如果过量的话可以提高 BP）是重要的。

C. 体检

体检的重点是高血压和确定可能的继发性原因。诊断高血压，应根据在 2 个或更多个单独的办公室接诊，至少 3 次不同时间的血压测量。常规 BP 应使用合适尺寸的袖带并在心脏同高水平进行测量，而且坐姿舒适至少 5 分钟后。体位性血压应测坐位，然后站起 1 到 3 分钟后再进行测量。若有酒精、咖啡因或烟草的任何消费，最好是之后至少 1 小时再检查血压。

家庭和 24 小时动态血压监测有助于鉴别白大衣高血压和真正的顽固性高血压。

年老体弱的养老院居民在白天读取的血压变异性呈现增加情形，BP 可能是在早餐前上升而早餐后下降。为了避免这种高风险人群的治疗过于积极，最好是根据多个读数来诊断高血压，吃饭前后，以及平卧和站立。

D. 实验室测试

初始评估包括以下：全血细胞计数，肾和代谢，脂质，促甲状腺激素（TSH），尿分析（蛋白尿）和 12 导联心电图。

证据应当去终末靶器官疾病中寻找（如：视网膜血管变化，颈动脉杂音，颈静脉，第三或第四心音，肺部啰音，和外周脉压的降低）。认知评估（如：蒙特利尔认知评估或圣路易斯大学精神状态检测）也在纵向的跟踪老年高血压患者的认知变化。继发性原因，包括肾动脉杂音（肾动脉狭窄）；满月脸，水牛背，腹纹（库欣综合征）；震颤，反射亢进和心动过速（甲亢）应当进行评估。

▶ 并发症

老年高血压患者有心脑血管事件的绝对高风险。他们也更可能有其他并发症加重了这些结局。因此，防止老年高血压患者的靶器官损害对于降低高血压的并发症和死亡率至关重要。靶器官损害可发生损害：中风的形式，急性心肌梗死（MI），心脏衰竭，或心律不齐，或者更精细的是，在神经精神方面的疾病如认知障碍。心房颤动经常是老年高血压疾病的并发症；中风的 15% 发生在房颤患者身上。舒张功能不全继发于血管的顺应性下降和与心肌老化相关联的左室射血负荷增加，且随着年龄的增长而加重。

其他重要的并发症包括慢性肾功能不全，终末期肾脏疾病，恶性高血压和脑病。这些疾病都见于严重或控制不佳的高血压。

中年高血压（40～64 岁）是晚年（年龄 >65 岁）认知功能障碍的一个重要危险因素。高血压是血管性痴呆（VAD）众所周知的诱因，且有些研究也显示了其对阿尔茨海默病流行的影响。然而，没有令人信服的证据表明，在晚年降低血压对于先前没有明显脑血管疾病的高血压患者的痴呆和认知障碍发展有防止作用。

因此，防止老年人器官损害最好是通过预防和治疗中青年血压升高来完成。如前面指出，老年人高血压的治疗在卒中减少方面有大量的临床获益。但是，如果预期寿命在 1 年以内，调整目标以减轻症状相比于卒中预防来说更应该首先被考虑。

▶ 治疗

A. 高血压

社区居住和疗养院患者的高血压管理总体目标是通过用最少的侵入性和最具成本效益的方法进行早期诊断和治疗，进而减少发病率和死亡率。根据 JNC7 指南在表 30-1 中所列的高血压分类、CV 风险分层和管理策略。表 30-2 列举的主要风险因素。很少有信息能用于指导临床医生以用于超老龄和养老机构居民，尤其是身体衰弱超老龄的群体，他们的血压管理。

国家卫生与保健研究所（NICE）在高血压治疗方面建议 < 80 岁人群的血压目标为低于 140/90mmHg，80 岁及以上目标血压低于 150/90mmHg。美国心脏病学会基金会和美国心脏协会的美国大学（ACCF/AHA）2011 专家共识推荐 SBP 140～145mmHg，如果能耐受，在超老龄老人是能接受的。在高血压和慢性肾脏病（CKD）或者糖尿病（DM），JNC7 推荐了无论年龄，目标值都要 <130/80mmHg，这个目标对于大多数老年人来说太过激进。

表 30-1 心血管危险分层

风险因素	靶器官损害
高血压 烟草 BMI > 30 腹部肥胖（腰围 > 102cm 男性和 > 88cm 女性） 缺乏体力活动 血脂	心脏 左心室肥厚 心绞痛或心肌前梗死前冠状动脉血运重建 心力衰竭
糖尿病 患者微量白蛋白尿或肾小球滤过率估计 < 60ml/min	大脑 中风或短暂性脑缺血发作
年龄（> 55 岁男性，> 65 岁，女性）	肾脏疾病 肾损害 糖尿病肾病尿蛋白 > 300mg/24h
早发心血管病家族史（年龄：男 < 55 岁，女性 < 65 岁）	外周动脉疾病视网膜病变

数据从 JNC7 和欧洲高血压学会（ESH）和欧洲社会心脏病 OL（ESC）2007 准则

ACCORD-BP 试验（年龄范围：40～79 岁）设置目标收缩压 <120mmHg，但未能发现任何致命和非致命心血管事件的减少。这些结果也被 INVEST 糖尿病亚组分析所支持，这个亚组的年龄平均 66 岁。在 AASK 试验中（年龄 18～70 岁），与非裔美国 CKD 人群通常采用的平均动脉压（MAP）目标值 102～107mmHg 相比较，降低 MAP 到目标 <92mmHg，并没有在全因死亡、心血管死亡和所有心血管事件上显示有任何区别。在获取超老龄人口的数据困难方面相一致，ACCORD-BP 试验排除了年龄 > 79 岁，而 AASK 试验则排除了那些年龄 > 70 岁。HYVET（超老龄高血压研究），锁定大于 80 岁老龄人群，在积极治疗组中将血压降至 <150/80mmHg，显示了卒中的发病率在减少，但与安慰剂相比积极治疗组的全因死亡和心血管死亡问题方面并没有显著意义的增长。

在 INVEST 亚试验中，对 >80 岁伴随 CAD 与年龄 < 80 岁的老年个体血压治疗结局进行比较研究，年龄 >80 岁的个体其低血压（尤其是 DBP）和增加的全因死亡率、非致命性心肌梗死和非致命卒中（图 30-2）之间存在持续的"J-曲线"关系。基于此数据中的观点，预计 JNC 8 指南将对这个问题有一个新的展望。

对年老衰弱的成年人进行高血压管理，应在考虑个人的功能和认知状况，以及每个管理计划可能产生的副作用。老年人治疗高血压的临床获益在治疗一年之内会显现。因此，对寿命有限的老年人进行高血压治疗需要对这种治疗的获益风险比进行评估。

1. 非药物治疗 生活方式干预可能对患有高血压的老年人受益，包括以下内容：

（1）饮食钠

美国农业部建议，50 岁或更年轻的成年人每天应减少钠摄入量到 2.3g（6g 氯化钠），而对于 >51 岁和血管性疾病风险较高的成人建议摄入量为 1.5g。然而，在虚弱的老年人中限制钠盐可能会恶化或加重厌食症、营养不良、肌萎缩和直立性低血压。TOHP 和 TONE 试验表明，长期限盐减少的获益人群排除了超老龄研究对象。在老年

表 30-2 药物

药物组	起始剂量	适应证范围	高血压之外表现	副作用/注释
利尿				
氢氯噻嗪	12.5mg/d	12.5~25mg/d	典型一线治疗	低钾血症, 高钙血症, 高尿酸血症, 低钠血症, 代谢性碱中毒, 尿频(小剂量下很少发生)
钙通道阻断剂				
二氢吡啶类				
氨氯地平	2.5mg/d	2.5~10mg/d	典型的一线治疗	潮红, 头痛, 血管神经性水肿
非洛地平	2.5mg/d	2.5~20mg/d	典型的一线治疗	潮红, 头痛, 血管神经性水肿
非二氢吡啶类				
维拉帕米	120mg/d	120~240mg/d BID	心绞痛, 心律失常	便秘, 房室传导阻滞, 慢性心衰, 转氨酶升高
地尔硫䓬(ER)	120~180mg/d	240~480mg/d	心绞痛	房室传导阻滞, 慢性心衰, 转氨酶升高
α受体阻滞剂				
特拉唑嗪	1~2mg/d	1~5mg/d	良性前列腺增生, 高血压	因为该药易引起体位性低血压, 老年人不适当用药 Beers 标准中不推荐用作高血压的常规治疗
多沙唑嗪	1~2mg/d	1~8mg/d	良性前列腺增生, 高血压	同特拉唑嗪
哌唑嗪	1mg BID	2~20mg/d 分次口服 2~3 次/天	良性前列腺增生, 高血压, PTSD 相关的梦魇	同特拉唑嗪
β受体阻滞剂				
比索洛尔	2.5~5mg/d	2.5~20mg/d	收缩期功能障碍	胸痛, 失眠, 腹泻, 心动过缓。对没有预先存在的心血管疾病患者β受体阻滞剂应避免成为第一线治疗高血压用药
酒石酸美托洛尔	25mg BID	50~100mg BID	CAD, 心脏收缩功能障碍	支气管痉挛, 房室传导阻滞, 乏力, 失眠; 糖尿病及外周动脉疾病患者慎用; 美托洛尔经肾脏排泄
卡维地洛	3.125mg BID	6.25~12.5mg BID	CAD, 心脏收缩功能障碍	支气管痉挛, 房室传导阻滞, 乏力, 失眠; 糖尿病及外周动脉疾病患者慎用; 卡维地洛经肾脏排泄
阿替洛尔	25mg/d	25~50mg/d	CAD, 心脏收缩功能障碍	支气管痉挛, 房室传导阻滞, 乏力, 失眠; 糖尿病及外周动脉疾病患者慎用; 阿替洛尔经肾脏排泄, 并且在终末期肾病延长消除半衰期(15~35 小时)
α2-肾上腺素能激动剂				
口服可乐定	0.1mg BID	0.1~2mg BID, TID	二线或三线治疗或不能耐受口服治疗(如:贴片)	由于中枢神经系统副作用、心动过缓及体位性低血压的发生风险高, 老年人不适当用药 Beers 标准中不推荐用于老年人的常规治疗
可乐定贴片(TTS)	0.1mg/d	0.1~0.2mg/d (TTS-1 或 TTs-2)		

表30-2 药物(续)

药物组	起始剂量	适应证范围	高血压之外表现	副作用/注释
直接血管扩张剂				
肼屈嗪	10mg TID	50mg BID 到 QID	降低CHF的后负荷	头痛,心动过速,狼疮综合征,水肿
肾素-血管紧张素系统抑制剂				
ACEI				
卡托普利	12.5~25mg	25~150mg BID 到 TID	糖尿病,慢性心衰,心梗后左室功能障碍	咳嗽,皮疹,味觉丢失,高钾血症;很少发生白细胞减少症和血管性水肿
依那普利	2.5mg/d	5~20mg/d	糖尿病,慢性心衰,心梗后左室功能障碍	咳嗽,皮疹,味觉丢失,高钾血症;很少发生白细胞减少症和血管性水肿
赖诺普利	5mg/d	10~40mg/d	糖尿病,慢性心衰,心梗后左室功能障碍	咳嗽,皮疹,味觉丢失,高钾血症;很少发生白细胞减少症和血管性水肿
ARB 类药物				
氯沙坦	25mg/d	50~100mg/d	可考虑糖尿病,心衰,如果不能耐受ACEIs	高钾血症,血管性水肿
缬沙坦	80mg/d	80~320mg/d	可考虑糖尿病,心衰,如果不能耐受ACEIs	高钾血症,血管性水肿
DRI				
阿利吉仑	150mg/d	150~300mg/d		皮疹,高血钾症,腹泻,肌酐升高,肌酐激酶,咳嗽,血管性水肿

ACEI,血管紧张素转换酶酶抑制剂;ARB,血管紧张素Ⅱ受体阻滞剂;BID,每日两次;CAD,冠状动脉疾病;CHF,充血性心力衰竭;DRI,直接肾素抑制剂;ER,缓释剂型;PTSD,创伤后应激障碍;QID,每天4次;TID,每天3次;TTS,透皮给药系统

人中,饮食中钠含量建议所引用的最有力证据来自于TONE试验,对于至70岁的成年人来说,还是临床获益的。没有数据显示在老年人群中支持1.5g钠的限制。

(2)饮食计划

地中海饮食已被证明可以降低全因死亡,因癌症导致和心血管疾病导致的死亡率。停止高血压食谱的饮食方法包括全谷物产品,鱼,家禽和坚果,减少红瘦肉、糖果、添加糖和含糖饮料。它富含钾、镁、钙、蛋白质和膳食纤维。DASH饮食在中年成人的短期研究(随访持续了8周)中显示BP的降低,但在老年人中缺乏长期随访数据。

(3)酒精

大量酒精摄入(>300ml/d 或 34g/d)强烈而显著而且独立地与SBP和DBP的升高有关。与偶尔饮酒相比,大量酒精摄入与更高风险的心血管事件、中风和全因死亡率相关。衰老与许多显示对酒精敏感性增加的生理变化有关,这能导致该部分人群的认知功能障碍,功能衰退和跌倒。适当饮酒(1杯标准饮品,每天摄入14克纯酒精)就能降低患心血管疾病的风险。因此,美国国家酒精滥用和酒精中毒研究所(NIAAA)对65岁以上的人进行调查,推荐限制他们每天只喝1杯酒精饮料。然而,当老年人经历过认知障碍、跌倒和

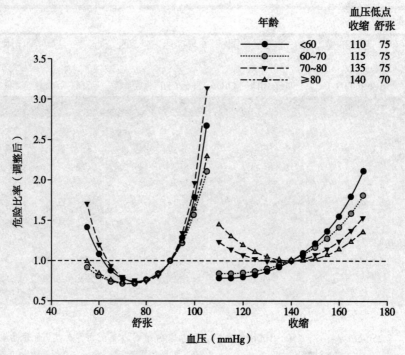

图 30-2 收缩压和舒张压调整后的危险比率（10 年增加）。收缩压和舒张压的危险比率分别为 140mmHg 和 90mmHg。血压是所有基线记录后的治疗平均值。收缩压和舒张压二次方后所有年龄组均有统计学意义（所有 $P<001$，但 60～70 岁人群的舒张压除外，P 为 0.006）。该调整是基于性别、种族、心肌梗死、心力衰竭、周围血管疾病、糖尿病、中风/短暂性缺血发作、肾功能不全和吸烟

功能衰退，以及服用过处方精神药物，这种推荐量还要进一步减少。

一个标准酒精饮品约为：355ml 含 5% 酒精的啤酒，150ml 含有 12% 酒精的葡萄酒，或 45ml 含 40% 酒精的烈性酒。

（4）锻炼

体力活动增加到每周 4 天或更长，每天持续时间为 30～45 分钟有氧运动。如果这是做不到的，那么体育活动的任何增加都可能是获益的。

（5）减重

肥胖老年人定义：机体质量指数（BMI）>30kg/m²。通过体育锻炼和饮食限制，TONE 研究显示 BP 是下降的。然而，它排除了 >80 岁和慢性病患者个体。老年人口数据表明，体重过轻和过度肥胖一样，会对身体造成很大的威胁。有关 TONE 研究减重干预组一项为时 12 年死亡率数据随访显示，相比于非减重干预组，没有任何死

亡率方面的获益。因此，在肥胖老年人中应该鼓励适度减重，但前提是与功能性和营养性的目标相一致才行。

（6）戒烟

应鼓励老年人戒烟，并在尼古丁贴片、香口胶等帮助下戒烟；可以处方瓦伦尼克林和安非他酮等药物，但要监测它们的不良反应。

（7）多重用药

可能影响血压控制的药物（如：文拉法辛，非甾体抗炎药），则应停止使用该药物，权衡其疗效和风险。

（8）黑巧克力

富含多酚的黑巧克力在各种研究中已经被证明可以降低血压。临床结果数据（如：减少卒中）则还未获得。

在养老机构环境中，使用非药理学措施来控制血压可能是很有限的。因为居民在日常生活

能力是受到损害的，无法参加适度的活动锻炼。此外，对于大多数养老院居民来说，减肥更可能是一个问题，而非目标。如果他们的食谱在盐或动物和乳制品脂肪有所限制，他们可能会丢失体重，力量，肌肉质量，骨密度和必要营养素。

2. 药物治疗 抗高血压药物改进了 BP≥160/90mmHg 的老年患者 CV 和脑血管的临床结局。在男性，年龄 70 岁或以上的患者中，先前有过 CV 并发症的患者，更宽的 PP 间期者，其治疗的绝对获益更大。在老年人中获得最大收益和最小风险的关键是"慢慢开始，慢慢进行"。更低初始剂量的抗高血压药物可以使得术后和餐后低血压的风险最小化，特别是衰弱的高龄老人。因此，初始抗高血压药物的选择依赖于共病和副作用。如果基线 BP 比目标值高 20/10mmHg 并且可能一种药物不能完成理想降压，要在个人偏倚基础上衡量清楚获益风险比后加用第二种药物。

当开始一种新的抗高血压药物时，应特别注意衰弱患者和超老龄。他们应该经常关注时刻更新的病史和评估对新不良反应的产生，特别是眩晕或跌倒。应该经常检查直立位血压，以确定是否有明显的直立位血压下降。虽然在 80 岁的老人中，重要器官灌注受损的 BP 值未知的，但应该避免 SBP＜130 和 DBP＜65mmHg。

对于患有吞咽困难的养老院居民和不愿意服药的人来说，管理方法可能是一个问题。在这些情况下，低剂量的可乐定或硝酸甘油贴可能是 BP 管理中更可取的，同时还要监测潜在的副作用，特别是来自可乐定的。因为直立性和餐后性低血压可能都是导致跌倒风险上升的，所以根据站立姿势所获得的 BP 读数，可能用滴定方式进行抗高血压药物给药是适合的。此外，BP 在养老院居民早餐前往往是最高的，早餐后会下降。因此，抗高血压药物的滴定给药应根据一天中不同时段的多次测量数值来进行。

表 30-2 总结了老年患者常用的抗高血压药物有关数据。

a. 利尿剂：噻嗪类和相关利尿剂是老年人首选的一线治疗药物，在黑人和盐敏感高血压患者中已被证明是非常有效的。利尿剂已被证明可以降低脑血管的发病率和死亡率，降低左心室质量，防止心力衰竭。基于 ALLHAT 研究结果，利尿剂是糖尿病患者的合理选择。这表明，尽管试验中噻嗪类治疗组糖尿病的发病率略高，但在分配利尿剂、血管紧张素转换酶（ACE）抑制剂或钙通道阻滞剂治疗方案的糖尿病患者中并没有显著差异临床事件。在低剂量的情况下，噻嗪类药物具有低成本和在老年妇女中维持骨密度的优势。噻嗪类药物的副作用包括胰岛素抵抗、低钾血症、低钠血症、高钙血症、正性低血压、尿失禁、性功能障碍和痛风恶化。当患者的肌酐清除率＜30ml/min 时噻嗪类药物可能无效，但又必须需要利尿剂时可由袢利尿剂替代（例如：呋塞米）。

b. 血管紧张素转化酶抑制剂和受体拮抗剂：由于 ACE 抑制剂和 ACE 受体阻滞剂（ARB）在 2 型糖尿病中众所周知的肾保护作用，目前的指南建议使用其中一种药物。作为老年糖尿病和高血压的一线药物。ACE 抑制剂在高危患者，包括糖尿病和确诊的血管疾病患者中，也有改善血管结局的效果。LIFE 研究显示，与阿替洛尔（β 阻滞剂）的治疗相比较当使用氯沙坦（ARB）时，患者的 CV 死亡率和卒中发生率降低。当有不耐受 ACE 抑制剂（因为咳嗽）时，也会使用 ARB。阿立吉仑是直接肾素抑制剂类中唯一可用的药物，但它没有长期使用的数据。

c. β 阻滞剂：老年人相比较年轻人来说对 β 阻滞剂的反应更少，并且不太可能将 β 阻滞剂作为唯一的药物。此外，老年抗高血压患者身上，与利尿剂相比 β 阻滞剂对脑血管和心血管事件的减少可能更少。然而，它们对 CAD 老年人是有效的，如 MI 的二级预防，房颤活动时的心律控制，和减少左室收缩功能不全患者的再入院率和死亡率。

d. 钙通道阻滞剂：尼群地平（目前在美国还没有），一种与氨氯地平和非洛地平相关的二氢吡啶类钙剂（CCB），大大降低了脑血管发病率和死亡率的风险。双氢吡啶类 CCB 可在美国使用，包括硝苯地平、氨氯地平和非洛地平。ACCOMPLISH 研究表明，基于氨氯地平的方案在高风险人群如糖尿病患者的 CV 事件减少方面可能比基于噻嗪类的方案更有效，是糖尿病患者的一个很好的替代选择。然而，CCB 是一个异构群体，一类 CCB 的好处不一定可以以此类推为另一个。两种常用的非二氢吡啶 CCB，与氨氯地平或非洛地平相比，对左心室肌收缩功能有负向性和变时效应。它们可作为肾实质疾病和顽固性高血压患者的辅助药物，但在收缩功能障碍时应慎用。

e. α 拮抗剂：在良性前列腺肥大的背景下，低剂量的选择性 α_1 肾上腺素能（如：特拉唑嗪，多沙唑嗪）可能有助于控制高血压。其主要副作用是直立性低血压、反射性心动过速和头痛。与 ALLHAT 试验中的氯代利酮相比，在多沙唑嗪中患中风和 CV 事件的风险略高，CHF 风险加倍，这表明 α 拮抗剂不应被选为一线抗高血压药。

f. 醛固酮拮抗剂：醛固酮拮抗剂（螺内酯和依普利酮）通常对顽固性高血压如原发性醛固酮增多症和呼吸睡眠阻塞来说是获益的，这也包括非裔美国人。

g. 联合药物：JNC 7 建议对 Ⅱ 期高血压（SBP≥160 或 DBP≥100mmHg）进行联合药物治疗。在 ALLHAT 试验，大约一半的高危老年患者需要联合治疗。参与者赖诺普利和氨氯地平较之于指定的氯噻酮治疗更有可能需要联合治疗。这个发现支持 JNC 的建议。利尿剂是抗高血压药物的首选药物。

联合用药通过同时作用于不同的部位，增强抗高血压活性。将低剂量的不同种类的药物组合在一起可以改善血压和尽量减少药物的副作用。在某些情况下，这些药物可以与任何一种组合制剂进行竞争性定价，从而减少患者的自费支出。较低的成本、更容易的依从性，以及更少的副作用，使得联合药物有吸引力。一旦确定治疗需要超过一种药物，就可以在老年人中使用。

B. 糖尿病及高血压

较之合并正常 BP 患者，2 型糖尿病的发病率比已患有高血压的人高出 2.5 倍。大大增加 CV 风险。治疗方案在个别药物组讨论。

C. 高血压在非裔美国人

非裔美国人非复杂高血压的一线药物应是噻嗪类利尿剂。CCB 有效地降低了 BP 并减少 CV 事件，尤其是在这个人群的卒中事件，可以作为首选或第二选择。肾素血管紧张素-醛固酮系统（RAAS）抑制剂在较老的非裔美国人身上降压效果不如其他药物，除非结合利尿剂或 CCB。

D. 高血压与慢性肾脏疾病

使用 ACE 抑制剂或 ARB 治疗，推荐适用于蛋白尿 >300mg/d 或心脏衰竭病史患者。然而，针对 CKD 的非裔美国患者，AASK 研究并没有显示 β 受体阻滞剂与 ACE 抑制剂与氨氯地平治疗高血压的 CV 结果有所减少。

E. 高血压与心力衰竭

老年高血压和收缩期心力衰竭（HF）应使用利尿剂、β 受体阻滞剂、ACE 抑制剂和醛固酮拮抗剂，以避免高钾血症或严重的肾功能障碍。如果患者不能耐受 ACE 抑制剂，应使用 ARB。年龄较大的非裔美国人高血压和心衰患者也可能受益于联合肼屈嗪和异山梨酯。高血压和无症状左心室功能障碍应使用 β 阻断剂和 ACE 抑制剂治疗。如果 HF 对传统的治疗是难以恢复的，应该着手解决肾血管狭窄作为肾血管重构的治疗，进而改善高血压患者的 HF。

舒张期心衰在老年人中很常见。液体潴留应充分应用袢利尿剂，高血压应控制好，并存病应治疗。目前没有特定的药物类别显示出优越的临床疗效。

F. 顽固高血压

如果不能通过适当的三种药物治疗，包括利尿剂（加 ACE 抑制剂，CCB，β-受体阻滞剂，或 ARB），如果每一种药物都达到或接近推荐剂量，那么高血压就被认为是具有耐药性的。在老年人中，顽固性高血压被定义为采用类似的药物，收缩压不能降低到 <160mmHg。

顽固高血压的常见原因包括患者不遵守处方药物和饮食，药物治疗方案欠佳，药物相互作用，假性耐药（钠水潴留）和诊室高血压。还应考虑继发性高血压和假性高血压。

在超重的 OSA 患者中，治疗的基础是减轻体重，提高睡眠效率和氧合，降低血压。由于 OSA 的病因因素没有显著减少，这些患者通常需要终生治疗，以持续的正气道压力通气来减少低氧事件的数量。在传统的抗高血压药物治疗方案中，添加了盐皮质激素受体拮抗剂，可降低 OSA 的严重程度。降低 OSA 患者和顽固性高血压患者的血压。

患者在饮食钠摄入调整的依从性，可以通过 24 小时尿钠测定来估计。如果患者的高血压仍然有顽固性，其他药物可以添加至三重疗法中。可乐定片剂或经皮形式或另一种中枢作用的交感神经阻滞药中，可考虑低剂量以避免镇静和直立性低血压的副作用。米诺地尔、利血平和肼屈嗪是谨慎使用的，因为它们对老年患者有很大副作用。

ACCORD Study Group, Cushman WC, Evans GW, et al. Effects of intensive blood-pressure control in type 2 diabetes mellitus. *N Engl J Med*. 2010;362(17):1575-1585.

ALLHAT Officers and Coordinators for the ALLHAT Collaborative Research Group. The Antihypertensive and Lipid-Lowering Treatment to Prevent Heart Attack Trial. Major outcomes in high-risk hypertensive patients randomized to angiotensin-converting enzyme inhibitor or calcium channel blocker vs diuretic: the antihypertensive and lipid-lowering treatment to prevent heart attack trial (ALLHAT). *JAMA*. 2002;288(23):2981-2997.

Almoosawi S, Fyfe L, Ho C, Al-Dujaili E. The effect of polyphenol-rich dark chocolate on fasting capillary whole blood glucose, total cholesterol, blood pressure and glucocorticoids in healthy overweight and obese subjects. *Br J Nutr*. 2010;103(6):842-850.

Aronow WS, Ahn C. Association of postprandial hypotension with incidence of falls, syncope, coronary events, stroke, and total mortality at 29-month follow-up in 499 older nursing home residents. *J Am Geriatr Soc*. 1997;45(9):1051-1053.

Aronow WS, Fleg JL, Pepine CJ, et al. ACCF/AHA 2011 expert consensus document on hypertension in the elderly: A report of the American College of Cardiology Foundation task force on clinical expert consensus documents developed in collaboration with the American Academy of Neurology, American Geriatrics Society, American Society for Preventive Cardiology, American Society of Hypertension, American Society of Nephrology, Association of Black Cardiologists, and European Society of Hypertension. *J Am Coll Cardiol*. 2011;57(20):2037-2114.

Beckett NS, Peters R, Fletcher AE, et al. Treatment of hypertension in patients 80 years of age or older. *N Engl J Med*. 2008;358(18):1887-1898.

Buddineni JP, Chauhan L, Ahsan ST, Whaley-Connell A. An emerging role for understanding orthostatic hypertension in the cardiorenal syndrome. *Cardiorenal Med*. 2011;1(2):113-122.

Chobanian AV, Bakris GL, Black HR, et al. The seventh report of the joint national committee on prevention, detection, evaluation, and treatment of high blood pressure: The JNC 7 report. *JAMA*. 2003;289(19):2560-2572.

Conlin PR, Chow D, Miller ER 3rd, et al. The effect of dietary patterns on blood pressure control in hypertensive patients: results from the dietary approaches to stop hypertension (DASH) trial. *Am J Hypertens*. 2000;13(9):949-955.

Cook NR, Cutler JA, Obarzanek E, et al. Long-term effects of dietary sodium reduction on cardiovascular disease outcomes: observational follow-up of the trials of hypertension prevention (TOHP). *BMJ*. 2007;334(7599):885-888.

Dahlof B, Lindholm LH, Hansson L, Schersten B, Ekbom T, Wester PO. Morbidity and mortality in the Swedish trial in old patients with hypertension (STOP-hypertension). *Lancet*. 1991;338(8778):1281-1285.

Daskalopoulou SS, Khan NA, Quinn RR, et al. The 2012 Canadian hypertension education program recommendations for the management of hypertension: Blood pressure measurement, diagnosis, assessment of risk, and therapy. *Can J Cardiol*. 2012;28(3):270-287.

Denardo SJ, Gong Y, Nichols WW, et al. Blood pressure and outcomes in very old hypertensive coronary artery disease patients: an INVEST substudy. *Am J Med*. 2010;123(8):719-726.

Emberson JR, Shaper AG, Wannamethee SG, Morris RW, Whincup PH. Alcohol intake in middle age and risk of cardiovascular disease and mortality: accounting for intake variation over time. *Am J Epidemiol*. 2005;161(9):856-863.

Fisher AA, Davis MW, Srikusalanukul W, Budge MM. Postprandial hypotension predicts all-cause mortality in older, low-level care residents. *J Am Geriatr Soc*. 2005;53(8):1313-1320.

Franklin SS, Thijs L, Hansen TW, et al. Significance of white-coat hypertension in older persons with isolated systolic hypertension: a meta-analysis using the international database on ambulatory blood pressure monitoring in relation to cardiovascular outcomes population. *Hypertension*. 2012;59(3):564-571.

Gangavati A, Hajjar I, Quach L, et al. Hypertension, orthostatic hypotension, and the risk of falls in a community-dwelling elderly population: the maintenance of balance, independent living, intellect, and zest in the elderly of Boston study. *J Am Geriatr Soc*. 2011;59(3):383-389.

Gaziano JM, Gaziano TA, Glynn RJ, et al. Light-to-moderate alcohol consumption and mortality in the physicians' health study enrollment cohort. *J Am Coll Cardiol*. 2000;35(1):96-105.

Intersalt: an international study of electrolyte excretion and blood pressure. Results for 24-hour urinary sodium and potassium excretion. Intersalt Cooperative Research Group. *BMJ*. 1988;297(6644):319-328.

Kjeldsen SE, Dahlof B, Devereux RB, et al. Effects of losartan on cardiovascular morbidity and mortality in patients with isolated systolic hypertension and left ventricular hypertrophy: a losartan intervention for endpoint reduction (LIFE) substudy. *JAMA*. 2002;288(12):1491-1498.

Knoops KT, de Groot LC, Kromhout D, et al. Mediterranean diet, lifestyle factors, and 10-year mortality in elderly European men and women: the HALE project. *JAMA*. 2004;292(12):1433-1439.

Krause T, Lovibond K, Caulfield M, McCormack T, Williams B; Guideline Development Group. Management of hypertension: summary of NICE guidance. *BMJ*. 2011;343:d4891.

Norris K, Bourgoigne J, Gassman J, et al. Cardiovascular outcomes in the African American study of kidney disease and hypertension (AASK) trial. *Am J Kidney Dis.* 2006;48(5):739-751.

Pepine CJ, Handberg EM, Cooper-DeHoff RM, et al; INVEST Investigators. A calcium antagonist vs a non-calcium antagonist hypertension treatment strategy for patients with coronary artery disease. the international verapamil-trandolapril study (INVEST): a randomized controlled trial. *JAMA.* 2003;290(21):2805-2816.

Prevention of stroke by antihypertensive drug treatment in older persons with isolated systolic hypertension. final results of the systolic hypertension in the elderly program (SHEP). SHEP Cooperative Research Group. *JAMA.* 1991;265(24):3255-3264.

Puisieux F, Bulckaen H, Fauchais AL, Drumez S, Salomez-Granier F, Dewailly P. Ambulatory blood pressure monitoring and postprandial hypotension in elderly persons with falls or syncopes. *J Gerontol A Biol Sci Med Sci.* 2000;55(9):M535-M540.

Roger VL, Go AS, Lloyd-Jones DM, et al; American Heart Association Statistics Committee and Stroke Statistics Subcommittee. Heart disease and stroke statistics—2012 update: a report from the American Heart Association. *Circulation.* 2012;125(1):e2-e220.

Shah NS, Vidal JS, Masaki K, et al. Midlife blood pressure, plasma beta-amyloid, and the risk for Alzheimer disease: the Honolulu Asia Aging Study. *Hypertension.* 2012;59(4):780-786.

Shea MK, Nicklas BJ, Houston DK, et al. The effect of intentional weight loss on all-cause mortality in older adults: results of a randomized controlled weight-loss trial. *Am J Clin Nutr.* 2011;94(3):839-846.

Staessen JA, Fagard R, Thijs L, et al. Randomised double-blind comparison of placebo and active treatment for older patients with isolated systolic hypertension. The Systolic Hypertension in Europe (Syst-Eur) Trial Investigators. *Lancet.* 1997;350(9080):757-764.

相关网站

American College of Cardiology. www.acc.org

American Heart Association. www.americanheart.org

American Society of Hypertension. www.ash-us.org

Cardiosource. www.cardiosource.com

Centers for Disease Control and Prevention. www.cdc.gov/nchs/fastats/hypertens.htm

Lifeclinic. www.bloodpressure.com

National Heart, Lung, and Blood Institute. www.nhlbi.nih.gov

National Institute of Alcohol Abuse and Alcoholism. *Module 1: Epidemiology of Alcohol Problems in the United States.* http://pubs.niaaa.nih.gov/publications/Social/Module1Epidemiology/Module1.html

第31章
瓣膜病

Margarita M. Sotelo, MD

Michael W. Rich, MD

G. Michael Harper, MD

▶ 老年人一般原则

退行性瓣膜病是美国最常见的一种瓣膜病，随着人口老龄化，临床医生将诊断和处理更多此类患者。心脏瓣膜病发病率及死亡风险高，外科技术的进步使得更多的老年患者接受心脏瓣膜病的外科手术治疗。向患者提供手术的决定是很复杂的，在详细讨论了风险、利益和护理目标之后，患者的选择是首要考虑的。由心脏外科医生、麻醉师、初级保健医生和心脏科医生组成的多学科团队方法是实现理想结果的关键。

用未治疗疾病的自然病程来衡量手术的预期疗效是至关重要的。无论瓣膜病自身如何，患者的预期寿命和生活质量都会影响手术的潜在获益。当考虑手术时应该去权衡诸多因素，包括痴呆，晚期癌症，严重肺疾病，严重衰弱，症状性痛苦，不愿接受手术等。为老年人设计的多变量评估预后的工具已被开发和验证，并能在需要估计预期寿命时为临床医生提供更多的客观性（见第3章，"照护目标及预后的考虑"）。

在判断患有主动脉狭窄（AS）、二尖瓣狭窄（MS）、二尖瓣反流（MR）或主动脉关闭不全（AI）的老年患者是否需接受手术治疗时，最明确的依据是存在与瓣膜病相关的限制性症状。对于患有重度主动脉关闭不全或重度二尖瓣反流的无症状患者，美国心脏协会（AHA）和美国心脏病学会（ACC）指南建议在左心室维度及射血分数达到特定临界值时推荐手术治疗。目标是防止进一步恶化。当中风，急性肾衰竭，认知功能障碍，以及其他影响生命质量的并发症等在围手术期发生的风险低于预期效益时，那就说明预防性手术操作在老年患者应用是对的。一般来说，年龄较大的患者会增加一些主要并发症的风险，这其中包括心房颤动（AF）、心力衰竭（HF）、机械通气时间延长、肾功能恶化、出血和谵妄。因此，住院的时间往往较长，恢复的速度也较慢一些。

与瓣膜手术相关的住院死亡率从4%到8%不等。急诊手术、年龄>79岁、终末期肾病，以及≥2次心脏手术史患者都对高风险有较强的预示性。冠状动脉旁路搭桥术（CABG）、低体重、女性、二尖瓣手术、联合瓣膜手术、术前心律失常、高血压、糖尿病和左心室射血分数<30%是主动脉和（或）二尖瓣手术后住院死亡率的其他预测因素。

主动脉瓣狭窄

诊断要点

▶ 胸痛，气短，头晕，晕厥，急促。

▶ 在右上侧和颈动脉的交界处，严重的收缩性杂音。

▶ 超声心动图显示钙化的主动脉瓣，伴随心脏收缩速度加快和瓣口面积减小。

▶ 老年人一般原则

随着年龄的增长，AS 患病率从 65～75 岁的 1.3% 上升到 75～85 岁的 2.4% 和 85 岁以上的 4%。在冠状动脉搭桥手术后的老年人群中，AS 是第二常见的主要心脏手术指征。

在老年人中 AS 最常见的原因是钙化瓣膜病变。主动脉瓣硬化是疾病早期的表现。不仅仅是一个"磨损"的过程，有证据表明，钙化瓣膜病与动脉粥样硬化和常见危险因素有共同的发病机制，包括年龄、男性性别、高血压、烟草、脂蛋白(a)和低密度脂蛋白(LDL)胆固醇。内皮细胞的机械损伤引发了脂质沉积、炎症、新生血管生成、钙化和硬化的过程。

▶ 预防

对于 AS 并无有效的预防策略。支持使用他汀类药物延缓病情进展的证据前后矛盾。目前还不推荐他汀类药物在没有其他适应证的情况下进行预防或治疗，如：冠状动脉疾病。

肾素 - 血管紧张素系统被认为在钙化主动脉瓣(AV)疾病的发病机制中起着重要作用，然而，血管紧张素转换酶(ACE)抑制剂影响 AS 进程的证据是缺乏的。

▶ 临床表现

A. 症状和体征

AS 是一种渐进性疾病，长时间无症状阶段和短期的有症状阶段。症状通常出现在六十岁或更晚的时候。症状与严重 AS 经典三联征包括劳累型心绞痛、头晕或晕厥、呼吸困难或端坐呼吸。然而，老年人的 AS 在达到一个更高级的阶段之前症状是被掩盖的。因为久坐不动的老年人经历更少的症状或把这些症状归结于老年其他疾病了。

重要的是，几乎总是与Ⅱ级或更大的收缩期排出杂音有关。在正确的第二肋间隙中听到刺耳的声音，向颈动脉方向辐射。在肥胖患者和由于慢性肺部疾病而胸径增大的患者中，杂音可能很难听到，而在其他人群中，则可能在心尖听到最合适的声音。杂音出现在晚期收缩期时往往与更严重的情况相联系，但在严重的左心室衰竭患者中，杂音强度通常会降低。其他临床表现包括左心室肥厚、第四心音奔马律、第二心音主动脉瓣成分减弱或缺如。在重度主动脉瓣狭窄患者中颈动脉搏动延迟，但这一现象在血管硬化、血管无顺应性的老年患者中可能被掩盖。

B. 特殊检查

1. **心电图和 X 线**　ECG 通常表明左心室肥厚，而胸片常显示左心室突出。

2. **超声心动图**　超声心动图是用于诊断 AS 的非侵入性检查方法。典型的超声心动图特征包括中度或重度增厚。多普勒检查测量经过瓣膜的平均值和峰值速度并认可了有效主动脉瓣区域的计算。表 31-1 将 AS 按照严重性分类。

3. **心导管**　因为大约 50% 的老年 AS 患者有阻塞性冠状动脉疾病(CAD)，要考虑行人主动脉瓣置换术(AVR)的所有患者都要进行心脏导管插入冠状动脉造影。当超声心动图无法提供诊断性信息时，心导管也可以提供有关 AS 严重性的准确信息。

▶ 鉴别诊断

AS 症状可能与许多其他心脏和非心脏疾病相似，包括冠心病、心律失常和慢性肺病。同样，查体结果，心电图，胸部 X 光片通常都是非特异性的。因此，临床医生必须保持高度怀疑，患者症状可能可归因于与一个收缩期射血杂音相关联的 AS。

表 31-1　AS 严重程度分类

AS 严重性	射流速度（m/s）	平均梯度（mmHg）	瓣膜面积（cm²）
轻度	<3	<25	>1.5～4
中度	3～4	25～40	1～1.5
重度	>4	>40	<1

▶ 治疗

严重 AS 没有有效的治疗方法。因为 AS 是一种老年性疾病，高血压是一种常见伴随疾病，并增加了左室负荷。对于这些患者的抗高血压治疗没有明确的建议。当使用时，血管扩张剂，包括硝酸盐和血管紧张素抑制剂，针对中到重度 AS，由于其低血压风险，应谨慎地进行低剂量滴定给药。

一旦症状发展，严重 AS 患者应考虑 AVR，因为若无明确的治疗途径，预后还是较差的。AVR 是严重症状 AS 患者的选择过程，只要恰当选择了患者，瓣膜置换术的治疗效果会不错。表 31-2 列出了 AV 手术的其他类别。在 75 岁以上的患者中，大多数心脏外科医生会植入一个生物瓣膜，该瓣膜在同类产品中具有广为接受的耐久耐用特性，并排除了长期抗凝需要。仅凭年龄不应成为外科手术的禁忌证。因为有几个系列已经显示了接受 AVR 老年患者的生活质量结果，与按年龄匹配的一般人群相比较，其后期随访结果差不多。

有症状 AS 的 AVR 与下列数据密切关联：75～85 岁患者术后 30 天存活率为 86%～94%；1 年存活率 85%～89%；5 年存活率是 60%～69%。在超老龄 80 岁以上的老人中，手术死亡率的预测因素有急症，同时并行的 CABG，纽约心脏功能评分协会（NYHA）IV 型心衰和经皮主动脉瓣成形术。在一组经历单独 AVR 的八旬老人中，在 5 年内存活率接近 75%；81% 的人有良好的 NYHA 功能等级，91% 的人没有心绞痛发生，68% 的人住在家里。

左室射血分数（LVEF）<30%，低评分严重 AS，如左心室收缩功能障碍和低跨瓣血流，是影响术后预后较差的因素。一组患者，大部分是老年女性，在应对 AS 时出现了 LV 过度肥大，是手术死亡率较高风险因素。

主动脉瓣球囊扩张术是一种将球囊放置于狭窄的 AV 并充气的过程，通常会导致跨瓣压差的适度下降和早期症状改善。然而，由于有经常发生的急性并发症，在老年人中不推荐使用它，而且大多数患者在 6～12 个月内发生再狭窄。

表 31-2 美国心脏病学院 / 美国心脏病学会指南

瓣膜病	瓣膜手术 I 级适应证
主动脉瓣狭窄	主动脉瓣置换术 ● 症状严重的 AS ● 症状严重的 AS 并且 LVEF<0.5 ● 症状严重的 AS 并且经历过主动脉瓣和其他瓣膜手术者
主动脉瓣关闭不全	主动脉瓣置换术 ● 症状严重的 AI 而不论左室收缩功能 ● 静息时非症状慢性严重 AI 和 LVEF<0.5 ● 慢性严重 AI 并经历过 CABG 或者主动脉瓣和其他瓣膜的外科手术
二尖瓣反流	二尖瓣置换或修复（首选） ● 症状性（NYHA II～IV）慢性严重的 MR，LVEF>30%，LVESD<55mm ● 非症状性慢性严重 MR，LVEF 在 0.3～0.6 和（或）LVESD≥40mm
二尖瓣狭窄	二尖瓣置换或修复（首选） ● 症状性（NYHA III-IV）中至重度 MS 当以下： 1. PMBV 不可用 2. 无论抗凝与否，有左心房血栓，PMBV 禁忌 3. 因为中度至重度 MR，PMBV 禁忌 4. PMBV 因瓣膜形态不合适而禁忌

AI，主动脉瓣关闭不全；CABG，冠状动脉搭桥；LVEF，左室射血分数；LVESD，左室舒张末期内径；NYHA，纽约心脏协会；PMBV，经皮二尖瓣球囊切开术

许多有严重症状的老年患者因手术风险高而无法手术。经导管主动脉瓣置换术（TAVR）是一种可替代的干预措施。TAVR 是通过一个球囊主动脉瓣扩张术来完成的，它将一个扩张性生物瓣膜通过股动脉或者另一种途径置入到主动脉环内。与被认为不适合做手术并给予标准照护的老年患者相比较，TAVR 尽管在 30 天内中风和血管并发症的发生率更高，但它仍与 30 天全因死亡率下降相关。此外，TAVR 术后一年内与减轻症状的严重程度相关。然而，在高危患者中，TAVR 和外科 AVR 的死亡率与 1 年死亡率相近，约为

25%。TAVR 患者的 ICU 和总住院天数较少。他们在 NYHA 分级上也有了更迅速的改善，在 1 个月和 6 个月时差异明显，但在 1 年或 2 年时就不那么明显了。2 年，两组全因死亡率相似，均大概 34%。在 TAVR 组中，卒中的发生在 30 天内更频繁，但在 2 年随访期间没有显著差异。与晚期死亡率相关的瓣膜旁反流更常见的也是 TAVR。

▶ 预后

继发于 AS 症状的出现预示着死亡风险的增加。心绞痛或晕厥发作后的平均生存率为 3 年，呼吸困难发作后的平均生存率则为 2 年。HF 发病后的平均生存率为 1.5～2 年。在最近的一项研究中，出现症状后的 2 年生存率大约是 50%。HF 占到死亡原因的 50%～60%，而心脏猝死（SCD）占 15%～20%。SCD 在无症状的患者中很少见，而且几乎总是被症状所掩盖。在 AVR 之后，生存率与一般人群中同等年龄的人相似。

主动脉瓣关闭不全

诊断要点

▶ 呼吸困难，乏力，心悸，胸痛。

▶ 在左侧第三和第四肋间隙有递减的舒张期杂音。

▶ 超声心动图显示主动脉瓣关闭不全（AI）。

▶ 老年人一般原则

在弗雷明汉心脏研究中，跟踪人群或更大范围内，主动脉瓣关闭不全的患病率在男性中为 13%，女性中是 8.5%，并且随着年龄增加。单纯 AI 在老年人中并不常见；大多数主动脉瓣疾病合并了 AS 和 AI。高血压是非瓣膜慢性 AI 最常见的原因。最常见的瓣膜病诱因是钙化瓣膜病。

老年患者出现临床症状或左心室功能障碍更早并且手术死亡率更高。合并 CAD 则使得症状、LV 功能障碍和手术适应证的评估变得复杂。

▶ 预防

防治各种可能导致慢性 AI 的病因措施都会减少其患病率。

▶ 临床表现

A. 症状体征

患有轻度或中度慢性 AI 的患者通常无症状，而患有慢性严重 AI 的患者则会进展性运动不耐症、呼吸短促、呼吸困难和疲劳。

在轻度到中度的慢性 AI 患者中，早期的舒张期递减杂音通常是唯一的查体发现。在患有慢性 AI 的患者中，舒张期的杂音变得更响亮一些，偶尔会达到 V 或者 VI 级，而且持续时间更长，通常在全舒张期持续并在收缩压前期增强。LV 尖部的脉冲通常是弥散和移位的。多出现第三心音奔马律，脉压增大，低舒张压。严重慢性 AI 的外周表现包括：洪脉、点头征、毛细血管搏动征、听诊器轻压股动脉闻及的杂音。

B. 专项测试

1. **胸部 X 线检查** 在急性重症 AI 患者，胸片显示肺水肿，但心影是正常的。在慢性严重 AI 患者，心脏大小通常显著增加。

2. **心电图** 心电图结果是非特异性的，但 LV 肥厚可能在严重慢性 AI 患者表现是明显的。表 31-3 显示 AI 严重程度分级。

3. **超声心动图** 经胸和经食管超声心动图、CT 和 MRI 是评估 AI 有用的非侵入性技术。在

表 31-3 AI 严重程度分级

AI 严重程度	反流容量（ml/搏）	反流分数（%）	反流孔（cm²）	LV 大小
轻度	<30	<30	>0.10	正常
中度	30～59	30～49	0.10～0.29	正常
重度	>60	>50	>0.30	扩大

大多数情况下,经胸超声心动图是首选。在轻度到中度的慢性 AI 中,AI 反流是能看见的,但超声心动图可能是正常的。在慢性严重的 AI 中,左心室通常是扩张的,且有一个明显的 AI 反流。超声心动图可以在 AI 病因方面提供有价值的东西,如:感染性心内膜炎、连枷样主动脉瓣叶或主动脉根部动脉瘤或夹层。

4. 心导管检查 在大多数情况下,心脏导管对于 AI 的诊断和定量评价并不是急需的。需要手术治疗的老年 AI 患者首先要做的是冠脉造影。

▶ 鉴别诊断

鉴别诊断严重慢性主动脉瓣关闭不全时需考虑其他引起慢性心衰的因素。

▶ 并发症

慢性严重的 AI 其过程是潜伏的,多年逐渐进展,最终导致严重 HF。在无症状的正常 LVEF 患者中,出现症状和(或)LV 功能障碍的年发病率 <6%,无症状性左心室功能障碍年发病率为 1.2%,SCD 年发病率为 <0.2%。

无症状的 LV 功能障碍患者出现症状,表明在 2~3 年内需要 AVR,并有更高的死亡风险。

心绞痛、呼吸困难或心衰预示着 AI 会有更高的死亡率,心绞痛患者的年发病率为 10%,心衰患者为 20%。HF 症状的严重程度与死亡风险有关。

主动脉直径 ≥26cm 的患者其主动脉夹层破裂或破裂的年风险约为 7%。

▶ 治疗

轻度慢性 AI 不需要额外的治疗。系列临床评估和超声心动图是建议每隔 2~3 年做一次。对于中至重度且最小心室扩张的别人建议每年都要进行超声心动图检查。当心室扩大的程度接近手术指征时,建议超声心动图检查每 6 个月进行一次。

有严重的 AI,有症状或有 LV 功能障碍但被认为不适合做手术的患者可以行慢性血管扩张治疗。血管扩张剂可延长无症状别人的代偿期,这些患者检查所示左心室肥大但收缩功能正常。对于轻到中度 AI 且收缩功能正常的无症状患者中,在没有高血压时,血管扩张剂的效应显示不出来。在出现高血压时,尽管与严重 AI 相关联的收缩期高血压通常很难降低,仍建议在无症状 AI 患者中使用血管扩张治疗控制血压以减少血管壁的压力。我们的目标是,将 BP 的数值降低到 150/90mmHg 以下。

β 受体阻滞剂被认为会通过延长舒张期反流而恶化 AI。然而,基于观察到的数据。β 受体阻滞剂的使用与独立于高血压和冠心病之外的慢性严重 AI 患者的生存率改善有关。此类降压药物的使用并非禁忌,只要心率是 >70 次 / 分就可能获益。

表 31-2 列出了 AI 手术治疗的适应证。有些患者,其症状虽然有医学治疗的改善但仍处于死亡的风险,此时手术可减轻症状,风险也相对较低,而且与等同于预期的长期生存率相关联。AI 和 LV 功能障碍、症状和功能损害程度、主动脉扩大程度均是影响术后生存和 LV 功能的因素。在老年人,症状应该指导着临床医生决定是否推荐 AVR,特别是在 80 岁以上老人。老年患者通常接受生物瓣膜。

二尖瓣狭窄

诊断要点

▶ 风湿热或之前链球菌感染史。

▶ 劳累疲劳,咯血,心衰的症状。

▶ 舒张中期隆隆杂音。

▶ 超声心动图演示运动受限增厚二尖瓣,在左房和左室之间有舒张期压力梯度。

▶ 老年人一般原则

基于美国人群的研究数据,在 >65 岁的人群中,MS 的患病率为 0.2%。

二尖瓣狭窄（MS）是由结构异常的二尖瓣（MV）引起的 LV 流入梗阻。正常瓣膜口面积为 $4\sim6cm^2$。当面积减小到 $<2cm^2$ 时，跨瓣压力梯度上升；当 $<1.5cm^2$ 症状会发展。MS 的病理生理与流经瓣膜的流量和舒张期持续时间有关。因此，严重 MS 的患者会因为心动过速和血流增加的一些原因而失代偿，如：运动、贫血、房颤和感染。

在发达国家，风湿热已变得罕见，尽管它仍占 MS 症病例的大多数。退行性病因在发达国家很常见。二尖瓣环状钙化（MAC）是一种退行性的过程，其特征是沿着瓣膜环的钙沉积。据报道，它在老年妇女中更为普遍，并可能通过损害本应在舒张期正常发生的环状扩张引起功能性 MS。

▶ **预防**

风湿性 MS 可通过迅速识别和治疗 A 组 β-溶血性链球菌感染来得以预防。没有任何干预措施可以阻止或延缓 MAC 的发展。

▶ **临床表现**

A. 症状和体征

在发达国家中，从风湿热发作到症状的潜伏期为 $20\sim40$ 年，平均年龄是在 $50\sim60$ 岁。典型的症状包括运动疲劳，运动耐受性的逐渐下滑、咯血、呼吸困难和端坐呼吸。

风湿性 MS 的特点是早期舒张期的啪嗒音，然后是舒张中期的隆隆样杂音，声音低沉，左侧卧位在心尖顶端听的最清楚，并且心动过速时增强。较早的开瓣音和较长持续时间的舒张期杂音与更严重的狭窄相关联。由于 MAC 的缘故，所有这些特征都可能在 MS 患者中消失。与 MS 相关的其他发现可能包括肺动脉高压（RV 增宽，P_2 增强）和双心室衰竭的证据[肺泡啰音、颈静脉搏动增强（JVP）和周围水肿]。

B. 特殊检测

1. 胸片 胸部 X 光片可以显示 MV 区域的钙化，左心房或右心室增大的证据，肺下野血管影的增加。

2. 心电图 心电图显示左房扩大或房颤；电轴右偏和右心室肥厚的迹象也可能出现。

3. 超声心动图 超声心动图是诊断程序的必然选择，因为它可以可靠地确定 MS 的存在，评估疾病的严重程度，评估左心房大小，评估其他瓣膜的风湿性或钙化程度。经食道超声心动图能够显示较好的解剖形态学，除了左心房血栓之外，在经皮二尖瓣瓣膜切开术（PMBV）前是必要的。表 31-4 MR 严重程度分级。

4. 心脏导管插入术 在患有严重 MS 即将考虑心脏手术的老年患者中，冠状动脉造影术是用来评估阻塞性 CAD 的。

▶ **鉴别诊断**

鉴别诊断包括其他心脏和肺部的情况，包括左或右心衰，心房颤动，或肺动脉高压。

▶ **并发症**

在症状最轻的患者中，10 年生存率为 80%。一旦限制性的症状有所发展，10 年生存率下降到 $0\sim15\%$，并与症状的严重程度成反比。

严重肺动脉高压发作后，生存期为 3 年。增加肺动脉的阻力可预防肺水肿，并使患者在长时间内无明显症状。最终，肺动脉高压导致右心室功能受损，并对预后产生不良影响。心房颤动使三分之一有症状的 MS 病例变得复杂，并更频繁地影响老年患者。由于心房收缩有助于维持左心室充盈，心房颤动的发生降低了心脏的输出，促进症状，并增加栓塞的风险（每年有接近 20% 的病例缺乏抗凝）。

表 31-4 MR 严重程度分级

MS 严重程度	面积（cm^2）	平均梯度（mmHg）	肺动脉收缩压（mmHg）
轻度	$>1.5\sim4.0$	<5	<30
中等	$1.0\sim1.5$	$5\sim10$	$30\sim50$
重度	<1.0	>10	>50

在未经接受治疗的严重 MS 患者中，60% 至 70% 死于渐进性心衰，20% 至 30% 死于系统性栓塞，10% 死于肺栓塞。

▶ 治疗

在 AF（参见第 29 章，"心力衰竭和心律失常"）中指出抗凝和心率的控制，进而讨论 AF 管理。在窦性心律的前提下，抗凝也曾因左心房血栓或栓塞病史而讨论过。对窦性心律的维持已被证实可以改善运动耐量。然而，这种维持是很困难的，即使在开瓣术后，尤其是在 AF 持续 > 1 年，心房内径仍然为 > 45mm 时。在开瓣术后，持续性房颤患者应进行抗凝治疗。盐的限制和利尿剂使用对控制血管充盈是很有用的。血管扩张剂治疗在无左心室收缩功能障碍的情况下并无明显的疗效。

经皮二尖瓣球囊扩张术（PMBV）包括在瓣膜上放置一个球囊，并在压力下使其膨胀，以分离贴近的接缝处。虽然 PMBV 是年轻患者的主要治疗手段，但大多数老年人并不适合进行这种治疗，因为他们的瓣膜形态不好，例如：钙化的单瓣或接缝处，瓣膜下装置的融合，或伴随中度或重度二尖瓣反流。尽管如此，在没有禁忌证的老年患者中，PMBV 可以通过对症状的有益影响而安全地进行。PMBV 也可以作为一种姑息性的选择，在不适合手术治疗的老年人中进行。从 PMBV 后长期结局来看，与较年轻的患者相比，老年人也更差一些。在一项研究中，在比较 <40 岁和 >70 岁组，随访 5 年，其中分别有 87% 和 19% 的人其心脏 NYHA 分级在 I-II 级，死亡率分别为 0% 和 59%。

对于不适合开放连合切开术或 PMBV 的严重 MS 患者，MV 置换是唯一可行的治疗方案。与主动脉瓣置换术一样，老年患者的二尖瓣手术也与发病率和死亡率的增加密切相关联。在全身水平的共患医疗问题或肺动脉高压的超老龄患者中，围手术期死亡率可能高达 10%～20%。

二尖瓣反流

诊断要点

▶ 劳力性呼吸困难或疲劳，端坐呼吸，血管神经性水肿。

▶ 全收缩期杂音，在心尖放射到腋下。

▶ 超声心动图演示了 MR，左心房内径的增加，心室扩张呈进展性的。

▶ 老年人一般原则

弗雷明汉心脏研究中，轻度或更严重 MR 发生率为 19%。它是老年人群中最常见的瓣膜病，也是这一人群中继 AS 之后接受瓣膜手术的第二大常见原因。

MR 中原因和机制也各不相同；一个特殊能够使得不同的机制导致 MR。这些机制被划分为原发性和继发性。原发性 MR 源自固有的瓣膜异常，瓣膜异常会引起瓣叶关闭不全，反流，和 LV 容量负荷过重。原发性 MR 的原因包括退化过程（如：MV 脱垂和环状钙化），缺血（如：腱索破裂），风湿热，或心内膜炎。相比之下，继发于 MR 的瓣膜结构是正常的；继发于心肌梗死或其他引起扩张型心肌病的左心室重构结果是乳头肌和瓣叶置换。老年人 MR 经常发生的原因是退化过程、缺血和心肌病。

▶ 预防

用于预防引起急性或慢性的各种疾病的治疗方法可以减少这种疾病的流行。

▶ 临床发现

A. 症状体征

慢性轻度或中度 MR 通常是无症状的，而只要 LV 功能保留，慢性重度 MR 通常有很好的耐受性。一旦 LV 功能障碍发展，患有慢性严重 MR 的患者就会经历典型的左心衰症状和体征，包括劳累型呼吸困难，端坐呼吸，S_3 奔马律和肺啰音。随着疾病的进展，右心衰的体征包括颈静脉压力升高和周围性水肿都可能随之而来。

慢性 MR 的特点是全收缩期心尖部杂音，并放射到腋窝，背部，或横过心前区。在 MV 脱垂的患者中，在听到 MR 杂音后能听到收缩中期咔哒声。在患有严重慢性 MR 的患者中，心尖部搏动往往向外侧移动，并出现 S_3 奔马律。

B. 特殊测试

1. 胸部 X 线检查　最常见的发现是左心室肥大和左心房扩张。环形钙化也可能会见到。在没有肺动脉高压的情况下，右心室的大小是正常的。

2. 心电图　在慢性重度 MR，ECG 显示左心房扩大或 AF；在晚期可有右心室肥大的证据。

3. 超声心动图　超声心动图的发现依赖于 MR 的起因、慢性和严重程度。MR 反流不出意外的呈现，而彩色多普勒技术可以对 MR 的严重性进行定性评估。在 MR 中，前负荷增加，后负荷减小，结果会导致比正常的 IVEF 还要大。LV 的功能可能是高动力状态（如：腱索断裂所导致的急性 MR），正常（如：中度慢性 MR），或受损（如：由缺血性或扩张型心肌病引起的）。左心房的大小在急性 MR 时通常是正常的，但在严重的慢性 MR 中则逐渐表现为扩张。MV 可能出现在结构上正常，或者有可能有黏液样变性，风湿性介入，心内膜炎，或连枷状瓣叶的证据。对于在经胸超声心动图后仍有疑问的患者，经食管超声的方法提供了 MV 良好的解剖和功能可视化界面。超声心动图对左室大小和射血分数的连续测量在手术的管理和时机选择上起着至关重要的作用。超声心动图结果取决于病因，长期性和 MR 的严重程度。

4. 心导管检查　心导管检查与左心室造影术是评估 MR 的严重程度，并确定左室功能的。然而，其作用主要是限于评价其血流动力学，肺压力，以及冠脉解剖，对象是需要考虑手术的严重 MR 患者。表 31-5 MR 严重程度分级。

表 31-5　MR 严重程度分级

MR 严重性	反流量（ml/ 搏）	反流分数（%）	反流口面积（cm²）
轻度	<30	<30	<0.20
中度	30~59	30~49	0.20~0.39
重度	>60	>50	>0.40

▶ 鉴别诊断

MR 的鉴别诊断包括许多其他可能导致左或右心衰临床结果的情况。通常，在老年患者中存在多种慢性疾病，而且很难确定患者症状是由 MR 还是其他原因引起的。

▶ 治疗

疗效受到慢性 MR 发病机制的影响。没有显示任何药物治疗能够延迟其退变原因所致的原发性慢性 MR 手术需要。血管扩张剂急性 MR 以增加前向血流，然而，ACE 抑制剂，血管紧张素受体阻滞剂（ARB），或其他用于原发性慢性 MR 的血管扩张剂均未有任何结论性研究；它们也不会被推荐给非高血压无症状患者。

收缩功能障碍性 HF 的理想药物治疗可减少继发性 MR（参见第 29 章"心力衰竭和心律失常"）。

慢性 MR 是老年人瓣膜手术的第二大常见指征。见表 31-2 ACC/AHA 手术 I 级推荐。尽管对于无症状 MR 和早期 LV 功能障碍的年轻患者，建议进行手术治疗，但 80 岁老人所推荐的手术指征中症状往往是存在的。然而，相比较独立、非缺血性、非风湿性 MR 疾病的 80 多岁患者的心血管死亡率和住院治疗相比，在左心室功能障碍发作之前的 MV 手术有更大的自由度。在年轻和年老两组 LVEF>40% 的患者中的观察性证据也显示，心功能 NYHA 均是 I 或 II 级，7 年死亡率相当不错，两组无明显不同。手术的延误可能导致老年人群 MV 手术的不良后果。有严重的左心室功能或明显左心室扩张的老年患者对手术反应不佳，应当运用药物管理。

慢性 MR 的发病机制引导着手术治疗的决定。对于原发性 MR，MV 修复是防止 LV 功能障碍的一级治疗，应该在 LVEF 下降到 <60% 或左心室收缩末期直径（LVESD）增加到 40mm 之前进行。外科治疗对于继发性 MR 中不那么直接见效，主要原因是针对的是心室的问题，而非瓣膜。继发性疾病的手术结果相比于最佳手术率和长期死亡率、复发的 MR 和 HF 比率仍然未达最佳。

观察性研究表明，对原发性 MR 的治疗，MV 修复优于置换治疗，因为它：

1. 保留原有的无假体瓣膜，在缺乏房颤的情况下，排除慢性抗凝。
2. 保留了 LV 的结构和功能，降低 HF 的风险。
3. 与改善生存有关。

在年龄 75 岁及以上患者，二尖瓣修复也与较低的术后中风和更短的 ICU 和住院时间相关联。然而，由于不受欢迎的瓣膜形态学和其他心脏手术的伴随需要，在老年人，MV 修复可能是一个更复杂的过程。

MV 的置换与继发性缺血的 MR 患者的短期和长期死亡率恶化相关，而对于重度缺血性脑缺血的 80 岁老人的任何 MV 手术的获益都是值得怀疑的；在一项研究中，接受过这两种 MV 手术的患者中，在一年内只有不到一半的人活了下来。

年龄、伴发 CAD、其他瓣膜病变、症状严重程度、并发症、LV 大小、LV 功能也影响手术结果。在 31 688 例患者中，单独进行 MV 置换或伴随 CABG 或三尖瓣手术的患者，手术死亡率在 <50 岁时的 4% 上升到 >80 岁的 17%；主要的手术并发症也相应从 13.5% 增加到 35.5%。在该机构中执行的手术数量是老年人手术死亡率的决定因素，在低容量中心（<100 例瓣膜置换 / 年）中高达 20%。

近年来，外科技术的改进在所有年龄组中都取得了较好的效果，尽管在最老的组中情况仍然较差。手术的整体死亡率从 1980 年的 16% 下降到 1995 年的 3%。在此期间，所有年龄组的心输出量和住院时间均有改善。改善结果的一个原因是，较以前 MV 修复的频率越高。75 岁以上接受 MR 手术的患者有更严重的疾病，如伴有 NYHA Ⅲ 或 Ⅳ 级症状和更多并发症，但在校正预期生存率并与年轻患者相比时，在预期寿命中却经历了同样的恢复。

经皮放置夹子（二尖瓣夹子），现在批准了作为 MR 的治疗。该手术已被用于治疗原发性 MR 和继发性功能性原因。通常被采用的禁忌证是急性心内膜炎、MS、风湿性瓣膜病和瓣叶解剖学上不允许两个瓣叶同时手术。公开的临床试验中平均参与者的年龄范围从 67～73 岁不等。通过测量住院 / 手术死亡率来完成的短期和中期的安全性和有效性评定发现，在出院是 MR 严重程度降低到 <2 + 和 12 个月时 NYHA 的改善似乎是不错的。夹子 5 到 10 年的耐久性是不确定的。在此前进行过这种干预的患者中，保留了随后 MV 手术的选择权。

在老年人中，生活质量常常被认为是手术成功的最好指标。225 名患者，≥70 岁，经历过原发性 MR 的手术，接受了 3 年的观察。在接受调查的人中，91% 是活着的，但超过一半人的生活质量分数并不理想。年龄增加、术前房颤、糖尿病、肾病、残余 MR、肺动脉高压均预测有不理想的得分。

心脏壁运动异常通常会导致选择严重的 MR。严重 HF，LVEF <35%，左束支阻滞和 QRS 间期 ≥150ms 等条件下选出的一批患者，心脏再同步治疗（CRT）可改善心脏输出、症状，并可长期逆转。接受 CRT 的老年人与 75 岁以下的患者进行比较，一年的存活并伴随 NYHA 分级的改善，没有进行 HF 住院治疗。此外，在两组中，MR2 级及以上的人数显著减少。

▶ 预后

慢性重症 MR 的并发症包括渐进式左心室衰竭，最终导致房颤、肺动脉高压和死亡。在无症状的患者中，患有原发性 MR 的无症状人群 5 年不良事件（死亡、充血性心力衰竭、新房颤）的决定因素是回流瓣口面积 >0.4cm^2，年龄增长，糖尿病，LV 大小，LV 功能。有严重连枷状瓣叶的患者在 2～3 年内经常出现症状，左心室功能障碍，或房颤, 死亡率估计为每年 6%～7%。

在继发性 MR 且伴有收缩性功能障碍性心衰的老年患者中, MR 的程度与 1 年死亡率独立而直接相关。

▶ A. 感染性心内膜炎的预防

通过异常心脏瓣膜的高速流动是内皮细胞受损而引起的血小板 - 纤维蛋白沉积, 这可作为感染性病灶。2007 年美国心脏协会预防感染性心内膜炎指南包括以下几点:

1. 即使是 100% 有效的抗生素预防, 也只有极少数病例被抗生素预防。

2. 在 IE 不良反应的高风险中设置瓣膜条件时, 预防对于牙齿手术是合理的, 例如: 人工心脏瓣膜的存在, IE 病史, 心脏移植后出现心脏瓣膜病, 以及某些患有先天性心脏病的患者。

3. 牙科手术包括牙龈操作、牙周区域的牙齿, 或口腔黏膜穿孔, 在上面列出的高危人群中进行了保障性预防。

4. 不建议在泌尿生殖系统或胃肠手术前进行 IE 预防。

Bonow RO, Carabello BA, Chatterjee K, et al. 2006 Writing Committee Members; American College of Cardiology/American Heart Association Task Force. 2008 Focused update incorporated into the ACC/AHA 2006 guidelines for the management of patients with valvular heart disease: a report of the American College of Cardiology/American Heart Association Task Force on Practice Guidelines (Writing Committee to Revise the 1998 Guidelines for the Management of Patients With Valvular Heart Disease): endorsed by the Society of Cardiovascular Anesthesiologists, Society for Cardiovascular Angiography and Interventions, and Society of Thoracic Surgeons. *Circulation*. 2008;118(15):e523-e661.

Carabello BA. The current therapy for mitral regurgitation. *J Am Coll Cardiol*. 2008;52(5):319-326.

Carabello BA, Paulus WJ. Aortic stenosis. *Lancet*. 2009;373(9667): 956-966.

Chikwe J, Goldstone AB, Passage J, et al. A propensity score-adjusted retrospective comparison of early-and mid-term results of mitral-valve repair versus replacement in octogenarians. *Eur Heart J*. 2011;32;618-626.

Conti V, Lick SD. Cardiac surgery in the elderly: indications and management options to optimize outcomes. *Clin Geriatr Med*. 2006;22(3):559-574.

Delnoy PP, Ottervanger JP, Luttikhuis HO, et al. Clinical response of cardiac resynchronization therapy in the elderly. *Am Heart J*. 2008;155(4):746-751.

Detaint D, Sundt TM, Nkomo VT, et al. Surgical correction of mitral regurgitation in the elderly: outcomes and recent improvements. *Circulation*. 2006;114(4):265-272.

Kodali SK, Williams MR, Smith CR, et al. Two-year outcomes after transcatheter or surgical aortic-valve replacement. *N Engl J Med*. 2012;366(18):1686-1695.

Kolh P, Kerzmann A, Honore C, Comte L, Limet R. Aortic valve surgery in octogenarians: predictive factors for operative and long-term results. *Eur J Cardiothorac Surg*. 2007;31(4): 600-606.

Lee EM, Porter JN, Shapiro LM, Wells FC. Mitral valve surgery in the elderly. *J Heart Valve Dis*. 1997;6(1):22-31.

Leon MB, Smith CR, Mack M, et al; PARTNER Trial Investigators. Transcatheter aortic-valve implantation for aortic stenosis in patients who cannot undergo surgery. *N Engl J Med*. 2010;363(17):1597-1607.

Maisano F, Vigano G, Calabrese C, et al. Quality of life of elderly patients following valve surgery for chronic organic mitral regurgitation. *Eur J Cardiothorac Surg*. 2009;36(2):261-266.

Mehta RH, Eagle KA, Coombs LP, et al. Society of Thoracic Surgeons National Cardiac Registry. Influence of age on outcomes in patients undergoing mitral valve replacement. *Ann Thorac Surg*. 2002;74(5):1459-1467.

Rogers JH, Franzen O. Percutaneous edge-to-edge MitraClip therapy in the management of MR. *Eur Heart J*. 2011;32(19):2350-2357.

Shaw TRD, Sutaria N, Prendergast B. Clinical and haemodynamic profiles of young, middle aged, and elderly patients with mitral stenosis undergoing mitral balloon valvotomy. *Heart*. 2003;89(12):1430-1436.

第32章
外周动脉疾病和静脉血栓栓塞

32

Teresa L. Carman, MD
Sik Kim Ang, MB, BCh, BAO

外周动脉疾病

诊断要点

► 常见症状有,行走不利,静息痛,难愈性溃疡及坏疽;

► 大多数患者动脉搏动异常;

► 踝肱指数异常;

► 常见动脉粥样硬化病史;

► 有糖尿病史,吸烟史,高血压病史及高脂血症。

► 老年人的一般原则

周围血管疾病泛指颈动脉,主动脉及其分支,四肢末端的血管性疾病。然而,周围性动脉炎(PAD)通常是指微末梢动脉粥样硬化性疾病。动脉粥样硬化性 PAD 是老年人中最常见的 PAD 类型。但是,动脉血管性疾病的诊断标准是相当广泛的(表32-1)。

PAD 在 60 岁以上的老年人中的平均患病率 >10%,70 岁以上的患病率增加至 25% 以上。尽管 PAD 与心肌梗死有关,但近 9% 的患者并不具有传统的危险因素。非传统的危险因素,包括种族,也影响疾病的流行。目前的指南要求对 65 岁以上,50 岁以上有吸烟史和糖尿病病史的患者以及怀疑有 PAD 的人,即有劳累性腿部综合征和难愈性溃疡的个体进行筛查。

现对患有 PAD 患者的有两种处理观点,对患者的成功治疗都是重要的。首先,要充分减低潜在的心血管疾病的危险因素。动脉粥样硬化被认为是一种全身性进展过程。合并有脑血管或冠状动脉疾病,会使患者的患病风险达到 30%。其次,和患者关系更为密切的通常是血管栓塞性疾病。尽管很多 PAD 患者无明显症状或者表现症状不具有典型性,但在行动时开始发作,休息后迅速缓解的间歇性跛行、劳累性肌肉痛,被认为是 PAD 最常见的临床症状。少数患者表现为严重的肢体缺血,如:溃疡、组织坏死、坏疽,有导致断肢的危险。

► 临床表现

A. 症状和体征

间歇性跛行是 PAD 的典型表现。然而,患者很难充分的形容 IC 的症状。IC 是由于动脉供血满足肌肉的代谢过程异常引起的肢体无力。常见症状有,肌痛、紧张感、倦怠、疲劳感和活动不利。这些症状可能会在活动中反复出现,休息 5～10 分钟后症状缓解。更为重要的一点是,这些症状在静息和直立状态下不会出现。

很多 PAD 的患者并没有 IC 的症状。更多的是无症状、非典型的疲劳性症状,甚至是很难和 PAD 联系起来的间歇性症状。很多病例中,患者因为改变自己的生活方式变得惯于久坐,减少会引起症状的行动而没有临床表现。其他没有典型症状的患者，在静息和休息状态下，逐渐习惯在骨骼肌或神经系统的改变。

严重的肢体缺血，会伴有静息痛、难愈性溃疡、肢体缺如和坏疽，是 PAD 常见的症状表现。患者有截肢的风险。患者会有肢端冰凉、麻木和疼痛。尤其困扰的是夜间肢体肿胀，因此又称为夜间静息痛。患者可能更愿意睡在椅子上或者将肢体放在床旁，以改善血液循环而减轻症状。

皮肤改变，包括头发脱落和指甲贫血样改变，这些症状常见但并不典型。在检查室能够观察到肤色在苍白后变红或者抬高肢体后会变得更加苍白。应该经常在体检室检查脚，查看趾间的溃疡—开放性溃疡—溃疡也可能由不合适的鞋子造成。PAD 的溃疡形成是一个十分不好的标志，因为很多患者最终都只能选择血运重建进行治疗。

脉搏检查应该包括触诊和对周围脉搏搏动的分级，搏动分为无搏动（0 级）、轻微搏动（1 级）、正常搏动（2 级）和混合性搏动（3 级）。此外，还要对脚进行详细的触诊和检查，应该对患者进行血管疾病的相关血管检查。记录上肢的血压。血压较高的两个肢端应该进行血压监测和药物检验。主动脉、颈动脉和股动脉进行听诊时有血管杂音。腹主动脉异常需排除动脉瘤的情况。然而没有血管杂音和脉搏减弱也不能排除该类疾病。若同时存在心肺功能、神经功能、心律失常和贫血，上述疾病会加重 PAD 的进展。

B. 实验室检查

现在尚无明确的实验室检查指标能够确诊周围性 PAD。PAD 患者的空腹脂质分布，通常显示为血脂分布异常。空腹血糖或糖化血红蛋白的测定能够检测出糖尿病。实验室结果能够排除其他非动脉粥样硬化性疾病（见表 32-1）。这些指标包括全血计数、血沉、C- 反应蛋白和同型半胱氨酸。

C. 诊断检查

对怀疑有 PAD 的患者进行血管评估时，应该对血管的灌注进行基本的评估。踝肱指数（ABI）

表 32-1　周围血管病

血管性因素

- 动脉粥样硬化性疾病：主动脉、肾动脉、主动脉 - 肠系膜动脉和肢端动脉
- 栓塞性疾病：心源性疾病、外源性栓塞和动脉夹栓塞
- 动脉剥离
- 血栓性疾病：与内源性和外源性血栓形成过程相关的疾病

炎症因素

- 脉管炎：可能影响任何血管，包括大、中、小动脉
- 节段性中等动脉病：不明原因引起的动脉炎症

感染因素

- 真菌性动脉瘤：梅毒、沙门菌和其他被报道过的复合有机体

肿瘤因素

- 主要是动脉血管肿瘤：血管性肉瘤和较小的恶性肿瘤
- 其次是血栓疾病：恶性或骨髓增生的相关性疾病

药物因素

- 相关药物有可卡因、苯丙胺、麻黄碱、静脉注射疫球蛋白、麦角胺和由肝素诱导的肝素相关性血小板减少症

回流因素

- 闭合装置
- 导管相关性的动脉损害
- 由探测引起的小血管栓塞

创伤因素

- 挤压综合征：腘动脉狭闭和胸腔引流综合征
- 盆腔内动脉纤维化
- 膀胱外膜动脉疾病
- 小鱼际锤型综合征
- 共振性损伤

环境因素

- 雷诺综合征
- 冻伤
- 蚊虫叮咬
- 甲沟炎
- 闭塞性血栓脉管炎（伯格综合征）：通常患者的年龄小于 50 岁，有吸烟史，吸毒史

内分泌因素

- 钙过敏，可能有尿毒症或非尿毒症的自身反应

可以确定灌注的存在和灌注的严重性（表 32-2）。ABI < 0.91 为异常。目前美国心脏病协会（ACC/AHA）指南建议对怀疑有 PAD 样的腿部疲劳综合征的患者进行 ABI 的测量，这些患者年龄都大于 65 岁，并有难愈性伤口。因高龄、糖尿病、肾病和其他原因引起动脉钙化的患者，ABI 的测量结果可能不准确，就要使用趾肱指数（TBI）。TBI < 0.7 怀疑有 PAD。

ABI 是一侧肢体的最高踝部压力与最高的肱动脉压之比。ABI 能够在检查室或血管实验室轻易地测出。所需装备包括一个手拿式多普勒和一个血压计。测量 ABI 时，将血压计分别置于双侧踝部及上臂，用多普勒听诊器协助测取足背或胫前动脉、胫后动脉以及肱动脉收缩压，两者之比即为踝肱指数。

当患者有明显的 IC 症状表现，但 ABI 正常时，需要进行运动型 ABI 检查。应签署知情同意书，同时患者应在无帮助的状态下有能力在跑步

表 32-2　踝肱指数的分类

ABI	临床意义	建议
> 1.4	动脉钙化	TBI 用于提示是否有病；PVR 可能用来提示疾病的严重程度
1.0～1.4	正常	临床高度怀疑有 PAD，根据症状考虑进行压力负荷试验
0.91～0.99	可疑	临床高度怀疑有 PAD，根据症状考虑进行压力负荷试验
0.71～0.9	轻度疾病——很多患者无症状，但可能会有跛行	如要确定疾病的级别，可进行 PVR 的测定
0.41～0.7	中度疾病——经常性跛行	如要确定疾病的级别，可进行 PVR 的测定
< 0.4	严重疾病——通常预后差	有难愈性创口和坏疽的患者进行血管造影成像确定灌注情况

ABI，踝肱指数；TBI，趾肱指数；PAD，周围血管疾病；PVR，脉搏容积记录仪

机上平稳行走。严重心肺疾病、难愈性溃疡、肢体缺血、步态异常是负荷运动试验的禁忌证。

D. 特殊检查

当对生活造成限制的症状和严重的肢体缺血进行干预时，需要进行其他检查确定疾病的严重程度，并计划重建血运是很必要的。SLP、PVR 和（或）运动试验能够定位疾病，同时提供血流动力学信息。动脉超声能够定位疾病，二维成像能够提供关于动脉粥样硬化患者血管狭窄、闭塞和钙化的解剖学信息。与其他血管造影术相比，超声不能进行对比，但无辐射。血管造影成像包括 CTA、MRA 和 DSA，这些不是诊断工具，但经常被用来确定疾病的严重程度，也应用于外科手术和介入手术中。

▶ 鉴别诊断

患者通常不会因为下床活动时的轻微不适而抱怨。很多患者将腿痛归因于关节炎或者老龄化。不同的腿部疲劳综合征的诊断可能会非常广泛，包括各种肌源性、神经源性和炎性因素。一份详细的病史，包括确诊时间、开始时间、加重和缓解因素，还有详细的生理检查结果，能够帮助鉴别 PAD、IC 和其他血管和非血管原因引起的肢体不适综合征。IC 与假性跛行和神经性跛行是很难鉴别的（表 32-3）。以往的病例均显示，症状表现具有多样性，这些症状在休息时或站立时发作，活动后或者弯曲膝盖后症状缓解，更可能是假性神经源性跛行。PAD 或其他血管性原因引起的下肢缺血包含在 IC 的鉴别诊断中。

▶ 治疗

A. 常规治疗

必须保障良好的皮肤和足部护理。微小的创伤都可能会成为 PAD 患者的肢体和生命的危险因素。糖尿病患者需要进行常规化的足趾护理，同时加强足部的日常检查。推荐使用有抗压和防滑功能的多骨架鞋。住院患者、养老院的患者以

表 32-3　间歇性跛行及假性跛行的临床特点比较

临床特点	间歇性跛行	假性跛行
部位	小腿；可能在大腿或者有髂主动脉性疾病患者的臀部	小腿、大腿和臀部
性质	疼痛、抽筋、乏力、肌肉易疲劳	相同的症状，但可能还有烧灼感、麻木感、刺痛
是否与运动有关	是	不定
站立时是否会发生	否	经常
缓解	站立，3～5min 后缓解	通常要采用坐位或变换姿势；疼痛约持续 30min

及其他长期不活动的患者更易患压疮，应对他们进行相应的保护。

B. 降低心血管风险

降低动脉硬化后续健康问题的研究已证实现阶段对 PAD 的相关危险因素处理不当，同时在高危人群中也有首次发作和反复发作心血管事件的危险。要减慢 PAD 的进展，就要降低恶性心血管事件的风险，同时也能减少未来心脑血管病的致残率和致死率。以减低风险为目标的患者同诊断冠心病的患者都要进行治疗。

建议患者戒烟，并提供心理和药物治疗。目标血压为 <140/90mmHg，有糖尿病、慢性肾病的为 <130/80mmHg。抗高血压药包括：β 受体阻滞剂、ACE 转化酶抑制剂和利尿剂。糖尿病患者应将 HbA1c（糖化血红蛋白）控制在 7.0% 以下，以减轻微血管并发症。调脂，血清中低密度脂蛋白（LDL）水平 <100mg/dL。所有患者都要进行抗血小板治疗，推荐使用阿司匹林 75～325mg/d。阿司匹林不耐受的患者，考虑使用氯吡格雷 75mg/d。

C. 运动康复

一套有计划的步行锻炼可显著改善患者无痛行走的距离和最大行走距离。有督促的锻炼计划要比自主计划更加有效。不幸的是，这些计划还未受到广泛的使用和认可。积极的患者绝对可以从自主步行计划中获益。每周最少步行 3 次，以平稳的步调行走 5 分钟，诱发出症状。当开始出现症状时马上休息直到症状消失，再继续新一轮的锻炼。每次都遵循走 - 休 - 走的原则，进行 30～45 分钟。很多患者在 4～8 周内，步行能力有所提高，在 12～26 周内会有明显受益。患者必须知道，一旦停止锻炼，获得的成效就会消失。

D. 药物治疗

两种 FDA 批准的用于治疗有 IC 综合征的药物：西洛他唑和己酮可可碱。西洛他唑是磷酸二酯 -3 抑制剂，该药的作用原理尚不清楚，推荐常规剂量为 100mg/ 次，一天两次。西洛他唑的禁忌证：心衰。副作用：头痛，心悸，头晕眼花，胃肠道反应。如：恶心、腹泻。在老年人中更为常见。大多数副作用能够自行缓解或在减少剂量使身体能够忍受后再加大到足够的剂量。减量时可以使用规格为 50mg 的片剂。

己酮可可碱是通过提高红细胞顺应性发挥作用的血液流变学制剂。常规剂量：400mg/ 次，一天三次。尽管该药几乎没有副作用，但并不是说明 IC 患者能够长期受益。

如果进行药物治疗 26 周后没有临床效果，需停药，考虑联合其他药物，如：他汀类药物、抗血小板药物和抗高血压药物。这类药物经常在使用一种药物无效的患者中进行联合使用。西洛他唑和己酮可可碱都不会影响由潜在的心血管风险引起的死亡率。

E. 血管内介入治疗

血管介入治疗适用于严重肢体缺血的患者，经过最好的药物治疗和运动疗法后仍活动障碍的患者。应用血管造影术、MRA、CTA 确定最佳的介入方案。严重肢体缺血的患者，有静息痛、缺血性溃疡、坏疽，介入治疗有可能保全肢体。IC 患者通常都会选择进行介入治疗。

介入治疗的讨论不仅仅是本章节内容。血管介入的器械、方案和选择都在不断地发展。通常，术者和患者都会选择介入操作，而不是外科手段。现在，更多患者愿意选择微创手术。每一个患者血管介入治疗的选择应该个体化。计划进行介入还是外科手术治疗、风险、获益和可选择的每一个操作步骤都要和患者进行全面而详细的讨论。

▶ 预后

正如前文提到的，PAD 患者最大的危险就是二次心脑血管事件造成的致残和死亡。PAD 患者全肢的预后情况不错。近 75% 的 IC 患者病情稳定或者在药物和锻炼后有所改善。只有近 25% 的患者行走能力向恶化方向发展。少数患者会要求进行干预和手术以增加步行能力。<4% 的患者截肢。大多数患者可能会患上糖尿病或者继续吸烟。

Bhatt DL, Eagle KA, Ohman EM, et al. Comparative determinants of 4-year cardiovascular event rates in stable outpatients at risk or with atherothrombosis. *JAMA*. 2010;304(12):1350-1357.

Cao P, Eckstein HH, De Rango P, et al. Chapter II: Diagnostic methods. *Eur J Vasc Endovasc Surg*. 2011;42(Suppl) 2:S13-S32.

Casillas JM, Troisgros O, Hannequin A, et al. Rehabilitation in patients with PAD. *Ann Phys Rehabil Med*. 2011;54(7):443-461.

Diehm C, Allenberg JR, Pittrow D, et al. Mortality and vascular, morbidity in older adults with asymptomatic versus symptomatic peripheral artery disease. *Circulation*. 2009;120(21):2053-2061.

Hirsch AT, Haskal ZJ, Hertzer NR, et al. ACC/AHA 2005 Practice guidelines for the management of patients with peripheral arterial disease (lower extremity, renal, mesenteric, and abdominal aortic). *Circulation*. 2006;113(11):e463-e654.

Mourad JJ, Cacoub P, Collet JP, et al. Screening of unrecognized peripheral arterial disease (PAD) using ankle-brachial index I high cardiovascular risk patients free from symptomatic PAD. *J Vasc Surg*. 2009;50(3):572-580.

Rooke TW, Hitsch AT, Misra S, et al. 2011 ACCF/AHA Focused update of the guideline for the management of patients with peripheral artery disease. *Circulation*. 2011;124(18):2020-2045.

静脉血栓栓塞

诊断要点

▶ 手术（尤其是骨科手术），少动和感染是常见的危险因素。

▶ 典型症状：剧烈的肢体疼痛、深静脉血栓引起的局部隆起；胸痛和肺栓塞引起的呼吸短促。

▶ 体格检查无明显异常或者无特异性。

▶ 明确的影像学诊断。

▶ 老年人一般原则

静脉血栓栓塞症（VTE），包括深静脉血栓形成和肺栓塞，在美国是引起心源性死亡第三位的因素。平均超过 400 000 人的死亡原因是 VTE 引起的。VTE 的危险性随年龄而增大。年龄超过 70 岁的患者，每年患病的风险增加近 1%。表 32-4 列出了静脉血栓栓塞症的遗传因素和获得危险的因素。尽管众所周知 VTE 和遗传性血栓形成倾向之间的联系，但在老年患者中，检查结果混杂有各种因素。原发性 VTE 患者，没有确切的病因，可能和年龄、性别、患癌病史有关。追溯病史、体格检查、基本实验室检查、CT 扫描、支气管窥镜检查、骨髓穿刺和其他检查都被用于研究潜在的问题。

▶ 临床表现

A. 症状和体征

VTE 没有特异性的症状和体征。因此，临床诊断并不被充分接收。患者可能表现为不典型的体格、肢体和心肺方面的问题。出现上述症状后，临床高度怀疑为 VTE 时，需通过影像学进行排除。

超过 50% 的 DVT 患者没有临床症状。临床综合征包括：小腿疼痛、肿块、红斑和皮温增高。浅表的血栓性静脉炎可能会有局限性的红斑，触及浅表索状物会有压痛。Homans 征：小腿肿胀且有深压痛，关节过度背屈试验可致小腿剧痛。该病理征常在检查中应用。然而，它对于诊断 DVT 缺乏敏感性和特异性，因此，在临床诊断中不完全可信。

PE 没有特异性症状。患者常表现为心动过速和呼吸急促。有可能认为是胸膜炎引起的胸痛。

表 32-4　静脉血栓形成的危险因素

常见的明确病因	较少见的危险因素
遗传因素	骨髓增生异常
凝血因子 V 亢进	化学药物
凝血酶源基因突变	炎症性肠炎
C- 蛋白缺乏	多发性骨髓瘤
S 蛋白缺乏	感染 / 炎症
抗凝血酶缺乏	败血症
高同型半胱氨酸血症	阵发性夜间血红蛋白尿
α 脂蛋白过高	肝素性血小板减少综合征
	脉管炎
获得性因素	凝血因子 Ⅷ 亢进
抗磷脂抗体	肾病综合征
高同型半胱氨酸血症	异常纤溶酶原血症
恶性肿瘤	异常纤维蛋白原血症
肥胖	
旅行	
制动	
手术	
外伤	
静脉血栓栓塞病史	
口服或注射激素	
避孕药	
内分泌因素	

最为常见的症状是呼吸困难、咳嗽、晕厥和心悸。咳血不常见，常和肺栓塞有关。晕厥是常见的入院症状。PE 经常和其他疾病相混淆，导致就诊和治疗的延误。

B. 实验室检查

VTE 没有特异的实验室检查。临床上，常用 D- 二聚体鉴别 VTE。D- 二聚体升高常见于近期手术、外伤、药物治疗、怀孕和老年人中。因此，它可以更好地在门诊长期卧床有患 VTE 的风险的病人有中应用。D- 二聚体升高没有很大帮助。

VTE 患者通过 CBC、CMP 和尿液分析与其他疾病进行鉴别。首次检查结果异常，应进行其他检查进行确定。抗磷脂抗体检验有利于辅助老年人群的诊断。狼疮抗凝试验和抗磷脂抗体可能会影响治疗时间和抗凝药物的选择。其他血栓形成试验的意义不大。实际上，C 蛋白、S 蛋白和凝血酶缺乏试验从未在老年人群中得到确定的结果。

急性 PE 患者有标记物片段，包括有肌钙蛋白、BNP 和 NT-proBNP，是心肌损伤的标志。一般情况下，对于住院患者和出院 30 天的患者，高肌钙蛋白和 BNP 预示着死亡的可能。当指标正常后就可以加快危险患者的好转。

C. 影像学检查

较少要求进行静脉造影术，但该项检查仍是诊断 DVT 的金标准。二维超声已成为确诊或排除 DVT 的检查。超声因无创、易耐受而广发应用。二维超声通过测量静脉血流进行检查。管腔内回声存在对 DVT 没有特别的意义。静脉波形的改变也应进行评估。正常波形是无明显的血流。血流顺应性随着呼吸丧失，在腿外部施加压力会增加血流灌注。波形减小或消失，单向波形可能意味着近心端的梗死。只有静脉血管十分直观的显示出患处，才能诊断为 DVT。该方法的局限性是易误诊。如果静脉血管不能完全显像，就不能排除 DVT。二维超声诊断 DVT 的敏感性和特异性接近 98%。如果影像学诊断为阴性，临床高度怀疑有可能是髂静脉、下腔静脉或小腿静脉 DVT 时。必须在 5～7 天后复查二维超声。

计算机层级成像静脉造影术（CTV）和磁共振静脉造影术（MRV）用于诊断尤其下肢静脉和骨盆静脉成像时。CTV 能轻松升级为 PECT 成像。该过程不要求进行额外的对比，但是会增加射线暴露。MRV 不应用放射性物质，也不总是通过比对进行成像。它在诊断急性和慢性 DVT 患者时都有作用。然而，有幽闭恐惧症患者不宜应用该影像检查。当超声影响诊断不能确诊时，CTV 和 MRV 可以用来作为确诊 DVT 的影像学检查方法。

超过 50% 的 DVT 患者可能没有 PE 的临床症状。临床怀疑 PE 时，应马上进行相应的检查。

胸部平片较常用到但通常没有特异性。异常现象有体积缩小、肺不张、肺实质浸润。典型表现为韦斯特马克征（局限性血容量不足），汉普顿界限（贴近胸膜处有楔形密度增高），不常见的肺动脉扩张。心电图结果通常无特异性，最常见的结果为窦性心动过速，典型表现为 $S_1Q_3T_3$ 改变，在重度 PE 和右心压力升高时出现。

计算机层级成像肺动脉造影术（CTPA）最常用于 PE 的诊断，该方法操作简单、易耐受。PE 是肺动脉内填充样损伤，通过先进的技术，能够呈现出肺动脉在血管的各个分支。该技术需要造影剂，因此，肾功能不全的患者禁用。注射造影剂需要一定时间，因此检查的敏感性和提议性可能会受到限制，尤其是周围性栓子的检查。CTPA 也可以用于评价重度 PE 引起的右心负荷过重的 X 图像。右心室与左心室的比值大于 0.9，意味着右心压力过大。

肺通气 / 血流灌注扫描仍用于急性 PE 的诊断。然而，该技术在很多地方受限。该检查要在极高 PE 可能性的时候，在 X 线的辅助下才能进行操作。检查结果可以分为正常，接近正常，极可能，能够帮助诊断或排除 PE。

肺动脉造影仍是诊断肺栓塞的金标准，尽管它已经被 CTPA 成像逐渐取代。两种检查方法的造影剂剂量和射线暴露相同，CTPA 的创伤更小。如果 CTPA 不能诊断，而仍需要诊断或排除 PE，肺动脉造影是一项可供选择的方法。尽管很多人认为造影术创伤太大而不能常规使用，但造影术的并发症并不常见。

尽管超声心动图不是 PE 的常规诊断检查，但超声心动图结果有助于指导高危患者进行抗血小板治疗，或者加速患者的出院。超声心动图常用于评价右室功能。右室压力过高的患者与没有右室体积增大的患者相比，预示着不良的预后。超声心动图的结果有，右室体积增大、室间隔变薄或向左心室偏移、三尖瓣反流、右室扩张。

▶ **鉴别诊断**

单侧下肢疼痛，红斑，肿块是最常见的症状。在不同的诊断中，必须考虑周围栓塞症，有破裂可能的腘窝囊肿、扭伤或小腿肌肉造成的外伤、蜂窝织炎、慢性静脉功能不全（CVI）及急性炎症。患者的临床表现不明显，D- 二聚体较低，能够排除 DVT，不必进行其他额外的检查。

PE 的症状和体征也不具有特异性。相关的其他心肺疾病，血管疾病和炎症性疾病必须被排除。不同的诊断有，心肌损伤、心包炎、慢性心衰、肺炎、胸膜炎、气胸、蜂窝织炎、肌肉拉伤、紧张和挫伤。

▶ **并发症**

毫无疑问，DVT 伴有血栓后综合征的风险。很多患者在首发事件 2 年内出现这一综合征。广泛的 DVT 和再发事件增加 PTS 的风险。在 DVT 后 2 年，使用弹力袜能将这一风险降低 50%。少数患者（< 5%）在 PE 后会发展为慢性血栓栓塞性疾病（CTED）。但目前没有临床因素、生物因素和其他策略助于评估哪些患者有这一风险。PE 后有呼吸困难、右心功能不全的患者应排除 CTED 的可能。

▶ **治疗**

A. 一般原则

抗凝是治疗 VTE 的主要方法。正确的治疗在怀疑 VTE 时就开始抗凝治疗。患者的对抗凝风险的担忧、数据的收集和诊断检查都不能延误抗凝的开始。静脉用肝素（UFH）、低分子量肝素（LMWH）或磺达肝素都应在 VTE 的治疗中正确的应用。

没有 PE 症状和体征的 DVT 患者应经常及时就诊且进行复查。安排家庭治疗，自助注射教学和患者教育需要严格的时间和限制，但是仍有很多患者能够很好地完成必要的任务。临床症状比较稳定的 PE 患者要经常复查超声心动图和肌钙蛋白、BNP 等生化指标。一般，无论是入院患者或门诊就诊患者都要进行检查。所有的 VTE 患者出院后都要安排密切的临床随访。

有抗凝禁忌证的患者,应考虑植入 IVC 过滤器。然而,一旦抗凝风险消失,需马上开始适当的抗凝。

B. 药物治疗

UFH 要根据体重进行推注和稀释。部分活化凝血激酶时间和第 5 凝血酶原的含量要随药物剂量的增加而不断检测,以保证患者在适当的治疗范围内。最重要的是要清楚 APPT 的正常范围和特殊值,同时要意识到特殊值的必要性。进行抗栓的患者可能知道,选择 UFH 是因为其半衰期短,更易于治疗的监测。

LMWH 一次或两次的每天剂量。易于管理的,适合使用的患者可以回家行家庭治疗。LMWH 完全经肾脏排泄,肌酐清除率 <30ml/min 时,要对剂量调整或停用。有的患者肾功能不全、低体重、病理性肥胖时,监测 LMWH 特定的指标 - 抗 Xa 因子。该检测须在用药后 4 小时进行。剂量为 q12h 时,凝血酶原时间控制在 0.6～1.0 比较合适,而目标为 1.0～2.0 是适合于每天剂量方案。有恶性肿瘤的潜在 VTF 患者,最好设置一个基础的 LMWHS 的治疗管理方案,在经过最初的 3～6 个月治疗以后。病人可以重新进行评估是继续 LMWHS 治疗,还是换华法林进行治疗。

磺达肝素已被批准用于治疗深静脉血栓形成与 PE,在医院开始治疗的起始剂量是根据体重制定的。病人体重 <50kg,每天服用 5 毫克;体重在 50～100kg 之间,每天剂量为 7.5mg;体重 >100kg,每天剂量为 10mg。无需进行检测任何血液指标,磺达肝素是经肾脏排除体外。它应慎用于肾功能不全者,当肌酐清除率 <30ml/min 时禁用。该药物半衰期近 17 小时。当有必要进行干预或有出血风险时,应避免使用该药。还有一个高风险就是,没有任何其他药物能够扭转磺达肝素的效果。

华法林对大多数患者仍然是首选的长期药物。一般情况下,华法林首次用药可在入院当天开始。华法林为维生素 K 拮抗剂,可以中断维生素 K 羧基化蛋白末端。使用时应与肝素存在 4～5 天的重叠,以确保体内所有依赖性的维生素 K 已经被充分消耗。对大多数患者而言,INR 的目标值是 2.5,可控范围是在 2.0～3.0 之间。重叠 4～5 天后,停止静脉用药和华法林治疗之前,还需要有连续两天用药中 INR>2。

可直接口服的凝血酶抑制剂达比加群,与口服抗 Xa 剂、利伐沙班和阿哌沙班已经在静脉血栓栓塞患者中做了研究,但尚未批准。它们潜在的优势是:每天口服 1～2 次,无需监控。缺点为:缺乏容易逆转的解毒剂。

C. 介入治疗

广泛 DVT 或 PE 斑块不稳定的患者,在入院时,应进行溶栓治疗评估。使用药物溶栓(PMT)或导管溶栓(CDT)并不局限于静脉炎或静脉性坏疽的患者。广泛的静脉血栓患者能从药物溶栓中获益,因为 PMT 能清除血栓,保持静脉的功能,提高血流流动性,并降低与急性深静脉血栓相关症状。PMT 并不是适合所有的深静脉血栓患者,但是髂股深静脉血栓患者应当考虑 PMT。

大面积不稳定的 PE 患者也应该考虑溶栓,无论是静脉或导管为基础的治疗。次大面积 PE 的患者与显著心肺功能障碍是血栓溶解疗法的适应证,但出血风险可能超过这些患者的获益。溶栓出血风险大约为 15%。颅内出血的危险常常是 1%～2%。出血的风险之一是年龄大于 70 岁的患者。近期手术或创伤,胃肠道出血,未控制的高血压,以及最近有卒中是溶栓治疗禁忌。

下腔静脉过滤器植入适合的抗凝禁忌者或在其抗凝中出血或血栓形成的患者,尽管适当的抗凝治疗很复杂。许多下腔静脉过滤器发展到现在,可用于一些相对适应证,包括潜在的心肺疾病,显著 PE,可视化的多普勒超声下发现的自由浮动的 DVT 和因违反抗凝治疗原则的高危患者。要认识到 IVC 过滤器协助管理 DVT 患者和防止大块 PE 的重要性。然而,下腔静脉过滤器不能治疗深静脉血栓形成,并且抗凝仍然需要用来阻止 DVT 的发展,阻止新的 DVT 产生和栓子脱落。一旦抗凝的绝对或者相对风险解决了,那么合适的抗凝治疗就要启动。患者停止抗凝过前,应对下腔静脉滤器进行评估取出。有足够的数据表明，保留器会导致随后深静脉血栓的形成。一旦不再需要它们时，应尽量移除。

D. 其他注意事项

深静脉血栓形成或 PE 患者经常被建议卧床休息；这其实是不利于恢复的。研究表明，步行与 PE 的风险增加无关，但确实能改善静脉流通。临床上稳定的患者，住院治疗期间就应鼓励其走动，出院后恢复正常活动。

加压被推荐用于深静脉血栓形成的病人。深静脉血栓形成后，PTS 的风险接近 70%。理想情况下，患者应遵医嘱穿戴，出院前至少有 20～30mmHg 的弹力长袜。对于接受 PMT 或深静脉血栓形成广泛和更严重的症状的患者，建议保持30～40mmHg 的压缩压。

E. 治疗时间

治疗静脉血栓栓塞的最佳时间是未知的。至于决定继续或停止抗凝治疗应考虑潜在的静脉血栓栓塞病因，病人的并发症，患者偏好抗凝和复发的危险性估计。在一般情况下，手术后，住院或其他有限风险因素所致的情境事件应开展治疗至少 3 个月，直到危险因子不再存在。特发性静脉血栓栓塞至少需要 6～12 个月的初始抗凝治疗。复发性静脉血栓栓塞，潜在高风险血栓形成因素或癌症，可能需要无限期治疗。然而，为了确定治疗的最佳持续时间，需要对抗凝的益处和风险进行比较。

Almahameed A, Carman TL. Outpatient management of stable acute pulmonary embolism: proposed accelerated pathway for risk stratification. *Am J Med.* 2007;120(10Suppl):S18-S25.

Goldhaber SZ, Bounameaux H. Pulmonary embolism and deep vein thrombosis. *Lancet.* 2012;379(9828):1835-1846.

Kearon C, Akl EA, Comerota AJ, et al. American College of Chest Physicians. Antithrombotic therapy for VTE disease: Antithrombotic Therapy and Prevention of Thrombosis, 9th ed: American College of Chest Physicians Evidence-Based Clinical Practice Guidelines. *Chest.* 2012;141(2 Suppl):e419S-e494S.

Merli GJ. Pathophysiology of venous thromboembolism, thrombophilia and the diagnosis of deep vein thrombosis-pulmonary embolism in the elderly. *Clin Geriatr Med.* 2006;22(1):75-92.

Mos IC, Klok FA, Kroft LJ, et al. Safety of ruling out acute pulmonary embolism by normal computed tomography pulmonary angiogram in patients with an indication for computed tomography systematic review and meta-analysis. *J Thromb Haemost.* 2009;7(9):1491-1498.

Tripodi A, Palareti G. New anticoagulant drugs for the treatment of venous thromboembolism and stroke prevention in atrial fibrillation. *J Intern Med.* 2012;271(6):554-565.

第 33 章
慢性静脉功能不全和淋巴水肿

Teresa L. Carman, MD
Sik Kim Ang, MB, BCh, BAO

慢性静脉功能不全

诊断要点

► 凹陷性水肿;
► 皮肤改变,包括色素沉着,脂性硬皮病及静脉曲张等;
► 长时间站立后肢体疼痛;
► 慢性水肿所致内踝溃疡形成;
► 多普勒超声显示,静脉反流。

▶ 老年人一般原则

从流行病学研究,慢性静脉功能不全(CVI)的患病率估计为 5%,占总人口的 30%。CVI 患者中,女性比男性多见,约为 3:1。在美国,CVI 相关费用估计为每年 19 亿至 25 亿美元。

静脉系统是由筋膜内深静脉,筋膜上、皮下隔室的四肢浅静脉和连通 2 个肌肉隔室的交通静脉组成。正常静脉流出取决于静脉的畅通,完整的静脉瓣膜,和正常运转小腿肌肉泵,以便将血液从外周返回到右心。

CVI 导致静脉高压或深、浅静脉系统内静脉压力持续存在。静脉内高血压可能与任何所需要的部件故障有关:异常或受损的静脉瓣膜回流,内在、外在的损伤,或在异常的小腿肌肉泵导致静脉流出阻塞。静脉功能不全可能是原发性或继

发性。CVI 的风险因素包括年龄增长,肥胖,妊娠,下肢外伤史,长时间站立或平卧。

患者活动受限,使用助行器,中风,或使用踝足矫形器会有所减弱小腿肌肉泵的功能,导致二次 CVI。应经常询问患者有关睡眠习惯的问题。中老年人因为背部或关节疼痛在椅子或躺椅上睡觉,活动受限,心肺疾病或睡眠不好的习惯较为普遍。

血栓后综合征是静脉功能不全与阀损坏或静脉以下的深静脉血栓性静脉炎或不完全再通的一种形式。许多静脉血栓形成的症状,患者可能不知道该损害的风险。该疾病可以很容易地使用多普勒超声进行识别。

▶ 临床表现

A. 症状和体征

CVI 的范围可以从几乎无症状到存在静脉性溃疡的严重疾病状态。临床上通常使用 CEAP 分类(表 33-1)进行定义。临床上 CVI 的相关症状表现包括疼痛,瘙痒,灼热,酸痛和沉重感或腿部疲劳感。抬高腿部可显著改善症状,从根本上缓解静脉高压。

CVI 最突出的临床表现是水肿。在疾病的早期,水肿通常是柔软和可凹陷的。然而,随着时间的推移,许多患者会发展为皮下组织增厚的脂性硬皮病和纤维化。不像淋巴水肿,CVI 的水肿

表33-1 静脉疾病的临床分类

C0	无明显静脉疾病的迹象
C1	毛细血管扩张症(蜘蛛静脉)或网状静脉
C2	静脉曲张
C3	水肿
C4	皮肤营养的变化,包括色素沉着,湿疹,脂性硬皮病或白色萎缩症
C5	静脉性溃疡
C6	主动静脉瘀滞性溃疡

通常涉及踝和小腿下部,但没有足背。水肿通常是不断向上发展的。患者会经常抱怨肿胀并不明显,但随着时间的进展水肿也在加重。

皮肤的变化也很常见。患者可出现皮肤干燥,角化过度,炎症或瘀血性皮炎,色素沉着或含铁血黄素染色,白色萎缩或皮下组织的白色萎缩性瘢痕,甚至静脉性溃疡。静脉性溃疡与动脉溃疡可以从的溃疡的特征来区分(表33-2)。尤其在中老年人中,混合静脉和动脉疾病很常见。CVI的另一个突出特点是静脉曲张。静脉曲张是典型的浅静脉受累,累及的范围可以从小型静脉毛细血管扩张或蜘蛛痣,到皮下网状静脉1~3毫米大小的,索样鼓起的静脉曲张。

表33-2 静脉和动脉溃疡的区别

特色	静脉	动脉
位置	内踝或小腿	远端超过脚尖和脚
基底	最小纤维样腐肉,粒状或健康组织	干性,纤维性或坏死,突出体表
疼痛	常无或较轻	剧烈的,可能需要止痛治疗
相关体征	肢暖,水肿和纤维化	肢冷,四肢性水肿
颜色	棕色,紫色,或从静脉瘀血样蓝色	慢性形成的红斑
脉搏	正常	缺如
治疗	加压	血管重建术

B. 诊断测试

病史和体格检查通常足以诊断CVI。然而,床头和血管实验室测试可确定诊断,并更好地定位异常。最基本的室内评估包括患者的站立和鼓起的静脉曲张检查。触诊在腹股沟的隐股静脉交界处,同时让患者进行Valsalva动作,如果静脉压增大,将确认有静脉反流。光电容积描记和空气体积描记法是简单的非侵入性检查,可以评估静脉反流、阻塞和小腿肌肉泵。然而,此项检查没有被广泛推行。

多普勒超声被认为是诊断静脉功能不全的"金标准"。在检查室进行,测试通常是站立位或头低脚高位,以增加心脏瓣膜关闭不全和回流。无论是瓦氏动作和远端加压都可以在成像过程中引起反流。进行压力治疗之前,实验室应排除无脉或脉搏较弱的外周动脉疾病(PAD)患者。患者的踝肱指数(ABI)<0.7时,需要小心和慎重使用加压管理水肿或静脉性溃疡愈合。

静脉曲张,从臀部蔓延或超过会阴前腹壁时,可能需要用磁共振造影(MRV)进一步通过卵巢静脉评估排除盆腔反流。腹部和骨盆进行CT检查,以排除肿瘤或纤维化的内在或外在的因素损伤下腔静脉(IVC)引起双侧对称性肿大,尤其是新近发生或快速进展时。

▶ 鉴别诊断

大多数老年人的水肿都由多方面因素引起,有全身性疾病,CVI,小腿肌肉泵的功能减退,药物。除了CVI或淋巴水肿外,其他造成水肿的继发性原因需要详尽的病史和体格排除。全身状况有关的疾病包括如下,心脏衰竭,肺动脉高血压引起的右心压力增加或心脏瓣膜疾病,增加了从有关的肾或肠疾病肺动脉高血压或心脏瓣膜疾病,肾或肠系疾病所导致的蛋白质流失,从肝硬化、其他肝脏疾病或营养不良和内分泌紊乱如库欣病导致蛋白质减少,可引起肿胀。黏液性水肿与甲状腺疾病也可能混淆水肿的原因,可进行活检以排除。

药物治疗是一种常见的引起下肢水肿的原因。

激素疗法、类固醇、二氢吡啶类钙通道阻滞剂、四氢噻唑类和非甾体类抗炎药都与水肿有关。此外，加巴喷丁和普拉克索是常见的药物。

▶ 并发症

CVI 的典型症状是疼痛，肿胀，行动不便，和皮肤的变化。最棘手的并发症是静脉瘀滞性溃疡。

保守的统计表明，平均每年有超过 20 000 例的患者被诊断为静脉瘀滞溃疡。溃疡护理需要常规就诊。患者清创换药时会很痛。有些患者可能会因为活动性伤口的敷料包扎或相关气味感到无助。而严重的浅表静脉曲张出血，通常经过减压和抬高患肢就能得到很好效果。二次硬化剂可以预防再次流血。

▶ 治疗

A. 一般注意事项

治疗 CVI 的目标是减轻水肿，减轻疼痛，并改善皮肤的整体状况。静脉瘀滞性溃疡患者需要更进一步使伤口愈合和防止复发。对皮肤保守治疗是必要的。水性润肤剂可以改善皮肤纹理，防止干燥和开裂，但可能会使溃疡加重。静脉湿疹或瘀滞性皮炎的患者对低或中等效力外用皮质类固醇受益时间很短。如果有浸渍和穿孔的创伤，应建议每天使用两次抗真菌药物。足癣是蜂窝组织炎的常见病因。对于有创口的患者，应进行标准的伤口护理，并及时清除分泌物，使创面保持的湿润。

除了全面的皮肤护理，抬高患肢和压迫疗法也是 CVI 的主要治疗方法。患者睡眠习惯如前所述应该受到重视。应该强烈建议睡在椅子上或躺椅上的患者回到床上。使用高度为腿部被动减轻充血的作用也不容小觑。抬高患肢使静脉压使降低，并减少肿胀和疼痛。应建议患者每天要多次高抬腿。高度需要与他们右心房处于同一水平。此外，应鼓励患者在床下垫一块 3～4 英寸的砖，以提高他们的床脚。这将为腿部提供大约 10 度的抬高，从而使脚部减轻充血。但用枕头抬高脚踝和腿，那么就要求患者仰卧以保持安静睡姿，不至于将枕头踢到床下；这种要求患者未必能有效的做到。升高床脚允许患者在睡眠中用任何舒适的体位，并维持高度。除非患者有显著的食管反流，大多数患者和配偶对睡姿的改变是不会有太大困难的。

B. 压迫

根据 CVI 的不同的病因，一般实行压迫是终身的任务。压迫减少静脉容积，减少毛细血管静脉渗出，改善小腿肌肉泵功能。弹力袜的种类和压迫的量或强度需要单独地为患者进行测量制定。重中之重是压力测量一定要适当匹配。大多数患者应用及膝的弹力袜进行管理。

在一般情况下，C1 至 C2 或 C3 早期使用 15～20mmHg 压缩压进行治疗。C3 和 C4 的患者通常最好用 20～3mmHg 压缩压进行治疗。更严重疾病的患者，包括静脉性溃疡或愈合性溃疡，C5 和 C6 的疾病，最好用 30～40mmHg 压缩压进行治疗。在现实中，大多数年龄较大的患者不能超过 20mmHg，护理人员或家庭成员可能会要求使用长裤，此外，患者有中度或重度的 PAD 的患者，也不能使用较高的压力。压力必须与 PAD 的严重性相适应。

骨性关节炎，活动受限，前髋关节置换术，或因肥胖经常受到限制不能够到自己的脚的患者应该穿弹力袜子。穿上袜子可能会有所帮助。此外，使用橡胶手套和棉质袜子对双手关节炎的患者有所帮助。如果需要的话，应建议患者减肥。中心性肥胖会增加的静脉系统的压力，并进一步限制弹力袜的适用压力。锻炼有助于增加静脉回流。如果可能，患者应定期行走以改善静脉循环。游泳或散步可能对觉得负重锻炼不舒服关节炎患者有所帮助。定期进行足部和踝关节的锻炼增加小腿肌肉泵的作用可以用来改善静脉回流。

C. 干预

尽管对于保守治疗有持续症状的患者，复发性浅表性血栓性静脉炎或静脉瘀滞性溃疡症状反复的患者，应考虑进行干预。过去，很多患者进行过较长的轴向静脉曲张静脉剥离。虽然现在仍然采用，但传统的静脉剥离已在很大程度上被腔内激光消融治疗（EVLT）或射频消融术（RPA）所取代。这些以导管为基础的静脉腔技术使用热损伤和血栓形成（吸热消融）消除静脉。通常，这些程序可以在动态环境中进行，患者很少有疼痛或瘀青。许多患者在手术当天恢复正常活动。另一种技术，叫做泡沫硬化剂治疗，即使是较大的静脉曲张，使用的频率也越来越高。这也在诊室中进行，硬化泡沫被注入静脉，通常使用超声引导装置破坏静脉壁，促进瘢痕形成进而闭塞血管。这方法最好由临床因素，术者和患者的选择来决定。外科医生或操作者应选择能够成功再通闭塞静脉的最佳术式来进行操作。认识到闭塞静脉与改善的静脉性溃疡的愈合不具有相关联，但是能降低其复发率很重要。

网状静脉和静脉毛细血管扩张可通过注射硬化剂进行管理。在许多情况下，这被认为是美容用品；然而当症状发生时，其他的疗法都可以考虑。以类似的方式，对与轴向静脉症状不相关的静脉积聚和静脉曲张也有益。泡沫硬化剂治疗或门诊静脉切除术在许多情况下可以成功地应用。再次，治疗方法的选择取决于操作者。

Bunke N, Brown K, Bergan J. Phlebolymphedema: usually unrecognized, often poorly treated. *Perspect Vasc Surg Endovasc Ther*. 2009;21(2):65-68.

Gloviczki P, Comerota AJ, Dalsing MC, et al. The care of patients with varicose veins and associated chronic venous disease: clinical practice guidelines of the Society for Vascular Surgery and the American Venous Forum. *J Vasc Surg*. 2011;53(5 Suppl): 2S-48S.

Meissner MH, Moneta G, Burnand K, et al. The hemodynamics and diagnosis of venous disease. *J Vasc Surg*. 2007;46(Suppl): 4S-24S.

Padberg FT, Johnston MV, Sisto SA. Structured exercise improves calf muscle pump function in chronic venous insufficiency: a randomized trial. *J Vasc Surg*. 2004;39(1):79-87.

淋巴水肿

诊断要点

► 单侧肢体受累（很少涉及双侧肢体）。

► 非凹陷性水肿累及足背与脚趾。

► 蜂窝组织炎，恶性肿瘤，手术或外伤的历史。

► 无慢性静脉功能不全的皮肤变化。

▶ 老年人的一般原则

淋巴系统是负责除去过量的组织液以及蛋白质碎片和细胞物质的组织。淋巴水肿是皮下组织这种富含蛋白质的液体的病理积累。发生淋巴水肿时，或许是淋巴管在数量上减少，或许是受损或损毁和畸形。

淋巴水肿分原发性水肿和继发性水肿两类。原发性淋巴水肿是固有的淋巴管缺乏或淋巴系统的功能障碍没有历史损伤或伤害的积累。原发性先天性淋巴水肿是在出生时或出生后的第一年内发病。早发性淋巴水肿开始于青春期到三十岁。迟发性淋巴水肿 40 岁以后发病。这些可以是家族性也可以是散在的。继发性淋巴水肿引起伤害或创伤的结果是干扰或妨碍淋巴回流。继发性淋巴水肿的最常见原因是恶性肿瘤的浸润，梗阻，或相关的治疗，包括放疗或手术；手术包括淋巴结清扫术，静脉切除或疝修补术；以及反复感染，包括淋巴管炎或蜂窝组织炎。

近来公认，静脉淋巴水肿的是静脉系统和淋巴管之间的相互作用的结果。静脉淋巴水肿兼有静脉功能不全和淋巴水肿的特点。这发生在慢性静脉高压症导致多余的液体过滤，超过淋巴运输能力的时候。一旦静脉高压缓解，淋巴水肿通常会自行好转。

▶ 临床表现

A. 症状和体征

区别水肿是静脉功能不全还是淋巴水肿是很重要的。各自的临床状况不同，并需要不同的方式进行治疗。一些临床研究结果可能有助于区别水肿，静脉瓣膜功能和淋巴水肿。与静脉功能不全，通常涉及脚踝和小腿远端，淋巴水肿从远端开始，并且是脚趾和脚几乎都包含在一起开始。

淋巴水肿的经典标志是方形脚趾，足背部隆起和典型的 Stemmer 氏征（足趾皮肤不能捏出褶）。这不是淋巴水肿的特异征病性，但它是一种常见的临床表现。溃疡不常见，但也可能有相当难以管理特定的皮肤纤维化与皮肤损伤有关的过量渗出液。

淋巴水肿是一种慢性进行性的临床症状。是分级分阶段：

0 阶段：没有明显的临床表现，但因淋巴管损伤或功能不全有出现的风险。这是潜在的或亚临床疾病。这个阶段通常是无法识别的。

1 阶段：通常有轻度或间歇性肿胀。水肿可能会剥蚀皮肤。抬高可减轻肿胀。皮肤表现，如增厚或纤维化和色素沉着都是不一定。

2 阶段：通常是持续性肿胀。抬高通常对肿胀的影响不大。皮肤纤维化和色素沉着可能会更加严重。

3 阶段：这一阶段是象皮肿或迟发性淋巴水肿。有显著的皮肤纤维化和色素沉着。继发皮肤的变化，过度角化和乳头状瘤也很常见。

淋巴水肿的每个阶段，根据肿胀度可以进一步被分类为轻度（肢体周长增加 <20%）、中度（肢体周长增加 20% 至 40%）或重度（肢体周长增大 >40%）。

B. 实验室检查

目前没有化验指标能明确诊断淋巴水肿患者。在适当的时候，实验室检查，可以区分淋巴水肿和其他水肿。这些检查包括完整的代谢过程（CMP），以评估血清蛋白和白蛋白的浓度。尿液检查也可帮助的排除尿蛋白损失的原因。

C. 诊断检查

淋巴水肿是根据病史和体格检查进行诊断的临床诊断。影像诊断是相当有限的。很少需要或进行传统的对比淋巴管造影。在一些检查中心，淋巴核素扫描显像检查有时也被称为核淋巴管造影，可以进行并且有帮助诊断的价值。淋巴核素扫描显像检查是在特定时间间隔标记核素示踪剂的活动，记录核素通过淋巴管的时间，淋巴管及淋巴结显影缓慢或不显影等征象作为病因及定位诊断的依据。

CT 和 MRI 成像通常会表现出软组织肿胀。静脉多普勒超声对深部静脉血栓形成和排除显著深或浅静脉反流具有很高的诊断意义。患者单侧肢体肿胀，应考虑进行胸部，腹部或骨盆影像检查以排除隐匿性恶性肿瘤或阻塞淋巴管的存在。

▶ 鉴别诊断

水肿是组织液的积聚。可能是各系统的原因，如：心脏或肾脏疾病，药物治疗，蛋白质分布不均或损失。当静脉功能不全导致静脉过滤增加或静脉重吸收减少，从而致多余的组织液积聚。在这两种情况下，该组织液大部分是水，蛋白质含量较低。淋巴水肿是淋巴的不能再吸收过滤液及蛋白质导致的富含蛋白质的液体集聚的结果。下肢肿胀的鉴别诊断本章不做讨论。鉴别诊断、临床评估和影像检查应个体化。在一般情况下，如果水肿影响双侧上或下肢，应着重考虑全身病因或中央阻塞。如果累及单侧肢体，病因通常仅限于一个单一的脏器。

脂肪水肿经常与淋巴水肿混淆。脂肪水肿是多余的脂肪皮下堆积。患者四肢可能受累相当严重。其中一个关键的不同是脂肪水肿阶段时脚不受累。肢体或肌肉肥大也可能与淋巴水肿混淆。在这些患者中，MRI 可以进行非常有效鉴别。肥厚肌肉组织与有皮下蜂窝的淋巴水肿可以很容易地继续鉴别。静脉畸形骨肥大和克利佩尔 - 韦伯综合征是另外造成肢体肿大的两种标志性特征，通常在没有淋巴水肿的疾病中出现。

▶ 并发症

淋巴水肿是众多患者慢性致残病因。它需要持续的和积极的护理，以防止疾病的恶化。复发性蜂窝织炎，淋巴管炎和伤口也可使病情复杂化。极少情况下，患者会患上一种与淋巴水肿相关的关节炎。这种疾病十分痛苦并且会限制活动。还有就是不太常见的患肢淋巴水肿相关血管肉瘤。

然而，蓝色或紫色的皮肤损害的患者应转诊进行活检和进一步的评估。

▶ 治疗

A. 一般注意事项

预防和教育是管理淋巴水肿的关键部分。需要进行关于淋巴的病因、功能障碍以及相关感染和损伤恢复的教育。患者需要被长期照料，因为淋巴水肿如果不持续进行护理，通常不会好转，但肯定会恶化。

患者需要进行细致的皮肤护理，防止轻伤、溃疡或创伤。患者应定期滋润自己的皮肤。当有大量的过度角化或乳突状变化时，可推荐使用角质软化剂或以乳酸为原料的产品。患者应该至足科医生处进行趾甲护理。避免修剪角质层或肉刺。进行园艺活动，家务，洗碗时要使用手套。建议早期治疗轻微的外伤或昆虫叮咬。应建议患者使用防晒霜，避免晒伤或长时间曝光。避免医源性损伤，如静脉穿刺，注射和患肢的血压测量。不建议使用剃须刀，进行头发打蜡或化学除去毛发。应鼓励其进行适度的运动。传统上，患者已尽量避免剧烈运动，但也有少的数据支持该建议。相反，静脉功能不全时，抬高肢体被动减轻充血对淋巴水肿的影响不大。

B. 减轻肢体充血

治疗淋巴水肿的重点是减轻肢体充血。淋巴引流按摩（MLD）是一种物理治疗或肢体躯干按摩进行多层包裹，排除淋巴液以减轻肢体淋巴水肿的职业治疗课程。这是一个复杂的肿胀治疗方案（CDT），其中包括 MLD，有皮肤护理，教育，特定的锻炼，以缓解肢体充血，维持肢体的状态。MLD/CDT 需要进行专门的培训。治疗师必须经过专门培训，并有 MLD 证书。

MLD 与气动泵使用的结合，可能会有所帮助。该泵也可纳入维护计划，并在家中定期使用。较新型泵的设计是模拟 MLD 减轻躯干和肢体的充血。

一旦肢体充血症状缓解，保持治疗的疗效是必要的。大多数患者会在白天使用弹力袜。白天，弹力袜提供连续和分级加压，通常建议使用 30～40mmHg 压力，但老年患者可能会觉得这种程度的压缩很难或不能适应。使用最高压力，患者可以承受也很可能是最适用的。照顾者，家庭成员和其他资源也可协助患者穿衣和脱衣。此外，在压缩多达到动脉功能不全的程度。建议夜间用其他装置进行持续包裹。

C. 药物治疗

一般来说利尿剂对淋巴水肿益处较小，最好避免使用，除非有其他全身迹象需要进行利尿治疗。苯并芘类包括香豆素，芸香苷和生物类黄酮，据说有利于治疗淋巴水肿。但它们在美国不能用的，并且在淋巴水肿方面是否有作用还没有明确定义。

淋巴水肿感染如蜂窝组织炎或丹毒，抗生素的应用应进行相应的管理。损伤造成的感染和炎症可进一步损伤脆弱的淋巴管。如果患者平均每年有超过 1 次的受伤，考虑预防性治疗是合适的。很多淋巴水肿患者也有相关的足癣，要慎重使用抗真菌药。继发性皮肤真菌感染也可能会出现，尤其是在淋巴水肿的第 3 阶段。需要进行积极和长期的治疗。

如果患者出现伤口或从皮肤裂口不断有淋巴液流出，可能会造成大量蛋白质的丢失。检查其蛋白，白蛋白和前白蛋白可以确诊。应补充营养以促进伤口的愈合。

D. 外科治疗

淋巴水肿的手术进展令人失望。在这一循序渐进的条件下，微创淋巴管手术或旁路吻合术的治疗效果通常缺乏持久性。此外，很少有外科医生具备这些手术的专门知识和经验。除了大量的淋巴水肿病例，很少进行斑块切除术。再者，很少有外科医生具备这方面的经验技术。用吸脂法减少肢体脂肪含量的手术越来越多。较少纤维化淋巴水肿患者可以作为手术的候选人。手术后，患者一定要坚持进行减轻充血的治疗，包括 MLD 和加压。

International Society of Lymphology. The diagnosis and treatment of peripheral lymphedema. 2009 Consensus Document of the International Society of Lymphology. *Lymphology*. 2009;42(2):51-60.

Kerchner K, Fleischer A, Yosipovitch G. Lower extremity lymphedema. Update: pathophysiology, diagnosis, and treatment guidelines. *J Am Acad Dermatol*. 2008;59(2):423-331.

Murdaca G, Cagnati P, Gulli R, et al. Current views on diagnostic approach and treatment of lymphedema. *Am J Med*. 2012;125(2):134-140.

第34章

慢性阻塞性肺病

34

Brooke Salzman, MD
Danielle Snyderman, MD

诊断要点

▶ 症状：呼吸困难、咳嗽、咳痰、喘息。

▶ 危险因素：吸烟和空气污染。

▶ 肺功能测定：不完全可逆性气流受限。

▶ 老年人一般原则

慢性阻塞性肺疾病（COPD）是一组气流受限为特征的肺部疾病，吸入支气管扩张剂，气流受限不完全可逆。在美国乃至全世界，COPD 的患病率和死亡率位居首位。根据人口调查，美国有 5%～20% 的成年人患有 COPD。COPD 易发生于老年人，其患病率随着年龄增长而急剧上升，其中 10% 老年人罹患此病。美国过去 30 年，COPD 死亡率大幅增加，并且女性死亡率高于男性。目前 COPD 是美国死亡原因的第三大疾病，2005 年死亡人数超过了 12.6 万人，占全球死亡原因的第四位。

慢性阻塞性肺疾病为公共卫生事业带来了重大的挑战，因为它在很大程度上是可预防、可治疗的，但它却是发病率和死亡率唯一不断上升的常见慢性疾病。其中一个重要措施就是住院治疗，尤其是老年人。在 1992 至 2006 年间，COPD 患者的住院率增加超过 30%。2006 年，美国约有 672 000 所医院对 COPD 开放。65 岁及以上的住院率是 45～64 岁组的 4 倍。根据国家心、肺和血液研究所决定，国家对于 COPD 的年度成本在 2010 年预计是 499 亿美元。

慢性阻塞性肺病是比哮喘花费更多的疾病，其中大多数的花费与服务和发作相关。由于人口老龄化和慢性阻塞性肺疾病危险因素的持续存在，COPD 的发病率在未来几十年会继续增加。

慢性阻塞性肺病是一种引起持续的气流受限的炎症性呼吸道疾病，应用支气管扩张剂呈不完全可逆性气流受限。气流受限通常呈进行性，并且和对肺部有害的颗粒或气体产生的异常慢性炎症反应有关，主要是吸烟。目前慢性阻塞性肺病的不止包括"肺气肿"和"慢性支气管炎"但这样的术语仍在临床使用。肺气肿病理上定义为肺泡及表面气体交换的破坏，导致远端至终末支气管扩张。慢性支气管炎是一种临床术语，是指慢性咳嗽、咳痰，每年至少持续 3 个月，连续 2 年。

▶ 发病机制

依据疾病定义和诊断标准，过去 COPD 的患病率数值差异很大，低至 5.5%，有些甚至高于 20%。2010 年，约有 14 800 万 18 岁以上美国人被诊断为慢性阻塞性肺病。然而，这个数值可能远远低于真正患慢性阻塞性肺病的人数。因为这种疾病通常直到出现明显和晚期症状时才能确诊。据估计，在美国至少还有 1200 万人患有慢性阻塞性肺病。

COPD 的患病率和死亡率随着年龄的增长而

大幅上涨,其中年龄超过 65 岁的人群患病率最高。35 岁以下很少有人患此病,因为长期吸入致病原会导致疾病发展。过去研究表明,男性 COPD 的患病率和死亡率大于女性。男性和女性之间患病率的差异是由吸烟率导致的。然而,最新数据表明,女性可能比男性更容易受到烟草的影响。从 2000 年开始,美国死于 COPD 的女性人数超过了男性人数。

烟草烟雾是迄今为止最重要的慢性阻塞性肺病的危险因素,估计有 80% 至 90% 的 COPD 归因于吸烟。死于 COPD 的患者中,吸烟者是非吸烟者的约 12～13 倍。一般说,只有 15% 到 20% 的吸烟者发展为具有明显临床症状的 COPD。然而,专家认为,这个数据大大低估了慢性阻塞性肺病所带来的负担。10 年吸烟史是发展成慢性阻塞性肺病的临界年限。25 岁后,非吸烟成人的第 1 秒用力呼气量(FEV$_1$)平均每年减少 20～40 毫升,对于易发展为 COPD 的吸烟者来说,FEV1 以 2～5 倍于非吸烟者的递减速度在减少。吸烟者戒烟导致肺功能持续平均每年以 2～5 倍于非吸烟者肺功能下降的速度下降。

其他慢性阻塞性肺病的危险因素包括年龄的增长、二手烟吸入、长期暴露于环境或职业污染、α- 抗胰蛋白酶缺乏、幼年反复呼吸道感染、COPD 家族史及低社会经济地位。和 COPD 有关的职业污染物包括矿物粉尘(主要来自煤矿和硬岩开采、开挖隧道、混凝土制造和硅接触)、有机污染物(主要来自棉花、亚麻、大麻或其他谷类作物)和有害气体(二氧化硫、异氰酸酯、镉及烟雾)。职业暴露引起 COPD 的病例约占全部病例的 19.2%,非吸烟者占 31.1%。

α- 抗胰蛋白酶缺乏是 COPD 很罕见的遗传因素,约占 2%～4% 的病例。这种酶缺乏是由于第 14 对染色体变异引起的,它可以因中性白细胞弹性蛋白酶增加组织损伤而导致幼年肝肺疾病。肺气肿的逐步发展与 α- 抗胰蛋白酶缺乏有关,吸烟也会显著增加此病发展的风险。这种罕见的隐性特征在北欧人群中常见。对具有遗传缺陷的患者研究表明患者多在 45 岁以下发病。

▶ 临床表现

A. 症状和体征

具有长期吸烟史以及慢性咳嗽、慢性咳痰、运动或休息时出现呼吸困难任一症状均应怀疑为慢性阻塞性肺病。这种咳嗽通常是慢性阻塞性肺病的初始症状,一般在清晨最严重,但也可以一整天持续存在,一般不会出现夜间咳嗽。咳痰最初也发生在早晨,随着疾病发展而越来越频繁,痰液颜色或量的变化预示着感染恶化。呼吸困难常与运动或在发病的早期锻炼有关,可以通过避免体育活动防止该症状的出现。静止性呼吸困难可能随着疾病发展而进展。医学研究理事会(MRC)呼吸困难指数是呼吸困难定量和评估 COPD 严重程度的验证工具。根据 MRC 的标准,呼吸困难可分为 5 个等级,第 1 等级指剧烈运动时出现呼吸困难,第 5 等级指不能短距离活动或者从事日常活动便出现呼吸困难。哮喘是 COPD 患者的临床症状。COPD 症状的严重程度和气流阻塞的程度呈高度相关,早期气流受限可能相对无症状。和 COPD 相关的症状如:水肿、胸闷、体重减少及夜间觉醒很少有报道。

慢性阻塞性肺病重要因素的初步评估包括评估风险因素(尤其是吸烟)、病史(哮喘、过敏、反复呼吸道疾病)和家族史。因为慢性阻塞性肺病常并发冠状动脉狭窄、心力衰竭、抑郁症、焦虑,这些并发症对症状及预后有着重要的影响,所以临床医生应当重在鉴别和治疗并发病。例如:约 30% 的 COPD 患者有充血性心力衰竭(CHF),约 30% 的 CHF 患者有慢性阻塞性肺病。每个症状之间都有关联,常常导致症状的恶化或急性暴发。

疾病早期的体格检查可能无阳性发现。疾病晚期,COPD 患者会出现呼吸音会减弱或减低、叩诊呈鼓音、呼气延长、呼气性哮鸣音。与 COPD 相关的体征还包括胸廓前后径增大称为"桶状胸",使用辅助呼吸肌肋间肌,缩唇呼吸。后者是指身子向前,利用肘部支撑缓解呼吸困难。颈静脉紧张提示右心压力增高,下肢水肿,中枢性发绀，第二心音扩大分裂提示右心衰竭和肺心病。血氧饱和仪可在休息或运动时评估血氧不足和辅助供氧的需要。

COPD 通常影响全身，不仅影响呼吸系统，还常常累及心血管、肌肉和免疫系统，尤其是伴有严重疾病的患者。另外，它还可导致体重缓慢下降，甚至恶病质（其是死亡的独立预测因素）。因此，COPD 患者应当测定体重指数（BMI）。其他系统可见包括细胞凋亡和肌肉废用导致的外周肌肉萎缩。COPD 具有个体差异性，可并发骨质疏松症、抑郁症、慢性贫血和心血管疾病。

B. 实验室所见

COPD 疑似患者可通过呼吸量测定法确诊。呼吸量测定法是一项判断存在气流阻塞及其严重程度的肺功能测验，是指应用支气管扩张剂后气流阻塞呈不完全可逆。关键的指标是 FEV_1 和用力肺活量（FVC）。FEV_1 是第一秒用力呼气容积，FVC 是尽力最大吸气后，尽力尽快呼气所能呼出的最大气量。$FEV_1/FVC < 70\%$，且伴有气流受限（即低于 12% 可逆性），可确诊为 COPD。

建议根据呼吸量测定法将 COPD 进行程度分级的指导方针已经颁布，USPSTF（美国预防工作小组）不推荐应用呼吸量测定法筛查无症状性 COPD 患者，因为除了患者年龄、吸烟状况和家族史没有其他的依据。此外，非选择性应用呼吸量测定法可在大于 70 岁的非吸烟者中导致大量 COPD 过度诊断。也不推荐在开始治疗后应用周期呼吸量测定法经常监视疾病状况或者修改疗法。然而，如果呼吸量测定法使患者的症状或者功能能力大幅改变，可应用呼吸量测定法。

尽管呼吸量测定法是主要的诊断试验，常用来诊断 COPD，其他测试有助于排除其他疾病或者并发病，胸部 X 片用来评估肺紊乱或肺结节、肺间质、肺纤维化、肺水肿改变。血细胞计数可用来排除贫血症或红细胞增多症。心电图对于疑有心肌缺血或充血性心力衰竭或有肺心病症状的患者是有帮助的。

▶ 鉴别诊断

COPD 的鉴别诊断包括哮喘、支气管扩张、闭塞性细支气管炎、肺癌、肺间质疾病、肺纤维化、结节病、囊性纤维化、肺结核、支气管肺发育异常。临床病史、体格检查和实验室检查如呼吸量测定法可以帮助诊断 COPD。然而，有证据表明病史和体格检查都不能明确气流受限程度。成人 COPD 确诊的最佳单一变量是超过 40 年的吸烟史。具有超过 50 年吸烟史、听诊哮鸣音和哮喘病史三种临床所见的人群极有可能发展为 COPD。反之，则是排除 COPD 的最主要因素。

▶ 治疗

COPD 的治疗目标是多方面的，包括增强肺功能，防治急性加重，降低住院频率和死亡率，延缓症状，提高运动耐量，提高与健康相关的生活质量。所有的 COPD 患者都应该进行疫苗注射，包括肺炎球菌疫苗和一年一次流感疫苗。因为吸烟是 COPD 的常见原因，所以对吸烟者来讲，戒烟是最重要的治疗措施。戒烟不仅可以预防和延缓 COPD 的发生和发展，也可以大大降低死亡率。患者戒烟后，其肺功能下降的速度接近于非吸烟者。"处理烟草使用和依赖"是由美国卫生和人类服务部在 2008 年颁布的综合循证指南。

对于任何年龄阶段的 COPD 患者，包括老年人，戒烟是最重要的措施。对于一般患者戒烟治疗显示有效，老年人亦如此。值得一提的是，研究通过在 50 岁及以上患者中进行心理咨询干预、医生建议、好友支持、根据年龄定制的自主材料、电话咨询、尼古丁贴片，已经证明这些戒烟措施的有效性。遗憾的是，65 岁以上的吸烟者戒烟的可能性较小。

COPD 患者的药物治疗依赖症状的严重程度、肺功能分级以及对特定药物的应答和耐受程度。阶段性治疗包括缓解症状，提高运动耐量和生活质量，尽可能降低死亡率。COPD 的特征是肺功能下降，然而目前的药物治疗没有一个可以最终防止肺功能下降。因此，药物治疗常常

表 34-1 COPD 的严重程度分级

分级:气流受限的严重程度	分级标准	临床症状	治疗
一级:轻度	$FEV_1/FVC < 70\%$ $FEV_1 > 80\%$ 预计值	有或无慢性咳嗽、咳痰症状,患者常常没意识到肺功能异常	积极减少危险因素:戒烟,预防感冒或肺炎球菌感染的疫苗 [a],必要时应用短效支气管扩张剂
二级:中度	$FEV_1/FVC < 70\%$ $50\% < FEV_1 < 80\%$ 预计值	运动时伴有呼吸困难,时有咳嗽、咳痰	规律单一或联合应用长效支气管扩张剂(β 受体激动剂或者抗胆碱药物),促进肺康复
三级:重度	$FEV_1/FVC < 70\%$ $30\% < FEV_1 < 50\%$ 预计值	运动时呼吸困难加重,休息时也出现,咳嗽喘息为主要症状,运动能力减弱,易感疲劳,反复发作,影响生活质量	因反复发作入院可吸入糖皮质激素,急性加重时口服类固醇药物
四级:极重度	$FEV_1/FVC < 70\%$ $FEV_1 < 30\%$ 预计值或 $FEV_1 < 50\%$ 预计值,伴有慢性呼吸衰竭	休息时气短,功能损害加重,肺通气增多,血氧不足,血碳酸过多症	如果出现呼吸衰竭或者氧含量较低可长期氧疗,必要时可考虑手术治疗

[a] 适用于 COPD 严重分期的所有阶段

用来减轻症状和减少并发症。表 34-1 已给出了 COPD 各阶段的治疗建议。

　　研究已经证明治疗伴有气流受限的无症状的 COPD 患者是没有意义的,因为无症状 COPD 患者的药物治疗对于其肺功能障碍的发展或者症状的进展没有效果。

　　当 COPD 转为吸入给药治疗时,训练和评估患者吸入器掌握技术至关重要。一些高龄 COPD 患者因为握力不足或协调障碍或认知障碍不能有效使用量吸入器(MDI),他们可以应用垫片或者喷雾器代替。使用垫片或者喷雾器使护理人员更加容易管理药物。一些研究证明干粉吸入器(DPI)比 MDI 容易操作,但是前者并未表现出显著优势。

A. 支气管扩张药

　　支气管扩张药对于 COPD 的症状治疗是非常重要的,为防止或减轻症状和急性发作常常在需要时运用短效药物,或规律运用长效药物。所有类别的支气管扩张药已被证实不需要通过改变

FEV_1 就可以提高 COPD 患者的运动能力。长效支气管扩张药比短效支气管扩张药更加有效且治疗上更加方便,主要包括 β 受体激动剂和抗胆碱能药。具有呼吸道症状的患者和 FEV_1 低于 60% 预计值的患者适合应用单一长效吸入剂,因为该种药物可以减少发作次数并提高与健康相关的生活质量。有数据证明单一长效吸入剂不适合应用于 $60\% < FEV_1 < 80\%$ 的有症状患者,但是少数人可以改善呼吸道症状。因为没有足够的证据证明第一类长效支气管扩张药由于其他类别,所以药物的选择要根据患者的喜好、经济情况及潜在不良反应。

1. β 受体激动剂

　　β 受体激动剂通过使细胞内的环磷酸腺苷(cAMP)含量增加,从而松弛支气管平滑肌,已证实该药对健康状况有所改善。短效 β 受体激动剂是治疗轻度患者的首选药物。一般建议应用沙丁胺醇治疗轻度 COPD 患者,因为此药比抗胆碱能类药物(如:异丙托溴铵)作用更快。口服药物一般比吸入药物作用慢且有更多的不良反应,一般

不建议应用。

长效 β 受体激动剂（LABA）用来治疗症状较久的患者，每次 1～2 喷，一天两次。LABA 可预防夜间支气管痉挛，增加运动耐量，减少发作频率和住院次数，提升生活质量。

β 受体激动剂刺激肾上腺素能受体，因此一方面可以使心率减慢，使易受影响的患者心律整齐。另一方面会带来不良反应，包括震颤、失眠和低钾血症。

2. 抗胆碱能类药物

抗胆碱能支气管扩张剂通过阻断毒蕈碱受体是平滑肌松弛。短效抗胆碱能支气管扩张剂，包括异丙托溴铵，必要时可用于缓解症状。短效吸入抗胆碱能药物的支气管舒张效应要比短效 P 受体激动剂持续的时间长，而且有可能延长到管理后 8 小时。长效噻托溴铵是症状持续患者的一线用药，因为它有效地延长支气管舒张超过 24 小时，减少无效通气。此外，与安慰剂相比，噻托溴铵被证明能改善呼吸困难，减少发作，改善健康相关的生活质量。

抗胆碱支气管扩张药的主要副作用是口干。一些病人还会出现口苦，金属味。闭角青光眼是一种非常罕见的并发症，只有在个人使用高剂量治疗的喷雾器时发生。一个 meta 分析担忧与噻托溴铵相关的过高的心血管发病率；然而，一个大型的随机对照试验显示不存在以上担忧。

B. 甲基黄嘌呤

茶碱是一种黄嘌呤衍生物，作为非特异性磷酸二酯酶抑制剂，它会增加在气道平滑肌细胞内环腺苷酸。支气管扩张往往在高剂量时最有效；然而，高剂量会增加毒性的。推荐的目标范围是 8～13mg/dl，可以达到治疗价值，避免毒性，该范围低于之前的建议。小剂量茶碱降低 COPD 患者急性发作但不改善肺功能。

茶碱比吸入型长效支气管扩张剂的有效性和耐受性差，如果吸入型长效支气管扩张剂是可用的和可负担得起的，不建议使用茶碱。毒性作用包括房性和室性心律失常的发作和癫痫大发作抽搐。其他更常见的副作用包括头痛、失眠、恶心、胃灼热。

C. 糖皮质激素

口服和吸入糖皮质激素在 COPD 的效应远没有在哮喘明显，而且他们的作用仅限于特定的适应证。大多数研究表明，常规吸入糖皮质激素治疗不能改变 FEV 逐步下降的趋势，或者降低 COPD 患者总体死亡率。然而，他们已经被证明能减少发作的频率和改善 $FEV_1 < 60\%$ 预计值（阶段Ⅲ或Ⅳ）和反复发作的 COPD 患者健康状况。

使用吸入型糖皮质激素治疗增加肺炎的可能性，并可能与骨矿物质密度降低有关。应避免系统性皮质类固醇长期治疗，这是由于多种副作用和不利的利益与风险的比率。系统性糖皮质激素治疗的副作用包括，类固醇性骨质疏松症、高血压、高血糖、肌病、谵妄。

然而，系统性皮质类固醇的短期治疗被用于慢性阻塞性肺病急性发作，因为能增加后续恶化的时间，减少治疗失败率，缩短住院时间，并改善低氧血症和 FEV_1。一项随机对照试验（RCT），COPD 患者恶化 8 周和 2 周的类固醇与安慰剂相比。在 8 周和 2 周疗程没有明显差异。一个随机对照试验比较等效剂量的口服给药和静脉注射类固醇（60 毫克每天）显示，住院时间和早期治疗失败没有不同。

D. 磷酸二酯酶 -4 抑制剂

磷酸二酯酶 -4 抑制剂，如：罗氟司特，通过抑制细胞内 cAMP 含量减少炎症反应。罗氟司特已被 FDA 批准在美国使用。重度或极重度 COPD 及长期发作史患者通过口服类固醇类药物可以减少发作次数，但不能与茶碱类药物同用。不良反应包括：恶心，食欲缺乏，腹痛，腹泻，失眠，头痛等。

E. 联合治疗

有症状的 COPD 患者且 $FEV_1 < 80\%$ 预计值者进行联合治疗有效果，但是没有明确的证据证

明其可以代替单一疗法。少数研究证明联合治疗比单一治疗效果明显。例如：短效 β 受体激动剂与抗胆碱能类药物联合治疗对提升 FEV_1 比单一应用两者中任一种更加有效更加持久。另外，吸入激素联合长效 β 受体激动剂在减少发作次数和改善肺功能及中重度 COPD 患者健康状况方面比单一药物治疗更加有效。然而，科克兰最近综述得出联合吸入药的相对有效性和安全性尚无定论，而且，联合治疗会中度增加不良反应的风险。

F. 化痰药

该药通过降低痰液黏度和黏性从而促进排痰。然而，很少证据证明其可以在主观上或客观上改善肺功能或者临床症状。

G. 抗生素

抗生素可用于急性细菌性 COPD 急性加重期，但不建议常规应用于慢性 COPD 患者。中重度 COPD 急性加重期可应用抗生素减少治疗无效和死亡的风险。目前抗生素的最佳选择和治疗长短仍未确定。

H. 氧疗

指导方针建议临床医生对重度血氧不足（氧分压 $PaO_2 < 55mmHg$ 或者氧饱和度 $SpO_2 < 88\%$）应用持续氧疗。研究证明对严重血氧不足的 COPD 患者进行每天持续 15 小时及以上的辅助供氧可帮助提高他们的生存率及其生活质量。

I. 减少肺容量

切除手术，肺容量减少手术（LVRS）与肺移植已被用来治疗 COPD。然而，研究证明此手术不适宜高龄患者。切除术可以用来少数巨疱性肺气肿（单个或多个巨大肺泡占肺部的 30% 或一半以上）的 COPD 患者。手术切除这些肺大疱可以恢复主要的肺功能并改善症状。LVRS 是难治性严重肺气肿不伴有呼吸困难的最佳治疗手段。多种手术方法和减少技术已被应用于临床。总体来说，LVRS 对生存的益处优于药物治疗还没被证

实，但已证实其对于少数上叶肺气肿和底部运动能力的患者可提高其生存率和改善生活质量。单侧或双侧肺移植是重度 COPD 患者的首选措施，研究证明肺移植可明显改善生活质量，但对生存的影响不是很明确。然而，双侧肺移植的相对禁忌证是年龄大于 60 岁的患者。

J. 肺疾病康复

肺疾病康复项目在改善运动能力、生活质量和症状减轻方面有积极疗效，与年龄无关。有限的数据证明肺疾病康复的益处也包括减少住院次数和改善生存状况。肺疾病康复运用多元科技研究法包括教育和运动训练，该方法应当被用来治疗有症状且 $FEV_1 < 50\%$ 预计值的患者和气流受限伴有呼吸困难的 COPD 患者，减少其运动耐量，因为其身体条件而限制运动，否则会损害其健康状况。

▶ 预后

尚未证实药物疗法可以减缓或逆转逐渐丧失的肺功能，因为多样性病史和个体差异导致 COPD 仍很难预诊断。从患者及其医生那里得到的数据显示很少在 COPD 患者中进行护理计划，即使有，也做得不好。COPD 患者常常不了解这种疾病，认为它是一种生活限制性疾病。有不到 1/3 重度 COPD、CHF 及肺癌患者预测平均寿命不到 1 年，但往往活不过 1 个月。临床医生自己提出了他们认为的工作缺陷，即不能等到重度 COPD 患者病情严重到不能做治疗决定的时候才开始讨论临终关怀。提高临终关怀决策是具有里程碑意义的决定，了解预后、并预立遗嘱，此时治疗的风险（SUPPORT），也不能影响到临终关怀。具体来说，SUPPORT 证明 COPD 患者表现出对关怀的偏爱，主要集中在舒适度，而不是延长寿命的措施。而且 COPD 患者比肺癌患者更有可能接受有创机械通气、心肺复苏术和胃管喂食。

虽然预后可能很困难，但可以研发了一些工具来帮助医生分层病情的严重程度。例如，全球倡议慢性阻塞性肺疾病（GOLD）指导方针通过呼

吸量测定法决定气流受限的等级,进而对 COPD 从 I-Ⅳ级进行分类。GOLD 指导方针对每个阶段的患者制订了辅助治疗建议。GOLD 指导方针是片面的,因为它仅仅考虑到气流受限的程度,却没考虑到患者的症状或并存症。BODE 索引包括 BMI、运动能力和呼吸困难的主观治疗手段(见框 34-1),可以估测死亡率,并提供给医生特别的工具对疾病的严重程度如何影响寿命进行分类。更高的 BODE 评分对应增加死亡的风险。

虽然博德指数已有助于存活时间超过 1～3 年的预测,但它不能验证预测 <6 个月的生存期。目前全国临终关怀与姑息治疗组织对慢性阻塞性肺病临终关怀的标准包括休息时呼吸困难致呼吸功能降低,以及终末期肺部疾病的恶化导致急诊或住院治疗肺部感染和或呼吸衰竭增加。$FEV_1<30\%$ 和(或)每年减少 >40ml 的客观依据证明病情恶化,但没有认证的必要。除此之外的后续其他支持认证的善终益处的表现:低氧血症 PO_2(氧分压)<55mmHg 或过氧物酶(脉搏血氧仪)<88%(对补充氧气)或高碳酸血症($PCO_2>55mmHg$),右心脏衰竭的肺疾病(肺心病),过去的 6 个月体重减轻 >10%,或静息状态下心动过速,心率 >100/分钟,当然,这些标准作为经验法则可以指导临床医生更积极地考虑为终末期慢性阻塞性肺病患者增加可用的服务,但研究表明,他们不能准确预测生存时间。虽然流行病学学家和研究人员已经开始确定会引起 COPD 患者在未来 6～12 个月内死亡,但是,或许考虑提前关怀 COPD 患者的计划,这一常识性的做法是最实际的。

COPD 患者不良预后相关因素包括 $FEV_1<$ 预计值的 30%,状况不断下降,并在日常的生活中出现新的相关症状表现,在过去一年中有超过 1 次的急性住院治疗史,伴发有其他疾病、高龄、抑郁以及单身。临床医师对其中的许多病人鉴定为,应及时讨论高级护理计划的。医学代理的鉴定是有意义的第一步。理想情况是,为这一特定目的安排在就诊期间,进行医生,病人和指定代理之间的讨论。讨论的主题可能会包括病人对他

框 34-1 博德指数

MMRC(修订医学研究理事会)呼吸困难量表是 5 分制,患者的呼吸困难的等级可以分为 0～4 级。零关联,只有剧烈运动时呼吸困难和 4 级相关,轻微呼吸运动(离开家,穿衣服)即可引起呼吸困难。欲了解更多信息,请参见文献 Nishimura K, Izumi I Tsukino M, Oga I. Dyspnea is a better predictor of 5-year survival than airway obstruction in patients with COPD. *Chest*, 2002;121(5):1434-1440. 6 分钟步行试验是一种简单的测试,可以测量病人可以在 6 分钟的时间内走在一段平坦,坚硬的表面的距离。它已被用于医学干预中度至重度心脏和(或)肺部疾病患者中进行测试。欲了解更多信息,请参见美国治疗学会(ATS)委员会临床肺功能实验室的能力标准。美国治疗学会声明:六分钟步行试验的指导方针。*Am J Respir Crit Core Med*. 2002;166(1):111-117.

变量	博德指数			
	0	1	2	3
FEV_1(% 预计值)	≥65	50～64	36～49	≤35
6 分钟步行试验(米)	≥350	250～349	150～249	≤149
MMRC 呼吸困难量表	0～1	2	3	4
身体质量指数	>21	≤21		

博德指数分数	1 年死亡率	2 年死亡率	52 个月死亡率
0～2	2%	6%	19%
3～4	2%	8%	32%
5～6	2%	14%	40%
7～10	5%	31%	80%

们的疾病的理解和疾病的进展过程,病人对延长生命的启动和终止措施的选择,包括积极的机械通气,进行讨论,并确定生命最后最合适的护理设备(家与医疗机构)。在整个疾病过程中,维持生命支持治疗的支持设备可能会改变;因此,对

病人偏好的重估在再次住院，出现新的功能状态衰退，和（或）新的氧气的相关治疗后，显得尤为重要。

随着慢性病和严重的慢性阻塞性肺病的发展，已经很清楚慢性阻塞性肺病是消耗卫生服务资源与费用主要的疾病。该中心的医疗保险和医疗补助服务中心（CMS）已经开始要求进行健康计划，计划侧重于进行绩效改进以减少再入院。具体而言，从2014年开始，CMS将减少给医院慢性阻塞性肺病30天内再入院的高额支付。绩效改进计划集中在药物管理，出院计划，以降低再住院为目标的过度照顾慢性阻塞性肺病方面。使用GOLD指导，优化个性化的药物治疗方案，尤其注重入院后教会患者正确的吸入器给药、调节和每个服药目的的患者教育。除了适当的药物调节，在需要的时候应注重规划氧气治疗，进行恰当的调试和肺康复。过度计划对所有慢性病管理都有着至关重要的作用，应把重点放在医疗服务提供者，家庭成员和家庭护理机构之间良好的沟通上。

A controlled trial to improve care for seriously ill hospitalized patients. The study to understand prognoses and preferences for outcomes and risks of treatments (SUPPORT). The SUPPORT Principal Investigators. *JAMA.* 1995;274(20):1591-1598.

Adams SG, Smith PK, Allan PF, et al. Systematic review of the chronic care model in chronic obstructive pulmonary disease prevention and management. *Arch Intern Med.* 2007;167(6):551-561.

Almagro P, Barreiro B, Ochoa de Echaguen A, et al. Risk factors for hospital readmission in patients with chronic obstructive pulmonary disease. *Respiration.* 2006;73(3):311-317.

Barr RG, Bourbeau J, Camargo CA, Ram FS. Inhaled tiotropium for stable chronic obstructive pulmonary disease. *Cochrane Database Syst Rev.* 2005;(2):CD002876.

Calverley P, Pauwels R, Vestbo J, et al; TRial of Inhaled STeroids ANd long-acting beta2 agonists study group. Combined salmeterol and fluticasone in the treatment of chronic obstructive pulmonary disease: a randomized controlled trial. *Lancet.* 2003;361(9356):449-456.

Calverley PM, Anderson JA, Celli B, et al; TORCH investigators. Salmeterol and fluticasone propionate and survival in chronic obstructive pulmonary disease. *N Engl J Med.* 2007;356(8):775-789.

Calverley PM, Rabe KF, Goehring UM, Kristiansen S, Fabbri LM, Martinez FJ; M2-124 and M2-125 study groups. Roflumilast in symptomatic chronic obstructive pulmonary disease: two randomised clinical trials. *Lancet.* 2009;374(9691):685-694.

Celli BR, Cote CG, Marin JM, et al. The body-mass index, airflow obstruction, dyspnea, and exercise capacity index in chronic obstructive pulmonary disease. *N Engl J Med.* 2004;350(10):1005-1012.

Celli BR, Thomas NE, Anderson JA, et al. Effect of pharmacotherapy on rate of decline of lung function in chronic obstructive pulmonary disease: results from the TORCH study. *Am J Respir Crit Care Med.* 2008;178(4):332-338.

Claessens MT, Lynn J, Zhong Z, et al. Dying with lung cancer or chronic obstructive pulmonary disease: insights from SUPPORT. Study to Understand Prognoses and Preferences for Outcomes and Risks of Treatments. *J Am Geriatr Soc.* 2000; 48(5 Suppl):S146-S153.

De Jong YP, Uil SM, Grotjohan HP, Postma DS, Kerstjens HA, van den Berg JW. Oral or IV prednisolone in the treatment of COPD exacerbations: a randomized, controlled, double-blind study. *Chest.* 2007;132(6):1741-1747.

Fried TR, Bradley EH, O'Leary J. Changes in prognostic awareness among seriously ill older persons and their caregivers. *J Palliat Med.* 2006;9(1):61-69.

Halbert RJ, Natoli JL, Gano A, Badamgarav E, Buist AS, Mannino DM. Global burden of COPD: systematic review and meta-analysis. *Eur Respir J.* 2006;(28):523-532.

Institute for Clinical Systems Improvement. Diagnosis and Management of Chronic Obstructive Pulmonary Disease (COPD). 2011. https://www.icsi.org/_asset/yw83gh/COPD.pdf. Last accessed on October 24, 2013.

Janssen DJ, Engelberg RA, Wouters EF, Curtis JR. Advance care planning for patients with COPD: past present and future. *Patient Educ Couns.* 2012;86(1):19-24.

Littner MR. In the clinic: chronic obstructive pulmonary disease. *Ann Intern Med.* 2011;154(7):ITC4-1-ITC4-16.

Mahler DA, Wire P, Horstman D, et al. Effectiveness of fluticasone propionate and salmeterol combination delivered via the Diskus device in the treatment of chronic obstructive pulmonary disease. *Am J Respir Crit Care Med.* 2002;166(8):1084-1091.

National Institute of Clinical Excellence. *Management of Chronic Obstructive Pulmonary Disease in Primary and Secondary Care, 2010.* http://www.nice.org.uk/guidance/cg101. Accessed on July 2, 2012.

Qaseem A, Wilt TJ, Weinberger SE, et al; American College of Physicians; American College of Chest Physicians; American Thoracic Society; European Respiratory Society. Diagnosis and management of stable, chronic obstructive pulmonary disease: a clinical practice guideline update from the American College of Physicians, American College of Chest Physicians, American Thoracic Society, and European Respiratory Society. *Ann Intern Med.* 2011;155(3):179-191.

Ram FS, Rodriguez-Roisin R, Granados-Navarrete A, Garcia-Aymerich J, Barnes NC. Antibiotics for exacerbations of chronic obstructive pulmonary disease. *Cochrane Database Syst Rev.* 2006;(2):CD004403.

Singh S, Loke YK, Furberg CD. Inhaled anticholinergics and risk of major adverse cardiovascular events in patients with chronic obstructive pulmonary disease: a systematic review and meta-analysis, *JAMA.* 2009;301(12):1227-1230.

Tashkin DP, Celli B, Senn S, et al; UPLIFT Study Investigators. A 4-year trial of tiotropium in chronic obstructive pulmonary disease. *N Engl J Med.* 2008;359(15):1543-1554.

U.S. Preventive Services Task Force. Screening for chronic obstructive pulmonary disease using spirometry: U.S. Preventive Services Task Force recommendation statement. *Ann Intern Med.* 2008;148(7):529-534.

Welsh EJ, Cates CJ, Poole P. Combination inhaled steroid and long-acting beta2-agonist versus tiotropium for chronic obstructive pulmonary disease. *Cochrane Database Syst Rev.* 2010;(5):CD007891.

相关网站

American Lung Association. *Chronic Obstructive Pulmonary Disease*. 2008. http://www.lung.org/assets/documents/publications/lung-disease-data/ldd08-chapters/LDD-08-COPD.pdf

Centers for Disease Control and Prevention. *Public Health Strategic Framework for COPD Prevention*. http://www.cdc.gov/copd/pdfs/Framework_for_COPD_Prevention.pdf

Global Initiative for Chronic Obstructive Lung Disease. *Global Strategy for the Diagnosis, Management, and Prevention of Chronic Obstructive Pulmonary Disease, 2013*. http://www.goldcopd.org/guidelines-global-strategy-for-diagnosis-management.html

National Heart Lung and Blood Institute. *Morbidity & Mortality: 2012 Chart Book on Cardiovascular, Lung, and Blood Diseases*. http://www.nhlbi.nih.gov/resources/docs/2012_ChartBook.pdf

第35章
胃肠道和腹部不适

Karen E. Hall, MD, PhD

▶ 老年人一般原则

据2005年来自美国人口普查局的数据，45万～50万65岁以上的老年人，至少有1种胃肠道（GI）的不适，影响了他们的日常生活，并可能因此就诊。GI症状是在老年人中很常见，范围从轻度自限性的便秘或胃酸返流到威胁生命的感染性结肠炎或肠缺血的。老年人除了憩室炎和结肠癌发病率不断增加，其他常见并发症，如需要非类固醇抗炎药的疼痛和需要使用抗凝血剂的心房纤维性颤动的发病率也在增加。此外，胃肠道并发症，如溃疡或出血的风险也增加。患者可因年老而致生理的改变，出现严重的胃肠道疾病或异常的症状。这方面的一个例子，比如：出现胃肠道穿孔或结肠炎老年患者，却没有防护性动作或显著腹部压痛，这一现象就是伴随着老龄化，内脏敏感性降低的结果。结肠神经肌肉控制的改变与衰老容易导致便秘，从而解释了卧床休息或使用便秘药物会使便秘和干结的患病率增加。

▼ 食道疾患

诊断要点

▶ 至少有40%的老年人的每月都经历胃食管反流，并且通常需要进行长期治疗。
▶ 为了最大限度地提高生活质量，减少就诊，可以

在开始用质子泵抑制剂的同时改变生活方式来治疗反流。
▶ 吞咽困难可能是口咽吞咽困难（主要是由神经系统疾病引起）或食道吞咽困难，食道吞咽困难一般有其他病史。
▶ 食管癌在老年人中通常是严重的状态，有进行性吞咽困难、体重减轻等症状。

胃食管反流病

▶ 老年人一般原则

胃食管反流病（GERD）是常见的影响老年人的胃肠道疾病之一。人口研究表明，年龄超过65岁的成年人中超过20%的人每周至少有一次胃灼热。这实际上可能低了GERD患病率，因为研究发现，虽然随着年龄的增长症状的强度有所降低，但反流的严重性和并发症的危险性在不断增大。一旦出现症状，50%以上患者将有持续的症状，并可能需要进行持续的药物治疗。

▶ 临床表现

A. 症状和体征

如果病人有典型的胃灼热（胸骨后燃烧与辐射到口腔和咽喉）和反酸的症状，并且如果这些

症状通过治疗能够改善，就可以较为容易的诊断为 GERD。随着年龄的增加，病理生理发生变化可能会使 GERD 症状减轻，使得病人出现不典型症状，如：慢性咳嗽，恶性哮喘，喉炎，或反复胸痛，而不是胃灼热。

B. 实验结果

食管炎患者可能会有贫血，缺铁症状。食管炎是引起贫血的一个更常见的原因，不明原因性贫血的老年患者应进行胃镜（EGD）检查，检查是否是食管炎和其他上消化道性出血引起。

C. 诊断研究

上消化道内镜检查（EGD）应在具备以下条件的 GERD 患者中进行：年龄超过 50 岁，有反流症状，进行药物治疗后症状仍持续；有超过 5 年的胃酸反流史；并有可能因反酸并发其他症状。即使是年龄很大，身体虚弱的病人，进行 EGD 也是安全的。患者如果觉得有胃食管反流症状不典型或肠外的表现，就应该在工作后进行有 24 小时pH 检测评估，包括 EGD 等其他恶性肿瘤相关的检查。食管测压不经常用于老年 GERD 患者的评价，除非正在考虑进行抗反流手术。

▶ 鉴别诊断

有胃灼热和吞咽困难的老年患者，必须考虑和排除食管和（或）胃的恶性肿瘤。胸痛或咳嗽的病人往往必须要经过评估，以排除急性冠脉综合征，主动脉夹层或肺部疾病。声嘶和咳嗽的患者，可能需要评估，以排除口咽原因，如：中风或恶性肿瘤引起的吞咽困难。

▶ 并发症

已发现的与 GHRD 相关的并发症，包括食管炎和食管溃疡、出血、狭窄、Barrett 食管和食管腺癌，上述并发症在年龄大于 65 岁的患者中有所增加。人口研究发现，增加并发症的风险因素包括年龄增大、男性、白人以及食管裂孔疝的存在。

▶ 治疗

老年人和年轻患者 GERD 的治疗基本上相同。尽管随着表 35-1 中推荐的抑酸药物的起效，生活方式会"加快"改变，质子泵抑制剂（PPI）的使用和生活方式的改变通常会使就诊变得更少，治疗过程缩短，提高患者的满意度，并降低整体成本。一般不建议老年患者使用西咪替丁，因为潜在的药物相互作用及副作用发生率与其他组胺受体拮抗剂较高。

症状持续或者与上消化道内镜检查治疗未完全解决症状。虽然有效，使用慢性 PPI 和长期使

表 35-1　治疗胃食管反流病

1. 生活方式的改变
   少吃多餐
   避免巧克力，薄荷，以及酸性食品（番茄汁，柑橘汁）或刺激产酸（含咖啡因的食品）的食物
   睡前 3～4 小时禁食
   尽量减少脂肪，酒精，咖啡因，尼古丁的摄入，尤其是在夜间
   睡觉时的床升高 15 厘米
2. 抗酸冲剂或药片
   碳酸钙制剂（兰达），抗酸剂，Gaviscon，吃药，制酸药
3. 组胺 -2 受体拮抗剂
   西咪替丁（泰胃美，不建议老年患者常规使用，因为药物的相互作用会使谵妄的发病率增加）
   法莫替丁（Pepcid 20 毫克 QD 或 BID）
   尼扎替丁（AXID 150 毫克 QD 或 BID）
   雷尼替丁（雷尼替丁 150 毫克 QD 或 BID）
4. 质子泵抑制剂
   埃索美拉唑（耐信；20～40 毫克 QD）
   兰索拉唑（兰索拉唑；15～30 毫克 QD）
   奥美拉唑（洛赛克；20～40 毫克 QD）- 适用非处方为奥美拉唑 20 毫克
   泮托拉唑（的 Protonix 40 毫克 QD）
   雷贝拉唑（AcipHex 20 毫克 QD）
5. 手术
   腹腔镜胃底折叠术
   尼森胃底折叠术

表35-2 PPI 的并发症

1. 骨质疏松症
2. 小肠菌群失调
3. 增加感染的易感性与肠道致病菌
   腹泻
   难治性梭状芽孢杆菌
4. 药物间相互作用
   细胞色素 P450 与阿扎那韦相互作用
   氯吡格雷吸收减少
5. 增加吸入性肺炎的易感性
6. 维生素 B_{12} 和铁吸收障碍
7. 增加了患幽门螺杆菌胃炎的风险
8. 急性间质性肾炎

用质子泵抑制剂（>7年）会相对增加 1.97 的骨质疏松症的风险。已经有报告显示其他问题，如氯吡格雷联合使用质子泵抑制剂（表 35-2）会降低氯吡格雷对预防冠状动脉支架闭塞的抗凝效能。

　　出于这些原因，建议重新评估服用质子泵抑制剂的患者的服药时间是否需要超过 6 个月。

　　抗反流手术应在治疗重度难治性胃食管反流病并发症中给予保留。从多中心研究结果显示，老年人的发病率和死亡率并未增多。然而，在较年轻的回流手术患者，虽然 10%～15% 的患者术后症状减轻，但 60% 的患者在之后的 5～15 年要服用抑酸药。内镜下治疗胃食管反流病的方法已经逐步失用，因为并发症太显著。

吞咽困难

▶ 老年人一般原则

　　吞咽困难或吞咽障碍，是老年人常见的症状。吞咽困难被列为口咽（转移）或食道（过境）。口咽吞咽障碍是指液体或固体从口腔到食道上部的运动受阻。随着衰老的几个影响咀嚼和吞咽食物的变化，包括疼痛或牙病，口腔干燥症，义齿不合适，下颌受损。随着年龄的增加，食物进入咽部的过程减缓，导致咽部和食管上括约肌（UES）之间的放宽延迟功能失调。该结果可能造成食物穿透声带以上的区域，并可能吸入进气管。对年龄超过 85 岁的健康成年人的研究表明，大约 10% 的人不愿做钡餐 X 光透视活动造影术。原因是可能会引起舌头，软腭，口咽和食管上括约肌的神经肌肉障碍，如：脑血管疾病，帕金森病，多发性硬化，阿尔茨海默病和上运动神经元疾病。其他原因包括肌肉疾病如重症肌无力，多发性肌炎和淀粉样变性。最后，有口腔、颈部手术史或放射史的病人有吞咽困难的风险。在食管远侧到食管上括约肌发生的吞咽困难是中转吞咽困难，比转运吞咽困难更为常见。基层医护服务机构提供的患者关于吞咽困难的报告显示，最常见的诊断分别为食管反流（44%）、良性狭窄（36%）、食管运动障碍（11%）、肿瘤（6%）、感染性食管炎（2%）和弛缓不能（1%）。

▶ 临床表现

A. 症状及体征

　　口咽部吞咽困难患者一般吞咽的过程中会有咳嗽、梗塞、呛食。患者也可能会吞咽疼痛或者疼痛吞咽（表 35-3）。有吞咽通过困难的患者常常抱怨的固体食物或液体"粘"，"贴"或"挂"在他们的食道里，并可能指向其出现问题的位置 - 胸骨处。常见的一系列问题和推导在图 35-1 中列出，近 90% 的食管（通过）吞咽困难的原因能够确定。固体吞咽困难通常反映了一个基本的机械性梗阻，而液体和固体同时吞咽困通常反映了一个潜在的神经肌肉疾病。患者吞咽疼痛可能有潜在的感染（念珠菌性食管炎）或阻塞。梅核气（喉咙内有胀满感，吃东西后能缓解）是一种良性疾病，可能是对食管被动扩张作出反应。吸烟或酗酒史与鳞状细胞食道癌的风险增加有关。医生应该寻找贫血和因无法进食而至体重减轻的原因，其中任何一个都可能是严重的疾病如：恶性肿瘤造成的结果。确定吞咽困难（固体或固体和液体）和吞咽障碍（间歇性或渐进性的）的性质对诊断会有所帮助。最后，胸部疼痛或酸反流相关症状应引起重

表35-3　吞咽疼痛的原因

1. 药物治疗
   四环素
   奎尼丁
   多西环素
   阿仑膦酸钠
   铁
   非甾体抗炎药阿司匹林
   维生素C
   氯化钾
2. 感染
   病毒（单纯疱疹病毒，巨细胞病毒，艾滋病毒，水痘带状疱疹病毒）
   细菌（分歧杆菌）
   真菌（念珠菌，曲霉菌）
3. 酸反流病
4. 其他
   缺血
   化疗辐射
   克罗恩病
   结节病

视，因为胃食管反流病是引起消化道狭窄、Barrett食管和腺癌的危险因素。

B. 诊断研究

在老年人中，食管钡餐往往是用来评估吞咽困难的最初步检查，但是 EGD 能进行恶性肿瘤的检查，并采取活检。在 EGD，可如果有狭窄或肿块存在，食道管径可能扩大。通过性吞咽困难患者应通过语言病理学家进行评价，运用浓稠和固体的食物协助吞咽研究（改良钡餐或透视检查）。如果上消化道内镜检查正常却仍有吞咽困难，那么就要进行食管测压检查。这是一个安全且容易执行的方法，可以准确地找出造成吞咽困难的神经肌肉疾病。

▶ 治疗

基础治疗能保证充足的营养和防止误吸。要教转运性吞咽困难患者哪些食物可以安全地吞咽，怎样适当地进行吞咽，以及调整姿态，以改善他们的吞咽。药物治疗通常是无效的。转运性吞咽困难患者可由收缩压增高引起（贲门失弛缓症和食管下括约肌[LES]痉挛）对 LES 扩张有益处，注射肉毒杆菌毒素或药物能降低平滑肌收缩（抗胆碱药，钙离子拮抗剂，硝酸酯类）。在老年患者中进行的 Heller 腹腔镜手术在治疗贲门失弛缓症与中具有相当的安全性和有效性。如果病人发生误吸或营养状况受到影响或者没有进食能力，应考虑空肠吻合术或胃造瘘术进行喂养。老年痴呆患者使用胃管是有争议的（参见第 68 章，"老年人营养充足的定义"）。

运动性障碍

▶ 老年人一般原则

老年人的食管运动障碍，可能由基础疾病或与年龄相关的变化引起的。

▶ 临床表现

A. 体征和症状

通常表现为吞咽困难，胸痛或持续性胃酸倒流疾病的其他症状。老年人常见的食管运动障碍包括弥漫性食管痉挛，胡桃夹食管，食管下括约肌高压和食管无力。这些症状需通过食管测压进行诊断。

贲门失弛缓症是最公认的食管运动功能紊乱，发病率随着年龄的增长而增加，100 000 个老年患者中有 7～12 人受到影响。治疗方法包括气囊扩张，注射肉毒杆菌毒素以及手术治疗。药物治疗（例如：硝酸盐，钙通道阻断剂）很少有效；虽然这些治疗对其他导致吞咽困难导致的运动障碍有效（参见以上"吞咽困难"）。气囊扩张能显著缓解许多患者的症状，但有 3% 至 10% 的穿孔风险。对于许多年龄较大的贲门失弛缓症患者，初始治疗注射肉毒杆菌毒素安全有效的，并能使大多数患者的症状缓解长达 12 个月，而且往往需

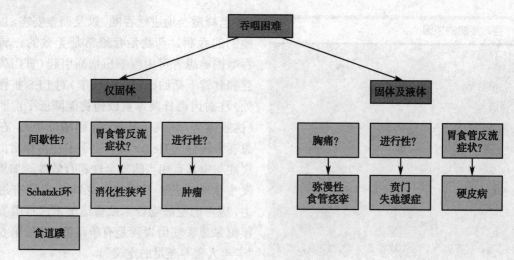

图35-1 吞咽困难的评估

要进行第二次注射,通常也是有效的。很少有副作用,其中包括短暂的胸部或腹部疼痛,皮疹或低烧。气囊扩张术或肉毒毒素注射治疗失败考虑进行手术的患者应慎重选择,因为手术的并发症发生率较高。

 消化性溃疡

诊断要点

▶ 消化性溃疡病通常是由非甾体抗炎药(NSAID)或幽门螺杆菌引起的。

▶ 并发症多见于老年人。

▶ 消化不良是老年人常见的主诉,要求做内镜检查,以排除溃疡或癌症。

▶ 无特异性症状,诊断往往被延误。

消化性溃疡病

▶ 老年人一般原则

消化性溃疡病(PUD)指的是胃溃疡(GUS)和十二指肠球部溃疡(DUS)。在美国今年将有大约500万例消化性溃疡,人口统计数据显示美国正朝老龄化转变。这可能是NSAID类药物,幽门螺旋杆菌感染以及长寿人口增加多的结果。老年人更容易患消化性溃疡的并发症,包括住院,需要输血,紧急手术和死亡。消化性溃疡的两个最常见的原因使非类固醇性抗炎药和幽门螺旋杆菌。

▶ 临床表现

A. 症状和体征

患者可出现呕血或咖啡样呕吐物。与年轻患者相比,老年消化性溃疡患者上腹部疼痛较少,多达50%的患者没有胃部或十二指肠疼痛。由于老年患者很少或根本没有明显的溃疡表现,穿孔等并发症在这个年龄组也较常见。慢性溃疡可以呈现与胃出口梗阻样的症状例如:早饱,恶心,呕吐和贫血。

B. 检查

怀疑有消化性溃疡的患者,应进行全血细胞计数(CBC),凝血酶原时间,血清尿素氮(BUN)和肌酐和大便隐血等检查。应询问患者消化性溃疡的病史;服用阿司匹林,NSAID类药物和华法林和以往的检查结果(上消化道系统,幽门螺旋杆菌检查)。上消化道内镜检查应在怀疑有消化性溃疡的老年患者中进行,以确定病变的部位,进行胃幽门螺旋杆菌活检,排除恶性肿瘤,必要时进行内镜治疗出血性溃疡。

▶ 并发症

出血和穿孔是 PUD 最常见的并发症,并且根据报道约 50% 的是 70 岁以上的患者。胃肠道出血的发生率和死亡率在年龄大于 70 岁的患者中更高。

▶ 治疗

如果发现溃疡,至少要用 PPI 治疗 8 周以确保痊愈。停止 NSAID 和阿司匹林的使用。应该进行活检幽门螺杆菌脲酶生产的测试,并且如果患者被发现是幽门螺旋杆菌阳性,应该马上进行双重或三重的抗生素治疗。胃溃疡,应在治疗 8~12 周后复查 EGD,以确保溃疡是不是恶性的。之前有消化性溃疡病史的患者,需要长期服用 NSAID 或阿司匹林,在服用 NSAID 或阿司匹林(ASA)的同时服用 PPI 或米索前列醇进行治疗。这两种药物能有效降低长期服用 NSAID 的患者患消化性溃疡的风险,但作为同一类型的药物,PPI 一般比米索前列醇有更好的耐受性。有严重并发症的患者,如:出血或穿孔,应避免使用的 NSAID 和 ASA,因为即使有预防性使用质子泵抑制剂或米索前列醇,再次出血的风险很高。

消化不良

▶ 老年人一般原则

消化不良的定义是,上腹部慢性或反复疼痛、不适,一般认为是出现在上部胃肠道。这些症状在临床实践中极为常见,影响 20% 至 30% 的老年人。

▶ 临床表现

A. 症状及体征

患者会有上腹部疼痛,恶心,腹胀,早饱或反流症状。传统上已将消化不良分为溃疡型,反流型或运动障碍型;然而,这种分类尚未满意地显示出改善消化不良患者诊断或治疗方法,说明该类症状是无特异性的。然而,区分患者的器质性问题是重要的,如:胃溃疡,功能性和非溃疡性消化不良的区分,因为它们的治疗方式存在明显差异。

消化不良的诊断从详尽的病史和体格检查开始到确定疼痛或不适是否出现在胃肠道或其他地方(心脏、肺、骨骼肌肉系统)。应询问患者是否有明显消瘦,吞咽疼痛,吞咽困难,消化性溃疡病史,胰腺炎,胆道疾病,出血,外伤史,家族消化道癌症史,失血或黄疸的迹象。幽门螺旋杆菌感染是消化性溃疡的危险因素,并占了消化不良的病例的相当一部分。在世界范围内,50% 以上年龄超过 60 岁的患者有幽门螺旋杆菌感染,但大多数无症状。无创检测幽门螺杆菌尿素酶包括呼吸测试和粪便抗原。这些检查比血清抗体的幽门螺旋杆菌检查更加敏感和特异。进行内镜检查的消化不良患者应该进行幽门螺杆菌活检标本的快速尿素酶试验测试,若为阳性,要进行 14 天的三联疗法(PPI + 克拉霉素 + 阿莫西林)。

B. 诊断研究

实验室检查,应包括血常规,红细胞,沉降率(ESR),肝功能检查(肝功),电解质,淀粉酶,脂肪酶。老年患者应进行胃镜诊断,以排除溃疡或癌症。上消化道内镜检查的初步测试已经被证明可以改善生活,减轻消化不良的症状。如果胃镜检查正常,而症状持续,应进行右上腹(RUQ)超声检查以检查胆囊炎(胆囊壁增厚和流体胆囊周围)。如果超声检查正常,不适依然存在,应进行固相胃排空扫描检查。在有持续症状的老年患者中,应进行腹部 CT 造影扫描以排除隐匿性恶性肿瘤。

▶ 治疗

如果腹痛是由一种特定的疾病引起,那么治疗将由诊断指导。然而,有持续消化不良症状但检查结果正常的患者被归类为非溃疡性消化不良。治疗本组病例相当具有挑战性的。很少有数据支持常规使用制酸剂、抗胆碱剂或硫糖铝。组胺受体拮抗剂常规治疗已显示出轻微的好处，但每天使用一次或两次 PPI 类药物能够获得更好的结果。考虑抑郁症的躯体化作为一个潜在的根本原因很重要，因为最近的研究表明，慢性腹痛和抑郁症具有相关性。老年患者可能有抑郁症的躯体症状，如：胸痛、腹痛、恶心、早饱。已发表的研究报告证明使用选择性 5- 羟色胺再摄取抑制剂（SSRI）治疗消化不良，上述症状没有得到控制，然而，如果患者有其他抑郁症的症状和迹象，应考虑使用 SSRI。已被用于治疗慢性疼痛的抗抑郁药包括三环抗抑郁药，氟西汀、帕罗西汀、文拉法辛、度洛西汀。抗惊厥药，如：加巴喷丁，卡马西平、拉莫三嗪，向无抑郁的老年患者提供更安全的止痛。

结肠疾患

诊断要点

▶ 急性腹泻通常是由自限性感染造成的。慢性腹泻的原因非常复杂，并且可能需要广泛的检查。

▶ 憩室的患病率随着年龄的增加而增加。并发症包括出血、憩室炎、穿孔。

▶ 炎症性肠病（IBD）可能在老年人中首次出现。

腹泻

▶ 老年人一般原则

腹泻患者最常抱怨的是大便频繁（>3 次 / 天）或稀便。然而，其他患者使用术语腹泻来形容大便失禁或便急。有急性腹泻（持续 <2 周）症状的老年人病因与年轻成年人类似，也有少数例外。大多数情况下，急性腹泻是病毒或细菌感染，但它也有可能由药物治疗、药物相互作用或膳食补充剂引起的。难治性梭菌结肠炎在老年人中更常见，因为越来越频繁的住院，增加了抗生素的使用，从而增加了机构设置患者人数。在美国，估计至少有 50% 的长期护理设施难以固定。持续时间超过 2 周的慢性腹泻，可能由便秘、药物治疗、过敏性肠综合征、炎症性肠病、梗阻结肠癌、吸收不良、小肠细菌过度生长、甲状腺毒症或淋巴瘤导致。

当小肠运输减慢导致小肠细菌过度生长或者使用抗生素治疗导致正常结肠菌群被改变时，会导致糖在小肠被细菌过早发酵，产生甲烷和（或）氢气，导致腹胀和胀气。

尽管乳糖酶缺乏在北欧、北美印第安人和非洲某些群体较少见；但这种情况在全世界较为常见，而且之所以见于大多数人，在一定程度上是因为他们的年龄。胀气、腹胀、便溏的症状通常开始于成年早期，往往随着年龄的增长不断恶化。患者通常知道他们是乳糖不耐症；然而，因为其他原因引起腹泻后，乳糖不耐症可能急剧发展。上述症状通常可以解决，但一些患者可能需要数周或数月的时间。腹腔疾病被越来越多的人认为是引起老年人腹泻和腹胀的原因。是否发生在以后的生活中，或反映慢性植物蛋白不耐尚不明确。罕见的腹泻原因有 Whipple 病、空肠憩室、肠缺血、淀粉样变性、淋巴瘤和细菌过度生长性硬皮病。

▶ 临床表现

A. 症状和体征

完整的病史和身体检查，包括直肠检查，可提供有关病因和直接进一步的检查信息。用药史可揭示痢疾的病原体，近期使用抗生素或住院治疗可能会感染难治性梭菌。有因恶性肿瘤，炎性肠病，小细胞性肠炎，吸收不良或甲状腺毒症造成近期体重减轻的应引起重视。应对所有的年龄较大的腹泻患者进行大便形态的分析评估，因为稀便特别容易造成脱水。腹胀和气体的特征性症状可能证明小肠增生，甚至有潜在腹部疾病。

B. 诊断研究

应进行粪便培养排除急性腹泻患者的感染。通常只有 20%～30% 的病例能通过常规的粪便培养给出具体的诊断，因为大部分腹泻是由病毒如：轮状病毒和诺瓦克病毒造成的。如果有近期使用抗生素的历史，应进行复杂性梭菌毒素检测（毒素 A 和可能的毒素 B）。对于慢性腹泻，应进行粪便脂肪的定性或定量检查，以检测脂肪泻，同时检测促甲状腺激素（TSH）。用甲硝唑治疗顽固性梭菌失败的患者可再口服万古霉素进行治疗也可以使用第三线抗生素如：利福昔明。结肠镜检查适合消瘦、便血、腹泻持续 4 周以上的患者。如果结肠镜检查非常正常，应进行活检排除微观结肠炎，该病在老年人中有更高的发病率。可能黏膜看起来正常，但是活检证实在黏膜下层有白细胞浸润。结肠镜检查有引起因肠炎致急性腹泻患者穿孔的风险，在急性 IBD 或严重的结肠炎患者检查中应谨慎。X 线和腹部 CT 扫描可显示肠壁增厚严重的肠炎或结肠炎，怀疑有并发症如穿孔或脓肿时，这两种检查也可帮助诊断。怀疑有小肠细菌过度生长的患者，吸入氢 / 甲烷的检测糖类在小肠的早期发酵。乳糜泻患者的组织抗体血清转谷氨酰胺酶（tTG），麦醇溶蛋白和肌内膜抗原常为阳性，用免疫球蛋白 A（Ig）和 tTG 是最敏感和具有特异性的。诊断要经过胃镜检查中取得的小肠活组织切片，提示为绒毛损伤和萎缩的证实。

▶ 治疗

腹泻的治疗要基于其根本病因。没有证据的急性感染，如果没有无便血，一般洛哌丁胺（<8/ 天）能有效治疗该症状。碱式水杨酸铋具有杀菌作用，也可以使用。顽固性梭状芽胞杆菌通常用甲硝唑治疗，万古霉素用于重度结肠炎或重度不适的患者。老年患者对甲硝唑的反应小于年轻患者（85%：95%），顽固性梭菌腹泻复发多见于老年患者。应避免使用止泻剂，因为顽固性梭菌结肠炎有发生阻塞性肠梗阻和巨结肠症的风险。常用的止泻产品，如：盐酸地芬诺酯，其中含有阿托品。微小结肠炎的治疗一般是使用洛哌丁胺减缓结肠的传输。其他替代药物包括碱式水杨酸铋，泼尼松，考来烯胺或 5- 氨基水杨酸。鸦片除臭酊常会加剧对其他治疗无效的患者的症状。如果存在小肠增生，那么含铋类药物可能会在温和的情况下帮助治疗。对于严重的小肠增生，需要 14～21 天的抗生素治疗来消灭细菌。各种抗生素已被证明是有效的，包括环丙沙星，新霉素和利福昔明。如果肠道转运缓慢不解决或者不治疗，那么过度增生还可能会复发。消除植物蛋白治疗乳糜泻，并已随着无麸质食物的增加变得更容易。药检常常对难治性腹腔疾病很有帮助，因为药物已被证明是植物蛋白意想不到的来源。患者群通常是这类信息的宝贵资源。

憩室病

▶ 老年人一般原则

憩室病在工业化国家的发病率较高，并随着年龄的增大而增加，超过 60% 的年龄超过 70 岁的老年人，近 80% 的年龄超过 80 岁的老年人在结肠黏膜和黏膜下层有憩室。他们被认为是因为结肠腔内的压力增大，尤其是便秘和紧张导致。憩室最常出现于结肠的左侧；在右侧结肠不太常见，如果有的话，会在盲肠或直肠中找到。多数憩室病人没有症状。他们通常因为其他原因进行钡餐灌肠、结肠镜检查或 CT 检查。大约有 15%～20% 的老年人会有憩室并发症，包括憩室出血、憩室炎症（憩室炎）。

▶ 憩室出血

憩室出血的特征在于突然发作的无痛便血，有时量很大。虽然大多数憩室存在于结肠的左侧，但 70% 的憩室出血发生在右侧。如果发生此类事件，且患者生命体征平稳，可以紧急调度将其作为门诊病人进行结肠镜检查。80% 的憩室出血无需治疗，会自发停止。如果出血持续存在，患者应住院进行治疗，如果是血流动力学不稳定或者如果失血危及其他器官系统。老年患者出血不良后果的风险较高，因此他们住院的门槛应比年轻患者更低。

▶ 临床表现

A. 诊断研究

下消化道憩室出血的检查通常包括肠镜检查以排查出血的来源，如：动静脉畸形（动静脉畸形）、局部缺血、IBD 以及癌症。憩室出血往往是排除性诊断，憩室患者，有明显的出血，未发现其他出血来源。如果出血持续存在，应进行红细胞扫描或造影，如果有必要应进行干预，以控制出血。对于一些难治性病例，可能需要手术切除出血区。

无并发症的憩室炎，患者有下腹痛（通常在左侧）、发烧和白细胞计数升高等症状。体检时，患者未出现血流动力学不稳定的，并且未扪及腹部肿块或腹膜的迹象应进行腹部 X 线检查寻找气腹。如果没有证据表明是穿孔或败血症，可以在门诊用 2～3 天的干净水及口服涵盖厌氧菌和革兰氏阴性菌的抗生素进行治疗。甲硝唑和氟喹诺酮类或三代头孢菌素使用 2 周，一般耐受性良好并且非常有效。患者在 24 小时内应该打电话到门诊并在初评后 48～72 小时被观察。如果症状没有改善，应住院进行腹部 CT 扫描。

如果出现脓肿，狭窄或瘘使憩室变得复杂，除心动过速或低血压外，老年患者可能还会出现嗜睡或昏迷。腹部检查可发现肿块左下腹伴或不伴腹膜炎，瘘管引流到膀胱、子宫或皮肤的证据。复杂憩室炎需要住院进行治疗。患者不能经口进食任何东西，要通过静脉输液提供营养支持。应进行血培养和腹部 CT 扫描。迅速应用覆盖革兰氏阴性菌和厌氧菌的抗生素。如果 48～72 小时内未见改善，应重查腹部 CT，并应该向手术室和介入放射科进行咨询，在紧急情况下引流或手术切除是必要的。

大约有 35% 憩室炎的发作的患者，在未来 5 年内有第二次发作的可能。患者在结肠同一网段发作 >2 次的憩室炎，应转到外科医生处，考虑节段性切除。

炎症性肠病

▶ 老年人一般原则

虽然大多数的 IBD 患者年龄小于 65 岁，但大约 10%～15% 新诊断为克罗恩氏病和溃疡性结肠炎的患者年龄超过 65 岁。老年克罗恩病患者的症状与更年轻的人群相似，虽然老年克罗恩病患者可能因为感觉阈值降低或同时使用多种药物更少出现腹痛或绞痛。

▶ 临床表现

A. 症状及体征

患者如果出现血性腹泻、不明原因消瘦和疲劳史可能有贫血的表现（脸色苍白，呼吸急促，运动耐量降低）。克罗恩病肠外表现，包括关节积液、口腔溃疡、四肢结节性疼痛（结节性红斑），葡萄膜炎和继发性骶髂关节炎导致的背部疼痛。虽然克罗恩病从口腔到肛门可累及任何地方，但对与年轻患者相比的老年患者来说，不太可能累及胃肠道一些大的部位。老年患者的正确的诊断通常被延迟，因为克罗恩病的症状可能与其他疾病的症状相似，包括感染性腹泻、局部缺血性大肠炎、乳糖不耐症、药物诱发的腹泻、憩室炎、乳糜泻、显微镜性结肠炎和细菌过度生长。

溃疡性结肠炎（UC），通常表现为里急后重和频繁血性大便。UC 的肠外表现与克罗恩病相似，并且还包括皮肤病学表现，如：坏疽性脓皮（在小腿和前臂，圆形或椭圆形的病变）。老年 UC 患者更有可能比年轻患者有局限性左侧疾病或直肠炎。相较于一个年轻的病人，老年患者第一次发作一般比较严重也更可能需要类固醇。老年 UC 患者中，有大约 15% 的患者最终将需要手术治疗。

B. 诊断研究

无论是 UC 或克罗恩病的诊断都是基于全面的身体检查和病史，通过适当的实验室研究和结肠镜检查为辅进行。患者需要进行胃镜检查明确诊断；不过，该检查应该谨慎，因为严重的结肠炎患者要承担穿孔的风险。有限的检测与使用最少的腹乙状结肠镜检查可适当进行诊断。患者应遵循治疗 IBD 肠胃病的专业知识。

▼ 肛肠疾病

大便失禁

▶ 老年人一般原则

慢性大便失禁指大便不受控制，症状连续或反复至少 1 个月。急性和慢性大便失禁通常发生于伴有其他疾病的老年患者中，而且往往是比较尴尬和致残的社会性问题。尽管其对患者有不良影响，但大便失禁的老年患者很少去跟医生汇报。大便失禁的发生率随着年龄的增加而增多。在社区居住的人中，大便失禁的中老年妇女患病率高达 15%，而中老年男性达 10%。近 50% 的患者需进行长期护理。在美国，大便失禁是现在的养老院安置的第二大原因，7% 的老年人每星期至少有一次固体或液体大便失禁。大便失禁与尿失禁、便秘（大便不频繁，坚硬或难以通过）有关联。因为溢出稀便的大便失禁是便秘的常见表现，后者应始终与大便失禁的联系在一起。

▶ 发病机制

大便失禁经常便秘造成粪便嵌塞；它也可以由内部或外部肛门直肠括约肌功能障碍引起。大便失禁的危险因素包括破坏肌肉的完整性，直肠刺激或顺应性降低，心理作用减少和身体灵活性丧失。直肠损伤，阴部神经损伤，自主神经病变，直肠脱垂，高渗饮食和粪便嵌塞是常见造成的大便失禁的生理因素。与老龄化相关的神经元丢失

和神经肌肉功能的改变，可能会导致患者便秘和肛肠控制困难。大便失禁可以被归类为"被动"、"急迫"或"漏粪"。被动性大便失禁表现为无意识的泄漏少量的液体或固体粪便的。外括约肌的张力消失和液体粪便渗漏是造成梗阻性的癌症或粪便嵌塞常见的原因。急迫性大便失禁的患者有频繁的紧迫性排便，接着排出的少量带或不带有黏液或血液的液体粪便。急迫性大便失禁通常意味着直肠顺应性消失，通常发生在炎症，感染或辐射引起的结肠炎或直肠含粪的溃疡中。药物，尤其是阿片类药物和抗胆碱能药物是导致便秘、嵌顿以及大便失禁的常见原因。急性大便失禁可能会出现腹泻状态，间歇性大便失禁常见于痴呆症、谵妄、盆底神经损伤或过度使用缓泻剂的患者中。

▶ 临床表现

A. 症状和体征

大便失禁的检查，包括仔细审查病人的认知状态，对有偶发大便失禁史的患者进行全面的腹部、神经系统和直肠检查。腹部压痛、腹胀都是粪便嵌塞的表现。细致的检查直肠从视诊开始，皮肤对刺激的反应、粪质、直肠脱垂或脱垂痔的存在。数字化检查可确定内部和外部肛门括约肌的张力。直肠触诊有时可能会发现结构缺陷（如：直肠肿块）也可能导致溢出性大便失禁。直肠大便困难可能暗示粪便嵌塞的存在；然而，直肠检查结果阴性不能排除近端粪便嵌塞。高处梗阻，腹部 X 线或 CT 扫描可确认的粪便的位置。精神状态检查确定患者有痴呆症或精神错乱的患者可能已经失去了自我如厕的能力。肛门括约肌张力或肛门闭合的消失，可能暗示局部或脊髓损伤造成阴部神经（S2-4）失神经支配。

B. 诊断研究

怀疑有粪便嵌塞时，腹部平片能够帮助进行诊断。急性起病的被动性大便失禁，应进行快速检查和脊髓检查来排除脊髓压迫。在选择的患者

中，很少是身体虚弱及卧床的患者，利用肛门直肠测压、肛门超声、排粪造影、阴部神经潜伏期研究或盆腔磁共振成像对肛门括约肌进行严格的结构和功能评估，以提示一个精确诊断。由胃肠病学家完成的其他可能有帮助的检查包括可弯曲乙状结肠镜或结肠镜检查，以寻找失禁的机械性原因，如结肠肿块或瘘管。肛门直肠压力计能客观测量肛管静息压力（主要来自肛门内括约肌）、肛门外括约肌张力和收缩压力以及肛门直肠区的感觉。在某些患者中阴部神经内窥镜检查也是必要的。

治疗

粪便阻塞的治疗包括去除阻塞、肠道清洗、改变危险因素和有效的护理方案。在使用聚乙二醇溶液之前，应先手工清除粪便和／或灌肠。初始治疗可能需要 1～2L 的剂量。有潜在心脏或肾脏疾病患者应避免使用柠檬酸镁溶液和磷酸钠灌肠剂，也不要使用含磷酸盐的口服溶液，因为这与磷酸盐肾病的发生有关。与磷酸盐肾病的发展有关。预防复发性便秘包括改变危险因素，包括活动、良好的水化和营养，以及尽量减少引起便秘药物的使用。早餐后如厕计划可降低痴呆患者发生排便梗阻和粪便事件的风险。肠功能正常时补充纤维，可调节肠道习惯，防止便秘。定期使用刺激性通便剂，如番泻叶或双醋苯啶，或使用高渗透压溶液，如聚乙二醇或乳果糖，可预防高危患者出现严重便秘或嵌塞。一些高危患者需要每周使用渗透性药物维持肠道清洁，饮食在预防肠阻塞中的作用尚不清楚。如果患者偶有便秘，可间歇性的使用甘油或比沙可啶栓剂。卢比前列腺素或益生菌等其他制剂的作用尚不清楚；然而，这些药物可以作为不能服用其他泻药的患者的替代药物。

如果肛裂导致便秘和粪便感染，使用西兹浴、粪便软化剂和纤维制品的保守疗法通常能在 1～2 周内治愈急性肛裂。局部硝酸甘油、钙通道阻滞剂或肉毒杆菌毒素注射液可用于治疗未愈合或慢性肛裂。在一些患者中或许需要使用外侧内括约肌切开术的手术治疗方式，然而，3%～30% 的患者可能出现大便失禁。

结肠缺血

老年人一般原则

结肠比小肠更容易缺血，因为肠系膜下动脉（IMA）闭塞在老年患者中有很高的患病率（年龄超过 80 岁的人的尸体解剖高达 10%）。结肠缺血的原因（CL）包括 IMA 血栓或栓塞造成急性和慢性肠系膜缺血、充血性心脏衰竭（CHF）、心律失常、休克、血管炎、血液病、感染、药物（NSAID 类药物，洋地黄，后叶加压素，伪麻黄碱，舒马曲坦，可卡因，安非他明，金）便秘、手术和外伤。众所周知，腹主动脉瘤修复是常见急性 CI 的风险因素，择期修复手术达 3%，进展性 CI 急症修复达 14% 的；而这些通常是由肠系膜上动脉（SMA）阻塞引起的。通常缺血性损伤的部位是在主要由 IMA 供给结肠的所谓流域面积的脾曲处。大多数情况下，因为缓慢闭塞的潜伏性本质，慢性 CI 不具备决定性的原因。损伤的程度的范围可以从轻度可逆性坏死到坏疽或暴发性结肠炎。

临床表现

A. 症状及体征

急性 CI 通常出现左下象限腹部的痉挛疼痛，定位模糊，伴血便。失血足够多时会导致血流动力学不稳定，这都是非典型 CI 的表现，当然同时也提示其他的诊断。体检常发现腹部压痛的严重程度超过病变肠管受影响部分的位置。腹膜的迹象也许短暂存在可逆的 CI；这些症状若持续几个小时，表明完全梗死，要进行手术探查。狭窄、慢性结肠炎、坏疽导致穿孔，腹膜炎和败血症是 CI 的并发症。慢性 CI 可表现为腹泻，左腹部绞痛和血液供应不调致运动功能障碍引起气体或腹胀。内窥镜检查可表现为靠近脾曲的左半结肠的轻度炎症，但如果缺血是逐渐发展，黏膜会比较正常。

许多患者没有症状但发现具有广泛的侧支血供受影响的结肠 IMA 阻塞。

B. 诊断研究

应进行粪便培养以排除感染性结肠炎。怀疑有 CI 的没有腹性症状的病人，应在 48 小时之内进行认真的结肠镜检查。有腹性标志的病人应接受紧急手术探查。CI 患者的 CT 扫描正常率高达66%，但可能会显示结肠增厚，黏膜水肿或结肠周围液体和（或）搁浅提示炎症。血管多普勒超声检查能提示 SMA 阻塞；然而，有一些侵入性的操作，如：磁共振造影或介入血管造影，往往是必要的。后者可以允许血栓溶解或血管成形术等治疗。

▶ 治疗

没有腹性标志的 CI 病人应进行输液、肠道休息和广泛的谱抗生素治疗。潜在的 CHF 或心律失常应及时进行治疗，停止服用血管收缩药物。患者应密切进行发热，白细胞增多或腹性体征的监测。腹性体征持续存在，应及时手术探查。CI 的患者复发率仅为 3%～10%。先天性或获得性血栓形成倾向状态可能占到卧床病人与 CI 很大的比例，应进行相关检查。

腹痛

▶ 老年人一般原则

由于认知功能障碍或感觉障碍限制了沟通，因而很难在腹痛的老年人中获得完整、准确的病史。同时，由于感觉功能随年龄的增加和药物使用的增加而下降，如：类固醇和 NSAIDs，部分老年患者发热反应和疼痛敏感的能力被限制。同样，尽管可能存在潜在的疾病，老年患者的实验室指标可能是不合正常逻辑的。为了避免老年患者因为以上因素延误诊断和治疗，医生在医患交流、体检和诊断检查时必须具备较高的技巧。

▶ 临床表现

A. 体征和症状

病史应评估年代表、特点、地点、严重程度与减轻的因素。年表包括疼痛的发病，发展和持续。起病急骤发展迅速的疼痛提示病因更为严重。疼痛的性质可帮助诊断。疼痛可以被描述为疼痛（阑尾炎，憩室炎，盆腔炎），燃烧（胃食管反流病，消化性溃疡穿孔），痉挛（小肠梗阻，胆绞痛），钻心样（胰腺炎），痛苦（急性肠系膜缺血）或撕裂（腹主动脉瘤破裂）。然而，年龄较大的患者可能疼痛有限或表现不典型。

疼痛的位置，也可以提供诊断线索。上腹部疼痛提示胃、肝胆或胰腺。胃癌可以在不知不觉之间引起上腹疼痛或消化不良，并且应该在持续腹痛的鉴别诊断时加以考虑。肝脏疾病通常在右上腹可引起腹痛，实质疾病，如：病毒性肝炎或酒精性脂肪性肝炎（NASH）是肝包膜拉伸所致。突然发作的右上腹疼痛和恶心应考虑胆道疾病，尤其是胆囊结石梗阻。急、慢性胰腺炎可发生于老年患者，胆结石应该始终作为病因考虑。不幸的是，胰腺癌也在老年年龄组中比较常见，并且可能在病程中较迟出现疼痛和黄疸。中腹部疼痛可能是回盲部疾病的表现，下腹疼痛提示结肠或泌尿生殖系统疾病。疼痛位置转移可能提示阑尾炎或内脏破裂后引起的腹膜炎。膈下刺激通常累及肩部。因为老年心脏病患者表现最为典型，上腹部不适的病人若有任何相关的风险因素，都要警惕冠心病的嫌疑。

没有相称体检结果的剧烈疼痛应提高对急性肠系膜缺血的怀疑。餐后疼痛表明胃溃疡、系膜缺血、胰腺炎、胆囊炎或胆绞痛。十二指肠溃疡进食能缓解疼痛。

全面的用药史必须取得。使用 NSAID 类药物、类固醇和抗凝血剂应注意考虑药源性胰腺炎或肝脏毒性的可能性。

没有发热的老年患者不应该排除感染的可能，因为老年患者往往对感染没有适当的发热反应。建议检查腹部的腹胀，瘀斑，异常肿块，肿大的器官，疝气，蠕动异常亢进。梗阻或肠炎支持腹膜炎的诊断。既不敏感，也不特异的腹部血管杂音，支持肠系膜缺血的诊断。老年人没有反跳痛不应排除腹膜炎的可能性。直肠和生殖器/骨盆检查是检查的重要组成部分。

B. 诊断测试

应警惕尿液分析和 CBC 异常，老年患者可能有白细胞计数正常的潜在感染。血清生化分析提供了关于血液的信息。淀粉酶、脂肪酶和肝脏的化学剖面对应的上腹部疼痛，以及腹部超音波显示肝脏异常，结石或肿瘤而引起的胆道梗阻。诊断检查应根据病史、体格检查和实验室检查的结果进行。仰卧和直立腹部平片在确定阻塞，不透射线的胆结石或胰脏钙化方面有用。正确的胸部X 光片检查能提示隔膜下是否有空气。怀疑肝胆或胰腺疾病时应进行超声或 CT 扫描检查。CT扫描在诊断阑尾炎、憩室炎、肠梗阻、腹膜后出血、肠系膜淋巴结肿大以及肝胆，胰腺疾病和癌症方面十分有用。癌胚抗原（CEA）水平升高的患者可能有胃肠道肿瘤，当然这并非是足够敏感的筛选试验。应进行内镜检查，并在胃和结肠采取活检检查 MALT（黏膜相关淋巴组织）淋巴瘤和 H 幽门螺旋杆菌感染。怀疑有急性肠系膜缺血的病人应该选择性进行肠系膜血管造影。

Affronti J. Biliary disease in the elderly patient. *Clin Geriatr Med.* 1999;15(3):571-578.

Becher A, Dent J. Systematic review: aging and gastro-oesophageal reflux disease symptoms, oesophageal function and reflux oesophagitis. *Aliment Pharmacol Ther.* 2011;33(4):442-454.

Arthurs ZM, Titus J, Bannazadeh M, et al. A comparison of endovascular revascularization with traditional therapy for the treatment of acute mesenteric ischemia. *J Vasc Surg.* 2011;53(3):698-705.

Brandt LJ, Boley SJ. AGA technical review on intestinal ischemia. *Gastroenterology.* 2000;118(5):954-968.

Desilets AR, Asal NJ, Dunican KC. Considerations for the use of proton pump inhibitors in older adults. *Consult Pharm.* 2012;27(2):114-120.

Esfandyari T, Potter JW, Vaezi MF. Dysphagia: a cost analysis of the diagnostic approach. *Am J Gastroenterol.* 2002:97(11):2733-2777.

Farrell JJ, Friedman LS. Gastrointestinal bleeding in the elderly. *Gastroenterol Clin North Am.* 2001;30(2):377-407, viii.

Galmiche JP, Hatlebakk J, Attwood S, et al; LOTUS Trial Collaborators. Laparoscopic antireflux surgery vs esomeprazole treatment for chronic GERD: the LOTUS randomized clinical trial. *JAMA.* 2001;305(19):1969-1977.

Greenwald DA, Brandt LJ, Reinus JF. Ischemic bowel disease in the elderly. *Gastroenterol Clin North Am.* 2001;30(2):445-473.

Khuroo MS, Yattoo GN, Javid G, et al. A comparison of omeprazole and placebo for bleeding peptic ulcer. *N Engl J Med.* 1997;336(15):1054-1058.

Koutroubakis IE, Sfiridaki A, Theodoropoulou A, Kouroumalis EA. Role of acquired and hereditary thrombotic risk factors in colon ischemia of ambulatory patients. *Gastroenterology.* 2001;121(3):561-565.

Lau JY, Sung JJ, Lee KK, et al. Effect of intravenous omeprazole on recurrent bleeding after endoscopic treatment of peptic ulcers. *N Engl J Med.* 2000;343(5):310-316.

Lee J, Anggiansah A, Anggiansah R, Young A, Wong T, Fox M. Effects of age on the gastroesophageal junction, esophageal motility, and reflux disease. *Clin Gastroenterol Hepatol.* 2007;5(12):1392-1398.

Martin SP, Ulrich CD 2nd. Pancreatic disease in the elderly. *Clin Geriatr Med.* 1999;15(3):579-605.

Morganstern B, Anandasabapathy S. GERD and Barrett's esophagus: diagnostic and management strategies in the geriatric population. *Geriatrics.* 2009;64(7):9-12.

Murad Y, Radi ZA, Murad M, Hall K. Inflammatory bowel disease in the geriatric population *Front Biosci (Elite Ed).* 2011;3:945-954.

Regev A, Schiff ER. Liver disease in the elderly. *Gastroenterol Clin North Am.* 2001;30(2):547-563, x-xi.

Rolland Y, Dupuy C, Abellan van Kan G, Gillette S, Vellas B. Treatment strategies for sarcopenia and frailty. *Med Clin North Am.* 2011;95(3):427-438.

Ross SO, Forsmark CE. Pancreatic and biliary disorders in the elderly. *Gastroenterol Clin North Am.* 2001;30(2):531-545, x.

Ruotolo RA, Evans SR. Mesenteric ischemia in the elderly. *Clin Geriatr Med.* 1999;15(3):527-557.

Saif MW, Makrilia N, Zalonis A, Merikas M, Syrigos K. Gastric cancer in the elderly: an overview. *Eur J Surg Oncol.* 2010;36(8):709-717.

Spira RM, Nissan A, Zamir O, Cohen T, Fields SI, Freund HR. Percutaneous transhepatic cholecystostomy and delayed laparoscopic cholecystectomy in critically ill patients with acute calculus cholecystitis. *Am J Surg.* 2002;183(1):62-66.

Stevens TK, Palmer RM. Fecal incontinence in long-term care patients. *Long-Term Care Interface.* 2007;8:35.

Tariq SH. Fecal incontinence in older adults. *Clin Geriatr Med.* 2007;23(4):857-869, vii.

Wang YR, Dempsey DT, Friedenberg FK, Richter JE. Trends of Heller myotomy hospitalizations for achalasia in the United States, 1993-2005: effect of surgery volume on perioperative outcomes. *Am J Gastroenterol.* 2008;103(10):2454-2464.

第36章
便　　秘

Alayne Markland, DO, MSc

诊断要点

▶ 便秘是老年人常见临床症状，必须仔细鉴别，以排除功能性便秘。

▶ 便秘可以表现为其他腹部症状，如：腹痛、腹胀和（或）排气。

▶ 便秘也可能表现为排便次数减少、排便费力或排便不净。

▶ 临床症状超过12周可诊断为慢性便秘。

▶ 老年人的一般原则

慢性便秘是中老年人群中最常见的胃肠道疾病之一。便秘经常伴随其他腹部症状（如：腹痛、腹胀、排气），导致患者整体生活质量下降。便秘可表现为排便次数减少、排便不畅或排便不净。医生通常诊断便秘为排便次数减少，但是，患者往往将其定义为排便费力或排便不净感。上述症状至少超过12周才可诊断为慢性便秘。

在65岁以上中老年人群中慢性便秘的患病率估计可达到40%。妇女便秘的患病风险也在增加，是男性患病风险的2～3倍以上。非裔美国人的患病风险也在增加。许多社区老年居民通常使用非处方药物治疗，如：促胃肠动力药和容积性泻药。近85%的便秘患者因为处方泻药就诊，而且每年非处方药的花费超过8.2亿美元，而可供医疗保健供应商使用以指导便秘患者依照循证医

学证据治疗该通病为基础的资源却很少。

▶ 临床表现

A. 症状和体征

病人述说的便秘症状往往与临床标准的定义和分类不同。病人述说的症状常常包括腹胀、饱腹感和排便不净感。然而，临床医生更多关注的是排便频次和便秘的一致性定义。根据2006年出版的罗马Ⅲ标准，慢性便秘的诊断需在诊断前6个月出现症状，近3个月持续活动，并满足以下3项条件：

1. 必须包括以下2种或以上症状：

   a. 至少有25%的排便感到费力；

   b. 至少有25%的排便为块状或硬便；

   c. 至少有25%的排便有排便不尽感；

   d. 至少有25%的排便有肛门直肠的阻塞感；

   e. 至少有25%的排便需要人工方法辅助（如：指抠、盆底支持）；

   f. 每周少于3次排便。

2. 如果不适用泻药，松散便很少见到。

3. 诊断肠易激综合征证据不充分。

慢性便秘与肠易激综合征（IBS）中的便秘症状（IBS-C）鉴别诊断在老年人群中并不是非常重要的，因为年龄 >50岁中老年人群中IBS的发病率很低。然而，下述2种诊断的鉴别是不同的。IBS-C定义为反复发作性腹痛或在前几个月中每

个月至少 3 天（在诊断前已发病 6 个月以上）出现下述 2 种以上症状：

1. 腹痛或不适排便后可缓解；
2. 排便次数的改变；
3. 大便性状或外观的改变。

目前认为：便血、结肠癌家族史 / 炎症性肠病、贫血、大便潜血阳性、原因不明的体重减轻≥10 斤、难治性顽固性便秘以及没有明确原因的原发性便秘是危险"报警"症状，可能需要进一步的评估，条件允许的情况下需进一步行侵入性检查。

B. 诊断方法

大多数情况下，慢性便秘患者没有明确的诊断方法。有报警症状的老年患者应根据其利益及风险评估考虑是否进一步行结肠镜检查或其他侵入性检查。

临床诊断应包括如上所述的病史、全面的体格检查以及实验室检查。必须完成的体格检查包括直肠指检，触诊时注意有无包块并对包块进行评估；观察有无肛裂，肛门括约肌紧张度，男性有无前列腺肥大，有无痔疮，尝试排便时检查，女性患者必要时可行阴道双合诊。实验室检查包括全血细胞计数、血清钙测定、甲状腺功能检查和粪潜血实验。询问患者排便次数、性状改变和其他相关症状，例如：紧张和大便失禁（见于粪便嵌顿）的变化是非常重要的。X 线腹部平片检查有助于结肠处粪便嵌顿以及巨结肠的诊断。结肠运输实验或标记研究可用于罕见的便秘患者的诊断。一项标记实验包括放射性标记物的摄取以及随后的腹部 X 线平片检查，以观察左、右结肠及直肠、乙状结肠的病变。其他如：放射性示踪剂、无线胶囊技术等方法评估运输时间（记录摄食后的运动数据）是有效的。

▶ 鉴别诊断

便秘的原因可分为原发性（便秘类型）和继发性（例如：医学疾病或药物引发）。表 36-1 列出了原发性便秘的原因，表 36-2 列出了继发性便秘的原因。

表 36-1　慢性便秘的原发性病理生理原因

分类	特点
正常传输性便秘	大多数为此种类型 运输或大便次数在正常范围内波动，但患者多抱怨便秘、腹胀、腹痛[a]
慢传输型便秘	小肠运输时间延长 结肠运动力下降 多种病因——肠道、细胞、蛋白质的因素影响
功能性便秘	多见于老年人群或女性患者 结构性问题如：肛门直肠测压、排便造影可见盆骨底协同功能失调（舒张障碍或排便时耻骨直肠肌和肛门外括约肌收缩不协调） 不明原因的发病机制

[a] 疼痛的存在增加了 IBS-C 诊断的可能性而不是慢性便秘的可能性

表 36-2　老年人群中易致慢性便秘的继发性原因

- 恶性肿瘤
- 药物 / 联合用药（处方药和非处方药，包括阿片类药物）
- 内分泌 / 代谢性疾病（糖尿病，甲状腺功能减退症，高血钙，低血钾）
- 神经系统疾病（帕金森病，糖尿病自主神经病变，脊髓损伤，痴呆，中风）
- 风湿性疾病（系统性硬化症和其他结缔组织病）
- 心理障碍（抑郁或厌食症）
- 解剖组织功能障碍（解剖学异常狭窄，术后畸形，巨结肠，肛裂，痔疮）
- 活动减少 / 久坐不动的生活方式

许多药物都有导致便秘或减慢肠蠕动的副作用。易导致老年人便秘的处方类药物包括阿片类、类固醇类、抗惊厥药、抗胆碱能药、降压药、三环类抗抑郁药、抗帕金森病药、抗精神病药、利尿药和拟交感神经药等。非处方药也可能导致便秘包括抗组胺药、钙剂、铁剂、止泻剂、非甾体类药物（NSAID）和钙铝合剂类的抑酸药。

▶ 治疗

一旦诊断为继发性便秘，就需要根据病因进

行治疗，慢运输便秘患者进行教育，指导其改变排便习惯、饮食习惯，必要时进行药物治疗。对于盆骨肌协同功能障碍导致便秘患者的治疗，涉及生物反馈、松弛练习和栓剂治疗。对于慢运输和盆骨肌协同功能障碍所致便秘患者在接受其他治疗方案前应先进行协同功能障碍的治疗。

A. 非药物性治疗

非药物治疗方案或生活方式改变涉及饮食、运动和生物反馈治疗（如果诊断为排便协同失调）。很少有临床试验证据支持预防或治疗便秘推荐的饮食和运动建议，尤其是在老年人中。

饮食方案的选择包括增加流质及纤维饮食。一项对 > 70 岁的 883 人的研究证实液体摄入量与便秘之间无任何关联；然而，一项对疗养院 21 000 名人群的研究法发现减少液体摄入量和便秘之间有微弱的联系。足够的液体摄入量对整体健康可能是一项重要因素，或可能影响便秘的治疗，特别是纤维的摄入。纤维的日推荐量约 20～35g/d，但是大多数美国人日消耗量仅为 5～10g/d。推荐通过饮食增加每天纤维的摄入量，应告知患者富含膳食纤维的食物。患者应缓慢增加纤维素的摄入量，约 5g/d，1 周后逐渐减量直到达到推荐摄入量。应告知患者不可能立即见效，并可能出现短暂性的胃肠胀气和排气。增加纤维的摄入可逐渐帮助减少一些有害的副作用。

益生菌也被用于便秘的实验性治疗。乳酸杆菌和双歧杆菌是肠道的共生菌群，可能有助于促进肠道黏膜的健康恢复。有报道慢性便秘患者两种菌群的缺乏的个案患者。虽然缺乏适当的对照试验，但一些前瞻性研究报道益生菌（乳酸杆菌）可以有效改善疗养院居民的便秘。在商业模式方面，这些益生菌的活性和生存能力对临床应用尚没有高水平的证据。

增加活动量对改善老年人便秘影响很小。缺乏体育锻炼可以延长结肠运输时间，在适当情况下，应鼓励中老年人增加活动量。

生物反馈疗法对协调功能障碍性便秘是一种有效疗法，其特点是排便时盆地肌反常收缩和未能成功舒张。生物反馈疗法包括感官训练和肌肉收缩 / 舒张训练。对于协同功能障碍性便秘患者，随机对照实验证实连续的生物反馈治疗比持续使用聚乙二醇（PEG），标准疗法（其他类型的大便软化剂和泻药），假手术治疗（旨在全身松弛训练）或使用地西泮疗效更显著。然而，生物反馈疗法对老年人群的疗效尚需进一步实验证实。

许多人已经尝试过液体饮食、纤维素和健身方法改善便秘，但大都不能持续进行。大多数美国人没能摄取足够的膳食纤维，健康老年人增加膳食纤维和液体摄入量可以有效地预防便秘的发生。家人和护理者在为便秘患者制作膳食和进行功能锻炼时需考虑到营养合理和物理治疗（合理的）。在某些特定情况下，老年便秘患者的预防和治疗可能需要非处方和处方药物治疗，例如说术后恢复时期、住院治疗期间或就诊于其他医疗保健机构等活动较预期减少或使用急性或慢性阿片类药物治疗时期。

B. 药物治疗（包括非处方药物治疗）

预防便秘药物（非处方药物）的主要类别是容积性制剂、软化剂 / 润滑剂、渗透性制剂、兴奋剂、氯活化剂、5- 羟色胺受体拮抗剂和鸟苷酸环化酶 C 受体激动剂。表 36-3 为基于美国胃肠病学学院慢性便秘特别小组的研究证据的药物列表。

1. 容积性制剂 容积性制剂通过吸收水分增加大便的容积使大便松软。患者可能需要尝试不同类型的纤维制剂以达到最理想的效果，使副作用最小。某些病人对可溶性合成容积性制剂较不可溶性制剂有更好地耐受性。容积性制剂达到理性效果需要充足的摄水量。服用纤维制剂的患者日摄水量需增加至 30ml/kg，以避免便秘和粪便嵌塞加重。纤维制剂可影响其他药物的吸收，应在服用纤维制剂之前 1 小时或之后 2 小时候再服用其他药物。容积性药物使用应像膳食纤维的消耗一样缓慢增加，以减少其副作用。容积性制剂是治疗便秘的一线用药，但是并不适用于大多数老年患者。某些老年便秘患者如服用高剂量的麻醉药品、吞咽障碍的患者（因为某些类型纤维制剂与水混合后的黏稠度），任何结肠大部切除术的患者，疑似直肠肿瘤患者或肠梗阻患者和不能摄入足够液体量的老年患者，对这部分患者来说容积性制剂并不是一线用药。

2. 大便软化剂和润滑剂　大便软化剂和润滑剂是有效的通便清肠道制剂。这类通便药物耐受性较好，且不影响其他药物疗效。尽管这类药物

的使用目前尚无安慰剂对照试验，但在一项170例患者的研究中，车前草壳作为一种有效地软化大便药物并且与多库酯钠有相同的整体疗效。植物油也是一种润滑剂，可以润滑粪便使其易通过结肠。吸入性和类脂性肺炎是老年人使用植物油的可知风险。大便软化剂经常用于容积性制剂无效的便秘患者。软化剂/润滑剂的作用机制是清洁肠道，因此其可与容积性制剂联合使用。与容积性制剂类似，服用麻醉药品的老年便秘患者单独使用大便软化剂疗效较差。

3. 渗透新泻药　渗透性泻药的渗透活性和高渗性可促进水分泌到肠腔。聚乙二醇（PEG）具有最好的推荐使用证据，并且现在以作为一种非处方药可用于偶尔便秘的治疗。它改善了慢性便秘患者的排便频率和大便性状。研究证实PEG可以调整使用剂量或隔天使用维持疗效。一项对117位年龄>65岁患者参与的不设盲研究报道证实，使用PEG超过12个月的患者，其产生的副作用较少，并且没有与药物相关的严重不良反应事件发生。最近一项循环证据评论文章指出，PEG对改善便秘症状的疗效优于乳果糖。经常使用的PEG或氢氧化镁制剂（镁乳制剂）在充血性心力衰竭和慢性肾病患者中的应用应非常谨慎，因为其可引起电解质紊乱，如低钾血症和腹泻，进一步导致水、电解质平衡失调。一线药物（容积性制剂）和（或）大便软化剂无效时可选用渗透性泻剂。

4. 兴奋剂　兴奋性药物，如：番泻叶和比沙可啶混合物，可通过增强肠蠕动收缩来提高肠动力。兴奋性药物也可减少肠腔中水的吸收。患者报道的不良反应主要有：腹部不适和痉挛。目前已经有关于比沙可啶使用的安慰剂对照试验证据。尽管关于番泻叶使用的安慰剂对照实验少于比沙可啶的研究，但仍有相关证据。目前尚无证据表明长期使用刺激性泻剂可以损害肠道的神经系统。兴奋性泻药与结肠黑变病的发生相关。结肠黑变病的存在（结肠镜下可见）标示着慢性泻药的使用，但并不意味着其他临床结局的发生。

5. 5-羟色胺（5-HT$_4$）受体激动剂　5-HT$_4$受体激动剂是在结肠中发现的，它介导了其他引发

表36-3　基于药理学部门的慢性便秘治疗药物证据

分类	推荐级别
容积性制剂	
车前草	A级
聚卡波非钙	B级
甲基纤维素	B级
大便软化剂/润滑剂	
多库酯钙/多库酯钠	B级
植物油（老年患者治疗有关）	C级
渗透性制剂	
乳果糖	A级
山梨醇	B级
聚乙二醇	A级
氢氧化镁	C级
兴奋剂	
番泻叶	A级
比沙可啶	A级
5-羟色胺受体激动剂	
马来酸替加色罗	[a]级
普卡比利（美国禁用）	A级
氯离子通道激活剂	
芦比前列酮	A[b]级
鸟苷酸环化酶C受体激动剂	
利那洛肽	A级

A级：证据来自2个或2个以上足够样本量的随机对照研究，设计良好，结果为 $P<0.05$ 水平

B级：证据来自基于A级证据的1个高质量的随机对照研究，或基于2个或2个以上的含有冲突证据或样本量较小的随机对照研究的推荐意见

[a]：替加色罗被批准可用于年龄<65岁的女性IBS-C患者。因其可增加心血管事件的风险，（美国）食品及药物管理局已于2007年将其撤出市场

[b]：当前证据来源于无严重共患疾病的年龄>65岁的成年人患者

肠蠕动的神经递质的释放。胃肠促动力药通过增加胃肠收缩来增强胃肠蠕动。该药物在美国已经下市，而且目前尚无证据证明其可以用于老年患者。其他促胃肠动力药，如：甲氧氯普胺、红霉素不再推荐用于治疗便秘。由于甲氧氯普胺对老年人的副作用，不推荐用于慢性便秘老年患者。

6. 结肠促泌剂（促进肠液分泌）

a. 氯离子通道激活剂： 鲁比前列酮是一种氯离子通道激活剂，它通过增加肠液分泌提高了肠道运动，但并没有改变血清电解质浓度。3 项合并的回顾性临床试验表明，在没有严重并发症的老年患者（n = 57）中，使用芦比前列酮较安慰剂能更好地改善大便频次、性状并降低应变。这类药物的不良反应主要有头痛、恶心、腹胀、腹痛、腹泻，但一般可耐受。

b. 鸟苷酸环化酶 C 受体拮抗剂： LinacIotide 是另一种促进肠液分泌和肠道运输的肠液促泌剂。在慢性便秘患者中已进行了两个大的三期临床试验，在基线为至少 9 到 12 周的疗程中，LinacIotide 治疗组在改善每周自发排便次数疗效方面是安慰剂组 3 倍以上。此类药物最常见的不良反应是腹泻，可导致大约 4% 的患者停止治疗。

c. Linac 阿片类受体拮抗剂： 两种外周作用的阿片受体拮抗剂在治疗阿片类药物引起的便秘、麻痹性肠梗阻（爱维莫潘和甲基纳曲酮）方面可能有一定的作用。对老年患者疗效目前尚无相关证据。这些药物的外周作用并不能穿过血 - 脑脊液屏障，因此并不会影响阿片类药物的镇痛作用。

▶ 粪便梗阻

便秘是老年人出现粪便梗阻的一项重要因素，尤其是对活动受限或需要长期医疗护理的老年人群。个体对粪便存在的感觉下降和反馈下降导致粪便梗阻的发生。直肠的感觉和蠕动减少是老年人出现粪便梗阻的原因之一。

直肠指检对诊断粪便梗阻非常重要。尽管梗阻粪便并不一定是硬块，但诊断的关键是在直肠处发现大量粪便。粪便梗阻也可能在直肠近端和乙状结肠发生，这种情况下，直肠指检就不能发现。如果怀疑粪便梗阻的发生，腹部 X 线平片有助于发现梗阻部位。

粪便梗阻的治疗包括去除梗阻、结肠疏散，随后注意肠道的健康维持。直肠梗阻可使用手指将梗阻粪便解除，手指解除梗阻后可用温水联合植物油灌肠，以软化梗阻粪便，有助于梗阻粪便从梗阻部位排空。目前关于指导粪便梗阻治疗的证据非常少。无论怎样，保守手指解除梗阻和灌肠失败后，腹部按摩联合局部麻醉放松肛管可能起效。少数情况下，使用结肠镜并用套圈将末端结肠处的梗阻粪便弄碎可能是必要的。任何情况下，如果出现腹部压痛、出血，意味着可能出现肠穿孔或肠道缺血坏死，此时急需手术治疗。

Brandt LJ, Prather CM, Quigley EM, Schiller LR, Schoenfeld P, Talley NJ. Systematic review on the management of chronic constipation in North America. *Am J Gastroenterol.* 2005;100 Suppl 1:S5-S21.

Gallegos-Orozco JF, Foxx-Orenstein AE, Sterler SM, Stoa JM. Chronic constipation in the elderly. *Am J Gastroenterol.* 2012;107(1):18-25.

Higgins PDR, Johanson JF. Epidemiology of constipation in North America: a systematic review. *Am J Gastroenterol.* 2004;99(4):750-759.

Lee-Robichaud H, Thomas K, Morgan J, Nelson RL. Lactulose versus polyethylene glycol for chronic constipation. *Cochrane Database Syst Rev.* 2010;(7):CD007570.

Lembo A, Camilleri M. Chronic constipation. *N Engl J Med.* 2003;349(14):1360-1368.

Leung L, Riutta T, Lotecha J, Rosser W. Chronic constipation: an evidence-based review. *J Am Board Fam Med.* 2011;24(4):436-451.

Longstreth GF, Thompson WG, Chey WD, Houghton LA, Mearin F, Spiller RC. Functional bowel disorders. *Gastroenterology.* 2006;130(5):1480-1491.

Rao SS, Go JT. Update on the management of constipation in the elderly: new treatment options. *Clin Interv Aging.* 2010;5:163-171.

Wald A. Constipation in the primary care setting: current concepts and misconceptions. *Am J Med.* 2006;119(9):736-739.

相关网站

National Digestive Diseases Information Clearinghouse. *Constipation*; http://digestive.niddk.nih.gov/ddiseases/pubs/constipation/

National Institute on Aging. *AgePage: Concerned About Constipation?* http://www.nia.nih.gov/health/publication/concerned-about-constipation

The Rome Foundation. http://romecriteria.org/

第37章
体液和电解质紊乱

Mariko Koya Wong, MD

Kellie Hunter Campbell, MD, MA

诊断要点

▶ 血清钠浓度小于 135mEq/L（或 135mmol/L）时称为低钠血症。

▶ 血清钠浓度大于 148mEq/L（或 148mmol/L）时称为高钠血症。

▶ 低钾血症通常定义为血清钾浓度小于 3.5mEq/L。

▶ 高钾血症通常定义为血清钾浓度大于 5mEq/L。

▶ 夜尿增多是指在 8 小时的睡眠时间产尿量 >24 小时总尿量的 33%，或夜尿产生速度大于 0.9ml/min，或下午 7 点至早晨 7 点产尿量大于 24 小时尿总量的 50%。

▶ 老年人群的一般特点

中老年人群易出现水电解质紊乱的原因多与肾功能变化、多病共存、联合用药等相关。本章主要讨论了与老年人相关的钠代谢紊乱、钾代谢紊乱以及夜尿增多。

低钠血症

▶ 老年人的一般原则

随着年龄的增加，老年人更容易出现水钠代谢紊乱。由于肾单位功能减退和肾血流量的减少，老年人的水电解质代谢功能减退，从而易出现水超负荷并可能出现低钠血症。老年患者往往服用多种易导致钠缺失的药物，如：利尿剂和抗精神药物（表 37-1）。回顾患者用药史是评价钠代谢紊乱患者的一个重要组成部分。

低钠血症通常是指血清钠浓度小于 135mEq/L（或 135mmol/L）。约 7%～11% 的老年患者和 50% 的住院老年患者出现低钠血症。

▶ 发病机制

A. 高容量性低钠血症（水中毒）

在老年患者中，低钠血症最常见的病因是摄水量增加以及随后的水潴留。这种类型的低钠血

表37-1 低钠血症相关药物

药物种类	举例
抗精神病药物	氟奋乃静、替奥噻吨、吩噻嗪、氟哌啶醇
抗抑郁药	三环类抗抑郁药、MAOI、SSRI（特别是氟西汀类）
抗惊厥药	卡马西平
利尿剂	袢利尿剂、噻嗪类
ACEI	依那普利、鞣诺普利、雷米普利
化疗药	长春碱、长春新碱、环磷酰胺、顺铂、甲氨蝶呤

ACEI: 血管紧张素转换酶抑制剂；MAOI: 单胺氧化酶抑制剂；SSRI: 选择性 5- 羟色胺再吸收抑制剂；TCA: 三环类抗抑郁药

症通常称为稀释性低钠血症或高容量性低钠血症。该类型通常会出现水肿，如：充血性心力衰竭、肝硬化或肾病综合征的患者。这些情况导致有效循环血容量减少，从而使抗利尿激素（ADH）的分泌增加，导致水潴留。稀释性低钠血症也可以是医源性的，多为静脉输液过多导致，特别是住院病人。

B. 低容量性低钠血症

虽然不太常见，钠盐缺失伴或不伴细胞外液丢失都可引起低钠或低血容量性低钠血症。低血容量性低钠血症可通过肾丢失（例如：利尿剂的使用）或肾外损失，如：呕吐，腹泻，滥用轻泻剂，造口术，或大面积烧伤。钠盐摄入受限是老年患者的一个特殊原因，特别是管饲患者。

C. 正容量性低钠血症

抗利尿激素分泌异常综合征（SIADH）由于不能抑制抗利尿激素分泌导致水代谢功能异常。SIADH 患者通常会出现血容量异常。许多老年人常见疾病与 SIADH 相关，如：中枢神经系统疾病和恶性肿瘤（表 37-2）。除此之外，虽然罕见，但年龄本身也可能是 SIADH 的一个危险因子。药物（表 37-1）是 SIADH 的重要原因之一。由于老年人患者易多病共存，多重用药的风险较高。多重用药通常是指同时服用 5 种或更多的药物，所以，对于老年患者，仔细询问用药史是非常重要的。其他引起正容量性低钠血症的原因包括甲状腺功能减退、肾上腺皮质功能不全。血钾升高与低钠血症同时存在时应考虑肾上腺功能不全的可能。最后，应注意假性低钠血症的鉴别，它可能在合并高脂血症或高蛋白血症时发生。

▶ 临床表现

A. 症状和体征

血钠代谢紊乱的主要症状（高钠血症或低钠血症）是神经系统症状。血清钠浓度的缓慢变化（慢性低钠血症）一般无明显症状，因为大脑可以

表 37-2　SIADH 相关疾病

中枢神经系统疾病	中风、出血、血管炎、肿瘤、创伤、感染
恶性肿瘤	肺小细胞肿瘤（最常见）、胰腺和肠道肿瘤、淋巴瘤
肺部炎症性疾病	感染（肺炎、肺脓肿、肺结核）、支气管扩张、肺不张。急性呼吸衰竭、正压通气性肺损伤
内分泌性疾病	甲状腺功能减退、肾上腺功能不全
其他	急性精神病、疼痛、术后状态、严重低钠血症
特发性原因	高龄本身可能就是低钠血症的一种原因

缓慢适应渗透压的变化。低钠血症的症状包括食欲缺乏，恶心，呕吐，头痛，乏力，协调性丧失，肌肉痉挛，烦躁，震颤，定向障碍，精神错乱，癫痫发作，昏迷，谵妄。慢性低钠血症的患者更容易发生步态异常和注意力障碍最终导致跌倒的风险增加。

B. 血容量的评估

询问低钠血症患者病史之后下一步是评估血容量。低血容量患者可能出现黏膜干燥、心动过速和（或）直立性低血压。另一方面，高血容量患者可能出现静脉压升高、肺底的湿啰音、腹水和（或）外周性水肿。

C. 实验室检查

实验室检查如血浆渗透压，尿渗透压、尿钠应进行测定。继发于假性低钠血症或高血糖的低钠血症患者的血浆渗透压可能是正常的，而所有其他病因的血浆渗透压是降低的。尿渗透压 >100ml/kg 时可以认为无法正常排泄水，这通常是由 SIADH 或有效循环血量降低引起，如真正的低血容量、心力衰竭、肝硬化。尿钠检测对区分该两种疾病之间是有帮助的。尿钠 <25mEq/L 表明低血容量，尿钠 >40mEq/L 表明 SIADH。

▶ 治疗

低钠血症的治疗是基于目前症状、症状严重程度以及当前的医疗条件。

A. 急性低钠血症

无症状性急性低钠血症患者的治疗类似于慢性低钠血症患者的治疗（见下文）。另外，治疗的主要目的是纠正主要症状从而避免脑桥中央髓鞘溶解症（CPM）。重度低钠血症患者如出现严重神经系统症状如癫痫，建议使用 3% 盐水静脉注射补钠。在最开始的 2～3 小时，静脉补钠保证血清钠以每小时 1～2mEq/L 的速度增加。在随后的 24 小时的补钠需缓慢进行，保证血清钠以 8～12mEq/L 增加。静脉补钠速度依据患者需要而定，可根据下列公式进行计算：

血清钠在老年男性中的变化 =（液体钠 - 血清钠）/[（0.50 × 体重）+1]

血清钠在老年女性中的变化 =（液体钠 - 血清钠）/[（0.45 × 体重）+1]

这些方程使用有一定的局限性且血清钠的变化也可能不一致。该方程可用于指导初始输液速度，然后需根据频繁检测的血清钠水平调整补液速度以避免纠正过快，避免 CPM 的发生。CPM 的症状包括行为障碍、运动障碍和癫痫发作，通常在治疗后几天内出现，静脉输注高渗盐水时可联合使用呋塞米，以限制治疗诱导的细胞外液体积膨胀。

B. 慢性低钠血症

治疗的目的是确定病因并进行适当的干预。例如：患者出现低钠血症是由于高钠血症和高渗透压服用能利尿剂导致的，此时应控制利尿剂的使用并保证充足的摄水量，例如：静脉输注等渗生理盐水。相反，SIADH 患者并不能从输注等渗盐水中获益，因为摄入的钠盐将通过尿液浓缩排除，从而保证水的净含量以致低钠血症恶化。这些患者可能需要长期限水。不能限水的患者可选择使用地美环素。

高钠血症

▶ 老年人的一般原则

老年人尿浓缩能力和口渴感觉减退，如果再出现液体摄入受限，可能会导致老年人出现水缺乏和高钠血症。高钠血症通常是指血清钠大于 148mEq/L（或 >148mmol/L）。高钠血症的死亡率很高。在 65 岁及以上的住院患者中，高钠血症的患病率约为 1%，而死亡率是相同年龄段住院患者的 7 倍。在一项关于短期和长期的老年监护病房患者的研究中，高钠血症患者的死亡率约为 40%。

▶ 发病机制

老年患者出现高钠血症的危险因素有 4 种临床情况。在许多患者中，这些危险因素同时存在。高钠血症通常是由于体内水的丢失相对多于钠盐流失，老年患者高钠血症通常与液体摄入不足有关。继发于钠盐摄入过多导致的高钠血症是罕见的。

A. 摄入不足

老年人液体摄入不足的原因有很多。许多老年人渴觉受损或渴感减退。特别是在医院环境中，潜在的痴呆和谵妄等认知功能障碍是导致患者无法进行充足饮水的原因之一。老年人液体摄入量不足的另一个常见的原因是行动不便或依赖照顾者获得水。老年人吞咽困难也可能会导致液体摄入不足。

B. 水丢失

水丢失常见于隐形损失（例如：发烧）和尿崩症。尿崩症（DI）是一种以低渗性的 ADH 分泌不足（中央性 DI）肾脏对抗利尿激素反应不敏感（肾源性 DI）的综合征。肾源性 DI 可以通过药物如锂和顺铂改善 ADH 反应性。尿崩症患者通常通过增加液体摄入量来进行代偿，因此，如果保证有足够摄水量，大多数患者可维持正常的血钠浓度。但是如果他们摄水量不足或饮水受限时，通常可出现高钠血症。

C. 失水大于失盐

这种情况常见于胃肠道丢失液体，如：呕吐和腹泻；或肾脏丢失，如：继发于高血糖的渗透性利尿，肠外营养，管饲，或静脉造影。利尿剂可导致经肾脏丢失增加。烧伤和严重性皮炎可导致经皮肤丢失增加。

D. 钠盐过量

这种情况通常是医源性的，例如：治疗过程中使用过量的钠盐或碳酸氢盐。高钠血症的症状包括意识蒙眬、烦躁不安、反射亢进、昏迷，严重时可出现死亡。

▶ 治疗

治疗的主要目的是补充液纠正缺水并进一步减少水的丢失。第一步是计算总失水量。

老年男性失水量 = 体重 × 0.50 (Pna − 140)/Pna
老年女性失水量 = 体重 × 0.45 (Pna − 140)/Pna
Pna = 钠浓度：mEq/L，体重：kg。

下一步是确定纠正高钠血症速度。一般情况下，应争取在 48 小时的时间以内补充总失水量，同时保持血钠浓度下降每小时不大于 0.5mEq/L，应及时检测血钠变化。置换液应与丢失体液渗透压保持一致。一般情况下，低渗液多选用 0.5% 生理盐水 (NS) 作为置换液。无症状或慢性高钠血症患者首选口服补液。然而，由于高钠血症通常是由于渴觉受损或渴觉反馈降低导致水摄入不足导致，老年患者通常需要住院和静脉补液治疗。

治疗 DI 的不同在于（除了纠正上述水不足）必须努力减少尿量。中央型尿崩症可使用鼻内或口服去氨加压素的进行治疗。肾性尿崩症的治疗包括限制钠盐摄入，联合使用噻嗪类利尿和前列腺素合成抑制剂如吲哚美辛或布洛芬。

钾紊乱

▶ 老年人的一般原则

尽管较钠代谢紊乱少见，老年患者的钾代谢紊乱可引起严重后果。老年人易出现钾代谢紊乱有以下原因：伴随年龄变化的而出现的肾脏结构和功能的潜在变化、常见慢性疾病的治疗破坏钾的平衡和联合用药影响钾代谢。

低钾血症

低钾血症通常是指血钾浓度 < 3.5mEq/L。

▶ 发病机制

低钾血症通常是由肾外丢失、肾丢失钾或医源性原因导致。急性细胞外钾转运到细胞内导致的低钾血症极少见。

A. 肾外失钾

钾肾外丢失途径多发生在胃肠道。慢性腹泻由于粪便体积的增加可导致血清钾的丢失。老年人服用的许多常见处方药与腹泻相关，包括抗生素、质子泵抑制剂、别嘌呤醇、抗精神病药、5- 羟色胺再摄取抑制剂、血管紧张素 II 受体阻滞剂。极少情况下，可出现吸收不良症或肠道感染导致的腹泻。习惯性使用泻药也可导致钾丢失。约三分之一的老年人患有慢性便秘并且长期使用泻药。

虽然没有钾缺乏的病因存在，含钾营养物质摄入量的减少可以增强肾外失钾而导致低血钾。老年人可能由于经济、体制原因或是因为牙齿问题、吞咽障碍而导致营养摄入受限。

B. 肾内失钾

肾内失钾的发生多是由于肾脏病变导致。这些病变包括肾小管酸中毒（ I 型和 II 型）、维生素 D 缺乏症、恶性肿瘤、药物治疗、急性肾损伤、梗阻性和渗透性利尿（表 37-3）。其他可导致老年人

表37-3　低钾血症的相关肾病

	发病机制	老年人病因
Ⅰ型肾小管酸中毒	远端收集管不恰当分泌氢到尿液中	良性前列腺增生导致的梗阻性肾病；前列腺癌；自身免疫性疾病
Ⅱ型肾小管酸中毒	近端小管病变导致碳酸氢盐重吸收出现障碍	维生素D缺乏；恶性肿瘤；药物如碳酸酐酶抑制剂的使用
急性肾损伤	肾灌注不足或肾毒性损害导致肾单位对水、钠代谢降低和钾排泄减少	肾功能减退；高血压、糖尿病等多病共存；易感染导致慢性肾病
去梗阻后利尿	远端肾小管钠重吸收能力减退；浓缩尿功能减退；增加肾小管流动速度，减少肾小管对钠和水的重吸收时间	住院患者梗阻性肾病的后处理

钾通过肾内丢失原因包括糖尿病酮症酸中毒和输尿管乙状结肠吻合术后，但比较少见。

C. 医源性因素

老年人低钾血症最常见的原因是药物。老年人的高血压、充血性心力衰竭、水肿的治疗经常使用噻嗪类、泮利尿剂。盐皮质激素和糖皮质激素虽然对肾脏没有直接影响，但也可能影响钾的水平。药物引起细胞内外钾转运引起的血钾的变化通常在几个小时内可逆。选择性 β_2 受体激动剂如沙丁胺醇，黄嘌呤包括茶碱类，高剂量的钙通道阻滞剂如维拉帕米能引起钾从细胞外向细胞内转移（表37-4）。

▶ 临床表现

尽管轻度低钾血症通常是无症状的，但是严重低钾血症（<3mEq/L）可导致神经肌肉无力，包括瘫痪和呼吸肌功能障碍、横纹肌溶解症，胃肠道症状包括便秘和肠梗阻和心脏功能失调表现为心电图（EGG）异常和心律失常。

▶ 治疗

因为体内总钾只有一小部分存在于细胞外液中，因此从血清钾水平估计机体缺钾是粗略估计。一般来说，血清钾降低 1mEq/L，相当于体内总钾减少 150～400mEq/L。老年人的肌肉总量下降，因此较低的估计值是最合适的。

表37-4　低钾血症相关药物

药物种类	作用机制
噻嗪类利尿剂和祥利尿剂	增加集合管对钠的重吸收和钾的分泌
盐皮质激素和糖皮质激素	增加滤过速度，增加远端钠钾分泌
β受体激动剂	使血钾向细胞内转移
黄嘌呤	使血钾向细胞内转移
钙通道阻滞剂（高剂量）	使血钾向细胞内转移

低钾血症的治疗包括钾替代治疗。然而，补钾治疗是很危险的，因为严重的高钾血症危险很高，特别是住院和慢性肾脏疾病患者。静脉补钾与高钾血症的风险密切有关，应尽量避免使用。一般首选口服补钾。一般来说，口服补钾的首选是氯化钾，因为它可以有效地治疗低钾血症。必要时也可选用磷酸钾。碳酸氢钾可用于代谢性酸中毒的治疗。服用利尿剂的老年患者，通过饮食保证充足钾摄入是非常重要的。同时结合保钾利尿剂（阿米洛利，氨苯蝶啶或螺内酯）的使用可以抵消通过噻嗪利尿剂或祥利尿剂的排钾作用。然而，必须注意避免高钾血症的发生。

高钾血症

高钾血症通常是指血清钾浓度>5.0mEq/L。

发病机制

老年人易患高钾血症的常见原因是年龄相关的病理生理变化，多为感染以及医源性因素所致。年龄相关的肾脏病变包括肾小球硬化和肾动脉硬化的进展，导致肾小球滤过率随着时间的推移逐渐下降。虽然这些结构和功能的变化不会引起高钾血症，但是老年人的医疗或药物使用如果破坏钾的代谢平衡易导致高钾血症的发生。

老年人有糖尿病、高血压、尿路梗阻等疾病时更容易出现肾脏的病理改变，这些并发症可损害肾素和醛固酮的活动，使肾小管泌钾减少而导致血钾升高。血容量、膳食钾摄入量、大量药物和肾衰竭的存在都可影响高钾血症的程度。

A. 血容量不足

老年人易出现血容量不足有以下几个原因。第一，老年人因渴感减退易继发脱水。液体摄入不足导致钠和水的重吸收增加（高钠血症）和钾分泌减少进而出现高钾血症。老年人因充血性心力衰竭或水肿导致组织间隙液体增多导致血容量减少。醛固酮减少症（自身免疫性疾病、出血或肿瘤浸润导致的原发性肾上腺衰竭），低肾素性醛固酮减少症（通常由糖尿病引起的），或管状醛固酮反应不良（肾间质病）的患者易受血容量不足的影响。

B. 钾摄入过多

钾消耗过多也可能是导致高钾血症的一个原因，这可能会导致饮食摄钾或钾补充增多。老年人通常补钾来预防袢利尿剂或噻嗪类利尿药导致的低钾血症。另外，老年人可能在意识到缺钾时使用含钾的非处方补品或并没意识到服用的补品原料含钾。同样，老年人在饮食方面可能使用盐替代品来控制高血压或水肿，许多此类盐替代品使用钾比钠多，可对钾负荷易感个体造成潜在危险。

C. 药物相关性高钾血症

中老年人高钾血症的主要病因是药物引起的。这些患者服用不当药物导致高钾血症的发生率接近 10%，增加老年人的风险。几种常用的处方类药物可引起高钾血症（表 37-5）。

D. 肾衰竭

肾衰竭患者发生高钾血症是因为钾的排泄是与肾小球滤过率（GFR）相关的。随着 GFR 下降，肾脏对钾的有效排泄能力也下降。高钾血症的严重程度依赖于钾的摄入、肾脏钾分泌功能的代偿机制以及粪便排泄。在轻度或中度的肾小球滤过率下降（> 10% 正常）的情况下发生高血钾时，应判断有无其他原因。

临床表现

通常在血清钾重度升高（> 6.5mEq/L）的高钾血症时会出现的严重临床结局。其主要临床表现为神经肌肉症状包括乏力、上行性麻痹，呼吸衰竭，肌肉痉挛和心脏异常包括胸痛和渐进性的心电图改变（T 波顶峰→ PR 间期延长→心室自主节律→伴深大 S 波的宽大的 QRS 波→心室颤动→心脏骤停）。

治疗

高钾血症的诊断主要依靠实验室检查。高血

表 37-5　高钾血症相关性药物

药物种类	作用机制
保钾类利尿剂	
螺内酯	拮抗醛固酮作用
氨苯蝶啶、阿米洛利	阻碍主细胞的钠通道
非甾体类抗炎药	减少肾素、醛固酮的分泌
血管紧张素转化酶抑制剂	减少醛固酮分泌，减少肾血流量和肾小球滤过率
β 受体拮抗剂	减少钾向细胞内转运，减少肾素、醛固酮分泌
肝素	减少醛固酮合成
洋地黄中毒	降低钠 - 钾泵的活性
甲氧苄啶	降低主细胞钠通道活性

钾水平的诊断应重复判断血浆样品和图纸,鉴别处理的血液样本有无溶血所致高血钾,溶血导致细胞内钾入血导致血清钾水平升高。一旦诊断高钾血症,应停用一切外源性钾摄入。进行心电图检查以确定是否有相关的高钾血症变化。心电图出现变化意味着需要抢救。

A. 急性高钾血症

出现心电图变化的重度高血钾的抢救可以使用下列几种速效剂。

1. 静脉补钙　钙可以短暂拮抗高钾血症对心脏的影响,从而对后续治疗起决定作用。钙对高钾血症的作用是直接而短暂的,只能持续 30～60 分钟。钙剂可以使用葡萄糖酸钙或碳酸钙。葡萄糖酸钙 1000mg(10% 溶液 10ml)可通过外周静脉给药并大于 3～5 分钟内完成。氯化钙 500～1000mg(10% 溶液 5～10ml)给药并在大于 3～5 分钟内完成。但是因为氯化钙可引起静脉刺激及外渗可引起组织坏死,其应通过中央或深静脉给药。

2. 葡萄糖及胰岛素　胰岛素可通过提高骨骼肌中钠 - 钾泵活性短暂性的使钾转移到细胞内。葡萄糖应与胰岛素同时给予,避免低血糖。通常使用以下几种方案:在 10% 葡萄糖溶液中加入 10 单位胰岛素并在 60 分钟内注入,或者在 50ml 50% 的葡萄糖溶液(25g 葡萄糖)中加入 10 单位胰岛素注入。应密切监测血糖预防低血糖的发生。

3. β2 肾上腺素能受体激动剂　β2 肾上腺素能受体激动剂可以提高骨骼肌中 Na-K-ATP 酶活性和激活 Na-K-2Cl 转运蛋使钾向细胞内转运。沙丁胺醇可雾化使用(在 4ml 的生理盐水中加入 10～20mg)超过 10 分钟,在 90 分钟内作用在达高峰,或静脉滴注(0.5mg)使用,在 30 分钟内作用达高峰。

4. 碳酸氢钠　碳酸氢钠可升高全身系统的 pH,使氢离子释放而导致钾离子向细胞内转运以保持细胞内外离子平衡。酸中毒情况下可使用碳酸氢钠治疗高血钾,但不建议使用单药治疗。在紧急情况下,50ml 安瓿的碳酸氢钠(50mEq)可静脉推注,并在 5～10 分钟注完。

B. 钾转运

上述急性高钾血症的紧急治疗方案可短暂降低高血清钾所带来的危险,但排钾治疗是有用的。有几种方式可使机体排钾。

1. 袢利尿剂或噻嗪类利尿剂　袢利尿剂或噻嗪类利尿剂可通过尿液增加钾的排除。这些利尿剂特别适用于正常或中度肾功能损害的患者。

2. 聚磺苯乙烯钠散　聚磺苯乙烯钠散或聚磺苯乙烯钠是一种阳离子交换树脂,它可以减少肠道钾吸收,联合使用山梨醇时可引起渗透性利尿。聚磺苯乙烯钠连续大剂量的使用可以有效降低血清钾水平。不能进行透析治疗的慢性肾脏疾病患者可使用聚苯乙烯磺酸钠治疗高钾血症。可以口服:15～30g 每 4～6 小时一次,或将 50 克加入 150ml 自来水中行保留灌肠(不含山梨醇)治疗严重高钾血症。慢性高钾血症使用低剂量治疗。使用聚苯乙烯钠山梨醇治疗高钾血症需特别注意有无肠坏死。术后肠梗阻、使用阿片类药物、肾移植的老年患者也需特别注意有无肠坏死。

3. 透析　透析适用于严重的高钾血症治疗,如其他措施不起效或细胞分解可释放大量的钾入血,如挤压伤或肿瘤溶解综合征等所致的高钾血症。因为去除钾速率越快,血液透析是首选的方式。

夜间多尿症

▶ 老年人的一般原则

夜尿增多是一种夜间尿量产生过多的综合征。夜尿增多在老年人群中非常多见,据估计在年龄 >80 岁的老年人群中近 90% 出现上述症状。夜间多尿可使睡眠不足,从而导致白天嗜睡、认知障碍和生活质量较差。

当满足下列条件之一时可认为是夜尿增多:① 8 小时睡眠期间的产尿量 >24 小时尿总量的 33%;②夜间尿量产生速率大于 0.9ml/ 分钟;③晚 7 点至凌晨 7 点产尿量 >24 小时尿总量的 50%。

▶ 发病机制

夜尿增多的原因通常是多因素的。首先，年龄相关的 ADH 昼夜分泌节律的变化导致尿量在夜间产生增多，有时甚至超过白天。与年龄相关的泌尿道结构和功能的改变，如功能性膀胱容量减少，前列腺肥大引起的膀胱出口梗阻和逼尿肌过度活动。这些结构和功能的变化，使老年人容易发生尿路感染而引起夜尿增多。同时，老年人的许多常见病，如：糖尿病、DI、充血性心脏衰竭、慢性肾脏病、低钾血症、高钙血症也可能导致夜尿增多。最后，许多常见药物，如：利尿剂、钙通道阻滞剂、锂，选择性 5-羟色胺再摄取抑制剂，咖啡因，酒精也可能导致夜尿增多。

▶ 治疗

详细询问病史和治疗经过对疾病的病因分析和治疗是很重要的。如果存在尿路感染，需考虑是否使用抗生素治疗并重新评估夜尿增多是否需要治疗。如果没有尿路感染的证据，那么可以考虑非药物治疗，如：睡前减少液体摄入量、避免睡前服用利尿剂和咖啡因。水肿患者可推荐使用加压袜或白天将腿抬高。急迫性尿失禁的女性患者，kegel 运动与白天定时排尿可能会有帮助。慢性疾病导致夜尿增多，治疗基础疾病是最基本的。

有以下几种药物治疗可有效缓解夜尿增多，睡前 6～8 小时使用利尿药治疗可降低病人的整体容量负荷，从而减少夜尿生产。如果存在良性前列腺肥大可使用 α 受体阻滞剂和 5α 还原酶抑制剂。逼尿肌过度活动和急迫性尿失禁的女性患者，奥昔布宁、溴丙胺太林以及索利那新可能是有用的。但是，老年患者应谨慎使用抗胆碱能药物，由于老年人跌倒风险增加，建议从小剂量开始，并缓慢加量至最低的有效剂量。

Fried LF, Palevsky PM. Hyponatremia and hypernatremia. *Med Clin North Am.* 1997 May;81(3):585-609.

Johanson JF, Sonnenberg A, Koch TR. Clinical epidemiology of chronic constipation. *J Clin Gastroenterol.* 1989;11(5):525-536.

Liamis G, Milionis H, Elisaf M. A review of drug-induced hyponatremia. *Am J Kidney Dis.* 2008 Jul;52(1):144-153.

Miller M. Hyponatremia: age-related risk factors and therapy decisions. *Geriatrics.* 1998;53(7):32-48.

Passare G, Viitanen M, Törring O, Winblad B, Fastbom J. Sodium and potassium disturbances in the elderly: prevalence and association with drug use. *Clin Drug Investig.* 2004;24(9):535-544.

Pilotto A, Franceschi M, Vitale D, et al. The prevalence of diarrhea and its association with drug use in elderly outpatients: a multicenter study. *Am J Gastroenterol.* 2008;103(11):2816-2823.

Whitehead WE, Drinkwater D, Cheskin LJ, Heller BR, Schuster MM. Constipation in the elderly living at home. Definition, prevalence, and relationship to lifestyle and health status. *J Am Geriatr Soc.* 1989;37(5):423-429.

第38章
慢性肾脏病

C. Barrett Bowling, MD, MSPH
Katrina Booth, MD

诊断要点

► 慢性肾脏疾病（CKD）的评估包括详细病史、体格检查以及相关的实验室检查。

► CKD 的相关症状可能在疾病后期才出现，包括睡眠障碍、注意力下降、恶心、呕吐、体重的变化、呼吸困难、下肢水肿、乏力、肌肉痉挛、周围神经病变和瘙痒。

► 在诊断 CKD 之前，应结合治疗经过和其他实验室检查异常结果综合估计（如糖尿病视网膜病变，肾小球滤过率下降，高白蛋白/肌酐比值）肾小球滤过率是否下降[eGFR < 60ml/(min·1.73m²)]。

► 老年人的一般原则

慢性肾脏疾病（CKD）是指存在肾小球滤过率（GFR）降低或有证据显示肾脏损害至少持续3个月，并随年龄增长而更加常见。老年人群的肾小球滤过率应使用预测方程估计。根据功能水平对 CKD 进行分级。绝大多数慢性肾脏病的老年患者没等进展至终末期肾脏疾病（ESRD）就已经死亡；然而，即使是轻度至中度的 CKD 也会出现肾功能下降、相关的认知功能障碍、虚弱和复杂的并发症。

全国肾脏基金会（NKF）肾脏疾病预后质量倡议（KDOQI）协会已经建立了直接的 CKD 患者管理和评价估的具体准则；然而，由于慢性肾病老年患者预期寿命的差异性，功能状态和健康老年人之间优先选择差异，个体化、以病人为中心的治疗方案可能是有效的。在治疗过程中必须特别关注慢性肾脏病相关的并发症和并发症。对晚期 CKD 的老年患者，透析是最终无差异的治疗方案。对透析后易出现功能下降及不良预后的老年患者进行评估可能对预后较好。无论患者处于什么疾病阶段和是否进行透析都需进行对症治疗。

► 发病机制

NKF/KDOQI 临床实践指南对 CKD 的评估和分级制订了标准化指南。基于这些准则，CKD 是指至少持续3个月的 GFR 降低或肾脏损害证据存在。肾损伤是指病理改变或损伤标记存在，大多根据是否存在蛋白尿进行诊断。这个定义是基于 GFR 和肾损害，无论是否存在潜在的致病因素。

在老年人中，根据血清肌酐判断肾功能准确性较差。然而，由于测定肾小球滤过率在临床上并不可行，应该根据血清肌酐和影响肌酐产生的因素（如：年龄、种族、性别）使用预测方程估计 GFR。有多个公式可供使用（参见 www.kidney.org/professionals/KDOQI/gfr_calculator）包括肾脏疾病饮食调整（MDRD）与慢性肾脏病的流行病学（CKD-EPI）的方程。尽管就公式还没有达成共识，但对于老年患者可能优先推荐使用 CKD-EPI

方程,尤其是对肾小球滤过率正常的患者。

估算 GFR 后,应根据肾功能水平对 CKD 进行分期,共分为 5 期,期数越高代表 CKD 越严重(图 38-1)。该指南包括基于 CKD 分级的临床治疗计划。在早期阶段,治疗重点是 CKD 的诊断、共存疾病的治疗以及延缓 CKD 的进展。在晚期阶段,应开始肾脏替代治疗的准备。

尽管已经提出将年龄作为 CKD 分期的一个因素,但是目前尚不支持根据年龄分期。修正版的分期系统提出结合 GFR 水平与尿白蛋白/肌酐比值(ACR:正常 <30mg/g,高 30~300mg/g,非常高 >300mg/g)综合评估。

CKD 的患病率和发病率随年龄的增长明显增加。一项来自美国以人口为基础的超过 30 000 人的数据分析显示,以 eGFR <60ml/(min·1.73m^2)

为诊断 CKD 标准,其在 <60 岁、60~69 岁、70~79 岁和≥80 岁的人群中患病率分别为 1%、10%、27% 和 51%。以 ACR≥30mg/g 定义为蛋白尿,其在 <60 岁、60~69 岁、70~79 岁和≥80 岁的人群中患病率分别 7%、14%、21% 和 33%。

在老年人群中,CKD 相关的不良结局包括死亡、心血管疾病(CVD)和终末期肾病。CKD 的自然演变过程是进行性的肾功能下降,并且有相当大部分患者会发展为终末期肾病从而需要肾替代治疗。因此,CKD 管理首先需要识别并治疗早期 CKD 以减缓疾病的进展。然而,超过 95% 的老年 CKD 患者没有进展到终末期肾病就已经死亡。虽然终末期肾病的风险随年龄增长而降低,但即使是轻度至中度 CKD 都有相关的肾功能下降、认知损害和虚弱。

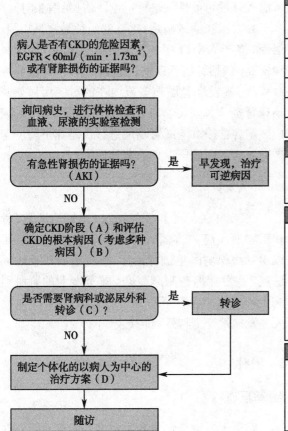

A. CKD分级		
分级	肾损伤	GFR ml/(min·1.73m^2)
1	+	>90
2	+	60~89
3	+/-	30~59
4	+/-	15~29
5	+/-	<15

B. 老年CKD常见病因
高血压、糖尿病、肾血管疾病,慢性泌尿系统梗阻,系统性血管炎,多发型骨髓瘤、自身性肾病如肾小球肾炎或肾病综合征。

C. 转诊标准
肾病科 -eGFR <30ml/(min·1.73m^2) -原因不明的肾功能急剧下降 -尿沉渣活跃 -与糖尿病无关的蛋白尿 -可能存在的系统性疾病 **泌尿科** -与超负荷工作无关的肉眼血尿或镜下血尿或与有膀胱癌的危险因素

D. 以病人为中心的治疗方案
-了解病人的喜好和健康目标 -强调对患者很重要的可调整结局 -注意症状的变化,即使与CKD不直接相关 -强调CKD老年患者在健康状况、预期寿命、疗效的差异 -建议共同决策是否行血液透析治疗

图 38-1 中老年人慢性肾病的评价和治疗的推荐

▶ 临床表现

A. 常见危险因素

新发 CKD 的危险因素包括年龄、肥胖、吸烟史、糖尿病和高血压病史。其他重要的危险因素包括心血管病史，CKD 或 ESRD 的家族史，尿路感染或尿路梗阻史以及可影响肾脏的全身性疾病（例如：系统性红斑狼疮，多发性骨髓瘤）。

B. 慢性肾脏病的筛查

由于年龄相关的肾功能下降，老年人群 eGFR 与肾活检病理结果相关性较差，并且老年人 eGFR 估算方程的有效性有待评估，所以在老年人群中并不推荐使用 eGFR 筛选 CKD 患者。对于老年患者，在根据 eGFR 下降 [$<60ml/(min \cdot 1.73m^2)$] 诊断 CKD 之前，应结合患者病史和其他实验室检查结果（例如：糖尿病性视网膜病变史，肾小球滤过率下降，高蛋白尿）进行综合评估。

C. 病史和体格检查

CKD 的评估包括详细的病史，体格检查和特定的实验室检查。因为老年人常为多病共存，评估的目的主要是查找根本原因，另外一个目标是确定 CKD 相关并发症。

病史采集应包括对糖尿病，高血压，心血管疾病，尿路疾病和血管炎症状的评估，并询问是否有 CKD 或 ESRD 的家族史。尤其是和 CKD 的相关症状并不是在疾病晚期 [eGFR$<15ml/(min \cdot 1.73m^2)$] 才出现，包括睡眠障碍、注意力下降、恶心、呕吐、体重的变化、呼吸困难、下肢水肿、乏力、肌肉痉挛、周围神经病变和瘙痒。仔细询问用药史以判断有无药物加重肾损伤的可能性，如：非甾体类抗炎药物（NSAID），或 CKD 患者禁忌或需要减量的药品，如：降糖药，口服或静脉使用抗生素，降压药和阿片类药物，以利于 CKD 患者进一步治疗方案的制定。

因为老年 CKD 患者中老年综合征发病率不成比例的升高，因此在这一人群应该对功能状态、认知、抑郁症、运动功能受损等进行综合性的评估。

体格检查应包括生命体征，体位性血压和脉搏，血容量，皮肤及四肢的检查。

D. 实验室检查

诊断性实验室检查包括尿液分析和随机 ACR。可以考虑行 24 小时尿蛋白和肌酐清除率的检查，但对老年人来说是很困难的。血液的检查包括钠、钾、氯离子、碳酸氢盐、血尿素氮、肌酐、葡萄糖、钙、磷、白蛋白、总蛋白、脂质以及全血细胞计数。如果鉴别病因不是糖尿病或高血压时则需其他相关检查。

E. 潜在原因的评估

在考虑是 CKD 导致的 eGFR 下降之前，应优先考虑急性肾损伤（AKI）等可逆性疾病的可能性。此外，可知的 CKD 患者出现 eGFR 急剧下降时应考虑 AKI 的可能性并进行迅速评估（见图 38-1）。

高血压和糖尿病是 CKD 的两种最常见病因。然而，老年人中可有多重因素导致其患 CKD 风险增高，包括肾血管疾病、慢性尿路梗阻、全身性血管炎、多发性骨髓瘤多或内在的肾脏疾病如肾小球肾炎或肾病综合征。高水平的蛋白尿、红或白细胞异常尿沉渣或肾功能进行性迅速下降应考虑糖尿病或高血压以外的其他病因。

▶ 并发症

CKD 相关的并发症包括水、电解质紊乱、骨和矿物质疾病、贫血和营养不良。这些并发症可以由初级保健医生进行治疗，但随着肾脏疾病的进展，并发症的越来越复杂，转至专业的肾脏科医生治疗可能会有帮助。对于老年 CKD 患者相关并发症治疗需特殊对待（表 38-1）。

▶ 治疗

A. 基层医疗机构

因为大多数老年患者为轻度到中度 CKD，这些患者往往是在基层医疗单位就诊。基层医疗单位 CKD 的常规治疗包括肾功能监测，CKD 相关的并发症的管理，治疗心血管疾病的危险因素，防止额外的肾损伤和促进整体健康。

高血压和糖尿病的有效治疗可改善肾功能和延缓肾脏疾病进展（见表 38-1）。CKD 患者首选的降压药包括利尿剂，血管紧张素转换酶抑制剂（ACEI）或血管 α 受体阻断剂（ARB），和 β 受体阻滞剂。CKD 患者特别是虚弱的老年患者，血压和血红蛋白达到推荐治疗目标往往需要多种药物和治疗方案的配合，治疗目标是依据患者健康目标

表 38-1 老年 CKD 患者相关并发症和并发症的治疗推荐

并发症	治疗建议	老年患者注意事项
高血压	• 血压控制在 BP < 140/90mmHg（ACR < 30mg/g 的患者）；BP < 130/80mmHg（ACR > 30mg/g 的患者）； • 合并蛋白尿的患者 ACEI、ARB 类为首选药物，并控制尿蛋白 / 肌酐比率 < 0.2，或 ACR < 30mg/g	• 更低的血压值可能对患者造成损害； • 老年 CKD 患者血压控制目标证据有限； • ACEI、ARB 类药物对老年患者使用尚无临床试验证据
糖尿病	• HgbA1C 控制在 7% 左右； • 口服降糖药和胰岛素用量需减量或禁用	• 对虚弱的老年患者，低血糖是很危险的（避免格列苯脲的使用）； • 严格控制血糖并不能使预期寿命有限的患者获益； • 可以放宽 HgbA1C 的控制目标
心血管疾病	• 控制 LDL < 100mg/dl； • 除非必要，减少阿司匹林的用量； • 戒烟	• 控制目标不变，但必须考虑获益 - 风险比率
并发症		
水电解质代谢紊乱	• 使用利尿剂或饮食限制以保持血容量和电解质的正常波动范围；	• 治疗获益对比风险需要考虑（例如：尿失禁恶化）； • 老年患者通常需要减少饮食摄入量但并不需要限制
骨相关疾病	• 检测 25- 维生素 D、钙、磷、甲状旁腺激素、碱性磷酸酶指标； • 控制 25- 维生素 D 在正常范围内； • 通过饮食或服用磷酸盐制剂保证血钙、血磷的正常； • 根据 CKD 分期每 3～12 周复查一次	• 密切检测血清学指标、饮食控制和多重用药对患者来说往往难以坚持； • 老年患者往往合并骨质疏松的风险； • 在进展期 CKD 患者骨密度的测定欠精确； • GFR < 30ml/（min•m^2）时禁用二膦酸盐
贫血	• 检测全血细胞计数、铁饱和度、铁蛋白、叶酸、维生素 B$_{12}$ 并排除其他疾病； • 在有贫血症状（Hgb < 10mg/dl）但铁储量正常时考虑 ESA 的可能； • 治疗 ESA 控制 Hgb > 12md/dl 以减少中风风险和降低心血管病死率	• 老年患者的贫血是多因素导致； • ESA 需要密切检测实验室指标和随访； • 必须考虑获益与风险的对比
营养	• 钠盐摄入量 < 2000mg/d； • 根据血清指标限制磷、钾的摄入； • 进展期 CKD 患者限制每天蛋白量，0.8～1.0g/kg 体重	• 老年患者减少口服用量； • 保持充足营养； • 低蛋白血症可增加血透患者的死亡风险

ACEIs: 血管紧张素转换酶抑制剂；ACR: 白蛋白；ARBs: 血管紧张素受体阻滞剂；CBC: 全血细胞计数；FSA: 红细胞刺激剂；Hgb: 血红蛋白；HgbA1C: 糖化血红蛋白；PTH: 甲状旁腺激素

和治疗的风险保持平衡的情况下指定的。

蛋白尿是对肾病的进展及死亡率是一个独立的危险因素。蛋白尿治疗的一线用药推荐使用 ACEI 或 ARB。但是，老年人在 CKD 指南的临床试验中是没有代表性的，晚期老年患者使用 ACEI 和 ARB 获益的临床试验证据是有限的，但是许多老年患者 eGFR 下降并不伴有尿蛋白，血管紧张素受体拮抗剂对这类患者疗效是有限的。最后，老年人药物不良事件风险增加，因此，开始使用 ACEI 或 ARB 或用量增加时，应检测血清肌酐和血钾水平。

除了控制高血压和高血糖外，戒烟、避免肾毒性和其他肾损伤等其他危险因素对预防 CKD 进展是非常重要的。然而，目前关于这些干预措施的有效性证据是有限的，尤其是 CKD 的老年患者。

老年人多种疾病的优化治疗常常要求多重用药，应该考虑病人的选择和健康照护的目标制定。复杂的并发症和老年综合征在老年慢性肾病患者常见，这些症状和体征往往并不仅仅反映病理生理的变化，还表示预期寿命、功能状态和健康状态的变化，对干预措施的安全性和有效性也有一定反映。出于这些原因，对老年 CKD 患者的管理制定个体化、以病人为中心的治疗方案是有用的（见图 38-1）。

B. 转诊

NKF/KDOQI 指南建议 4 期 CKD 患者[eGFR<30ml/(min·1.73m²)]应转诊至肾脏科医生就诊（见图 38-1）。早期肾脏病转诊包括：原因不明的肾功能急剧下降，尿沉渣持续存在，与糖尿病、全身性疾病如多发性骨髓瘤、肝炎、艾滋病毒等无关的蛋白尿。此外，有显著精神系统症状的患者早期就诊早期获益。神经功能减退或伴膀胱癌危险因素的患者出现肉眼血尿或镜下血尿应考虑于泌尿科就诊。

C. 透析

老年人群是 ESRD 进展最快的群体。关于是否决定开始透析是具有挑战性的。虽然在患者达到终末期肾病前开始透析是最理想的决定，但是预测 CKD 进展和死亡风险是非常困难的。在这一领域的定性研究表明，CKD 进展的不确定性是病人和医生之间的一个重要的问题。基于这种不确定性，肾脏科医师也尽量避免与患者讨论预后和疾病的进展。

总体而言，ESRD 患者预后很差。老年患者透析的益处并没有很好的研究，而且其疗效变动性很大，取决于病人的基础功能状态和其他医疗条件。在 80~84 岁开始透析的老年患者中，平均预期寿命为 16 个月；但是，生存范围却在短至 5 个月和长至 36 个月之见波动（四分位数间距）。老年人透析会使功能持续下降的风险增加，住院率增加及医院死亡率增加。一项关于年龄 >80 岁透析患者的研究显示，开始透析后 6 个月内超过 30% 的患者出现功能持续下降，需要照顾或家庭护理。八十岁以上高龄患者开始透后与死亡相关因素包括营养状况不佳，晚期转诊和功能的关系。

CKD 晚期患者的透析治疗，应有病人、其家人及照顾者与肾病科医生和初级保健医师共同决定。这可能有助于找出病人和家庭的价值观、喜好和健康目标，然后用这些来讨论最终确定治疗决策。由于透析可能导致功能下降，在透析开始前对老年患者的评估，包括步态速度，基础功能状态和日常生活工具的使用和认知测试，这有助于筛选预后不良的患者。

D. 透析的后期治疗

特别是对多病共存和老年综合征患者，任何早期的疗效可能很快成为透析患者和家人的负担，或者无法改善归因于终末期肾病的症状，如：认知功能障碍。退出透析前最好同时进行临终关怀和姑息治疗的支持，为病人停止透析后可能出现的症状加重做准备。

E. 肾移植

肾移植是最好的肾脏长期替代疗法。单独的高龄并不肾移植的禁忌证；一些研究已经表明年轻和年长的病人肾移植结果并无明显差异。然而，肾移植患者必须严格掌握适应证，因为高死亡风险和复杂的移植后处理。预测模型可能有助于确定可行的老年患者。

F. 对症支持治疗

无论是否继续或放弃透析治疗，晚期 CKD 患者经历高的症状负担，重点如患者的身体条件、情感和社交的姑息支持治疗都应进行考虑。对不能进行透析治疗的患者以及还能产尿的液体超负荷患者可以使用利尿剂缓解。尿毒症通常表现为恶心，可使用止吐剂缓解。高钾血症可以使用利尿剂或促排钾药物如：聚磺苯乙烯钠治疗。这些疗法获得的代谢参数的改善必须与其他治疗保持平衡（如：尿失禁、腹泻）。终末期肾病患者往往像晚期肿瘤患者一样出现症状加重、生活质量下降。疼痛是常见的症状，应积极治疗；然而，需谨慎使用经肾脏代谢的阿片类药物如吗啡。晚期患者可能从临终关怀或姑息治疗中获益。

Abaterusso C, Lupo A, Ortalda V, et al. Treating elderly people with diabetes and stages 3 and 4 chronic kidney disease. *Clin J Am Soc Nephrol*. 2008;3(4):1185-1194.

Bowling CB, Inker LA, Gutierrez OM, et al. Age-specific associations of reduced estimated glomerular filtration rate with concurrent chronic kidney disease complications. *Clin J Am Soc Nephrol*. 2011;6(12):2822-2828.

Bowling CB, O'Hare AM. Managing older adults with CKD: individualized versus disease-based approaches. *Am J Kidney Dis*. 2012;59(2):293-302.

Coresh J, Selvin E, Stevens LA, et al. Prevalence of chronic kidney disease in the United States. *JAMA*. 2007;298(17):2038-2047.

Eufrasio P, Moreira P, Parada B, et al. Renal transplantation in recipients over 65 years old. *Transplant Proc*. 2011;43(1): 117-119.

Jassal SV, Chiu E, Hladunewich M. Loss of independence in patients starting dialysis at 80 years of age or older. *N Engl J Med*. 2009;361(16):1612-1613.

Kurella M, Covinsky KE, Collins AJ, Chertow GM. Octogenarians and nonagenarians starting dialysis in the United States. *Ann Intern Med*. 2007;146(3):177-183.

National Kidney Foundation. K/DOQI clinical practice guidelines for chronic kidney disease: evaluation, classification, and stratification. *Am J Kidney Dis*. 2002;39(2 Suppl 1):S1-S266.

O'Hare AM, Choi AI, Bertenthal D, et al. Age affects outcomes in chronic kidney disease. *J Am Soc Nephrol*. 2007;18(10): 2758-2765.

Schell JO, Patel UD, Steinhauser KE, et al. Discussions of the kidney disease trajectory by elderly patients and nephrologists: a qualitative study. *Am J Kidney Dis*. 2012;59(4):495-503.

第39章
尿 失 禁

Julie K. Gammack, MD

诊断要点

▶ 无意识的排尿成为一个问题。

▶ 尿失禁是一种综合征，而不仅仅是一种疾病，它可以由多种因素导致，如：医疗手段、药物治疗或下尿路疾病。它可以预示着疾病的发生（如：癌症和神经系统疾病）。

▶ 老年人一般原则

老年女性和男性较年轻人更容易出现尿失禁（UI）；然而，这是随着衰老而不可避免出现的。大约 15% 到 30% 的健康老年人会出现一定程度的尿漏，其患病率在社区居民人群中约占 50%，在疗养院居民约占 75%。在大多数年龄组，女性比男性更容易出现尿失禁，但 UI 的患病率随年龄的增加而增加，与性别无关。

UI 大多因病人的尴尬或不愿意谈论而报道不多。仅仅不到 20% 的患者告知基层医师并对其进行评估。低估该病可能是由于时间限制、忽视其广泛性或不确定的治疗方案。

老年人易出现尿失禁的主要危险因素包括年龄、性别、认知功能障碍、泌尿系手术、肥胖和行动不便。

尿失禁患者在照料、药物治疗和物品消耗方面的花费是巨大的。据估计，美国每年在尿失禁方面的花费高达 120 亿美元，这项花费几乎与慢性疾病的医疗保健费用相近，如：骨质疏松症和乳腺癌。

尿失禁一直被归类于由多种病因引起一种老年综合征，大多见于老年人，发病原因是多方面的，对其高危因素纠正及治疗方案需要多方面考虑。了解排泄正常生理结构及其受损过程，对掌握如何预防、诊断和准确治疗尿失禁是非常重要的。

▶ 正常排泄

一个人要自我控制排尿功能必须有完整的认知、神经、肌肉和泌尿系统功能。在适当的时间和地点进行排尿并且有必要步骤的顺序性需要意识、动机、理解力和注意力都做出准确判断。老年痴呆症、抑郁症、中风病和谵妄等疾病都可以破坏有关控制排尿管理的认知功能。肌肉的灵活性在穿脱衣服和使用厕所物品方面是必要的，并保证能顺利到达卫生间或便池。关节炎和肌肉受损可影响行走和关节功能，以致尿失禁的发生。

在神经系统方面，排尿由脊髓交感和副交感神经系统（图 39-1）与脑信号共同控制，脑桥排尿中枢协调认知抑制 / 去抑制进行排尿，脊髓反馈尿路刺激。支配逼尿肌和远端尿道 / 盆底肌的神经主要来自 S2～4 神经根，支配近端尿道的神经支配主要来自 T11～L2 神经根。交感神经系统通过收缩尿道括约肌和舒张逼尿肌储尿。副交感神经系统通过收缩尿逼尿肌和舒张尿道括约肌进行排尿。脊髓损伤和多发性硬化症等疾病会损伤

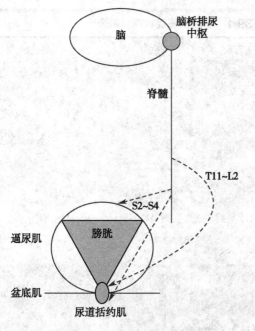

图39-1 排尿反射的神经机制

膀胱壁和括约肌的神经系统之间的平衡。泌尿生殖器官和组织患病或受损都可在一定程度上影响排尿的控制。前列腺肥大、膀胱脱垂、尿道重构、膀胱结石和雌激素缺乏所致组织萎缩都可引起解剖异常，导致尿失禁的发生。

▶ 预防

因为尿失禁有许多不同的病因、诱因和危险因素，因此症状的时间、频率和严重程度是非常多样的。所以关注减少慢性病相关尿失禁危险因素以及延缓尿失禁本身的进展对预防尿失禁来说同等重要。完全控制尿失禁的发生是不可能的，但采取一定措施以降低尿失禁的影响和频率是合理的。像大多数老年综合征一样，预防尿失禁的症状和发生需要多方面的考虑，目的是消除导致尿失禁的高危因素。

关于尿失禁初级预防研究几乎没有。大多数治疗实验是二级预防，目的是使已经有某种程度的尿失禁患者减少症状的发生次数。在一个关于卒中后患者初级预防的研究中，多方面的治疗方法，包括专门的康复和护理团队来降低尿失禁的

发展。另一个关于大陆尿失禁女性患者的研究显示，盆底锻炼可减少尿失禁的发生。一个小型实验表明：减肥可帮助一些肥胖患者减少尿失禁的发生，但是增加锻炼由可导致其他人增加尿失禁的发生。糖尿病与尿失禁的高发生率相关。一项关于罹患糖尿病的肥胖女性试验显示，健康的生活方式，包括健康的饮食，降低体重，增加活动量，戒烟可减少紧张性尿失禁尿症状及后续发展，但不是立即见效。这些结果在年轻人群中可看到的，但在老年人群亚组中并没出现。

Brown JS, Wing R, Barrett-Connor E, et al; Diabetes Prevention Program Research Group. Lifestyle intervention is associated with lower prevalence of urinary incontinence: the Diabetes Prevention Program. *Diabetes Care.* 2006;29(2):385-390.

Diokno AC, Sampselle CM, Herzog AR, et al. Prevention of urinary incontinence by behavioral modification program: a randomized, controlled trial among older women in the community. *J Urol.* 2004;171(3):1165-1171.

Du Moulin MF, Hamers JP, Ambergen AW, Janssen MA, Halfens RJ. Prevalence of urinary incontinence among community-dwelling adults receiving home care. *Res Nurs Health.* 2008;31(6):604-612.

Hu TW, Wagner TH, Bentkover JD, et al. Estimated economic costs of overactive bladder in the United States. *Urology.* 2003; 61(6):1123-1128.

Offermans MP, Du Moulin MF, Hamers JP, Dassen T, Halfens RJ. Prevalence of urinary incontinence and associated risk factors in nursing home residents: a systematic review. *Neurourol Urodyn.* 2009;28(4):288-294.

▶ 临床表现

A. 症状体征

尿失禁通常根据病理生理原因是分为 4 个不同类型。许多患者不止一种分型或多为"混合型"尿失禁。遗尿根据病因不同可分为暂时的（可逆）、间断性的或持续性的。

1. 功能性尿失禁

- 定义：泌尿系统组织结构和功能正常情况下出现的尿失禁。
- 症状体征：意识障碍、认知改变、大量遗尿。
- 可能的病因：痴呆症、谵妄、抑郁症、运动受限、手功能受损、尿量过多。

2. 压力性尿失禁

- 定义：当腹腔压力突然增加超过尿道括约肌

闭合压力时出现的尿失禁。

- 症状体征：尿量较少，经常与某系活动有关。如：咳嗽、大笑、打喷嚏、站立、弯腰。
- 可能的病因：泌尿生殖器萎缩或脱垂，尿道括约肌损伤，盆底肌损伤。

3. 急迫性尿失禁 又称为膀胱过度活动症（OAB）、逼尿肌过度活动或逼尿肌不稳定。

- 定义：在尿量很少而逼尿肌不恰当的无抑制过度收缩造成的尿失禁。
- 症状体征：严重的尿频、尿急，突发性的少量或大量遗尿。
- 可能的病因：膀胱刺激、结石、感染或异物、逼尿肌受损（瘢痕、纤维化和老化）。

4. 充溢性尿失禁

- 定义：在膀胱过度充盈时由于受损的膀胱壁收缩或尿道括约肌松弛导致的尿失禁。
- 症状：遗尿、排尿踌躇、尿流减弱、间歇性、尿频、夜尿增多、残余尿量增多。
- 可能的病因：良性前列腺增生（BPH），前列腺癌，尿道狭窄，泌尿系统器官脱垂，抗胆碱能药物，神经病变，脊髓损伤。

在男性患者中，尿失禁可能与其他症状相关，称为下尿路症状（LUTS）。这些症状包括尿液不完全排空、尿频、尿急、排尿踌躇、尿流减弱、尿线分叉和夜尿增多。男性的尿失禁应考虑有无外科手术相关勃起功能障碍、癌症治疗或感染因素。男性和女性都可能出现与尿失禁相关的盆腔疼痛，提示恶性肿瘤、感染或非泌尿系统疾病的可能性。

Sarma AV, Wei JT. Clinical practice. Benign prostatic hyperplasia and lower urinary tract symptoms. *N Engl J Med.* 2012;367(3):248-257.

B. 临床评估

尿失禁的评价应包括完整的病史，包括持续时间，频率，严重程度和症状轻重。关于尿失禁的严重程度或影响可以借助一些工具进行评估。一些老年人可以用排尿日记记录症状。一个48小时的膀胱症状记录应包括时间、环境、程度、尿

表 39-1　泌尿系统症状筛查量表

量表	症状	评分
美国泌尿科症状指数评分（AUA-SI）	1. 尿不尽 2. 尿频 3. 排尿踌躇 4. 尿急 5. 排尿无力 6. 尿线分叉 7. 夜尿增多	● 每项0～5分 ● 总分35分 　● 0～7分　轻度 　● 8～19分　中度 　● 20～35分　重度
国际前列腺症状评分（IPSS）	症状同AUA-SI 生活质量	同AUA-SI
膀胱过度活动症相关症状8项（OAB-V8）	1. 白天频繁 2. 排尿不适 3. 突然出现 4. 尿失禁 5. 夜尿增多 6. 影响睡眠 7. 不受控制的急迫 8. 急迫性尿失禁	● 每项0～5分 ● 总分40分 　● 男性患者+2分 　● >8分考虑膀胱过度活动症可能性大

流、诱因和失禁发作频率。排尿日记还应包括时间、尿量和非失禁排尿的频率，此外，环境因素、药物剂量、伴发疾病及相关疼痛等症状也应记录。

国际前列腺症状评分（IPSS），采用的是美国泌尿科协会症状指数（AUA-SI）评分再加上生活质量问题，它可以将男性与LUTS相关的尿失禁症状进行分级（表39-1）。每个问题的加权分为0分（低）到5分（高）。IPSS有助于临床医生评估症状对患者的影响和治疗效果。

男性或女性患者都可使用膀胱过度活动症相关症状8项（OAB-V8）来鉴别膀胱过度活动症相关症状（见表39-1）。每个问题加权分为0分（低）到5分（高），8分或更高的分数提示膀胱过度活动症的可能性大。

Coyne KS et al. Validation of an overactive bladder awareness tool for use in primary care settings. *Adv Ther.* 2005;22(4):381-394.

C. 体格检查

应该进行针对性的体格检查以排除泌尿系统功能障碍。心血管方面应该注意充血心力衰竭或过度的外周水肿的检查。腹部检查应注意无膀胱充盈、疼痛或肿块的存在。直肠指诊应注意前列腺的体积及质地，以排除 BPH 或前列腺感染的可能。对于直肠癌或前列腺癌患者，粪便嵌塞也可能是中断尿流的一个原因。应对直肠、会阴和外周的感觉、运动功能进行检查以排除脊髓或神经性病变。男性阴茎应注意有无包皮、尿道或占位性病变。女性外生殖器检查应注意有无器官脱垂或过度的组织萎缩，并进行双合诊检查评估有无子宫或盆腔肿块，这也可能是影响排尿的原因。

D. 实验室检查

尿失禁的基本实验室检查包括：血清电解质、血糖、血肌酐、血钙、血常规、蛋白质、尿常规和血、尿培养，以排除代谢、感染、恶性疾病导致的尿流和功能改变。如果证据显示内分泌、神经或恶性肿瘤疾病可能性大的情况下，可能需要其他实验室或放射学检查。

E. 造影及特殊的膀胱检查

膀胱过度膨胀时应尽早确定是否需要急诊手术干预。超声检查可在排尿后进行以确定有无尿潴留，这可在床边进行，大多数医院都有该设备，但在门诊或疗养院很少。排尿后膀胱残余尿量应小于 50 毫升；超过 200 毫升提示膀胱功能障碍，需要密切检测。如果超声无法进行，可在排尿后行导尿测量尿量，这有助于诊断并可缓解尿路梗阻症状。

泌尿系造影有助于鉴别肾结石、肾囊肿、肿瘤和梗阻。肾超声和 CT 尿路造影是泌尿系统的结构与功能评价的一线检查。

除女性妇科检查以外，还可进行尿负荷试验，此时需要保证膀胱充盈。在膀胱结石碎石术或站立姿势时，女性患者需要咳嗽或弯腰增加腹压，以利于观察尿漏或器官脱垂的相关证据。立

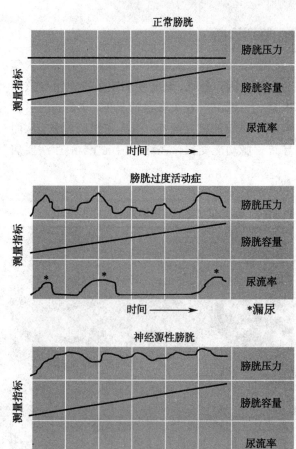

图 39-2 膀胱功能的尿动力学检查

刻少量漏尿提示应力性尿失禁；尿量较多或延迟漏尿提示逼尿肌不稳定。

尿动力学测试可以测定膀胱储尿、排尿压力但不常规检测，除非最初评估及治疗措施都无效。尿动力学检查对混合性尿失禁和考虑手术治疗的患者是有效的。该测试通过将导管插入膀胱和直肠或阴道检测尿压力和尿速率（图 39-2）。对于年老体弱或痴呆症的老年患者，该测试耐受性较差并不适用。

膀胱镜检查可取组织样本、定位和解除梗阻，并可直接观察尿路结构异常。

Gray M. Traces: making sense of urodynamics testing. Series #1. *Urol Nurs.* 2010;30(5):267-275.

▶ 鉴别诊断

泌尿系统器官或组织功能障碍是导致尿失禁的主要原因。然而，某些疾病或条件也可导致尿失禁（表39-2）。在大多数情况下，次要病因可影响泌尿系统的神经分布、结构完整或尿量，从而导致膀胱功能受损。在这些情况下，治疗次要病因也可使病情完全缓解。新的或急性发作的尿失禁需高度关注恶性肿瘤、感染和梗阻性病变的可能性并尽快排除。

罕见的情况下，泌尿生殖道瘘或泌尿-胃肠道瘘也可能导致尿漏，这通常在过去有过手术史、盆腔放疗或盆腔恶性肿瘤的患者中发现。

▶ 并发症

尿失禁对老年人的生理和心理都会产生很大作用。老年尿失禁患者总体健康状况差。研究表明，抑郁症状在尿失禁的老年患者中更普遍，且其严重程度与尿失禁程度呈正相关。男性伴有下尿路症状的患者出现焦虑、抑郁症与性功能障碍的概率更高。尿失禁的女性患者也会出现性功能障碍，尤其是混合型尿失禁患者。

根据尿失禁的类型不同，并发症在中老年人中的发生率更常见。一项系统性回顾分析示急迫性尿失禁与患者的跌倒发生相关，但压力性尿失禁对此无明显影响。充溢性尿失禁和急迫性尿失禁会导致睡眠中断，特别是在夜尿增多的情况下。由急性尿潴留引起的充溢性尿失禁可能导致肾积水和肾功能不全。尿潴留是老年性谵妄的危险因素。

尿失禁也可使患者出现尴尬和社会退缩，老年人可能由于担心出现尿失禁而避免离家或减少参加社会活动。如果药物可使尿失禁加重，例如：利尿剂，那么将会导致药物治疗的依从性和疾病治疗效果降低。很多成年人都会减少饮水量以避免在不适当的时候排尿，这增加了尿路感染和脱水的风险。

尽管并不推荐非梗阻性尿失禁患者使用，一些老年患者会要求使用尿管来治疗慢性尿漏。避孕套式留置导尿管会导致尿路感染风险增加。

尿失禁导致的慢性皮肤潮湿可能会危害皮肤的完整性，并导致皮炎、念珠菌感染、蜂窝组织炎和表面裂纹的出现。

表39-2 尿失禁加重的高危因素

高危因素	作用机制
便秘 粪便嵌塞 膀胱脱垂 直肠脱垂 子宫脱垂	体积压迫膀胱颈和尿道结构
脱水 反复性的尿路感染 肾结石	刺激膀胱壁或黏膜
肺水肿 外周性水肿 高血钙 高血糖	增加尿量
COPD/哮喘 慢性支气管炎	咳嗽引起的盆底肌功能减弱
谵妄 痴呆 抑郁症	认知、意识功能减退或持续性的口干
脊髓损伤 多发性硬化 帕金森病 椎管狭窄 脑卒中	膀胱或括约肌的神经功能受损
震颤 骨关节炎/类风湿性关节炎 脑卒中 虚弱	机体活动和灵活性受损
泌尿生殖器萎缩	雌激素减少

COPD：慢性阻塞性肺疾病

Nicolle LE. Urinary catheter-associated infections. *Infect Dis Clin North Am.* 2012;26(1):13-27.

► 治疗

尿失禁的治疗包括行为治疗、药物治疗或设备、外科干预。对于所有类型尿失禁，最重要的是治疗会导致尿失禁加重的共存疾病。在条件允许的情况下，应调整有助于治疗膀胱功能障碍和多尿症药物的使用（表39-3）。对部分患者来说，减少利尿食物，如咖啡因、酒精和膀胱刺激食物如辛辣的食品和酸性水果，可以缓解临床症状。患者在合适的时间减少饮水量也可能有效。

A. 改善行为

通过改善生活方式和周围环境来减少尿失禁的发作。

B. 纠正不良习惯

纠正易引发尿失禁的诱因和环境因素，防止尿失禁发作，例如：饭后、睡前如厕、剧烈活动前如厕，减少此类因素所致尿失禁。

C. 计划（定时）排尿

无论是否有排尿的感觉，都定时排尿，这种方法可以最大限度地减少膀胱体积增大所致的尿失禁发作，并根据个人情况调节排尿间期的长短。这对认知障碍患者或疗养院人员特别有效，因为照顾者可以计划排尿间隔，例如：间隔2小时排尿以减少尿失禁的发生。

该方法还适用于认知正常的急迫性尿失禁患者训练膀胱。该方法开始时排尿间期应依据做大程度减少尿失禁的发生来制定。间隔时间每隔几天增加30～60分钟，逐渐训练膀胱的容量。训练有效后可使排尿间隔增加至3～4小时而无尿急或尿漏症状。

D. 提醒排尿

及时询问患者是否排尿，患者给予肯定回答时帮助其解决。这种方法适用于有照顾者的认知障碍患者或急迫性尿失禁患者。

E. 盆底肌训练

盆底肌训练（或者说凯格尔运动）是通过主动训练盆底肌群来加强尿道括约肌和盆底肌功能，这是治疗压力性尿失禁女性患者最有效的方法。每隔6～8秒钟收缩盆底肌群8～10次，为了确保有用肌群都得到合适训练，让女性患者在排尿时间段停止排尿。逐渐延长肌群的收缩时间，可能的话增加至10秒钟。每天训练3～4遍，以加强盆底肌和尿道括约肌群的关闭压力。一些女性患者对控制盆底肌群有一定困难，需加强训练。妇科理疗师可以帮助女性相关肌群进行专业性训练。生物反馈电刺激、置入加权的阴道锥等措施可以用来改善盆底肌的力量。

Khan IJ, Tariq SH. Urinary incontinence: behavioral modification therapy in older adult. *Clin Geriatr Med.* 2004;20(3):499-509.
Price N. Pelvic floor exercise for urinary incontinence: a systematic literature review. *Maturitas.* 2010;67(4):309-315.

F. 药物疗法

药物治疗对所有类型的尿失禁患者都是有效的，但是必须根据尿失禁的不同病因谨慎选择用药类型（表39-4）。在许多情况下，抗毒蕈碱或抗胆碱能药物是通过调节交感神经或副交感神经通

表39-3 改善尿失禁的药物

药品/分类	作用机制
抗组胺药 抗毒蕈碱 解痉药 抗精神病药 抗帕金森氏病 肌肉松弛剂 三环类抗抑郁药	影响膀胱壁和括约肌的副交感神经作用
利尿剂，酒精	增加尿量，利尿作用
镇静催眠药，苯二氮䓬类	镇静作用，损伤认知功能
阿片类	阿片受体诱导的膀胱功能障碍
α肾上腺素受体激动剂	收缩尿道括约肌

表39-4 治疗尿失禁的药物

药物	剂量	尿失禁类型
雌激素		压力性尿失禁；急迫性尿失禁
雌二醇阴道片	10～25mcg/d,每周两次	
雌二醇环	2mg 每环,90 天疗程	
雌激素阴道乳膏	0.5～2g/d,每周两次	
抗毒蕈碱		急迫性尿失禁
达非那新（IR/ER）	7.5～15mg/d	
非索罗定（IR/ ER）	4～8mg/d	
奥昔布宁		
IR 口服	2.5～5mg/d, bid 或 tid	
ER 口服	5～30mg/d	
贴片	3.9mg/d	
外用凝胶	1g/d	
索利那新	5～10g/d	
托特罗定		
IR 口服	1～2mg/d, bid	
ER 口服	2～4mg/d	
曲司		
IR 口服	20mg/d, bid	
ER 口服	60mg/d	
α₁肾上腺素受体阻滞剂		充溢性尿失禁
哌唑嗪	1～10mg/d, tid	
多沙唑嗪	1～8mg/d	
特拉唑嗪	1～20mg/d	
阿夫唑嗪	10mg/d	
西洛多新	8mg/d	
坦索罗辛	0.4～0.8mg/d	
5α- 还原酶抑制剂		充溢性尿失禁
非那雄胺	5mg/d	
度他雄胺	0.5mg/d	
卡巴胆碱	10～50mg/d, tid	充溢性尿失禁
去氨加压素	0.2～0.6mg/d	夜尿增多导致的急迫性尿失禁
丙米嗪	25mg/d, tid	压力性尿失禁；急迫性尿失禁

ER:缓释剂；IR: 速效剂

路作用来调节膀胱和括约肌功能。老年人多为混合型尿失禁,因此必须谨慎选择用药,因为一种药物对此病因(例如:急迫性)有效但可能会导致另一种病加重(例如:充溢性)。

一项荟萃分析表明,局部使用雌激素可以改善压力性尿失禁和急迫性尿失禁女性患者的症状。局部用雌激素通常使用阴道栓剂和软膏。但对女性患者来说,阴道置入携带雌激素的避孕环3 个月以上,比日常雌激素更有效。全身(口服)雌激素也有利于控制尿失禁,但可能会加重尿路症状。

Andersson KE, Chapple CR, Cardozo L, et al. Committee 8: pharmacological treatment of urinary incontinence. In: Abrams P, Cardozo L, Khoury S, Wein A, eds. *Incontinence*. 4th ed. Paris, France: Health Publication Ltd 2009:631-700. Available at: http://www.icsoffice.org/Publications/ICI_4/files-book/Comite-8.pdf

Cody JD et al. Oestrogen therapy for urinary incontinence in post-menopausal women. *Cochrane Database Syst Rev.* 2009;(4):CD001405.

1. 抗胆碱能类 药物治疗急迫性尿失禁的特效药具有抗胆碱能作用的药物,通过抑制膀胱壁毒蕈碱受体节后胆碱能作用起效。它可以抑制膀胱收缩,增加膀胱容量。现在,有大量此类药物可用。这些药物包括口服缓释剂和透皮制剂,通常耐受性更好,但疗效并不优于立即释放制剂。基于研究的异质性和临床结果测量的多样性,即使荟萃数据分析也很难可以确定的说,某种药物疗效优于另一种。这些药物的抗胆碱能副作用包括眼干、口干,便秘,头痛,头晕,体位性低血压和迷糊。

Madhuvrata P, Cody JD, Ellis G, Herbison GP, Hay-Smith EJ. Which anticholinergic drug for overactive bladder symptoms in adults. *Cochrane Database Syst Rev.* 2012;1:CD005429.

2. α₁- 肾上腺素能受体阻滞剂 前列腺、膀胱颈和尿道组织都有 α- 肾上腺素能受体分布,α受体阻滞剂可使这些组织松弛,以改善排尿,最常应用于 BPH 引起的膀胱出口阻塞的男性患者。研究证实该药可明显减轻尿潴留。许多阻断剂有效,但大多数药物都是"非选择性"的,作用于尿路组织同时也阻断血管系统的 α 受体,引起血管扩张和低血压。坦索罗辛和西罗多辛是选择性 α 阻断剂,对非泌尿组织作用较小,从而减少其低血压的不良反应。因为其副作用较少,这些药物尤其适用于老年男性患者。

由于 α 受体阻滞使得尿道松弛,这些药物可应用于非良性前列腺增生如神经源性膀胱,尿道梗阻或尿道不顺畅导致的充溢性尿失禁患者。研究表明,在这些条件下使用 α 受体阻滞剂可改善泌尿系统症状和排尿。α 受体拮抗剂可提高尿潴留患者留置导尿管治疗去除导尿管后的成功率。研究表明,α 阻滞剂治疗 48 小时后就可成功拔除尿管。应用 α 阻滞剂治疗女性膀胱出口梗阻的研究越来越多。最近研究表明 α 受体阻滞剂可改善女性膀胱出口梗阻或神经源性膀胱导致的尿流和排尿症状,但不能用于膀胱过动症患者。

3. 5a- 还原酶抑制剂 5a- 还原酶抑制剂(5CtRI)阻断睾酮转化为活性代谢物双氢睾酮,减少前列腺组织体积,从而减少膀胱流出道梗阻。非那雄胺和度他雄胺得到了很好的研究和证明可以改善 BPH 患者的充溢性尿失禁和下尿路症状(见第 40 章,"良性前列腺增生和前列腺癌",以获得关于治疗良性前列腺增生症的更多知识)。

4. 其他膀胱剂 乌拉碱毒蕈碱是平滑肌胆碱能受体激动剂。虽然它通常可用于刺激胃肠蠕动,但它在神经源性膀胱中具有增加逼尿肌功能和改善膀胱排空的潜在药理作用。没有任何证据表明,胆碱对泌尿系统症状有效,且其有低血压,恶心,腹部痉挛等副作用,因此对老年人来说这种药物是一个糟糕的选择。

5. 三环类抗抑郁药 三环类抗抑郁药(TCA)可通过其抗胆碱作用改善逼尿肌活动过度症状。部分研究已证实该药物对尿失禁的有效性,但大多数研究关注的是丙米嗪。三环类药物的副作用限制了其在老年人群中的使用。

6. 去氨加压素 夜间外周水肿动员增加、心房钠尿肽水平升高,导致夜尿增多,这会导致夜间尿失禁。研究表明,去氨加压素能有效地减少夜尿增多和夜间遗尿症状;但是会导致部分老年患者出现明显的低钠血症,因此并不推荐夜间尿失禁患者常规使用去氨加压素。

G. 医用物品和手术治疗

尿失禁垫、成人用尿布、尿失禁衣服经常用于尿失禁护理。美国疗养院每年在尿失禁物品、洗衣服务和护理的花费有 44 亿美元。

短暂或慢性尿潴留的治疗包括间歇性或长期留置导管。对于认知正常或意识清楚患者(或照顾者),间歇性导尿为最佳选择,因为它比其他形式导尿导致尿路感染的发生率较低。外部导尿并不适用于尿潴留患者,但对希望避免其他类型所致尿失禁的男性患者是可以的。这些措施也可增加尿路感染、皮肤过敏或感染的风险,因此需谨慎使用。

1. 子宫托 生殖器官脱垂的女性患者由于阻碍排尿可导致充溢性尿失禁或使压力性尿失禁加重。不想或不宜进行外科手术的患者可以使用子宫托改善症状。子宫帽多为塑料或硅胶材质,通过置入阴道防止子宫脱垂或其他组织脱垂。这些设备有多种形状和尺寸,如:环形、方形以及Gellhorn 形等。这些设备需简便和灵巧以利于定期更换。其他类型持续使用几个星期,并在医师指导下清洗和检查。

Trowbridge ER, Fenner DE. Practicalities and pitfalls of pessaries in older women. *Clin Obstet Gynecol.* 2007;50(3):709-719.

2. 尿道设备 内部尿道塞或外部的尿道粘合密封件或补丁(泡沫垫)可以暂时性的封堵尿道。插头的作用原理类似球囊,必须插入尿道,在想控制排尿时充入气体。这些设备通常用于压力型尿失禁。永久性球囊装置可使用可调节的膨胀 /压缩机制来控制排尿。这些装置一般用于前列腺切除术后尿道括约肌功能受损的男性患者。约30% 患者可达到完全自我控制排尿,但是并发症发生率在 20% 和 30% 之间。

尿道膨胀装置程序包括在膀胱颈部注射胶原蛋白,增加尿道外括约肌张力,阻碍尿道排尿。这适用于压力性或急迫性女性尿失禁患者或前列腺术后尿失禁男性患者。但是该装置改善症状成果有限，并且治愈率较低，随着时间进展疗效下降。

人工尿道括约肌用于应力型尿失禁的治疗。这通常适用于前列腺术后男性患者，且其控制尿失禁疗效已得到证实。但是，大约 25% 的设备由于腐蚀或机械故障必须在 5 年内进行维修或替换。

3. 外科悬挂手术　适用于女性尿失禁尤其是压力性尿失禁的外科悬挂手术有五大类型：前修补、尿道下悬吊术、阴道悬吊术、针刺悬吊术和无张力尿道吊带术（TVT）。前修补（修补术）利用缝合或支持材料，提高尿道或膀胱颈重建耻骨宫颈筋膜。其治愈率和有效性随着时间的推移逐渐下降，已很少使用。针刺悬吊术使用微创手段将缝线经皮支撑膀胱颈。与其他术式相比，该方案成功率低、并发症高，一般不推荐。开放式阴道悬吊术（也称伯奇手术）是用缝线将尿道周围筋膜向库珀韧带缝合。一项对超过 4000 人的女性患者进行的系统性回顾表明该方案治愈率达 80%，5 年有效性可达 60%。在很大程度上，开放式悬吊术已被少侵入性尿道下吊带术或 TVT 术式取代。尿道下吊带术使用合成或自体筋膜材料，沿膀胱颈下将两端固定到近似正常膀胱位置的盆腔部位。TVT 使用类似的悬吊技术，但是在尿道中短且没借助其他材料固定。有证据显示，TVT 与传统筋膜悬吊手术疗效相同，但比开放性阴道悬吊术更有效。

Herschorn S, Bruschini H, Comiter C, Grise P, Hanus T, Kirschner-Hermanns R. Committee 13: surgical treatment of urinary incontinence in men. In: Abrams P, Cardozo L, Khoury S, Wein A, eds. *Incontinence*. 4th ed. Paris, France: Health Publication Ltd 2009:1121-1190. Available at: http://www.icsoffice.org/Publications/ICI_4/files-book/comite-13.pdf

Smith ARB, Dmochowski R, Hilton P, et al. Committee 14: Surgery for urinary incontinence in women. In: Abrams P, Cardozo L, Khoury S, Wein A, eds. *Incontinence*. 4th ed. Paris, France: Health Publication Ltd 2009:1191-1272. Available at: http://www.icsoffice.org/Publications/ICI_4/files-book/comite-14.pdf

▶ 预后

尿失禁的治疗结果受多种因素的影响，包括尿失禁的类型，症状的严重程度以及潜在的病因。一般情况下，选用合适的治疗方案可以使症状改善。如果可以识别尿失禁的诱因并加以控制，尿失禁可以达到临床治愈。外科手术干预尿失禁是非常有利的，但一般仅适用于压力型尿失禁。对于合适类型的尿失禁，行为干预可能有效，但需要病人或照顾者的长期坚持。虽然不可能完全控制，但可以改善患者生活质量和减轻护理负担。药物治疗通常可以明显改善症状，但不能达到完全临床治愈。

第40章
良性前列腺增生和前列腺癌

Serena Chao, MD, MSc

Ryan Chippendale, MD

前列腺病变是老年男性常见疾病，且严重影响他们的生活质量。这类疾病的诊断性评估和治疗措施对基层医师来说比较困难，他们选择的检查与治疗措施的风险和获益需与患者的健康目标相一致。本章讨论了2种中老年常见的前列腺的问题，良性前列腺增生（BPH）和前列腺癌。

良性前列腺增生

诊断要点

▶ 尿道梗阻和刺激症状。
▶ 美国泌尿协会评分标准。
▶ 检查可见前列腺肥大。
▶ 没有可引起相关症状的病因[如尿路感染、前列腺炎（UTI）]。

▶ 老年人的一般原则

前列腺增生症是中老年人群的一种常见病，可能会导致生活质量下降。解剖数据显示，前列腺增生症的患病率在60岁以上人群中接近50%，在80岁及以上人群中接近90%。然而，老年人并不会告知医生他们的前列腺增生症状，因此，他们也不太可能接受药物或手术治疗。

▶ 临床表现

A. 症状和体征

当患者前列腺增生临床表现明显时，他们往往出现以下尿路症状：如：尿频，夜尿，排尿踌躇，尿流无力，尿后滴沥和膀胱不完全排空。良性前列腺增生一般不会出现排尿困难、血尿，如果出现以上症状一般代表有其他疾病存在。

美国泌尿协会症状指数（AUA-SI）包括7项指标，可供卫生保健机构使用以评估患者前列腺增生症症状以及评估患者的下尿路症状的严重程度。单项指标的分数从0分"一点都不"到5分"几乎总是"，满分为35分（表40-1）。

在体格检查中，直肠指诊（DRE）可能触及一个对称、光滑、坚韧、肥大的前列腺。然而，高达52%的良性前列腺增生并不能通过直肠指诊查出。此外，直肠指诊检测的前列腺的肥大程度与BPH症状严重程度并不相关。如果前列腺肥大引起严重的尿潴留，腹部触诊可触及柔软、膨胀的膀胱。

B. 实验室检查

尽管美国泌尿学会（AUA）推荐建议当患者出现下尿路症状时检测血清前列腺特异性抗原（PSA）水平，但该检测目的是鉴别排除高水平PSA的前列腺癌，但目前尚没有相关的血液学检测可以证实是否存在BPH。尽管PSA水平＞2ng/ml与60岁以上人群前列腺体积增大超过40ml相关，但

表 40-1　美国泌尿协会关于良性前列腺增生的症状指数

病人姓名:_____患病日期:_____住院号:_____诊断日期:_____

初步评估(　)就诊期间:_____治疗(　)随后:_____治疗/手术(　):_____

AUA良性前列腺增生症状评分指数						
排尿情况(过去1个月内)	无	少于1次/5次	不到一半的次数	约一半次数	多于一半次数	几乎总是
1. 排尿不尽感	0	1	2	3	4	5
2. 排尿后两小时内又要排尿	0	1	2	3	4	5
3. 排尿时断断续续	0	1	2	3	4	5
4. 排尿不能等待	0	1	2	3	4	5
5. 感觉尿线变细	0	1	2	3	4	5
6. 感觉排尿费力	0	1	2	3	4	5
	没有	1次	2次	3次	4次	5次或更多
7. 夜尿次数	0	1	2	3	4	5
症状总分						

《美国泌尿学会教育与研究》(美国泌尿科协会教育与研究公司)2003年出版

PSA升高并不是仅在BPH患者中出现,其他情况下,如:最近的留置导尿管放置、前列腺炎、前列腺癌都可导致PSA升高。某些情况下有必要确定前列腺体积,前列腺超声(经腹或经直肠)检查时首选的影像学检查。总之,超声或其他影像学是目前首选推荐的诊断前列腺增生的方法。

▶ **鉴别诊断**

当患者诉说出现下尿路症状时,它对通过AUA-SI获得足够资料非常重要。例如:夜尿增多可能是由患者饮水习惯引起的,就像晚上用药。因此,患者应做排尿日记,记录他们喝水时间、每次排尿时间及尿量,在鉴别诊断时应考虑药物作用,尤其是利尿剂的使用,抗胆碱能副作用可能导致尿潴留的药物(如:苯海拉明)和非处方药、解充血药这可能会加剧平滑肌收缩(如:伪麻黄碱)。尿频、尿急、夜尿增多也可能是2型糖尿病症状;如果患者有糖尿病家族史和多饮、多食和体重的变化,这可能是新发糖尿病而不是良性前列腺增生。

除了BPH常见临床症状,如果患者出现尿痛、血尿、发热、畏寒等症状,应进行尿液分析和尿培养以排除泌尿道感染。如果患者出现全身性症状(如:厌食,消瘦,盗汗)和背部疼痛和(或)神经根性病变应考虑前列腺癌的可能性,并可能出现骨转移压迫神经根。此外,与BPH相比,前列腺癌直肠指诊可能触及结节性病变以及PSA水平显著升高。前列腺炎患者可出现射精疼痛,直肠指诊前列腺可能出现触痛及水肿,尿常规示白细胞增多。肾结石患者可能出现单侧腰痛和肉眼或镜下血尿。

出现下尿路症状的患者应尽快到泌尿科就诊,并就病史、症状、体征和检查结果进行进一步评估。这些包括复发性尿路感染病史,潜在的神经系统疾病,原发性膀胱相关问题,体格检查可触及膀胱,直肠指诊发现可疑的前列腺癌,PSA水平升高和血尿。

▶ **并发症**

前列腺肥大引起的出口梗阻可能导致尿潴留,与复发性尿路感染、急性肾衰竭、慢性肾脏病有关。约20%患者可出现急性尿潴留。

► 治疗

前列腺增生症状严重的患者应根据指南治疗。

A. 轻度症状

如果病人的 AUA-SI 评分显示轻度严重（0～7 分），应告知患者改善日常行为，如减少含咖啡因和酒精饮料的摄入量，限制白天及夜间过多的液体摄入量。该阶段没有证据显示药物有效。患者应定期随访观察（例如：观察治疗），根据症状变化确定是否需要医疗或外科干预。

B. 中 - 重度症状

中 - 重度症状的患者（AUA-SI 评分 7～35 分）除了改善日常行为，尚需要药物治疗，可以从最基础的用药开始治疗，如：α- 肾上腺素能受体阻滞剂与安慰剂比较，可明显改善 BPH 症状体征，它主要是通过抑制前列腺平滑肌的收缩，改善排尿症状。尽管 2012 Beer 标准指出多沙唑嗪和特拉唑嗪需谨慎用于老年患者，但仍可适用于过度紧张或无症状的前列腺增生症患者。这类药物最需关注的副作用是体位性低血压和心律失常，其他需关注的副作用包括眩晕（发生率可达 19%）、头痛、肌肉无力、恶心、呕吐、消化不良、便秘、腹泻。这些药物的使用应从最小有效剂量开始（多沙唑嗪 1mg 或特拉唑嗪 1mg，睡前）并根据症状转归和患者耐受情况缓慢加量。相对于坦索罗辛和阿夫唑嗪患者和基层医师可能更喜欢使用老药，因为他们比较是便宜。坦索罗辛应该从每天 0.4mg 的剂量开始使用，尽管症状缓解需增加至 0.8mg 才起效，这可能会增加患者的费用（它只能制作 0.4mg 胶囊）。阿夫唑嗪的推荐和有效是每天 10mg。值得注意的是，Ⅱ～Ⅳ期慢性肾脏病的患者，该药的生物利用度和血清浓度可增加至 50%（例如，在轻度至重度肾功能损害）。因为相关不良事件的高风险性，哌唑嗪已不推荐用于前列腺增生相关下尿路感染的治疗。

尽管没有证据显示 α 受体阻断剂与动虹膜综合征（IFIS）之间有因果关系，已有文献报道，相

对其他 α 受体阻断剂，坦索罗辛有更高的风险。因此，使用 α 受体阻断剂治疗计划应推迟至任何相关白内障手术后。在白内障手术之前停止使用 α 受体阻断剂治疗是否有效，目前尚不确定。

5α 还原酶抑制剂（5αRI）对延缓 BPH 的进展可能是有益的，特别是对减少患者出现急性尿潴留和需要前列腺手术治疗的风险。它是治疗前列腺肥大（基于直肠指诊、PSA 水平升高和（或）通过超声检查诊断）最有效的药物，并且只能在这种情况下使用。但是，一些试验表明，它们在治疗下尿路感染的短期疗效不如多沙唑嗪。目前可用的该类药品是：非那雄胺（剂量为每天 5mg）和度他雄胺（剂量为每天 0.5mg）。值得注意的是，非那雄胺不能研碎使用，因此只能适用于能够吞咽药片的患者。度他雄胺的半衰期为 5 周，因此，该药相关副作用如：勃起功能障碍和性欲降低可能会在使用该药期间持续存在。

此外，5α 还原酶抑制剂和 α 受体阻滞剂长期联合使用（例如：大于 4 年）在延缓前列腺增生患者症状的进展，降低急性尿潴留的发生率和减少需要前列腺手术治疗方面较单独使用 5α 还原酶抑制剂疗效更好。已被研究证实的联合使用方案是非那雄胺与多沙唑嗪和度他雄胺与坦索罗辛的联合使用。

患者可能会咨询更多的补充和替代方案（CAM）治疗前列腺增生症的症状。当前一些产品可在药店（非处方）购买，包括补充含锯棕榈（锯棕榈）、固甾醇类和荨麻（荨麻）。目前为止，尚无有效高质量证据可证明此类药物可减少 BPH 相关的下尿路感染症状有效。

C. 持续麻烦的下尿路症状

如果药物治疗并不能改善患者的下尿路症状，他们应该到泌尿外科就诊并考虑是否进行手术干预。此外，当患者出现前列腺增生相关的肾功能不全，反复尿路感染，BPH 相关的膀胱结石或肉眼血尿时，应考虑进行外科手术治疗。外科治疗包括开放性前列腺切除术，经尿道前列腺切除术（TURP），各种激光疗法，与经尿道前列腺的切口

(TUIP)。手术方式的选择取决于病人的表现、解剖和前列腺的大小和泌尿科医师临床经验。病人的耐受能力取决于病人共存疾病的机体状态和病人对手术风险 - 获益偏好。虽然有一些微创疗法（特别是经尿道前列腺射频消融和经尿道微波热疗），但术后临床症状缓解的持续时间仍不能有效解决。

▶ 预后

只有当前列腺增生症患者出现并发症（如急性肾衰竭或尿路感染）或当前状态无法进行药物或外科手术治疗的情况下才会出现死亡率增加。前列腺增生症本身并不会导致死亡率增加。

前列腺癌

▶ 老年人的一般原则

前列腺癌是男性最常见的非皮肤性恶性肿瘤。目前前列腺癌患者超过 200 万人，并且预计在 2012 年还将增长 24 万人。前列腺癌对老年人群来说需要特别关注，因为它的发病率和死亡率随年龄的增长逐渐上升。流行病学和最终结局（SEER）调查结果显示，2005～2009 年，前列腺癌的患病率约为 58%，并且其中死于前列腺癌的患者中约 90% 的人死亡年龄为 65 岁或以上。

前列腺癌的预后主要取决于诊断时组织的严重程度与肿瘤扩散情况。现有的筛查方式包括血清 PSA 和 PRE 检测对预测前列腺癌相关的发病率和死亡率并不准确，从而导致过度检测。再加上前列腺癌的 5 年生存率为 99%，专家小组之间就对平均风险人群是否进行一般筛查产生争议。更复杂的是，对合并多发疾病的患者如何诊治？因为这部分患者多在前列腺癌本身进展之前就已经去世。

▶ 筛查

自 1986 年美国食品药品管理局（FDA）批准使用血清 PSA 检测，前列腺癌的发病率和患病率都明显增加，这使得前列腺癌在早期即可得到诊断。SEER 估计 PSA 筛查的广泛使用使前列腺癌转移性疾病减少 75% 前列腺癌相关的死亡率减少 42%。

然而，PSA 升高并不总是证实前列腺癌的诊断。其他原因造成的前列腺细胞肥大如良性前列腺增生、前列腺炎等都可导致 PSA 升高。因此 PSA 升高可能是假阳性的结果，导致患者焦虑并进行不必要的侵入性诊断检查，如：前列腺活检。诊断检查也可导致相当大的副作用（请参阅下文"诊断"部分）。

专家小组对所有年龄组都进行前列腺癌筛查的必要性和频率意见并不统一。USPSTF 小组 2012 年发布的指导方针反对一般美国人群进行 PSA 筛查，声称筛查的潜在危害大于不进行筛查的风险。相反的，AUA 和美国癌症协会（ACS）鼓励供应商提供合适的筛查病人，与他们共同就筛查的风险收益进行讨论。如果病人做出进行 PSA 和 DRE 筛查的决定，对随后筛查异常结果应经过仔细对其病情根据潜在风险和收益对比做出相应诊断和检查。AUA 随后发表了以下声明回应 USPSTF 的当前推荐："完全反对 PSA 筛查是不恰当和不负责任的说法，特别是对高危人群，如：非裔美国人。"

大多数的专家小组认为，是否进行筛查必须考虑一个人的整体健康状况。平均风险人群、预期寿命小于 10 年的无症状患者可能并不能在常规筛查中获益。如果医疗保险提供者认为病人如果发现前列腺癌也不适合治疗，则不应进行筛查。因此，医疗保险提供者必须制定个性化的前列腺癌筛查方法。必须权衡风险、利益和当前科学证据的不确定性、病人的喜好、预期寿命和治疗对患者生活质量的潜在影响做出决定。见第 8 章"预防和健康促进"综合考虑以决定老年人是否需要进行筛查。

▶ 预防

睾丸激素在前列腺癌发生中有重要作用。基于该点，美国国家癌症研究所发起了关于前列癌预的双盲、安慰剂对照试验（PCPT），对 5α 还原酶抑制剂 - 非那雄胺在前列腺癌的发生发展中作用。最后研究由于有意义的前列腺癌患者过少而提前停止。但是，随后结果显示在低级别肿瘤给予显著治疗的治疗组与对照组的生存率并无明显差异。值得注意的是，高级别肿瘤在治疗组更常见。这个结果对非那雄胺能否引发组织学的变化提出了疑问，并正在进行进一步的研究以进一步解释这个问题。

▶ 临床表现

A. 症状体征

前列腺癌的早期阶段通常是无症状的。随着疾病进展，可出现下尿路症状，包括尿急、尿频、排尿踌躇和夜尿增多。前列腺癌也可以以性功能障碍，偶尔的血尿、血精作为起始症状。少数患者也可能在癌症已经出现远处转移时才有症状，最常见的是骨转移，出现疼痛或病理性骨折。

体格检查时，直肠指诊可以发现前列腺癌的异常表现，例如明显不对称性的硬化部位和前列腺处结节。然而，直肠指诊阴性并不能完全排除前列腺癌，因为直肠指诊时只有前列腺后部和前部解剖结构容易被触及。

B. 实验室检查

血清 PSA 水平升高可能与前列腺癌相关，但 PSA 升高也可出现于一些良性疾病中如前列腺增生症。一般来说，PSA 水平越高，随后组织活检为癌的可能性越大。PSA 水平大于 10ng/ml 时通常建议行组织活检，PSA 水平中度升高（PSA 在 4～10ng/ml 之间），建议老年男性可考虑活检。然而，前列腺癌活检阳性率仅为 20%。已经有研究建议制定年龄相关的 PSA 参考范围，根据 PSA 速率和游离 PSA 水平，将大多数不能预测活检阳性结果的中间 PSA 水平进行分组。PSA 水平小于 4ng/ml 的预测效果目前尚不清楚。有相当数量诊断为前列腺癌的患者 PSA 水平小于 2～4ng/ml 范围。在前列腺癌预防试验中，约 20% 活检发现局部肿瘤患者的血清 PSA 水平在 2.6～3.9ng/ml 之间。男性血清 PSA 水平也可以出现波动，因此在 PSA 异常进行活检前应排除是否由生理性波动引起。

▶ 诊断

PSA 异常或直肠指诊发现异常需经过组织活检来确定前列腺癌的诊断。经直肠活检是最常见的途径，在经直肠超声引导下（TRUS）可提高活检精确度。另外，在经直肠途径禁忌情况下，也可选择经会阴或经尿道途径进行。活检是一种相对快速和简便的操作，但它也有相当多的不良影响，如：出血形成血尿或血精、疼痛、感染和尿路梗阻，并可能会对不需要治疗的患者形成潜在心理创伤。因为约 75% 的活检结果为阴性，因此是否进行活检必须在有经验的医师帮助下慎重考虑决定。

▶ 治疗

目前尚无证据表明哪种治疗方案对老年前列腺癌患者是最有效的。不包括当前的治疗方案，目前这个患者人群是非常大的。活检结果、TNM（肿瘤，节点，转移）和临床分期决定初始治疗方案的选择。病人的健康目标和偏好与各种治疗方案风险和收益比率同样影响治疗方案的选择。一个包括初级保健医师、肿瘤学家和泌尿可专家的综合医疗团队，将共同讨论制定以病人为中心的全面的治疗计划。

A. 早期前列腺癌

对于局部、局限性前列腺癌患者，治疗的目标是考虑死亡率和发病率的风险与治疗的不良影响的平衡。最合适治疗方案的选择考虑的并不仅仅是患者年龄，它包括老年患者的整体状态、共存疾病、营养状况、社会条件和价值观以及偏好。

权威的治疗方法包括根治性前列腺切除术（RP），体外放射治疗（EBRT）或近距离放射治疗。随着技术进步，RP 和 EBRT 可用于相似的特定疾病和降低总死亡率。目前还没有比较 RP、EBRT

和近距离放射治疗疗效的随机对照试验,因此,应根据解剖谨慎选择合适的治疗方案。

因为 90% 的前列腺癌局限于前列腺,并且进一步恶化的风险很低,因此密切监视或观察治疗是低风险患者的一个选择。密切监测是指密切检测 PSA 水平与活检结果的变化。根治疗法仅仅适用于怀疑疾病出现进展的情况。相反地,密切观察前列腺癌相关症状的进展情况并给予适当的姑息对症治疗,这是合并多发疾病老年患者的最常见选择。一般来说,观察治疗较年轻患者更常见于 75 岁以上的老年男性患者。

研究表明雄激素阻断疗法(ADT)可以使生存率降低,死亡率增加,因此单独使用该疗法治疗局限性前列腺癌并不规范,但它仍可作为局部前列腺癌晚期阶段的辅助治疗措施。

B. 晚期前列腺癌

老年人晚期前列腺癌的治疗目的主要侧重于提高生命质量。尽管只有约 5% 的前列腺癌患者早期即出现转移,但该部分患者的症状很严重。ADT 是激素受体阳性的前列腺癌的一线治疗方案,包括双侧睾丸切除术或使用促性腺激素释放激素(GnRH)激动剂和抗雄激素进行药物治疗。

处于最佳健康和功能状态的患者可以行睾丸切除治疗,通常使用一线化疗药物多西他赛和泼尼松治疗。该方案的频率和剂量可以根据患者的治疗反应进行调整,包括患者对副作用的耐受性。症状严重或拒绝行睾丸切除治疗的患者也可给予姑息治疗。止痛药、局部放射治疗和双膦酸盐治疗对骨转移引起的症状是有帮助的。放射治疗对缓解骨盆相关症状的有效性也得到证实。

▶ 并发症

老年患者人群行根治性前列腺切除术手术并发症的发生率较高。尿失禁和勃起功能障碍是最常见的并发症,主要是由于尿道括约肌及阴茎神经损伤所致。神经保留法可以改善阳痿的发生率,它在传统根治性前列腺切除术治疗中的发生率高达 90%。已经证实根治性前列腺切除术较其他治疗更容易出现尿漏,发生率可达 35%。

胃肠道和泌尿生殖道症状是局部放射治疗(RT)最常见的不良反应。一些研究表明,老年患者在治疗过程中可能会更早出现不良反应,尽管多病共存也有重要影响。局部放射治疗较其他治疗更容易出现排便紧迫感,但是从长期影响来看,只有 3% 的患者受影响。

ADT 治疗晚期前列腺癌也有一些潜在的并发症,如骨质疏松和骨折、代谢综合征、糖尿病和心血管疾病。也有报告男性患者治疗后出现血管舒缩症状、男性乳腺发育、睾丸萎缩、疲劳、抑郁。因为不良反应较多,临床医师在治疗时必须考虑与已经存在并发症的潜在相互作用,以避免治疗期间加重上述病情。

性功能障碍是一种常见的不良反应,所有的治疗方案都可引起,其发病率为 5% 至 60% 不等。这种潜在的可以明显影响生活质量的不良预后,应在开始治疗前告知患者再做决定。

▶ 预后

70 岁或以上老年前列腺癌患者较年轻患者死于前列腺癌人数更多。特别是在高级别、晚期前列腺癌阶段才诊断时,该结果更明显,然而,观察性研究发现与老年患者共存疾病相比,老年前列腺癌特异性疾病的总生存率相当高,这是老年患者更常见的死亡原因。

American Cancer Society guideline for the early detection of prostate cancer: update 2010. *CA Cancer J Clin.* 2010;60(2):70-98.

American Geriatrics Society 2012 Beers Criteria Update Expert Panel. American Geriatrics Society updated Beers criteria for potentially inappropriate medication use in older adults. *J Am Geriatr Soc.* 2012;60:616-631.

American Urological Association (AUA). *Prostate Specific Antigen Best Practice Statement: 2009 Update.* Linthicum, MD: American Urological Association Education and Research, Inc.; 2009.

American Urological Association Information Sheet: Prostate-Specific Antigen (PSA) Testing for the Early Detection of Prostate Cancer. Accessed June 2, 2012. Available at: http://www.auanet.org/content/media/USPSTF_information_sheet.pdf.

Basch EM, Somerfield MR, Beer TM, et al. American Society of Clinical Oncology endorsement of the Cancer Care Ontario practice guideline of nonhormonal therapy for men with metastatic hormone-refractory (castration-resistant) prostate cancer. *J Clin Oncol.* 2007;25(33):5313-5318.

Berry SJ, Coffey DS, Walsh PC, Ewing LL. The development of human benign prostatic hyperplasia with age. *J Urol.* 1984;132(3):474-479.

Caroll P, Albertsen PE, Greene K, et al. Prostate-specific antigen best practice statement: 2009 update. Accessed June 2, 2012. Available at: http://www.auanet.org/content/guidelines-and-quality-care/clinical-guidelines/main-reports/psa09.pdf.

Din OS, Thanvi N, Ferguson CJ, Kirkbride P. Palliative prostate radiotherapy for symptomatic advanced prostate cancer. *Radiother Oncol.* 2009;93(2):192-196.

Droz JP, Balducci L, Bolla M, et al. Management of prostate cancer in older men: recommendations of a working group of the International Society of Geriatric Oncology. *BJU Int.* 2010;106(4):462-469.

Farwell WR, Linder JA, Jha AK. Trends in prostate-specific antigen testing from 1995 through 2004. *Arch Intern Med.* 2007;167(22):2497-2502.

Fleshner N, Zlotta AR. Prostate cancer prevention: past, present, and future. *Cancer.* 2007;110(9):1889-1899.

Garnick MB. Prostate cancer: screening, diagnosis and management. *Ann Intern Med.* 1993;118(10):804-818.

Konety BR, Cowan JE, Carroll PR; CaPSURE Investigators. Patterns of primary and secondary therapy for prostate cancer in elderly men: analysis of data from caPSURE. *J Urol.* 2008;179(5):1797-1803.

Lin K, Lipsitz R, Miller T, Janakiraman S; U.S. Preventive Services Task Force. Benefits and harms of prostate-specific antigen screening for prostate cancer: an evidence update for the U.S. Preventative Services Task Force. *Ann Intern Med.* 2008;149(3):192-199.

Loblaw DA, Virgo KS, Nam R, et al; American Society of Clinical Oncology. Initial hormonal management of androgen-sensitive metastatic, recurrent, or progressive prostate cancer: 2006 update of an American Society of Clinical Oncology practice guideline. *J Clin Oncol.* 2007;25(12):1596-1605.

McConnell JD, Roehrborn CG, Bautista OM, et al; Medical Therapy of Prostatic Symptoms (MTOPS) Research Group. The long-term effect of doxazosin, finasteride, and combination therapy on the clinical progression of benign prostatic hyperplasia. *N Engl J Med.* 2003;349(25):2387-2398.

McVary KT, Roehrborn CG, Avins AL, et al. *American Urological Association Guideline: Management of Benign Prostatic Hyperplasia (BPH) Revised, 2010.* Linthicum, MD: American Urological Association Education and Research, Inc.; 2010.

Miller DC, Hafez KS, Stewart A, Montie JE, Wei JT. Prostate carcinoma presentation, diagnosis and staging: and update from the National Cancer Database. *Cancer.* 2003;98(6):1169-1178.

Moyer VA; U.S. Preventative Services Task Force. Screening for prostate cancer: U.S. Preventative Services Task Force recommendation statement. *Ann Intern Med.* 2012;157(2):120-134.

Naslund MJ, Gilsenan AW, Midkiff KD, Bown A, Wolford ET, Wang J. Prevalence of lower urinary tract symptoms and prostate enlargement in the primary care setting. *Int J Clin Pract.* 2007;61(9):1437-1445.

Pal SK, Katheria V, Hurria A. Evaluating the older patient with cancer: understanding frailty and the geriatric assessment. *CA Cancer J Clin.* 2010;60(2):120-132.

Pettaway CA, Lamerato LE, Eaddy MT, Edwards JK, Hogue SL, Crane MM. Benign prostatic hyperplasia: racial differences in treatment patterns and prostate cancer prevalence. *BJU Int.* 2011;108(8):1302-1308.

Pierorazio PM, Humphreys E, Walsh PC, Partin AW, Han M. Radical prostatectomy in older men: survival outcomes in septuagenarians and octogenarians. *BJU Int.* 2010;106(6):791-795.

Roehrborn C, Siami P, Barkin J, et al; CombAT Study Group. The effects of dutasteride, tamsulosin, and combination therapy on lower urinary tract symptoms in men with benign prostatic hyperplasia and prostatic enlargement: 2-year results from the CombAT study. *J Urol.* 2008;179(2):616-621.

Tacklind J, Fink HA, MacDonald R, Rutks I, Wilt TJ. Finasteride for benign prostatic hyperplasia. *Cochrane Database Syst Rev.* 2010;(10):CD006015.

Tacklind J, MacDonald R, Rutks I, Stanke JU, Wilt TJ. Serenoa repens for benign prostatic hyperplasia. *Cochrane Database Syst Rev.* 2009;12:CD001423.

Terakawa T, Miyake H, Kanomata N, Kumano M, Takenaka A, Fujisawao M. Inverse association between histologic inflammation in needle biopsy specimens and prostate cancer in men with serum PSA of 10-50 ng/ml. *Urology.* 2008;72(6):1194-1197.

Thompson IM, Goodman PJ, Tangen CM, et al. The influence of finasteride on the development of prostate cancer. *N Engl J Med.* 2003;349(3):215-224.

Thompson I, Thrasher JB, Aus G, et al; AUA Prostate Cancer Clinical Guideline Update Panel. Guideline for the management of clinically localized prostate cancer: 2007 update. *J Urol.* 2007;177(6):2106-2131.

Wilt T, Ishani A, MacDonald R, Stark G, Mulrow C, Lau J. Beta-sitosterols for benign prostatic hyperplasia. *Cochrane Database Syst Rev.* 2000;(2):CD001043.

Wilt TJ, MacDonald R, Rutks I, Shamliyan TA, Taylor BC, Kane RL. Systematic review: comparative effectiveness and harms of treatments for clinically localized prostate cancer. *Ann Intern Med.* 2008;148(6):435-448.

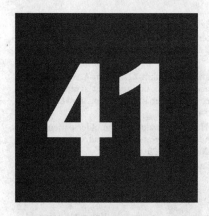

第41章
甲状腺、甲状旁腺和肾上腺疾病

Steven R. Gambert, MD
Ravi Kant, MD
Myron Miller, MD

甲状腺疾病

亚临床甲状腺功能减退症

▶ 老年人的一般原则

尽管亚临床甲减影响绝大多数的老年人，但每年他们中很少的比例部分会进展为明显的临床甲状腺功能减退症；具有很高水平抗微粒体抗体的个体甲状腺功能下降的风险更大。几项研究已经发现甲状腺素（TT4）对治疗亚临床甲状腺功能减退的有效作用，但目前没有专门针对老年患者的研究。

▶ 临床表现

亚临床甲状腺功能减退的老年人临床表现可能很少或根本没有一点主诉。研究表明它可能增加肠转运时间及眼内压力，具有较高的低密度脂蛋白胆固醇水平，增加动脉粥样硬化的风险，可导致认知功能减退，心功能改变和充血性心力衰竭。患有动脉粥样硬化和陈旧性心肌梗死的老年妇女亚临床甲减的发病率更高。甲状腺素治疗与安慰剂比较，结果显示有生活质量的整体提高。此外，无创指标的心肌收缩性也有所改善，像内存一样，意识活动和血清胆固醇水平也迅速改善。每年都有 5%～8% 的病人直接由亚临床甲状腺功能减退发展到甲状腺功能减退，他们也具有更高的抗微粒体抗体血清水平。

▶ 治疗

虽然有些医生提倡所有亚临床甲减的患者应用替代治疗，但是许多人认为治疗最好提供给个体促甲状腺激素（TSH）水平 >10mU/L，或血清 TSH 水平 5～10mU/L 且具有高水平的抗微粒体抗体的患者。如果还没开始治疗，那么仔细随访是必要的，因为每年其中一部分人将发展为甲状腺功能减退症。依据治疗的目标，只要甲状腺激素所需要的剂量能够维持正常血清 TSH 值就不会产生任何有害的临床效果。尽管大多数专家建议老年患者的血清 TSH 维持正常水平，但应该注意的是，血清 TSH 浓度随着年龄的增加，而且 1 项研究个体"极端长寿"的研究指出百岁老人的血清 TSH 水平显著升高，7.5mU/L 考虑是 80 岁及以上老年人的 TSH 水平的真实上限。

Atzmon G, Barzilai N, Hollowell JG, Surks MI, Gabriely I. Extreme longevity is associated with increased serum thyrotropin. *J Clin Endocrinol Metab*. 2009;94(4):1251-1254.

Bremner A, Feddema P, Leedman PJ, et al. Age-related changes in thyroid function: a longitudinal study of a community-based cohort. *J Clin Endocrinol Metab*. 2012;97(5):1554-1562.

Canaris GJ, Manowitz NR, Mayor G, Ridgway EC. The Colorado thyroid disease prevalence study. *Arch Intern Med*. 2000;160(4):526-534.

Cooper DS. Clinical practice. Subclinical hypothyroidism. *N Engl J Med*. 2001;345(4):260-265.

Ladenson PW, Singer PA, Ain KB, et al. American Thyroid Association guidelines for detection of thyroid dysfunction. *Arch Intern Med*. 2000;160(11):1573-1575.

Ochs N, Auer R, Bauer DC, et al. Meta-analysis: subclinical thyroid dysfunction and the risk of coronary heart disease and mortality. *Ann Intern Med.* 2008;148(11):832-845.

亚临床甲状腺功能亢进

▶ 老年人一般原则

亚临床甲状腺功能亢进症是一种用于识别个人与血清 TSH 的抑制水平和循环甲状腺激素的正常水平的术语。

▶ 临床表现

亚临床甲亢的发生可能是甲状腺激素替代甲状腺功能减退的结果。虽然有些人仍保持游离水平 T4 在正常范围内,但这些病人仍服用超过正常血清 TSH 水平的剂量。较短的收缩时间间隔、心房纤维颤动和骨质疏松与此有密切的联系。流行病学数据还表明,这一问题影响 1%~4% 年龄超过 60 岁的没有进行甲状腺激素治疗的老年人。不幸的是,很少有文献能帮助是否确定治疗的指示。大多数人认为,如果有明显相关症状,如:恶化的心血管功能或心律失常,肌肉消耗,厌食,抑郁症或显著骨质疏松应开始治疗。已经在这些患者中的 10% 进行了心房纤颤的描述。与亚临床甲减一样,亚临床甲亢也与老年人充血性心脏衰竭发病率增加有关。亚临床甲状腺功能亢进症在心血管事件和全因死亡率方面的风险都在增加。

▶ 治疗

虽然所有人都同意,接受甲状腺激素替代疗法的个人,如果抑制 TSH,应该减少甲状腺激素的剂量,但对于没有服用甲状腺激素的亚临床甲状腺功能亢进的患者,该如何治疗就不太清楚了。据报道,不同结果对个人的影响是不同的。在受影响的个人中,有 47%~61% 的正常血清 TSH 水平在 1 年内没有任何干预,而患上甲状腺功能亢进症的人则占了 1.5%~13%。目前尚不清楚治疗亚临床甲状腺功能亢进症的确切时间,因

为治疗有潜在的毒性和费用,在一些患者中,问题可能自行解决。治疗与细心跟进是个人基础上的最佳考虑,因为甲状腺功能亢进症在老年人中经常呈现一种非特异性的方式,并可能导致在此之前功能下降或没有更多的经典标志或甲状腺功能亢进的症状。亚临床甲亢的治疗可以改善骨密度和已经确诊的房颤。如果选择了治疗,碘-131 是优选的方式。

Nanchen D, Gussekloo J, Westendorp RG, et al. PROSPER Group. Subclinical thyroid dysfunction and the risk of heart failure in older persons at high cardiovascular risk. *J Clin Endocrinol Metab.* 2012;97(3):852-861.

Parle JV, Maisonneuve P, Sheppard MC, Boyle P, Franklyn JA. Prediction of all-cause and cardiovascular mortality in elderly people from one low serum thyrotropin result: a 10-year cohort study. *Lancet.* 2001;358(9285):861-865.

Sawin CT, Geller A, Wolf PA, et al. Low serum thyrotropin concentrations as a risk factor for atrial fibrillation in older persons. *N Engl J Med.* 1994;331(19):1249-1252.

Toft AD. Clinical practice. Subclinical hyperthyroidism. *N Engl J Med.* 2001;345(7):512-516.

甲状腺功能减退症

▶ 老年人的一般原则

甲状腺功能减退是一种老年人常见的疾病,报告发病率为 0.9%~17.5%。老年人甲状腺功能减退最常见原因是自身免疫性甲状腺炎。此前的放射碘治疗和甲状腺次全切除术是潜在的原因。放射碘治疗后的第一年甲状腺功能减退的风险 >50%,此后每年的发病率为 2% 到 4%。Grave 病可能是甲状腺功能减退的自然终点。药物也可能导致甲状腺功能减退,特别是接受自身免疫性甲状腺炎治疗的人。与甲状腺功能减退相关最常见的药物包括含碘的影像学造影剂,锂,胺碘酮,含碘的止咳药。造成甲状腺功能减退的次要原因包括:垂体或下丘脑异常。

▶ 临床表现

许多人抱怨甲状腺功能减退起病隐匿,不能确定具体发病年龄,易突然发病。疲乏无力是最

常见，年轻患者常见的表现为体重增加，畏寒，感觉异常，肌肉痉挛。但并没有甲状腺功能异常的老年人可能没有，也可能有这些或其他典型症状，如：便秘。很多人后来发现甲状腺功能减退但无法确定是什么时候发病的。神经学研究发现包括老年性痴呆，共济失调和腕管综合征及腱反射的减弱可能并非是随着年龄的增长容易显现出来的。高胆固醇血症可能在这两个情况中更常见。由于这些原因，检查医师在评估任何中老年人，特别是妇女、有家族史及特殊的甲状腺疾病史的人的甲状腺功能减退指标时应保持高度警惕。

原发性甲状腺功能减退与血清 TSH 浓度升高有关。蛋白结合的变化可能减少总 T4 水平；在重大疾病或营养不良的人碘塞罗宁（T3）可能会减少。甚至检测方式也能导致游离 T4 的误差，T3 过量也可能会抑制个体 T4 形成。由于这些原因，对于检测与年龄不相关的原发性甲状腺功能减退的方法来说，增加血清 TSH 浓度仍然是首选。在急性非甲状腺病后的恢复阶段，血中 TSH 水平的升高可能不代表临床真实甲状腺功能减退。在这种情况下，血清 TSH 在 4～6 周之内可恢复到正常。甲状腺功能减退症可继发于垂体或下丘脑功能障碍虽然在老年人身上少见，但其血清 TSH 和 T4 水平降低。TSH>10，女性和抗甲状腺抗体阳性与甲减的进展是相关联的。TSH<10 的患者，检测抗甲状腺抗体对使用左甲状腺素治疗是有益的。TSH 筛查可显示这些老年患者的认知问题，甲状腺肿或甲状腺异常，高胆固醇血症或甲状腺疾病家族史。

▶ 鉴别诊断

甲状腺功能减退的许多症状与其他年龄相关的疾病有很多相同的地方，尤其是充血性心力衰竭和心源性或肝源性产生的腹水。原发性淀粉样变可导致舌苔变厚。维生素 B_{12}、叶酸、或缺铁缺乏会导致贫血。药物毒性或痴呆可能会导致抑郁和其他认知的改变。

左甲状腺素是首选治疗甲状腺功能减退症的药物。一般情况下，统一使用某品牌制剂，建议尽量缩小与普通制剂之间的变化。确保药物具有一致的颜色和形状对老年人来说服用更容易。老年患者通常需要较少量的 L- 甲状腺素使其甲状腺状态正常，平均来说 110μg/ 天。因为 T4 半衰期与年龄的增加相关。在 80 岁及以上老年人，其半衰期约为 9 天；它需要更长的时间达到稳态。剂量的增加间隔较长的时间是必要的，以减少不必要的副作用。

当老年人开始接受甲状腺素替代治疗时，应遵守"起点要低，进展要缓"的原则。因为许多甲状腺功能减退的老年人患有心血管疾病，治疗应该从 25μg/d 开始，每 4～6 周逐渐增量 25μg。重要的心脏病患者可能需要改变剂量低至 12.5μg，甚至应该以此为开始剂量。一旦剂量增加至 75μg/d 没有副作用，建议增加量变为 12.5μg。当血清 TSH 降至正常范围且没有相关的副作用，就是左甲状腺素所需最终剂量。

甲状腺功能正常的状态可能会显著加剧患者的冠状动脉心脏疾病的症状。在这种情况下，使用肾上腺素阻断剂可达到临床甲状腺功能正常的状态而无心肌缺血的症状。促甲状腺激素的监测是必要的，以避免剂量过大的替代甲状腺激素所引起的医源性亚临床甲亢。

▶ 预后

早期治疗，回到一个正常的健康状态是可以预期的。然而，完成甲状腺素治疗，可能需要几个月，病人需要接受甲状腺激素替代治疗和终身定期监测甲状腺功能。

黏液性水肿昏迷

▶ 中老年人一般原则

黏液性水肿昏迷是未经处理或处理不当的甲状腺功能减退症的严重后果。虽然罕见，但它几乎只发生于老年患者。昏迷一般出现在严重的情况下；比较常见的特征包括认知改变，嗜睡，抽搐，精神症状，以及混乱和定向力障碍。在大多数情况下，昏迷都由一个突发事件引起，如：严重感染、冷暴露、酗酒或使用药物精神、镇静剂或麻醉剂。早期治疗是必不可少的。

▶ 临床表现

黏液性水肿昏迷的患者有易疲劳和嗜睡的历史是常见的，也有甲状腺疾病治疗史或使用麻醉剂，镇静剂，或抗精神病药物治疗的病史。感染，特别是肺炎和泌尿道感染是常见的。体格检查可显示典型的甲状腺功能减退的症状和体征包括干燥，鳞屑，心动过缓，水肿。深低温以及通气不足和低血压也可能存在。头痛、共济失调、眼球震颤、精神行为、肌肉痉挛和窦性心动过缓也可能先于昏迷出现。也可能有心包积液，肠梗阻，巨结肠症，且易碰伤。

实验室检查结果包括血清 TSH 显著升高和总的和游离血清 T4 降低。低血糖和低钠血症也是常见的。自身免疫缺陷状态，包括糖尿病、肾上腺功能不全，有时与甲状腺功能减退等自身免疫性疾病有关。肌酸磷酸激酶增高往往是肌肉分解的结果。心肌梗死可发生在黏液性水肿性昏迷甚至一些突发事件下，并可能由此甲状腺激素治疗变得更为复杂。在极少数情况下，肌红蛋白尿和横纹肌溶解症可能会发生。动脉血中氧分压降低及二氧化碳分压增加通常表明急性或即将发生的呼吸衰竭。贫血也是一种常见的发现，而且往往是正色素、正细胞或大细胞性的。胸部 X 光片往往可以看到心脏肥大。诱发电位振幅异常或延迟及脑电图三相波的消失可能与甲状腺替代治疗有关。

▶ 鉴别诊断

包括痴呆，败血症，颅内出血或肿瘤、肝性脑病、充血性心力衰竭、甲状腺功能减退。

▶ 治疗

在大多数情况下，合并严重疾病和昏迷的患者在获得确凿的实验室数据之前是基于临床推测

而开始甲状腺激素替代。当决定治疗时，应考虑以下原则：

1. 如果治疗推迟或治疗不足的话，黏液水肿昏迷具有很高的死亡率。

2. 诊断的不确定性和经验治疗必须是平衡的，尤其是如果病人后来被发现不是甲状腺功能减退。

3. 必须提供支持疗法，并包括给予呼吸衰竭患者辅助通气支持，抗生素预防感染，和低温的管理。低血压可予以补液治疗，多巴胺输注是必要的。低钠血症必须进行处理，然而甲状腺激素替代治疗本身将导致抗利尿激素（ADH）的减少和产生利尿作用。低血糖和贫血需要进行认真的监测和基于个体需求的治疗。护理必须小心，以防止误吸、粪便嵌塞、压疮和尿潴留。

4. 及时开始甲状腺激素替代治疗是至关重要的。黏液水肿昏迷患者使用左甲状腺素静脉注射的初始剂量是 300～500pg。初始高剂量是必要的，以期竞争已自由离开和长期激素缺乏的激素结合位点。此外，诱发因素，如：感染，可能会使 T4 再次升高，必须保证较高的初始替代剂量。高剂量可以增加心肌耗氧量和心肌梗死的可能。一旦出现临床反应，通常通过多尿、体温升高和心率可以看出。每天甲状腺素的剂量应减少到 50～100pg，可以改为口服和做些必要的调整。一些临床医生建议 T3 或 T4 和 T3 共同使用，因为在有重大疾病和或营养不良的人中 T3 的活性短暂并且去碘 T4 转变为更有活性 T3 能力降低。数据不足以据此做出更明确的建议。

5. 由于肾上腺皮质功能不全可能与黏液性水肿昏迷并存，应高度怀疑皮质醇缺乏。暗示性的病史、体格检查或电解质异常均是静脉应用糖皮质激素的指征。黏液性水肿昏迷患者使用糖皮质激素治疗有争议。在危及生命的情况下，应该及时测定血液中的血浆皮质醇浓度并给予皮质类激素，一直持续到肾上腺皮质功能状态得到实验室确认，并且可以做

出下一步继续，减量，或停止使用皮质类激素的决定。

▶ 预后

黏液性水肿昏迷主要发生在甲减病情严重的老年人。积极的支持疗法和甲状腺激素治疗是必不可少的，并对影响因素进行评估，在必要时进行处理。当开始治疗时，为避免较大初始剂量甲状腺激素的毒性，需要进行密切监测。即使在最好的情况下，也仍有相当高的和其他疾病并存相关的死亡率与延误诊断。

Dutta P, Bhansali A, Masoodi SR, Bhadada S, Sharma N, Rajput R. Predictors of outcome in myxoedema coma: a study from a tertiary care centre. *Crit Care.* 2008;12(1):R1.

Kwaku MP, Burman KD. Myxedema coma. *J Intensive Care Med.* 2007;22(4):224-231.

Yamamoto T, Fukuyama J, Fujiyoshi A. Factors associated with mortality of myxedema coma: report of eight cases and literature survey. *Thyroid.* 1999;9(12):1167-1174.

甲状腺功能亢进症

▶ 老年人的一般原则

甲状腺功能亢进的原因是内源或医源过量的甲状腺激素进入循环。临床上有着广泛的体征和症状，不同个体之间，年轻人和老年人之间明显不同。更多影响到个体是年龄超过 60 岁。流行的几项研究表明社区居住老年人有 1%～3% 存在甲状腺功能亢进。甲状腺功能亢进往往是女性较男性常见，估计比例在 4∶1～10∶1。

Graves 病是青少年甲亢最常见的原因，也可能存在于老年患者。但是随着年龄的增加，从多结节性毒性甲状腺肿发展到甲状腺功能亢进多见。虽然多结节性甲状腺肿是老年人常见的，而且通常不会与临床疾病相关，它们可能演变成毒性结节性甲状腺肿。一种毒性腺瘤可能导致甲状腺功能亢进症，通常依靠甲状腺扫描来确定一个孤立高功能结节其剩余部分甲状腺的活性。

碘或含碘物质很少可能导致甲状腺功能亢进症。碘不仅能从海鲜中摄取，更常见的来源是碘化造影剂和胺碘酮的使用。高达 40% 的患者服用胺碘酮会影响 T4 的代谢，使血清 T4 水平高于正常范围；少量（5%）患者出现甲状腺毒症的临床表现。可迅速发展为严重的甲亢。

甲状腺功能亢进的老年人必须考虑接受甲状腺激素治疗。特别重要的是，如果甲状腺素每天的剂量 > 0.15mg，尽管剂量已经很少，但对一小部分高龄的人来说也可能是过量的。许多人服用很多年相同剂量的甲状腺激素然后可能会引起甲亢，原因仅仅是因为随着年龄增加身体代谢 T4 的能力降低。

产生促甲状腺激素垂体瘤可能也是甲状腺功能亢进的原因，虽然这极为罕见。循环甲状腺激素中非抑制型血清 TSH 的水平增加被认为与这些肿瘤有关。甲亢也可能与广泛转移性滤泡状癌产生过剩的甲状腺激素有关。

暂时的甲亢可能是无症状或亚急性甲状腺炎在炎症期出现甲状腺激素的释放增加的结果。放射损伤，这可能由放射性碘治疗甲亢引起，也可能导致甲状腺激素释放。

甲状腺功能亢进症通常 T4 和 T3 的水平都升高。然而部分老年甲亢患者可能只有 T3 升高，而 T4 在正常范围内，事实上可能是其活性受到抑制。这种情况被称为 T3 毒症。虽然它可以出现在任何类型的甲亢，它最常见于毒性结节性甲状腺肿或毒性腺瘤的老年患者。根据临床表现和血清 T3 水平升高及血清 TSH 的抑制做出诊断。T4 中毒是独立的 T4 水平升高而没有血清 T3 水平升高，最常发生在甲状腺功能亢进的病态老年人。疾病或营养不良干扰了从 T4 的 5′ 位点上脱碘的正常过程，因此降低 T4 转化为 T3 的能力。

▶ 临床表现

A. 症状及体征

甲状腺功能亢进症的老年人相关的临床表现差异很大。一般情况下，在这个时期甲亢的临床表现不同于早期的典型表现（表 41-1）。目前的特

表41-1 年轻与老年甲亢患者的症状和体征的频率

症状/体征	青年(%)	老年(%)[a]
心慌	100	61.5
甲状腺肿大	98	61.0
震颤	96	63.0
过度出汗	92	52.0
消瘦	73	77.0
眼征	71	42.0
心律失常	4.6	39.0

[a] 数据代表了一些研究的汇编

征可能是功能性的改变。有可能容易疲劳、肌肉无力、认知改变、食欲缺乏、体重减轻、心律失常、充血性心脏衰竭等。甲亢老年人不常出现眼征。通常有腹泻与便秘交替出现，而不是排便次数增加。贫血和低钠血症常常出现，但会被认为是由其他共存的疾病引起的。虽然这种临床症状相对缺乏的甲亢不会发生在每一个老年人身上，部分老年人表现为淡漠型甲亢。在这种情况下，患者缺乏同年轻患者一样的多动、易怒、烦躁不安，而是表现为严重乏力、嗜睡、精神萎靡、情绪低落以及出现慢性消耗性疾病。通常情况下，这部分人被错误地诊断为恶性肿瘤或严重的抑郁症。

精神紧张，出汗增加，食欲增加，以及排便次数增多症状在老年患者中比较少见。超过80%的老年患者更常见的症状包括明显的体重减轻、食欲缺乏、恶化型心绞痛、情绪激动、精神错乱和水肿。

同样体格检查在老年患者也有不同表现。反射亢进、可触及甲状腺肿大、突眼通常不存在，可能存在睑后退和睑退缩，脉搏率趋向于变慢。在患有其他疾病的老年人心脏表现也尤为重要。增加心率有增加心肌耗氧量、每搏输出量、心输出量、缩短左室射血时间进一步导致心悸的临床后果。也有心房纤颤的风险增加（具有慢心室反应），发作性心绞痛患者预先存在冠状动脉疾病，和充血性心脏衰竭，常规疗法不能使症状得到改善。

肠胃问题偶尔可能包括腹痛、恶心、呕吐等。甲状腺激素引起肠蠕动增加导致腹泻和大便频率改变，但这些症状往往不如便秘常见。肝酶也可能会存在改变，包括碱性磷酸酶和 γ-谷氨水平升高，当甲状腺功能正常后可恢复标准状态，回归正常。肌无力，尤其是近端肌肉物理是老年甲状腺功能亢进的一大特色，并常伴有肌肉萎缩和功能下降，可能会出现步态异常，姿势不稳和跌倒。超过70%的老年人甲亢可发现震颤，这种震颤通常比其他常见的震颤更严重。长期甲亢的患者深腱反射的快速舒张期难以确定。中枢神经系统（CNS）的表现可以是明显的，并且包括精神错乱、抑郁症、转变短期记忆、情绪激动、焦虑和降注意力降低。甲状腺功能亢进症相关的其他检查结果包括糖耐量异常，血清钙轻度增加和骨质疏松症。

B. 实验室检查

临床医生高度怀疑的甲亢临床症状不典型的老年人，应开始进行适当的实验室研究。血清游离 T4 和血清 TSH 的测定是诊断甲状腺功能障碍的首选测试。正常或低的血清游离 T4 具有抑制血清 TSH 的结果，增加 T3 中毒的可能性，可采用放射免疫法测得血清 T3 的值。虽然抗 TSH 受体抗体的发现证实了 Graves 病的诊断，但很少有必须进行该测试的时候。

C. 特别测试

甲状腺素扫描锝和24小时 ^{131}I 摄取的测量可以鉴别毒性结节性甲状腺肿和 Graves 病。扫描也可能检测无法在体格检查中发现的弥漫性甲状腺肿的存在。无症状甲亢、亚急性甲状腺炎或碘源性甲亢患者非常低的 ^{131}I 摄取可能导致甲状腺激素水平升高，建议其进行外源性甲状腺激素摄入。

▶ 鉴别诊断

甲亢患者在晚年生活中会有常见的共存疾病，但不能把所有体征和症状都归结于甲状腺功能亢进状态本身，这非常重要。最常见的鉴别诊断包括焦虑症、恶性肿瘤、抑郁症、糖尿病、更年期和嗜铬细胞瘤。

▶ 治疗

首先进行病因治疗。因此必须考虑短期导致甲状腺功能亢进的原因，如：过度服用激素、碘过量或亚急性甲状腺炎可能性。患有 Graves 病或毒性结节性甲状腺肿的老年患者可以接受抗甲状腺药物治疗，放射性碘治疗或进行手术治疗。然而，首选的治疗方法是放射性碘。

治疗疑似亢进有用的方法是应用 β- 肾上腺素能阻断剂，例如：长效普萘洛尔、美托洛尔、纳多洛尔或阿替洛尔，这些药物可迅速使心悸、心绞痛、心动过速和激动地情绪得到控制。充血性心力衰竭、慢性阻塞性肺病或使用胰岛素治疗的糖尿病患者应谨慎应用这些药物。

一旦 Graves 病或毒性结节性甲状腺肿的诊断明确后，治疗应从抗甲状腺药物的开始：丙硫氧嘧啶和甲巯咪唑。这些药物影响甲状腺激素的生物合成，从而消耗体内甲状腺内激素的贮存，并最终导致激素分泌的减少。抗甲状腺药物治疗后的 2～4 个周，血清 T4 浓度的开始下降，一旦甲状腺激素水平达到正常范围内，T4 浓度下降趋于平缓，以避免甲状腺功能减退。在 1%～5% 的患者中，抗甲状腺药物治疗可能会导致发热、皮疹、关节痛。药物诱发的粒细胞缺乏症可能在老年患者更为常见，最有可能发生在前 3 个月的治疗中，尤其是在口服甲巯咪唑 > 30 毫克 / 天的患者。定性监测白细胞计数，如果有中性粒细胞减少的证据应考虑停用抗甲状腺药物。

年龄超过 60 岁的 Graves 病患者长期使用抗甲状腺药物，起效似乎很快并可能持续缓解症状。因为对于有毒性多结节性甲状腺肿的患者，这些药物很少会提供一个持久的效果疗效；一旦患者基于药物治疗回归正常的甲状腺功能状态，就需要启动更确切的治疗。在大多数甲亢老年人的推荐治疗建议是甲状腺 131I 治疗。一旦病人达到抗甲状腺功能正常状态所需的抗甲状腺药物的

上限，这些药物应停用 3～5 天，在这之后给予 131I 口服。放射碘治疗 1～3 个月后继续使用 β 受体阻滞剂和抗甲状腺药物治疗，直到达到放射性碘治疗的主要效果。虽然一些医生也曾尝试计算一个特定剂量，使病人在甲状腺功能正常后不发展为甲状腺功能减退，但很多患者还是会发展为永久性甲减。出于这个原因，大多数临床医师主张治疗老年人甲亢使用相对大剂量 131I，以确保甲状腺组织的破坏，从而避免甲亢复发的可能性。

抗甲状腺药物治疗后密切监测甲状腺素水平以开始替换甲状腺激素的剂量，因为治疗大约 4 周可发展为甲减。无论 131I 剂量如何，40%～50% 的患者在 12 个月内出现甲状腺功能减退，此后每年将有 2%～5% 的患者发展为甲减。

先使用抗甲状腺药物能阻止 131I 治疗辐射诱导的甲状腺炎的可能性。然而，在某些情况下，当临床表现和实验室数据表明甲亢是轻微的和没有心脏问题的情况下，它可以用 131I 直接治疗甲状腺功能亢进，而不必经抗甲状腺药物预处理。当选择此种方式时，患者应开始使用 β 受体阻滞剂直到甲状腺激素水平恢复正常。

甲状腺功能亢进症的老年患者不推荐手术为的主要治疗方法。共存的疾病，特别是心脏疾病，可能会增加手术风险。此外，术后易并发甲状旁腺功能减退和喉返神经损伤。手术也可能会导致继发于甲状腺肿大的气管受压．

心房纤维性颤动可发生在 10% 至 15% 的甲亢患者。复律和抗凝对预防房颤的并发症是至关重要的。甲亢时间越长，回归到正常的窦性心律的可能性就越小；甲状腺功能在 3 周内恢复正常的，更容易恢复正常心律。电复律通常用于甲状腺功能正常 16 周后仍存在房颤的患者。许多甲亢并发房颤的老年人易形成血栓，尤其是具有血栓栓塞病史、高血压或充血性心脏衰竭和有左心房扩大、左心功能不全的证据的人风险更大。如果没有禁忌证，应用华法林抗凝治疗的剂量将增加国际标准化比值至 2.0～3.0。应用华法林应持续至患者甲状腺功能正常和恢复正常窦性心律。

Allahabadia A, Daykin J, Holder RL, Sheppard MC, Gough SC, Franklyn JA. Age and gender predict the outcome of treatment for Graves' hyperthyroidism. *J Clin Endocrinol Metab.* 2000;85(3):1038-1042.

Trivalle C, Doucet J, Chassagne P, et al. Differences in the signs and symptoms of hyperthyroidism in older and younger patients. *J Am Geriatr Soc.* 1996;44(1):50-53.

结节性甲状腺肿

▶ 老年人一般原则

结节甲状腺肿在缺碘地区的人中比较常见。缺碘地区生活的人在儿童期或青少年期有甲状腺肿的病史。非常大的结节性甲状腺肿，尤其是胸骨后的可压迫气管，导致呼吸困难和喘息，或吞咽困难。所有患有甲状腺结节患者应询问之前有无头部、颈部和上胸部的碘辐射病史。这些部位的辐射会显著增加甲状腺恶性肿瘤的风险。辐射同样增加甲状腺良性结节和甲状旁腺腺瘤的风险。在童年时接受头颈部低剂量碘放射的患者，大约 16%～29% 可扪及甲状腺结节；其中约 33% 发展为恶性，通常 10～20 年后才会通过临床检测到，20～30 年后发病率达到高峰。

▶ 临床表现

A. 症状及体征

甲状腺结节的患者通常没有症状，可能被医生无意中或例行体检时发现。有时甲状腺结节可能会导致急性发作的颈部疼痛和压痛。这可能是由急性或亚急性甲状腺炎或结节出血引起。虽然单个甲状腺结节往往比多个结节的癌变可能性大，但临床上只有 5% 单发结节会发生癌变。绝大多数甲状腺结节是良性的，包括滤泡和胶状腺瘤、桥本甲状腺炎、甲状腺囊肿。

甲状腺癌可以分为乳头状、滤泡状、髓样癌和未分化癌；淋巴瘤或转移癌较少见。淋巴结肿大、动脉瘤、甲状旁腺囊肿和腺瘤及甲状舌管囊肿在体格检查时的表现同甲状腺结节一

样。以下因素提示孤立的结节恶变的可能性大，包括年龄 >60 岁、有放射治疗史、结节迅速增大、质地硬、侵犯喉返神经引起的声音嘶哑等。年龄是预测甲状腺癌病理类型一个因素。所有甲状腺癌的组织学分布是乳头状癌占 79%，滤泡状癌占 13%，Hurthle 细胞占 3%，髓样癌占 3.5%，和 1.7% 未分化癌。在年龄大于 60 岁的患者，乳头状癌占甲状腺癌的 67%。滤泡状癌的发病年龄在 40～60 岁之间（平均发病年龄：44 岁）。在年龄 >60 岁的老年人中，Hurthle 细胞癌症占甲状腺肿瘤的 20%。髓样癌的发病高峰在 50 到 60 岁之间，占甲状腺癌的 5% 左右，见（表 41-2）。未分化癌几乎都发生在老年人中，占老年甲状腺癌约 6%。未分化癌的特点是生长迅速、质硬和发生局灶性转移，侵犯喉返神经和压迫气管常见。淋巴瘤和转移癌很少发生于老年患者。淋巴瘤常表现为生长迅速且无痛性肿块，可能会导致压迫症状，常并存于桥本甲状腺炎。

B. 实验室检查

长期的桥本甲状腺炎可能会导致亚临床甲减和结节性疾病。甲状腺癌的患者血清甲状腺球蛋白往往升高，但无论升到任何程度上都不能区分良性肿瘤或甲状腺炎。正是因此，甲状腺球蛋白更常作为甲状腺乳头状或滤泡状癌甲状腺全切术后的转移或复发的标志。血清降钙素浓度的升高提示髓样癌，但这并不是特异性指标，除非排除了多发性内分泌腺瘤综合征家族历史。

表 41-2 老年患者甲状腺癌

癌症种类	受影响的患者（%）		10 年生存率（%）
	>40 岁	>60 岁	>60 岁
乳头状 / 混合性	79	64	<65
滤泡状	13	20	<57
髓样	3	5	<63
未分化	2	6	0
淋巴瘤	3	5	99+

C. 特殊检查

甲状腺针吸穿刺活检（FNA）仍然是获得组织细胞学或组织学检查的最佳方式。孤立性结节的患者经临床评估、超声检查或甲状腺扫描可疑有甲状腺恶性肿瘤，甲状腺针吸穿刺活检可以确诊。甲状腺细针穿刺活检易操作、安全、经济并且准确度接近 95%，甚至高于超声检查的准确性。在一般情况下，针吸穿刺活检的细胞病理学结果分为 4 类：恶性，可疑恶性，非恶性，不确诊的。未确诊的临床高度怀疑的甲状腺结节需进行多次穿刺活检才能确诊。当细针穿刺活检发现恶性细胞表明需要进行手术治疗。对细针穿刺结果怀疑的和甲状腺扫描为"冷结节"的可疑结节需要手术切除。如果穿刺结果为良性，不管质硬或质韧都需要随访观察。如果细针穿刺结果怀疑是淋巴瘤，需要进行粗针重复穿刺，甚至是行手术活检。

同位素扫描不再被视为可疑甲状腺结节的最初检测方法，因为它的假阳性和假阴性率较高，而且价格昂贵。当可疑的甲状腺结节不能通过细针穿刺来确诊，最好使用同位素成像。因为恶变的甲状腺组织不能摄取碘，热结节通过 ^{123}I 或锝扫描识别，结节为恶性的可能性较小，但显然还是可能的。事实上，同位素扫描可揭示一个明显的单发结节也可能是多发甲状腺结节的一部分，这也再次减少恶变的风险。无功能的或冷结节不能证明是恶性的，因为 95% 的甲状腺结节被证明是冷的，而其中只有 5% 的冷结节是恶性的。甲状腺激素水平正常且没有压迫症状的热结节，需在 6~12 个月内复查，这些结节可能最终引起甲状腺功能亢进症，因此需要关注其临床相关性。高分辨率超声可以发现小至 2mm 甲状腺结节，并可以分辨其为实性、囊性或囊实性结节。即使临床上触诊出单个结节，它往往也能发现同一腺体的多结节灶。这种技术不能用来区分良性结节和恶性结节，因为超声鉴别时两者有许多重叠特性。超声是用来早期筛查有放射线暴露史患者的的首选检查方法，也是用来检查复发或残留甲状腺癌的首选方式。

计算机断层扫描（CT）和磁共振成像（MRI）价格偏昂贵，很少作为恶性肿瘤首选方法。它们可以评估未分化癌或淋巴瘤患者疾病的严重程度，并且可以提供关于颈部结构压迫及胸骨下结节和甲状腺肿的大小的情况。

无论在基础状态和刺激后，甲状腺髓样癌可以使用血降钙素的测量来监测。残留或复发的髓样癌癌胚抗原的水平可能升高。

▶ 鉴别诊断

鉴别诊断包括甲状腺管囊肿、良性腺瘤、毒性甲状腺结节、甲状腺恶性肿瘤、出血、多结节甲状腺。

▶ 治疗

虽然用于治疗甲状腺癌的基本原则老年人与青年人之间没有显著不同，老年人需要更仔细地评估其并发症和手术的危险性。甲状腺癌的手术应该由有经验的医生来进行。乳头状或滤泡状癌通常进行甲状腺次全切术，并需要切除有功能的甲状腺组织。^{131}I 用以检测并破坏残余的甲状腺组织。在术后 6 个月，并随后每年都要进行同位素扫描与血清甲状腺球蛋白测定以确定残留的功能组织是否存在。如果发现活跃的组织，应使用大剂量 ^{131}I 予以清除。这种做法既降低了乳头和滤泡状癌的复发率又延长了生存期。

恶性肿瘤使用左甲状腺素治疗需注意其抑制剂量的耐受性，由第三代 TSH 测定法测得的血清 TSH 低于正常的预期目标。给予控制剂量左甲状腺素易造成药物沉积或加重缺血性心脏疾病和心律失常以及促进骨代谢的巨大风险。老年患者需要密切监测其病情变化，一旦出现心脏症状恶化，甲状腺激素的剂量需减量。出现骨质的加速丢失，必要时使用抑制骨吸收的药物（如：骨质疏松妇女）。甲状腺髓样癌最好采用甲状腺全切除术，因为其往往多发，而且大多数髓样癌对 ^{131}I 治疗不敏感；因此残留甲状腺组织的治疗或癌症复发的检测，建议使用外部照射的姑息性治疗。CT

或 MR 用来检测甲状腺淋巴瘤，外部照射与化疗方法结合治疗淋巴瘤后，其存活率接近 100%。

▶ 预后

不同甲状腺癌的诊断年龄是预测癌症侵袭性和死亡率的重要因素。50 岁以后确诊的个体有较高的复发率和死亡率（见表 41-2）。乳头状癌的 10 年生存率，诊断年龄小于 45 岁的患者约为 97%，诊断年龄超过 60 岁的患者小于 65%。滤泡状癌的 10 年生存率，诊断年龄小于 45 岁的患者约为 98%，诊断年龄超过 60 岁的患者小于 57%。滤泡状癌的诊断年龄越大，其复发和死亡的风险更大。

髓样癌的 10 年生存率在诊断年龄小于 45 岁为 84%，并随着年龄的增加而减少。70 岁以后的患者即使手术，病情迁延率仍很高。诊断为甲状腺未分化癌者，其超过 1 年的生存率很低，因为它的进展迅速，有高度转移的倾向。压迫症状可以采用手术治疗后大剂量外照射姑息治疗。使用阿霉素或顺铂进行化疗，或两者合用，也可以采用手术和外部照射相结合。

Cooper DS, Doherty GM, Haugen BR, et al. American Thyroid Association Guidelines Taskforce. Management guidelines for patients with thyroid nodules and differentiated thyroid cancer. *Thyroid*. 2006;16(2):109-142.

Mazzaferri EL. An overview of the management of papillary and follicular thyroid carcinoma. *Thyroid*. 1999;9(5):421-427.

肾上腺皮质疾病

皮质醇的代谢清除率减少与年龄增长相关，而且其分泌也下降。因此，血清皮质醇的基础水平不受年龄的影响，健康人的促肾上腺皮质激素（ACTH）的水平不变或随着年龄增长稍微增加。皮质醇的昼夜节律与年龄显著相关（早峰提前和低值延迟），这与在抑郁患者中观察到的结果相似。这可能与睡眠方式的改变有关。

男性和女性的肾上腺雄激素前体脱氢表雄酮（DHEA）的浓度在 20～30 岁达到高峰，然后稳步下降，因此，70 岁以后，浓度 <20%。虽然早期报告和流行文献认为 DHEA 能延缓衰老，但近来 6～12 个月的研究显示 DHEA 很少或没有影响生理功能的客观指标。然而，一些研究表明 DHEA 对情绪和健康的改善有利。

随着年龄的增加下丘脑 - 垂体 - 肾上腺轴对主要刺激的作用仍完好无损。使用胰岛素引起的低血糖或甲吡酮测试都刺激这个腺轴，导致老年的皮质醇和促肾上腺激素分泌正常或稍微延迟。应激反应对皮质醇峰值的影响也很大。老年人皮质醇和促肾上腺皮质激素水平与年轻人相比，仍会保持升高。此外，老年患者使用地塞米松抑制皮质醇分泌。目前还不清楚这种与年龄相关的垂体 - 肾上腺轴对应激的高反应性是否对老年常见疾病有利，包括骨质疏松症、葡萄糖不耐症，肌肉萎缩、免疫抑制。通过循环皮质醇水平测定外源性促肾上腺皮质激素对肾上腺皮质的影响，与年龄不相关。

急性肾上腺功能不全

▶ 中老年人一般原则

老年人急性肾上腺皮质功能是皮质醇分泌不全的结果，这种情况经常发生在肾上腺功能不全而不是脑垂体功能紊乱。肾上腺可能无法产生足够的糖皮质或盐皮质激素，因为正常的肾上腺组织被肿瘤或感染侵袭，如：肺结核病。肾上腺危相可能源于机体无法分泌足够的糖皮质激素，最常见于外源性肾上腺皮质激素的应用导致慢性肾上腺功能抑制，还有少部分是因外伤、手术、出血或感染等应激因素引起。很少因为同时患有肾上腺皮质功能不全和甲状腺功能减退症的患者应用甲状腺激素治疗时可能发生肾上腺皮质激素的代谢增加。

糖皮质激素诱导的肾上腺抑制可能发生于大于 15 毫克泼尼松或其他等效剂量糖皮质激素治疗 3～4 周后。在一般情况下，长期糖皮质激素的治疗的患者在肾上腺功能恢复正常前停止治疗或者加大剂量治疗效果仍不明显，因为糖皮质激素的活性仍被抑制，但肾素和血管紧张素仍维持醛固酮的正常功能。

▶ 临床表现

A. 症状及体征

肾上腺皮质功能不全的患者往往有恶心、呕吐和腹痛，并可能还有精神改变和发热。在一般情况下，患者血压偏低。原发性肾上腺功能不全的症状可能包括色素沉着和脱水，老年人通常无阴毛和腋毛，或者稀疏，于老年人来说这容易被忽视。

B. 实验室检查

实验室的研究结果可能包括低钠血症或高钾血症。低血糖、血中尿素氮（BUN）和肌酐升高是常见的。嗜酸性粒细胞也可能升高。血培养可以发现潜在的感染。α1-24 促肾上腺皮质激素（ACTH 1-24）刺激试验异常时，肾上腺功能障碍的患者的血浆 ACTH 水平通常升高。在该试验中，静脉注射 0.25mg 促肾上腺皮质激素 2～3 分钟，给药后立即测定血清皮质醇，然后分别于 30 分钟、60 分钟再次测定。在正常情况下，血清皮质醇至少上升 $7\mu g/dl$ 到 $20\mu g/dl$。应用氢化可的松会干扰测试结果，但其他糖皮质激素，如：地塞米松或泼尼松，不会干扰皮质醇的分析。

▶ 鉴别诊断

虽然任何高钾血症和低血压患者可以考虑肾上腺皮质功能，其他可能的原因也应予以考虑。包括败血症出血、心源性疾病其他特殊引起低血压的因素。肾功能不全可能会造成高血钾症；螺内酯和血管紧张素转换酶抑制剂等药物可引起横纹肌溶解症并导致消化道出血。低钠血症，可能会发生在甲状腺功能减退，利尿药的使用，与 ADH 分泌相关的药物使用和疾病，如：营养不良、肝硬化和呕吐。嗜酸性粒细胞可能与血恶液质、过敏、药物反应以及寄生虫感染相关。恶心、

呕吐及腹痛的胃肠道症状可能由生活中常见的其他胃肠道疾病引起的。色素沉着发生在皮肤黝黑或老年人时可能不易引起关注。

▶ 治疗

严重的肾上腺功能不全的患者，需要糖皮质激素和盐皮质激素替代治疗。因为氢化可的松有一些盐皮质激素的活性，可以用于病情轻微的患者，口服有效剂量为 25～37.5mg。早上给予三分之二的剂量，下午或晚上给予三分之一。如果这一疗法效果不充分，可以每天或隔一天增加氟氢可的松 0.05～0.3mg 口服。所需确切剂量因人而异，因此根据不同姿势的血压变化、钾的水平、体重在临床上进行调整。如果发生低钾血症、高血压或水肿应减少剂量，尤其是心、肾功能不全导致的严重电解质平衡紊乱。感染等一些潜在的因素可能引肾上腺功能不全，应积极寻求病因。氢化可的松的剂量可能需要调整到高达 300 毫克/天，即使在应激的情况下，每 6 小时 50mg 氢化可的松静脉内或肌肉注射是足够的。

▶ 预后

有了充足的替代治疗，肾上腺皮质功能不全是一种可治疗的疾病。当伴有其他疾病，潜在的自身免疫性疾病，其他内分泌疾病，如：糖尿病和甲状腺功能减退，以及恶性贫血，死亡风险则增加。

Parker CR Jr, Slayden SM, Azziz R, et al. Effects of aging on adrenal function in the human: responsiveness and sensitivity of adrenal androgens and cortisol to adrenocorticotropin in premenopausal and postmenopausal women. *J Clin Endocrinol Metab.* 2000;85(1):48-54.

Cushing 综合征

▶ 老年人一般原则

库欣综合征是由皮质醇增多引起。在老年患者中，最常见的外源性因素是医源性的糖皮质激素使用。最常见的内源性的原因是由肺小细胞

癌或类癌瘤导致的异位 ACTH 综合征。库欣病（即垂体瘤导致的促肾上腺皮质激素分泌过多）在年轻患者中较为多见，多为小的良性腺瘤，多见于女性。约 15% 的内源性库欣综合征的都是非 ACTH 依赖性和肾上腺皮质腺瘤或癌及两侧的肾上腺皮质增生引起的。虽然肾上腺腺瘤通常很小并且主要产生糖皮质激素，肾上腺癌大多产生糖皮质激素和雄激素，往往造成男性化和多毛症。

▶ 临床表现

A. 症状和体征

虽然中心性肥胖，手、腿纤细以及"满月脸"都是经典的表现，但这些在老年患者可能是不易被发现。而"水牛背"也可见于背部及颈部脂年龄的患者，骨质疏松导致的脊柱侧弯可见于老年妇女。薄而透明青紫的皮肤，肌肉萎缩和无力可见于糖尿病和高血压等其他年龄相关的功能障碍。口渴较年轻人少见，多尿可能见于糖皮质激素诱导的糖尿病。血糖和尿糖往往升高。偶尔还可以有白细胞增多和低血钾。伤口愈合缓慢，并可能导致包括焦虑、精神病、忧郁等精神功能的改变。

B. 实验室检查

1mg 地塞米松抑制试验，24 尿游离皮质醇测定，唾液皮质醇测定（测定 2 次），或 2mg 地塞米松抑制试验（2mg/d, 48 小时）等可用于筛查皮质醇增多症，是根据它的特性适用于某一特定病人。1mg 地塞米松抑制试验，晚上 11 点口服地塞米松 1mg，第二天早上 8 点收集血清测皮质醇。皮质醇水平 < 1.8μg/dl 被认为是正常的，但不用于库欣综合征的确诊诊断。如果皮质醇水平 < 1.8μg/dl，进一步的评估应该包括 24 小时尿皮质醇测定、肌酐测定和唾液皮质醇（2 小节 - 单位）。2mg 地塞米松抑制试验，0.5mg 口服给药，每 6 小时 1 次共两天，最后一次服药后 6 小时采血测皮质醇，氢化可的松水平 < 1.8μg/dl 被认为是正常的抑制。2mg 地塞米松抑制试验较对确诊皮质醇增多症具

有较高的特异性。

一旦确诊皮质醇增多症，应测定血浆 ACTH 水平。ACTH 水平低于正常范围提示有肾上腺肿瘤的可能，升高可能由垂体瘤或异位 ACTH 分泌综合征引起。垂体 MRI 可准确识别垂体腺瘤。岩下静脉窦插管测定 ACTH 可以区分垂体性库欣病和异位 ACTH 分泌综合征，并帮助鉴别它的起源。胸部和腹部的 CT 或 MRI 扫描，以寻找 ACTH 的异位源，还可以定位肾上腺肿瘤。

▶ 鉴别诊断

医源性使用类固醇药物可导致皮质醇增多症。酒精中毒患者和抑郁症患者的皮质醇的水平也可能增加。病态肥胖症、抑郁症和多种障碍神经系统障碍患者其地塞米松抑制试验是异常的。在这些患者中，应测定其尿游离皮质醇浓度和估计其皮质醇分泌的昼夜节律，因为这些试验通常体适用于重正常范围的患者。其他原因导致高血压患者也常见于老年人，而雌激素替代疗法可能会改变正常地塞米松。

▶ 治疗

治疗库欣病最好的方法是切除垂体瘤以减少 ACTH 分泌。垂体瘤切除后，肾上腺很长时间对正常刺激有反应。且有压力的情况下，应对改变的能力。氢化可的松替代治疗是必要的，直到正常垂体 - 肾上腺皮质功能恢复正常，需要服用为 6～24 个月。放射疗法也被用于治疗库欣病，治愈率约为 25%: 对于不适合手术治疗的患者，肾上腺皮质类固醇的生物合成抑制剂应用是必要的，可应用美替拉酮 500mg 每 6 小时与氨鲁米特 250～500mg 每 6 个小时，或与酮康唑 200mg 每 6 个小时口服治疗。生理替代剂量的糖皮质激素可能是必要的，以避免药物性肾上腺皮质功能不全。

肾上腺肿瘤分泌皮质醇，必要时应手术切除，大多采用腹腔镜手术。由于正常肾上腺通常是抑制的，反复应用氢化可的松替换治疗直到正常功能恢复。转移性肾上腺皮质癌可应用刚才所提到的药物或米托坦来治疗，每次剂量 2～10mg。异

位 ACTH 分泌瘤应手术切除,如果没有手术指征,药物可用于抑制皮质醇水平。生长抑素类似物奥曲肽已被成功地用于多达 33% 的患者来抑制 ACTH 的分泌。

▶ 预后

医源性导致的皮质醇增多症的患者,通常可以在药物治疗停止后恢复正常。在皮质醇增多症,良性的肾上腺皮质腺瘤切除后预后是最好的。垂体腺瘤是难以治疗的,并且即使在最佳的手术条件下,也有 10% 至 20% 失败率,而且有 15%~20% 的 10 年复发率。异位 ACTH 肿瘤患者的预后依赖于异位类型和肿瘤累及的程度。

Papanicolaou DA, Yanovski JA, Cutler GB Jr, Chrousos GP, Nieman LK. A single midnight serum cortisol measurement distinguishes Cushing's syndrome from pseudo-Cushing states. *J Clin Endocrinol Metab.* 1998;83(4):1163-1167.

甲状旁腺功能亢进

▶ 老年人一般原则

甲状旁腺功能亢进症是一种常见的疾病,主要发生在绝经后妇女,约 1000 名妇女中就有 2 名发病。至少 50% 的患者很少或没有明显的非特异性的症状或体征,维生素 D 的水平与甲状旁腺激素(PTH)水平升高相关,虽然平时血钙的水平正常或偏低。在老年人中,许多其他因素也会影响甲状旁腺激素浓度,特别是在绝经期妇女、肤色改变、低血钙、肥胖患者。

原发性甲状旁腺功能亢进(PHPT)由不适当甲状旁腺激素分泌导致高钙血症引起。最常见的原发病是良性甲状旁腺腺瘤。多腺受累或 4 个腺增生可能存在,但并不常见。随着 PTH 测定的广泛使用和测定有效性的增加,血钙正常的甲状旁腺功能亢进逐渐被鉴别。在血钙正常的甲状旁腺功能亢进症诊断,排除导致 PTH 异常和血清钙正常的(继发性甲状腺功能亢进)的其他原因,这是至关重要的。这些人可能易导致高尿钙和肾结石。

继发性甲状旁腺功能亢进(SHPT)是由于各种原因导致的低血钙,刺激甲状旁腺增生,分泌过多的 PTH 来维持正常的血钙。继发性甲旁亢常见于慢性肾衰竭、维生素 D 摄入不足,吸收不良综合征,药物使用(如:二膦酸盐,呋塞米,抗惊厥剂,磷),肾排泄引起的高钙尿和假性甲旁减。三发性甲状旁腺功能亢进症(THPT)是长期低血钙刺激甲状旁腺增生和 PTH 自主分泌导致高钙血症引起的。

▶ 临床表现

A. 症状和体征

临床上最常见的情况是血常规检查中发现高钙血症。最常见的症状可能包括疲劳和全身乏力。抑郁症或轻度认知功能改变等中枢神经系统症状也可能存在。口渴和多尿被认为可能是由高钙血症对肾脏 ADH 的拮抗作用而引起的。肾结石、骨折、身材改变及与年龄不成比例的骨密度下降的双能 X 线骨密度扫描都需要血清钙的测定。继发性甲旁亢和三发性甲旁亢的患者可出现原发疾病的症状。即使无症状的患者也可能存在钙结石和或肾钙化等与原发性甲旁亢的症状相似的疾病。

B. 实验室检查

当血清钙只是轻微或间歇地增加,离子钙的测定可以确定高钙血症的存在。维生素 D 缺乏和不足的患者可能会掩盖甲旁亢患者的高钙血症以及可能导致补充维生素 D 后钙离子含量增加。建议所有甲旁亢的患者应测定其 1, 25 二羟基维生素 D3(1, 25[OH]$_2$)的水平。诊断是通过测量血清甲状旁腺激素及相关的血清钙水平得到确认。正的 PTH 水平几乎总是高于正常上限或在正常范围内,血钙水平可能高于正常。如果肾脏超声怀疑肾结石,应测量其血清 BUN 和肌酐,因为继发性甲旁亢可能存在肾功能不全。机体的 PTH 水平往往随着肾脏疾病的进展稳步上升。机体 PTH 水平升至正常范围的 3 倍,被认为是 1, 25(OH)$_2$ 的一个"生理"代偿机制，一旦体内维生素 D 得到补充，就会恢复到正常。

一旦生化检查证实了甲旁亢，应测量其骨密度。甲状旁腺腺瘤可以通过同位素 ^{99m} 锝检查发现，具有高度的灵敏性和特异性。影像学检查是为了进一步确诊甲旁亢和手术的筛查。对于 PTH 水平递增、先前手术失败过的患者可以行选择性取样甲状旁腺周边静脉，以识别异常甲状旁腺组织或司他比锝扫描不能诊断者。

▶ 鉴别诊断

高钙血症伴有正常或低于正常的血清磷水平者支持原发性甲旁亢的诊断。高钙血症通常与甲状旁腺激素的水平低下有关，其中包括一些伴或者不伴骨转移的恶性肿瘤（肺鳞状细胞癌，乳腺癌，肾癌，多发性骨髓瘤，淋巴瘤）等。恶性肿瘤患者的高钙血症可能是通过甲状旁腺激素相关蛋白介导的。高钙血症的其他原因包括噻嗪类利尿药、维生素 D 中毒、肉瘤样病变、甲状腺功能亢进以及家族性低尿钙高钙血症（FHH）。FHH 表现为家族性的高钙血症和相对低尿钙。钙与肌酐清除率比值特别有价值，并且在 FHH 钙与肌酐清除率比值通常低于 0.01；其比值高于 0.01 是典型的 PHPT。确保排除其他引起高血钙和相对低尿钙的原因，包括噻嗪类利尿剂或锂的治疗是很重要的。

▶ 治疗

甲状旁腺切除术应提供给符合 2008 年国家卫生研究院制定的手术标准或者有明显症状的患者。如果老年患者有不明原因的脱水或活动变少等表现，那么他可能处于血钙突然升高的危险中。纠正甲状旁腺功能功能亢进可以减少老年妇女骨折与严重骨质疏松的风险。拟钙剂西那卡塞，可以用做治疗性试验，以确定降低血清钙的作用和严重且复杂的潜在并发症的甲状旁腺切除术后获益。在甲状旁腺腺瘤的病例中，腺瘤的鉴别和切除是有疗效的。如果发现甲状旁腺增生，4 个腺体中的 3.5 个必须切除。如果有必要的话，

表 41-3　原发性甲状旁腺功能亢进的手术适应证

有症状的原发性甲状旁腺功能亢进
无症状的原发性甲状旁腺功能亢进
a. 血清钙水平 >1.0mg/dl（0.25mmol/l）高于正常上限
b. 肌酐清除率（计算值）降低到 <60ml/min
c. 骨密度 T 值小于 −2.5，或发生过脆性骨折
d. 患者年龄 <50 岁
e. 医疗监督是不令人满意或不可能的

术中快速 PTH 检测可以确认外科医生是否成功地切除异常组织。

当患者不建议手术治疗时，医疗监测是至关重要的。监测包括血清钙和肌酐的水平，每年或每两年骨密度检测。维生素 D 替代治疗的患者其未达标的维生素 D 与降低血清 PTH 有关，并没有导致血清钙的进一步增加。在所有血清 PTH 水平低于 50nmol/L 的（20ng/ml）的甲旁亢患者进行任何药物或外科处理决定之前，需要考虑补充适当的维生素 D。但不包括原发性甲旁亢的患者。

不能进行甲状旁腺切除术的患者的治疗包括抑制骨的吸收的治疗，如：双膦酸盐、雷洛昔芬及拟钙剂西那卡塞。一些随机对照试验报告显示，PHPT 的患者经双膦酸盐治疗和雌激素替代治疗后降低骨转换，增加了骨密度（BMD），但骨折的结局尚未评估。关于雷洛昔芬对绝经后妇女甲旁亢进症的生化和骨骼的影响的数据非常有限。如果骨骼的保护是首要的，双膦酸盐类药物是首选。如果存在维生素 D 缺乏，应首选补充维生素 D，因为它增加双膦酸盐治疗导致低血钙症的风险。双膦酸盐类药物应慎用于存在肾功能不全的患者。拟钙剂西那卡塞有效地降低在长期治疗甲旁亢患者的血清钙和甲状旁腺素水平，但并没有改变骨转换或增加骨密度的作用。目前，拟钙剂西那卡塞应用于不能接受手术治疗且双膦酸盐是无效或有禁忌，仅限于有症状的高钙血症的患者。

SHPT 的医疗管理目标是钙和骨骼保护的正常化。开始药物治疗的严重 SHPT 患者应密切监测血清钙、磷的水平，在终末期肾脏疾病的 SHPT

管理 PTH 和维生素 D 的原则包括正常化的高磷血症，血清钙的调节，降低 PTH 分泌（骨化三醇和钙剂管理）。只要有可能，SHPT 的患者应进行病因治疗。THPT 的患者应进行甲状旁腺切除，特别是在严重骨代谢疾病存在的情况下。

Marx SJ. Hyperparathyroid and hypoparathyroid disorders. *N Engl J Med*. 2000;343(25):1863-1875.

Silverberg SJ, Shane E, Jacobs TP, Siris E, Bilezikian JP. A 10-year prospective study of primary hyperparathyroidism with or without parathyroid surgery. *N Engl J Med*. 1999;341(17):1249-1255.

第42章
糖 尿 病

42

Josette A. Rivera, MD

Jessamyn Conell-Price, MS

Sei Lee, MD, MAS

诊断要点

▶ 糖化血红蛋白 >6.5，或

▶ 禁食（无热量摄入 > 8 小时）血糖 >126mg/dl（7.0mmol/L），或

▶ 高血糖症状加上随机血糖 > 200mg/dl（11.1mmol/L），或

▶ 75g 口服葡萄糖耐量试验，2 小时血糖 >200mg/dl（11.1mmol/L）。

▶ 老年人一般原则

糖尿病（DM）是中老年人一种常见的疾病，其发病率和死亡率的风险增加。糖尿病（确诊和未确诊）在美国老年人的患病率估计为 1090 万人，其中年龄超过 65 岁的占 27%。如果照目前的趋势继续下去到 2050 年，年龄大于 65 岁的糖尿病患者约为 1680 万。老年人发生糖尿病的因素包括 β 细胞的功能降低、相对的胰岛素缺乏、胰岛素抵抗增加。此外，2 型糖尿病与肥胖、缺乏体力活动和肌肉量减少等有关，所有这些的风险通常与老化有关。相比于年轻的糖尿病患者，年龄超过 65 岁的患者年往往有较长的糖尿病病史，平均为 10 年，糖尿病并发症及并发症的发生率较高，对胰岛素的依赖更大。

老年糖尿病患者的人群非常多样化。有些患有 1 型糖尿病几十年的老年人直到晚年才发生重要的终末器官的并发症。其他伴有胰岛素抵抗的 70 或 80 岁的糖尿病患者，没有明确的相关并发症的证据。一些人能够有效地控制他们的疾病，而其他一些因为认知、视觉等其他功能障碍的人不能有效的控制糖尿病。因此，老年糖尿病患者的管理必须考虑其异质性，个体化管理，关注病人的糖尿病病程、并发症、、预期寿命、病人的控制目标、偏好和胰岛功能等。

Boyle JP, Honeycutt AA, Narayan KM, et al. Projection of diabetes burden through 2050: impact of changing demography and disease prevalence in the U.S. *Diabetes Care.* 2001;24(11): 1936-1940.

Centers for Disease Control and Prevention (CDC). *National Diabetes Fact Sheet: National Estimates and General Information on Diabetes and Prediabetes in the United States, 2011.* Atlanta, GA: Centers for Disease Control and Prevention US Department of Health and Human Services, 2011.

▶ 预后

年龄大于 65 岁诊断为糖尿病的患者，大多为 2 型糖尿病和少数 1 型糖尿病。1 型糖尿病是一种自身免疫性疾病，其中胰腺 β 细胞被破坏，导致绝对胰岛素缺乏，有高血糖症以及酮症酸中毒的风险。外源性胰岛素是必要的生存和控制血糖的方式。

与此相反，2 型糖尿病的结果是胰岛素抵抗，增加胰岛素的需求以维持血糖正常，并最终导致胰腺 β 细胞不能满足更高的胰岛素需求的胰岛素缺乏。在老年患者中，胰岛素分泌不足（而不是

胰岛素抵抗）是 2 型糖尿病的发病机制的主要因素。2 型糖尿病的治疗包括运动、控制碳水化合物摄入以及口服降糖药和伴或不伴胰岛素使用。

Stumvoll M, Goldstein BJ, van Haeften TW. Type 2 diabetes: principles of pathogenesis and therapy. *Lancet*. 2005;365(9467):1333-1346.

▶ 预防

大量研究表明，具有糖耐量异常的肥胖的成年人，患 2 型糖尿病的风险较高。改变生活方式，注意饮食，运动和减肥可延缓或阻止其发展为糖尿病。最大的试验是糖尿病预防计划（DPP），即研究二甲双胍或生活方式的改变是否降低高风险成年人发展为糖尿病的一个全国性多中心临床试验。老年人（大于 60 岁），与常规治疗相比，改变生活方式是特别重要的，通过 2.8 年的随访发现能降低 71% 糖尿病发生率。然而使用二甲双胍治疗，与年轻人（年龄 25～44 岁）糖尿病发病率减少 44% 相比，老年人只减少 11%。因此，对于肥胖的及糖尿病风险较高的老年人，预防糖尿病的重点应放在生活方式的改变上（饮食控制，运动和减肥），而不是二甲双胍。

Knowler WC, Barrett-Connor E, Fowler SE, et al. Diabetes Prevention Program Research Group. Reduction in the incidence of type 2 diabetes with lifestyle intervention or metformin. *N Engl J Med*. 2002;346(6):393-403.

Li G, Zhang P, Wang J, et al. The long-term effect of lifestyle interventions to prevent diabetes in the China Da Qing Diabetes Prevention Study: a 20-year follow-up study. *Lancet*. 2008;371(9626):1783-1789.

Saito T, Watanabe M, Nishida J, et al. Zensharen Study for Prevention of Lifestyle Diseases Group. Lifestyle modification and prevention of type 2 diabetes in overweight Japanese with impaired fasting glucose levels: a randomized controlled trial. *Arch Intern Med*. 2011;171(15):1352-1360.

Tuomilehto J, Lindström J, Eriksson JG, et al. Finnish Diabetes Prevention Study Group. Prevention of type 2 diabetes mellitus by changes in lifestyle among subjects with impaired glucose tolerance. *N Engl J Med*. 2001;344(18):1343-1350.

▶ 并发症

A. 急性并发症

糖尿病的急性并发症主要代谢及传染性疾病。

糖尿病酮症酸中毒（DKA）是 1 型糖尿病的特征性病变，但也可发生于 2 型糖尿病，尤其是拉美裔和非洲裔美国人。1 型糖尿病的 DKA 最常见的原因是胰岛素缺乏，导致葡萄糖代谢降低、脂肪分解、游离脂肪酸代谢增加，随之导致酮症酸中毒。DKA 常见诱因包括肺炎、心肌梗死和中风以及被认为是在应激反应下皮质醇、胰高血糖素和儿茶酚胺抵消一部分胰岛素的效应而导致的 DKA。通常表现为呼吸困难、酸中毒、脱水、腹痛、恶心、呕吐等；也可能存在精神状态改变和昏迷。DKA 有效的预防在于促发因素的识别和治疗以及纠正代谢紊乱。

血糖高渗状态主要发生于患有 2 型糖尿病的老年人中，其主要标志位血糖升高（通常血糖 >600mg/dL），渗透压升高，严重血容量不足以及相关的急性肾损伤。患者发病之前通常有几周血糖升高和渗透性利尿的历史，导致脱水和精神状态改变。同酮症酸中毒一样，诱发因素包括严重感染、中风和心肌梗死。除了病因治疗，补液可以使得高血糖和高渗透压得到快速有效的改善。精神状态的改变往往需要较长时间才能恢复正常。

老年糖尿病患者感染的危险性增加。高血糖与常见的感染预后较差有关，如：肺炎。糖尿病可以导致不寻常的感染，如：恶性外耳道炎，其在非糖尿病人群中是罕见的。许多因素导致感染风险增加的，其中包括免疫功能受损导致的中性粒细胞趋化性、吞噬和调理作用降低。下肢软组织及骨的感染是常见的，主要是由于血管病变及神经病变导致的反复创伤不易被发现。尿路感染也是多见的，主要是由于糖尿及自主神经病变导致的尿滞留。

Kitabchi AE, Umpierrez GE, Miles JM, Fisher JN. Hyperglycemic crises in adult patients with diabetes. *Diabetes Care*. 2009;32(7):1335-1343.

Rajagopalan S. Serious infections in elderly patients with diabetes mellitus. *Clin Infect Dis*. 2005;40(7):990-996.

B. 慢性并发症

老年人是糖尿病慢性并发症的高危人群，包

括微血管病变(视网膜病变,神经病变及糖尿病肾病)及大血管疾病(冠心病、卒中和周围血管病变)。由于血管病变发挥着糖尿病相关并发症的核心作用,预防和治疗应着重于血管危险因素,如:戒烟,控制血压、血脂和血糖。

1. 大血管并发症(心肌梗死,中风和外周血管病变) 心血管疾病(CVD)是老年糖尿病患者发病率和死亡率的主要原因。糖尿病患者的冠心病和中风的风险提高 2 倍,并且截肢的风险增加 10 倍。研究表明,糖尿病常与其他心血管疾病的危险因素共同出现,如高血压、高血脂。从多方面入手,解决多种危险因素是最有效降低心血管疾病的危险的方式。目前,美国糖尿病协会(ADA)推荐阿司匹林应用于同时患有糖尿病和心血管疾病的患者。此外,ADA 还建议血压控制在 130/80mmHg,低密度脂蛋白 < 100mg/dl。对于体质较弱的老年人,治疗并发症的风险较高,易导致体位性低血压,保守治疗可能更合适。

American Diabetes Association. Standards of medical care in diabetes—2012. *Diabetes Care.* 2012;35 Suppl 1:S11-S63.

2. 微血管并发症:视网膜病变 在美国,糖尿病是导致失明首要原因。早期检测和激光光凝治疗增殖性视网膜病变显示,在 6 年时间内视力丧失的风险减少超过 50%。此外,由于视觉减退是隐匿的,大多数患者没有察觉到视力减退,最好每年定期进行筛检,以便早期可治疗阶段检测视网膜病变。ADA 目前建议由眼科医生使用散瞳检查,依据每个人的危险因素及最初的检查结果,每1~3 年进行定期随访检查。除了视网膜病变,老年糖尿病患者患白内障和青光眼的风险分别是没有糖尿病老年人的 2 倍和 3 倍。

Mohamed Q, Gillies MC, Wong TY. Management of diabetic retinopathy: a systematic review. *JAMA.* 2007;298(8):902-916.

3. 微血管并发症:神经病变 糖尿病性神经病变,通常按受影响的神经的类型分类。神经病的最常见的类型是远端对称性多发性神经病变,或"手套和短袜"状分布的神经病变。常见的症状包括肢体麻木及烧灼样痛。由于感觉神经病导致患者不易察觉远端肢体的创伤,最终可能发展为感染和截肢。建议每年在大脚趾趾腹、足底第一、第三跖骨处进行 10 克单尼龙丝检查。糖尿病自主神经病变,包括糖尿病性胃轻瘫,由于胃排空延迟导致恶心、呕吐,以及勃起功能障碍和神经源性膀胱功能障碍。与微血管病变不同,血糖改善后,糖尿病性胃轻瘫症状相应迅速得到改善。

Boulton AJ, Vinik AI, Arezzo JC, et al; American Diabetes Association. Diabetic neuropathies: a statement by the American Diabetes Association. *Diabetes Care.* 2005;28(4):956-962.

4. 微血管并发症:肾病 糖尿病肾病是终末期肾脏病的最常见的原因。同心血管病变一样,具有较高的死亡率。糖尿病肾病多见于老年糖尿病患者。在老年人,糖尿病肾病的严重程度和死亡率之间无明显联系。相比于肾脏疾病的其他常见原因,糖尿病性肾病导致更多的蛋白尿和肾小球滤过率下降。糖尿病性肾病的诊断标准是,可知的糖尿病患者没有其他潜在导致蛋白尿的原因,白蛋白尿 > 300g/d。许多研究已经表明血管紧张素转换酶抑制剂或血管紧张素受体阻断剂的使用减缓糖尿病性肾病的进展和减少心血管事件发生的风险。因此,ADA 建议每年筛查微量白蛋白尿,这可以通过测定尿白蛋白与肌酐比率来实现。

Bakris GL, Williams M, Dworkin L, et al. Preserving renal function in adults with hypertension and diabetes: a consensus approach. National Kidney Foundation Hypertension and Diabetes Executive Committees Working Group. *Am J Kidney Dis.* 2000;36(3):646-661.

C. 老年综合征

老年综合征是发生在中老年人,不同的病因表现出相同临床表现的严重疾病。例如,谵妄可能发生在急性意识模糊状态有意识的患者、泌尿系统感染以及心肌梗死的患者中。糖尿病可能增加老年综合征的风险,包括认知功能障碍、抑郁症、尿失禁、跌倒及功能衰退。

Araki A, Ito H. Diabetes mellitus and geriatric syndromes. *Geriatr Gerontol Int.* 2009;9:105-114.

Brown AF, Mangione CM, Saliba D, Sarkisian CA. California Healthcare Foundation/American Geriatrics Society Panel on Improving Care for Elders with Diabetes. Guidelines for improving the care of the older person with diabetes mellitus. *J Am Geriatr Soc.* 2003;51(5 Suppl Guidelines):S265-S280.

Inouye SK, Studenski S, Tinetti ME, Kuchel GA. Geriatric syndromes: clinical, research, and policy implications of a core geriatric concept. *J Am Geriatr Soc.* 2007;55(5):780-791.

Vischer UM, Bauduceau B, Bourdel-Marchasson I, et al. Alfediam/SFGG French-speaking group for study of diabetes in the elderly. A call to incorporate the prevention and treatment of geriatric disorders in the management of diabetes in the elderly. *Diabetes Metab.* 2009;35(3):168-177.

1. 认知功能障碍　在流行病学研究中，糖尿病患者出现阿尔茨海默病的后续风险为50%～100%，血管性痴呆的风险为100%～200%。虽然一些研究表明，血糖控制不佳，高血糖会导致老年痴呆症的风险升高，但也有证据表明，低血糖也可能会增加后续痴呆的风险。

认知功能障碍是糖尿病患者的一个特别重要的并发症，因为病人的活动和有效的自我管理是有效的糖尿病治疗的基石。患者甚至轻度认知功能损害可能不太能够执行他们的饮食控制，锻炼以及药物治疗方案，不能够早期识别低血糖的症状。因此，美国老年医学会建议对老年患者进行早期的评估，以筛查认知功能障碍，如果有自我照顾或自我管理难度增加的，须进行反复筛查。

Biessels GJ, Staekenborg S, Brunner E, Brayne C, Scheltens P. Risk of dementia in diabetes mellitus: a systematic review. *Lancet Neurol.* 2006;5(1):64-74.

Whitmer RA, Karter AJ, Yaffe K, Quesenberry CP Jr, Selby JV. Hypoglycemic episodes and risk of dementia in older patients with type 2 diabetes mellitus. *JAMA.* 2009;301(15):1565-1572.

2. 抑郁症　抑郁症是老年人的一种常见的疾病，常导致不良后果，包括不佳的生活质量、功能衰退，甚至死亡。糖尿病和抑郁症通常共同发生，30%老年糖尿病患者有抑郁症状，5%至10%的老年人患有严重的抑郁性症状，如：认知障碍。抑郁症可能会干扰老年糖尿病患者自我管理的能力，导致糖尿病更难控制。因此，美国老年学会（AGS）建议使用抑郁量表筛查抑郁症状。如果老年糖尿病患者，自我管理有新的难度，有重复筛查的必要性。

Egede LE. Diabetes, major depression, and functional disability among U.S. adults. *Diabetes Care.* 2004;27(2):421-428.

Maraldi C, Volpato S, Penninx BW, et al. Diabetes mellitus, glycemic control, and incident depressive symptoms among 70- to 79-year-old persons: the health, aging, and body composition study. *Arch Intern Med.* 2007;167(11):1137-1144.

3. 尿失禁　尿失禁在老年女性糖尿病患者中很常见，研究报告显示其患病率＞50%。研究表明，糖尿病及尿失禁关系密切，是急迫性尿失禁的3倍和压力性尿失禁的2倍。身体质量指数似乎是尿失禁一个重要的危险因子，体重减轻可以降低新的失禁发生率。尽管许多人认为血糖控制不佳可能会导致更糟糕的尿失禁，迄今尚未有研究证实这一假说。老年男性糖尿病患者存在尿失禁状况非常少。

Brown JS, Wing R, Barrett-Connor E, et al; Diabetes Prevention Program Research Group. Lifestyle intervention is associated with lower prevalence of urinary incontinence: the Diabetes Prevention Program. *Diabetes Care.* 2006;29(2):385-90.

Jackson SL, Scholes D, Boyko EJ, Abraham L, Fihn SD. Urinary incontinence and diabetes in postmenopausal women. *Diabetes Care.* 2005;28(7):1730-1738.

4. 跌倒和骨折　跌倒常见于老年人，导致其发病率和死亡率增加。超重患者更可能有较高的骨量和糖尿病，初步推测糖尿病患者可能不太容易跌伤。然而，后来的研究表明，老年糖尿病患者与无糖尿病的老年相比，其跌伤的风险增加2倍。胰岛素的使用、视力下降以及周围神经病变的出现进一步增加跌倒的风险。AGS建议筛查有跌倒风险的老年糖尿病患者，以确定跌倒和骨折潜在的可改变的危险因素。

Schwartz AV, Hillier TA, Sellmeyer DE, et al. Older women with diabetes have a higher risk of falls: a prospective study. *Diabetes Care.* 2002;25(10):1749-1754.

5. 功能下降　功能限制是与生活质量紧密联系在一起的，与死亡率和养老院入院率也有紧密关联。糖尿病增加功能受限的风险，难以进行日常生活活动（洗澡、转移、如厕、穿衣和吃饭），以及散步和购物。糖尿病与其他导致功能障碍的慢性疾病（如：冠状动脉疾病、外周血管疾病和抑郁症），以及年龄，性别，糖尿病病程和有关。一个衰弱、符合养老机构标准的老年人观察性研究，糖化血红蛋白水平在 8%～9% 的老年人超过 2 年的观察期中维持了较好的功能状态。

Gregg EW, Mangione CM, Cauley JA, et al. Study of Osteoporotic Fractures Research Group. Diabetes and incidence of functional disability in older women. *Diabetes Care*. 2002;25(1):61-67.

Yau CK, Eng C, Cenzer IS, Boscardin WJ, Rice-Trumble K, Lee SJ. Glycosylated hemoglobin and functional decline in community-dwelling nursing home-eligible elderly adults with diabetes mellitus. *J Am Geriatr Soc*. 2012;60(7):1215-1221.

▶ 治疗

A. 血糖治疗

高血糖是糖尿病病理诊断的核心，是治疗糖尿病的基石。但是，必须认识到控制血压和血脂似乎是预防和减少糖尿病的终末脏器并发症方面也很重要。因此，对于病情复杂的老年糖尿病患者，首先关注血压是非常重要的。

1. 血糖控制指标 血红蛋白（糖化血红蛋白）显示出与平均血糖水平密切相关，并能对微血管并发症进行预测。根据经验每增加或减少 1% 的糖化血红蛋白，相当于平均血糖水平相应的改变大约30mg/dl，如表 42-1。

健康和年老体弱的患者，血糖治疗的目标不同，血糖控制目标也不同。研究表明，严格的控制糖化血红蛋白 <7%，降低 8 年以上微血管并发

表42-1 糖化血红蛋白水平改变平均血糖水平

血红蛋白（%）	平均血糖 mg/dl（95%CI）
5	97（76～120）
6	126（100～152）
7	154（123～185）
8	183（147～217）
9	212（170～249）
10	240（193～282）
11	269（217～314）
12	298（240～347）

症的发生率。因此，ADA 建议控制糖化血红蛋白 <7%，能延长健康老年人的寿命。

然而，严格的血糖控制也可能导致低血糖和死亡率的增加。对于预期寿命有限的老年患者，严格控制血糖导致微血管并发症的风险会增加。因为很多血糖控制不好的患者会出现明显的症状，如：疲劳。寿命有限的老年患者应该在避免高血糖症状的同时减少低血糖的风险的血糖治疗。AGS 最近的指引建议老年人糖化血红蛋白控制目标为 8%。对于健康的、很少有并发症、没有功能限制、预期寿命延长的患者，糖化血红蛋白控制目标为 7%～8%。相反，对于存在多种并发症、功能限制和有限的寿命的患者，糖化血红蛋白目标为 8% 至 9%（表 42-2）。

Brown AF, Mangione CM, Saliba D, Sarkisian CA. California Healthcare Foundation/American Geriatrics Society Panel on Improving Care for Elders with Diabetes. Guidelines for improving the care of the older person with diabetes mellitus. *J Am Geriatr Soc*. 2003;51(5 Suppl Guidelines):S265-S280.

Inzucchi SE, Bergenstal RM, Buse JB, et al. American Diabetes Association (ADA); European Association for the Study of Diabetes (EASD). Management of hyperglycemia in type 2 diabetes: a patient-centered approach: position statement of the American Diabetes Association (ADA) and the European Association for the Study of Diabetes (EASD). *Diabetes Care*. 2012;35(6):1364-1379.

Lee SJ, Eng C. Goals of glycemic control in frail older patients with diabetes. *JAMA*. 2011;305(13):1350-1351.

Management of Diabetes Mellitus Update Working Group. *VA/DoD Clinical Practice Guideline for the Management of Diabetes Mellitus. Version 4.0*. Washington, DC: Veterans Health Administration and Department of Defense; 2010.

Nathan DM, Kuenen J, Borg R, Zheng H, Schoenfeld D, Heine RJ; A1c-Derived Average Glucose Study Group. Translating the A1C assay into estimated average glucose values. *Diabetes Care*. 2008;31(8):1473-1478.

Ray KK, Seshasai SR, Wijesuriya S, et al. Effect of intensive control of glucose on cardiovascular outcomes and death in patients with diabetes mellitus: a meta-analysis of randomised controlled trials. *Lancet*. 2009;373(9677):1765-1772.

表42-2 预期寿命有限老年患者糖化血红蛋白目标建议

	年份	糖化血红蛋白控制目标
美国糖尿病协会和欧洲糖尿病协会	2012	7.5～8.0，或更高
美国老年医学学会	2013	8.0～9.0
退伍军人事务部和国防部	2010	8.0～9.0

2. 住院病人的血糖控制目标　老年糖尿病患者住院治疗，大多数面临的不只是糖尿病本身的问题。老年住院病人的血糖控制目标是维持血糖正常，避免不良事件，并尽快恢复稳定可行的门诊治疗方案。然而，急性疾病和频繁禁食的压力使住院患者在试图保持血糖正常方面受到了挑战。对于非危重病人，ADA 建议空腹（餐前）血糖控制在 90～140mg/dl 和随机血糖控制小于 180mg/dl。老年住院患者控制血糖主要是靠胰岛素和饮食控制。

尽管最初的研究表明危重手术患者改善预后有严格的血糖控制（80～110mg/dl），但随后的研究没有显示血糖控制对术后有任何益处。ADA 建议内科和外科 ICU 病人血糖控制在 140～180mg/dl 之间。

Moghissi ES, Korytkowski MT, DiNardo M, et al. American Association of Clinical Endocrinologists; American Diabetes Association. American Association of Clinical Endocrinologists and American Diabetes Association consensus statement on inpatient glycemic control. *Diabetes Care.* 2009;32(6):1119-1131.

Wiener RS, Wiener DC, Larson RJ. Benefits and risks of tight glucose control in critically ill adults: a meta-analysis. *JAMA.* 2008;300(8):933-944.

B. 非药物治疗

1. 饮食　饮食干预是糖尿病治疗的一个组成部分。对于身体质量指数 >30kg/m^2 的糖尿病患者，减肥的主要是靠限制卡路里摄入。对于不超重或肥胖的患者，限制热量摄入是没有用的。不同的饮食具有不同的常量营养素（碳水化合物，蛋白质，脂肪）比例，但很少有数据暗示 1 种饮食优于另 1 种。当前 ADA 的饮食建议反映美国心脏协会的建议，并提出①限制饱和脂肪（< 总热量的 7%），②尽量减少反式脂肪，以及③限制胆固醇的摄入量（< 200mg/d）。由注册营养师提供的医疗营养治疗属于医疗保险覆盖范围，这是一件好事。

认识到对于一些老年糖尿病患者，热量或饮食限制可能会特别困难或者甚至是有害的。首先，改变老年患者一辈子建立的饮食习惯是特别具有挑战性的。其次，行动不便的老年患者很难

购买杂货和准备食物，有营养不良的风险；推荐的限制食物范围可能会导致体重下降或微量营养素缺乏症。第三，对于有牙周病和口腔干燥症的老年糖尿病患者，这可能会限制他们采纳新食谱的能力。因此，应谨慎对待非肥胖老年人糖尿病患者的饮食调整。

Klein S, Sheard NF, Pi-Sunyer X, et al. American Diabetes Association; North American Association for the Study of Obesity; American Society for Clinical Nutrition. Weight management through lifestyle modification for the prevention and management of type 2 diabetes: rationale and strategies: a statement of the American Diabetes Association, the North American Association for the Study of Obesity, and the American Society for Clinical Nutrition. *Diabetes Care.* 2004;27(8):2067-2073.

2. 运动　经常运动已被证明可以改善血糖控制、血压、血脂及有助于减肥。ADA 的建议老年糖尿病患者应力争实现每周 150 分钟的中等强度运动。对于行动不便的老年患者，ADA 的建议最大限度地发挥他们的体力活动，以获得一些锻炼。由于老年糖尿病患者存在心血管疾病的风险较高，运动应从低强度活动开始，逐渐增加强度和持续时间。

Colberg SR, Sigal RJ, Fernhall B, et al. American College of Sports Medicine; American Diabetes Association. Exercise and type 2 diabetes: the American College of Sports Medicine and the American Diabetes Association: joint position statement executive summary. *Diabetes Care.* 2010;33(12):2692-2696.

C. 药物治疗（表 42-3）

1. 双胍类　多数指南推荐二甲双胍作为治疗 2 型糖尿病的一线口服药物，因为它是有效的（糖化血红蛋白下降约 1.5%），不会导致体重增加或低血糖。与磺脲类药物相比能降低心血管并发症。大量观测数据表明，与服用格列本脲和格列吡嗪的患者相比，服用二甲双胍的患者能降低 15%～21% 心血管并发症的危险性。另外 5 年的随机试验结果显示二甲双胍相比较格列吡嗪的患者心血管事件的危险降低 46%。

轻度功能不全（血清肌酐 > 1.5mg/L 或肌酐清除率 < 30ml/min）是二甲双胍的相对禁忌证，因

表42-3 非胰岛素治疗高血糖症状

药物分类	药物	作用	预计A1c下降(%)	优点	缺点	成本
双胍类药物	二甲双胍	减少肝脏葡萄糖生成	1～2	无体重增加 无低血糖 降低心血管死亡率(UKPDS)	恶心,腹泻,乳酸性酸中毒(罕见)	低
磺酰脲类药物	格列本脲 格列吡嗪	刺激胰岛素分泌	1～2	一般耐受性良好	低血糖(尤其是与格列本脲),体重增加	低
氯茴苯酸类	瑞格列奈,那格列奈	刺激胰岛素分泌	1～2	降低餐后高血糖	低血糖,体重增加,频繁的餐前剂量	中
α-葡萄糖苷酶抑制剂	阿卡波糖,米格列醇	减少肠道吸收的碳水化合物	0.5～1	不被吸收,限制了药物相互作用的可能性	胃肠道副作用	中
噻唑烷二酮	吡格列酮,罗格列酮	提高外周胰岛素敏感性	1～2	很少发生低血糖	体重增加,心脏衰竭,增加恶化心血管事件(特别是与罗格列酮)	高
GLP-1受体激动剂	艾塞那肽,利拉糖肽	增加葡萄糖依赖性,延迟胃排空	1～2	减重	恶心,呕吐,腹泻,急性胰腺炎	高
DPP-4抑制剂	西格列汀,沙格列汀,利格列汀	突出的GLP-1活性降低胰高血糖素	0.5～1	无体重增加,不导致低血糖	急性胰腺炎,作用中等	高
胰迪安素模拟剂	普兰林肽	延迟胃排空,增加饱腹感,减少餐后胰高血糖素的分泌	0.5	一般耐受性良好	频繁的注射,不能与胰岛素混合使用	高

UKPDS研究,英国糖尿病前瞻性研究

为引起乳酸性酸中毒。然而,发生二甲双胍患者乳酸性酸中毒是极其罕见的,小于1：10 000的发生率。最近的Cochrane系统评价了347项研究,囊括了126 000个病人,发现相比于其他抗高血糖药物,二甲双胍不参与乳酸性酸中毒的风险增加。

Hong J, Zhang Y, Lai S, et al. SPREAD-DIMCAD Investigators. Effects of metformin versus glipizide on cardiovascular outcomes in patients with type 2 diabetes and coronary artery disease. *Diabetes Care.* 2013;36(5):1304-1311.

Nathan DM, Buse JB, Davidson MB, et al. American Diabetes Association; European Association for Study of Diabetes. Medical management of hyperglycemia in type 2 diabetes: a consensus algorithm for the initiation and adjustment of therapy: a consensus statement of the American Diabetes Association and the European Association for the Study of Diabetes. *Diabetes Care.* 2009;32(1):193-203.

Qaseem A, Humphrey LL, Sweet DE, Starkey M, Shekelle P. Clinical Guidelines Committee of the American College of Physicians. Oral pharmacologic treatment of type 2 diabetes mellitus: a clinical practice guideline from the American College of Physicians. *Ann Intern Med.* 2012;156(3):218-231.

Roumie CL, Hung AM, Greevy RA, et al. Comparative effectiveness of sulfonylurea and metformin monotherapy on cardiovascular events in type 2 diabetes mellitus: a cohort study. *Ann Intern Med.* 2012;157(9):601-610.

Salpeter SR, Greyber E, Pasternak GA, Salpeter EE. Risk of fatal and nonfatal lactic acidosis with metformin use in type 2 diabetes mellitus. *Cochrane Database Syst Rev.* 2010;(4):CD002967.

Schramm TK, Gislason GH, Vaag A, et al. Mortality and cardiovascular risk associated with different insulin secretagogues compared with metformin in type 2 diabetes, with or without a previous myocardial infarction: a nationwide study. *Eur Heart J.* 2011;32(15):1900-1908.

2. 磺脲类 常用的磺脲类药物包括格列本脲和格列吡嗪。由于磺脲类的主要作用是增加胰腺的胰岛素分泌，体重增加是常见的，可能会发生低血糖。研究表明，格列本脲发生低血糖的风险是格列吡嗪的 1.5～2 倍，可能由于格列苯脲的代谢活性降低，因此应避免在老年人中使用格列本脲。通常，大多数药物的治疗效果发生在最大推荐剂量的一半，并且 1%～2% 糖化血红蛋白的降低是可以预期的。治疗的开始剂量要低，是年轻患者的一半，并提供关于低血糖的教育。磺脲类药物应慎用于肾脏疾病患者，因可导致代谢物缓慢排除体外。

Gangji AS, Cukierman T, Gerstein HC, Goldsmith CH, Clase CM. A systematic review and meta-analysis of hypoglycemia and cardiovascular events: a comparison of glyburide with other secretagogues and with insulin. *Diabetes Care.* 2007;30(2): 389-394.

3. α- 葡萄糖苷酶抑制剂 α- 葡萄糖苷酶抑制剂阿卡波糖和米格列醇抑制碳水化合物在肠道中的吸收，降低餐后血糖。因此，它们不会引起低血糖或体重增加。因为葡萄糖苷酶抑制剂没有在通常剂量被系统吸收（特别是阿卡波糖），老年人和肾脏或肝功能不全的患者通常可以安全使用。α- 葡萄糖苷酶抑制剂的主要缺点是肠胃不适，包括胀气和腹泻，糖化血红蛋白下降了约 0.5%。

Johnston PS, Lebovitz HE, Coniff RF, Simonson DC, Raskin P, Munera CL. Advantages of alpha-glucosidase inhibition as monotherapy in elderly type 2 diabetic patients. *J Clin Endocrinol Metab.* 1998;83(5):1515-1522.

4. 噻唑烷二酮 噻唑烷二酮主要是罗格列酮（文迪雅）和吡格列酮（艾可拓）是一种胰岛素增敏剂。噻唑烷二酮类药物已不常使用，因为越来越多证据显示它可能导致心血管风险增加、心脏衰竭、肝毒性，特别是罗格列酮。

Lincoff AM, Wolski K, Nicholls SJ, Nissen SE. Pioglitazone and risk of cardiovascular events in patients with type 2 diabetes mellitus: a meta-analysis of randomized trials. *JAMA.* 2007;298(10): 1180-1188.
Nissen SE, Wolski K. Rosiglitazone revisited: an updated meta-analysis of risk for myocardial infarction and cardiovascular mortality. *Arch Intern Med.* 2010;170(14):1191-1201.

5. 格列奈类 格列奈类是短效胰岛素促泌剂，可以降低餐后高血糖。瑞格列奈和那格列奈是在美国上市的氯茴苯酸类降糖药物。那格列奈的起效速度和作用时间比瑞格列奈更短。目前没有这两种药物在老年人使用的很多经验，但他们可能是有效的控制患者空腹血糖和餐后血糖。这两种药物应餐前服用。

Black C, Donnelly P, McIntyre L, Royle PL, Shepherd JP, Thomas S. Meglitinide analogues for type 2 diabetes mellitus. *Cochrane Database Syst Rev.* 2007;(2):CD004654.

6. 肠促胰岛素调节剂 胰高血糖素样肽 -1（GLP-1）类似物和二肽基肽酶（DPP-4）抑制剂：胰岛素，如 GLP-1 和 DPP-4，是调节餐后血糖稳态的胃肠激素。肠降血糖素调节剂可以通过增加葡萄糖依赖性的胰岛素分泌以及延缓胃排空来降低餐后高血糖。虽然这些药物单独使用时不会引起低血糖，但它们与胰岛素或磺脲类药物合用时会加剧低血糖症状。

艾塞那肽和利拉糖肽是在美国上市的 GLP-1 类似物。艾塞那肽是艾塞那肽 -4 的合成类似物的，是毒蜥唾液的成分。艾塞那肽 -4 结构上类似于 GLP-1（降低餐后高血糖），但可减缓 DPP-4 降解，导致活性时间更长。两种 GLP-1 类似物出现降低糖化血红蛋白的幅度约 1%。由于有胃排空障碍的副作用，恶心和体重减轻是常见的。急性胰腺炎是一种罕见但严重的并发症。

西格列汀、沙格列汀和利格列汀是在美国上市的 DPP-4 抑制剂。他们降低约 0.5% 的糖化血红蛋白。与 GLP-1 类似物相比，它们一般耐受良好，较少出现恶心和体重减轻。急性胰腺炎也可能发生于 DPP-4 抑制剂的使用过程中。

这些药物在老年人中使用的临床经验很少。鉴于长期应用安全性的不确定性和价格较高，这些药物不应该被作为老年人的一线药物。

Amori RE, Lau J, Pittas AG. Efficacy and safety of incretin therapy in type 2 diabetes: systematic review and meta-analysis. *JAMA.* 2007;298(2):194-206.
Shyangdan DS, Royle P, Clar C, Sharma P, Waugh N, Snaith A. Glucagon-like peptide analogues for type 2 diabetes mellitus. *Cochrane Database Syst Rev.* 2011;(10):CD006423.

表42-4　美国常用的胰岛素产品

类型	起效时间	起效高峰	作用时间	价格
赖脯胰岛素	15分钟	30～90分钟	2～4小时	$ $
门冬胰岛素注射液	15分钟	30～90分钟		$ $
胰岛素	30～60分钟	2～3小时	4～6小时	$
NPH	2～4小时	6～10小时	10～16小时	$
甘精胰岛素	—	—	22～24小时	$ $

7. 胰岛素　胰岛素用于所有的1型糖尿病患者，以及许多中度或重度的2型糖尿病患者。胰岛素使用有超过75年的临床经验。只要剂量适当，它可以安全地在肾或肝功能不全的情况下使用，以及在医院、疗养院或作为门诊使用。胰岛素的缺点包括低血糖的风险，体重增加以及患者长期注射导致的心理障碍。

目前许多不同类型的胰岛素已被开发，以提供不同的高血糖模式（表42-4）灵活的治疗方案。常用的长效胰岛素包括甘精胰岛素和中性鱼精蛋白锌（NPH），每天使用一次或两次，分别提供基础胰岛素来控制空腹血糖水平。常用的短效胰岛素包括赖脯胰岛素，通常定期餐前注射以控制餐后血糖水平。胰岛素的混合物，如：70/30（70% NPH和30%胰岛素）可以帮助许多患者简化胰岛素治疗。对于许多老年2型糖尿病患者，除了二甲双胍口服治疗以外联合每天晚间一次的长效胰岛素注射，是一个合理的起始治疗方案。

Holman RR, Farmer AJ, Davies MJ, et al. 4-T Study Group. Three-year efficacy of complex insulin regimens in type 2 diabetes. *N Engl J Med.* 2009;361(18):1736-1747.

Horvath K, Jeitler K, Berghold A, et al. Long-acting insulin analogues versus NPH insulin (human isophane insulin) for type 2 diabetes mellitus. *Cochrane Database Syst Rev.* 2007;(2):CD005613.

Qayyum R, Bolen S, Maruthur N, et al. Systematic review: comparative effectiveness and safety of premixed insulin analogues in type 2 diabetes. *Ann Intern Med.* 2008;149(8): 549-559.

Singh SR, Ahmad F, Lal A, Yu C, Bai Z, Bennett H. Efficacy and safety of insulin analogues for the management of diabetes mellitus: a meta-analysis. *CMAJ.* 2009;180(4):385-397.

8. 胰淀素模拟剂　胰淀素模拟剂是一种缩氨酸，依靠延迟胃排空，促进饱腹感，降低餐后胰高血糖素的分泌来调节血糖。普兰林肽是美国上市的唯一的胰淀素模拟剂，它被批准用于胰岛素皮下注射治疗1型或2型糖尿病患者的辅助治疗。该药物的一般耐受性良好，效果温和，降低糖化血红蛋白0.5%左右。普兰林肽必须独立于胰岛素注射，给药方法较复杂。

Riddle M, Pencek R, Charenkavanich S, Lutz K, Wilhelm K, Porter L. Randomized comparison of pramlintide or mealtime insulin added to basal insulin treatment for patients with type 2 diabetes. *Diabetes Care.* 2009;32(9):1577-1582.

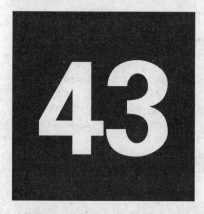

第43章
贫 血

Gary J. Vanasse, MD

▶ 老年人一般原则

贫血是老年人的一种常见的疾病,发病率和死亡率逐渐增加。与年轻贫血患者相似,老年贫血患者的诊断标准以 1968 年世界卫生组织定义(WHO)的血红蛋白(HGB)男性 < 13g/dl 和女性 < 12g/dl 的标准为依据。虽然贫血常常被认为是正常的老化的结果,潜在的不良临床结果值得进行全面的基本病理生理学评估。最近的研究结果表明,贫血可能是影响红细胞的生产与年龄相关的并发症累积作用的结果。更深入的了解老年人贫血的发病机制将有可能对预防、诊断和治疗这种常见的问题有重要意义。

▶ 发病机制

据估计,超过 300 万 65 岁及以上的美国人患有贫血,贫血在非机构内和非卧床的老年人群中非常普遍。第三次全国健康和营养调查(NHANES Ⅲ)的研究显示,超过 65 岁的老年人,男性和女性的患病率分别为 11% 和 10.2%,50 岁以后患病率快速增加,85 岁以上的老年人患病率接近 20%。这一发现已在其他人群研究中得到证实,其中大部分研究已经表明,老年人的贫血是轻度的,大多数患者血红蛋白 > 10g/L。

种族似乎影响血红蛋白的水平。在 NHANES Ⅲ,采用 WHO 的贫血的诊断标准,贫血的发病非西班牙裔黑人是非西班牙裔白人患病率的 3 倍。

在 1491 个黑人与 31 000 多个白人受试者 Kaiser Permanente 数据库检查包括血红蛋白、血细胞比容(HCT)及红细胞平均容积(MCV),黑人比同龄白人均低 3 个参数,而血清铁蛋白水平较高。虽然种族遗传变异可能会影响个体对触发贫血的反应能力,它很可能是除了种族的其他显著提升贫血的跨种群风险的因素。

A. 病因和危险因素

目前有没有专门的研究解释老年人贫血。在老年人群中的多发病也混淆了贫血的发病机制能力,如果有的话,与年龄相关的独立易感因素降低血红蛋白。尽管在健康人中似乎存在与年龄相关性贫血,再有并发症患者发病率更高。NHANES Ⅲ 显示老年人贫血分为 3 大类:三分之一是营养缺乏(铁、叶酸或维生素 B_{12})导致的贫血;三分之一铁研究基础上的炎症(AI)贫血;三分之一有不明原因的贫血(UA)。记住 NHANES Ⅲ 贫血的定义仅仅基于实验室参数而没有临床检查或骨髓活检,难以评估贫血在该人群中的完整临床影响。而且,参数的"分层"分类被用来定义贫血亚型,使其难以处理多种病因引起的贫血的独立危险因素。

斯坦福大学研究 WHO 贫血的病因定义的标准,在来自 190 个不同的生活小区 65 岁及以上老年人发现了 UA 患病率高,其中包括 35% 的参与者,其中的比例与非贫血相比,显示出轻度增长的炎症标志物和超过预期的促红细胞生成素（EPO）的水平。与 NFLANES Ⅲ期研究此相反，斯坦福大学研究的参与者进行了贫血的综合评价，包括完整的病史和体格检查，实验室检查和外周血涂片检查。

1. 炎性贫血　AI 历来被称为"慢性病贫血"，是最常见的慢性疾病，包括感染、风湿性疾病和恶性肿瘤。它的典型生化特征是在血清铁蛋白升高过程中显现的低血清铁和低铁结合力。虽然典型的 AI 病因一直归因于红细胞生存减少，无序红细胞生成和红系祖细胞阻碍 EPO 生成，贫血的这三种发展机制的相互作用和相互影响仍然是未知的，也可能存在潜在的共同通路将他们联系起来。

我们知道 AI 的转化依靠由抗微生物肽铁调素的运输，它在肝脏中合成，是铁代谢的重要调节剂。在人类中，在炎症性疾病、感染和恶性肿瘤中发现铁调素的产生增加。NHANES Ⅲ 之前的研究没有识别铁调素，没有铁调素对贫血的贡献评估。铁调素合成的调节是复杂的，并涉及许多炎性介导的细胞途径，包括白细胞介素 -6（IL-6），这是铁调素合成的主要炎性介质，并且调节急性和慢性炎症状态的红细胞生成。然而，最近的研究并没有关于铁调素和刺激细胞因子如：IL-6 或炎症标志物如 C 反应蛋白关系的研究，对于 AI 的发病机制也有提出铁调素依赖性和非依赖性途径的问题。未来的研究机制，有必要充分体现增加铁调素水平对老年患者的 AI 的有利之处，并确定其为炎症性贫血的临床诊断生物标志物效用。

2. 老年人不明原因的贫血　UA 典型表现为轻度贫血，主要特点是造血功能障碍，具有网织红细胞计数和网织红细胞指数降低，这表明缺乏骨髓对低红细胞质量环境的代偿反应。老年人 UA 的病理生理机制了解甚少，它仍然是初级的排他性诊断。

慢性炎性状态的作用在老年人 UA 发病机制中已经引起很多争论。有确凿的证据表明，不管是健康的老年人，炎症标志物都很多，包括原 α-肿瘤坏死因子和 IL-6。然而，详细的研究证据中关于慢性炎症促进 UA 的样本量小和多样化的研究设计不多。目前，现有可用的数据反对慢性炎症是导致老年人 UA 的病因。

骨髓增生异常综合征（MDS）是贫血最常见的异质性的血液系统异常，主要影响老年人。目前推测，MDS 的可能是 UA 发病机制的一个重要因素。与此相反，从小型研究的证据表明，MDS 在老年人 UA 的病因学起很小的作用，占 5%～16%。这些数据受限于小样本量研究，MDS 的异质性，也反映了低级别亚临床型 MDS 在确诊项目的诊断局限性。

3. 促红细胞生成素抵抗和老化　EPO 是影响红细胞生成的主要细胞因子，并且在贫血环境下被肾脏的氧敏感机制所诱导。造血干细胞与老年人贫血的病理生理学有关联，但并非全部。研究显示随着年龄的增长，EPO 水平也在增加。巴尔的摩关于衰老的纵向研究表明，在健康、非贫血的个体中，EPO 水平随着年龄的增长而升高，而没有糖尿病或高血压的个体的上升幅度更大。患有贫血的人的发病率也较低，这表明贫血反映了 EPO 的年龄相关性代偿增长的衰弱。减少的 EPO 水平在老年人中优先与 UA 联系在一起，但是这种不充分的 EPO 反应的机制仍有待确定，这些研究的结果需要在较大的老年患者群体中得到证实。

这种进展性 EPO 抗性可能反映了衰老的造血干细胞和（或）与衰老相关并发症的伴随效应；这些伴随效应有：促进炎症因子介导的正常 EPO 依赖的细胞通路受损，EPO 产量下降，或降低骨髓红血球祖细胞的 EPO 敏感性。我们推测，在一些慢性炎症的老年患者中，充分的铁调素表达可能诱发 AI 的经典生化铁积聚，而在其他的铁调素 - 独立的促炎通路中，则会促进 EPO 的不全或 EPO 的抗红细胞生成素和 UA 的发展。支持这一假说的是有学者曾观察到在一些患者中 EPO 和静脉补铁可以改善贫血。

B. 伴随症状

1. 衰弱　贫血和炎症的发展密切相关，可能导致"衰弱"，导致体重减轻、活动不良、全身乏力及平衡能力差的老年不良综合征。系统评价的研究表明,促炎症标志物的升高与衰弱的发展有关。一项试验研究表明在 74 岁及以上老年人中,11 个体弱的人和 19 个非虚弱的人分为两组;与非虚弱组相比年老体弱者血清 IL-6 水平显著升高,血红蛋白和血细胞比容较低。此外,血清中 IL-6 水平和血红蛋白之间的逆相关仅见于体弱者,提示 IL-6 介导的途径和可能增加的铁调素可以提供贫血发病的共同通路。

2. 维生素 D 缺乏　在 NHANES Ⅲ 中研究了维生素 D 缺乏症与年龄大于 60 岁老年之间的联系。贫血是按照 WHO 标准定义,并分为以下类型(营养缺乏型,炎症诱导型,原因不明型,慢性肾脏疾病型)。回顾 5100 名参与者的数据,我们发现,维生素 D 缺乏与贫血的关系,无关年龄、性别,却与人种/种族有关。易患贫血的种族存在维生素 D 缺乏症的风险增加了约 60%。此外,在炎性诱导的贫血患者中维生素 D 缺乏是普遍的。虽然基于这部分人群的研究揭示了维生素 D 缺乏和老年人贫血之间的关系,但没有数据表明维生素 D 缺乏与老年人贫血的发病机制有关。

3. 其他营养素　最近一项关于 1036 名年龄 65 岁以上老年人的 InChianti 研究分析发现羧甲基赖氨酸增加和降低血清硒与贫血的关系。其中 472 名非贫血参与者,在超过 6 年的随访期间发现有 15.3% 发生了贫血。而贫血发生主要与羧甲基赖氨酸水平增加和血清硒水平降低有关。尽管这项研究提出贫血可能与氧化应激有关,但没有数据证明其因果关系。

4. 艾滋病　贫血是 HIV 感染最常见的血液系统并发症,并降低生存率,加快疾病的进展,降低生活质量。随着感染了艾滋病毒的人群不断老化,艾滋病并发贫血的人数也在随着年龄增加而增加。贫血在 HIV 感染的过程中病因是多因素的,包括机会性感染、造血细胞生成减少、营养缺乏,以及造血细胞的动力,相关的恶性肿瘤和药物治疗。研究发现瘦素基因高表达的单核苷酸多态性与自主性贫血的 HIV 感染有关。虽然我们的研究提供了新的见解,在瘦素基因和 HIV 阳性的贫血个体遗传变异之间的关系,未来的研究需要确定是否异常的瘦素信号传导在贫血的发展起着因果作用或改变 EPO 的反应。

▶ 预防

关于老年人贫血的预防策略,目前没有任何建议或共识。

▶ 临床表现

人们越来越认识到即使是轻度贫血也会增加老年人的发病率、死亡率和脆弱性。在健康妇女和老龄化研究中,关于贫血亚型和死亡率之间的关系进行了调查,其中研究人员发现,有肾脏疾病或 AI 导致的贫血的死亡率显著增加。虽然贫血已经显示出其影响了老年人的身体活动、认知功能和情绪,它仍然是有争议的;贫血的特征性措施是否真实,不依赖于其他并发疾病。

A. 症状及体征

由于老年人的贫血的严重程度通常较轻,患者常常是无症状的。当有症状时,贫血的临床表现与年轻人的表现类似。因为共存疾病的增加,常常难以确定是否老年人的临床表现与贫血有关,或并发症的存在导致的。此外,与年龄相关的共患疾病的增加常常使老年人更容易受到多因素贫血的侵袭。

贫血的临床症状取决于贫血的严重程度,贫血的发展以及病人的需氧量。在老年人贫血症状通常反映了血红蛋白浓度降低和氧气输送到组织中的过程受损,结果导致心输出量的增加,组织缺氧的增加和器官功能的逐渐下降。一般来说,不管潜在原因是什么,随着时间的推移发展缓慢的贫血其表现出来的症状也较急性贫血更少一些。在年轻人,迅速发展的贫血可能导致低血容量的症状。但是因为虚弱的增加和机体功能状态下降往往是和多重慢性并发症的出现相关联的,所以老年人受这种症状的影响可能会更深远些,耐受性也差。贫血症的主要症状可包括任何或下列所有症状:

1. 不同程度的疲劳。

2. 劳力性呼吸困难或休息时出现呼吸困难。

3. 交界性心动过速，心悸，脉率增快的高动力心脏状态。

更严重的贫血可存在有：

1. 嗜睡和缺乏动力。

2. 精神错乱。

3. 严重的心脏疾病，包括充血性心脏衰竭、心律不齐、心绞痛或心肌梗死。

急性失血性贫血或严重急性溶血性贫血可表现为生理性的低血容量症状：

1. 头晕。

2. 体位性低血压。

3. 晕厥。

4. 低血容量性休克，包括昏迷和死亡。

B. 实验室检查

一般来说，老年人贫血的实验室评估与年轻人相似，只有少数例外。所有贫血患者应进行完整的病史和体格检查。全血细胞计数和外周血涂片是必要的，因为这将有助于集中关注红细胞异常，如：不明原因的大红细胞、白细胞减少、或白细胞增多、白细胞或血小板异常增生的功能，可以提供形态学证据提示潜在的 MDS 或其他疾病。检查 MCV 和红细胞指数将有助于贫血的分类，如：小细胞，正常红细胞，或大红细胞，并检查绝对网织红细胞计数和网织红细胞计数将有助于确定是否贫血以及是高增生或低增生。鉴于老年人单克隆丙种球蛋白病发病的增加，对于正常红细胞贫血的患者要进行血清和尿蛋白电泳和免疫固定以保证评价评价浆细胞恶性增生的存在。

1. 营养性贫血 虽然营养性贫血诊断方法与年轻人相似，老年人也有一些特殊情况需要考虑。例如：缺铁性贫血典型表现为小细胞性贫血和血红蛋白减少。然而，当存在大细胞性贫血，有 MDS 或维生素 B_{12} 不足的原因，MCV 值可以是在正常红细胞范围。例如：在老年人中常见的多因素的贫血可以由增加的红细胞分布宽度来解释，老年人维生素 B_{12} 和叶酸缺乏的诊断类似年轻人。

缺铁性贫血时常见的诊断标准是血清铁含量低，总铁结合力增加，和血清铁蛋白减少，血清铁蛋白 $< 12\mu g/L$ 是最敏感的衡量还原铁贮存的外周血实验室检测。然而，铁蛋白也用作一种急性期反应物，在慢性炎性病中血清水平可能升高，因而难以确定是否有潜在炎症诱导的缺铁性贫血存在。铁蛋白水平也可能会随着年龄而增长，但是这是否发生在健康的老年人仍有待于确定，或是否是反映了与年龄有关的炎症并发症的增加。

为了尝试更好地确定慢性炎症过程中的铁缺乏，一些研究测定了可溶性转铁蛋白受体（sTfR）/对数铁蛋白指数的用途，这是通过对数铁蛋白划分 sTfR 的计算而得到。在 145 名诊断为缺铁性贫血和 AI 的前瞻性分析研究中，sTfR 指数可以发现一倍以上的缺铁性贫血（92%），单用铁蛋白检测可发现（41%）。在 49 名 80 岁以上的老年人的二级前瞻性对照研究中，比较 sTfR 指数与骨髓检查对骨髓储存铁的检测，发现 sTfR 指数诊断铁缺乏的 43 例（占 88%），已接近骨髓检查（100%）的敏感度。然而，由于缺乏 sTfR 标准化/对数铁蛋白检测，数据解释可能存在挑战性，铁蛋白仍然是总体铁储存的最重要的一线检测措施，STfR/对数铁蛋白指数作为辅助测试。骨髓检查以评估是否存在铁红系祖细胞仍然是金标准，来用于测量总体的铁储备。

铁缺乏症有必要在老年人中进行彻底的诊断评估，以确定缺铁的来源。因为在工业化世界缺铁非常少见，饮食铁摄入量不足造成，胃肠道（GI）持续出血是老年人缺铁最有可能的原因。由于老年人胃肠道恶性肿瘤的发病率增加，诊断为缺铁性贫血的患者在评估上下消化道出血时，建议患者若是临床表现能耐受诊断评估，可以进行治疗干预。

2. 慢性肾脏疾病性贫血 肾脏疾病导致 EPO 的迟发反应，肾功能下降会导致对 EPO 的反应变得迟钝，并有血清 EPO 水平的降低。机体肾脏的氧敏感机制会对低血红蛋白浓度所带来的缺氧做出反应，并产生与贫血严重程度相关的 EPO 水平的对数性增长。

肾功能随着年龄的增加而下降，慢性肾脏病

相关性贫血是老年人的一个重要考虑因素。然而，肾脏疾病严重到何程度，会促进贫血的发展仍然是一个未解决的问题。在 InCHIANTI 研究中，肌酐清除率（CrCl）< 30ml/min 者贫血风险显著增加，年龄超过 65 岁的 1005 位参与者血清 EPO 水平受年龄和血红蛋白调节。相反，一个横断面研究，涉及平均年龄 65 岁的 3222 位受试者，估计肌酐清除率水平 < 50ml/min，女性和男性贫血的风险分别增加了 3 倍和 5 倍。这些差异凸显了中等程度的肾疾病和贫血的风险以及 EPO 合成的减少的关联需要更严格的判断。此外，老年人血清 EPO 水平的测量往往是于事无补，因为血清 EPO 水平通常仅在血红蛋白水平 < 10g/dl 时才显著增加；贫血的严重程度比通常看到的要严重，无论肾功能不全的严重程度。

▶ 并发症

并发症出现是慢性贫血影响的结果，或者是特定的治疗干预措施引起的。慢性贫血可能诱发高心排除充血性心脏衰竭。治疗引起的常见并发症包括以下内容：

1. 口服铁剂治疗副作用包括腹痛、便秘、腹泻、恶心、呕吐等。
2. 肠外铁剂给药不良反应包括过敏反应、背痛、全身肌肉酸痛，头晕，皮肤红疹或红斑，发热，头部疼痛，低血压或过敏反应。过敏反应是罕见的，尤其是较新的铁制剂，通常会在给药几分钟后出现。
3. 叶酸治疗可能掩盖伴发的维生素 B_{12} 缺乏，从而无法识别由维生素 B_{12} 缺乏引起的神经系统症状的进展。
4. 促红细胞生成类药物（ESA）可能会加重潜在的高血压。

▶ 治疗

一般来说，老年人贫血治疗应该识别贫血的原因，治疗与成人治疗指南类似。老年人贫血的监测治疗也应该遵循相关的成人指南，应该关注个人对治疗的反应和贫血临床状态的影响，临床

治疗的调整。老年人治疗贫血的原因包括以下：

1. 铁、维生素 B_{12} 和叶酸的。
2. 潜在疾病相关的慢性炎症状态的发展，包括感染、风湿性疾病和恶性肿瘤。
3. MDS。
4. 甲状腺功能减退。
5. 肾脏疾病。
6. 急性失血。

A. 营养性贫血和炎症性贫血

老年人营养不良所致贫血的治疗应遵循成人相同的专家共识。与成人一样，使用口服铁剂治疗与静脉注射铁剂有效促进正常的肠道铁吸收。目前没有有效的治疗方法直接治疗炎症介导的贫血，炎症介导的贫血应该针对潜在的病因治疗。

B. 慢性肾脏疾病贫血

慢性肾脏疾病贫血的治疗，美国食品和药物管理局（FDA）已批准使用 ESA 治疗。血液透析依赖性和非依赖性肾病的老年人使用 ESA 的指南类似于成年人。然而，在有肾脏疾病的贫血患者使用 ESA 治疗时，最近的研究强调了其心血管不良后果，如：血栓和中风的可能性。减少心血管事件的 Aranesp 治疗，评估阿法达贝泊汀在 1872 名有贫血、糖尿病及相关非透析慢性肾脏病的患者的使用效果，这些患者中接受阿法达贝泊汀治疗的中风风险是安慰剂对照的 2 倍。这些不利心血管事件的发病原因尚不清楚，但可能包含试图使血红蛋白水平正常化的耐药细胞亚群。为此，美国食品药品管理局发布关于肾脏疾病性贫血的患者使用 ESA 的黑箱警告，建议血红蛋白水平在 10g/dl 和 12g/dl 之间时使用。

C. 不明原因的贫血

多数老年人具有不明原因的轻度贫血，不需要针对病因治疗。对于有症状的患者，目前可用的治疗仅限于红细胞输注和 ESA 治疗。但是应当注意的是，需要开始治疗和干预时，并没有绝对的血红蛋白水平，应根据患者个体情况考虑以下因素：功

能状态，并发症的临床影响和生活质量的评估。红细胞输血的利弊必须权衡的铁超载、感染性疾病，过敏反应以及红细胞同种免疫相关的风险。

不明原因贫血的老年人使用 ESA 目前并未获得 FDA 批准，很少有研究着眼评估 ESA 在这些人群中的使用。在一个探索性的随机试验研究中，关于对接受阿法达贝泊汀的 AI 或者 UA 的 62 个黑人老年妇女的影响，69% 接受阿法达贝泊汀治疗的患者与服用安慰剂者相比，血红蛋白的增加 > 2g/dl（$P < 0.001$），证实有助于病情改善。然而，该研究的目标血红蛋白为 13.0～13.9g/dl，超过目前 FDA 指南中血红蛋白水平，在大多数研究中这是带来很多副作用的。未来需要的随机对照研究，来确定 ESA 治疗在 UA 老年患者中的安全性和有效性，并确定是否能找到适当而安全的目标血红蛋白水平。

Agnihotri P, Telfer M, Butt Z, et al. Chronic anemia and fatigue in elderly patients: results of a randomized, double-blind, placebo-controlled, crossover exploratory study with epoetin alfa. *J Am Geriatr Soc.* 2007;55(10):1557-1565.

Adamson JW. Renal disease and anemia in the elderly. *Semin Hematol.* 2008;45(4):235-241.

Berenson JR, Anderson KC, Audell RA, et al. Monoclonal gammopathy of undetermined significance: a consensus statement. *Br J Haematol.* 2010;150(1):28-38.

Beutler E, West C. Hematologic differences between African-Americans and whites: the roles of iron deficiency and alpha-thalassemia on hemoglobin levels and mean corpuscular volume. *Blood.* 2005;106(2):740-745.

Carmel R. Nutritional anemias and the elderly. *Semin Hematol.* 2008;45(4):225-234.

den Elzen WP, Willems JM, Westendorp RG, de Craen AJ, Assendelft WJ, Gussekloo J. Effect of anemia and comorbidity on functional status and mortality in old age: results from the Leiden 85-plus Study. *CMAJ.* 2009;181(3-4):151-157.

Erslev AJ, Besarab A. Erythropoietin in the pathogenesis and treatment of the anemia of chronic renal failure. *Kidney Int.* 1997;51(3):622-630.

Ferrucci L, Guralnik JM, Bandinelli S, et al. Unexplained anaemia in older persons is characterised by low erythropoietin and low levels of pro-inflammatory markers. *Br J Haematol.* 2007;136(6):849-855.

Ferrucci L, Semba RD, Guralnik JM, et al. Proinflammatory state, hepcidin, and anemia in older persons. *Blood.* 2010;115(18):3810-3816.

Guralnik JM, Eisenstaedt RS, Ferrucci L, Klein HG, Woodman RC. Prevalence of anemia in persons 65 years and older in the United States: evidence for a high rate of unexplained anemia. *Blood.* 2004;104(8):2263-2268.

Hyjek E, Vardiman JW. Myelodysplastic/myeloproliferative neoplasms. *Semin Diagn Pathol.* 2011;28(4):283-297.

Liu K, Kaffes AJ. Iron deficiency anaemia: a review of diagnosis, investigation and management. *Eur J Gastroenterol Hepatol.* 2012;24(2):109-116.

Lucca U, Tettamanti M, Mosconi P, et al. Association of mild anemia with cognitive, functional, mood and quality of life outcomes in the elderly: the "Health and Anemia" study. *PLoS One.* 2008;3(4):e1920.

Nahon S, Lahmek P, Aras N, et al. Management and predictors of early mortality in elderly patients with iron deficiency anemia: a prospective study of 111 patients. *Gastroenterol Clin Biol.* 2007;31(2):169-174.

Penninx BW, Guralnik JM, Onder G, Ferrucci L, Wallace RB, Pahor M. Anemia and decline in physical performance among older persons. *Am J Med.* 2003;115(2):104-110.

Perlstein TS, Pande R, Berliner N, Vanasse GJ. Prevalence of 25-hydroxyvitamin D deficiency in subgroups of elderly persons with anemia: association with anemia of inflammation. *Blood.* 2011;117(10):2800-2806.

Price EA, Mehra R, Holmes TH, Schrier SL. Anemia in older persons: etiology and evaluation. *Blood Cells Mol Dis.* 2011;46(2):159-165.

Roy CN, Andrews NC. Anemia of inflammation: the hepcidin link. *Curr Opin Hematol.* 2005;12(2):107-111.

Roy CN, Semba RD, Sun K, et al. Circulating selenium and carboxymethyl-lysine, an advanced glycation end product, are independent predictors of anemia in older community-dwelling adults. *Nutrition.* 2012;28(7-8):762-766.

Semba RD, Ricks MO, Ferrucci L, et al. Types of anemia and mortality among older disabled women living in the community: the Women's Health and Aging Study I. *Aging Clin Exp Res.* 2007;19(4):259-264.

Skikne BS, Punnonen K, Caldron PH, et al. Improved differential diagnosis of anemia of chronic disease and iron deficiency anemia: a prospective multicenter evaluation of soluble transferrin receptor and the sTfR/log ferritin index. *Am J Hematol.* 2011;86(11):923-927.

Solomon SD, Uno H, Lewis EF, et al. Erythropoietic response and outcomes in kidney disease and type 2 diabetes. *N Engl J Med.* 2010;363(12):1146-1155.

Sullivan PS, Hanson DL, Chu SY, Jones JL, Ward JW. Epidemiology of anemia in human immunodeficiency virus (HIV)-infected persons: results from the multistate adult and adolescent spectrum of HIV disease surveillance project. *Blood.* 1998;91(1):301-308.

Szczech LA, Barnhart HX, Inrig JK, et al. Secondary analysis of the CHOIR trial epoetin-alpha dose and achieved hemoglobin outcomes. *Kidney Int.* 2008;74(6):791-798.

Tettamanti M, Lucca U, Gandini F, et al. Prevalence, incidence and types of mild anemia in the elderly: the "Health and Anemia" population-based study. *Haematologica.* 2010;95(11):1849-1856.

Vanasse GJ, Berliner N. Anemia in elderly patients: an emerging problem for the 21st century. *Hematology Am Soc Hematol Educ Program.* 2010;271-275.

Vanasse GJ, Jeong JY, Tate J, et al. A polymorphism in the leptin gene promoter is associated with anemia in patients with HIV disease. *Blood.* 2011;118(20):5401-5408.

Weiss G, Goodnough LT. Anemia of chronic disease. *N Engl J Med.* 2005;352(10):1011-1023.

Woodman R, Ferrucci L, Guralnik J. Anemia in older adults. *Curr Opin Hematol.* 2005;12(2):123-128.

第44章
常见癌症

Joanne E. Mortimer, MD, FACP

Janet E. McElhaney, MD

▶ 老年人一般原则

老年肿瘤患者对肿瘤学家提供了一个独特的挑战,治疗的目的是治愈还是减轻症状? 治愈性治疗可能需要积极有效的手术治疗、放疗或化疗。这些积极的方法往往在老年患者更有负面性,很少能快速恢复正常。

老年患者的癌症可以揭示与年轻患者明显不同的发展过程。例如:老年人的乳腺癌往往有一个更有好的预后,而急性白血病预后较差。此外,因为从治疗性干预的负面性可能在老年患者更频繁出现,可能需要再调整治疗措施。虽然放射治疗一般耐受性良好,必要时改变辐射范围和剂量以减少毒性,但疗效不显著。

大多数的抗肿瘤药对于快速分裂的细胞具有细胞毒性,但并不确定是特定癌细胞。抗肿瘤药物缺乏特异性,可导致骨髓抑制、黏膜炎和脱发等。在一般情况下,老年患者可能经受更频繁和更严重的正常组织毒性。无论是长春新碱的周围神经病变和阿奇霉素的心脏毒性,老年患者的累积剂量通常比年轻患者低。同样,5氟尿嘧啶(5-FU)和甲酰四氢叶酸引起的黏膜炎在老年患者也更为严重。较小程度的肾功能改变及随着年龄增长的肝功能改变,应考虑化疗的剂量。如:氨甲蝶呤,顺铂和博来霉素通常通过肾脏排泄,如果老年人给予常规剂量可能会导致过度的毒性。对正常生理老化和抗肿瘤药物药理学的认识后,化

疗可以安全使用。由于大多数的临床试验主要招收年轻个体,老年人癌症治疗的挑战在于缺乏以证据为基础的数据支持。因此,除了基于年龄的考虑之外,在老年人癌症筛查和治疗时,也须考虑患者的预期寿命、功能状态和患者的优先选择和护理目标。

▶ 治疗

诊断特异性治疗在下面的章节中描述。如果已经确定该癌症是无法治愈的,或该患者不能耐受抗肿瘤治疗,癌症控制的目标是改善相关的症状,其包括症状的减轻,但不限于恶心、呼吸困难和疼痛。癌症疼痛治疗应根据患者个体的痛苦需要,可能需要非药物治疗,如:放射治疗。要注意潜在的并发症导致的疼痛治疗,如:便秘和谵妄(参见第 11 章"老年医学和姑息治疗"和第 54 章"老年人持续性疼痛的管理")。

乳腺癌

▶ 老年人一般原则

乳腺癌发展的平均年龄是 61 岁。乳腺癌的发病率随着年龄的增加而增加,在 70 岁时达到高峰。在 1973 年,37% 被诊断出乳腺癌的女性年龄超过 65 岁。在 1996 年和 2000 年,年龄大于 75 岁的乳腺癌确诊率上升到 44.2% 与 22.5%。乳腺癌

的老年人口的自然史是独一无二的。当对预后因素，如：雌激素受体（ER）、组织学分型、倍性、p5p3、上皮生长因子受体（EGFR）和人表皮生长受体2（HER2）状态进行评估时，可以看到随着年龄增长，肿瘤生长变得不太具有侵袭性。尽管如此，65岁及以上的女性的乳腺癌相关死亡率为60%。高死亡率可能由以下几个因素来解释：首先，乳腺癌是这个年龄组常见的疾病，患者往往具有危及生命的并发症出现。其次，医生对老年患者的治疗不如年轻人那么积极。

1. 原发性乳腺癌治疗

▶ 治疗

建议应以个人为基础，并考虑到合并疾病和治疗的期望值。只要有可能，应鼓励患者参加旨在评估癌症如何才能最好地管理的临床试验。

A. 乳房保护性治疗

虽然改良根治性乳房切除术和局部肿瘤切除的乳房保守治疗及放射性治疗的存活率相似，但老年女性不太可能接受保守治疗。可能有些女人选择乳房切除术，因为她们觉得每6～7周的乳房放射治疗很麻烦。它也表明，医生不太可能给老年女性提供乳房保守治疗。

数据表明，手术切除原发肿瘤后，选择适当患者使用不伴放疗的他莫昔芬治疗就足够了。然而，乳腺不经放射照射，患侧乳房癌复发是比较常见的，一般通过乳房切除来进行原发肿瘤的局部控制。尽管较高的"乳腺癌"复发，其中不太积极的方法治疗乳腺癌妇女的生存率与常规手术治疗和放射疗法治疗的生存率相同。肿瘤个体较小、ER+和预期寿命有限的妇女可以选择切除原发肿瘤和他莫昔芬治疗。预期效果好的老年妇女应与年轻女性一样积极治疗。

B. 辅助治疗

对于有局部ER+乳腺癌5年的辅助内分泌治疗降低对侧乳腺癌的复发率和发病率。使用他

莫昔芬治疗的老年妇女，静脉血栓栓塞和子宫癌的发病率比年轻女性高；然而，他莫昔芬辅助治疗的好处大于其风险。辅助芳香化酶抑制剂（阿那曲唑，来曲唑，依西美坦）一般规定使用于绝经后妇女。老年妇女化疗治疗结果表明，其复发和存活优势的降低与年轻女性是相同的。毒性较少的化疗方案比传统的化疗效果较差。

当开始治疗时，必须考虑并发症的情况及辅助治疗的成本。在无严重合并症时，辅助治疗和年轻女性的治疗准则相同。ER+且无淋巴结转移的乳腺癌妇女，应该提交原发肿瘤的21个基因和基因型复发得分评价；它用来判断除了内分泌辅助治疗，谁能从化疗中获益。原发肿瘤直径>1厘米，ER-或HER2-阳性的，及多个淋巴结受累的老年女性应该考虑化疗。传统的化疗药物如：单克隆抗体曲妥珠单抗（赫赛汀）能改善患者的生存状况，尽管对那些年龄超过65岁和患高血压的老年女性来说，心脏毒性的发生率较高。

2. 转移性疾病的治疗

▶ 治疗

因为大多数的乳腺癌是雌激素受体阳性，内分泌治疗是晚期乳腺癌的主要治疗手段。芳香酶抑制剂可以抑制肿瘤生长，效果持续时间长，目前已取代他莫昔芬作为一线治疗转移性疾病的药物。雌激素受体阴性的疾病和肿瘤有激素抑制，化疗可以提供有效的缓解。更新、更低毒的如：口服卡培他滨联合化疗一样有效。在新诊断为HER阳性的女性乳腺癌患者，抗-HER2治疗添加芳香化酶抑制剂在激素受体阳性疾病或使用化疗在激素受体阴性的激素难治性疾病。与单独使用曲妥珠单抗和单纯化疗相比，曲妥珠单抗或培妥珠单抗的抗HER2治疗联合化疗能进一步改善患者的生存状况。

▶ 筛查

美国预防医学"服务工作小组（USPSTF）在2009年进行了系统回顾，结果建议年龄50～74

岁的女性每两年行一次乳房 X 线筛查;没有足够的证据来推荐 75 岁以上的女性行乳房 X 线筛检。不过,乳房 X 线筛查降低了 70~79 岁的女性乳腺癌的死亡率,并能有效识别老年女性的早期病变。对年龄 70 岁以上的女性的乳房 X 光检查的单一决策分析和成本效益研究表明,乳房 X 线筛查对生存率有利好影响。鉴于健康异质性的存在,尤其是在年龄高于 75 岁的人群,建议筛查应根据年龄和健康状况进行。例如:美国老年医学协会建议妇女乳房 X 线筛检到 85 岁,其寿命延长至少为 4 年。

肺癌

▶ 老年人一般原则

肺癌是男性和女性癌症死亡的首要原因。大多数患者年龄大于 65 岁。由肺实质引起的癌症被分类为小细胞或非小细胞肺癌(腺癌,大细胞癌,鳞状细胞癌,支气管肺泡细胞或混合性癌)。肿瘤组织学检查为诊断、预后和治疗提供了信息。癌症的发展阶段、体力状况、性别和患者对治疗的耐受情况,关系到患者的预后。虽然年龄不是一个独立的影响预后的因素,但就老年人的治疗经验来说,治疗肺癌的化疗副作用较多。尤其是骨髓抑制。

▶ 治疗

治疗由原发性肿瘤组织学(小细胞或非小细胞)和疾病阶段(局限病变或广泛病变)来确定。肿瘤分期检查工作应包括氟正电子发射断层扫描(FDG-PET)扫描和脑 MRI 检查。

A. 小细胞肺癌

小细胞肺癌占所有肺癌的组织学类型的 15%,这些患者中有 30% 的病变局限于胸廓、纵隔或锁骨上淋巴结。在这个“限期”的疾病,同时化疗和放射治疗能延长生存期。平均生存期为 20 个月,20% 的患者 5 年后仍无转移。因为基于蒽环类的化疗方案更有毒且可能不太有效,依托泊苷联合

顺铂或卡铂给药,每隔 21 天一个周期,共 4~6 个周期。当开始与化疗第一周期的放疗时,总体生存和原发肿瘤的局部控制更重要。它已经显示,老年患者可能会因为其毒性作用而推迟化疗或化疗药物剂量减量。然而,尽管有调整化疗方案的必要,但与用较高剂量的化疗治疗的年轻患者相比,对治疗的反应和整体存活的可能还是相似的。治疗的功效似乎并不能改变在治疗中受到损害。

对于广泛病变的患者,化疗可以延长从 6~8 周到 8~10 个月的中位生存期。能够接受 >4 个周期的化疗的患者似乎比接受更少的周期的患者,生存期更长。这些数据应该谨慎对待,因为能容忍“更多周期”化疗的患者其预后也似乎更好些。较小剂量和毒性的新方案正在以老年人口为研究对象进行测试。有关这些疗法存活率的报道与使用更大毒性方案的年轻患者存活率相似。

B. 非小细胞肺癌

大部分肺癌是非小细胞组织的,其中 10% 的患者确定是非吸烟者。随着新的靶向药物的发展,进一步的个体化系统性疗法是基于是否存在靶向目标标记,如:表皮生长因子受体和间变性淋巴瘤激酶(ALK)突变。极少情况下,患者的孤立性结节进行手术切除治愈。在切除原发性肿瘤之前,使用纵隔镜检查进行适当的肿瘤分期。如果结节诊断为肿瘤,患者则被诊断为限定期疾病并进行相应的治疗。肿瘤选择性切除的患者可以接下来进行辅助性化疗和放疗。局部进展性病灶的合适老年患者,不适合进行手术切除,会从同步化疗和放射治疗中获益,尽管这些方法会导致骨髓抑制。在老年患者,化疗的剂量往往较小,因为他们会增加黏膜炎或骨髓抑制的发生率。

经意大利研究(ELVIS 试验)长春瑞滨治疗老年肺癌的研究中,在转移性非小细胞肺癌方面,化疗已被证实能减轻症状,改善生活品质。年龄大于 70 岁的患者,卡铂与紫杉醇联合治疗与单药长春瑞滨或吉西他滨进行了比较。虽然联合治疗导致了更多的副作用,但生存期延长显著。化疗可应用于广泛期非小细胞肺癌,尤其是没有体重

减轻，并具有良好的身体功能状态的患者。虽然肺癌是致命性的，但可以延长生存期和改善生活质量。通过改变化学疗法的剂量和周期，毒性作用可以减到最小，但并不影响疗效。与年轻患者相反，贝伐单抗与卡铂和紫杉醇联合应用对年龄>65 岁的晚期非鳞状细胞癌有患者的存活率并无影响。用 EGFR 突变的肿瘤治疗中，单剂厄洛替尼和其他一线单剂一样有效，而当做第二和第三线药物使用则与副作用增加相关联。新的靶向药物研究也正在老年人群进行测试。

▶ 筛查

虽然存在争议，但在 2012 年，美国癌症协会和美国胸科医师学会建议年龄在 55 岁至 74 岁之间的成年人，这些人至少当前吸烟 30 盒 / 年或之前有吸烟史的人，建议每年接受低剂量的胸部 CT 扫描筛查肺癌。USPSTF 没有更新其 2004 年建议有"足够的证据支持或反对筛查肺癌无症状的人"。

结直肠癌

1. 直肠癌

直肠癌的自然历史不同于结肠癌。因为直肠位于骶丛接近子宫、膀胱、前列腺，手术很难进行，局部复发比较常见。为了防止局部复发，手术切除之前或之后应进行 5-FU 联合放射治疗。在医疗保险人群中，直肠癌联合治疗的有利之处与在年轻的患者所观察到的获益相类似。

2. 转移性结直肠癌

虽然大多数大肠癌转移至肝脏，疾病复发的模式取决于原发肿瘤是源自结肠或直肠。门静脉和肝脏是结肠引流最常见的部位，并且可能是唯一的转移部位。因为肠系膜下静脉从直肠引流，可能发生除了肝脏部位的全身转移。

转移性结直肠癌一般是不能治愈的。然而，患者选择切除肝脏转移灶可提供长期无病生存。5-FU 为基础的治疗方案既可以提高生活质量，还

可以延长生存期。口服制剂卡培他滨较 5-FU 的耐受性更好，而且治疗效果同 5-FU 一样。伊立替康添加到 5-FU 和甲酰四氢叶酸中联合治疗可能使肿瘤缩小，并可能延长生存期，与单独使用 5-FU 和甲酰四氢叶酸相比。贝伐单抗是一线化疗方案的组成部分，但在老年患者的血栓形成和血栓栓塞事件方面并没有专门的研究。

▶ 并发症

如果不切除原发肿瘤，有可能导致穿孔、出血和梗阻，需要紧急手术治疗。行紧急手术治疗的年龄 70 岁的患者有较高发病率和死亡率。

▶ 治疗

老年患者的结直肠癌的治疗不同与的年轻患者。手术切除原发肿瘤一直是主要的治疗方法，甚至在治疗转移性疾病。对于初诊癌症，切除标本提供了重要的肿瘤分期信息。

▶ 筛查

结肠镜检查已被确立为一种经济有效的筛选工具。初次检查应开始于 50 岁，每隔 10 年检查一次，直到 85 岁。如果鉴定为息肉，筛查应每 3～5 年重复一次。任何筛查试验，筛查应权衡预期寿命和关怀生命的目标，及筛查潜在风险和好处。有关筛查更详细的方法见第 3 章"照护目标及预后的考虑"及第 8 章"预防和健康促进"。

▶ 预后

预后与原发肿瘤的深度转移有关，局部转移（如：膀胱或子宫）和淋巴结转移。

胰腺癌

▶ 老年人一般原则

超过 66% 的胰腺癌发生发展在 65 岁及以上老年人个体。尽管没有邻近器官转移，其 5 年生存率也很低。

▶ 治疗

小部分患者采用胰十二指肠切除术可以提供长期生存。然而，该手术并发症在 70 岁和更老的患者是显著升高的。

疼痛是胰腺癌患者常见的、虚弱的问题。即使在手术探查时发现患者有不可切除的疾病，也可以通过腹腔神经节的神经松解术来实现对疼痛的缓解和对未来疼痛的预防。

如果该疾病局限于胰腺，但不能切除，联合化疗和放射治疗可同时提供缓解和轻微的生存期优势。这种方法的候选患者应该谨慎选择，因为这种疗法有毒副作用。一旦疾病发生转移，缓和医疗是任何干预的目标。单剂吉西他滨已经被证明可以改善生活质量，并有更好的疼痛控制和适度的生存期优势。

卵巢癌

▶ 老年人一般原则

卵巢癌的发病率随着年龄的增加而增加，发病高峰在 80～84 岁。对于卵巢癌并没有广泛接受的筛查方式，而在 2012 年，USPSTF 建议常规筛查卵巢癌。

▶ 治疗

大多数处于疾病的晚期阶段的妇女，需进行手术和化疗治疗。理想情况下，患者应接受根据临床分期进行选择两种手术方式。一种是全腹全子宫加双侧输卵管卵巢切除术和肿瘤根除术。肿瘤分期还包括节点的采样，阴道后穹隆穿刺和两侧隔膜的涂片细胞学检查。

最有效的初次化疗是紫杉醇联合顺铂或卡铂治疗。虽然化疗有效且相对无毒，但老年妇女还是不太可能接受此种治疗方式。肿瘤标记物 CA-125 是卵巢癌的一个很好的指标，对监测患者的化疗效果很有价值。

白血病

1. 慢性淋巴细胞白血病

慢性淋巴细胞白血病（CLL）是白血病中最常见的形式，它的发病率随着年龄增长。多达 50% 的患者在诊断该病时无症状。疾病的发展过程可能是无痛的，直到患者有症状时才开始化疗或放疗治疗。CLL 的自然史是由初期诊断、细胞遗传学和肿瘤标志物来定义。虽然白血病无法治愈，化疗可能延迟该病的发展进程，提高生活质量。症状明显时就要开始启动治疗：B 症状（发热，盗汗，6 个月体重减轻 10% 以上）或者出现淋巴结转移。当出现淋巴结肿大的症状时，可行化疗或局部放射治疗。一些联合化疗方案能有效地控制疾病。衰弱老年患者口服烷化剂、苯丁酸氮芥发现与静脉使用氟达拉滨一样有效。

2. 急性非淋巴细胞白血病

急性非淋巴细胞性白血病（ANL）的预后与年龄的增加呈负相关。

▶ 治疗

在所有接受治疗的患者中，有 70% 的人进入缓解期 n，而这些患者中有 15%～20% 的人得到了完全缓解。在 40 岁以上的患者中，ANL 更具有侵袭性，不太适合接受治疗。在老年人 ANL 中，通常有骨髓增生异常和不良细胞遗传学异常的病史，可能导致不良后果。老年患者的白血病细胞也更容易表达产生耐药性的基因。这些因素预测对传统诱导方案的耐药性。在诱导过程中与治疗相关的死亡率高达 25%，只有 45% 的老年患者完成了完全缓解；长期的缓解是罕见的。当使用较低剂量的化疗来减少治疗相关的并发症时，缓解率也明显降低。

患者及其家属应该了解，对 ANL 的治疗是有毒的，相对来说是无效的。只要有可能，患者应该被推荐进入涉及该领域的肿瘤学家们正在从事的旨在改善支持性疗法及创新方案的临床研究。对于身体虚弱和年老的患者来说，这是一种很重要的并发症，它只提供合理的姑息治疗。

淋巴瘤

1. 惰性组织学类型

根据世界卫生组织对造血和淋巴组织肿瘤的分类，淋巴瘤被分为局限性、侵袭性强和高度侵犯性的。与 CLL 一样，治疗低级别淋巴瘤似乎并没有改变疾病的自然历史，尽管治疗敏感。

▶ 治疗

有症状的患者可行化疗和放疗。

2. 侵袭性组织学类型

在 60 岁以上的个体中，超过 50% 的具有侵略性的组织亚型的发展，而 >60 岁已经被国际预后因素项目确定为一个不良预后因素。

▶ 治疗

肿瘤Ⅰ期和Ⅱ期的患者可行化疗和放疗治疗，不分年龄，都有一个良好的预后。更晚期（Ⅲ和Ⅳ期）的患者行化学治疗，可以联合或不联合抗CD20 抗体，利妥昔单抗治疗。

在超过 20 年的时间里，环磷酰胺、阿霉素、长春新碱和泼尼松（CHOP）的联合治疗一直是标准的化疗方案。较年轻患者而言，年龄大于 60 岁的患者更有可能发生中性粒细胞减少和发热等副作用。然而，现在阿霉素已被从该方案中删除或剂量减量，疗效已经显著降低。化疗的第一周期之后，使用集落刺激因子将减少中性白细胞减少症的发病率。

据预计，在大多数患者中，化疗会使得其症状完全缓解，5 年的无进展生存率有 30%～40%。年龄超过 60 岁和有 1 个或多个并发症的患者，化疗效果稍差一些。CHOP 化疗方案中添加利妥昔单抗，能进一步改善疾病预后和生存，是这一人群中新的照护标准。

对于前列腺癌，见第 40 章"良性前列腺增生和前列腺癌"。

AGS Panel on Persistent Pain in Older Persons. The management of persistent pain in older persons. *J Am Geriatr Soc.* 2002; 50(6 Suppl);S205-S224.

Baum M, Budzar AU, Cuzick J, et al; ATAC Trialists' Group. Anastrozole alone or in combination with tamoxifen versus tamoxifen alone for adjuvant treatment of postmenopausal women with early breast cancer: the first results of the ATAC randomised trial. *Lancet.* 2002;359(9324):2131-2139.

Bernabai R, Gambassi G, Lapane K, et al. Management of pain in elderly patients with cancer. SAGE Study Group. Systematic Assessment of Geriatric Drug Use via Epidemiology. *JAMA.* 1998;279(23):1877-1882.

Breast cancer screening in older women. American Geriatrics Society Clinical Practice Committee. *J Am Geriatr Soc.* 2000;48(7):842-844.

Chan JK. The new World Health Organization classification of lymphomas: the past, the present and the future. *Hematol Oncol.* 2001;19(4):129-150.

Cleeland CS. Undertreatment of cancer pain in elderly patients. *JAMA.* 1998;279(23):1914-1915.

Coiffier B, Lepage E, Briere J. CHOP chemotherapy plus rituximab compared with CHOP alone in elderly patients with diffuse large-B-cell lymphoma. *N Engl J Med.* 2002;346(4): 235-242.

Diab SG, Elledge RM, Clark GM. Tumor characteristics and clinical outcome of elderly women with breast cancer. *J Natl Cancer Inst.* 2000;92(7):550-556.

Dighiero G, Maloum K, Desablens B, et al. Chlorambucil in indolent chronic lymphocytic leukemia. French Cooperative Group on Chronic Lymphocytic Leukemia. *N Engl J Med.* 1998;338(21):1506-1514.

Early Breast Cancer Trialists Collaborative Group. Tamoxifen for early breast cancer: an overview of the randomised trials. *Lancet.* 1998;351(9114):1451-1467.

Effects of vinorelbine on quality of life and survival of elderly patient with advanced non-small-cell lung cancer. Elderly Lung Cancer Vinorelbine Italian Study Group. *J Natl Cancer Inst.* 1999;91(1):66-72.

Extermann M, Balducci L, Lyman GH. What threshold for adjuvant therapy in older breast cancer patients? *J Clin Oncol.* 2000;18(8):1709-1717.

Frasci G, Lorusso V, Panza N, et al. Gemcitabine plus vinorelbine versus vinorelbine alone in elderly patients with advanced non-small-cell lung cancer. *J Clin Oncol.* 2000;18(13):2529-2536.

Frazier AL, Colditz GA, Fuchs CS, Kuntz KM. Cost-effectiveness of screening for colorectal cancer in the general population. *JAMA.* 2000;284(15):1954-1961.

Fyles A et al. Preliminary results of a randomized study of tamoxifen ± breast radiation in T1/2 N0 disease in women over 50 years of age. *Proc Am Soc Clin Oncol.* 2001;21:92.

Hughes KS et al. Comparison of lumpectomy plus tamoxifen with and without radiotherapy in women 70 years of age or older who have clinical stage I estrogen receptor positive breast cancer. *Proc Am Soc Clin Oncol.* 2001;21:93.

Ires L et al. SEER cancer statistics review, 1973–1999. National Cancer Institute; 2002.

Iwashyna TJ, Lamont EB. Effectiveness of adjuvant fluorouracil in clinical practice: a population-based cohort study of elderly patients with stage III colon cancer. *J Clin Oncol.* 2002; 20(19):3992-3998.

Kaufmann M, Bajetta E, Dirix LY, et al. Exemestane is superior to megestrol acetate after tamoxifen failure in postmenopausal women with advanced breast cancer: results of phase III randomized double-blind trial. The Exemestane Study Group. *J Clin Oncol.* 2000;18(7):1399-1411.

Kerlikowske K, Salzmann P, Phillips KA, Cauley JA, Cummings SR. Continued screening mammography in women aged 70 to 79 years: impact on life expectancy and cost-effectiveness. *JAMA.* 1999;282(22):2156-2163.

Kouroukis CT, Browman GP, Esmail R, Meyer RM. Chemotherapy for older patients with newly diagnosed, advanced-stage, aggressive-histology non-Hodgkin lymphoma: a systematic review. *Ann Intern Med.* 2002;136(2):144-152.

Miller TP, Dahlberg S, Cassady JR, et al. Chemotherapy alone compared with chemotherapy plus radiotherapy for localized intermediate- and high-grade non-Hodgkin's lymphoma. *N Engl J Med.* 1998;339(1):21-26.

Mouridsen H, Gershanovich M, Sun Y, et al. Superior efficacy of letrozole versus tamoxifen as first-line therapy for postmenopausal women with advanced breast cancer: results of a phase III study of the international letrozole breast cancer group. *J Clin Oncol.* 2001;19(10):2596-2606.

National Cancer Institute: Surveillance and end results program (Public use CD-Rom 1973–1995). Washington, DC: Cancer Statistics Branch, National Cancer Institute; 1998.

Neugut AI, Fleischauer AT, Sundararajan V, et al. Use of adjuvant chemotherapy and radiation therapy for rectal cancer among the elderly: a population-based study. *J Clin Oncol.* 2002;20(11):2643-2650.

O'Mahony S, Coyle N, Payne R. Current management of opioid-related side effects. *Oncology (Williston Park).* 2001;15(1):61-73,77.

Poen JC, Ford JM, Niederhuber JE. Chemoradiotherapy in the management of localized tumors of the pancreas. *Ann Surg Oncol.* 1999;6(1):117-122.

Ries LAG, Eisner MP, Kosary CL, et al. *SEER Cancer Statistics Review, 1975-2000.* Bethesda, MD: National Cancer Institute; 2003.

Sargent DJ, Goldberg RM, Jacobson SD, et al. A pooled analysis of adjuvant chemotherapy for resected colon cancer in the elderly. *N Engl J Med.* 2001;345(15):1091-1097.

Slamon DJ, Leyland-Jones B, Shak S, et al. Use of chemotherapy plus a monoclonal antibody against HER2 for metastatic breast cancer that overexpressed HER2. *N Engl J Med.* 2001;344(11):783-792.

Sonnenberg A, Delcò F, Inadomi JM. Cost-effectiveness of colonoscopy in screening for colorectal cancer. *Ann Intern Med.* 2000;133(8):573-584.

Sundararajan V, Hershman D, Grann VR, Jacobson JS, Neugut AI. Variations in the use of chemotherapy for elderly patients with advanced ovarian cancer: a population-based study. *J Clin Oncol.* 2001;20(1):173-178.

US Preventive Services Task Force. Screening for breast cancer: U.S. Preventive Services Task Force recommendation statement. *Ann Intern Med.* 2009;151(10):716-726, W-236.

Warren JL, Brown ML, Fay MP, Schussler N, Potosky AL, Riley GF. Costs of treatment for elderly women with early-stage breast cancer in fee-for-service settings. *J Clin Oncol.* 2001;20(1):307-316.

Westeel V, Murray N, Gelmon K, et al. New combination of old drugs for elderly patients with small cell lung cancer: a phase II study of the PAVE regimen. *J Clin Oncol.* 1998;16(5):1940-1947.

相关网站

National Cancer Institute's Surveillance Epidemiology and End Results database. http://seer.cancer.gov/index.html

U.S. Preventive Services Task Force. http://www.uspreventive servicestaskforce.org/adultrec.htm

第45章
抑郁症和其他精神健康问题

David Liu, MD, MS
Mary A. Norman, MD
Bobby Singh, MD
Kewchang Lee, MD

抑郁症

诊断要点

▶ 情绪低落。

▶ 几乎对所有的活动失去兴趣或快乐。

▶ 无意识的体重改变,精神不振,睡眠模式改变,精神躁动或迟缓,过度愧疚或难以集中精力。

▶ 自杀倾向或反复有轻生念头。

▶ 在老年人中是身体而不是情绪上的不适。

▶ 老年人的一般原则

到 2020 年,抑郁症将仅次于心血管病,成为全球老年人中致残的主要原因及主要的公共健康问题。抑郁症在社区老年人中的发病率约为 1% 到 2%,而在初级保健机构中约为 10% 到 12%。然而,即使在精神疾病诊断与统计手册(第 5 版,DSM-5)中都没有抑郁症的标准定义,约 27% 的老年人抑郁症状通过干预得到大幅缓解。对于保健机构中的老年人来说,重度抑郁症的比率要高得多:住院的老年人占 12%,而长期在保健机构的老年人则约占 43%。

世界卫生组织初级保健研究报告,有 60% 的初级保健门诊就诊患者在应用抗抑郁药物治疗 1 年后仍符合抑郁症的标准,且在老年人和年龄小于 60 岁的成人中,抗抑郁治疗有相似的疗效。然而,抑郁症常常被漏诊或认为抑郁是不可避免的老化过程,或者治疗可能是有风险的,也可能是无效的。事实上,有很多原因可以解释为什么老年人群抑郁症的最佳治疗方法可能与年轻患者群体不同。机体和认知并发症的较高发病率,不同的社会环境,更大潜在可能的多重用药,以及与年龄相关的药效学和药代动力学的易感性都表明这一人群应该被区别对待。

女性患严重抑郁症的风险是男性的两倍。其他危险因素包括先前发作或抑郁症的个人家族史,缺乏社会支持,使用酒精或其他物质,失去配偶。一些疾病也会增加患抑郁症的风险,包括帕金森病,近期心肌梗死和中风。这些共同控制身体或情绪的"丝线"失控,导致对他人的依赖增加,并增加社会孤立感。

抑郁症与较差的自我保健和急性内科疾病后的缓慢康复有关。它可以加速认知和体力下降,并导致卫生保健服务的成本增加。在患抑郁症的老年人中,中风,康复效果较差者死亡率显著偏高。

▶ 临床表现

A. 症状和体征

重度抑郁症的定义为情绪抑郁或对几乎所有活动失去兴趣(快乐感缺失)或两者同时存在至少 2 周,伴随着至少 3 或 4 种以下症状(总共至少

5 种症状）：失眠或嗜睡，毫无价值感或过度的负罪感，疲劳或精力不足，思考或集中能力减退，食欲不佳和体重减轻，精神躁动或迟缓，反复有死亡或自杀的想法。抑郁症的严重程度各不相同，确定最佳的治疗及预后非常重要。如果有轻度抑郁的话，症状满足上面定义的诊断标准中的最小数量，并伴随着轻度功能障碍，中度抑郁的症状数量和强度较轻度抑郁增加且伴随中等程度的功能损伤。严重抑郁症患者的抑郁症状与广泛的功能损害有关。不符合重度抑郁症标准的患者有不太严重的抑郁症状可能会从心理治疗和药物治疗中获益。

B. 筛查工具

老年患者可出现较少的情绪和更多的身体不适，这往往很难从基础疾病进行区分。考虑到这种差异的特殊筛选工具已经应用于老年人群。老年抑郁量表在许多不同的语言中均得到广泛应用和验证。它通常简化为 15 项表格（表 45-1）以便于实施。关于郁闷情绪和兴趣缺乏的 2 个问题组成的一个独立的 2 项条款也被证明在检测老年人抑郁症中是有效的（见表 45-1）。筛选本身并没有让未确定的抑郁症患者受益，但结合患者支持计划可以改善预后，如：频繁的护理随访和坚持药物治疗的密切监测。

▶ 鉴别诊断

老年人抑郁症的诊断因为多种合并疾病可能存在困难。许多轻度认知障碍患者以抑郁症状为主。尽管随着抑郁症的改善他们的认知能力有所提高；但是他们一生中患痴呆症的风险比没有抑郁症的老年人约高两倍。丧亲之痛往往表现为情绪抑郁，可适当给予患者一些时间。但是，如果抑郁症状持续存在，进一步的评估可能是必要的。

患有潜在的内科疾病造成谵妄的老年人可能会有情绪变化。还应该考虑其他合并精神疾病，如：焦虑症、滥用药物，或人格障碍。双相情感障碍或精神障碍患者可能有抑郁情绪，因此，询问患者之前有无躁狂发作，幻觉或妄想是非常重要的。

抑郁症也可以与其他疾病混淆。例如，疲劳和体重减轻，也可能与糖尿病，甲状腺疾病，潜在的恶性肿瘤或贫血有关。帕金森病患者可能首先表现为抑郁情绪或情感缺乏。疼痛、夜尿频繁或睡眠呼吸暂停综合征导致的睡眠不足也可能导致白天疲劳和情绪低落。

表 45-1 老年抑郁量表（简表）

抑郁自测量表	
1. 基本上对你的生活满意吗？	是 / 否
2. 你有没有放弃许多活动和兴趣？	是 / 否
3. 你感觉你的生活空虚吗？	是 / 否
4. 你经常感到无聊吗？	是 / 否
5. 你大部分时间都感到精神状态很好吗？	是 / 否
6. 你害怕不好的事情会发生在你身上吗？	是 / 否
7. 你大部分时间都感到快乐吗？	是 / 否
8. 你经常感到无助吗？	是 / 否
9. 你宁愿呆在家里也不愿出去尝试新鲜事物吗？	是 / 否
10. 你感觉与其他大多数问题相比记忆不好更严重吗？	是 / 否
11. 你认为现在活着是美好的吗？	是 / 否
12. 你觉得你现在的路非常没有意义？	是 / 否
13. 你觉得精力充沛吗？	是 / 否
14. 你觉得你的处境是绝望的吗？	是 / 否
15. 你觉得大多数人都过的比你好？	是 / 否
得分：	_____
提示：选择每个粗体答案得 1 分，得分为 5 分或高于 5 分者为抑郁筛查阳性。	
2 个问题事件发现工具	
1. 在过去一个月内，你经常被情绪低落，沮丧或绝望困扰？	是 / 否
2. 在过去一个月内，你经常感觉做事没兴趣或不愿做事？	是 / 否
提示：任何一个问题回答是，说明抑郁筛查阳性。	

完整的病史和体格检查,包括认知状态的评估,在老年人抑郁症的评估中是至关重要的。因为抑郁症是一种临床诊断,没有任何常规化验检测。可能会根据每个患者潜在的并发症和临床症状进行测试。对药物的完整回顾,无论是处方药和非处方药,是至关重要的。如:苯二氮䓬类,阿片类镇痛药,糖皮质激素,干扰素,和利血平等药物可能会引起抑郁症状。与早些时候的观念相反,B 受体阻滞剂尚未被证实会导致抑郁症。筛查酒精和其他物质使用或上瘾是医学历史的另一个重要部分。虽然物质使用会干扰依从性且对复发率有影响,但是活性物质滥用不应妨碍抑郁症的治疗。对于抵抗成瘾的患者来说"双重诊断"(酒精或其他药物依赖和精神疾病)可能是最佳的。

▶ 治疗

A. 患者及家庭教育 / 支持治疗

对患者和家属的教育是成功治疗抑郁症的基石。在许多社区和文化中抑郁症的存在是丢人的事。适当的教育可以帮助患者了解他们的这种情况由遗传因素、个人和环境压力所造成。教育者还应该强调身体症状和睡眠障碍是抑郁症的特点;因此,缓解抑郁症可能使其他身体症状得到缓解。鼓励与家人或朋友进行体育锻炼是改善社会支持和整体健康的一种简单、有效的方法。

在老年患者的护理中家人的参与对抑郁症的诊断和制定有效的治疗方案都是至关重要的。然而,老年患者的护理人员,尤其是身体活动或认知受损的老年人,可能会遇到相当大的压力而抑郁。照顾者负担,这是一个包罗万象的术语,用来描述提供身体,情感和财务费用的护理。特别是,当痴呆患者患有抑郁症时,他们的照料者有更高层次的负担。缓解患者压力,促进患者积极进行社会交流的许多方案是可用的。成人日间计划,老年活动中心和高级支持团体对患者和他们的家人来说都是有用的资源,并且老年社会工作者也可以协助每一个患者寻找适当的项目。

许多社区也都有照顾者支持团体和正式的暂息护理。

B. 药物治疗

1. 抗抑郁药

a. 选择: 总的来说,抗抑郁药,包括三环类抗抑郁药(TCAs)、选择性 5- 羟色胺再摄取抑制剂(SSRI)和选择性羟色胺 - 去甲肾上腺素再摄取抑制剂(SNRI)都能有效治疗老年抑郁症。然而,由于存在副作用和药物间相互作用,单胺氧化酶抑制剂(如:苯乙肼和反苯环丙胺)和叔胺类三环抗抑郁药(如:阿米替林,丙米嗪,多塞平)很少应用于老年人。SSRI 类包括西酞普兰,依他普仑,氟西汀,帕罗西汀和舍曲林;SNRI 类有文拉法辛,去甲文拉法辛和度洛西汀。氟西汀通常不用于老年人,因为它的半衰期较长且抑制 P45D 系统。尽管其余治疗药物的选择一般由其副作用和患者的合并症状如焦虑,失眠,疼痛和体重减轻确定,但是对焦虑和失眠的治疗不一定比镇静药物发挥更好的作用。对老年人来说肾功能和肝功能是很重要的参考,并且应该在开始治疗前进行评估。

SSRI 类药物过量使用仍是相对安全的。因此,它们在治疗老年抑郁症患者时作为合理的首选用药。然而,美国食品和药物管理局最近发布了大剂量的 SSRI 氢溴酸西酞普兰(Celexa 的)导致心律失常的警告。引用西酞普兰的上市报告,它可使 QT 期间延长和尖端扭转风险增加。美国食品药品管理局公布所有年龄超过 60 岁患者的每天最大剂量为 20 毫克。该警告并不适用于它的外消旋药物依他普仑(Lexapto),它是 S- 对映异构体的西酞普兰分子。

其他药物提供了独特的优势:米氮平能刺激食欲,对失眠也有效,安非他酮可降低戒烟者对香烟的渴望。仲胺类三环抗抑郁药(如:去甲替林,地昔帕明)可以对患者的神经性疼痛,膀胱逼尿肌不稳定,失眠等有益。具有羟色胺和去甲肾上腺素活性的 SNRIs 类药,也可以是治疗焦虑症和神经性疼痛的有效替代品。

b. 剂量：一般来说，老年患者通常按照制药厂家推荐起始剂量的一半开始抗抑郁治疗（可使副作用降到最低），滴定给药使其每周递增以达到建议的目标剂量。老年患者往往治疗不足，因为给药者未能充分加量至治疗水平。如果服药后4～6周效果较小或无效或副作用可以忍受，则应该增加剂量。老年患者治疗8～12周后可能仍不能发挥全部效果。如果已达到治疗剂量并维持6周，患者仍没有明显效果，则应该考虑换用替代药或与其他活性剂合用。虽然对 SSRIs 类药物来说血清药物浓度是没有意义的，但衡量抗抑郁药的水平可以评估用药的依从性。

c. 副作用：抗抑郁药的类型不同而副作用不同。大多数副作用在治疗开始的1～4周内开始减少，但体重增加和性功能障碍可能会持续更长的时间。对于 SSRI 类药物，最常见的副作用包括恶心和性功能障碍。性功能障碍可能西地那非治疗有效，但更换抗抑郁药物或降低 SSRI 的剂量，增加一些其他药物可能是必要的。三环类抗抑郁药有更多的抗胆碱作用，可能导致口干，体位性低血压和尿潴留。

d. 注意事项和相互作用

(1) 心脑血管疾病：TCA 可与体位性低血压及心脏传导异常有关，导致心律失常。最近，西酞普兰已经被报告有导致心律失常的危险。因此，如果考虑对有心律失常风险的患者应用这些试剂时，建议行电解质和（或）心电图监测。

(2) 高血压：文拉法辛和去甲文拉法辛可能会增加收缩压和舒张压。

(3) 电解质紊乱：羟色胺再摄取抑制剂可引起低钠血症。

(4) 肝脏疾病：大多数抗抑郁药物通过肝脏清除，肝病患者应慎用。奈法唑酮，特别不应该被用于肝脏疾病或转氨酶升高的患者，因为它与肝衰竭风险增加有关，并与其他经由肝脏清除的药物相互作用，包括辛伐他汀和洛伐他汀。

(5) 跌倒：羟色胺再摄取抑制剂与跌倒风险增加有关，尤其是患有老年痴呆症的患者。跌倒风险评估应为整体医疗评估的一部分。

(6) 出血风险：羟色胺再摄取抑制剂可能增加出血风险，与抗凝药物有相互作用，如华法林。在应用 SSRI 类药物治疗开始时应对国际标准化比值水平进行密切监测。

(7) 认知障碍：TCA 及某些 SSRI，如帕罗西汀，具有较强的抗胆碱能作用，应该避免用于有认知障碍的患者，以免给诊断增加难度。

(8) 癫痫病：安非他酮降低癫痫发作阈值。

(9) 自杀意念：TCA 过量是致命的，应避免用于有自杀倾向的患者。SSRI 和 SNRI 类药物过量服用相对安全。

(10) 五羟色胺综合征：使用羟色胺抗抑郁药可能导致羟色胺综合征，潜在的危及生命的疾病与中枢神经系统中羟色胺的活性增加有关。尽管典型的 5- 羟色胺综合征表现为精神状态改变（头痛、意识模糊、情绪激动），自主神经亢进（多汗、高血压、心动过速、恶心、腹泻），和神经肌肉异常（震颤、肌阵挛、反射亢进）的一个三位一体的跨越良性和恶性的一系列临床研究结果。考虑到羟色胺药物在医疗实践中使用增加，羟色胺综合征的发病迅速，病程发展超过24小时，给药者应对这种情况保持警惕。对疑似羟色胺综合征的主要管理原则是：①停止使用所有羟色胺药物，②支持治疗以保证生命体征稳定。

2. 精神兴奋剂　精神兴奋剂，例如：右旋安非他命（5～10毫克/天）或哌甲酯（2.5～5毫克/天），有时用于抑郁症主要植物性症状的主要或辅助性治疗。新型兴奋剂，莫达非尼（Provigil），可增加单胺物质，被用作传统抗抑郁药的辅助用药。因其也有促组胺释放的作用，莫达非尼被认为是一个"觉醒促进剂"。它不像传统的兴奋剂有成瘾性，有被限制使用的可能。在生命的尽头，患者可能没有时间坚持4～6周待抗抑郁药物发挥作用，兴奋剂可能会提供更直接的紧急援助。在急性内科疾病后引发的抑郁症，兴奋剂可以在促进复苏和疾病的康复中发挥更快的作用。常见的副作用包括失眠和焦虑,但这些副作用可以通过一天的剂量分次服用(早晨和中午)来减轻。另一种常见的副作用是心动过速。

3. 草药　许多草药可算得上对治疗抑郁症有效,但还需进一步的证据确定这些"膳食补充剂"[例如:贯叶连翘(St, John's wort)]是否有治疗抑郁症的作用。贯叶连翘不应与 SSRI 联合使用,因为该两药联合可以导致羟色胺综合征,其特征是精神状态改变,震颤,胃肠道不适,头痛,肌肉痛和烦躁不安。它可能会降低某些药物的血药浓度,如:华法林,地高辛,茶碱,环孢素以及 HIV-1 蛋白酶抑制剂。其他常见的草药,如:卡瓦胡椒和缬草根尚未被证明对治疗抑郁症有效。草药不应取代经证实的治疗抑郁症的方法。

C. 心理治疗

认知行为疗法(CBT),解决问题疗法,人际心理治疗,无论是单独或与药物相结合都能有效的治疗重度抑郁症。CBT 的重点是明确导致抑郁的消极想法和行为,并代之以积极的想法和有益的活动。解决问题疗法教给患者技术来识别常规问题,使其产生多种解决方案,并实施命令策略。人际心理治疗的重点是认识并试图解决个人压力和导致抑郁症状的相关冲突。

通常,这些疗法每周一次或两次持续 6~16 个疗程。严重抑郁症患者,联合心理和药物治疗优于单独治疗。精神分析和心理动力学疗法尚未被证明治疗重度抑郁症有效。

D. 电休克治疗

电休克治疗(ECT)是老年抑郁症的一种有效治疗方法。对难治性抑郁症的治疗有效率相当高。在老年人(年龄 60~74 岁)中有效率约 73%,高龄老年人(年龄 >75 岁)约 67%。常见的副作用包括记忆紊乱和顺行性记忆障碍,这种副作用可能会持续 6 个月。对于有自杀倾向的高危人群及因肝,肾或心脏疾病限制使用其他抗抑郁药的患者,ECT 可能是治疗严重抑郁症的一线治疗。

E. 精神科治疗

对于有躁狂或精神病史,对一或两种药物治疗无效,需要联合治疗或行 ECT 治疗的患者建议进行精神检查。对于经调查后承认有自我伤害计划的任何患者来说及时的精神状态评估都是必要的。老年抑郁症患者自杀的危险因素包括年龄;男性;婚姻状况为单身,离婚,或分居及没有孩子;个人或家族中有自杀史;药物或酒精滥用;严重的焦虑或压力;身体疾病;获得枪械或其他致命手段(例如:储存药物)的具体自杀计划。如果药物和武器存在,并且不能从患者的家中取出,考虑在患者的问题列表上增加"武器在家",以突出潜在的自杀风险。

F. 随访

1. 药物治疗　老年患者在治疗的最初 3 个月应密切进行监测。在治疗发挥明显效果之前副作用可能是最大的,因此在治疗的第 1 个月许多医疗门诊可能会终止抗抑郁药治疗。老年患者应在治疗的前 1~2 周密切监测,以评估副作用和促进继续治疗。他们在头 12 周抗抑郁治疗中至少应该有 3 次随访(当面或通过电话)。

老年患者必须被告知,抗抑郁药物通常需要服用 4~6 周,也可能需要 8 周或更长时间才能充分发挥其治疗效果,且只有大约 50% 的患者对第一种抗抑郁药有效。经充分评估证实药物无效或有难以忍受的副作用的患者,可以替换成另一种同一类(不同的 SSRI)或不同类的药物。当在 SSRI 类中更换或在 TCA 和 SSRI 类药物之间更换时,无需要洗脱期(但除外氟西汀,因为它的半衰期较长)。然而,短效的抗抑郁药(如:西酞普兰,帕罗西汀,舍曲林或文拉法辛)突然停止,可能会导致停药综合征如耳鸣,眩晕或感觉异常。如果患者对 2 种不同的临床药物都无效建议转诊到精神科诊治。

一旦病情得到缓解,抗抑郁药应持续至少 6 个月,以减少复发的风险。复发的高危患者(过去有 2 次或以上抑郁发作或重度抑郁症持续 2 年以上），应继续治疗 2 年或可能终生服药。许多患者被建议终生治疗，即使是重性抑郁症首次发作的患者，特别当抑郁症非常严重并合并预计不会改善的生活改变。随访应每 3～6 个月一次。如果症状复发，应调整或更改药物，或将患者转精神科诊治。

如果患者和医生都同意停止用药，药物治疗应逐渐减量，这期间超过 2～3 个月，并至少每月通过电话或当面进行随访。如果症状复发，患者应该重新用药治疗至少 3～6 个月。

当严重抑郁症患者经 2 个疗程的临床试验仍无效果时，考虑诊断为难治性抑郁症。必须审查和考虑到最初的诊断可能是不准确的。首次出现的抑郁症状可能是一种潜在的焦虑或认知障碍表现。冷漠可能是老年痴呆早期认知障碍的最初症状之一。然后我们必须核实患者确实收到医嘱用药。一个简单的调查可以发现，患者根本没有处方药或照顾者从未给予药物治疗。最后，我们必须确保患者用药有足够的临床试验（6～8 周），且在治疗剂量下进行这项试验。

评估经 2 种不同的药物治疗仍不起效的任何患者都应转诊到精神科进行加强治疗。如联邦政府资助的对难治性抑郁症的最大现状研究：测序替代治疗方法缓解抑郁（STAR*D）的试验中所示，持续性抑郁症患者经过几次用药治疗试验后有改善的潜力；然而，由于缓解概率的减少额外的治疗策略是必要的。在密切监测副作用的情况下低剂量的锂也可用于老年人。小剂量的碘塞罗宁（T3）可安全应用于甲状腺功能正常的患者。此外，2 种抗抑郁药物的联合应用可以是协同的，用 1 种低剂量的抗抑郁药提高另一类别抗抑郁药的疗效。

2. 联合心理治疗　已转诊心理治疗的患者仍然必须由他们的初级保健医生密切监测，因为与抗抑郁治疗相比患者往往更频繁地终止治疗。心理治疗的效果通常在 6～8 周明显。若单独心理治疗 12 周仍无明显效果则考虑增加药物治疗。心理治疗和药物治疗相结合可能会比任一种单独治疗中度抑郁症更有效。

▶ **预后**

抑郁症往往是一种慢性或复发和缓解交替的疾病。抑郁症更严重，症状持续存在，以及发作较之前频繁是预测抑郁症复发的最佳证据。严重抑郁症患者有终生自杀风险，男性约 7%，女性约 1%。

American Geriatrics Society 2012 Beers Criteria Update Expert Panel. American Geriatrics Society updated Beers Criteria for potentially inappropriate medication use in older adults. *J Am Geriatr Soc.* 2012;60(4):616-631.

American Psychiatric Association. *Diagnostic and Statistical Manual of Mental Disorders,* 4th ed. Washington, DC: American Psychiatric Association, 1994.

Hirschfeld RM, Keller MB, Panico S, et al. The National Depressive and Manic-Depressive Association consensus statement on the undertreatment of depression. *JAMA.* 1997;277(4):333-340.

Sable JA, Dunn LB, Zisook S. Late-life depression, How to identify its symptoms and provide effective treatment. *Geriatrics.* 2002;57(2):18-19, 22-23, 26 *passim.*

Whooley MA: Diagnosis and treatment of depression in adults with comorbid medical conditions: a 52-year-old man with depression. *JAMA.* 2012;307(17):1848-1857.

Whooley MA, Simon GE. Management depression in medical outpatients. *N Engl J Med.* 2000;343(26):1942-1950.

Wilson K, Mottram P, Sivanranthan A, Nightingale A. Antidepressants versus placebo for the depressed elderly. *Cochrane Database Syst Rev.* 2001;(2):CD000561.

自杀

许多抑郁的老年人企图自杀。初级保健者必须认识到抑郁症患者自杀的危险因素：老年；男性；单身，离婚，或分居及无子女；有自杀的个人或家族史；药物或酒精滥用；严重的焦虑或压力；身体疾病；有获得枪械或其他致命方法的具体自杀计划。保健者应询问患者是否想过伤害自己或结束他们的生命。如果患者是肯定的回答，医生应询问他们是否有计划，如果有的话，是什么样的计划。询问患者家里储存的药物或武器，也是评估自杀风险的关键。如果药物和武器被提供并不能从患者的家中取出，则考虑在患者的问题列表增加"武器在家里"突出显示潜在的自杀风险。有积极自杀意图和计划的患者，需要通过应急部门或地方的精神危机机组进行紧急精神鉴定。

双相情感障碍

诊断要点

▶ 躁狂发作史：装腔作势，睡眠需求减少，强制言语，思绪澎湃，注意力涣散，活动增加，过度消耗，性欲亢进。

▶ 可能与精神病有关。

▶ 抑郁发作与躁狂交替。

▶ 躁狂可能会首次出现在老年患者中，通常是有抑郁发作史的患者。

▶ 老年人的一般原则

双相情感障碍在老年人中不太常见，以＜1%的总体低流行率在社区居住的老年人中流行，但在一些养老院的老年人中则为10%。随着年龄的增长许多双向情感障碍的患者需要特殊考虑，因为出现并发症及对精神药物的耐受能力减弱。迟发性躁狂症常继发于基本的医疗条件，并经常与神经系统异常有关，如：脑血管意外和认知功能障碍。患有双向情感障碍的老年与仅患抑郁症的老年人相比10年内死亡率会增加（70%：30%）。

▶ 鉴别诊断

当患者符合躁狂发作的标准时即可诊断为双向情感障碍。躁狂发作被定义为一个明显异常并持续加重的时期，表现为异常欣快，情绪急躁及异常，有目的性的活动或能量持续增加，至少持续1周，并伴随＞3种的以下症状：自尊膨胀或装腔作势，睡眠需求减少，强迫性言语，思绪澎湃，注意力不集中，有目的性活动增加或躁动，而且过多的参与具有潜在惨痛后果的娱乐性活动。虽然抑郁症发作在双相精神障碍中是常见的，但它不是诊断必需的。躁狂症是抑郁症和双相情感障碍之间的关键鉴别点。

各种各样的条件都可能模拟躁狂发作。痴呆患者，尤其是额颞叶痴呆症，可能是去抑制和纵欲。脑肿瘤，脑血管意外和局部复杂癫痫发作，也可能导致怪异，去皮层抑制行为。容易发生谵妄的老年患者伴随过度反应的某些时期也可能有意识水平的消长变化。此外，在老年人中一些药物也可能起到意想不到的效果。糖皮质激素，甲状腺素和哌甲酯可能引起急性躁狂症。即使镇静药（如：苯二氮䓬）也可能在老年人中产生相反的影响，导致烦躁。在年轻人中，物质中毒或可卡因戒断，酒精，安非他明和内分泌疾病，如：甲状腺功能亢进或嗜铬细胞瘤，都可导致与躁狂症相似症状。

▶ 治疗

情绪稳定剂已成为双向情感障碍的标志性治疗药。在老年人中丙戊酸和卡马西平比锂更受青睐，因为锂的副作用大及中毒和起效的治疗窗较窄（表45-2），抗精神病药物可用于治疗双向情感障碍时急性躁狂发作，双向情感障碍的维持治疗，或存在精神病时的治疗。一般情况下，在老年人，尤其是女性中，新型抗精神病药物，如：奥氮平和利培酮，较引起锥体外系副作用和迟发性运动障碍高风险的神经松弛药的耐受性更好。此外，最近的数据表明传统的抗精神病药物，特别

表45-2 情绪稳定剂

通用名	商标名	初始剂量	目标剂量	评论
锂	Lithobid Eskalith	300mg qd 或 bid	600～1200mg/d bid 或 tid	监测药物水平，肾功能，甲状腺功能；利尿剂和 ACEI 增加药物浓度；避免脱水和 NSAID 导致的中毒
卡马西平	Tegretol	200mg qd 或 bid	400～1000mg/d	监测血常规，肝功能检查，药物浓度
丙戊酸	丙戊酸钠	250mg qd 或 bid	500～1500mg/d	监测血常规，肝功能检查，药物浓度

ACE：血管紧张素转化酶；NSAID：非甾体类抗炎药

是氟哌啶醇，与非典型抗精神病药物相比可显著升高死亡率。其中非典型抗精神病药奥氮平、利培酮、喹硫平、齐拉西酮和阿塞那平被批准用于治疗急性躁狂症，并作为锂或丙戊酸钠的辅助治疗。只有阿立哌唑被批准用于维持治疗双向情感障碍的单一治疗。抗抑郁药经常被用来作为抑郁症患者情绪稳定的辅助药物，不宜单独使用，因为其有使抑郁变成躁狂发作的风险。

焦虑和精神障碍

1. 惊恐障碍

诊断要点

▶ 突然、反复发作，突发恐慌、其特点是心悸、头晕、呼吸困难或窒息的感觉。
▶ 发作可能包括颤抖、胸部疼痛或不适、恶心、出汗、感觉异常和去人格化。
▶ 末日的感觉，对死亡的恐惧。
▶ 对未来发作的持续性担忧。
▶ 对有可能发病的地方存在恐惧（广场恐惧症）。

▶ 老年人的一般原则

恐慌症的终生患病率为 1.5%～2%，在初级保健机构则上升至 4%。社区居住者发生率 <1%。50%～65% 的恐慌症患者出现抑郁症；这些患者的自杀率要比没有惊恐障碍的抑郁症患者高 20%。恐慌症可能与广场恐惧症有关，这在老年人中是可以避免的。

▶ 鉴别诊断

惊恐发作被定义为强烈的恐惧或不适的突然增加，伴随 4 个或更多个以下症状：心悸；出汗；颤抖或晃动；气短；窒息的感觉；胸部疼痛或不适；恶心或腹部不适；头晕或站立不稳；发冷或热的感觉；麻木或刺痛；现实感丧失或去人格化；害怕失去平衡及对死亡的恐惧。恐慌症的 DSM-5

标准包括经常性的突发恐慌，至少发作 1 次，且在随后的 1 个月或更长时间内伴随以下 1 个或 2 个情况：对再次发作或其后果持续的关注或担心，或明显不适应与发作有关的行为改变。

因为老年人生理疾病的可能性比年轻人要高得多，所以在老年患者中惊恐障碍很难与危及生命的其他事件区分开来。急性冠脉综合征，心律失常，急性支气管痉挛和肺栓塞可能会与恐慌发作时症状一致。内分泌疾病，尤其是甲状腺功能亢进症和嗜铬细胞瘤，可以模拟恐慌症状。急性住院的患者在酒精、咖啡因、烟草戒断可表现为情绪激动、忧虑和其他身体症状。短效的抗抑郁药，抗焦虑药或阿片类镇痛药物突然停药也可引起恐慌症状。患有恐慌症的老年患者常合并精神疾病，如：创伤后应激障碍（PTSD），广泛性焦虑症和抑郁症。

▶ 治疗

CBT 已被证明能有效的治疗惊恐障碍。患者常于 12 周疗程后完全缓解。CBT 对复发的恐惧症和广场恐惧症的治疗特别有帮助。抗抑郁药，尤其是 SSR1 和 TCA 是有效的。苯二氮䓬类也可以在抗抑郁药或 CBT 产生临床效应前作为一个简短的辅助治疗。只要有可能，应避免长期应用苯二氮䓬类药物，因其可导致跌倒风险增加，认知障碍及产生依赖性。

也许治疗最重要的方面是对患者和家属的教育。理解恐慌症的症状和制定应对方案对疾病的有效管理是至关重要的。

2. 社会及特定恐惧症

诊断要点

▶ 恐惧症是一种非理性的恐惧，导致特定恐惧的对象，事件或情况故意回避。
▶ 接触这种恐惧的对象可能会导致恐慌症的类似症状发作。
▶ 患者意识到他或她的恐惧是不合理的。

▶ 老年人中的一般原则

老年人中恐惧症的患病率为 5%～6%。恐惧症类似于恐慌症的特点，但其通过特定事件被触发。迟发性恐惧症往往与最近的生活事件有关，如跌倒或受伤。社会恐惧症影响 3% 的老年人，可导致孤癖的增加。简单恐惧症比社会恐惧症更普遍，影响总人口的 5% 至 12%。

▶ 鉴别诊断

社会恐惧症，也称为社会焦虑症，DSM-5 标准的定义为：对社会环境显著和持续的恐惧或焦虑，接触时几乎总是会引起这些感觉。患者担心自己对社会状况的反应将受到负面评价，他们极为不安的避免或忍受这种情况。回避、恐惧或与局势相关的焦虑与实际构成的威胁是不成比例的，它干扰患者的职业或人际关系。特定恐惧症是对某些对象或情况的恐惧或焦虑，它与这些构成的实际危险并不成比例，可能导致患者不能正常发挥其能力。

在老年人中，新发的恐惧症状可能代表妄想与痴呆症或精神错乱有关。与恐惧症患者相比痴呆或谵妄患者通常不认为自己的想法是不合理的。恐惧症的不常见原因包括脑肿瘤或脑血管意外。恐惧症的精神病鉴别诊断包括抑郁症，精神分裂症和逃避型人格障碍。社会恐惧症和酒精依赖常同时存在；因此，探测酒精的使用是评估的重要组成部分。尽管恐惧障碍和惊恐障碍两者都可出现惊恐发作，但恐惧症患者不会经历反复意想不到的发作；相反，他们的焦虑症状总是与特定的对象或环境相关联。

▶ 治疗

特定恐惧症的一线治疗是行为疗法。疗法包括放松疗法，认知重建，并对害怕的对象或环境进行系统的接触。抗抑郁药的使用，尤其是 SSRIs 类药物，可能对广义社会恐惧症有效。在可以预见的担心事件或情况发生之前，使用 β- 肾上腺素能拮抗剂如：普萘洛尔也可能有效。苯二氮䓬的

使用可能是必要的，但一般应慎用，因为它影响平衡和认知能力。大多数患者能够适应和克服自己的恐惧，有相对正常的生活；如果不是，就应该参考精神卫生专家的评估。

3. 广泛性焦虑障碍

诊断要点

▶ 不切实际或过度担心两个或更多的生活环境。

▶ 担忧反复发作，且不易控制。

▶ 烦躁不安，疲劳，易怒，肌肉紧张，睡眠障碍等生理症状。

▶ 老年人的一般原则

焦虑症状往往是对周围环境的正常反应。焦虑症往往开始于成年早期，并以复发 - 缓解交替的形式持续一生。广泛性焦虑症的终生患病率为 5%；老年人患病率约 2% 至 7%。老年人因为孤独、不能自理、疾病、残疾和丧失亲人等焦虑症有所增加。

▶ 鉴别诊断

广泛性焦虑症的诊断特点是根据如下 DSM-5 标准：

- 过度焦虑和担心数天或至少 6 个月发生的事件或活动
- 担忧难以控制
- 焦虑和担心与以下至少三种症状相关：烦躁不安，易疲劳性，注意力难以集中，易怒，肌肉紧张，睡眠障碍

老年人中广泛性焦虑症的诊断可能会很复杂，因为许多潜在的疾病可能也有类似的症状。广泛性焦虑障碍的鉴别诊断包括前面所讨论的生理疾病的恐慌症。此外，慢性药物或药物的使用及停药也可能会导致焦虑症状。咖啡因，尼古丁和酒精是常见的罪魁祸首。老年患者对常用的非处方药非常敏感，如：伪麻黄碱，它可能引起烦躁不安，焦虑或混乱。高达 54% 的广泛性焦虑症患者伴

有抑郁症。强迫症，躯体障碍和人格障碍也可能表现为焦虑症状。如果诊断困难请精神科会诊。

▶ 治疗

CBT 是广泛性焦虑症最有效的治疗之一。放松技术和生物反馈也可缓解症状。一些抗抑郁药（帕罗西汀，文拉法辛缓释剂）也有显著抗焦虑作用，也对焦虑和抑郁有效。当抑郁和焦虑一起出现时，应先治疗抑郁症；这样做可以同时改善两种疾病的症状。抗焦虑药物如：丁螺环酮（5～30 毫克，每日两次）可能有效。苯二氮䓬类应该慎用于老年人，因为它们可能会导致相反的影响，也可能导致跌倒和认知障碍。

4. 创伤后应激障碍

诊断要点

▶ 创伤事件的暴露史。
▶ 侵入性的想法，做噩梦和倒叙。
▶ 逃避与创伤有关的思想，情感或情况。
▶ 孤立，疏远别人，感情麻木。
▶ 兴奋症状，如：睡眠障碍，易怒和警觉。
▶ 常与抑郁症和药物滥用有关。

▶ 老年人中的一般规律

创伤后应激障碍（PTSD）的终生患病率女性为 1.2%，男性为 0.5%。PTSD 的症状可能持续到老年。此外，症状可以被隐藏起来直到老年当患者有新的经历（死亡，内科疾病，残疾）触发对以前事件的记忆或因认知障碍或其他内科病而终生失去再发症状的能力。然而，一些研究表明，年龄的增加实际上可以预防创伤后应激障碍的发展。其他保护性因素，包括婚姻，社会支持，以及更高的社会经济地位。

▶ 鉴别诊断

DSM-5 标准，患者暴露在一个或多个下列的创伤性事件包括死亡或死亡威胁，严重伤害或性暴力。症状可以被划分为三个类别，并且可以持续 >1 个月。

1. 如下侵入症状 ≥1 种：复发性和侵入性记忆，梦想，分离性反应（如：倒叙），接触事件暗示的情况下感到痛苦，或在如此暗示下有明显的生理反应。

2. 伴随如下一点或两个的回避症状：避免与创伤有关的回忆，想法或感觉；避免与模拟创伤有关的外部提示（例如：人物，地点，活动）。

3. 认知和情绪的负面变化伴随以下内容 >2 种：不能回忆起有关创伤方面的事；对自己、他人或世界有夸大消极的信念或期望；扭曲责备自己或他人；持续的负面情绪（如：恐惧，愤怒，内疚，羞愧）；参与活动的兴趣不高；冷漠或疏远的感觉；无法体验积极情绪。

4. 如下兴奋症状 ≥2 种：烦躁不安或愤怒，鲁莽或自毁行为，过度警觉，过度惊吓反应，注意力不集中或睡眠障碍。

其他焦虑障碍的过度反应表现为与创伤后应激障碍患者相似的症状。重性抑郁症和适应障碍也可表现为麻木或回避症状。在丧失亲人期间，患者可出现幻视或梦见死者。其他精神性障碍可能与创伤后应激障碍混淆，创伤后应激障碍患者严重时也可能出现精神样症状。药物使用或停药也可导致症状出现。早期头部受伤导致的器质性脑综合征可能与创伤后应激障碍症状相似；幻视的存在提示有器质性损害。谵妄患者也可能会出现过度激动或容易产生错觉。创伤后应激障碍患者有抑郁和酗酒的高风险。

▶ 治疗

抗抑郁药，特别是 SSRI 和 TCA，用于治疗创伤后应激障碍。无论个人还是群体 CBTs 都是有效的，并且可以单独或与药物治疗结合使用。抗肾上腺素药如可乐定可能对促进觉醒有帮助，但是必须考虑其相关的副作用，如体位性低血压。然而，最近的试验已经证明哌唑嗪和 α- 肾上腺素能受体拮抗剂对 PTSD 的耐受性和有效性，特别是与创伤后应激障碍有关的噩梦。苯二氮䓬常可加重创伤后应激障碍的症状，应避免使用。抗精神病药物对相关精神症状（见表45-2）的治疗也是必要的；然而，最近的数据对利培酮（治疗创伤后应激障碍的一个非常广泛第二代抗精神处方药）的临床益处提出疑问，尤其是其潜在的副作用。

精神分裂症和精神障碍

诊断要点

► 在现实测试中丢失自我界限和严重损伤。

► 明显的妄想或听、视幻觉。

► 情感贫乏或不适当的影响。

► 混乱的言语，思维过程或行为。

► 自我界限的丧失和现实测试中的严重损害。明显的错觉或听觉或视觉上的幻觉。平板或不适当的影响。无组织的演讲、思维过程或行为。

► 老年人的一般原则

精神病的症状可能是由于一个长期持续到老年的精神疾病，也可能会首次出现在今后的生活与基础性疾病有关，特别是老年痴呆症。在老年人中精神分裂症约0.1%到0.5%。其他精神综合征如：偏执，其患病率是较高的，估计在老年人约4%至6%，并常与老年痴呆症有关。阿尔茨海默病患者精神病的发病率特别高；3年之内有50%明显精神病性症状被确诊。

► 鉴别诊断

精神分裂症的诊断标准包括≥2种以下特征且症状持续至少1个月；妄想，幻觉，言语混乱，严重紊乱或紧张的行为，或消极症状如：无精打采。这些症状也必须与工作、人际关系或自我照顾的功能障碍相关。患者通常不会自愿说出精神症状，除非在与医生建立相互信任的关系后被问及。如果怀疑精神病，对患者及家属进行视听幻觉，妄想，可参考的念头和偏执的构思过程是很重要的。视幻觉与潜在器质性病变有很大关系。

尤其在老年人中，新发精神症状有广泛而复杂的差异。新发作精神病症状可以归因于药物治疗，改变环境，器质性原因包括痴呆，或这些因素的联合。由于精神病可能是老年痴呆症的征兆，所有新发精神症状的老年患者应该有一个全面的认知评估。明显视觉幻觉是路易体痴呆的标志，阿尔茨海默病患者常有固定的想法认为有人偷了他们的财产或对婚姻不忠。与帕金森病相关的痴呆可表现精神分裂症的消极症状，如无精打采。

其他中枢神经系统疾病，如脑肿瘤，部分性癫痫发作，多发性硬化，或系统性红斑狼疮，也可引起精神症状。抑郁症或躁郁症患者也可能会出现精神特征。感染，内分泌疾病（甲状腺，糖尿病，肾上腺）和营养缺乏（维生素 B_{12}，硫胺素）可能导致精神症状。最后，老年患者对引起精神症状的药物特别敏感，如：类固醇或左旋多巴。有关患者的基本精神状态，精神病史和发病症状的鉴别诊断、间接信息在精神症状的评估中是至关重要的。

► 治疗

A. 药物疗法

非典型抗精神病药物，如：利培酮，奥氮平，喹硫平，齐拉西酮，阿立哌唑，是治疗精神症状的支柱并且被批准用于精神分裂症和双相情感障碍（表45-3）。由于锥体外系副作用的发生率较低的，这些试剂比老的抗精神病药物，如：氟哌啶醇和三氟拉嗪有更好的耐受性。多项研究的最新数据显示使用抗精神病药物增加老年患者的全因死亡率，尤其是老年痴呆患者。不同于老的抗精神病药，非典型抗精神病药物主要治疗阳性症状（如：妄想，幻觉），较新的药物可有效治疗正反两方面的精神症状（如：无精打采，回避社交）。较新药物的主要副作用是镇静和头晕。患者可能出现静坐不能和帕金森综合征（如：僵硬和刻板），虽然长期使用会引起迟发性运动障碍，但这些副作用的风险仍比高效的传统抗精神病药物低。利培酮与老年痴呆症患者中风的发病率升高有关。不像其他较新的药物，齐拉西酮似乎并不导致体重增加反而对肥胖患者的治疗是有效的。然而，它与 QT 延长有关，因此有潜在的传导疾病和 QT 间期延长的患者应避免使用。氯氮平经常用于重症抗精神病和停药引发的迟发性运动障碍患者的选择性治疗，然而，有 1% 至 2% 的粒细胞缺乏症风险，因此，需要每周监测血常规，此外，氯氮平和奥氮平都与血糖失调有关，因此应慎用于糖尿病患者。喹硫平与胆固醇水平增加有关；应常规监测血脂水平。在患有痴呆或急性谵妄的老年人中使用抗精神病药物的剂量通常比其他精神病规定剂量要低，或仅需短时使用（见表 45-3），因为在老年痴呆患者中这些药物携带治疗行为症状的 FDA 黑盒预警。（请参见第 22 章"认知障碍和痴呆"，痴呆及抗精神病药物使用的进一步细节。）

抗精神病药物恶性综合征（NMS）是一种与使用抗精神病药相关的危及生命的紧急情况。NMS 是心理状态的变化，僵硬，发热和植物神经不稳定的显著临床综合征，并与血浆肌酸磷酸激酶升高有关。虽然 NMS 是典型的强效精神病药物中（如：氟哌啶醇，氟奋乃静）最常见的情况，但每类抗精神病药都被卷入其中，包括低效力（如：氯丙嗪）和新型非典型抗精神病药物（如：利培酮，奥氮平），以及止吐的甲氧氯普胺。NMS 也可能发生在多巴胺能药突然减量或停用时，如：左旋多巴。在抗精神病药物治疗的几天到 2 周内，出现符合以下四条主要临床特征中的任何两条时，应怀疑为该综合征的可能。当怀疑 NMS 时，应停用精神安定剂并密切监测患者的临床症状和实验室检查结果。

为了减少精神药物不当使用，并提高长期护理工作中的护理质量，卫生保健财政管理局 1987 年的综合协调法案（OBRA）列出了治疗器质性脑疾病相关的精神障碍和激动行为的药物的适应证和处方准则。OBRA 需要在具体的目标症状和仔细监测副作用方面的应对的文件。为了避免长期用药的副作用，如：迟发性运动障碍，OBRA 还建议减少抗精神病药的剂量除非因症状严重而有临床禁忌。

表 45-3 常用抗精神病药物

通用名称	商品名	初始剂量（mg）	目标剂量[a]（mg/d）	给药途径
早期药物				
高效能 D2 拮抗剂[b]				
氟哌啶醇	氟哌啶醇	0.5	0.5~1	PO, IV, IM, depot
新型药物				
血清素多巴胺受体拮抗剂[c]				
利培酮	利培酮	0.5	1~1.5	PO, depot
奥氮平	再普乐	2.5	2.5~5	PO, IM
喹硫平	思瑞康	25	50~200	PO
喹硫平 XR	思瑞康 XR	50	50~200	PO
齐拉西酮	卓乐定	20BID	80BID	PO（与饭同服），IM
阿立哌唑	阿立哌唑	2.5	15	PO

[a] 目标剂量通常为器质性精神病或躁动的有效剂量，经与心理医生协商认为形式思维障碍的老年患者可能需要更高的剂量
[b] 典型抗精神病药与非典型抗精神病药物相比，锥体外系副作用的风险增加，包括静坐不能，运动徐缓，强直和迟发性运动障碍
[c] 非典型抗精神病药物可能会增加血糖和胆固醇水平，在用药初始就应密切监测血糖血脂

B. 行为疗法

行为治疗可能对精神症状的管理及急性发作控制后有效。提供一个稳定的生活环境是成功治疗精神病的关键。没有家人或工作人员严密监督遵守医嘱是很难的。成人日间设施为患者提供组织化的流程，并给护理人员以关键的休整机会，因此让患者留在该类社区的时间比没有家庭照护的时间更长。

American Psychiatric Association. *Diagnostic and Statistical Manual of Mental Disorders*. 5th ed: DSM-5. Washington, DC: American Psychiatric Association; 2013.

Dada F, Sethi S, Grossberg GT. Generalized anxiety disorder in the elderly. *Psychiatr Clin North Am*. 2001;24(1):155-164.

Howard R, Rabins PV, Seeman MV, Jeste DV. Late-onset schizophrenia and very-late-onset schizophrenia-like psychosis: an international consensus. *Am J Psychiatry*. 2000;157(2):172-178.

Lang AJ, Stein MB. Anxiety disorders: how to recognize and treat the medical symptoms of emotional illness. *Geriatrics*. 2001;56(5):24-27, 31-34.

Targum SD, Abbott JL. Psychoses in the elderly: a spectrum of disorders. *J Clin Psychiatry*. 1999;60 Suppl 8:4-10.

Weintraub D, Ruskin PE. Posttraumatic stress disorder in the elderly: a review. *Harv Rev Psychiatry*. 1999;7(3):144-153.

Whooley MA, Simon GE. Managing depression in medical outpatients. *N Engl J Med*. 2000;343(26):1942-1950.

Young RC. Bipolar mood disorders in the elderly. *Psychiatr Clin North Am*. 1997;20(1):121-136.

相关网站

Agency for Healthcare Research and Quality. AHCPR supported guidelines" for Diagnosis and Treatment of Depression in Primary Care. http://www.ahrq.gov/professionals/clinicians-providers/guidelines-recommendations/archive.html

American Association for Geriatric Psychiatry. http://www.aagponline.org

American Medical Association. http://www.ama-assn.org/ama/pub/physician-resources/public-health/promoting-healthy-lifestyles/geriatric-health.page?

Depression and Bipolar Support Alliance. http://www.dbsalliance.org/site/PageServer?pagename=home

Depression Awareness, Recognition, and Treatment (DART) program of the National Institute of Mental Health. http://www.nimh.nih.gov/health/topics/depression/index.shtml

Geriatric Mental Health Foundation. http://www.gmhfonline.org/gmhf

International Foundation for Research and Education on Depression (iFred). http://www.ifred.org

National Alliance of Mental Illness. http://www.nami.org/

National Center for PTSD. http://www.ptsd.va.gov/

National Mental Health Association (Campaign on Clinical Depression). http://www.mentalhealthamerica.net/go/depression

第46章
性健康与性功能障碍

Angela Gentili, MD
Michael Godschalk, MD

诊断要点

▶ 性功能障碍在老年男性和女性中比较常见的，它是由生理变化，生活习惯，心理因素及年龄相关疾病共同引起。

▶ 老年男性中性功能障碍的最常见类型是勃起功能障碍，其最常见的病因是血管疾病。

▶ 老年女性中性功能障碍常常是多因素的，包括雌激素缺乏导致阴道干涩，睾酮缺乏使性欲降低。

▶ 性功能障碍评估包括一个完整的性史，药物回顾，有针对性的体检及实验室检测。

▶ 老年人中的一般规律

虽然老年男性和女性仍然对性有兴趣，但随着年龄增加性活动随之下降。在马萨诸塞州男性衰老研究中，超过 60% 的 70 岁男性有勃起功能障碍，伯纳多牧场研究，32% 的 65 岁以上女性在过去 4 周有性活动，但只有 13% 的 80 岁以上女性有性活动。这种性活动的减少可能对生活质量有负面影响。幸运的是，对男性和女性的性功能障碍可以有效地治疗。

在男性中，与年龄相关的生理变化影响性功能。垂体 - 下丘脑 - 性腺轴的改变可能会导致性功能低下和性欲减退。阴茎神经支配的变化使其更难以勃起，达到高潮的时间延长并延长不应期

（勃起后射精需要的时间）。增加射精时间可提高过早射精者的性功能。

在女性中，性反应 4 个阶段（兴奋，平台，高潮和消退）的变化与衰老有关。在兴奋期，生殖器充血减少。阴道润滑减少，女方可能需要更长时间的爱抚及温柔刺激达到足够的润滑性。在平台期，阴道有较少扩张和血管充血。在性高潮时，尽管老年妇女仍然可以达到多次性高潮，但只有较少和较弱的收缩。在消退期，血管充血很快消退。年轻女性的 4 个阶段可能顺序不同，或重叠，有些人可能不存在。例如：欲望并不总是先于兴奋。一个老年妇女从事性行为，并不是由于性欲，而是出于她的合作伙伴的欲望。如果刺激是恰当的，她保持关注，那么她的兴奋和性欲会加剧。积极的经历增加她的兴趣而消极的经历（例如：性交疼痛）可能会降低她对性的兴趣。

此外，与衰老相关的生理变化、生活方式的选择、心理因素、年龄相关疾病及其治疗都可能影响男性和女性的性功能。

▶ 预防

A. 男性

老年男性中性功能障碍最常见的原因是勃起功能障碍（ED）。美国国立卫生研究院（NIH）定义 ED 为一贯无法实现和（或）维持勃起以完成令人满意的性活动。如上所诉，超过 60% 的 70 岁

男性；无法达到硬性勃起。ED 是男性中最常见的慢性疾病，其最常见原因是血管疾病。

血管疾病的危险因素包括缺乏运动，糖尿病，高脂血症，高血压和吸烟。在许多情况下，这些疾病通过饮食和生活方式的改变是可以预防。ED 与血管疾病之间是有相关性，ED 是发生血管事件的标志，例如：心肌梗死和中风。然而，在小于 60 岁的男性和糖尿病患者中 ED 可能是心血管疾病的一个先兆。

糖尿病（DM）对男性性功能的影响最大。DM 中勃起功能障碍的风险直接与糖尿病持续时间，Ale 水平，年龄增加相关。糖尿病早期积极控制可预防 ED 或延缓其发病。

ED 的第二个常见原因是神经源性。自主神经功能障碍可见于糖尿病，帕金森病阻碍阴茎血管扩张和勃起。糖尿病可引起血管性和神经性 ED。神经性 ED 常见于前列腺切除术或前列腺癌放射治疗后。神经保留手术降低了这种风险。

ED 的另一个常见原因是药物。抗胆碱能药物，如：抗精神病药物和奥昔布宁，阻碍副交感神经介导的血管舒张功能。抗高血压药物，包括 β 受体阻滞剂和噻嗪类利尿剂，也增加 ED 的风险。血管紧张素转换酶抑制剂和钙通道阻滞剂不会对勃起产生不利影响。

心理性 ED 是最常见的病因。心理性 ED 的患者通常突然发生勃起功能障碍与他们的生活事件相关（与伴侣吵架，失去工作等）。此外，造成 ED 的非心因病因可能有焦虑和（或）抑郁症。

雄性激素在 ED 中的作用是有争议的。低睾酮与性欲下降有关，但男性性腺功能减退仍然可以达到勃起以及大多数有勃起功能障碍的男性睾丸激素水平却正常。动物研究表明，硬性勃起需要雄激素。研究还表明，雄激素替代的性腺功能减退的男性对磷酸二酯酶 5 型抑制剂的反应提高。

男性早泄（PE）发生率约 30%。这些患者也被称为"快速射精"。PE 被定义为以最小刺激达到高潮。最常见的原因是神经生理学。PE 也可以是心理因素。大多数 PE 为慢性。急性 PE 起病的患者可能有前列腺感染（前列腺炎）。随着年

龄的增加，PE 减少是因为阴茎神经支配的变化导致阴茎感觉减低。

逆行射精是糖尿病或曾接受经尿道前列腺切除术患者常见的主诉。在这两种情况下，射精时近端括约肌不能关闭导致精液进入膀胱。

男性不能达到高潮并不常见。它可能是由于神经损伤（前列腺癌，前列腺癌根治术，或 DM），或者是药物诱导的（加巴喷丁）。若不停用加巴喷丁，治疗通常是不成功的。

B. 女性

更年期雌激素水平下降引起阴道干涩对性倾向有负面影响。阴道正常 pH 值为 3.5～4.5；绝经后增加至 7.0～7.39。pH 值高于 5 会使泌尿生殖道萎缩及膀胱感染的风险增加。

身体状况差和患有糖尿病的妇女都不太可能比老年女性性欲旺盛。

只有性功能障碍对女性造成显著困扰时才称为"功能紊乱"，所以，如果缺乏对性的兴趣并没有困扰女性，则不能被诊断为性功能障碍。根据主要问题是否为以下 4 种情况之一将女性性功能障碍进行分类：兴奋、性高潮、欲望或疼痛。

与男性相似，女性性欲是依赖于睾酮。雌激素替代疗法可以改善阴道萎缩的症状，但对性欲和性生活满意度的影响不大。卵巢和肾上腺是雄激素的主要来源。睾酮缺乏的影响最初是在治疗卵巢和肾上腺切除的晚期乳腺癌患者时被确定的。当缺乏雄激素时，女性性欲减退。由于血浆总睾酮和游离睾酮没有规范的数据且雄激素缺乏也没有明确的临床综合征，内分泌学会不建议给予雄激素缺乏症的诊断。

老年女性性功能障碍的病因取决于患者是否有性欲减低，润滑减少，高潮延迟或缺乏，或性交疼痛（表 46-1），但原因通常是多方面的。例如：患者可能因为身体不好和药物的副作用性欲减少，并在同一时间有性交疼痛。

性交疼痛或"性交痛"可由心理或器质性因素或它们的组合所引起。性交疼痛的最常见原因是绝经后雌激素缺乏引起的阴道萎缩。经历疼

表 46-1　老年女性性功能障碍的治疗方案

症状	常见病因	治疗
欲望减低	自然绝经或手术导致的性功能低下 慢性疾病 抑郁症 药物相关问题	在女性中睾酮补剂（OL）未被 FDA 批准 潜在疾病的治疗 抗抑郁药物 婚姻治疗 摄入药物的评估
减少润滑	绝经后阴道干燥或萎缩 抗胆碱能药物	较长的前戏，经常性交，润滑剂，局部应用雌激素 回顾药物，包括 OCT
高潮延迟或缺乏	神经系统疾病，糖尿病 心理问题	潜在疾病的治疗 认知行为治疗，手淫，凯格尔练习
性交痛	器质性原因 阴道干涩，萎缩 阴道痉挛（阴道不自主收缩）	基本身体状况治疗 较长的前戏，经常性交，润滑剂，局部应用雌激素 心理治疗，认知行为治疗

OL：超说明书用药；OTC：非处方药

经老年病学审查教学大纲批准转载：老年医学的核心课程，第 7 版；美国老年医学会，2010

痛的恐惧可能会引起性交痛，因为它使妇女性欲激起及阴道润滑的能力受限。性交疼痛的其他原因包括缺乏润滑，阴道痉挛，局部阴道感染，膀胱炎，前庭大腺囊肿，甚至是男性技术差。疼痛来源于骨盆，并且可以归因于性交过程中女性的位置，后倾子宫，术后粘连，骨盆肿瘤，子宫内膜异位症，盆腔炎，卵巢囊肿，或者尿路感染。

▶ 临床表现

A. 症状和体征

1. 男性　男性患者性功能障碍评价包括了解其性史，体检和一些实验室测试。患者可能不愿意谈论自己的性功能，通过勃起功能障碍的国际指标（IIEF-5）可以开始此讨论。该 IIEF-5 是一种自我管理，由过去一个月中的有关性功能的 5 个问题组成。男性患者可以在就诊前完成该 IIEF-5。

获得完整的病史，是性功能障碍的评价中最重要的组成部分。第一步是要确定该问题的具体性质。患者是否有性欲减退，很难获得和（或）维持勃起、PE、逆行性射精或性高潮障碍？

然后应该再问患者关于发作的问题（渐进性

与伤感），存不存在睡眠相关性勃起，以及他尝试过的任何治疗（包括处方药和非处方药）。有勃起功能障碍的患者，发作及睡眠相关的勃起存在与否（SAE）可以帮助进行心理性、药物诱导和器质性 ED 之间的区分。心理性 ED 为突然发病，但仍然有 SAE。药物引起的 ED 是突然发病，但否认有 SAE。最后，器质性 ED 患者为逐渐发生且存在 SAE。

体检针对性腺功能减退症、血管和神经系统疾病的迹象。性腺功能低下的症状包括男性乳房发育、体毛减少、阴毛稀疏或女性乳房缩小。血管检查包括杂音检查和触诊足背动脉搏动。神经系统检查包括直肠括约肌张力、球海绵体肌反射和深腱反射消失。在直肠检查时应检查前列腺结节。最后，阴茎应检查斑块（阴茎硬结症）。

2. 女性　对于男性来说，评价的最重要的部分是完整详细的病史，但老年妇女可能不愿意谈论她的性功能。有几个以自述和访谈为基础的筛查工具，一个简单的筛查仅包括 3 个问题：

（1）你性活跃吗？

（2）是否有任何问题？

（3）你有性交疼痛吗？

如果女性对自己的性生活不满意，那么就有必要进一步追问，以了解这个问题是否主要与肛交、性欲、性高潮、疼痛或多方面有关。针对这个问题，应询问女性问题持续的时间及一致性，夫妻关系及性沟通情况，性生活时的想法，是否有足够且充分的阴道润滑，是否有抑郁症状以及是否有负面经历，比如强奸、虐待儿童，或者家庭暴力情况。

病史是重要的，因为一些慢性疾病会导致性功能障碍：糖尿病和引起衰弱及功能不良的其他原因如风湿性疾病，导致自我情况较差的手术，如：乳房切除术、造瘘口的存在、晚期盆腔器官脱垂或尿失禁。在一项研究中，22% 的尿失禁女性担心性交时会排尿。

临床医生应该问出一个完整的用药史，因为一些药物可以导致性功能障碍，包括选择性五羟色胺再摄取抑制剂、抗精神病药、抗高血压药、抗雌激素、抗雄激素、酒精和非法／毒性药物。长期使用阿片类药物可通过阿片样物质诱导雄激素缺乏而影响性功能。抗胆碱能药物可减少正常的阴道润滑。

在老年女性患者中，体格检查是根据病史描述的症状来指导进行，对于没有接受定期医疗保健的老年女性来说尤为重要。如果患者抱怨阴道干燥和（或）性交困难则应该行盆腔检查。该检查还应当包括血压和外周血管（因为血管疾病影响脉冲兴奋）、肌肉骨骼检查（因为风湿性疾病可引起疼痛和性活动困难）、甲状腺检查（因为甲状腺功能减退可引起欲望或冲动的下降）及神经病变筛查（因为神经系统疾病可以引起欲望、兴奋和性快感的缺乏）。

B. 临床表现

1. 男性　对男性的性功能障碍的实验室评估应包括糖化血红蛋白、脂质和总睾酮水平。由于它的昼夜分泌规律，睾酮应该在早上 8 点到 10 点之间获得。如果睾酮很低，则应该重复检测并检查促黄体生成素（LH）水平。如果睾酮低，LH 高水平，说明问题出在睾丸。如果睾酮低，LH 低或

正常，患者有下丘脑或垂体的疾病，则需要进一步的检查。

2. 女性　常规的实验室测试对评估女性性功能障碍是没有必要的。睾酮水平与性功能没有关联性。仅当病史或体格检查有异常时行催乳激素和促甲状腺激素水平的测定。

▶ 治疗

1. 男性　男性治疗的选择取决于的性功能障碍的病因。心理性 ED 的男性，探讨和安慰常常是有效。如果患者持续存在 ED，则有必要转诊到性治疗师。

性欲减退的男性患者是性腺功能减退，睾酮替代疗法可能会提高他们的性欲。睾酮治疗的禁忌证包括前列腺癌或乳腺癌、红细胞增多症、严重下尿路症状或阻塞性睡眠呼吸暂停病史。

神经生理 PE 可用延缓射精的药物治疗。这些药物包括血清素再摄取抑制剂，α 受体阻滞剂，以及局部麻醉剂。如果患者有前列腺炎，抗生素通常能够治愈 PE。有心理性 PE 的患者，心理治疗可能会有所帮助。

逆行射精是一种良性状态，安慰是主要的治疗方法。应该提醒患者的是，即使没有明显的射精，仍然是可能受孕的（如果他的搭档是高度可能受孕的）。

男性性功能障碍中最常见的原因是 ED。然而，在治疗 ED 前临床医生需要确定患者从事性行为是否是安全的。性交过程中在上面的人消耗的能量相当于爬上 2 层楼梯。如果患者久坐不动并有心脏危险因素（高血压，糖尿病，高脂血症，或吸烟）和（或）可知的心血管疾病，心脏评估，包括压力测试要在 ED 开始治疗之前。

药物引起的 ED 患者，如果可能的话应停药或改为另一种药／不同类药物。例如：更换与勃起首先的 β 受体阻滞剂，如：钙通道阻滞剂。值得注意的是，药物引起的 ED 患者往往有潜在的心血管疾病，现在通过药物揭露。如果 ED 长期存在，患者可能没有看到更换药物对他们勃起功能的改善。

然而，在大多数情况下，ED 是由血管和（或）神经系统疾病引起的。食品和药物管理局（FDA）批准唯一的治疗勃起功能障碍的是电真空器件，磷酸二酯酶 5 抑制剂，尿道内栓剂和海绵体内注射血管扩张剂（表 46-2）。

a. 真空缩窄装置： 真空缩窄装置（VCD）于 1917 年被授予专利。它的工作原理是用连接到泵的塑料管插入患者的阴茎。然后将空气从管中泵出所得到的真空管使血液流入阴茎，并使其勃起。橡胶环滑出管到阴茎的基部，环捕获阴茎处的血液，从而维持勃起。患者或他们的伴侣可能不愿意去尝试 VCDs，因为它们是无意识和自发的性欲。然而，70%～80% 的 VCDs 尝试患者是成功的。男人应该被警告不要带环超过 30 分钟，因为这环就像一个止血带。电池供电泵可用于患有关节炎或使用手动泵能力受限的情况。

b. 磷酸二酯酶 5 抑制剂： 当一个人变得兴奋，阴茎神经刺激导致一氧化氮合成酶的活化。一氧化氮合成酶催化产生 L- 精氨酸一氧化氮。一氧化氮扩散到阴茎的平滑肌细胞和激活脒基化酶产生环磷酸鸟苷（cGMP）。cGMP 使平滑肌松弛导致血管扩张和勃起。cGMP 的是 5 型磷酸二酯酶（PDE5）代谢产物。PDE5 抑制剂减少 cGMP 的分解，从而增加血管舒张和勃起。

美国 FDA 批准的 PDE5 抑制剂有 4 个：阿伐那非（阿伐那非®）、西地那非（万艾可®）、他达拉非（希爱力®）和伐地那非（艾力达®）。阿伐那非、西地那非和伐地那非是"按需"服用的，他达拉非有"按需"和每天用药剂量。除每天用药的他达拉非，这些药物应在性活动开始前至少 30 分钟服药。阿伐那非的起始剂量是 100 毫克，西地那非25 毫克，他达拉非 10 毫克，伐地那非 5 毫克。他

表 46-2 ED 的非手术治疗

治疗方案	用药途径	剂量	成本/剂	常见的不良反应	严重不良影响
真空设备	EXT	—	$100	触摸阴茎低温 环可能会导致阴道发炎	环滞留 > 30 分钟可能会导致阴茎缺血 镰状细胞贫血患者不能使用
西地那非	PO	2～100mg	$21	红斑，潮红，消化不良，头痛，失眠，视觉障碍，鼻出血，鼻充血，鼻炎	心肌梗死，伴血管鼻塞危险的镰状细胞性贫血，非动脉炎性缺血性视神经病变，突发性耳聋，阴茎异常勃起
伐地那非	PO	5～20mg	$16～$19	潮红，头晕，头痛，鼻炎	胸痛，MI，QT 间期延长，惊厥，非动脉炎性缺血性视神经病，突发性耳聋，阴茎异常勃起
他达拉非	PO	5～20mg	$5～$22	潮红，消化不良，恶心，背痛，肌肉痛，头痛，鼻咽炎	心绞痛，Stevens-Johnson 综合征，咳嗽变异性哮喘，癫痫，非动脉炎性缺血性视神经病，突发性耳聋
阿伐那非	PO	5～200mg	难以获得	潮红，腰酸，头痛，鼻塞，鼻咽炎	阴茎异常勃起，非动脉炎性缺血性视神经病变，突发性耳聋
前列地尔	TU	125～1000mcg	$52～$60	尿道不适，阴茎疼痛，睾丸疼痛	阴茎异常勃起
前列地尔	ICI	1.25～60mcg	$50～$65	阴茎疼痛，睾丸疼痛，阴茎纤维化	阴茎异常勃起

CVA：心脑血管意外；EXT：外用；ICI：海绵体内；MI：心肌梗死；PO：口服；TU：经尿道
药物成本数据来自 Epocrates®；真空器件成本数据来自互联网；药物不良事件来自 MicroMedex®

达拉非的每天用量是 2.5 毫克。

副作用通常较轻微且与平滑肌松弛有关,包括头痛、面部潮红、食管反流和鼻炎。西地那非可能导致"蓝色薄雾"现象,由于其对视网膜 PDE6 影响产生的一过性色觉障碍。他达拉非影响 PDE11 可能会导致肌肉疼痛和背部疼痛。非动脉炎性前部缺血性视神经病变导致的视力减退,在少数服用 PDE5 抑制剂的男性曾报道有突发性耳聋的发生。这些事件和 PDE5 抑制剂之间的关系尚不清楚。然而,患者应被告知停止服用 PDE5 抑制剂,并立即治疗视力或听力的突然减弱或丧失。

因为它们的作用机制,PDE5 抑制剂加强硝酸盐的影响,并可能会造成严重的低血压和死亡。禁忌 PDE5 抑制剂与任何形式的硝酸酯类药物联合使用。此外,由于 PDE5 抑制剂是血管扩张剂,它们可以增强抗高血压药的降压作用。患者要特别注意可能会引起体位性低血压症状,有显著肝脏或肾脏疾病,或服用人细胞色素 P450 酶抑制剂的患者使用 PDE5 抑制剂时应减少剂量。

有许多非 FDA 批准的治疗 ED 的非处方药口服药。育亨宾是最常用的治疗 ED 的非处方药之一。它会阻断突触前 α2 受体,可以提高性欲,增加流入阴茎的血液。从作者患者的病报来看,育亨宾不是一种有效的治疗 ED 药物。

如果患者 VCD 和 PDE5 抑制剂失败,下一步可能经尿道注射前列地尔(尿道系统注药勃起或 MUSE®)。前列地尔(前列腺素 E)增加环磷酸腺苷,从而导致血管舒张和勃起。前列地尔可以尿道丸剂给药或阴茎注射给药,可将颗粒用塑料施用器置入尿道。它会溶解并被周围组织吸收而产生勃起。它适用于约 50% 的老年患者。副作用包括尿道灼痛,延长勃起(异常勃起)和低血压。

海绵体内注射(ICI)前列地尔(凯威捷® 或 Edex®)是一个非常有效的治疗 ED 的方法。不幸的是,它是不太可行的治疗,因为它需要每次患者想进行性交时再注射入阴茎。ICI 的一些副作用是阴茎疼痛、阴茎异常勃起、阴茎纤维化(佩罗尼病)。

2. 女性 第一步是评估目标和建立合理的期望。应该解决导致性功能障碍的医疗情况,评估药物,尽量减少性方面的副作用。

萎缩性阴道炎和润滑降低引起的性交困难对局部应用低剂量雌激素反应良好(表 46-3)。阴道吸收雌激素依赖于剂量。2008 年,FDA 批准了一种低剂量共轭雌激素乳膏治疗方案(0.3 毫克,每周两次),因为它不会导致子宫内膜的显著增生。阴道雌二醇环或药片提供低剂量,雌激素较低的局部吸收。Cochrane 系统评价,因为阴道环的易用性和舒适性受到女性的青睐。根据 2012 年美国老年学会比尔斯标准,低剂量的阴道雌激素甚至用于乳腺癌妇女是安全的,特别是在雌二醇 < 25 微克每周两次的剂量下。性交时用非激素保持阴道润滑对阴道干涩是有帮助的,但他们不会逆转阴道的萎缩性改变。此外,通过定期性交的局部刺激有助于保持健康的阴道黏膜。较长的前戏可以有更多的时间使阴道润滑,就像老年男性往往需要较长和更直接的刺激来达到足够的勃起。

性欲下降的性欲障碍可能会对低剂量睾酮贴剂有反应。几个随机试验表明,低剂量的睾酮贴剂可改善性欲降低女性的性欲,性欲降低由全身应用雌激素伴或不伴或孕激素,手术或自然绝经引起。雄激素副作用,如:痤疮和多毛症比较罕见。就像在口服甲睾酮研究观察中看到的那样,高密度脂蛋白 - 胆固醇并没有减少。最近,它表明了该睾酮贴片对自然或手术诱导绝经的妇女是有效的,此类妇女虽性欲降低,但它们不是雌激素 / 孕激素的共同使用者。副作用(头发生长)对女性来说是可以接受的,并没有让他们停止服药。虽然睾酮贴剂似乎有效,但其长期安全性数据有限:1 随访研究表明服用雌激素的女性 4 年后安全性良好(Nachtigall 等,2011)。在欧洲绝经后妇女使用 300 微克睾酮贴剂是有效的(Intrinsa® 宝洁制药)。在美国,FDA 没有批准睾丸激素制剂用于女性,将等待更多的长期安全性数据。

尿失禁的治疗可改善性功能,尤其是对性交失禁的患者。如果性交失禁是由逼尿肌过度活动引起的,约 60% 的有抗毒蕈碱剂的患者可被治愈。

由于老年女性性功能障碍的原因往往是多种

表46-3　少量全身吸收的低剂量外用雌激素

雌激素	剂量	评论
乳霜：结合雌激素（Premarin® 霜）	连续治疗方案：0.5g 或 1/8 敷贴（0.3mg 结合雌激素）2 次 / 周	2008 年低剂量被 FDA 批准治疗中度至重度性交痛
片剂：片剂雌二醇 10 微克（Vagifem®）	10μg 每天 ×2 周，然后每周两次	2010 年 10μg 片剂取代了 25μg 片剂
环：雌二醇环 2 克（Estring®）	7.5μg/24 小时，超过 90 天	因其易用性和舒适性往往是女性的首选

因素共同作用的，因此团队合作可能是最有效的方法。初级保健提供者处理医疗保健问题和药物审查。物理 / 职业治疗师可以改善行动不便患者的功能。如果性交困难不是由生殖器萎缩引起或对外用雌激素没有反应，可能需要妇科转诊。性治疗师可以对老年夫妇进行性方面的教育，以及随着年龄的增长而发生的变化。夫妻关系心理治疗师可以解决夫妻之间的冲突或沟通不畅，如果存在潜在的抑郁、焦虑或药物滥用，可以给予适当的其他心理健康推荐。

American Geriatrics Society 2012 Beers Criteria Update Expert Panel. American Geriatrics Society updated Beers Criteria for potentially inappropriate medication use in older adults. *J Am Geriatr Soc.* 2012;60(4):616-631.

Bacon CG, Hu FB, Giovannucci E, Glasser DB, Mittleman MA, Rimm EB. Association of type and duration of diabetes with erectile dysfunction in a large cohort of men. *Diabetes Care.* 2002;25(8):1458-1463.

Bachmann G, Lobo RA, Gut R, Nachtigall L, Notelovitz M. Efficacy of low-dose estradiol vaginal tablets in the treatment of atrophic vaginitis: a randomized controlled trial. *Obstet Gynecol.* 2008;111(1):67-76.

Basson R. Women's sexual dysfunction: revised and expanded definitions. *CMAJ.* 2005;172(10):1327-1333.

Basson R. Clinical practice. Sexual desire and arousal disorders in women. *N Engl J Med.* 2006;354(14):1497-1506.

Carey JC. Pharmacological effects on sexual function. *Obstet Gynecol Clin North Am.* 2006;33(4):599-620.

Daniell HW. Opioid endocrinopathy in women consuming prescribed sustained-action opioids for control of nonmalignant pain. *J Pain.* 2008;9(1):28-36.

Davis SR, Davison SL, Donath S, Bell RJ. Circulating androgen levels and self-reported sexual function in women. *JAMA.* 2005;294(1):91-96.

Davis SR, Moreau M, Kroll R, et al; APHRODITE Study Team. Testosterone for low libido in postmenopausal women not taking estrogen. *N Engl J Med.* 2008;359(19):2005-2017.

Davis SR, Braunstein GD. Efficacy and safety of testosterone in the management of hypoactive sexual desire disorder in postmenopausal women. *J Sex Med.* 2012;9(4):1134-1148.

Feldman HA, Goldstein I, Hatzichristou DG, Krane RJ, McKinlay JB. Impotence and its medical and psychosocial correlates: Results of the Massachusetts Male Aging Study. *J Urol.* 1994;151(1):54-61.

Frank J, Mistretta P, Will J. Diagnosis and treatment of female sexual dysfunction. *Am Fam Physician.* 2008;77(5):635-642.

Gorkin L, Hvidsten K, Sobel RE, Siegel R. Sildenafil citrate use and the incidence of nonarteritic anterior ischemic optic neuropathy. *Int J Clin Pract.* 2006;60(4):500-503.

Graziottin A. The aging woman. *J Mens Health Gend.* 2006;3(4):326.

Guay AT. Testosterone and erectile physiology. *Aging Male.* 2006;9(4):201-206.

Impotence. *NIH Consensus Statement.* 1992;10(4):1-33.

Kaiser FE. Sexuality in the elderly. *Urol Clin North Am.* 1996;23(1):99-109.

Kammer-Doak D, Rogers RG. Female sexual function and dysfunction. *Obstet Gynecol Clin North Am.* 2008;35(2):169-183, vii.

Kaplan HS, Owett T. The female androgen deficiency syndrome. *J Sex Marital Ther.* 1993;19(1):3-24.

Krychman ML. Vaginal estrogens for the treatment of dyspareunia. *J Sex Med.* 2011;8(3):666-674.

Maggi M, Filippi S, Ledda, F. Erectile dysfunction: from biochemical pharmacology to advances in medical therapy. *Eur J Endocrinol.* 2000;143(2):143-154.

Masters WH, Johnson VE. Sex and the aging process. *J Am Geriatr Soc.* 1981;29(9):385-390.

Miner M, Seftel AD, Nehra A, et al. Prognostic utility of erectile dysfunction for cardiovascular disease in younger men and those with diabetes. *Am Heart J.* 2012;164(1):21-28.

Nachtigall L, Casson P, Lucas J, et al. Safety and tolerability of testosterone patch therapy for up to 4 years in surgically menopausal women receiving oral or transdermal oestrogen. *Gynecol Endocrinol.* 2011;27(1):39-48.

Penay N, Al-Azzawi F, Bouchard C, et al. Testosterone treatment of hypoactive sexual desire disorder (HSDD) in naturally menopausal women: the ADORE study. *Climateric.* 2010;13(2):121-131.

Plouffe L Jr. Screening for sexual problems through a simple questionnaire. *Am J Obstet Gynecol.* 1985;151(2):166-169.

Ratner ES, Erekson EA, Minkin MJ, Foran-Tuller KA. A special focus on women with gynecologic pathology. Sexual satisfaction in the elderly female population. *Maturitas.* 2011;70(3):210-215.

Rhoden EL, Ribeiro EP, Riedner CE, Teloken C, Souto CA. Glycosylated haemoglobin levels and the severity of erectile function in diabetic men. *BJU Int.* 2005;95(4):615-617.

Rosen RC, Barsky JL. Normal sexual response in women. *Obstet Gynecol Clin North Am.* 2006;33(4):515-526.

Rosen RC, Cappelleri JC, Smith MD, Lipsky J, Peña BM. Development and evaluation of an abridged 5-item version of the International Index of Erectile dysfunction (IIEF-5) as a diagnostic tool for erectile dysfunction. *Int J Impot Res.* 1999;11(6):319-326.

Sainz I, Amaya J, Garcia M. Erectile dysfunction in heart disease patients. *Int J Impot Res.* 2004;16(Suppl 2):S13-S17.

Serati M, Salvatore S, Uccella S, Nappi RE, Bolis P. Female urinary incontinence during intercourse: a review on an understudied problem for women's sexuality. *J Sex Med.* 2009;6(1):40-48.

Suckling J, Lethaby A, Kennedy R. Local estrogen for vaginal atrophy in postmenopausal women. *Cochrane Database Syst Rev.* 2006;4:CD001500.

Thompson IM, Tangen CM, Goodman PJ, Probstfield JL, Moinpour CM, Coltman CA. Erectile dysfunction and subsequent cardiovascular disease. *JAMA.* 2005;294(23):2996-3002.

Trompeter SE, Bettencourt R, Barrett-Connor E. Sexual activity and satisfaction in healthy community-dwelling older women. *Am J Med.* 2012;125(1):37-43.e1.

Weismiller DG. Menopause. *Prim Care.* 2009;36(1):199-226, x.

Wierman ME, Basson R, Davis SR, et al. Androgen therapy in women: an Endocrine Society Clinical Practice guideline. *J Clin Endocrinol Metab.* 2006;91(10):3697-3710.

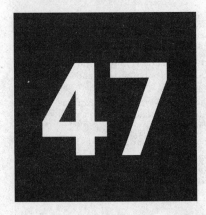

第 47 章
常 见 感 染

Lona Mody, MD, MSc
James Riddell IV, MD
Keith S. Kaye, MD, MPH
Teena Chopra, MD, MPH

诊断要点

▶ 老年人诊断感染较困难可能是因为非典型的表现和认知功能障碍的频繁出现。

▶ 谵妄,跌倒,或功能下降可能出现,有时甚至是感染的唯一迹象。可能不伴发热。

▶ 肺炎,流感和其他呼吸道感染的常见后果是住院和死亡。

▶ 尿路感染最常过度诊断为细菌感染。无症状性菌尿是老年人常见的,且不需要治疗。

▶ 慢性疾病的优化管理,免疫接种,预防褥疮,注意预防感染,如:手卫生依从性,合适的衣服和手套使用,口腔卫生和明确抗生素使用情况都是关键的减少感染的预防措施,并加强老年人专业护理设施的护理质量。

▶ 老年人的一般原则

感染仍然是老年人发病和死亡的主要原因。随着在癌症治疗和心血管疾病方面的显著进步,由感染性疾病引起的死亡似乎是上升的。肺炎,流感和菌血症均排在老年人死亡原因的前十位中。每年专业护理机构大约有 150 万~200 万人发生感染,也成为他们能否保证医疗质量的一个主要问题。感染可导致这部分人群的住院率增加,他们接触到的医院内病原菌和由此产生一系列并发症,如:功能障碍、谵妄、褥疮和不良事件。

老年人中常见的感染包括尿路感染、上呼吸道和下呼吸道感染、肠胃炎、包括艰难梭菌腹泻、皮肤和软组织感染,包括手术部位感染和骨髓炎。艾滋病毒/艾滋病人群老龄化也将是一个新兴的关注点,因为抗反转录病毒治疗的有效性使年轻感染者的预期寿命提高,并且老年人新感染的数量也呈上升趋势。

▶ 发病机制

感染进展的风险,严重程度以及结果取决于病原体的毒力,细菌量及宿主的防御系统之间的关系。病原体在宿主环境附着和复制的能力决定了它的毒力。在老年人,存在巨噬细胞功能的改变,皮肤黏膜防御的破坏,细胞因子的产生减少且 T- 细胞的功能不理想。并发症如肾衰竭、糖尿病、充血性心脏衰竭、慢性肺疾病,以及营养不良进一步使防御机制减弱。症状和体征的缺乏导致对感染认识的不及时,这可能会导致不良后果。功能和认知能力的微妙下降往往是预警信号。其他不典型症状包括跌倒、食欲缺乏、乏力、发育不良。发热反应通常是迟钝的,尤其是长期居住在护理机构的身体虚弱的老年人。因此,美国传染病实践指南委员会建议在专业护理机构的老年人临床评价伴随口腔温度超过 100°F(37.8℃),或口腔温度持续超过 99°F(37.2℃)。两个或更多的读数大于 2°F(1.1℃)以上的基线温度也应该提示由医师评价(表 47-1)。

表 47-1 发热的定义

发热,定义为:

1. 单次口腔温度 > 100℉(37.8℃)
2. 反复口腔温度 > 99℉(37.2℃)或直肠温度 > 99.5℉(37.5℃)
3. 温度升高超过基线温度 > 2℉(1.1℃)。

▶ 抗菌治疗原则

与年轻人群相似,老年人使用抗生素的一般原则包括早期准确的诊断感染,及时决定开始广谱抗生素,并根据临床的进展缩窄或停用抗生素,并同时鉴定病原体。在收容所的老年人,感染性疾病往往会成为一种排除性诊断,从而导致抗生素的不恰当使用。临床表现的贫乏可能会给适当的抗生素治疗带来挑战。最近的文献确定了开始抗生素治疗的最低标准,同时对需长期护理的老年人进行感染特征的密切监视(表 47-2)。老年人抗生素制剂的选择取决于病原体,对可知的本地敏感菌的识别及抗生素的药代动力学和药效学。一些生理变化,如增加胃排空时间、减少胃液酸度、减少身体质量、脂肪增加、白蛋白减少、肾小球滤过减少和(或)降低肝血流,都可影响抗生素的剂量和效应。

▶ 预防

感染就像心血管疾病和癌症,预防是关键。老年人流感疫苗的管理就像医护人员一样降低了感染率,拯救生命,减少并发症的发生。推荐老年人注射的疫苗,包括每年的流感疫苗,65 岁后的肺炎球菌疫苗,带状疱疹疫苗和百白破疫苗(Tdap)(如果预期有与年龄小于 12 个月孩子的接触史)。如果没有接触史,Tdap 可替换成 Td。慢性疾病的优化管理,预防褥疮,注意预防感染,如:手部卫生依从性,适当的使用衣服和手套,及明确抗生素使用,都属于附加预防措施,以减少感染和提高专业护理机构中老年人的护理质量。

尿路感染

▶ 老年人中的一般规律

尿路感染(UTI)仍是老年人中最常见且最易被细菌感染的。无症状性菌尿是常见的,无论是在社区还是医疗机构的老年人。无症状性菌尿在社区的发生率在 2%～10% 之间,而在专业护理机构可高达 40%～50%。在导尿后的 30 天细菌几乎普遍存在。无症状性菌缺乏典型的感染症状,其诊断对临床医生来说是困难的,并经常导致抗菌药物过量使用,特别是对发烧和留置导尿管的患者。

尿路感染的风险因素包括:前列腺肥大与尿潴留,反复尿路感染病史,失去雌激素对膀胱黏膜的保护作用,功能障碍,认知功能障碍及留置导尿管。大约有 5%～10% 专业护理机构老年人留置导尿管。据估计,这些人的 50% 有导管相关的尿路感染症状。在这社区和收容所的老年人中尿路感染是菌血症的常见原因。

▶ 预防

在适当的时候移除留置导尿管,充足的营养和水分,减少功能障碍都可减少尿路感染的发生和不良后果。只要情况允许,留置导尿管应拔除。如果确实表明,适当的时候可用避孕套导管或间歇直导管导尿代替留置导尿管。慢性留置导尿管需要勤奋的保健工作者注意保持封闭排水系统,并保持引流袋位于膀胱下方的水平。手卫生依从性,任何导管操作时使用无菌手套,是预防感染的重要组成部分。尿常规,膀胱冲洗或更换导管并不能预防尿路感染。

独立行走可以降低专业护理机构住院老年人患尿路感染的风险。低剂量预防性抗生素,可考虑用于每年出现超过 3 次尿路感染症状且无其他泌尿系统异常的女性。在制度化老年人中预防性应用抗生素的作用仍不清楚;然而,没有任何迹象表明预防性抗生素是有效的。虽然口服雌激素对减少尿路感染无效,但阴道雌激素对社区居住

表 47-2　McGeer 的监测定义和应用抗生素的最低标准

	McGeer 的监测标准	最低标准
尿路感染（UTI）		
A. 无留置导尿管患者	A. 标准 1 和 2 必须存在 1. 至少有 1 个以下体征或症状 　a. 急性排尿困难或急性疼痛，肿胀，或者睾丸，附睾，前列腺压痛 　b. 发热或白细胞增多 　　i. 发热 　　　(1) 单次口腔温度 >37.8℃(100℉) 或 　　　(2) 反复口腔温度 >37.2℃(99℉) 或直肠温度 >37.5℃(99.5℉) 或 　　　(3) 从任何位置（口腔，鼓膜，腋下）测量，体温 >1.1℃(2℉) 以上基线温度 　　ii. 白细胞增多 　　　(1) 中性粒细胞增多(>14 000 个 /mm³) 或 　　　(2) 左移(>6% 或 ≥1500 个 /mm³)，并 　　iii. 至少有 1 个以下局部泌尿道症状 　　　(1) 急性肋脊角疼痛或压痛 　　　(2) 耻骨上疼痛 　　　(3) 肉眼血尿 　　　(4) 新发或显著加重的尿失禁 　　　(5) 新发或显著加重的尿急 　　　(6) 新发或显著加重的尿频 　c. 无发烧或白细胞升高，而是有 2 个或多个以下局部泌尿道症状 　　i. 耻骨上疼痛 　　ii. 肉眼血尿 　　iii. 新发或显著加重的尿失禁 　　iv. 新发或显著加重的尿急 　　v. 新发或显著加重的尿频 2. 下列其中一种微生物标准 　a. 至少 105cfu/ml，不超过 2 种微生物的尿液标本 　b. 经导管收集的任意数量标本中至少 102cfu/ml 的生物	A. 必须具备： 1. 急性排尿困难或 2. 发热 [>37.9℃(100℉) 或高于基准温度 1.5℃(2.4℉)] 以及寒战以及以下各项中的至少一项： 　a. 新发 / 加重的尿急 　b. 尿频 　c. 耻骨上疼痛 　d. 尿失禁
B. 留置导尿管患者	B. 标准 1 和 2 必须存在 1. 至少有以下 1 种体征或症状标准 　a. 发热，寒战，或新发低血压，没有感染转移 　b. 无论是急性精神状态改变或急性功能障碍，没有增加诊断和白细胞增多 　c. 新发耻骨上疼痛或肋脊角疼痛或压痛 　d. 导管周围的脓性分泌物或睾丸，附睾，前列腺急性疼痛，肿胀，或压痛 2. 导尿管标本培养每种生物体至少 10⁵cfu/ml	B. 必须具备以下至少 1 项： 1. 发热 [>37.9℃(100℉) 或高于基准线 1.5℃(2.4℉) 以上] 2. 新发肋脊压痛 3. 有或没有确定原因的寒战 4. 新出现的谵妄

（续表）

McGeer 的监测标准	最低标准
肺炎（PNA）	

所有 3 个标准必须存在
 	
1. 胸片示肺炎或存在新的浸润
 	
2. 至少有以下 1 种呼吸道症状
 	
    a. 新发或加重的咳嗽
 	
    b. 新发的或加重的咳痰
 	
    c. 室内空气 O_2 饱和度 <94% 或 O_2 饱和度比基线下降 >3%
 	
    d. 新发或变化的异常肺部检查
 	
    e. 胸痛
 	
    f. 呼吸频率 >25 次/分
 	
3. 至少有 1 种原发的症状
 	
    a. 发热
 	
      i. 单次口温 >37.8℃（100℉）或
 	
      ii. 反复口腔温度 >37.2℃（99℉）或直肠温度 >37.5℃（99.5℉）或
 	
      iii. 任何位置（口腔，鼓膜，腋窝）测量 >1.1℃（2℉）基线温度
 	
    b. 白细胞增多
 	
      i. 中性粒细胞增多（>14 000 个/mm³）或
 	
      ii. 左移（>6% 或 >1500 个/mm³）
 	
    c. 基础精神状态急剧变化（所有条件必须存在）
 	
      i. 起病急
 	
      ii. 病情波动
 	
      iii. 注意力不集中
 	
      iv. 思维混乱或意识水平改变
 	
    d. 急性功能衰退：与基线相比日常生活能力（ADL）评分（范围 0~28）有 3 分的新增长，根据以下 7 个 ADL 项目，每个项目得分从 0（独立）至 4（总依赖）
 	
      i. 床上移动
 	
      ii. 转移
 	
      iii. LTCF 辅助运动
 	
      iv. 穿衣
 	
      v. 上厕所
 	
      vi. 个人卫生
 	
      vii. 吃饭
	A. 发热患者
	
	  如果患者体温 >38.9℃（102℉），必须具备以下至少一项：
	
	  1. 呼吸频率 >25 次/分
	
	  2. 咳嗽咳痰
	
	  如果患者体温 >37.9℃（100℉）[或比基准温度高 1.5℃（2.4℉）]，体温≤38.9℃，必须存在咳嗽和以下至少一个：
	
	  1. 脉搏 >100 次/分
	
	  2. 谵妄
	
	  3. 寒战
	
	  4. 呼吸 >25 次/分。
	
	B. 无热患者
	
	  如果无发热者伴有慢性阻塞性肺病，必须包括：
	
	  1. 新发/加重的咳嗽伴脓性痰
	
	  如果无发热者不伴慢性阻塞性肺病，必须有新出现咳嗽伴脓痰和以下各项中的至少一种的存在：
	
	  1. 呼吸频率 >25 次/分
	
	  2. 谵妄
	
	C. 胸片上出现代表肺炎的新浸润灶，及以下任何一个症状构成其最低标准：
	
	  1. 呼吸频率 >25 次/分
	
	  2. 咳嗽咳痰
	
	  3. 发热[>37.9℃（100℉）或超过基准线 1.5℃（2.4℉）以上]

（续表）

McGeer 的监测标准	最低标准
皮肤和软组织感染（SSTI）	

<table>
<tr><td>

至少以下 1 个标准必须存在

1. 伤口，皮肤或软组织部位有脓性分泌物

2. 新发或增加的以下至少 4 个症状或体征

  a. 患部灼热

  b. 患部发红

  c. 患部肿胀

  d. 患部压痛或疼痛

  e. 患部有浆液排除

  f. 原发症状

    i. 发热

      （1）单次口腔温度 >37.8℃（>100℉）或

      （2）反复口腔温度 >37.2℃（99℉）或直肠温度 >37.5℃（99.5℉）或

      （3）任何位置（口服，鼓膜，腋窝）测温高于基线 >1.1℃（2℉），在

    ii. 白细胞增多

      （1）中性粒细胞增多（>14 000 个/mm³）或

      （2）左移（>6% 或 >1500 个/mm³）

    iii. 基础精神状态急剧变化（所有条件必须存在）

      （1）起病急

      （2）病情波动

      （3）注意力不集中

      （4）思维混乱或意识水平改变

    iv. 急性功能衰退：与基线相比日常生活能力（ADL）评分（范围 0～28）有 3 分的新增长，根据以下 7 个 ADL 项目，每个项目得分从 0（独立）至 4（总依赖）

      （1）床上移动

      （2）转移

      （3）LTCF 辅助运动

      （4）穿衣

      （5）上厕所

      （6）个人卫生

      （7）吃饭

</td><td>

必须具备以下症状之一：

1. 伤口，皮肤或软组织部位出现新发或加重的脓性分泌物

2. 至少有以下两个种：

  a. 发热[>37.9℃（100℉）或超过基准线 1.5℃（2.4℉）以上]

  或患部新发或加重的：

  b. 发红

  c. 压痛

  d. 发热

  e. 肿胀

</td></tr>
</table>

的老年人复发性尿道感染有效。有证据表明酸莓汁可以有效地减少无症状性菌尿，但其减少有症状的尿路感染的有效性有待确定。

▶ 临床表现

对社区居住的老年人调查结果发现 UTL 的症状包括排尿困难，尿急和尿频，尿失禁加重，血尿，尿液性状改变及耻骨上不适。肾盂肾炎可表现为发热、呕吐、腹痛。专业护理机构中老年人的这些体征和症状缺乏，身体虚弱，认知障碍比较普遍，造成了大量和频繁的临床挑战。尿液的性状改变可以由感染或脱水引起。认知障碍的患者可能无法表达他们的症状。发烧可能不常见。尽管存在这些挑战，但对机构中的老年人仍要仔细询问病史，体格检查，与护士和其他辅助人员讨论，以及补液可能减少不适当的抗生素使用。最近的研究表明，排尿困难，尿液性状改变，以及近期的心理状态变化对有症状尿路感染有预测意义。脓尿通常可出现在有症状和无症状性菌尿中，因此单独脓尿不能诊断为尿路感染。尿培养阳性通常可准确地诊断尿路感染。虽然单独一个尿培养阳性不足以诊断为有症状性尿路感染，但非特异性的尿培养阴性可以帮助排除尿路感染，减少抗生素的不适当使用。

▶ 治疗

无症状性菌尿不建议治疗，治疗甚至是有害的。无症状菌尿只有在泌尿生殖检查或手术前应用抗生素治疗，来防止脓毒症和菌血症。有症状尿路感染的治疗需要适当的抗生素，注意水化作用，并努力缓解排尿困难。抗微生物剂的选择通常取决于尿培养结果和当地敏感菌种。如果病人是由革兰氏阴性菌和肠球菌引起的疾病则选用广谱抗生素。甲氧苄啶 / 磺胺甲噁唑的经验性治疗适用于大多数社区居住的老年人。氟喹诺酮类药物可用在可知或复方新诺明抵抗的情况，或者患者对磺胺类过敏时。如果怀疑败血症时，β 内酰胺类 /β- 内酰胺酶抑制剂，第三代头孢菌素，喹诺酮类联合应用是适当的选择。专业护理机构留置

导尿管的患者可能需要更广泛的广谱抗生素疗法以覆盖革兰氏阳性菌，如耐甲氧西林金黄色葡萄球菌（MRSA）。一旦鉴定和药敏试验的结果是可用的，则在治疗期间选择合适的抗生素治疗。

抗微生物治疗的持续时间通常取决于风险组。社区居住无并发症的老年女性尿路感染患者，通常以磺胺或喹诺酮类药物治疗 3 天使有效的。男性尿路感染患者及女性症状严重者如发烧或肾盂肾炎，需要 10～14 天的疗程。对于导管相关尿路感染，如果起效较快，抗生素治疗 7 天就足够了。

呼吸道感染

▶ 老年人的一般原则

老年人中肺炎，流感和其他呼吸道感染的后果常见的是住院和死亡。老年人肺炎可分为社区获得性，医院获得性，或专业护理机构获得性。社区获得性肺炎发生在年龄 65～69 岁的老年人中为 18.2/1000 而在 85 岁以上的老年人中则为 52.3/1000。年龄超过 65 岁的老人在流感相关死亡中占主要地位，这一年龄组的死亡人数占平均每年合并潜在的呼吸系统和循环系统原因的流感相关死亡的 90%。季节性流感暴发也有发生，特别是在专业护理机构中。

最近的数据表明，专业护理机构中居民肺炎和呼吸道感染症状超越尿路感染成为最常见的感染。这些居民占肺炎住院所有人的 10%～18%，相当于每人平均住院费用约 51 万。在这部分人中吸入性肺炎是常见的，往往与吞咽困难及胃内容物反流有关。牙斑中含有多达 25 000 种细菌，其中有许多能够在适当的条件发生感染。

肺炎的风险因素包括：老年，男性，吸入史，身体功能减退，吸烟，慢性支气管炎或肺气肿，心脏疾病，恶性肿瘤，神经系统疾病，如：脑血管病，近期手术或住在重症监护病房及置胃管史。随着年龄的增长，肺实质失去弹性，胸壁顺应性降低，伴随着肺泡和肺泡管的损失，所有这些都可以导致功能残疾和急性疾病发生增加得肺炎的风险。

▶ 预防

呼吸道感染的预防策略在很大程度上得益于风险因素。老年人和医护人员每年接种流感疫苗,以及老年人接种肺炎球菌疫苗可减少发病率,并减少老年人呼吸道感染的并发症。日常口腔卫生措施结合常规的牙齿保健已被证明可以减少吸入相关的风险。随机对照研究表明,适当的口腔卫生可以预防住院治疗和专业护理机构居民的呼吸道感染。戒烟也可以减少支气管炎和呼吸道感染。

▶ 临床表现

和大多数其他感染一样,老年人肺炎临床表现和体征不典型,如出现疲乏、食欲下降、功能减退、新发的意识模糊等。这部分肺炎人群的 1/4 可能没有发烧,也不出现寒战或胸痛。尽管有这些限制,但呼吸频率增加大于 25 次 / 分及缺氧预示着预后差,这也是风险评估的有用工具。临床表现应迅速确认诊断,包括胸片,白细胞计数和血培养。血培养的受益可能不高,但如果为阳性,可能有助于选择适当的抗生素。痰培养在老年人中往往无意义或不可行。

老年人流感的临床表现与年轻成年人不太一样,老年人具有较少的呼吸道症状。咳嗽、发热、精神状态改变在记录档案的住院老年流感患者中占有主要地位。与其他呼吸道病毒相比,老年人流感可能有更多的胃肠道症状。临床表现可用诊断检验,如:快速抗原检测、病毒培养和血清学检验、反转录酶聚合酶链反应(PCR)试验及免疫测定法来确认。快速检测可以检测出甲型流感 A 或 B 或两者都可检出,并且可以在 30 分钟内检测出流感病毒。当接近发病时这些试验的灵敏度和特异性都增加。

▶ 治疗

一些风险指标可以预测结果,特别是老年人的死亡率。这些措施包括肺炎严重指数(20 项 2 级系统更适用于年轻成年人),CURB(4 个项目:

表 47-3 CURB65:社区获得性肺炎的风险指数预测死亡率

症状	得分
意识混乱	1
尿素 > 7mmol/L	1
呼吸频率 > 30 次 / 分	1
收缩压 < 90mmHg,舒张压 < 60mmHg	1
年龄 ≥ 65 岁	1
合计(30 天死亡率风险)	0(0.6%),1(3.2%),2(13%),3(17%),4(41.5%),5(57.5%)

意识混乱,尿素,呼吸频率和血压),来自英国胸科协会(表 47-3)修改的 CURB65(意识混乱、尿素、呼吸频率、心率、血压和年龄 ≥ 65 岁),以及 SOAR(收缩压,年龄 ≥ 65 岁,氧合和呼吸频率)。这些评分系统可以协助制定治疗建议,特别是对生命后期时。这些评分系统还可以帮助识别在门诊治疗的老年人。

经验性治疗各不相同,取决于一些宿主和环境因素。针对一个社区居住无并发症的老年人,社区获得性肺炎的经验性治疗包括大环内酯类或多西环素。对于有并发症的老年人,如慢性肺部疾病、慢性肾衰竭、糖尿病或免疫抑制、呼吸喹诺酮类或 β- 内酰胺加大环内酯类可能需要谨慎。专业护理机构获得性肺炎或医院内的医院获得性肺炎的老年人,可能需要一个初始强效抗生素治疗方案,如哌拉西林他唑巴坦和万古霉素、覆盖假单胞菌、葡萄球菌(MRSA)和(或)其他医院革兰氏阴性菌。在选择经验性抗菌治疗时,应考虑局部抗菌药的敏感性。一旦病原体确定,经验性治疗可缩小到针对特定的病原体。

胃肠道感染

▶ 老年人的一般原则

胃肠道感染在老年人中很常见。像其他感染

一样腹泻病也可导致死亡,严重影响着老年人。感染通常是通过粪 - 口传播。胃酸和胃酸缺乏,胃肠蠕动减慢,不恰当地使用抗生素和免疫能力减弱都增加了老年人腹泻疾病的发生。在专业护理机构中病毒性肠胃炎(由轮状病毒、肠道病毒包括诺瓦克病毒引起)、细菌性胃肠炎(由难辨梭状芽胞杆菌、蜡样芽胞杆菌、大肠杆菌、弯曲杆菌、产气荚膜梭菌或沙门氏菌引起)和寄生虫是引起腹泻的常见原因。

▶ **预防**

遵守手部卫生指南仍然是预防腹泻病尤其艰难梭菌相关性腹泻和病毒性肠胃炎,如诺沃克病毒的关键。然而,手部卫生达标率在所有情况下都保持的较差。使用酒精搓手可增加手部卫生率;然而,其效果可能会减少某些特定腹泻疾病,特别是艰难梭菌引起的腹泻。减少抗生素的不当使用可能被视为一种质量改进的方法措施。

▶ **临床表现**

病史往往是适当诊断评估的初步指导。食物接触史,旅行史,使用抗生素,使用免疫抑制药物,频繁腹泻,里急后重,以及粪便中存在血液和黏液的信息应在初步评估时获得。应同时获得其他家庭成员或密切接触者的接触史和症状。体检应首先着眼于腹泻疾病的严重程度,包括脱水症状,如:黏膜干燥、疲劳、食欲缺乏、心理状态变化、血压降低和心动过速。虽然腹部检查有用,但它往往因为没有阳性发现而误诊。

▶ **治疗**

初步化验应包括电解质和血常规。大便潜血、大便培养、虫卵、寄生虫和艰难梭菌毒素试验的评估在临床是适宜的。初始治疗应针对脱水和电解质紊乱。如果结果明确,也应同时开始抗菌药物治疗。在严重的情况下,应密切监测生命体征。抗胃肠蠕动剂(洛哌丁胺,地芬诺酯)在老年人中经常滥用,它们的使用一般受到限制。

旅行者腹泻通常是自限性。充足的水分和休息就足够了。有时倡导早期使用喹诺酮类药物预防可以在旅行期间提高生活质量。诺如病毒可伴恶心、呕吐和腹泻。支持治疗是早期恢复的关键。抗生素相关性腹泻是常见的,通常有自限性。然而,艰难梭菌相关性腹泻常常是严重的,可导致住院治疗,发病率和死亡率的增加。艰难梭菌腹泻的诊断应该迅速,其治疗应包括补液及停用任何相关抗生素,同时甲硝唑或口服万古霉素任一药物治疗。使用口服万古霉素可能增加耐万古霉素肠球菌感染的风险,但这种风险应该与治疗艰难梭菌腹泻次优药物产生不良后果的风险相平衡。

皮肤和软组织感染

▶ **老年人的一般原则**

老年人由于免疫衰老,多发性并存疾病[特别是糖尿病,外周血管病,底层皮肤状况(例如:湿疹,静脉淤滞和水肿)]和(或)频繁的创伤患皮肤和软组织感染(SSTI)的风险更大。随着年龄增加老年人皮肤免疫力缺陷增加,SSTI 的易感性也随之增加。此外,老年人有更大的卧床可能性,因此压疮出现的风险可能性更大。

老年人 SSTI 常见的类型包括蜂窝织炎、坏死性筋膜炎、疖、痈、褥疮和手术部位感染(SSI)。这些 SSTI 的发生率不同:蜂窝组织炎为 1%～9%,长期护理机构的居民压力性溃疡约 2%～24%。SSTI 的老年人与 SSTI 的年轻成人相比死亡率、发病率及住院费用均较高。例如:SSI 老年人的死亡率几乎是 SSI 年轻成年人的 3 倍。

▶ **预防**

SSTI 的预防因类型而异。蜂窝织炎是可以避免的,通过提高肢体充分引流防止水肿,使用医疗袜和外用抗真菌药物治疗皮肤浸渍防止复发。同样,疖和痈也是可以预防的,通过实施良好的手部卫生,使用抗菌肥皂洗浴,不共享个人物品,这将社区获得性甲氧西林耐药金黄色葡萄球菌（CA-MRSA）感染作为目标来防止。对压疮的预防策略，包括给卧床患者频繁翻身，提供良好的营养，保持骶部皮肤滋润。预防 SSI 的原则在老年人和年轻成年人中是相似的，包括严格控制血糖、防止低体温、戒烟和适当的预防性抗生素使用时机和剂量。

临床表现

类似于其他的感染，SSTI 老年人与 SSTI 年轻成年人相比表现为无发热和心理状态改变的非典型性。压疮感染在长期卧床的老年人中容易被忽视。

蜂窝组织炎表现为肢体肿胀，发红及压痛，而丹毒涉及真皮层可引起有清楚边界皮疹。蜂窝织炎和丹毒通常都由链球菌和金黄色葡萄球菌引起。坏死性筋膜炎（1 型和 2 型）是 SSTI 更严重的形式，它涉及更深层次的皮下组织筋膜破坏。类型 1 是多种细菌引起（大肠杆菌，肺炎杆菌，铜绿假单胞菌，厌氧菌），这通常出现在外科手术或褥疮患者，而类型 2 是单一菌血症（通常是化脓链球菌），在老年糖尿病患者比较常见的。在这两种类型的疾病中，患病区非常嫩红，经常有渗出物。病变边缘细胞的革兰氏染色可帮助诊断；然而，仍需要明显的临床指标。压疮往往是多菌混合感染，最常见的影响部位是骶骨，脚跟，手肘和下肢。诊断是临床性的，而治疗依赖的是革兰氏染色结果和溃疡分泌物培养。

老年人中疥疮常被漏诊，尤其在专业护理机构中负责疫情的居民。它是由螨（疥螨）引起，这可能会引起普通或结痂的疥疮，这两者在老年人中都是诊断较困难的。普通疥疮表现为凸起，红色，发痒的病变称为洞穴，一般在趾间区和脚踝。而另一方面，老年人由于划伤及发生免疫反应的能力缺乏，结痂疥疮更呈现非典型性（只有 50% 的患者出现瘙痒）。结痂疥疮比正常疥疮中皮肤螨虫量要高得多，因此有暴发的机会。皮肤刮试测试有助于确定结痂疥疮的诊断，因为它往往与牛皮癣或湿疹混淆。

治疗

蜂窝组织炎及丹毒通常是由链球菌或金黄色葡萄球菌引起，因此应选用针对这些生物的抗生素治疗。抗菌药物的选择包括第一代头孢菌素、万古霉素和克林霉素。在 CA-MRSA 的疑似病例（如：化脓性 SSTI），应考虑用万古霉素、达托霉素、克林霉素或利奈唑胺治疗。决定口服与静脉注射治疗通常取决于临床表现与并发症的严重程度。坏死性筋膜炎在老年人中尤为严重。诊断和治疗的金标准是手术治疗。此外抗微生物疗法对感染的管理也很重要。对于链球菌或梭菌坏死性筋膜炎严重感染，克林霉素和青霉素是首选的抗微生物剂，而对于多种细菌混合感染，必须广泛覆盖革兰氏阳性、革兰氏阴性菌和厌氧菌。因为所有的压疮，如：皮肤，都被细菌定植，对无症状和体征而表面拭子培养阳性的感染，抗生素治疗是不恰当的。压力性溃疡（蜂窝组织炎、骨髓炎或败血症）的真正感染是一种严重的疾病，一般需要注射广谱抗生素，有时需要急诊行手术清创。

并没有确诊疥疮的皮疹治疗没必要暴露给住院医师其外用药物的毒性作用。由于疥疮可以通过床单和衣物传播，环境应彻底消毒。这包括清洁无生命的物体表面，可洗物品（如：衣服，床单，毛巾等）和地毯进行热循环洗涤。外用扑灭司林一周后重复应用是治疗这两种疥疮的首选方案。结痂疥疮患者皮肤糜烂者可以考虑口服伊维菌素治疗。避免暴发的关键是预防。主要的预防策略包括清洁污染物，充足的手部卫生及工作人员的个人防护装备的使用。患者治疗一个星期后预防再发感染，并避免专业护理机构的过度拥挤。

假关节感染和骨髓炎

老年人的一般原则

随着越来越多的老年人行全关节置换术，人工关节感染率也随之增加。老年人假体关节感染分为早期发病（手术后 3 个月内发病，通常由恶性生物如金黄色葡萄球菌和革兰氏阴性菌引起的)和迟发性发病(手术后 3～24 个月后发病,由凝固酶阴性金黄色葡萄球菌或铜绿菌引起)。骨髓炎(OM)是老年人继 SSTI 后第二常见的骨骼肌肉感染,并以非常类似的方式在年轻的成年人中出现。随着跌倒(引起骨外伤)和潜在的风险因素,包括周边血管疾病,糖尿病,牙科手术,反复手术,以及人工关节置换的频率越来越高,老年人 OM 的发病率也逐渐增加。年龄也是化脓性关节炎一种很常见的危险因素,往往与不良预后有关;最近的一项研究显示,有化脓性关节炎的年龄超过 80 岁的老年人有 9.5% 的死亡率。60岁及以上患者患化脓性关节炎的危险因素,包括糖尿病,肿瘤,以及人工关节和潜在的关节病。最常见被分离的微生物是金黄色葡萄球菌;然而,年龄超过 80 岁的老年人中最常见的感染是 B组链球菌。值得注意的是,在尿路感染和安装假体的老年患者中应把大肠杆菌考虑为可能的病原体,由于尿路败血症有导致假体种植的风险。类似于其他感染,老年人化脓性关节炎可能表现为不典型症状和轻微的炎症反应,常常被误认为是先前存在的关节病。

▶ 临床表现

假体关节感染因为缺乏炎症反应而使诊断困难,尤其是迟发性感染的患者。关节液的革兰氏染色和培养可明确诊断。此外,生物体可以通过假体周围组织(取出假体时进行)的活检来确定。全关节置换术的老年人也可以表现为 OM,通常表现为假体松动。OM 时升高的红细胞沉降率(ESR)可以区分假体的机械松动和 OM 引起的假体松动。与年轻成年人相似,老年人 OM 可以是急性,亚急性或慢性。急性 OM 最常见由金黄色葡萄球菌引起。在老年人中,OM 发生在受伤后,受伤骨的封闭或开放的创伤。疼痛是一种常见的表现。可能存在或不存在发热和寒战。

老年人亚急性 OM 最常见于椎骨,可以是化脓性或结核性。金黄色葡萄球菌是最常见的致病菌,通过血行播散;然而,需氧革兰氏阴性菌常见于尿道感染的男性患者和椎骨 OM。电脑断层导引下穿刺活检有助于明确诊断和针对病原微生物的治疗。如果它持续超过 6 周或初始治疗后再复发考虑为慢性 OM。在老年人中,慢性 OM 的两种主要类型包括下颌骨(由牙周病或牙列差引起)和胸骨(开放心脏手术后数周至数月出现)。在常见的病原微生物中下颌骨 OM 由口咽部菌群失调引起;在胸骨 OM 中,金黄色葡萄球菌是最常见的。老年人慢性 OM 的其他原因包括 OM 并发褥疮,糖尿病足,以及周围血管疾病引起的溃疡。

▶ 治疗

治疗包括抗生素治疗及手术清创。该假体是否被摘除取决于宿主的因素,假体的类型,及外科医生。一般情况下其预防类似于 SSI 的预防,如前面所述。OM 时 ESR 往往升高。OM 的治疗涉及广泛的手术清创及摘除假体。炎症反应不明显和存在潜在关节疾病(类风湿关节炎,痛风等)的老年人中脓毒性关节炎的治疗应延迟。OM 的治疗与年轻成年人非常相似是取决于其潜在的微生物。在急性 OM 时诊断依靠骨扫描。治疗针对金黄色葡萄球菌经验性注射抗菌药物,其次是根据开放性骨折患者的骨标本培养或密闭外伤患者的血液培养选用特定的抗菌剂。这些患者往往需要广泛的手术清创,抗生素治疗,甚至截肢。

HIV/AIDS

▶ 老年人的一般原则

根据最新统计,美国目前有超过 100 万的成年人感染了艾滋病毒导致艾滋病。在这个国家每年新感染艾滋病毒者约 50 000 人。这些新发感染者有 4000 多人是在年龄超过 55 岁的患者,其中 65 岁以上的老年者 853 人。大多数新感染发生在与男性发生性关系的男性人群;然而,约25% 的新发病例发生是因为无保护的异性接触,因此女性也有风险。年龄超过 55 岁以上携带艾滋病者累计约 80 000 人以上。基于这一流行病学数据，很明显，HIV 流行对老年人也有显著的影响。随着患者感染 HIV 时间的增加，可出现几个独特的注意事项和并发症，如：心血管疾病危险性增加及骨代谢异常，同时整体加速老化。

▶ 预防

据说老年患者现在比以往任何时候都有更高的感染艾滋病毒的风险，因为增加了与勃起功能障碍治疗有效性相关的性活动，及整体缺乏对艾滋病病毒危险因素的认识。此外，缺乏面向老年人口的艾滋病教育。一般情况下，老年人不认为自己是性传播疾病的高危人群，因为女性不关心怀孕的风险，安全套的使用往往受到限制。因此，有性史的老年人和有关艾滋病毒传播风险的教育是很重要的。讨论老年患者使用安全套的重要性是至关重要的，不仅预防艾滋病毒，还能预防其他性传播感染，如：梅毒，淋病和衣原体。

▶ 临床表现

疾病控制和预防中心（CDC）现在建议艾滋病筛查检测作为常规卫生保健的一部分执行到 64 岁，除非在特定社区艾滋病的流行率记录小于 1/1000。所有老年人详细的性生活史是必需的，因为拥有高风险行为的患者应以年为单位进行筛选。大约 80% 感染艾滋病毒的患者会发展成急性感染症状，其中包括发热，淋巴结肿大，咽炎，瞬态皮疹，肌痛，间或无菌性脑膜炎。这些症状往往在接触后 2~4 周出现。对于 HIV 的筛选试验是血清学检测，检测病毒结构表面形成抗原的抗体，以及衣壳抗原。

因此，如果考虑急性感染，就会发现以定量 PCR 形式进行的核酸检测有足够的提示性。假阳性和假阴性结果可以出现在任何检测模式下。因此，HIV 感染只能经艾滋病病毒酶联免疫吸附试验和免疫印迹试验证实；这些实验显示了至少 2 个条段，包括 P24、gp41 或 GP120/160。

如果感染是长期未确诊，有时候患者可出现艾滋病有关的免疫功能紊乱。因此，艾滋病病毒筛查应在不明原因的鹅口疮、复发细菌性肺炎或

机会性感染如卡式肺囊虫病的老年患者中进行。机会性肿瘤，如：B 细胞淋巴瘤的出现，也可能预示艾滋病病毒感染的存在。

▶ 并发症

AIDS 相关的机会性感染和肿瘤的发展是 HIV 感染最常见的并发症。然而，有效的抗病毒治疗和早期诊断治疗，使许多接近正常免疫功能的患者面对健康积极的生活。感染了艾滋病毒的患者面临许多健康问题，现在涉及与治疗或 HIV 感染无关的免疫功能低下长期影响的相关不良事件。D：A：D 研究表明，接受抗病毒治疗的艾滋病患者有较大的心肌梗死风险。其他研究表明，HIV 感染患者骨质疏松症的风险要高得多，这可能与某些抗病毒药物的效果与骨代谢有关。还有就是 HIV 感染患者的非艾滋病引起的癌症风险增加。当进行大肠癌筛查时，艾滋病病毒感染者与控制者相比腺瘤更常见。在 HIV 感染患者中人乳头状瘤病毒，直肠癌是最常见的非 AIDS 相关肿瘤。因此，常规医疗保健筛查在 HIV 感染的老年患者中仍然是非常重要的。

▶ 治疗

由于共同使用高效抗反转录病毒治疗（HAART）的出现，艾滋病毒和艾滋病相关的死亡已经显著下降。然而，在美国，每年约 15 000 例 HIV 感染患者死亡。根据疾病预防控制中心收集的流行病学资料，按生存年龄组分层，那些年龄超过 55 岁的患者与年轻患者相比预后显著变差。死亡率的增加已经在其他研究中得到证实，在那些年龄超过 50 岁的患者中死亡与并发症的风险更是高达 72%，而在 30 岁的患者中则为 36%。回顾性研究和前瞻性的一些试验证明，早期应用鸡尾酒疗法的感染患者有较少的非艾滋病相关并发症发生，最新治疗指南建议对所有 HIV 感染的患者开始抗反转录病毒治疗无论 CD4 细胞的数量。优选的初始组合疗法包括 2 核苷反转录酶抑制剂联合非核苷反转录酶抑制剂，蛋白酶抑制剂，或整合酶抑制剂中的任一种。抗反转录病毒的坚持至关重要；

因为容易暴露于由于药物未达治疗水平浓度而产生病毒耐药的风险之中。一项研究显著证实：年龄超过 50 岁（87.5%）患者与用药剂量 78.3% 年轻患者相比有更好的依从性。不能坚持自己治疗方案的老年患者大多出现神经心理测试的异常。因为老年患者药物相互作用和治疗并发症的危险性更高，包括毒性相关的骨质流失，肾脏病及心血管疾病，因此，对这组病人的密切监控是很重要的。

Anderson DJ, KS Kaye. Skin and soft tissue infections in older adults. *Clin Geriatr Med.* 2007;23(3):595-613, vii.

Atmar RL, Estes MK. The epidemiologic and clinical importance of norovirus infection. *Gastroenterol Clin North Am.* 2006;35(2):275-290, viii.

Bini EJ, Green B, Poles MA. Screening colonoscopy for the detection of neoplastic lesions in asymptomatic HIV-infected subjects. *Gut.* 2009;58(8):1129-1134.

Braithwaite RS, Justice AC, Chang CH, et al. Estimating the proportion of patients infected with HIV who will die of comorbid diseases. *Am J Med.* 2005;118(8):890-898.

Branson BM, Handsfield HH, Lampe MA, Janssen RS, Taylor AW, Lyss SB, Clark JE. Revised recommendations for the HIV testing of adults, adolescents, and pregnant women in health-care settings. *MMWR Recomm Rep.* 2006;55(RR-14);1-17.

Brown TT, Qaqish RB. Antiretroviral therapy and the prevalence of osteopenia and osteoporosis: a meta-analytic review. *AIDS.* 2006;20(17):2165-2174.

Castle SC. Clinical relevance of age-related immune dysfunction. *Clin Infect Dis.* 2000;31(2):578-585.

Centers for Disease Control and Prevention (CDC). Monitoring selected national HIV prevention and care objectives by using HIV surveillance data—United States and 6 U.S. dependent areas—2010. HIV Surveillance Supplemental Report 2012; 17(No. 3, part A). Published June 2012.

Cunha BA. Osteomyelitis in elderly patients. *Clin Infect Dis.* 2002;35(3):287-293.

Fry AM, Shay DK, Holman RC, Curns AT, Anderson LJ. Trends in hospitalizations for pneumonia among persons aged 65 years or older in the United States, 1988–2002. *JAMA.* 2005;294(21):2712-2719.

Gavet F, Tournadre A, Sourbrier M, Ristori JM, Dubost JJ. Septic arthritis in patients aged 80 and older: a comparison with younger adults. *J Am Geriatr Soc.* 2005;53(7):1210-1213.

High KP, Bradley SF, Gravenstein S, et al. Clinical practice guideline for the evaluation of fever and infection in older adult residents of long-term care facilities: 2008 update by the Infectious Disease Society of America. *Clin Infect Dis.* 2009;48(2):149-171.

Hinkin CH, Hardy DJ, Mason KI, et al. Medication adherence in HIB-infected adults: effect of patient age, cognitive status, and substance abuse. *AIDS.* 2004;18 Suppl 1:S19-S25.

Juthani-Mehta M, Quagliarello VJ. Prognostic scoring systems for infectious diseases: their applicability to the care of older adults. *Clin Infect Dis.* 2004;38(5):692-696.

Juthani-Mehta M, Quagliarello V, Perrelli E, Towle V, Van Ness PH, Tinetti M. Clinical features to identify urinary tract infection in nursing home residents: a cohort study. *J Am Geriatr Soc.* 2009;57(6):963-970.

Lim WS, van der Eerden MM, Laing R, et al. Defining community acquired pneumonia severity on presentation to hospital: an international derivation and validation study. *Thorax.* 2003;58(5):377-382.

Loeb M, Bentley DW, Bradley S, et al. Development of minimum criteria for the initiation of antibiotics in residents of long-term care facilities: results of a consensus conference. *Infect Control Hosp Epidemiol.* 2001;22(2):120-124.

McGeer A, Campbell B, Emori EG, et al. Definitions of infection for surveillance in long-term care facilities. *Am J Infect Control.* 1991;19(1):1-7.

Nicolle LE. Infection control in long-term care facilities. *Clin Infect Dis.* 2000;31(3):752-756.

Nicolle LE. Urinary catheter-associated infections. *Infect Dis Clin North Am.* 2012;26(1):13-27.

Nicolle LE. Urinary tract infections in the elderly. *Clin Geriatr Med.* 2009;25(3):423-436.

Norman DC. Factors predisposing to infection. In: Yoshikawa TT, Norman DC, eds. *Infectious Disease in the Aging.* 2nd ed. New York, NY: Humana Press; 2009:11-18.

Panel on Antiretroviral Guidelines for Adults and Adolescents. *Guidelines for the Use of Antiretroviral Agents in HIV-1-Infected Adults and Adolescents.* Department of Health and Human Services. Accessed September 26, 2012. Available at http://www.aidsinfo.nih.gov/contentfiles/lvguidelines/adultandadolescentgl.pdf.

Prejean J, Song R, Hernandez A, et al. Estimated HIV incidence in the United States, 2006–2009. *PLoS One.* 2011;6(8):e17502.

Reddy M, Gill SS, Rochon PA. Preventing pressure ulcers: a systematic review. *JAMA.* 2006;296(8):974-984.

Shuman EK, Malani PN. Prevention and management of prosthetic joint infection in older adults. *Drugs Aging.* 2011;28(1):13-26.

Simor AE. Diagnosis, management, and prevention of *Clostridium difficile* infection in long-term care facilities: a review. *J Am Geriatr Soc.* 2010;58(8):1556-1564.

Smith PW, Bennett G, Bradley S, et al. SHEA/APIC guideline: infection prevention and control in the long-term care facility. *Infect Control Hosp Epidemiol.* 2008;29(9):785-814.

Stevens DL, Bisno AL, Chambers HF, et al. Practice guidelines for the diagnosis and management of skin and soft-tissue infections. *Clin Infect Dis.* 2005;41(10):1373-1406.

Stone ND, Ashraf MS, Calder J, et al. Surveillance definitions of infections in long-term care facilities: Revisiting the McGeer Criteria. Shea/CDC Position Paper. *Infection Control and Hospital Epidemiology.* 2012;33(10):965-977.

The Strategies for Management of Antiretroviral Therapy (SMART) Study Group, El-Sadr WM, Lundgren J, Neaton JD, et al. CD4+ count-guided interruption of antiretroviral treatment. *N Engl J Med.* 2006;355(22):2283-2296.

Thompson MA, Aberg JA, Hoy JF, et al. Antiretroviral treatment of adult HIV infection: 2012 recommendations of the International Antiviral Society–USA panel. *JAMA.* 2012;308(4):387-402.

Tjioe M, Vissers WH. Scabies outbreaks in nursing homes for the elderly: recognition, treatment options and control of reinfestation. *Drugs Aging.* 2008;25(4):299-306.

Vukmanovic-Stejic M, Rustin MH, Nikolich-Zugich J, Akbar AN. Immune responses in the skin in old age. *Curr Opin Immunol.* 2011;25(4):525-531.

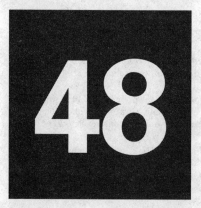

第48章
压 疮

David R. Thomas, MD, FACP, AGSF, GSAF

诊断要点

▶ 压疮是压力施加到敏感的组织所引起的。组织可在浸渍及摩擦和剪切力增大时敏感性增加。

▶ 共存疾病，特别是不动和降低组织灌注，增加压疮的危险。

▶ 大多数压力性溃疡发生在骨突出部位，最常见的是骶骨，脚踝和转子间区。

▶ 大多数压力性溃疡发生在急症医院；风险最大的是整形外科和重症监护室的病人。

▶ 压力性溃疡 I 期（灼热充血），II 期（溃疡延伸穿过表皮），III 期（全层皮肤缺损与皮下组织损伤或坏死），IV 期（广泛破坏的全层创面，组织坏死，肌肉，骨或支持结构损害）。

▶ 压力性溃疡的进展并不一定从 I 期至 IV 期。

▶ 老年人的一般原则

A. 病因

　　压疮是在血液供给到真皮组织病理变化的可视证据。主要的原因是由于压力，或每单位面积的力，施加于敏感组织。虽然，外部压力或剪切力越来越被视为一种必要因素，但不足以引起压疮。患者暴露在相同的压力负荷和手术持续时间时，个体内在因素似乎比组织界面压力在压力性溃疡的发生中发挥更大的作用。尽管采取了常见的预防措施，包括减压，但内在因素导致的组织灌注紊乱仍可能引起压疮。这些因素正在被确定，但还需要更多的研究。

Thomas DR. Does pressure cause pressure ulcers? An inquiry into the etiology of pressure ulcers. *J Am Med Dir Assoc.* 2010;11(6):397-405.

B. 管理

　　压疮的治疗一般是经验性的，根据民间经验或借鉴急性创伤患者的治疗。但均不确定，这是因为多病共存、慢性持续压疮病程通常情况下医生对治疗相对不熟悉等因素的存在。

　　确认风险，缓解压力，优化营养状况组成预防和管理准则。对于确定为压疮者，伤口评估和局部伤口护理策略的实施是最重要的。

Thomas DR. Issues and dilemmas in the prevention and treatment of pressure ulcers: a review. *J Gerontol A Biol Sci Med Sci.* 2001;56(6):M328-M340.

Thomas DR. Prevention and management of pressure ulcers. *Rev Clin Gerontol.* 2008;17:1-17.

Thomas DR. Prevention and treatment of pressure ulcers: what works? What doesn't? *Cleve Clin J Med.* 2001;68(8):704-707, 710-714, 717-722.

C. 发病率

　　压疮的主要来源在急性医院。压力性溃疡的病人，57%～60% 来自急症医院。住院患者的发病率范围从 3% 至 30%；普通人估计范围为从 9%

到 13%。根据 2006—2007 年的国家医疗保险受益人的随机样本估计，医院获得性压疮的发病率为 4.5%。医院科室不同发病率不同；ICU 和骨科患者的风险最大。髋部骨折的患者，15% 在住院期间出现压疮，三分之一在 1 个月内出现压疮。压疮发生在住院治疗的早期，通常是第一个星期内。在疗养院压疮的发病率很难定量。

从医院出院后，压疮仍然是社区医疗的一大难题。与压疮相关的特性包括功能障碍，大小便失禁及以前的溃疡。

D. 风险评估及风险因素

从理论上说，可识别压力性溃疡高风险的人，通过增加了工作量可预防压疮。经典风险评估量表是诺顿得分，它制定于 1962 年，至今仍广泛使用。根据患者的风险因素分为 5 类，每类得分为 1~4。得分范围为 5~20；分数越高表示风险较低。通常得分≤14 分为有风险；分数 <12 的患者处于特别高的风险。

在美国常用的风险评估工具是 Braden 量表。该仪器评估 6 项：感官知觉，水分接触，体力活动，活动性，营养和摩擦 / 剪切力。每个项目排名从 1（不利）到 3 或 4（最有利），最大的总成绩为 23，≤16 分表示高风险。

诺顿分数和 Braden 量表都具有良好的灵敏度（分别为 73%~92% 和 83%~100%）和特异性（分别为 61%~94% 和 64%~77%），但阳性预测值较差（37% 的压疮发生率为 20%）。压力性溃疡发生率较低的人群，如：养老院人群，同样的敏感性和特异性产生 2% 的阳性预测值。阳性预测值较低意味着许多不会发生压疮的患者将受到昂贵和不必要的治疗。

在临床实践中，风险评估是有问题的。系统回顾 33 个临床试验的风险评估没有发现减少压力溃疡发生率，可以归因于评估量表的使用。在长期护理机构中，Braden 得分对压疮发展没有预测价值。

因为大多数压疮发生在医院，在此机构的风险评估是特别重要的。在 ICU，调整 18 种单变量显著风险因素后有 5 种因素导致压疮的风险：去甲肾上腺素注射，急性生理和慢性健康评估（APACHE）Ⅱ评分，大便失禁，贫血，长时间住在 ICU。入院后压力性溃疡发生的独立危险因素包括：急诊入院（增加风险 36 倍），年龄，卧床时间，营养不良时间。

入院时压疮发生的风险因素包括存在骨折（增加风险 5 倍）、大便失禁（增加风险 3 倍）及人血白蛋白水平低下（增加风险 3 倍）。前瞻性地应用到高风险的无压疮患者，这些因素均与压疮的发展有关。

功能限制（床或椅子限制）的住院患者，与压疮的发生有关的 9 个因素，包括红斑不发白（增加风险 7 倍），淋巴细胞减少（增加几乎 5 倍风险），以及行动不便，皮肤干燥，体重降低（其中每一个增加 2 倍的风险）。

毫不奇怪，长期照护的人口风险因素有所不同。在这个人群中，有压疮的发生相关的风险因素是设备依赖。在低风险的养老院，行走困难，自己进食困难且为男性者，患压力性溃疡的风险约 2~4 倍。在高风险的养老院，行走不便，大便失禁，难以自己进食和糖尿病者可能会发生压疮。

压力溃疡的风险可包括有脑血管意外（5 倍），床或椅子禁闭（3.8 倍）和营养摄取障碍（2.8 倍）的病史。从最小数据集得出的数据，Logistic 回归分析确定依赖性移动或行动，禁锢在床上，糖尿病史和压力性溃疡病史与Ⅱ~Ⅳ期压疮显著有关。

社区居住的年龄在 55~75 岁之间的病人，可通过自我评估健康状况不佳，目前吸烟，干燥或鳞状皮肤检查及活动量减少来预测压疮的发生。

这些流行病风险预测的重要性在于了解易于更正的风险因素。不同场合的风险因素预测表明行动不便，皮肤干燥及营养等因素是可纠正的。因此需集中力量处理这些问题。

▶ 预防

A. 护理质量

压疮越来越多地被作为评价医疗质量的指标。

压疮是否可预防的仍然有争议。如果采取了积极的措施来预防压疮，那么也应该注意"洪水效应"。压力性溃疡常发生于晚期病人，对他们来说，照顾的目标可能不包括预防压疮。压疮也发生在重症患者，如整形外科或 ICU 患者，对他们来说，有必要的制动可能会限制其转动或使用减压设备。

系统的教育，提高意识，特定的干预措施跨学科团队表明压力性溃疡的高发病率可以减少。随着时间的推移，已报道有 25%～30% 的减少。随人员变动或随机变异该减少在一段时间内可能是短暂的，不稳定的。压疮还可以是，但并非总是，护理质量的衡量。

B. 释放压力

预防首要应该努力改善流动性，减少压力，摩擦和剪切力的影响。理论目标是减少到低于毛细血管闭合压力 32 毫米汞柱的组织压力。如果目标压力降低是无法实现的，那么压力必须间歇性缓解，以便有组织恢复的时间。

减小压力的最适宜的方法是频繁转动和定位。1946 年为经验性减少脊髓损伤患者压疮，建议每 2 小时翻身一次。然而，尽管有最佳的护理工作和非常昂贵的人力支持，但是舒缓患者的压力仍难以实现。用于预防压疮的最佳翻身的精确间隔是未知的。时间间隔可因宿主因素缩短或延长。尽管用常识性方法来翻身，定位，提高被动活动，但仍没有公布的数据支持压力性溃疡可以通过被动定位避免这样的观点。

因为翻身日程表的成本和受限，已经研发了许多设备来防止压力的伤害。设备可以被定义为压力减缓器（持续减少界面压力 <32 毫米汞柱）或减压（小于标准支持面，但不 <32 毫米汞柱）。大多数设备都是减压。减压装置可进一步分类为静态或动态。静态表面企图分发局部压力于身体表面。例如：包括泡沫床垫和充满水，凝胶或空气的设备。动力设备使用电源交替气流，促进了身体表面压力的均匀分布，例如交变压力垫，空气悬架装置，以及气 - 液面。

一些减压装置已经被证明在中、高危患者中比"标准"医院泡沫床垫更有效。减压床垫减少手术室术后压疮的发生率。有限的证据表明，低气压床垫可减少 ICU 中的压疮发生率。设备之间的差异不清，与其他设备相比没有表现出其优越性。有一些证据表明，空气 - 流体床和低气压床可提高愈合速率。

Krapfl LA, Gray M. Does regular repositioning prevent pressure ulcers? *J Wound Ostomy Continence Nurs.* 2008;35(6):571-577.
McInnes E, Dumville JC, Jammali-Blasi A, Bell-Syer SE. Support surfaces for pressure ulcer prevention. *Cochrane Database Syst Rev.* 2011;(12):CD009490.

C. 营养干预

伤口愈合中最重要的可逆因素之一是营养状况。Ⅲ期或Ⅳ期压疮的新入院患者，大部分都体重偏低，低前白蛋白水平，没有足够的营养满足他们的需求。

增加完善压疮愈合的实验结果令人失望。只有 1/5 试验显示出营养补充对预防压疮的影响较小。此外，过夜补充肠道喂养尚未被证明影响压疮的发生和严重程度。

压力性溃疡的人基础代谢率似乎正常或略有增加。临床判断和预测方程建议每天摄入热量 30kcal/kg。压疮患者最佳的膳食蛋白质摄入是未知的，也可以是比正常成人建议的每天 0.8g/kg 要高得多。长期患病的老年人有一半无法维持在这个氮平衡水平。增加蛋白质的摄入超过每天 1.5g/kg 可能不会增加蛋白质的合成，并可能导致脱水。因此，合理的蛋白质的需要量为每天 1.2～1.5g/kg。

几种维生素的缺乏，对伤口愈合有显著影响。不过，补充维生素以加速伤口的愈合是有争议的。没有充分的证据支持每天使用维生素 C 补充剂对治疗压疮有帮助。

在锌缺乏患者中补充锌并不能加速愈合。血清高锌水平干扰愈合，补充 >150mg/d 的锌可以干扰铜代谢。

随着年龄的增加免疫功能下降，从而增加了感染的风险，并且被认为延缓伤口愈合。特定氨基酸,如精氨酸和支链氨基酸没有表现出对压力溃疡愈合有帮助。

Houston S, Haggard J, Williford J Jr, Meserve L, Shewokis P. Adverse effects of large-dose zinc supplementation in an institutionalized older population with pressure ulcers. *J Am Geriatr Soc.* 2001;9(8):1130-1132.

Thomas DR. Improving outcome of pressure ulcers with nutritional interventions: a review of the evidence. *Nutrition.* 2001;17(2):121-125.

Thomas DR. The role of nutrition in prevention and healing of pressure ulcers. *Clin Geriatr Med.* 1997;13(3):497-511.

▶ 临床表现

评估压力性溃疡的严重性提出了一些不同的量表。国家压疮专责小组建议,最常见的分期由 Shea Scale 修改而得。根据这一原理,压疮被分成6个临床阶段。

表皮压力的第一反应是充血。当施加部位压力缓解后毛细血管再填充时出现可消退红斑。当手指在发红的区域按压时无热烫或毛细血管回填时称不消退红斑。I 期压疮为完整皮肤的不消退红斑。红斑不消退,被认为是血液从毛细血管外渗。I 期压疮潜在的损害总是被低估,因为表皮是表现出缺血损伤的最后组织。诊断阶段,在暗色素性皮肤时诊断压疮是有问题的。

II 期压疮延伸到表皮或真皮。溃疡是表面的,临床上表现为擦伤,水疱,或浅坑。III 期压疮,是涉及皮下组织损伤或坏死的皮肤全层的损失,可能会向下延伸,但不穿过底层筋膜。溃疡临床表现为有或没有破坏邻近组织的深坑。

IV 期压疮是具有广泛的破坏、组织坏死或肌肉、骨及支持结构损害的全层伤口。破坏和窦道与常 IV 期压疮相关。I 期压疮发生最频繁,占压疮的47%,其次为 II 期压疮(33%)。III 期和 IV 期溃疡占剩余的20%。

压疮的分期系统有诸多限制。主要困难在于无法区分各阶段之间的进展。压疮不是绝对的从第一阶段到第四阶段,但可能会出现由内而外的初始伤害结果。愈合不会从 IV 期过渡到 III 期然后到第 I 期;相反的,溃疡的愈合通过收缩和瘢痕组织形成。第二,除非所有的痂被去除,否则其临床分期不准确,因为分期系统仅反映了溃疡的深度。

因为分期系统仅依靠溃疡的深度,被痂皮覆盖的溃疡或溃疡深度无法进行评估时被称为“不明分期”。

肌肉组织,皮下脂肪和真皮组织对损伤的敏感性不同。压力对组织层的不同影响表明,在皮肤的变化被观察到之前,损伤首先发生在肌肉组织中,这是所谓的深部组织损伤的证据。在许多情况下,与组织最深层的损害相比组织表面可见的变化是次要的。通常被划分为 I 期压疮的表面变色,可迅速演变成一个深深的 IV 期溃疡。此不同的组织敏感性表明,许多因素都参与了压疮发生,包括压力负载的类型和因再灌注损伤或组织压缩导致的生物化学变化。

由于压疮通过收缩和瘢痕形成来愈合,在评估愈合时反向分期是不准确的。没有单一的衡量标准来衡量伤口的愈合特性。已经提出溃疡愈合的几个指标,但缺乏验证研究。压疮愈合分期(PUSH)工具(图48-1)被提出并经过国家压疮咨询机构的验证,其对压疮的愈合进行了评估。该工具测量3方面 - 溃疡大小,渗出液量,组织类型 - 以达到溃疡的数字评分状态。该 PUSH 工具充分评估溃疡状态和随着时间推移发生的轻微变化。

Stotts NA, Rodeheaver GT, Thomas DR, et al. An instrument to measure healing in pressure ulcers: development and validation of the pressure ulcer scale for healing (PUSH). *J Gerontol A Biol Sci Med Sci.* 2001;56(12):M795-M799.

Thomas DR. Does pressure cause pressure ulcers? An inquiry into the etiology of pressure ulcers. *J Am Med Dir Assoc.* 2010;11(6):397-405.

▶ 鉴别诊断

急性伤口通过有序和良好的描述过程产生了结构和功能的完整性愈合。慢性伤口无法继续完成这一进程,并导致长时间的伤口愈合不良。有四种类型的慢性伤口的:外周动脉性溃疡,糖尿病性溃疡,静脉瘀滞性溃疡和压疮。在其基本病

患者姓名：_____　　　　住院号：_____

压疮部位：_____　　　　日期：_____

评估方法： 观察并测量压疮。根据创面的表面积、渗出物和伤口组织类型对压疮进行分类。记录每处压疮上述3项得分，3项分数相加为总评分，比较总分的变化可以评估压疮愈合过程中是否好转或恶化。

长	0 0cm²	1 <0.3cm²	2 0.3~0.6cm²	3 0.7~1.0cm²	4 1.1~2.0cm²	5 2.1~3.0cm²	
×宽		6 3.1~4.0cm²	7 4.1~8.0cm²	8 8.1~12.0cm²	9 12.1~24.0cm²	10 >24.0cm²	分项分数
渗液量	0 无	1 少量	2 中量	3 大量			分项分数
组织类型ª	0 闭合	1 上皮组织	2 肉芽组织	3 腐肉	4 坏死组织		分项分数
							总分

压疮面积（长×宽）： 用厘米尺测量压疮的最大长度及宽度（以患者身体的头至脚为纵轴测量长度，与纵轴垂直的横轴即边–边测量宽度），两个测量值（长×宽）相乘即为压疮创面表面积（cm²）。
注意： 不要猜测创面大小！每次测量时，都要使用厘米尺，且使用同样的方法测量。

渗液量： 在揭开敷料未进行创面局部护理之前评估渗液量为无、少量、中等量或大量。

创面组织类型： 指创面（溃疡）床上表现出的组织类型。
4分——出现坏死组织。
3分——出现腐肉，但没有坏死组织。
2分——创面干净，有肉芽组织。
1分——有上皮组织。
0分——创面闭合。

坏死组织（痂）： 黑色、棕色或黑棕色组织，粘附在伤口床或伤口边缘，与伤口周围皮肤附着牢固或者松软。**腐肉：** 黄色或白色组织以条索状或浓厚结块粘附在伤口床，也可能是黏液蛋白。
肉芽组织： 粉色或牛肉色组织，有光泽，湿润。表面呈颗粒状。**上皮组织：** 浅表性溃疡，有新鲜粉色或有光泽的组织在伤口边缘生长，或如呈岛状分散在溃疡表面。**闭合或新生组织：** 伤口完全被上皮组织覆盖（新皮肤）。

图 48-1　压疮愈合分期（PUSH）工具 3.0 版（转载自美国国家压疮咨询小组）

理生理上这些伤口都不同，更重要的是，相对于局部伤口的治疗也不同。

动脉性溃疡往往发生在腿部前端，特别是横向踝部，脚的背部和脚趾。临床表现是坏疽，可以是湿性或干性的。动脉性溃疡往往是痛苦的，痛苦的控制在其管理中尤其明显。外周动脉疾病由主动脉，髂及下肢动脉粥样硬化引起。缺血性血管性溃疡难以愈合，治疗的目的是改善血液流动。仔细检查动脉脉冲可能是有用的，但取决于检查者的技能，可能会产生误差。踝肱压指数为外周动脉疾病的一种便宜和准确的诊断测试。

糖尿病溃疡的病因是多因素的。在这些因素中，神经病的存在是在糖尿病性溃疡的发生是最重要的因素，而血管供应不足是在愈合中最重要的因素。糖尿病性溃疡通常发生在重复创伤的地区，产生了创伤组织。血流微血管变化导致了深凹坑状的外观，特别是在足畸形的区域。

下肢静脉性溃疡的病理生理基础，包括反流，阻塞，或小腿肌肉泵功能不全，涉及浅静脉系统（大隐和小隐静脉），深静脉系统或这些系统之间的穿孔静脉。慢性深静脉疾病的病因有原发（通常是特发性）或继发（血栓后肠梗阻），但最常见的病因为两者联合。慢性静脉瘀滞性疾病的皮肤表现为色素加深或减退，脂性硬皮病，皮肤渗液和溃疡。水肿是经常存在的，但不是必要诊断的。静脉腿部溃疡形状不规则且较浅，但有清楚的边界。位置通常是从踝区域向上到膝盖（即所谓的"绑腿"区，因为这个区域被绑腿带涵盖）。

溃疡床通常是渗出性的，在伤口和周围皮肤表面上细菌和真菌过度生长是常见的。

压疮是血液供给到真皮组织发生病理变化的可视证据。压力性溃疡通常发生在骨突起部，该处组织被压缩压力高于毛细血管邻近压力。然而，针对具体患者的内在因素可能产生组织损伤的时间或压力量减少。压力性溃疡发生的最常见部位是骶尾区，其次是脚跟。

所有的四种慢性伤口的共同点都与压力有关系。然而，对于治疗的反映这些伤口的分类应该与病理生理学有关。

▶ 并发症

慢性伤口的细菌定植是常见和不可避免的。所有慢性伤口被感染，通常在 48 小时内伴随有革兰氏阴性菌感染。单独的微生物（定殖）存在并不表示压疮的感染。慢性伤口细菌感染的主要来源似乎是由污染引起的二次感染引起的。因此，防止伤口的二次污染是治疗的重要目标。

有证据表明，虽然包扎敷料可以防止临床感染，但伤口存在被细菌定植的风险。包扎敷料很少引起临床感染。

在慢性压迫性溃疡中往往难以确定感染的存在。在慢性伤口时感染的诊断必须根据临床体征：红斑扩大，水肿，异味，发热或脓性渗出物。当存在临床感染的证据时，局部或全身性抗生剂是必要的。当伤口不能愈合时局部治疗可能是有用的。当临床状况表明感染传播到血液或骨时，建议应用全身性抗生素。

广泛破坏并形成封闭腔的感染伤口可能增加了厌氧菌的感染。死腔闭塞则降低了感染的可能性。

Thomas DR. When is a chronic wound infected? *J Am Med Dir Assoc.* 2012;13(1):5-7.

▶ 治疗

保持湿润的伤口环境可提高愈合率。实验诱导的湿润伤口愈合后再现率比空气暴露伤口多 40%。使伤口脱水的治疗，例如：干纱布，加热灯，暴露于空气或液体抗酸药对慢性伤口的愈合是有害的。

敷料让湿气从伤口逸出并通过水蒸气传输速率（MVTR）测量其固定速率。MVTR<35g/（m²•h）时需要保持湿润的伤口环境。纱布 MVTR 为 68g/（m²•h）的浸渍的纱布的 MVTR 为 57g/（m²•h）。相比之下，水胶体敷料的 MVTR 为 8g/（m²•h）。

保持伤口湿润环境的敷料是封闭的，描述敷料的方向使伤口的水汽可以从伤口向外部输送。可用的敷料在其渗透性特点上不同于水蒸气，在伤口保护方面的作用也不尽相同。

A. 外用敷料

封闭敷料可分为聚合物膜，聚合物泡沫材料，水凝胶，水胶体，海藻酸盐，以及生物膜等几大类。各具有其优点和缺点。特定试剂的选择取决于临床情况。药物差异导致应用不同。这种差异对异常位置的压疮或考虑将其用于家庭护理是非常重要的。敷料应留在原处，直至伤口液体从侧边漏出，经过几天至 3 周的时间。

1. 聚合物薄膜　聚合物薄膜不透液体但可透过气体和水蒸气。因为对水汽的低透性，这些敷料不会使伤口脱水。不渗透的聚合物，如：聚偏二和聚乙烯可以是浸软正常皮肤。聚合物膜没有吸收性，可能会出现侧漏，尤其当伤口大量渗出时。大多数膜具有胶粘底衬。当更换敷料时，可能会去除上皮细胞。聚合物薄膜不能封闭死角，不吸收渗出物。

2. 水凝胶　水凝胶是不溶于水，但吸收水溶液的 3 层亲水性聚合物。它们细菌屏障作用较差并且不能粘附伤口。由于其较高的比热，这些敷料被冷却到皮肤上，协助控制疼痛并减少炎症。大多数敷料的需要辅助敷料将它们固定到伤口上。

3. 胶体敷料　胶体敷料是复杂的敷料类似造口术屏障产品。它们不可通透水蒸气和气体（不通透氧是其理论上的缺点），并能很强粘附到皮肤上。此外，他们增加了细菌的耐药性。其对周围皮肤的粘附性也比一些外科胶带要高，但他们不

表 48-1　各种封闭敷料的比较

变量	湿盐水纱布	聚合物薄膜	聚合物泡沫	水凝胶	胶体敷料	藻酸盐颗粒	生物膜
疼痛缓解	+	+	+	+	+	±	+
周围皮肤浸渍	±	±	−	−	−	−	−
O_2 通透性	+	+	+	+	−	+	+
H_2O 通透性	+	+	+	+	−	+	−
吸水性	+	−	+	−	±	+	−
上皮细胞受损	±	−	−	−	−	−	−
透明性	−	+	−	+	−	−	−
抗菌性	−	−	−	−	+	−	+
应用便利	+	−	+	+	+	+	−

损伤组织及创面表皮细胞。粘合剂屏障通常克服大量渗出性伤口。胶体敷料，在伤及筋腱或创面焦痂形成时不能使用。这些敷料包括能降低伤口压力的泡沫衬垫层。

4. 藻酸盐　藻酸盐在伤口渗出时有高度吸收性能的复合多糖敷料。这种高吸收性敷料特别适合于渗出性伤口。藻酸盐不粘附伤口；然而，如果伤口干燥，可能发生受损的上皮组织一起被去除的情况。

5. 生物膜　生物膜提供了细菌耐药性，但非常昂贵并且不容易获得。这些敷料在由厌氧菌污染引起的伤口可能存在问题，但这种影响还没有被临床证实。

6. 盐水浸泡纱布　不允许变干的盐水浸泡纱布是一种有效的伤口敷料。潮湿的盐水纱布和闭塞型敷料有相似的压疮愈合能力。已被证明闭塞式敷料比传统的敷料更具成本效益，主要是因为更换纱布的时间缩短。表 48-1 提供一个各种敷料类型的比较。表 48-2 列出了一般准则。

B. 生长因子

在可重复的精心调节方式下急性伤口愈合进程是从伤口到伤口。许多生长因子已被证明介导愈合过程，包括转化生长因子 -α 和 -β，表皮生长因子，血小板衍生的生长因子，成纤维细胞生长因子，白介素 -1 和 -2，肿瘤坏死因子 α。在加速

表 48-2　压疮治疗的治疗建议

分期	要求	敷料选择
Ⅰ 和 Ⅱ	清洁，表面潮湿，保护环境	湿盐水纱布，薄膜聚合物，胶体敷料
Ⅲ 和 Ⅳ		
有死腔，渗液	清洁，表面潮湿，保护环境，渗出物吸附，消除死腔	湿盐水纱布，胶体敷料，合成吸附敷料，水凝胶
伴随坏死	清洁，表面潮湿，保护环境，清创	手术，机械，酶法，自溶
足跟压疮	保护环境	减压

慢性伤口愈合的过程中使用这些急性创伤因子有积极作用的。其中一些因子有良好的动物模型验证；然而，它们在人体试验中没有同样的成功。

在压力性溃疡中，重组血小板衍生生长因子（rhPDGF-BB）未能改善完全愈合的速率，尽管溃疡的初始体积 15% 的差异已经显示出与 PDGF-BB 有关。一份报告显示，更多的受试者有 >70% 伤口愈合与碱性成纤维细胞生长因子密切相关。在压疮中以生长因子的顺次应用来模拟伤口愈合进展一直没有明显效果。

C. 辅助治疗

替代或辅助疗法包括电疗法，电磁疗法，超声波疗法，低水平光疗法 / 激光疗法和真空辅助

闭合。尽管广泛的应用于临床,但所有这些干预措施都不能证明其有效。

Cullum N, Nelson EA, Flemming K, Sheldon T. Systematic reviews of wound care management: (5) beds; (6) compression; (7) laser therapy, therapeutic ultrasound, electrotherapy and electromagnetic therapy. *Health Technol Assess.* 2001;5(9):1-221.

D. 清创

坏死的碎片会增加细菌感染的可能性并延迟伤口愈合。清创压疮的首选方法仍然存在争议。选项包括用干纱布敷料的机械清创,包扎敷料的自溶清创,应用外源酶,或锋利的外科清创。

外科尖锐清创可最快速去除坏死组织,并在感染存在时应用。机械清创术可在盐水纱布敷料变干前很容易地完成。在试图减轻疼痛方面纱布再湿可击败清创影响。

手术和机械清创都会损伤健康组织或未能彻底清洁伤口。干纱布清创应一到清洁创面就立即停止,因为干敷料与伤口的延迟愈合有关。

薄的焦痂可以通过闭塞在半透敷料下被去除。无论是自溶或酶法清创都需要数天到几个星期才能达到效果。酶法清创能溶解坏死组织,但是否会危害健康组织仍存在争议。酶制剂不能穿透焦痂,因此在应用前需要软化或者切割伤口。

在美国只有 1 种酶制剂可用于清创。外用胶原与灭活控制软膏相比可减少坏死,脓液和臭味,与凡士林相比 4 周就可使 82% 的压疮清创。木瓜蛋白酶与对照软膏相比 4 天就可产生明显的清创。对于清创时间和应用方法的问题依然存在争议。清创术是否可提高愈合率仍然未定。

共有 5 个试验都显示,与对照治疗组相比使用酶制剂并不能提高慢性伤口的完全愈合率。

E. 手术治疗

手术缝合可使压力性溃疡伤口更快地解决。其主要问题是频繁发生溃疡及体弱患者不能耐受该过程。

短期而言,压力溃疡修复手术的效果是好的;然而,其长期的影响受到质疑。手术修复的问题包括缝合线裂开,未愈合和复发。

压疮适于手术的比例取决于患者群体,但通常候选手术的百分比较低。但是,在选定手术组的患者中,如患有脊髓损伤和重度Ⅲ期或Ⅳ压疮患者,手术可能对大多数效果较好。如果导致压疮发生的因素仍不能避免,手术后复发的概率仍是很高的。

▶ 预后

在急诊和长期护理机构中压疮与死亡率的增加有关。据报道死亡在急诊住院压疮患者中占 67%,而无压疮高危患者占 15%。发生医院获得性压疮的病人死亡率是无压疮者的 2.8 倍。30 天死亡率的比值比为 1.7 倍,在 30 天内再住院率高达 1.3 倍。在长期护理机构中,新入院患者中 3 个月内出现压疮者死亡率为 92%,而无继发压疮者则为 4%。在专业护理机构中压疮患者的 6 个月死亡率为 77.3%,而没有压疮者为 18.3%。压疮在 6 个月内痊愈的患者比压疮未愈合者死亡率有显著降低(11% 与 64%)。

尽管压疮与死亡率相关,但是压疮是如何增加死亡率的仍不明确。Ⅱ期压疮患者与Ⅳ期压疮患者可能有相同的死亡率。在没有并发症情况下,很难想象Ⅰ期或Ⅱ期压疮可导致死亡。压疮与死亡率有关可能因为压疮发生在体弱、生病的患者中。

Thomas DR. Are all pressure ulcers avoidable? *J Am Med Dir Assoc.* 2001;2:297.

第49章
常见皮肤病

Christine O. Urman, MD
Daniel S. Loo, MD

▶ 老年人的一般原则

皮肤老化是固有的老化过程，同时又与多年的环境因素相关。随着年龄的增长，皮肤屏蔽功能衰退，更加难以保持皮肤含水量，因此，老年人皮肤干燥几乎是不可避免的。皮肤干燥会带来多种后果，最常见的就是皮肤瘙痒。干性皮肤也受环境刺激的影响，环境中的一种过敏源或刺激物可能就会引起湿疹。

多年来，受环境污染和射线带来的氧化性损伤使皮肤细胞已经积累了多种突变，因而皮肤癌在老年人群中很普遍。

随着年龄增长，免疫系统异常反应增加，这就导致自身免疫性皮肤病和过敏接触性皮炎越来越常见。随着免疫系统正常功能下降，某些传染性疾病如带状疱疹和甲癣也更为常见。

老年人群中一些良性肿瘤特别普遍，这其中包括皮肤囊肿、脂溢性角化症和樱桃状血管瘤。尽管患者会得到一些警示，但他们更需求得安心。另一方面，良性色素痣在这个年龄段极其罕见，同时对于新的痣都应该提防是不是黑色素瘤。

脂溢性角化病

诊断要点

▶ 脂溢性角化病是成年人中最常见的良性上皮瘤。
▶ 对躯干的影响要比四肢、头部和颈部严重。
▶ 主要病灶是 5～20mm 浅棕色至暗褐黑色丘疹和表面粗糙并且有疣的斑块（图 49-1）。
▶ 鉴别诊断包括：日光性着色斑，黑色素痣，寻常疣，恶性雀斑样痣和黑色素瘤。

▶ 并发症

摩擦，压力以及由这些病灶导致的创伤可能有刺激作用或是引发炎症。

▶ 治疗

发炎或发炎病灶可以用冷冻疗法，刮治术或刮除来治疗。病变表面敏感区域最好用弱电流干燥技术，这样能使瘢痕和色素沉着异常面积最小。

表皮包涵囊肿

诊断要点

▶ 这种皮肤囊肿是被角蛋白所填充的上皮衬里囊，位于真皮层。
▶ 在躯干的分布要比脸和四肢更为普遍。
▶ 黄种人中原发病灶可见 0.5～4cm 大小的肉色皮下结节（图 49-2）。
▶ 囊肿在触诊时能自由移动，轻轻按压，像奶酪一样的角蛋白就会通过中心点被挤出。

▶ 可以通过脂肪瘤鉴别诊断。

▶ 并发症

囊肿壁破裂挤压角蛋白碎片进入真皮以及异物导致炎症反应。该病变范围内出现紧绷感，波动感，疼痛感。

▶ 治疗

此囊肿没有自愈能力。只有通过破坏囊肿壁才可以将其祛除。将其切开引流液体只会减缓压力，不能起到治疗作用。在囊肿破坏情况下是否使用抗生素仍然存在争议，因为这不是真正的感

染（脓肿）而是一个异物炎性反应。然而，米诺环素或强力霉素有抗感染效果，每天剂量为 100mg bid，如果一周内没有改善，切开引流后应用曲安奈德局部渗透，10mg/ml，将有助于缓解。不推荐发炎组织处手术治疗。如果保留任何囊肿壁的组织，可能复发。

疣（寻常疣和扁平疣）

诊断要点

▶ 这些人乳头状瘤病毒引起的生长发现最常见的手和脚，其次是胳膊，腿和躯干。

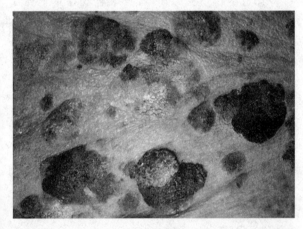

图 49-1   皮脂溢性角质化。蜡状、丘疹和斑块，深浅不同的棕色和疣状表面

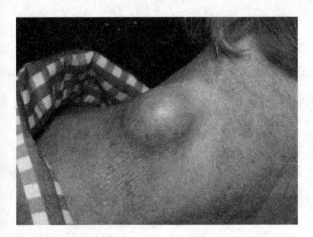

图 49-2   表皮囊肿。大小约 4cm×5cm 的囊肿位于左肩深层组织

框 49-1   冷冻疗法

A. 指征

液态氮可用于治疗

光化性角化病

脂溢性角化病（发炎性）

疣

B. 试纸技术

1. 卷入很多棉花于棉签的顶端。

2. 将其浸入液氮。

3. 用顶端擦拭病变，直到周围的 1～2mm 正常皮肤变白。

4. 等到病灶完全消融恢复正常颜色。

5. 重复（冻融的循环次数取决于病变接受治疗）。

C. 开放式喷雾冷却技术

（需要手持氮气设备和 C-lip 光圈）。

1. 喷嘴应离目标病变 1～2cm 并垂直于它。

2. 挤压触发，持续喷出 1 喷雾。

3. 病变和及其周围不超过 1 毫米的正常皮肤应该被冷却。

4. 等到病灶完全消融恢复正常颜色。

5. 重复（冻融的循环次数取决于病变接受治疗）。

D. 不利影响

必须告知患者

1. 在处理区域会刺痛或燃烧。

2. 在治疗区域将会出现红斑和水肿，并在数小时内起水疱。

3. 色素减退在黑皮肤患者中是很常见。

▶ 主要病变是 5～15 毫米大小的疣状或丝状表面的肉色丘疹和斑块。浅红色 - 棕色点状的点（栓塞毛细血管祥）的诊断（图 49-3）。病变可能需要用 15 号刀片削皮来可视化毛细血管祥。

▶ 鉴别诊断包括扁平疣、脂溢性角化病、鳞状细胞癌。

▶ 治疗

多个足底疣通常顽固，不管任何治疗方式。若要有明显改善可能需要几个治疗。免疫功能低下的患者可能较常见并且标准治疗模式难以奏效。

A. 冷冻疗法（见框 49-1）

2～3 次冻融循环，建议以诱导起疱。重复治疗，每 3～4 个星期。跖疣比较厚，往往需要在冷冻前用 15 号刀削皮。

B. 斑蝥素

0.7% 斑蝥素（Cantharone）是一种可诱导起疱的化学剂。它必须在诊室环境中应用。由于潜在的副作用，包括起疱，色素沉着和瘢痕形成，它应用于治疗疣。使用棉签的木材端，使其干燥，被覆 8～12 小时，然后用肥皂和水冲洗掉。在 1～2 天内起疱。每 3～4 个星期重复治疗。斑蝥素可单独使用或与鬼臼和水杨酸混合使用。要求患者

禁止破坏疱顶，但是，如果水疱紧绷而引起不适，可用干净的针头刺破，以减轻一些压力。

C. 水杨酸

40% 水杨酸膏剂可以在家里应用。石膏覆盖整个疣并停留在原处 24 小时。这需要每天重复。处理时，表面浸渍的碎片可以用浮石或金刚砂板被移除。

甲癣

诊断要点

▶ 特征包括指甲板的加厚，变黄色和指甲下碎片（图 49-4）。

▶ 单凭外部表现是不足以做出诊断，显微镜下的观察有必要。

▶ 鉴别诊断包括卷甲，甲弯曲，银屑病，扁平苔癣，反复的创伤。

▶ 老年人的一般原则

酵母或皮肤癣菌感染甲板，需要实验室确认。仅指甲营养不良是不敏感的或特定的灰指甲。有 3 种诊断测试：

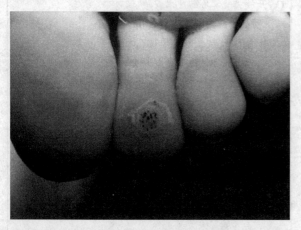

图 49-3　跖疣。2～3mm 的褐色点状丘疹是血栓形成的血管祥

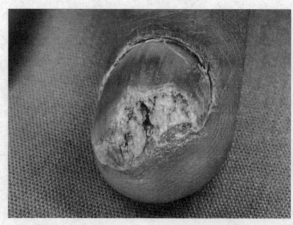

图 49-4　甲真菌病。表明指甲的特征：厚甲下角化过度和碎片

A. 直接显微镜

修剪指甲远端边缘。使用小的 1 毫米的刮匙或 15 号刀片刮甲板和甲床的下面。将样品放置在载玻片上，并添加 1 滴含二甲亚砜（DMSO）的 20% 氢氧化钾（KOH）。几分钟后，菌丝的出现证实了诊断。灵敏度是高度可变并取决于经验的。

B. 细胞培养

如前所述，在含有氯霉素和放线菌酮（Mycosel 或 mycobiotic 琼脂）的沙氏葡萄糖琼脂获取样本。剪下的少量指甲标本进行培养。如果有三个星期内没有生长，则测试是阴性。灵敏度是 50%～60%。

C. 病理

将一个指甲剪断放在甲醛容器进行高碘酸 - 希夫（PAS）染色。灵敏度 >90%。

▶ 发病机制

公众、体育设施和池是常见传播真菌的场所，一般时通过脚来传播。脚癣可以扩散到相邻的指甲引起真菌病。脚趾甲的影响往往比指甲常见。

▶ 预防

局部抗真菌治疗脚癣可以防止甲真菌病和减少复发的风险。

▶ 治疗

在开始治疗前，应告知患者脚趾指甲长得很慢，大约每月 1 毫米。因此，如果涉及一半的指甲，那将需要 6～9 个月的时间。如果整片指甲都被累及，需要 12～15 个月才能清理干净。系统性抗真菌药物能在治疗停止后 6～9 个月后仍在指甲基质保持有效地浓度。

A. 系统性抗真菌

表 49-1 比较给药方案和真菌治愈率。

表 49-1　脚趾甲的系统性抗真菌治疗

药物	给药方案	真菌治愈率（18 个月）
抗真菌药	连续：250mg/d×3 个月	76%
伊曲康唑	连续：200mg/d×3 个月	59%
	脉冲：400mg/d×1 周 / 月 ×3 个月	63%
氟康唑	150mg×1 天 / 周×9 个月	48%

1. 特比萘芬　是一种皮肤和指甲真菌感染的治疗选择，与"伊曲康唑"相比，提供了更好的长期临床疗效和低复发率。它可能增加茶碱、去甲替林和咖啡因的水平，并降低环孢霉素的水平。利福平、西咪替丁和特非那定可能改变抗真菌药的血清水平。抗真菌是最好避免乙肝、丙肝、肝硬化或其他慢性肝脏疾病患者的病程活跃期。在健康个体，基线肝功能测试是可选的。

2. 伊曲康唑　是治疗酵母菌（念珠菌属）或真菌引起的甲真菌病的首选。伊曲康唑禁用于服用阿司咪唑、特非那定、三唑仑、咪达唑仑、西沙必利、洛伐他汀，辛伐他汀的患者。伊曲康唑可能增加口服降糖药，免疫抑制剂，HIV-1 蛋白酶抑制剂和抗凝血剂的药物水平。抗惊厥药，抗结核剂，奈韦拉平，H2 抗组胺剂，质子泵抑制剂，和去羟肌苷可改变伊曲康唑的血浆水平。伊曲康唑最好避免在乙型或丙型肝炎活动期，肝硬化或其他慢性肝脏疾病的患者上使用。在健康个体中，基线肝功能测试是可选的。

B. 环吡酮涂剂的治疗方案

指甲涂剂通常是无效的，除了患者希望只有 1～2 个指甲受到影响，并且很少涉及远端甲片。它每天涂指甲直到 6 个月会有好转。指甲应修剪，定期去除独立的感染指甲。

▶ 预后

使用全身性抗真菌药，复发率从 20% 到 50%。局部抗真菌应用可以预防复发。

干性皮肤、瘙痒和缺脂性皮炎

诊断要点

▶ 皮肤干燥是一种常见的问题，主要表现为瘙痒。

▶ 80% 以上的老年人有相关的皮肤问题的症状；最常见的是皮肤干燥。

▶ 症状多见于冬季。

▶ 室内的热量和低湿度结合热水淋浴和肥皂过度使用结果是皮肤干燥和开裂。

▶ 皮肤干燥可能导致干性皮炎，红斑和轻微突起斑块。在前小腿和手臂和躯干伸肌表面少见。也可见开裂和干燥。

▶ 鉴别诊断包括特应性皮炎，接触性皮炎，和刺激性皮炎。

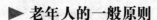

▶ 老年人的一般原则

老年人的皮肤瘙痒，可以由各种皮肤病及全身状况造成的，但最常见的原因是皮肤干燥，干性皮炎（图 49-5）。

▶ 预防

卧室加湿器是很有帮助的。日常使用的保湿剂，特别是含有乳酸、尿素，建议治疗皮肤干燥。保湿沐浴时，应在皮肤湿度仍存在时使用。使用沐浴油则应避免滑倒的危险。

▶ 治疗

预防皮肤干燥的患者教育包括：

● 淋浴或洗澡要用温水，而不是热水，

● 减少使用肥皂清洗。

● 亲水性凡士林或 10% 尿素霜应用于湿润的皮肤，如在沐浴或淋浴后立即使用。

● 减少用毛巾摩擦皮肤的次数，这可能会加剧瘙痒。

● 在无脂性皮炎中，可能需要在 2~3 周的时间内，每天两次使用 4 类局部类固醇药膏治疗

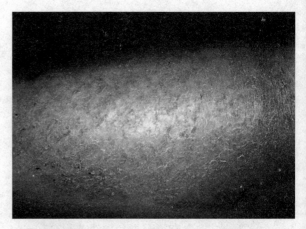

图 49-5　干性皮炎　图片显示左侧胫骨裂隙

湿疹斑块，以打破瘙痒周期（表 49-2 介绍了局部类固醇效力等级）。

脂溢性皮炎

诊断要点

▶ 面部（尤其是眉心、鼻唇沟），头皮和胸部受到影响（图 49-6）。

▶ 原发性损害有红斑和斑块的油腻性鳞屑次生变化。

▶ 鉴别诊断有红斑痤疮，湿疹，红斑狼疮和光敏性疾病。

▶ 老年人的一般原则

共生酵母的过度生长，球形马拉色菌，导致这种常见的皮炎。

▶ 治疗

A. 去头屑洗发剂

非处方药 1% 吡啶硫酮锌，1% 硫化硒或 1% 酮康唑洗发精可以加到每天洗头中去，1 周后减为每周一次或两次，以防止复发。冲洗前应该用泡沫按摩皮肤几分钟。2% 酮康唑洗发液会更有效。

表49-2 类固醇乳膏的效力等级

级别	商品名	化学名
1	Temovate 0.05%	丙酸氯倍他索
	Diprolene 0.05%	二丙酸倍他米松
2	Lidex 0.05%	氟轻松醋酸酯
	Psorcon 0.05%	双醋二氟拉松
3	Aristocort A 0.5%	曲安奈德
	Topicort LP 0.05%	去羟米松
4	Elocon 0.1%	糠酸莫米他松
	Kenalog 0.1%	曲安奈德
5	Westcort 0.2%	氢化可的松戊酸酯
	Dermatop 0.1%	泼尼卡酯
6	Desowen 0.05%	地奈德
	Aristocort A 0.025%	曲安奈德
7	Hytone 1%	氢化可的松
	Hytone 2.5%	氢化可的松

A. 类固醇的排名

1级（最强）→7级（最差）

1. 大多数类固醇都有霜剂和膏剂。对同一浓度，膏剂比霜剂更有效（0.05% 醋酸氟轻松软膏比 0.05% 醋酸氟轻松霜有效）。

2. 大多数外用类固醇是每天使用两次。

3. 1 类类固醇应该用在严重炎症或瘙痒性皮肤病（牛皮癣，接触性皮炎，疥疮）。

B. 不良反应

1. 萎缩，毛细血管扩张，以及延长使用强效的局部类固醇可能会出现条纹（1级和2级）。例如：氯倍他索乳膏每天使用两次，超过 1 个月可能会导致萎缩。FDA 限制使用所有 1 类固醇超过 2 周的时间。

2. 脸部，生殖器，摩擦部位，和黏膜表面更容易吸收类固醇和更容易发生这些不良反应，所以这些部位使用强效的局部类固醇时使用时间不应超过 2 周。

3. 超过 50% 的体表面积应用强效的局部类固醇可能有全身性的影响。

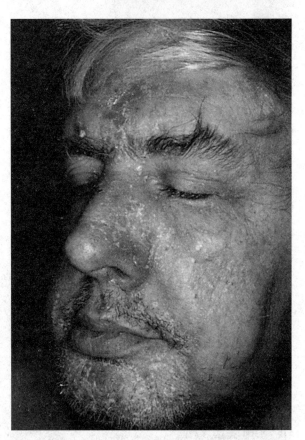

图 49-6 脂溢性皮炎。主要分布在内侧眉毛、鼻唇沟、髭须和胡须上

B. 局部治疗

单独应用洗发水无效的患者需要局部治疗。

1. 面部使用 2% 酮康唑乳膏涂面部，每天两次，2～3 周或 6 类的类固醇药膏，每日两次，2～3 周。每天使用一次或两次的 10%/5% 磺胺醋酰钠硫乳膏或外洗是有效的。

2. 头皮瘙痒 可应用第 5 类激素溶液。

瘀滞性皮炎

 诊断要点

▶ 慢性静脉功能不全是由于下肢静脉血液瘀积和毛细血管压力增加所致。

▶ 慢性静脉供血不足最常见的是静脉曲张。

▶ 前小腿最受影响，其次是小腿、背足和脚踝。

▶ 原发性病灶为红棕色至棕色高色斑及斑块（图49-7），常伴有足部水肿。

▶ 有细裂纹和鳞片的红斑斑块可视为次要变化。

▶ 溃疡可能发生在多达30%的患者。

▶ 在鉴别诊断中，包括色素沉着的紫皮病、米诺环素色素沉着及接触性皮炎。

▶ 预防

　　加压弹力袜和腿部静脉曲张患者升高下肢可能有助于防止瘀血变化。

▶ 治疗

　　20～30毫米汞柱压力的弹力袜可以应用。无论何时，双腿抬高超过心脏水平坐位或者卧位会减少静脉瘀滞。每日两次加用5级类固醇药膏会减轻湿疹斑片或斑块。

银屑病性皮炎

诊断要点

▶ 是一种遗传的T细胞介导炎症性皮肤病，33%的患者有积极的家族史。

▶ 牛皮癣（银屑病）可以由链球菌咽炎引起。

▶ 病变主要对称性的累及伸肌表面（肘部、膝盖、腰骶）和头皮。也可涉及皱褶处和生殖器（皮褶牛皮癣）。

▶ 主要病变为红斑丘疹和斑块，次要的厚云样鳞片斑块的变化（图49-8）。

▶ 指甲可能出现黄褐色斑点，凹陷（图49-9）和甲脱离。

▶ 牛皮癣患者的银屑病关节炎的患病率约为10%。

▶ 鉴别诊断包括湿疹、脂溢性皮炎、扁平苔癣。

▶ 并发症

　　大小关节的关节炎可能伴随牛皮癣。广义脓

疱性银屑病红皮病型银屑病可能危及生命，需要住院治疗，增加代谢综合征的患病率，中度到重度牛皮癣患者，是一个可知的心血管疾病危险因素。

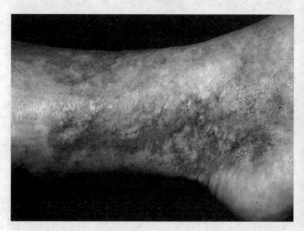

图49-7 瘀滞性皮炎色素沉着和斑块累及左内踝

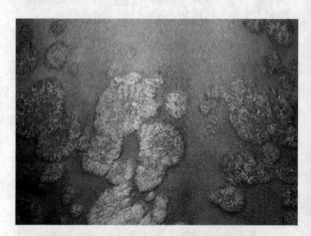

图49-8 银屑病。下背部处的厚鳞片样斑块

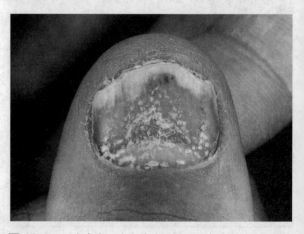

图49-9 甲牛皮癣。这个缩略图展示了点蚀和远端甲脱离

▶ 治疗

选择治疗取决于疾病的严重程度。对个人病变累及 <10% 全身面积，局部治疗通常是有效的。

A. 局部皮质激素治疗

1. 躯干四肢 Ⅰ型类固醇药膏在 2~3 周内每天两次应用于斑块，或直至损伤性皮肤变平。

2. 面部，易损部位 每天两次应用于斑块处，持续 2~3 周，或直至皮肤变平。

B. 卡泊三醇

0.005% 卡泊三醇软膏每天两次应用，起效较慢，与类固醇相比对轻微的斑块性银屑病有效。刺激、过敏是最常见的副作用。

C. 自然光照

自然光照，不仅实用，通常是非常有效。在上午 10 点和下午 2 点后，患者应平躺 15~20 分钟，每周 2~3 次。对于病变累及 >10% 体表面积的患者，转诊到皮肤科应考虑彩光或全身免疫抑制剂治疗。

D. 维生素 A 酸

一种口服的类视黄醇，当累及手掌和脚掌或如果病变覆盖有很厚的鳞片样时应用。经常与局部用药或光疗联合治疗；然而，阿维 A 对掌跖银屑病的治疗有效。每天给予剂量 10~50 毫克。在较高剂量时，皮肤的主要副作用是严重干燥。妊娠的妇女及计划怀孕妇女禁止使用阿维 A，应用药物 3 年后才可计划妊娠。四环素用于治疗精神疾病，避免药物相互作用，可能会增加假性脑瘤的风险。高脂血症可发生在多达三分之一的患者。因此，甘油三酯和胆固醇应密切监测。

▶ 预后

银屑病常处于慢性病发作期和缓解期。有阳性家族史、发病年龄早和病变累及广泛是预后不良的因素。

酒糟鼻

诊断要点

▶ 有时被称为成人痤疮，酒渣鼻在年龄 40~50 岁的女性是最常见的，特点是脸红。

▶ 病变影响脸的中央部分（鼻子、脸颊、额头和下巴）。

▶ 主要病变是红斑丘疹和脓疱（图 49-10）。

▶ 继发性变化包括融合性血管扩张和红斑。

▶ 鉴别诊断包括粉刺、口周皮炎和系统性红斑狼疮。

▶ 发病机制

虽然酒渣鼻的病因未知，任何刺激，包括阳光，热水淋浴，锻炼，醇热饮料，和辛辣的食物，会使头部皮肤和颈部温度升高，可以触发脸红。频繁冲洗，又可引起炎症和微血管的变化，逐渐发展为酒渣鼻。

▶ 并发症

50% 的患者可能眼肌受累（睑缘炎，结膜炎）。某些情况下，可进展为鼻肿块（大鼻子）。

▶ 治疗

A. 防晒霜治疗

患者可以通过避诱发因素和涂抹防晒系数为 230 的防晒霜来减少症状。广谱防晒霜应依照 UVA 和 UVB 的建议。

B. 局部外用抗生素

外用抗生素：0.75% 甲硝唑霜或凝胶，每天两次；10%/5% 磺胺醋酰钠硫洗剂，每天两次。

C. 全身性抗生素

全身性抗生素为炎性丘疹或脓疱的治疗是有效的。米诺环素口服 100 毫克，每天两次，或多

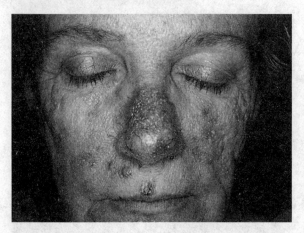

图 49-10 酒渣鼻。丘疹，鼻子增大和脸部中央脓疱毛细血管扩张

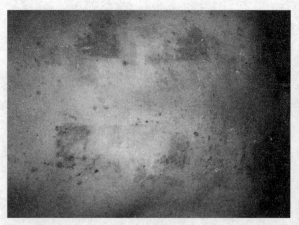

图 49-11 接触性皮炎 伴有瘙痒的片状斑块是经皮神经电刺激装置的电极粘结贴垫导致的

西环素 100 毫克每天两次口服是最常用的处方。多西环素 20 毫克每天两次，维持剂量也具有抗感染作用且不影响疗效，从而减少副作用。

D. 激光疗法

毛细血管扩张症患者可以用脉冲染料激光治疗皮肤病。这是最有效的，虽然它不阻止新的毛细血管扩张的发展。

接触性皮炎

诊断要点

▶ 接触性皮炎是一种迟发型超敏反应，（过敏原）接触皮肤，会导致严重的瘙痒。

▶ 症状可以是急性或慢性的：

• 急性接触性皮炎，可局部或全身，具有线性或人工模式（图 49-11）。原发性病变包括囊泡和红斑，水肿性斑块。继发改变，包括糜烂，分泌物，和硬皮。

• 慢性接触性皮炎可局部或全身和发生在线性或人工模式（指示外部接触）。原发病灶出现苔藓斑块。继发变化包括过度色素沉着。

▶ 鉴别诊断，异位性皮炎，疥疮，和刺激性皮炎。

▶ 预防

患者应尽量避免可知过敏原的来源。表 49-3 列出最常见的接触性过敏原及其来源。

▶ 并发症

未经治疗，皮炎可能蔓延，瘙痒使人衰弱。

表 49-3 最常见的接触性过敏原及其来源

接触性过敏原	常见来源
镍	珠宝
黄金	珠宝
香味混合	皮肤或头发护理产品
硫柳汞	疫苗、眼和鼻药物
防腐剂 -15	化妆品（防腐剂）
新霉素	抗生素软膏
甲醛	指甲油、化妆品（防腐剂）
甲基氯/甲基异噻唑啉酮	化妆品（防腐剂）
杆菌肽	化妆品（防腐剂）
秋兰姆	乳胶手套、鞋子（橡胶制品）
秘鲁香脂	香水化妆品
钴	假肢外壳某些地方镀以金属对象（扣、纽扣、拉链）
二胺	染发剂
卡巴混合物	橡胶弹性的内衣

► 治疗

如果累及体表面积 < 10%，1 类激素联合治疗，一天 3 次，2～3 周，直至皮炎及瘙痒解决。如果累及体表面积 > 10%，泼尼松逐渐减量为宜（框 49-2）。对于长期慢性广泛性皮炎，患者应被转到皮肤科进行过敏原测试，并可能进行慢性全身性免疫抑制治疗。

药物性皮炎

 诊断要点

► 斑丘疹是最常见的一种药物性皮疹，通常发生在启用新药物的前两周。

► 最常见的药物性皮疹有青霉素（氨苄西林，阿莫西林）、磺胺类药（复方新诺明），非甾体类抗炎药物（萘普生、吡罗昔康），抗惊厥药物（卡马西平、苯妥英）和剂（卡托普利、地尔硫草）。

► 药物性皮疹的分布是双侧的和对称的，通常从头部和颈部或躯干上部开始，向下延伸到四肢。

► 主要病变是红斑的和（或）丘疹和这些区域的融合（图 49-12）。

► 偶尔出现瘙痒。

► 鉴别诊断包括病毒性皮疹，细菌感染，胶原血管疾病。

► 并发症

药物超敏综合征具有潜在的生命危险，主要症状表现有发热，皮疹（80% 呈麻疹样）和内脏器官受累（肝炎，肾炎，淋巴结肿大）。这些症状发生在第一次接触到药物以后，症状始于 1～6 周后。实验室测试可评估潜在的无症状内脏器官受累情况，包括转氨酶，全血细胞计数，尿液和血清肌酐。

Stevens Johnson 综合征是一种严重的大疱性药物反应，涉及 2 个或更多的黏膜组织部位，皮肤水疱迅速剥离并露出裸露的皮肤，在病程早期就需要住院治疗，密切监测和支持性护理。

框 49-2   泼尼松逐渐减量

A. 适应证

（瘙痒情况的严重性）

1. 扭曲性皮炎 > 10% 的表面

2. 严重的湿疹

3. 药疹

B. 剂量

用 1 毫克／千克（最大为 60mg/d），然后连续维持量为每天 5 毫克。

1. 体重 59kg 的患者，开始 60mg，维持量每天 5mg，持续 12 天。

2. 严重的情况下可能需要维持剂量时间在 2～3 周内。

3. 大多数成年人甲泼尼龙剂量不足。

C. 副作用

（查看患者的高血压，糖尿病，青光眼病史）

1. 水潴留。

2. 体重增加。

3. 增加食欲。

4. 情绪波动。

5. 焦虑。

6. 股骨头缺血性坏死的髋关节。

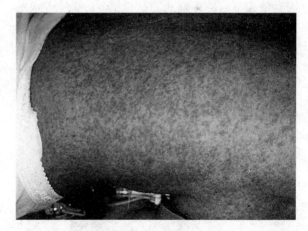

图 49-12 麻疹样药疹。背部右侧的融合性斑丘疹

► 治疗

最有可能造成药疹的药物应该首先停止使用。

外用和口服类固醇可使症状缓解。治疗方案包括 1 级类固醇药膏，每天两次，应用 2～3 周；如果药膏无效,可用泼尼松逐渐减量(见框 49-2)。通常治疗几个星期后即可见效。

带状疱疹

诊断要点

▶ 带状疱疹是由背根神经节处重新激活水痘病毒所导致。

▶ 成组泡状损害分布在单侧(图 49-13)和相邻 1～2 节段(最常见影响三叉神经眼支,胸部,颈部)。

▶ 原发病灶为囊泡状(图 49-14),出现在红斑的基础上。继发变化包括脓疱、痂。

▶ 免疫抑制会大幅度增加带状疱疹发病及传播的风险,尤其是血液系统恶性肿瘤,HIV 感染。

▶ 鉴别诊断包括单纯疱疹性湿疹,水痘,急性接触性皮炎。

▶ 老年人的一般原则

　　90% 患者会在暴发之前出现疼痛,很少见病情会停止下来。疼痛是带状疱疹(无疹性带状疱疹)的唯一表现。在大多数情况下,疱状损害成组分布足以确立诊断。一个细胞学检查的阳性

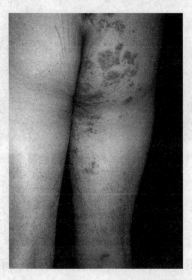

图 49-13　带状疱疹。分布在 S1 和 S2 单侧

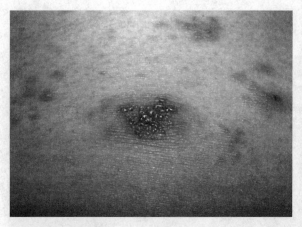

图 49-14　带状疱疹。与图 49-13 为同一患者,在红斑基础上出现囊泡性损害

发现不能区分单纯疱疹和水痘 - 带状疱疹病毒之间。单纯疱疹病毒培养鉴定需要 2～3 天;而水痘 - 带状疱疹 1～2 周可鉴定,但会出现较多的假阴性结果。

▶ 并发症

　　患者病变累及三叉神经分支可能引起眼部并发症(角膜炎、急性视网膜坏死)并需要由眼科医生立即进行裂隙灯检查,特别是当皮肤损伤涉及一边和鼻子尖端(哈钦森征)。免疫功能低下的患者具有传播的风险,定义为主要和直接相邻区域以外 > 20 个囊疱。10% 高风险患者在皮肤传播之后可以累及内脏(肺,肝,脑)。

　　带状疱疹后神经痛是痛苦的,皮肤疹缓解后仍然存在的。最常见的并发症具有年龄依赖性,至少 50% 患者年龄超过 60 岁,最常涉及面部。

▶ 治疗

　　系统性抗病毒药物(阿昔洛韦、泛昔洛韦、伐昔洛韦)在带状疱疹急性期和在 48～72 小时的皮疹出现时应用有效。这些药物减轻急性疼痛,加速愈合,防止瘢痕,并减少带状疱疹后神经痛的发生率。系统性糖皮质激素(泼尼松)可能有助于减少剧烈疼痛,但对疱疹后神经痛发病率或严重性没有影响。尽管抗病毒药物的安全性很好,

头痛、恶心、腹泻、中枢神经系统、肾脏、和肝功能障碍还是有可能发生。在更严重的情况下，特别是在感染性带状疱疹，应该考虑初始静脉注射阿昔洛韦。研究表明，在眼科带状疱疹中口服疗法与静脉注射疗法一样有效。

▶ 预防

带状疱疹疫苗（佐剂）可用于60岁以上的患者，以提高水痘病毒引起的免疫力衰弱，从而防止活动性带状疱疹和降低带状疱疹后神经痛的风险。

▶ 预后

病变累及的皮肤通常3~4周之内愈合，偶尔可能会留下瘢痕。主要出现带状疱疹后神经痛。

疥疮

诊断要点

- ▶ 疥螨属的疥螨虫寄宿于人的角质层。特征性的初始病变是3~8mm的线性或波形的凸起（图49-15），其一端常常伴有一个灰点（螨虫）。
- ▶ 常常分布在手指间、手腕的掌侧面、阴茎、乳晕。
- ▶ 继发性变化包括丘疹、结节（结节性疥疮）、弥漫性湿疹皮炎、角化的陈年斑块（陈年的或挪

威疥疮）和囊疱或大疱（大疱的疥疮）。
- ▶ 难治、难以忍受的瘙痒。
- ▶ 鉴别诊断：过敏性皮炎、接触性皮炎、药疹、荨麻疹的大疱类天疱疮。

▶ 老年人的一般原则

密切身体接触是最常见的传播方式。污染物传播是罕见的，因为雌螨离开宿主的时间若 > 24~36小时将无法生存。危险因素包括居住养老院、艾滋病毒和艾滋病、拥挤的生活条件。

▶ 微观发现

使用简易显微镜做简单床边测试发现螨虫、虫卵（图49-16或代谢物），诊断已被证实。

A. 收集样本

将一滴矿物油滴在载玻片的中央。手持15号玻片的尖端接触油滴（样本固定在玻片上）。手持玻片垂直于皮肤，刮表皮洞穴以取角质层。微出血表示深度适中。擦去载玻片中央的标本，另选两个洞穴，重复步骤2~4增加样本量。盖上盖玻片并轻轻按压。

B. 显微镜

用4倍的物镜观察片子。

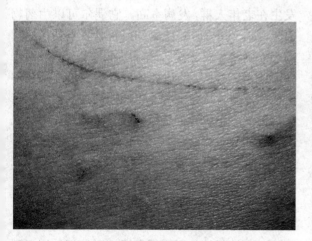

图49-15 疥疮。在线性的脱皮上方出现波形的孔洞

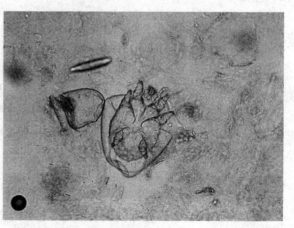

图49-16 显微镜下直接观察疥疮从卵中孵化出来

▶ 并发症

结节性疥疮是对螨虫残余物发生的一种过敏性反应。此病变发生在生殖器和腋窝，由坚硬红斑向红棕色结节转变。免疫功能不全的患者可能会有陈旧的或广泛的黄色结壳挪威疥疮。挪威疥疮极具传染性，因为每个壳包含成百上千的螨虫。流行疥疮在养老院相对常见但不易被发现。

▶ 治疗

根除治疗的目标包括除螨、缓解瘙痒症状、阻止传播。

A. 抗疥螨药物

患者和所有接触者应同时治疗，包括无症状者。

1. 氯菊酯 5% 氯菊酯霜是最有效的局部治疗。60g 管装适用于全身应用。患者要洗澡或淋浴，在涂用之前病变区完全干燥。霜可以应用于全身皮肤表面（自颈部以下），特别是手指间、脚、生殖器、破损的地方。霜要在 8 小时内洗掉。此方案重复 1 周，治愈率 >90%。

2. 伊维菌素 伊维菌素的口服剂量为 0.2mg/kg，重复应用 10～14 天。这是一种安全、有效的局部治疗的替代品。然而，两倍的剂量、使用两周，只能杀死螨虫而不能杀死虫卵。

B. 瘙痒

即使成功根除螨虫，严重的瘙痒还要持续 3～4 周。这时往往衰弱的症状经常被忽视，导致不必要的不适和痛苦。患者误以为感染持续存在而接受重复治疗。

第一类类固醇药膏可以每天 2～3 次使用，持续 2～4 周，直至瘙痒完全解决。泼尼松（见框49-2）可以用来治疗衰弱性瘙痒。

C. 传播的预防

接受治疗时，2 天内穿的所有衣服，毛巾，床单应该用热水使用洗衣机洗或干洗。养老院疫情管理需要临床和流行病学专业知识和公共卫生专家的参与。

▶ 预后

免疫能力强接受标准治疗会效果很好。陈旧的疥疮，一般发生在免疫力低下者，需要应用 2 倍以上的抗疥螨虫药或伊维菌素或组合。

类天疱疮

诊断要点

- ▶ 大疱类天疱疮是一种自身免疫性疾病，抗体攻击皮肤的基底膜组分。
- ▶ 病变分布于四肢或躯干的局部或较大范围处。
- ▶ 主要病变是饱满的囊疱或充满浆液性或血清血液的大疱（图 49-17）。主要病变是荨麻疹的大疱类天疱疮弧水疱和水肿的红斑，后者不常见（图 49-18）。
- ▶ 继发性改变：糜烂、溃疡、钙化。
- ▶ 难以忍受的瘙痒。
- ▶ 鉴别诊断包括药物反应、天疱疮、接触性皮炎、疥疮、节肢动物叮咬。

▶ 老年人的一般原则

大疱的类天疱疮（BP）是一种慢性疾病，主要发生在老年人群，发病率高。它偶尔可以由药物引起，如：利尿剂，抗生素和血管紧张素转换酶抑制剂。确诊需要 2 次活检。用 4 毫米穿孔针对水疱活检示：皮下层的边缘具有嗜酸性粒细胞和淋巴细胞。用直接免疫荧光将病灶周围活检用直接免疫荧光显示绑定的免疫球蛋白 G 和 C3 沿基底膜带线性分布。

大面积的抓挠导致糜烂和溃疡，最终引起二次感染和瘢痕。

▶ 治疗

浸润性强的外用皮质激素可以较好地用于局

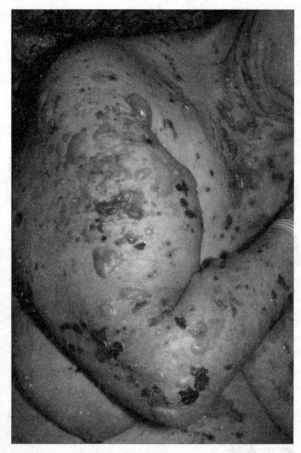

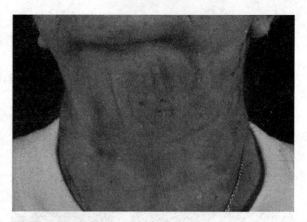

图 49-18　荨麻疹的大疱类天疱疮。红斑性稍水肿的斑块,有明确的出血性结痂和痛切

素限制代用药物,如甲氨蝶呤、环孢素、硫唑嘌呤、霉酚酸酯。

▶ **预后**

　　BP 是一种伴多个缓解和恶化病灶交替的慢性病。发病率和死亡率使患者数增加,但经充分和及时的治疗也可以将其减少。

光化性角化病

　诊断要点

▶ 光化性角光化病是鳞状细胞癌的一种前体病变。

▶ 分布的病变包括脸、嘴唇、耳朵、手背和前臂(照片示)。

▶ 主要病变是 3～10mm 的粗糙的附着鳞片状白色丘疹和斑块(图 49-19),经常发生在红斑的病变基础上。

▶ 触诊时具有坚硬感、沙粒感。相对于视诊,触诊更易发现病灶。

▶ 鉴别诊断包括干脂溢性角化病和保留角化过度。

图 49-17　大疱的类天疱疮。1～3cm 的水疱,有二次侵蚀和出血性结痂并发症

部病变,(小于体表总面积的 5%),较口服糖皮质激素显著降低副作用。

　　对口服糖皮质激素禁忌且局部治疗不佳的患者可以尝试应用烟酰胺(1.5g/d)加米诺环素(100mg, bid)或四环素(2g/d)。

　　口服皮质类固醇疗法已被广泛应用,大剂量使用非常有效,应用很长一段时间后需逐渐减量(如:泼尼松 0.5～1mg/kg 在 6～12 个月后逐渐减量);但是对于老年人来说,会出现很多副作用,包括骨质疏松症、糖尿病和高血压。对于每天服用激素剂量 >5mg 且超过 3 个月的患者,骨质疏松症的预防包括给予二膦酸盐和每日补充钙剂(1500mg/d)以及维生素 D(800IU/d)。对于难治性病例,皮肤科医生可考虑免疫抑制治疗作为激

▶ **老年人的一般原则**

　　白人的光化性角化病与长期的日晒相关。应用免疫抑制剂的患者,特别是移植接受者患光化

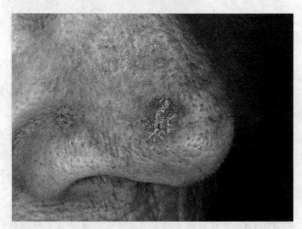

图 49-19　光化性角化病。图示有个粗糙的附着性的右侧鼻梁上有鳞状丘疹

角质的风险更高。日常防晒、长袖衬衫、宽边帽、避免日晒可以预防这些病变。

▶ 并发症

10 年间，光化角质病变向皮肤癌转变的转化率为 6%~10%。

▶ 治疗

冷冻疗法（见框 49-1）是对光化学角质病变进行推荐性的冻融 2 个周期。大量的光损坏领域建议使用局部治疗。5% 咪喹莫特霜和 5% 5- 氟尿嘧啶霜是 FDA 批准的针对光化性角质的局部治疗药物。

用 5% 的 5- 氟尿嘧啶霜 3~4 周、每天 2 次，直到红斑结痂。应用疗程后皮肤愈合。如果药物反应强或患者具有广泛的瘙痒病史，治疗中需加局部治疗的皮质激素。治愈率约为 50%（即 50% 的患者完全清除所有病变）。

5% 咪喹莫特霜每周使用 2 次，疗程是 16 周。其与 5- 氟尿嘧啶的不良反应是难以区别和预测。这些分子是一种免疫调制剂及其行动取决于宿主的免疫状态，治愈率在 50% 左右。

局部治疗的主要缺点是严重的炎症反应，可能导致不舒服、瘢痕。咪喹莫特可引起系统性炎症反应与流感样症状：发烧、发冷、不适。亚临床病变应用局部治疗较好。

光化性角质的患者应该每年查体，因为其具有转化为基底细胞癌，鳞状细胞癌、黑色素瘤的风险。

基底细胞癌

诊断要点

▶ 基底细胞癌是最常见的皮肤癌（约 75%），与长期紫外线照射相关。

▶ 基底细胞癌来源于基底层的表皮干细胞。

▶ 最常见于鼻子，常累及到头部和颈部

▶ 主要病变是半透明的珍珠丘疹或结节（图 49-20），常可见毛细血管。继发性变化包括中央溃疡或结硬皮。

▶ 病变常以"破裂、出血或不愈合"为主诉。

▶ 确诊需要做活检（薄片或穿孔技术）。

▶ 鉴别诊断：鳞状细胞癌、角化棘皮瘤和皮脂增生。

▶ 并发症

虽然基底细胞癌（BCC）很少转移，但如不及时治疗可能在软骨局部浸润并扩展至筋膜、肌肉、骨头。

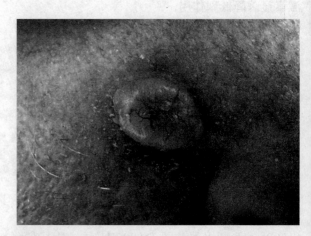

图 49-20　基底细胞癌。一个 1.5cm 的发亮结节，与右侧鼻翼相邻的毛细血管扩张

▶ 治疗

应用电干燥法和刮除术（ED&C）和切除治疗低风险肿瘤，治愈率为 90%。

高风险肿瘤应用莫氏手术是最有效的方法，治愈率达 98%～100%。

位于躯干和近端肢体的表浅 BCC 病变（小于 2 厘米）应用局部治疗，需要 5% 5- 氟尿嘧啶奶油或 5% 咪喹莫特乳膏。5- 氟尿嘧啶的治愈率为 90%，5% 咪喹莫特的奶油治愈率为 80%。患者遵守治疗方案就可以达到治愈率。

▶ 预后

有以下几项中的一项或多项的 BCC 患者有复发和转移的高风险：复发性肿瘤；肿瘤在躯干和四肢 >2cm；在头部和颈部肿瘤 >1cm；肿瘤边界不规则；免疫抑制宿主的肿瘤；受辐射前出现的肿瘤。标准模式（ED&C 或切除）治疗这些高风险肿瘤的复发率 >10%。

有 BCC 既往史的患者，3 年累积风险的复发率大约为 44%。大多数患者每年做一次皮肤检测足以发现新 BCC 病灶。因为先前皮肤癌病史对后续皮肤癌来说是一个高强度风险因子，所以具有多个 BCC 病灶的患者更应该频繁做皮肤检测。

鳞状细胞癌

诊断要点

- ▶ 鳞状细胞癌来源于表皮基底上的角质细胞，经常为光化角质的前驱病变。
- ▶ 常累及头、颈、背手和前臂。
- ▶ 基础病变时硬化的丘疹、斑块或结节（图 49-21）。继发性改变包括病变硬化、中央糜烂、溃疡。
- ▶ 病变不愈、破溃、出血。
- ▶ 用涂片或穿孔技术做活检以确诊。
- ▶ 鉴别诊断包括基底细胞癌和角化棘皮瘤。

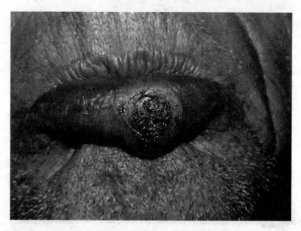

图 49-21　鳞状细胞癌。这个 2.5cm×2.5cm 的硬结节与上覆的硬痂，有可能扩散到颈部淋巴结

▶ 老年人的一般原则

鳞状细胞癌（SCC）占皮肤癌的 20% 并具有转移性。对可疑为 SCC 的病变做区域淋巴结的触诊。任何持续的结节斑块、溃疡，特别是发生在辐射受损的皮肤、下唇、先前辐射区域、陈旧性烧伤瘢痕、生殖器病变都应怀疑鳞状细胞癌。由于受损细胞介导的免疫反应，免疫抑制的病人患者（如：移植者）具有更高患 SCC 的危险性。

▶ 并发症

发生在嘴唇或耳朵的鳞状细胞癌扩散至宫颈的风险性为 10% 到 15%。全身皮肤转移的概率 <1%～5%。

▶ 治疗

对低危险性的肿瘤而言，ED&C 和切除的治愈率为 90%。对于高风险的肿瘤，莫氏手术最有效（治愈率 98%～100%）。

▶ 预后

符合以下一个或多个条件的鳞状细胞癌患者具有高危复发和转移风险：复发性肿瘤；躯干和四肢 >2cm 的肿瘤；头部和颈部 >1cm 的肿瘤；未受辐射、创伤而发生在生殖器、嘴唇耳朵的肿瘤；

肿瘤边界不规则；免疫抑制宿主的肿瘤。一般治疗方案的复发率和 ED&C 或切除相比高出 10%。

既往为鳞状细胞癌的患者 3 年累积再发病灶的风险约为 18%。建议每年随访，随访至少持续 3 年。因为皮肤癌的数目是再发皮肤癌的风险因素，那么具有多个 SCC 病灶的癌患者要频繁随访。

黑色素瘤

诊断要点

▶ 黑色素瘤来源于黑色素细胞，具有最强的转移性。

▶ 虽然老年人的面部和颈部易受累，但躯干和腿的发病超过面和颈部。

▶ 主要病变是褐黑色斑点、丘疹、斑块或具有≥1项以下特征的结节（图 49-22）：不对称、边界不规则、色斑、直径＞6mm。

▶ 患者会发现一个色素沉着伴出血的逐渐增大病灶。

▶ 切除病变的范围为临床正常皮肤的边缘，深达皮下脂肪。

▶ 鉴别诊断包括太阳性斑点脂溢性角化病、发育异常的痣、色素 BCC。

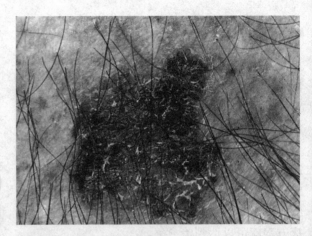

图 49-22 黑色素瘤。胸部有一个 2cm×2cm 的斑块，棕黑色到黑色变化，不对称和不规则边缘

▶ 老年人的一般特点

和其他肿瘤相比，黑色素瘤的发病率较高。2012 年出生的美国人，黑色素瘤的男性患病的几率为 1/36，女性为 1/55。在最常见的男性、女性肿瘤中，黑色素瘤分别位居第五和第六。

黑色素瘤最高发病率和死亡率的人群是老年男性。在美国，60 岁以上男性的肿瘤（厚度＞4 毫米）的发病率持续上升。50 岁以上的男性白种人占黑色素瘤死亡的人数近 50%。

危险因素包括浅肤色（红棕色头发）、童年时的晒伤、不易晒黑、容易晒伤、和易患家族史。另外，老年人的风险因素包括年龄＞50 岁、男性、光化角质或非黑色素瘤皮肤癌病史。

▶ 并发症

未经治疗的黑色素瘤有向淋巴结、肝、肺、脑转移的风险。

▶ 治疗

黑色素瘤经手术切除，边缘由组织学肿瘤厚度决定（Breslow depth）。对 1 毫米以上的原发性黑色素瘤，以及当出现≤1mm 组织学溃疡或有丝分裂时，建议对原发性黑色素瘤进行淋巴结活检评估。随访的频率、实验室检查和影像学检查取决于疾病的阶段。

▶ 预后

肿瘤厚度和有无组织学溃疡是最重要的预后因素。患者薄黑色素瘤（＜1mm）预后最好（＞90%有 5 年生存率），而厚黑色素瘤（＞4mm）患者 5 年生存率为 49%。对于淋巴结受累的患者，受影响淋巴结数量决定了总体预后。

Balch CM, Gershenwald JE, Soong SJ, et al. Final version of 2009 AJCC melanoma staging and classification. *J Clin Oncol.* 2009;27(36):6199-6206.

Currie BJ, McCarthy JS. Permethrin and Ivermectin for scabies. *N Engl J Med.* 2010;362(8):717-725.

Draelos ZD. The multifunctionality of 10% sodium sulfacetamide, 5% sulfur emollient foam in the treatment of inflammatory facial dermatoses. *J Drugs Dermatol.* 2010;9(3):234-236.

Giesse JK, Rich P, Pandya A, et al. Imiquimod 5% cream for the treatment of superficial basal cell carcinoma: A double-blind, randomized, vehicle-controlled study. *J Am Acad Dermatol*. 2002;47(3):390-398.

Marcil I, Stern RS. Risk of developing a subsequent nonmelanoma skin cancer in patients with a history of nonmelanoma skin cancer. *Arch Dermatol*. 2000;136(12):1524-1530.

National Comprehensive Cancer Network (NCCN) clinical practice guidelines in oncology. Basal cell and squamous cell skin cancers. Version 2.2013. http://www.nccn.org/professionals/physician_gls/pdf/nmsc.pdf

National Comprehensive Cancer Network (NCCN) clinical practice guidelines in oncology. Melanoma. Version 3.2014. http://www.nccn.org/professionals/physician_gls/pdf/melanoma.pdf

Sigurgeirsson B Olafsson JH, Steinsson JB, Paul C, Billstein S, Evans EG. Long-term effectiveness of treatment with terbinafine vs itraconazole in onychomycosis: a 5-year blinded prospective follow-up study. *Arch Dermatol*. 2002;138(3):353-357.

Sullivan JR, Shear NH. Drug eruptions and other adverse drug effects in aged skin. *Clin Geriatr Med*. 2002;18(1):21-42.

Walker GJ, Johnstone PW. Interventions for treating scabies. *Cochrane Database Syst Rev*. 2000;(2):CD000320.

第50章
睡 眠 障 碍

Diana V. Jao, MD
Cathy A. Alessi, MD

诊断要点

▶ 失眠患者可能经常抱怨睡眠质量差，白天疲劳，易怒，或注意力不集中。

▶ 夜间睡眠呼吸障碍的症状可能包括打鼾，窒息和呼吸改变。

▶ 一些睡眠障碍患者常见神经系统疾病障碍，如：老年痴呆症、帕金森病。

▶ 根据睡眠障碍的特点，诊断是根据临床或使用多导睡眠图。

▶ 老年人的一般原则

医学研究所的报告中"睡眠障碍和睡眠剥夺：未满足的公共健康问题"强调了患病率和这些问题产生的相关的有害健康影响。睡眠困难和几个主要的睡眠障碍的患病率随着年龄的增加而增加。然而，老年人，失眠常常与其他健康状况相关联，而并非是表现为原发性失眠。这种"伴发失眠"往往可以与额外的医疗和心理状态共存甚至恶化或导致它们的发生。因此，老年人的睡眠障碍应该被看成是一个多因素的老年综合征。

睡眠困难的患病率差异是基于其如何被识别和定义。但是，研究表明50岁以上的社区居住老年人和65%以上的需长期护理的居民有睡眠困难。许多社区居住的老年人使用非处方或处方安眠药。

睡眠结构可以根据多导睡眠图描述，它包括睡眠期多个通道记录（如：脑电图，眼电图，肌电图）。基于多导睡眠检查，睡眠可分为2种状态：非快速眼动期（NREM）和快速眼动期（REM）。非快速眼动期进一步分为3个阶段，其中N1是最浅的睡眠，N2占睡眠时间的大部分，N3是深度睡眠。随着年龄的增加，N1和N2睡眠增加，N3睡眠减少。睡眠模式改变包括睡眠效率减低（占睡在床上的时间百分比），总的睡眠时间减低，睡眠潜伏期增加（入睡的时间），夜间多觉醒，白天瞌睡增加和其他相伴变化。

除非是特别询问，患者通常很少主动有睡眠障碍方面的主诉。通常提供的症状覆盖了一般睡眠障碍中的典型表现（图50-1）。

失眠

▶ 临床特点

A. 症状和体征

偶尔有难以入睡或难以保持睡眠是很常见的。在诊断失眠的国际睡眠分类第二版（icsd2）中，规定个人必须有一个睡眠主诉（例如：入睡困难，睡眠维持困难，早醒，或睡眠无恢复性或质量差），睡眠主诉必须发生在睡眠充分的机会和环境，必须有夜间睡眠困难相关的日间不适（例如：

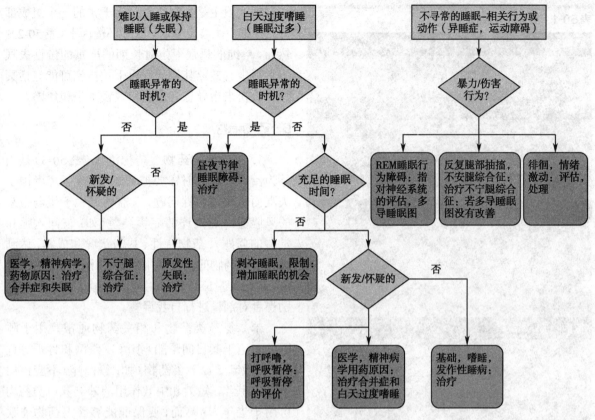

图50-1 中老年人睡眠障碍的评估和管理的循证建议

疲劳或不适,情绪困扰或易怒,白天嗜睡)。失眠可以基于症状持续时间分类,但基于时间的定义有所不同。一般来说,失眠必须存在至少一个月才被认为是一种慢性失眠。

B. 病史

详细的病史对确定失眠的原因是必不可少的。关键因素包括最近的压力,抑郁症状,焦虑,或其他精神疾病。

C. 特殊检查

在睡眠诊断中有效的检查包括睡眠问卷,睡眠日志,症状列表,心理筛选试验和伴侣的访谈。自填问卷的样本有失眠严重程度指数(具体到失眠)和匹兹堡睡眠质量指数(睡眠问题的通用问卷)。多导睡眠图和(或)腕活动记录仪(基于腕动来估计觉醒和睡眠)不适合进行医学有关的睡眠常规评估,除非症状和睡眠障碍症状并存时才建议使用该推荐。实验室检查同样能通过失眠的症状和体征来估计失眠。

▶ 鉴别诊断

老年人,心理问题,潜在疾病的相关症状,及药物治疗的副作用是失眠的常见原因。通常,多种因素与老年患者失眠有关。

许多医疗问题会影响睡眠,包括慢性疼痛,呼吸困难,胃食管反流病和夜尿。据报道药物引起的失眠占10%～15%。表50-1列出常见的引起失眠的药物。许多其他的药物也会干扰睡眠,包括咖啡因和尼古丁。咖啡因是许多非处方药物和食品的组成部分,很多人都不知道他们摄入含咖啡因的产品。夜间使用酒精,可以造成初始的睡意,但是可以干扰夜间睡眠结构后从而使失眠恶化。镇静催眠剂的突然撤药也能导致更严重的失眠。

表50-1　可导致失眠的药物

心血管药
呋塞米
β-受体阻滞
呼吸系统药
伪麻黄碱
β受体激动剂
茶碱
苯丙醇胺[a]
抗抑郁药
安非他酮
氟西汀
帕罗西汀
舍曲林
文拉法辛
其他
糖皮质激素
西咪替丁
苯妥英
咖啡因和尼古丁含咖啡因的药物
酒精

[a] 指美国市场，但在欧洲也仍然可用

▶ 治疗

A. 行为治疗

　　大多数已发表指南推荐的心理及行为治疗作为慢性失眠的第一线治疗。失眠的认知行为疗法通常结合了几种治疗方法，包括刺激控制，睡眠限制和认知疗法。刺激控制行为包括建立常规的起床和就寝时间，只在卧室进行睡觉和性活动，有困意时才睡觉，如不能入睡便起床，避免或限制打盹。睡眠限制疗法的目的是通过适量的睡眠剥夺提高睡眠效率（通过限制在床上的时间）然后随着睡眠效率的提高逐渐增加在床上的时间。认知疗法的重点是纠正不正确的睡眠理念。失眠的认知行为疗法通常是由行为睡眠医学专业心理学家提供的，但更简单的方法已被其他人员开发和测试，如：护士。

　　睡眠卫生是失眠综合行为干预的一个组成部分。睡眠卫生涉及生活方式和环境因素（表50-2）。然而，单纯的睡眠卫生对长期的严重的慢性失眠患者很少有效。其他的行为干预措施可能包括冥想和放松来指导患者识别和减轻紧张和焦虑。

B. 药物治疗

　　1. 处方药的药物　药物治疗（表50-3）是当行为治疗不成功时需要被考虑的；或者患者由于失眠而带来的急性问题，获益明显大于服药带来的风险时。通过评估症状类型（如：夜间入睡和觉醒的问题）、药物特性、共病状况和成本，达到副作用和药物间相互作用的最小化。在老龄人群中，起始剂量应该是可用范围内最小的。可以鼓励患者对剂量进行自我调整。

　　苯二氮䓬类药物和相关药物通常是用于睡眠的。由于其日间晕船（镇静）、跌倒和骨折等危险，长效苯二氮䓬类药物（如：氟西泮）不应该用于老年患者。短效和中效作用的苯二氮䓬类药物可用于老年人；然而，要保证能够警惕药物催眠作用的耐受性风险和撤药所带来的反跳性失眠的潜在可能性。这些药物通常会造成跌倒风险，其半衰期在老年人上是更长的。

　　与苯二氮䓬类药物相比，非苯二氮䓬类安眠药可能有更少的副作用，白天也更少。虽然在结构上与苯二氮䓬类不同，但这些药物也可以作用于氨基丁酸（GABA）苯二氮䓬类受体，但可能具

表50-2　改善睡眠卫生的措施的举例

1. 规律的早上起床时间。
2. 避免白天小睡或在上午或下午早些时候限制<1小时。
3. 白天锻炼而不是在晚上睡觉前。
4. 在晚上避免咖啡因，尼古丁和酒精。
5. 晚上避免过度液体摄入量减少夜间排尿
6. 避免睡前大吃大喝，但一点零食可以促进睡眠。
7. 遵循一个夜间例行准备睡觉前和穿着舒适的床上用品。
8. 确保舒适的夜间环境，减少噪音和光，保持房间室温舒适。

表 50-3　中老年人常用处方安眠药的例子

通用名（商品名）	分类	老年人常用剂量	半衰期
替马西泮（Restoril）	中效苯二氮䓬类	7.5～15mg	3.5～18.4h
唑吡坦（Ambien）	苯二氮䓬受体激动剂	5mg	1.5～4.5h（肝硬化者10小时）
唑吡坦缓释（Ambien CR）	苯二氮䓬受体激动剂	6.25mg	?
唑吡坦舌下含化（Edluar）	苯二氮䓬受体激动剂	5mg	2.4h
唑吡坦低剂量舌下含化（Intermezzo）	苯二氮䓬受体激动剂	1.75mg	2.4h
唑吡坦口腔喷雾（Zolpimist）	苯二氮䓬受体激动剂	5mg	2.5h
扎来普隆（Sonata）	苯二氮䓬受体激动剂	5mg	1h
艾司佐匹克隆（lunesta）	苯二氮䓬受体激动剂	1～2mg	6h
低剂量多塞平（Silenor）	镇静作用的抗抑郁药	3～6mg	15h
曲唑酮（Desyrel）（无临床试验）	镇静作用的抗抑郁药	25～150mg	2～4h

有更大的镇静作用。在美国，目前可用的非苯二氮类药物包括唑吡坦、扎来普隆和右旋佐匹克隆（见表50-3）。对于老年人长期失眠的管理，使用这些较新的安眠药是值得注意的。

褪黑素受体激动剂雷美替胺被批准用于睡眠启动性失眠。它不是一个时程性药物。半衰期为2.6小时，已被证明可以减少睡眠潜伏期，并增加总睡眠时间，而不会出现反弹或退出效应。

有一些证据表明，针对说自己有失眠的抑郁患者，在夜间可以使用低剂量的镇静性抗抑郁药（白天服用一种更有刺激性的抗抑郁药）。大多数公布的指南都不鼓励使用镇静的抗抑郁剂治疗失眠，除非病人有其他的用药失败情况或是对抗抑郁有指导作用。低剂量的多塞平是唯一被FDA批准用于治疗失眠的抗抑郁药。然而，就像其他的三环类抗抑郁药（如：阿米替林）一样，由于它的抗胆碱能副作用，而不推荐用于老年患者。

2. 非处方药物　非处方药物一般包括一种镇静性抗组胺类药物（苯海拉明）单用或者与镇痛药物合用。苯海拉明和类似化合物由于其潜在的抗胆碱作用和随着时间的推移其耐受性的发展，是不推荐用于老年人。如果疼痛扰乱睡眠，镇静镇痛剂的睡前剂量（例如：对乙酰氨基酚）可以缓解急性疼痛，没有足够的证据支持常规使用草药。然而，有一些缓释褪黑激素的使用具备有效证据。

睡眠呼吸暂停

▶ 老年人的一般原则

睡眠呼吸暂停是指在睡眠时呼吸气流的不断停止（或减少）。在阻塞性睡眠呼吸暂停（OSA）中，呼吸停止或减少与持续通气有关。

▶ 临床表现

A. 症状和体征

身体质量指数增加是睡眠呼吸暂停的一个重要的预警，虽然老年人的肥胖与阻塞性睡眠呼吸暂停综合征之间的关系并不强，许多OSA老年患者并不肥胖。男性比女性OSA的患病率较高，而在老年群体中患病率更高。报告指出年龄在65岁及以上OSA的患病率高达40%。OSA的患病率在老年痴呆患者中更高。OSA患者常表现为失眠，虽然白天过度嗜睡是最常见的主诉。其他相关的症状或体征包括血压控制不佳，早晨头痛。伴侣可能会提供有效地信息，如：打鼾、窒息和呼吸的声音，或呼吸暂停时间。

睡眠呼吸暂停综合征的临床后果与睡眠破碎，缺氧和高碳酸血症有关。睡眠呼吸暂停，尤其是若不治疗，与心血管疾病如高血压和冠状动脉疾病相关,并增加死亡率。其他的不良后果包括认知功能障碍和较高的机动车辆事故率。

B. 筛选方法

在睡眠实验室一夜测量的多导睡眠图是诊断 OSA 的金标准。如果不可获得,家庭或门诊的动态测量方法是一种替代。家庭测试最佳的患者是高度怀疑 OSA 但没有可能在研究期间需要就医的并发症(例如:慢性阻塞性肺疾病和充血性心力衰竭)的患者。家庭测试面临的问题可能包括正式的实验室研究阴性结果需要重复试验或操作上的技术问题(如:在睡眠期间监测导联滑落)。此外,大多数非卧床睡眠监测系统不能筛选其他睡眠障碍,如:异睡症(例如:不正常的夜行性的动作和 REM 行为障碍)。

▶ 治疗

气道正压(PAP)是针对中度至重度 OSA 的治疗标准;中重度 OSA 是以睡眠呼吸暂停低通气指数(AHI),即是呼吸暂停和每一小时睡眠不足的总和。有一种分类表明 AHI > 30 每小时提示严重 OSA,16~30 每小时为中度 OSA 和 5~15 每小时为轻度 OSA。持续 PAP 能改善高血压和充血性心力衰竭治疗的反应性,也可以纠正一些代谢问题如血脂异常。PAP 使用的主要挑战是坚持性。PAP 的初使治疗往往可以促进依从性。早在第一周的初始治疗需密切跟踪若能有效解决问题可以促进长期坚持。

自动调节气道正压通气(APAP)的使用对简单的中度至重度阻塞性睡眠呼吸暂停综合征患者更有效。APAP 滴定到最小压力将维持气道通畅有效,其压力可随体位和体重变化而不是提供一个连续的固定压力(如:连续 PAP)。

另外,一些患者可能更适合双层 PAP。睡眠专家将利用多导睡眠监测结果来确定最合适的治疗。

患者应被建议尽量避免使用酒精和镇静剂,肥胖患者应被建议减肥。对于 PAP 失败或不能耐受 PAP 处理的患者,其他方法也可以考虑。如:口腔牙科设备,定位爪或舌头可以尝试。外科手术(如:激光辅助 uvuloplasty,下颌骨上颌骨矫正)效果不同,使用的老年人很少有有效证据。虽然这个方法很少使用,但气管造口术可能适合有严重的危及生命且对其他治疗方法无效的 OSA 患者。

睡眠中周期性肢体运动和不宁腿综合征

▶ 老年人的一般原则

在老年人中,睡眠中周期性肢体运动(PLMS)的患病率的范围为 20%~60%,不宁腿综合征(RLS)患病率为 2%~15%。RLS 可能导致失眠和夜间烦躁不安、不适。RLS 和 PLMS 常常并存;RLS 患者中 80% 伴有 PLMS。患病率随着年龄的增加而增加,且北部和西部的欧洲血统患病率高,亚洲人患病率较低。这两个条件的原因是未知的,但年龄的增加,家族史,尿毒症和铁含量低被认为是发病的危险因素。

▶ 临床表现

A. 症状和体征

PLMS 主要的特点是睡眠中反复发作的刻板节奏的运动,一般涉及腿。PLMS 的诊断主要是用于 PLMS 导致睡眠障的个体,而并不能诊断其他障碍的存在。许多 PLMS 患者是无症状的或可能有另一种睡眠障碍。

RLS 具有四个特点:①双腿无法控制的运动,通常伴有或导致腿不舒服或不愉快的感觉;②症状在休息或非活动期间开始或恶化;③症状可部分或完全缓解;④症状在晚上或夜间加重。

B. 特殊检查

PLMS 的诊断需要多导睡眠监测。RLS 的临床诊断基于病史。主观量表,如国际 RLS 评定量表可以帮助评估 RLS 严重性及评估治疗结果。RLS 患者应进行铁缺乏的筛查,包括血清铁蛋白检测。

▶ 治疗

主要的治疗取决于患者的症状的严重性及其对患者总体幸福感的影响程度。如果有另一个睡眠障碍的存在(例如：OSA)，应首要治疗这种疾病，对其的治疗可能会改善 PLMS 的运动。

RLS 的改善可能与以下因素有关，如：腿部拉伸，避免咖啡因、酒精，避免药物如：抗组胺药、抗抑郁药和促动力剂。铁蛋白缺乏时应及时补充(铁及铁缺乏合适的评价)，铁补充后 RLS 症状可能会改善。

当这些治疗无效的或当 RLS 症状严重时应考虑药物治疗。药物的选择应取决于药物的有效性和相互作用。多巴胺能是对 RLS 和 PLMS 最有效的药物，被认为是老年患者的治疗选择。睡前使用多巴胺受体激动剂(如：0.125mg 普拉克索，罗匹尼罗 0.25mg 或更高)对 RLS 和 PLMS 都是有效的。多巴胺受体激动剂的不良反应包括白天过度嗜睡，幻觉和强迫性的行为(例如：无法控制的购物，赌博，吃和性冲动)。卡比多巴左旋多巴(二分之一到 1 全片 F25/LOQ 毫克片剂，或更高)也被推荐。随着治疗会出现反弹症状(发生在药物消退时)或症状增加(一天中症状提前出现)。症状增加在多巴胺受体激动剂与卡比多巴左旋多巴更常见。停药时这两种症状会消失。也有使用 γ- 氨基丁酸治疗 RLS 的证据。阿片类药物如羟考酮和氢可酮可能有助于症状严重且对其他治疗无效的患者，但这些药物的副作用可能会限制他们在老年 RLS 患者的使用。

发作性睡病

▶ 老年人的一般原则

发作性睡病是一种经常性的，不可控制的障碍，短暂睡眠干扰清醒状态；并经常与入睡幻觉(这发生在睡眠或觉醒的开始)、猝倒和睡眠瘫痪相关。这种疾病通常出现在青春期或年轻人，只有很少表现为老年人第一次发病。

▶ 临床表现

A. 症状和体征

发作性睡病的主要临床特点是白天过度嗜睡，猝倒(突然和短暂的情绪所引发的肌肉失调)。其他常见的症状包括睡眠瘫痪(睡眠和清醒之间的过度过程中短暂的无法移动或发言)和入睡幻觉(睡眠时生动的感知)。

B. 特殊检查

多导睡眠描记法通常揭示了睡眠潜伏期缩短和快速眼动睡眠的发生(即入睡后不久的快速眼动睡眠)。一个组织性日间睡眠研究，多睡眠潜伏期测试(MSLT)，以确定日间嗜睡的程度，并确定早期 REM 睡眠的发作。在没有典型昏倒的患者中，嗜睡症的诊断需要夜间多导睡眠和 MSLT 的表现。

▶ 鉴别诊断

发作性睡病可以并发其他睡眠障碍，包括睡眠呼吸暂停，周期性肢体运动，和 REM 睡眠行为障碍。这些疾病通常可以通过多导睡眠鉴别。

▶ 治疗

非药物干预措施包括最大限度地提高夜间睡眠，辅以安排午休，避免情绪波动可以预防发作。

药物方面有多种药物可用，包括如：莫达非尼兴奋剂，选择性 5- 羟色胺再摄取抑制剂(SSRI)，五羟色胺去甲肾上腺素再摄取抑制剂，三环类抗抑郁药，严重的猝倒可用羟丁酸钠。发作性睡病的治疗通常需要由睡眠专家决定。

昼夜节律睡眠障碍

▶ 老年人的一般原则

昼夜节律睡眠障碍(CRSD)可能主要是先天性(睡眠阶段提前，睡眠时相延迟)环境相关的，如：更改时区（时差）综合征或轮班的疾病。其变化与昼夜节律的变化与年龄有关。

▶ 临床表现

A. 症状和体征

通常，老年人一般睡眠时相是提前的，这导致了早睡和清晨唤醒模式。这种昼夜节律的变化可在长期卧床的人身上标记。当生物钟完全不同步，可能导致严重的神经退行性疾病的发生。白天睡觉或晚上的失眠或睡眠和清醒周期 24 小时内不断交替导致睡眠觉醒周期变得不规则。这种不规则的模式在长期照护的居民中尤为常见。

B. 特殊检查

腕动仪和（或）睡眠日志可用于诊断和监测治疗反应。多导睡眠描记术是指诊断不清楚或怀疑有另一种睡眠障碍。

▶ 治疗

基于 CRSD 的特殊性，治疗可能包括适当的定时亮光暴露。合适时间的褪黑激素使用，处方睡眠时间安排和其他措施。在对严重的慢性 CRSD 管理中，通常需要特定专业的专家。

REM 睡眠行为障碍

▶ 老年人的一般原则

尽管在一般人群中罕见，REM 睡眠行为障碍（RBD）通常表现在晚年生活中，男性比女性更常见。

▶ 临床表现

A. 症状和体征

RBD 表现为在 REM 睡眠中出现梦境激活行为并伴有正常肌肉张力缺乏。患者睡眠时表现为有力的动作和梦境行为。它们通常存在于医疗照护中。并给他们自己或他们的床伴造成伤害。药物如 SSRI 或其他抗抑郁药可以诱发 RBD。它也与脑疾病，包括痴呆中风有关。它在被称为突触核蛋白病的神经退行性疾病中尤其常见，特别常见的包括帕金森病，路易体痴呆，多系统萎缩。

B. 特殊检查

多导睡眠监测，需要以明确诊断并排除其他致病可能。

▶ 治疗

应采取环境措施，为病人和床伴提供安全的睡眠环境。基于证据的指南建议 RBD 使用夜间氯硝西泮。然而，在老年人中使用氯硝西泮是要警惕的，特别是在共病、痴呆或步态障碍的情况下。有一些证据表明，神经变性疾病的老年患者可使用褪黑激素和乙酰胆碱酯酶抑制剂（如：多奈哌齐）来治疗 RBD。

特殊人群的睡眠问题

A. 老年痴呆症者的睡眠模式

大多数有关痴呆症的睡眠问题研究都集中在阿尔茨海默病上。与没有痴呆的老年人相比，痴呆症患者会伴有更多的睡眠破坏，更多的睡眠觉醒，更低下的睡眠效率。在晚上，有 12%～20% 的痴呆症患者会出现在晚上的精神错乱或者烦躁行为。他们无法表达自己的症状或积极参与治疗；这可能还会导致更复杂的睡眠困难。抗精神病药物和镇静催眠剂并不是一直有效。感官干预（芳香疗法，热浴和伴有手部按摩的舒缓音乐）可能有益。多导睡眠图在临床上并不能用于诊断痴呆的睡眠变化；但在某些情况下可能有用，如怀疑有原发性睡眠障碍（如：OSA），以及是否有必要进行下一步治疗时。

B. 需长期照护居民的睡眠障碍

叠加的多因素病因导致老年人的睡眠问题，

长期照护居民可能有其他因素导致睡眠障碍。这些居民睡眠障碍的常见模式涉及频繁的夜间觉醒和睡眠。许多因素似乎影响睡眠质量，包括多种机体疾病和药物可以干扰睡眠，导致虚弱和不活动。原发性睡眠障碍的患病率增加，阳光照射很少，环境心理因素如频繁的夜间噪音和光线以及干扰性夜间照护行为。

增加白天活动水平提高警觉性可能会导致改善护理之家居民的夜间睡眠。社会化和运动计划也有适当的帮助。明亮的光线治疗也可提高总夜间睡眠和减少白天的睡眠。夜间噪音和一致的睡眠卫生习惯也有帮助。应用多组分的非药物干预改善睡眠／唤醒模式对护理之家的居民可能有适当的影响但结果还不太清楚。

Bloom HG, Ahmed I, Alessi CA, et al. Evidence-based recommendations for the assessment and management of sleep disorders in older persons. *J Am Geriatr Soc.* 2009;57(5):761-789.

Vaz Fragoso CA, Gill TM. Sleep complaints in community-living older persons: a multifactorial geriatric syndrome. *J Am Geriatr Soc.* 2007;55(11):1853-1866.

网站资源

American Academy of Sleep Medicine. http://www.aasmnet.org

National Institutes of Health National Center on Sleep Disorders Research. http://www.nhlbi.nih.gov/sleep

National Sleep Foundation. http://www.sleepfoundation.org

Sleep Research Society. http://www.sleepresearchsociety.org

▶ 睡眠问卷

Insomnia Severity Index. http://www.journalsleep.org/ViewAbstract.aspx?pid=28127

Pittsburg Sleep Quality Index. http://www.sleep.pitt.edu/content.asp?id=1484

International Restless Leg Rating Scale. http://www.medicine.ox.ac.uk/bandolier/booth/RLS/RLSratingscale.pdf

第 51 章
口腔疾病

Dick Gregory, DDS, FASGD
Bonnie Lederman, DDS, BSDH
Susan Hyde, DDS, MPH, PhD, FACD

诊断要点

► 口腔健康和疾病的检查包括：淋巴结，唇，舌，颊黏膜，口底及腭部，牙龈，唾液，自然牙，人工牙，和口腔清洁观察。

► 口干症是由于唾液分泌减少，唾液腺功能低下，或唾液成分改变，影响 10% 到 40% 的老年人，严重损害口腔功能（润滑、清洁、咀嚼、吞咽），促进牙齿龋坏（蛀牙），加剧牙周病（牙龈疾病），并影响营养摄入。

► 牙周病的典型特征是牙槽骨和牙周支持组织的损失，晚期牙周炎（严重的骨缺失）导致牙齿松动和牙齿缺失。牙周病与许多全身性疾病相关。

► 老年人一般原则

口腔健康对于老年人的身体健康和生活质量至关重要。慢性疾病加重了口腔疾病的负担，诱发老年人口腔微生物感染、疼痛、味觉改变、咀嚼和言语困难以及吞咽困难。临床研究表明，保持口腔健康有益，忽视口腔则会产生有害后果。

• 口腔健康状况不良的患者常见体重下降和生长迟缓。随之而来的社会心理后果会伤害自尊心，损害社会活动，并导致患者长期的压力和抑郁。

• 牙周病（牙龈疾病）是糖尿病的第六个主要并发症并威胁血糖控制。血糖控制不佳，牙周病风险将增加 3 倍。牙周病的治疗可使血糖控制改善 10% 至 20%。

• 口干（口腔干燥）严重损害口腔功能，促进龋齿（蛀牙），并加剧牙周病。唾液分泌减少是三环类抗抑郁药、抗组胺药、抗高血压药和利尿剂等 500 多种药物的副作用。

• 口腔癌是男性中第八大最常见的癌症，而发生在老年人的可能性会增加 7 倍。

• 吸入性肺炎是老年人从疗养院入院的主要原因，死亡率达 20% 至 50%。有效的日常口腔卫生护理会降低护理院和医院患者吸入性肺炎的发生。

通过对口腔健康需求的调查，专业的卫生保健人员在改善老年人身体健康和生活质量方面发挥着关键作用。临床医生应熟悉正常及病理口腔形态学，在辅导患者进行有效预防措施方面起到了积极影响，包括定期看牙医。

A. 口腔疾病及护理

虽然口腔健康的改变是老龄化不可避免的结果，然而，常无症状、未经处理的口腔疾病在老年人中普遍存在。23% 的老年人有未经治疗的龋齿，70% 的老年人患有牙周病。几乎三分之一的老年人是完全无牙（丢失了所有天然牙）。65 岁以上的老年人平均只有 19 颗残牙。世界卫生组织认为，在原有的 32 颗牙齿中，20 颗牙齿才能保证最基本的功能。百分之十七的老年人有面部疼痛的经历，包括颌骨关节、面部、口腔溃疡、口腔灼热、牙痛等。慢性颌面部疼痛可能与衰弱程度增加、社交退缩、日常生活能力下降和生活质量下降有关。

仅约一半的老年人在过去一年里看过牙医，少数族裔、贫困者或被收容的老人更是寥寥无几。医疗保险制度和大多数州医疗补助计划不包括老年人的预防或恢复牙科治疗。牙科保险通常不是一个退休福利。由此，老年人在口腔科就诊花费昂贵，这时他们无力接受治疗和护理。

B. 牙周疾病

牙龈炎是最早也是最常见的牙周疾病，仅发生于牙龈组织，且与斑块、激素水平或异物反应相关。若能有效地清除斑块，牙龈炎几乎不会造成持久的损害。牙龈炎经常进展为牙周炎，导致牙周韧带和骨骼牙齿根的破坏。

牙周疾病和相关病原体与糖尿病、外周血管疾病、脑血管疾病、冠状动脉血管疾病有关。其因果关系尚未建立。然而，牙周炎中产生的炎性细胞因子与动脉粥样硬化的发生有关。在免疫系统受损的患者中，牙周病的进展会加快。吸烟与口腔卫生不良是牙周炎最常见的危险因素，牙周疾病意味着周围的牙槽骨丧失。牙周炎会加剧牙齿松动和其至数量损失。口服抗生素治疗和氯己定漱口水可缓慢其进展，而牙科根表面清创术则是必要措施。

C. 牙齿和龋齿

60~69岁的老年人中，59%的人仅剩20颗残牙，70岁以上的老年人中，72%的人仅剩20颗残牙。牙齿少于20颗会出现咀嚼功能和营养状况下降。它与吸烟、社会低经济地位降低、机体活动和社会活动减少、衰弱、独居或生活于养老院、医疗条件差有关，其死亡率更高。即使应用了义齿，少于20个牙齿也会降低血液中维生素和矿物质含量；进食蔬菜、水果和纤维减少；食物煮得过久；热量摄入增加，结果只能优先消耗脂肪和糖。

龋病是一种感染。口腔细菌在牙齿表面暴露，代谢碳水化合物并释放酸性物质，导致牙齿表面矿物质缺失，进而可能导致空洞性病变。23%的老年人都未处理过自身龋齿病变，这一比率与儿童相似。龋齿是老年人牙齿脱落的主要原因。牙齿脱落则是口腔健康中降低老年人生活质量的因素。牙源性转移性细菌感染几乎在所有的器官系统中报告过。通过处方应用主动或复发性牙氟漆和高含氟牙膏有防龋效益。

D. 人工牙齿

牙科门诊部提供患者几个牙齿替换选项：

- 一个完整的义齿取代所有的牙齿上颌骨和（或）下颌。
- 可摘性局部义齿取代剩余牙齿和连接自然牙齿。
- 固定桥取代一个或更多的脱落牙齿，并连接相邻的牙齿。
- 牙科植入手术放置到下巴，可以用来支持个人冠、固定桥和可拆卸的义齿。

恰当精心修复的全口义齿仅能恢复10%~15%的咀嚼功能。装有全口义齿的患者通常伴有进食困难，也会不满意自己的面部美观。随着时间的推移，由于齿槽骨重塑，义齿所依靠的颌骨会吸收并改变形状。义齿不定期修复，脸下部的垂直结构就会消失，支撑点可能会变得不合适，影响说话，损害自我形象，进一步降低咀嚼功能。不合适的义齿会破坏正常菌群，导致口腔念珠菌感染。角唇炎是一种常见的竖直维度丧失的结果。

E. 口腔念珠菌病

口腔念珠菌病是人类最常见的真菌感染，在老年人中易漏诊。高达65%的义齿佩戴者有口腔念珠菌病。这是因为佩戴义齿时间过长，拆卸和清洗不当会导致真菌过度生长，引起烧灼感，刺激上颚过度生长及义齿性口炎或乳头状增生（卵石的外观）。为减少义齿性口炎和念珠菌感染，加速骨吸收，避免佩戴义齿过夜。个人佩戴义齿应每天取出义齿至少8小时，使组织轴承领域愈合。

局部抗真菌剂应用于口腔组织和义齿可治疗口腔念珠菌病，这通常需要几个星期。

F. 口腔癌

口腔癌是男性中第八大最常见的癌症，发生在老年人身上的可能性会增加 7 倍。口腔和咽部恶性肿瘤中 96% 是鳞状细胞癌。年龄是主要危险因素，其次是烟草和酒精。黏膜白斑病（白色斑块）和黏膜红斑病（红色斑块）持续超过 2 周，尤其是混合性外观和溃疡斑块的发展，应该进行活组织检查。长期黏膜红斑病是口咽鳞状细胞癌的早期表现。

G. 吸入性肺炎

吸入性肺炎是老年人从疗养院入院的主要原因，死亡率达 20% 至 50%。需要喂养的虚弱患者和口腔卫生差的患者吸入性肺炎风险增加。口腔卫生差增加了患者吸入性肺炎的风险。改善口腔卫生，减少细菌负荷可使吸入性肺炎减少 40%。调整进食姿势，少量缓慢进食，指导患者咀嚼后吞咽可降低误吸风险。

H. 口腔干燥

唾液流动性和水一样。它可以润滑口腔组织和嘴唇，辅助说话、品味、咀嚼、吞咽，减少龋齿和牙周疾病风险。唾液含有抗菌元素，调节斑块形成，减缓细菌产酸，调节口腔内 pH 值，促进牙齿表面钙和磷酸盐再矿化，修复早期龋齿。在正常老化过程中，唾液的数量保持稳定。然而黏液浆液流量的减少导致唾液变厚，导致润滑作用下降。

因唾液量减少或唾液成分改变导致的口腔干燥影响 10% 至 40% 的老年人，严重损害口腔功能，加剧龋齿和牙周疾病恶化。口腔干燥与自身免疫性疾病如风湿性疾病、干燥综合征、化疗或放射治疗后有关。此外，唾液量减少是 500 多种药物的副作用，包括三环类抗抑郁药、抗组胺药，剂和利尿剂等。口服润滑剂和唾液替代品可缓解。然而，缓解只是暂时的；唾液尚无任何防护性能。任何的一种非处方口服润滑剂—唾液替代品均可购买。

I. 颌骨坏死

目前抗骨吸收药物包括双膦酸盐和最近获批的狄诺塞麦，都与牙槽骨（ONJ）的骨坏死有关。接受静脉双膦酸盐或狄诺塞麦的癌症患者减少了开始之前接受所有牙科治疗及深入牙齿的评估和发展为颌骨坏死的风险。在骨吸收治疗期间，建议保持良好的日常口腔护理，不吸烟，限制饮酒，避免侵入性牙科手术，并建议每 3 个月进行一次牙齿卫生维护。一旦出现颌骨坏死需立即转诊到口腔外科医生进行治疗和姑息照护。因为这两类抗骨吸收药物的药效学和药代动力学不同，因此，与双膦酸盐相关的颌骨坏死相比，狄诺塞麦相关颌骨坏死在药物周期中的溶解速度可能更快。

▶ 治疗

A. 需要帮助的患者

中风、关节炎或痴呆的老年患者很可能有口腔卫生问题。迟钝、痴呆和抑郁会对患者的预防能力或练习意愿产生不利影响，并增加相关牙周炎概率。老年痴呆症患者和其他残疾可能无法表达他们的口腔疼痛或其他问题。相反，他们会采取行为动作，如：拉扯自己的脸或嘴，攻击行为或躁动不安，咀嚼自己的嘴唇、舌头或手，不思饮食等。专业的卫生助手可以帮助动作迟钝的患者，以及协助护理人员清除牙菌斑。表 51-1 给需要帮助的老年人提供保持口腔健康建议。

B. 非牙医的口腔健康评估

对于非牙科医生来说并没有评估口腔健康的金标准。凯瑟琼斯简介的口腔健康状况检查（BOHSE）是针对护士开发的长期护理工具，已经在各种老年人群中验证过，包括认知障碍者。该 10 项 BOHSE 用来评估口腔卫生，分值越高表明问题越多。累计得分是很重要的，在星号项目上得分的个人应立即牙科检查。该 BOHSE 无法替代口腔检查和牙科 X 线片进行临床诊断。

BOHSE表

BOHSE 评估从口外观察和头颈部淋巴结触诊开始，以口腔评估结束。用小手电筒，压舌板和纱布对周边组织和真牙/义齿这三点进行检查和分级。进行口腔综合评估前应去除义齿。

第1步: 淋巴结

感染的牙齿和口腔组织通常积聚一起并形成脓肿。在皮肤、口腔黏膜或骨头形成瘘管，从而排除液体。感染可通过淋巴管和血管传播到组织和器官。

观察和触诊头颈部淋巴结，通过其牢固性、柔软性、大小或者温度可评估淋巴结感染。

颈椎前路节点(从下巴到锁骨表面和深层胸锁乳突肌)引出第三磨牙，喉咙的内部结构，后咽，扁桃体和甲状腺。

下颌骨的下颌下节点(劣质边境)引出口底所有的牙齿，除了下颌切牙和第三磨牙。

颏下的节点(下巴下面)引出下颌切牙和相关的组织。

第2步: 嘴唇

休息时检查嘴唇来识别面部畸形或口外病变

正常:

- 嘴唇应光滑，粉红色和潮湿，不是干燥或裂开。

异常:

- 口角炎、念珠菌病和葡萄球菌感染会出现红色嘴角开裂，这在广泛的牙齿脱落患者中很常见。
- 鳞状细胞癌的嘴唇干燥，两周多会出现鳞状或溃烂病变。唇癌症与吸烟和阳光照射强烈相关。

第3步: 舌头

用纱布轻轻抓住舌尖沿着其长度检查(横向边界)。

正常:

- 正常舌头背部外观粗糙，呈粉红色、湿润。舌头的表面无涂层、光滑、斑块或者严重裂缝性。
- 与年龄相关的变化包括背表面的裂隙和舌下静脉曲张。

异常:

- 病理学通常出现在舌头横向边界和腹侧表面。

第4步: 脸颊、口腔上、下壁

正常:

- 脸颊，口腔上下壁和咽部处的黏膜呈粉红色且湿润。
- 口腔上壁前半部分的正常表面称为腭脂。

骨性外生骨疣或隆凸组织学正常骨的生长是继发于过度的颌骨功能活动(咬牙和磨牙齿)，常出现于口中，两侧下颌骨舌面，以及牙弓的颊面。虽不属病态，但大型的上颌和下颌圆隆凸在吃饭时会损伤表面，也可以妨碍义齿。

异常:

- 干性黏膜妨碍义齿固位及口腔功能。
- 注意干燥，有光泽，粗糙或肿胀的黏膜，白色或红色斑块，出血，溃疡。

第5步: 牙龈

正常:

- 牙龈组织结实、光滑、呈粉红色。
- 检查齿龈，包括牙齿之间和(或)在人造牙的区域。

异常:

- 肿胀或牙龈出血，泛红或牙周压痛表示牙周感染。

第6步: 唾液

正常:

- 唾液呈水样可自由流动。

异常:

- 干燥，黏稠，干裂和发红的组织和(或)口干的患者有唾液减少的问题。

第7步: 天然牙

- 观察并计数天然牙。

正常:

- 无腐烂或损坏牙齿或牙根。

异常:

- 腐烂，断裂的牙齿。

第8步: 人工牙

正常的:

- 完整的义齿舒适、佩戴持久。

异常的:

- 丢失或损坏牙，义齿松动或不稳定。

第9步: 口腔的清洁

- 注意牙齿和义齿外观。它们应该清洁，无食物残渣、牙菌斑、牙垢(牙石)。检查易忽略义齿和桥梁处的食物。

表 51-1　需要帮助的老年人的口腔健康维护

活动/条件	干预
控制菌斑	● 每天有效清除牙菌斑，定期看牙医。 ● 牙线垫。 ● 手动或电动的灵活软毛牙刷可最有效地清除牙菌斑，预防牙龈损伤。 ● 使用含氟牙膏软刷刷牙2分钟，至少每天两次。 ● 泡沫或橡胶手柄的手动牙刷可提高易用性。 ● 电动牙刷更有效地清除牙菌斑，其通常有一个直径较大的易于操控的手柄。 ● 使用口腔清洁用具和患者身后定位使刷牙更易进行。 ● 额外的卫生助手：牙线夹持器，舌刮板，科利斯曲线和环绕牙刷。 ● 牙刷使用前应晾干，以减少细菌传播。 ● 每3~4个月或病后更换牙刷。 ● 长期护理设施：所有牙科用品应有标签；患者的牙科用品单独放；厕所附近不要储存牙科用品。
减少龋齿的风险	● 用0.5%氟化钠漱口水可缓解口干和降低龋齿风险。 ● 控制进食含糖量高的食物和饮料。 ● 经处方进行氟化物涂膜和高含氟牙膏的应用。
口腔病变	● 任何红色或白色的斑片或溃疡持续时间超过2周请立即进行牙科评估。
义齿护理	● 以患者的名字作为义齿标签。 ● 保持义齿清洁。 ● 丙烯酸义齿应保持水性；在不使用时存放在塑料容器中，用水浸泡。 ● 义齿可浸泡于商业义齿清洁剂或氯己定处方，但不可漂白。 ● 为了防止菌斑积聚，应使用不具磨损性的软毛牙刷浸润肥皂液体洗刷义齿表面，并彻底冲洗。 ● 牙膏可磨蚀丙烯酸表面，诱发其斑块的形成，避免用其清洁义齿。 ● 避免使用义齿粘合剂和家庭用品包；如果需要的话，有节制地使用粘合剂。 ● 义齿磨损不是一朝一夕产生的。
口腔干燥	● 保持口腔湿润，经常饮用清洁水并用无酒精性氯己定漱口。 ● 避免酒精，咖啡因和吸烟。 ● 通过毛果芸香碱（5~10mg q8h）的刺激，嚼无糖口香糖、无糖糖果或Salene含片（网上有售）可提高唾液流动性。 ● 羊毛脂在保持嘴唇湿润和保护上比凡士林更好。 ● 应用最小口腔副作用的处方药物。

C. 药物的注意事项

许多用于老年人的处方药物有口腔副作用。除了口腔干燥：

- 超过200种药物可以改变口味，导致体重下降，抑郁，含糖的食物更加促进龋齿。
- 苯妥英钠，甲氨蝶呤和钙通道阻滞剂引起牙龈增生。2型糖尿病患者服用硝苯地平使牙周病急性加重。
- 孕激素、硝酸盐、β受体阻滞剂和钙通道阻滞剂引起胃反流，侵蚀牙齿表面。
- 药物制剂和营养补充剂含有糖，促进龋齿。
- 化疗和放射治疗引起的口腔黏膜炎和口腔炎。
- 服用类固醇的患者更容易感染念珠菌病。
- 2007美国心脏协会指南指出有感染性心内膜炎病史的、心脏瓣膜病移植术后的、未治疗的先天性心脏病的、血管内留置导管的、动静脉血液透析分流的和人工心脏瓣膜的患者需要抗生素预防。

- 美国整形外科医生学会2012年指南指出全关节置换的患者做牙科手术者停止常规预防性抗生素处方，而是建议患者和他们的卫生保健提供者使用一个共享的决策工具。
- 非侵入性行为如：洗牙，补牙，牙冠的准备和简单的拔牙可以在持续抗凝或抗血小板治疗前提下进行。
- 行大多数牙科手术时国际标准化比率（INR）应在1.8和2.5之间。

▶ 预后

医师、护士、理疗师、药剂师和牙医之间的协作是个性化口腔健康计划的关键。老年人在医学上较为复杂，其功能限制需要特定的护理。口腔日常护理对一生的口腔健康是很重要的。卫生专业人员在照顾老年人中发挥重要作用，包括促进口腔卫生实践和确定是否需要转诊等。通过解决口腔健康需求，提高老年人的健康和生活质量，专业健康保健人员起着至关重要的作用。临床医生应该熟悉正常及病理口腔形态，在辅导患者进行有效预防措施方面起到积极影响，如：定期看牙医等。

American Academy of Orthopaedic Surgeons and the American Dental Association. *Prevention of Orthopaedic Implant Infection in Patients Undergoing Dental Procedures Guideline.* Rosemont, IL: American Academy of Orthopaedic Surgeons; 2012. Available from: http://www.aaos.org/Research/guidelines/PUDP/PUDP_guideline.pdf

Budtz-Jørgensen E, Chung JP, Mojon P. Successful aging—the case for prosthetic therapy. *J Public Health Dent.* 2000;60(4):308-312.

Ettinger R. The role of the dentist in geriatric palliative care. *J Am Geriatr Soc.* 2012;60(2):367-368.

Griffin SO. New coronal caries in older adults: implications for prevention. *J Dent Res.* 2005;84(8):715-720.

Kayser-Jones J. An instrument to assess the oral health status of nursing home residents. *Gerontologist.* 1995;35(6):814-824.

Langmore SE, Terpenning MS, Schork A, et al. Predictors of aspiration pneumonia: how important is dysphagia? *Dysphagia.* 1998;13(2):69-81.

Mashberg A, Samit A. Early diagnosis of asymptomatic oral and oropharyngeal squamous cancers. *CA Cancer J Clin.* 1995;45(6):328-351.

Ruggiero SL, Dodson TB, Assael LA, Landesberg R, Marx RE, Mehrotra B; Task Force on Bisphosphonate-Related Osteonecrosis of the Jaws, American Association of Oral and Maxillofacial Surgeons. American Association of Oral and Maxillofacial Surgeons position paper on bisphosphonate-related osteonecrosis of the jaw–2009 update. *Aust Endod J.* 2009;35(3):119-130.

Smith BJ, Shay K. What predicts oral health stability in a long-term care population? *Spec Care Dentist.* 2005;25(3):150-157.

Shimazaki Y. Influence of dentition status on physical disability, mental impairment, and mortality in institutionalized elderly people. *J Dent Res.* 2001;80(1):340-345.

Terpenning MS, Taylor GW, Lopatin DE, Kerr CK, Dominguez BL, Loesche WJ. Aspiration pneumonia: dental and oral risk factors in an older veteran population. *J Am Geriatr Soc.* 2001;49(5):557-563.

相关网站

Academy of General Dentistry. *Know Your Teeth.* http://www.knowyourteeth.com/

American Dental Association. http://www.ada.org/public.aspx

Apple Tree Dental (an innovative nonprofit community collaborative clinic model for oral health assessment and care delivery). http://www.appletreedental.org

Center for Disease Control Division of Oral Health. http://www.cdc.gov/oralhealth/

HIV Dent. http://www.hivdent.org/ (provides extensive pictorial and print resources on the oral health care of patients with HIV/AIDS).

Kayser-Jones Brief Oral Health Status Examination (BOHSE) tool. http://consultgerirn.org/uploads/File/trythis/try_this_18.pdf

National Institute of Dental and Craniofacial Research (links to numerous oral topics across the life span, including special-needs patients, handouts in Spanish, and links to low cost care). http://www.nidcr.nih.gov/oralhealth/

Smiles for Life (excellent online resource, developed by The Society of Teachers of Family Medicine Group on Oral Health). http://www.smilesforlifeoralhealth.org

Smiles for Life. Adult oral health pocket card and acute dental problems pocket card. http://smilesforlifeoralhealth.talariainc.com/buildcontent.aspx?pagekey=62954&lastpagekey=62948&userkey=11190072&sessionkey=2071443&tut=555&customerkey=84&custsitegroupkey=0

第52章

老年人精神状态的评估

52

Caroline Stephens, PhD MSN

▶ 老年人的一般原则

评估精神障碍在老年人群中比较常见，但它不是高龄的常见原因。老年人随着年龄增大会出现认知障碍，比如：再接受信息速度变慢，记忆衰退，执行技能减退。但是，精神障碍不是仅仅在高龄老年人中常见。当评估老年患者精神障碍时，首先要确定这种精神障碍是急性还是慢性。例如：这一变化是近来的变化（几天至几周）还是一般比较缓慢呈进行性（几个月或至几年）？有时，这一变化根据其行为可以判定为急性或者突发，比如煽动性增强、侵害、神志恍惚、抑郁或者功能改变。了解事件的自然进程和时间顺序能够为诊断做出指导。

基线的认知和功能状态是评估精神障碍时的重要指标。从患者及其照护者、家庭和朋友那里收集基线认知和功能水平能够帮助分清患者的混乱是基于急性的精神错乱还是为慢性疾病隐匿，比如说痴呆。精神障碍是躁狂和痴呆的一个重要症状，它也与精神病和情感性精神障碍有关，尤其是重度抑郁。

▶ 鉴别诊断

A. 谵妄

谵妄，是一种急性的精神障碍，发病高，可预防，是威胁生命的一种综合征。它以认知功能和注意力的急性变化为特点，并常伴有意识、方位、记忆、思维障碍感觉或（和）行动障碍。相对于痴呆这种慢性精神障碍状态，躁狂一般发病迅速（几小时到几天），日波动较大（通常夜间更严重），伴有不同程度的能力下降，包括注意力、注意时间及有目的的持续行为。焦虑、易怒和坐立不安及失眠也较常见。患者通常会责怪他们的输液管、拔掉氧气管、断开他们的机器设备、缺乏安全感并且与不存在的人交谈。其他的感知障碍（通常是视幻觉）经常伴有偏执妄想加剧患者的行为和情绪障碍。躁狂所引起的焦虑常用行动或化学药物控制，反而加剧了功能障碍和更严重的并发症。

患者家人和照护者通常会报告说患者白天正常，但是午夜会精神错乱、坐立不安和焦虑。这种变化也可能会比较隐匿。当患者家属或照护者察觉到类似于"她不是完全正常"这样的情况又一整天或者一周时，应该受到重视，病排除躁狂的可能。谵妄是一种医疗急症，当怀疑是痴呆或其他精神障碍时应该首先排除躁狂。

B. 痴呆

相对于躁狂，痴呆自然病程更加缓慢和隐匿，病程通常要几个月甚至几年。典型的痴呆临床症状包括记忆障碍、语言障碍、心理和精神改变和日常行为习惯的改变。尽管痴呆有很多类型（参见第22章"认知障碍和痴呆"），阿尔茨海默病最常见，发病最高，约占所有痴呆的50%~80%。

发病初期表现在对刚刚发发生的时间和谈话记不清。家属或者亲人通常会说在过去的几个月或者一年，患者对于熟悉的东西会忘记，东西放错位置并且言语障碍（通常是熟悉的名字或者东西），某些需要思维但简单的活动不能完成（比如：结算支票、打扑克及学习新知识和规则），和（或）出现个性变化及社交技能丧失而引起不恰当的行为。随着病程进展，这些症状变得更加明显和严重，并且影响患者的自我生活能力。患者也会表现出精神错乱、心理及行为困难（比如：偏执妄想、幻觉、抑郁、行动或者言语攻击性、不合群），或者睡眠障碍（比如：夜间行走），也会伴随视觉和判断困难。严重患者经常不能完成日常基本活动、认识家庭成员、不能理解语言、说话或者独立活动。

有一点很重要，需要强调的是精神错乱或者与年龄和教育不匹配但并不符合痴呆诊断标准的认知障碍，是不能归因于正常衰老的。MCI 与痴呆发病增加有关。MCI 患者通常会有记忆语言及其他心理功能障碍，这一障碍能够被观察到和检测到。检测其功能障碍程度时判定患者是否有 MCI 或者早期痴呆的重要指征。

C. 抑郁

抑郁是老年患者最常见的精神障碍疾病，主要会发病于具有慢性疾病、认知障碍和瘫痪患者。临床上表现为有抑郁的心理或者对生活失去了兴趣和享受的乐趣，这些症状会表现出与患者日常功能不同的变化，且持续至少 2 周。性格的变化（例如：抱怨思维下降、无望感、无助感、睡眠或者食欲变化、行为迟缓或者激动）表现为抑郁或者痴呆或两者都有。抑郁患者通常感觉他们的精神痛苦、身体痛苦或者对日常活动失去进取表现。"SIGECAPS"（表 52-1）可以帮助你记住抑郁的八个最常见症状。

不像痴呆，抑郁患者在全球更有专业特点。例如：患者经常对某项特定活动比较困难如付款，但是能够解难题比如填字游戏。同样，患者通常不热衷于谈话，但是可以说话。抑郁患者也会倾

表 52-1　八个主要诊断抑郁症的植物神经的症状（SIGECAPS）

Sleep disturbance 睡眠障碍*（在白天增加或晚上减少）

Interest reduced 兴趣减少（失去兴趣之前可愉快的活动）

Guilt 内疚（毫无价值*、绝望*、后悔、自责）

Energy loss or fatigue 能量损失或疲劳

Concentration impairment 注意力障碍*

Appetite change 食欲改变*（通常下降；偶尔增加）

Psychomotor change 精神活动变化（延迟/嗜睡或不安/焦虑）

Suicidal thoughts 自杀的念头/专注于死亡

注：为了满足重度抑郁症的诊断，患者必须有 4 个症状加上抑郁情绪或快感缺乏症，至少 2 周。为了满足抑郁症的诊断，患者必须在至少 2 年的时间内，在星号（*）的 6 个症状中有 2 个 + 的抑郁。经《精神病学检查：家庭医生检查工具》的许可，改编并重新印刷。Am Fom Phys, 1998; 58 (7)。版权 ©1998 美国家庭医生学院保留所有权利

向于失去主题，并且无法说出他们抱怨内容。然而，有的患者也不能意识到他们的认知障碍和（或）试着掩饰他们的缺点。

▶ 诊断路径

我的患者表现出意识蒙眬，我该怎么做？我能帮上什么忙？一旦我弄清患病情况，下一步应该怎样做？

当患者精神错乱时，详细询问病史和做深入的检查是有必要的，包括心理状态检测和实验室及诊断检测。与患者家属、看护人及患者谈话对于患者的自然病程和原因也是很有必要的。

A. 病史和体检

一个详细的病史应该包括特别的认知、功能及行为变化，及这些症状如何随着时间变化；这些症状（表 52-2）是否与他们的药物治疗及身心情况有关。医学方面的评估应该包括心理评估、药物治疗（包括非处方及补充治疗），包括完整的实验室和诊断学检查。如果患者病史没有特别提示其他疾病，基本的体格检查应该着重于血管性、神经性以及心理性方面。

表 52-2　精神障碍评估所需关键病史

- 血管相关疾病
- 神经性疾病,包括帕金森、癫痫、脑血管疾病
- 惊厥
- 脑瘤或晕厥史
- 精神性疾病
- 最近压力和损失
- 过去或当前的酒精或药物的使用
- 手术和麻醉史
- 功能状态
- 生活背景
- 行动障碍,如冲动控制问题、行动和言语功能攻击性、不合时宜的脱衣或闲逛
- 神经心理疾病方面的家族史,比如痴呆或者抑郁
- 视觉及听觉障碍
- 尿失禁
- 晕厥史、跌倒

表 52-3　精神障碍评估方法(CAM)的诊断算法

应用 CAM 确诊谵妄需要 #1 和 #2 和 #3 或 4# 存在:

证据	
#1:急性发作和波动的过程	问题的积极回应(通常是从不同的家人或护士得到)以下问题:"有没有患者的基线心理状态急性变化的证据?白天异常行为异常的波动,也就是说,倾向于反反复复或严重程度的增加和减少?"
#2:疏忽	问题的积极回应:"患者难以集中注意力,例如,很容易不专心的,或难以跟踪理解说了什么?"
#3:思维混乱	对问题的积极的回应:"患者思维混乱的或不连贯的,如漫步或无关的谈话中,思想不清楚或不合理流动,或不可预知的切换不同的主题?"
#4:意识改变	除了"警惕"这个问题之外的回答:"总的来说,你如何评价这个患者的意识水平?"[警报(正常),警惕(超警惕),昏睡(犯困,容易引起),木僵(难以激起)或昏迷(未唤醒)]

B. 心理状态检查

心理状态检查应该包括记忆、抽象思维、判决力、心境、方位感、注意力、意识状态(神志恍惚或者失眠)、交流和言语能力、个性变化(如:多疑和易冲动)。这一环节可以用标准意识状态调查表、诊断分级和症状干预进行,也可以应用 Montreal 认知心理测评(MOCA)、精神障碍的评估方法(CAM,表 52-3)、Geriatric 抑郁分级(GDS)等来测评患者是否有痴呆、躁狂及抑郁等。所有测试的结果不能单独诊断。测试结果必须与患者的社会背景、生活环境、教育、文学素养、当前及以前的职业及其他方面的心理状态综合判断。

另外,患者对这些标准评估方式的反应和他们的得分结果一样重要。例如:患有抑郁症的患者可能由于缺乏努力、表现冷漠并频繁回答"我不知道"而在 MOCA 量表上表现不佳。而患有痴呆症的人可能会做出巨大的努力,试图使错误合理化,或者如果他们无法做到的话,就会感觉很糟糕。适当地回答问题。另外,意识蒙眬的人在评估过程中很容易分心和(或)睡着,因此可能注意力低下和不集中,容易分散。表 52-4 对主要诊断特征进行比较,以区分谵妄、痴呆和抑郁症。

▶ 进一步诊断

基本的实验室检查包括血生化、血常规、甲功、肝功、维生素 B 和血药浓度(如:地高辛)。躁狂患者功能检查应该包括 CT 和 MRI 的神经组织扫描,也可进行 MCI 检查。如果发病突然也可进行脑电图检查以区别躁狂和神经病学疾病。其他实验室和诊断学检查是否进行视患者情况、伴随疾病、病史和体格检查而定。

最后,在精神障碍的评估中,躁狂、抑郁和痴呆的临床症状都有可能在同一个患者身上出现。例如:约有 1/4～3/4 的躁狂患者会表现出痴呆症状,而其痴呆症状又将躁狂的发病率提高了 5%。抑郁患者,如:约 20% 的阿尔茨海默症患者也会伴随痴呆症状,并且伴随功能障碍和兴趣减退。另外,老年抑郁症状或综合征可能是早期认知减

表 52-4　躁狂，痴呆和抑郁的临床表现比较

临床表现	躁狂	痴呆	抑郁
发病进程	突发，急性，昼夜波动较大（在夜间、黑暗或唤醒时加剧）	缓慢，一般隐匿，症状进行性稳定发展（取决于病因）	相当急性，一般在生活重大事件之后，晨起加剧
持续时间	几小时、几天到几周或更长	几个月到几年	至少6周，可达几个月至几年
意识	减少，波动，冷漠或高警觉	早期正常	多正常
注意力	受损害，短时，波动	早期正常	轻微损害，但注意力可能受损
方位感	早期受损，严重程度不一	晚期受损害（通常需要几个月到几年）	一般正常，但有选择困难
记忆	短时受损	早期短时，晚期长时受损	选择性损害，岛型记忆
思维	无组织性，注意力不集中，谈话破碎、语无伦次，随主观思维变化	词语寻找困难，不能总结、概括，认识不能，晚期思维枯竭	可出现注意力集中困难，言语迟缓，主题混乱，无望，或自暴自弃
知觉	变形，幻想，妄想，不能分清现实和虚幻	各类型不同，视幻觉常见	一般正常，严重病例有妄想和幻想症状
精神运动行为	变化明显（增强）	早期正常，晚起严重，伴有失用症	症状不一，精神运动抑制或亢奋
睡眠及昼夜节律	打乱，逆节律，不同时间不同	昼夜失调，短时内不受影响	多有失眠，经常入睡困难和醒来困难，可伴睡眠过度
其他相关症状	变化不一，自主神经系统症状，表现夸张，急性身体方面疾病	症状易见，变化多端，倾向于隐藏起不足。个性变化，失语，视力差	沮丧，焦虑，经常抱怨，思维主观性，短时性
评估	提供者/家人的失误，不能完成任务，出现许多错误	家人、照顾者、朋友的失误，总是忘记，难完成测验，基于找到合适答案	无法激发个体兴趣，经常回答："不知道"。很少努力，容易放弃，对测试冷漠

退或痴呆的表现。并且，同时伴有抑郁和躁狂的综合征通常会导致功能减退、呆板或死亡。因此，鉴别评估三种综合征以及他们的症状并安全有效的照护精神障碍患者是非常重要的。

Blazer DG. Depression in late life: review and commentary. *Focus: J Lifelong Learning Psychiatry.* 2009;7(1):118-136.

Burns A, Iliffe S. Alzheimer's disease. *BMJ.* 2009;338:b158.

Carlat DJ. The psychiatric review of symptoms: a screening tool for family physicians. *Am Fam Physician.* 1998;58(7):1617-1624.

Fick DM, Agostini JV, Inouye SK. Delirium superimposed on dementia: a systematic review. *J Am Geriatr Soc.* 2002;50(10):1723-1732.

Inouye SK. Delirium in older persons. *N Engl J Med.* 2006;354: 1157-1165.

Inouye S, van Dyck C, Alessi C, Siegal A, Horwtiz R. Clarifying confusion: the confusion assessment method. *Ann Intern Med.* 1990;113(12):941-948.

Panza F, Frisardi V, Capurso C, D'Introno A, et al. Late life depression, mild cognitive impairment and dementia: possible continuum? *Am J Geriatr Psychiatry.* 2010;18(2):98-116.

Peterson RC. Mild cognitive impairment. *N Engl J Med.* 2011;364(23):2227-2234.

Synderman D, Rovner BW. Mental status examination in primary care: a review. *Am Fam Physician.* 2009;80(8):809-814.

第53章
老年人多重用药及提高药物依从性

53

David Sengstock, MD, MS
Jonathan Zimmerman, MD, MBA, FACP

▶ 老年人一般原则

老年人是最大的处方药物消费者。很多研究报告均提到，有超过二分之一的年龄在 57～85 岁间的老年患者至少用 5 种处方药、非处方药和营养品。可以预测，随着患者年龄的增长，药品数量也稳定增长。这个调查也报道了这些患者中有二十分之一的人有药物相互作用的风险；这些药物的相互作用有一半是发生在非处方药品之间。研究证实复方用药对不良后果的产生是一个独立的危险因素，包括住院治疗，疗养院，低血糖，跌倒和骨折，肺炎和营养不良及死亡。总的来说，老年人不能耐受药物的这些作用。同年轻人相比，对药物的不能耐受可能夸大药物的效果甚至产生不同的作用，最后这种情况在第 9 章"老年人用药原则"中描述。

多重用药导致的问题

表 53-1 中列出了多重用药引起的几个主要问题。药物治疗的主要目的是药物不良反应的来源。一项国家的急诊室患者报告显示抗凝剂（包括华法林和抗血小板药）和糖尿病药物（包括胰岛素和口服用药）对三分之二的住院患者用药是起作用的。比较起来，依据 Beers 标准只有 7% 的医院药品使用是不合适的，而这些反应超过一半是由地高辛独自引起的。

复方用药提高了药物 - 药物和药物 - 疾病相互作用的风险，尤其是老年人。引起这些相互作用的结果和原因在第 9 章中被讨论。除了可知的相互作用，临床上重要的相互作用还没有被发现。因此，临床医生需要排除所有的非必须药物，无论他们是否现在引发了一个明显问题。

同样，多重药物增加了患者无法维持用药原则的可能性。不能维持某些药物治疗，会促成 20% 的药物不良反应。还有其他一些因素促进了药物治疗的无法维持。

例如：实践指南，是专家在单一临床情形下制定和撰写的。临床医生在老年人的治疗上必须把治疗方针和复杂条件相结合起来。假设一个患者有慢性阻塞性肺疾病、2 型糖尿病、骨质疏松症、高血压、骨关节炎，指导原则需要 12 种药物和复杂的日常给药方案。此外，开一种药物可能比消耗时间较多如生活方式的改变或非药物治疗更容易些。然而，随着方案逐步复杂，患者可能维持药物治疗的依从性也在降低。

对于患者和医疗保健系统来说，费用也是一个重要因素。上述假设的患者每个月将花费 406 美元用于药物治疗，据估计，有 25% 的患者在医疗保险部分 D 计划中，有 40% 的基于雇主计划的患者在"甜甜圈漏洞（医疗保险第四类药物的保障漏洞）"当中。当患者到达甜甜圈洞时，他们必须支付所有医疗费用。直到在那一年里花费到最大数额。2012 年，甜甜圈漏洞的数额在 2930

表 53-1　多重用药引起的问题

药物的副作用
药物之间的相互作用
药物与疾病之间的相互作用
药物治疗方案的依从性差
药物费用

美元到 4700 美元之间。尽管平价医疗法案将在 2020 年前慢慢消除患者的甜甜圈漏洞，但医疗费用仍然是一个问题。因此，减少药物治疗可以提高患者的健康，提高药物依从性，降低患者和整个医疗保健系统的费用。

非处方用药预以减少多重用药

尽管临床医生有最好的打算，但随着患者的年龄和医疗条件的积累，药物经常"堆积"。表 53-1 所列的问题可以看出，这些问题的改善是通过减少患者用药方案的药物数量和复杂程度来达到的。目前，没有任何一项研究可以通过减少患者的数量和复杂程度来改善他们的病情。然而，研究也显示，减少患者的药物清单可以降低发病率或死亡率。对患者的药物清单进行调整可以减少药物不良反应的机会，降低药物费用，并改善患者对剩余药物的依从性。例如：Cochrane 综述了多系统方法来减少不适当用药，例如：发现即使是适度地减少了用药数量，药物不良反应也可以减少 35%。由于这些原因，减少处方应该成为一个常规性实践。

评估不适当程度的第 1 步是确定患者服用的药物（包括剂量和频率）。传统的完成这项任务的方法是"棕色袋药物核查"，患者和（或）家人收集并携带所有药物。包括药丸和药膏，维生素和补充剂，草药和非处方药。因为每个药物从棕色袋子中取出，医生（或办公室职员）可以评估：①患者实际上在做什么；②他／她对每种药物的理解；③药物的有效性；④任何可疑的副作用。最后，提供者将患者药物的诊室药物清单进行更新。这

一过程可能是耗时的，但大部分都可以由非医师诊室工作人员完成。

减少处方的途径来自于证据、专家意见、医生判断和患者／照顾者喜好。许多方法已被应用来协助评估药物的适当性，包括 STOPP（老年人不当处方筛选工具），MAI（药物适宜指数）和 ARMOR（评估，审查，最小化，优化，评估）。图 53-1 介绍了一种方法判断某种药物是否是要踢出处方的候选对象。这种方法是建立在两个已公开的准则基础上：良好的姑息 - 老年实践运算和霍姆斯模型，来为晚年患者提供适当的处方。

在进行了"棕色袋"检查后，步骤 2 要求临床医师重新考虑是否有证据（或缺乏）支持每种药物。老年患者经常被排除在临床试验中，而老年临床指南通常是从年轻患者的研究中推断出来的。因此，重要的是要记住，对年轻患者有益的东西不一定对老年患者有益。第 2 步提示临床医生在患者不能与来源于某研究项目中的受检人群"相比较"时，要考虑处方筛查。例如：一些研究支持老年患者使用抗高血压药物；同样，研究支持在一些老年人群中使用他汀类药物。然而，对于心力衰竭或心房纤颤的地高辛的研究在老年患者人群中就受到了限制。同样，对于老年患者的口服降糖药或支持糖化血红蛋白特定目标的研究也很少。缺乏证据的药物可能是处方筛查的候选对象。

第 3 步要求临床医师将"通过"第 2 步的药物个体化。霍姆斯的"为晚年患者开药模式"是有用的。该模型建议临床医生应该应用 4 个组分来"过滤"通过第 2 步的药物。这些考虑包括：①患者的照护目标；②个体化的治疗目标；③寿命预期值；④药物的"获益时间"。应用这个模型将会产生一套个体化的药物方案。应用霍姆斯模型，患者的照护目标可能从治疗到单纯姑息；治疗目标仅从预防到纯粹的症状管理。一种药物的"获益时间"可以从几分钟（充血性心力衰竭的利尿剂）到多年（HMG CoA 还原酶抑制剂，用于预防冠心病）。例如：在患有重度肺气肿的老年人中，长效的 β- 受体阻滞剂为一种基于证据的、适当的

应用"棕色袋审查"来判断患者应该服用哪种药物，每种药都要通过以下步骤进行过滤。

是否有明确的证据或可靠的专家意见支持患者使用这种药物？

该药物是否有益于患者的照护目标、治疗目标、寿命预期值及药物的"获益时间"？

患者服用该药物是否出现（轻微）不良反应？

该药物是否存在潜在的药物不良反应？

减少该药物的用药剂量或频率是否能不影响其疗效？

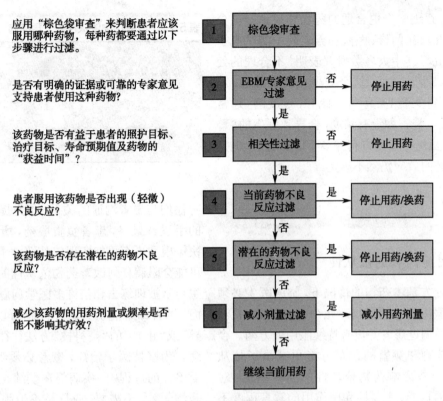

图 53-1　非处方用药的过滤程序

药物，因为它能在短时间内改善症状。他汀类药物也为这个患者高脂血症提供了证据；然而，患者的有限寿命将会过滤掉这些预防性药物。

在第 4 步中，医生确定了 ADR 的任何症状。需要注意的是，ADR 的症状可能很微妙，比如：疲劳或衰弱。要记住，所有的新症状都是由一种药物引起的，直到被证实为止。当药物开始后不久出现新的症状时，医生应该考虑处方筛查。这种方法也可以避免通过处方另一种药物来治疗新的症状。

在第 5 步中，医生必须决定是否有产生 ADR 的潜在可能。Beers 标准列出了潜在不适当的药物，这是一个有用的资源。特别审查也应适用于高风险药物，包括降糖剂、抗凝、抗血小板药物、地高辛、麻醉药品、抗焦虑 / 睡眠艾滋病、抗抑制剂和抗胆碱能特性药物。如果一种药物有可能引起不良反应，应该停止服用。当未开药时，临床医生必须小心地取出药物。例如：当药物需要

滴定增药时，它也需要滴定减药。滴定减药对促进耐受性的药物尤其重要，例如：鸦片，镇静催眠药，β 阻滞剂，氯尼定，加巴喷丁和选择性 5- 羟色胺再摄取抑制剂。要避免突然的、无区别的"药物假期"，并劝告患者注意戒断症状（滴定减药的例外是在特殊情况下需要立即停药者）。

最后，第 6 步尝试简单地减少剂量。减少剂量和（或）频率也可以提高依从性。下一节将讨论进一步提高依从性的技巧。

除了医生决策之外也有其他干预措施改善处方操作。例如：可以尝试限制为既定患者开处方的医生数量。研究表明，每增加一个处方，ADR 就会增加 29%。同样，使用多种药物也会增加这种风险。因此，临床医生应尽量保持患者的药物为 1 个开处方者和 1 个药房。同样，电子处方（e- 处方）也有可能在所有患者中立即报告药物 - 药物和药物 - 疾病之间的相互作用，从而减少不适当药物的数量。电子处方程序会产生一个警

报，而这会跟进一个更合适的药物建议。一项分析检查了几项在门诊、医院和养老院中测试电子处方的研究。其中大多数研究表明，不合理的处方有一些减少。然而，这个减少充满变数的，从下降24%到少于1%不等。此外，过度的（通常是不相关的）警告并没有帮助，会导致医生的"警惕疲劳"。虽然电子处方有许多不错的前景，但是在复方用药的效应仍然不确定。

依从性

▶ 改善目前药物的依从性

除了处方基本药物的情况下，临床医生必须确保患者服用处方的药物。几个世纪以前，希波克拉底就强调过患者并没有持续服用处方药。今天，多种药物和频繁的剂量方案更减少了依从性。其他一些影响药物依从性的因素包括：对每种药物的目的、重要性和副作用的教育程度不高，费用过高，以及医生对药物指标的了解有限。老年人也有额外的医疗和社会挑战，可能会影响依从性。这些挑战包括听力的困难和难以理解医生指令，因为认知障碍记不住，管理有复杂计量方法的多重药物，缺乏社会支持而导致服药，因交通和财政原因而购药，身体灵活性欠佳和视觉差而吃药。患者也可以间歇性地服用药物，比如在睡前或社交活动中省略利尿剂。这些因素加在一起，使不遵守医疗治疗成为这个年龄段的严重和共同关心的问题。患者不能坚持自己的药物可能有很好的理由。临床医生应该以一种不带偏见的方式询问影响依从性的困难在哪里。

医生往往不能确定哪些患者不遵守他们的药物方案；患者通常也不愿意承认自己不坚持。然而，医生可以直接改善许多影响药物依从性的因素。例如：计数药片和询问患者和家庭补充病史，可以帮助确定患者的依从性问题。表53-2列出了一些简单地以证据为基础的干预措施，以提高依从性。

首先最重要的是，临床医生应该始终考虑改

表53-2　改善药物依从性的干预措施

教导患者：疾病的治疗是一个长期的过程
讨论每一种药物的作用和预期的副作用开一些价格便宜的处方药物
使用复合药片
处方药尽可能选用1天1次的用药
提供简单易于理解的指导

善他们与患者沟通的关系，作为提高药物依从性的手段。最终，患者负责服药，所以一个共同的决策模型更有可能实现依从性。不良的医患关系可能会阻碍任何改善药物依从性的尝试。临床医生经常被训练去相信许多医学问题是终身的。然而，患者却可能认为医疗问题可以"治愈"。"疏导"或"止血"的"高科技"方法往往会强化这种信念。为坚持医学治疗，患者必须明白，即使在接受治疗的过程中，疾病仍在继续。患者可能认为药物无效，不需要，或只是不值那么多钱。即使药物清单减少了，患者也可能认为他/她服用了太多的药物，并且副作用太大了，或者坦白说某个药物太危险了。

这些错误概念归因于有效的医患沟通方式，包括强调疾病的慢性本质的讨论。对适当药物的长期需要的讨论也应该遵循。研究表明，沟通不畅通常会导致药物的不坚持。老年人报告说他们必须了解药物的基本原理，然后才会忠实地服用。研究还显示"许多老年人很有能力理解药物的目的，尽管他们的看法与此相反"。患者应该了解接受治疗，包括治疗、副作用，以及每次药物治疗所需的时间。这些信息通常是复杂的，因此需要一份简短的摘要。

患者关心药物的费用。当然，如果患者负担不起医疗费用，他们就无法坚持下去。对于一个患者的治疗量和患者是否会服用药物有明确的关系。当挂号费50美元时依从性差的比率会达到三倍。尽管如此，临床医生通常不知道大多数药物的成本。事实上，研究表明医生们低估了昂贵药物的成本，而高估了便宜的药物。这是可以理解的，因为药物费用经常变化，因为新的仿制药是有用的。因此，药剂师的建议很重要。选择合适的替代药物。尽管成本无疑是一个重要因素，但在没有成本约束的高风险患者中，依从性差仍然是一种风险。

最后，频繁给药与错过药物治疗时机相关联。当剂量每天4次，只有50%的患者坚持服药。研究表明，减少了用药频率能提高依从性。虽然组合片剂和缓释制剂是可以得到的，但仍未充分利用。在广泛涉及的临床专业中，有15项随机试验表明，复方药可以提高依从性。虽然有个人剂量（泡沫包装）也提高了药物的依从性，但它很昂贵，也仅仅在特殊情况下可用。

▶ 改善药物的长期依从性

大量的研究已经调查了长期药物依从性的问题。研究表明，当药物治疗的持续时间较短，如急性疾病时，依从率较高。在慢性药物治疗中依从性较低，6个月内则大幅降低。即使在危及生命的情况下，依从性也很差。在随访的第二年，只有40%的急性冠脉综合征患者和36%的冠状动脉疾病患者仍然服用他汀类药物。表53-3列出了一些可能改善长期依从性的干预措施。

如果患者认为自己有医疗问题，他们更有可能坚持服用药物。例如：当疾病出现症状时，坚持服药就会更好。因此，在可能的情况下，临床医生应该向患者出示证据，证明存在医疗问题，并证明药产生有益的效果。一般来说，提供者和患者之间的定期接触对于改善和维持药物治疗是至关重要的。在一项研究中，训练有素的护士定

表53-3 改善长期用药依从性的干预措施

清点药片，询问家属/药房患者病史来评估遵从性

提供一些证据（如：血压、心率和胆固醇值）表明，药物正在起效

考虑家庭监测血压

限制药物的数量和频次在家人帮助使用药盒寻问患者关于他们服药的问题

经常查看患者以加强药物的需要

期加强降压药物的需求，依从性得到了改进。更重要的是，老年患者从这次干预中获益最多。在对41例糖尿病管理研究的meta分析中，我们发现接触的频率和服药的依从性是一致的。面对面的交流至关重要。研究表明，没有面对面拜访的教育项目依从性不会改变。因此，初级保健医生必须经常问诊患者并加强服药的重要性。

总结

对多药的不良影响认识相当广泛。然而，开处方的临床医生通常会等待出现药物不良反应或反应的迹象才停止药物。为了减少潜在的副作用，降低药物的成本，并提高患者对剩余药物的依从性，以上这些已经成为工作习惯。十几种运算程序和工具都可以助力临床医生进行处方药物筛选治疗。一旦患者的药物清单被削减，医生就应该求助于提高药物依从性的技巧。

American Geriatrics Society 2012 Beers Criteria Update Expert Panel. American Geriatrics Society updated Beers Criteria for potentially inappropriate medication use in older adults. *J Am Geriatr Soc.* 2012;60(4):616-631.

Acelajado MC, Oparil S. Hypertension in the elderly. *Clin Geriatr Med.* 2009;25(3):391-412.

Allan GM, Lexchin J, Wiebe N. Physician awareness of drug cost: a systematic review. *PLoS Med.* 2007;4(9):e283.

Bain KT, Holmes HM, Beers MH, Maio V, Handler SM, Pauker SG. Discontinuing medications: a novel approach for revising the prescribing stage of the medication-use process. *J Am Geriatr Soc.* 2008;56(10):1946-1952.

Boyd CM, Darer J, Boult C, Fried LP, Boult L, Wu AW. Clinical practice guidelines and quality of care for older patients with multiple comorbid diseases: implications for pay for performance. *JAMA.* 2005;294(6):716-724.

Budnitz DS, Lovegrove MC, Shehab N, Richards CL. Emergency hospitalizations for adverse drug events in older Americans. *N Engl J Med.* 2011;365(21):2002-2012.

Clyne B, Bradley MC, Hughes C, Fahey T, Lapane KL. Electronic prescribing and other forms of technology to reduce inappropriate medication use and polypharmacy in older people: a review of current evidence. *Clin Geriatr Med.* 2012;28(2):301-322.

Garfinkel D, Mangin D. Feasibility study of a systematic approach for discontinuation of multiple medications in older adults: addressing polypharmacy. *Arch Intern Med.* 2010;170(18):1648-1654.

Garfinkel D, Zur-Gil S, Ben-Israel J. The war against polypharmacy: a new cost-effective geriatric-palliative approach for improving drug therapy in disabled elderly people. *Isr Med Assoc J.* 2007;9(6):430-434.

Iskedjian M, Einarson TR, MacKeigan LD, et al. Relationship between daily dose frequency and adherence to antihypertensive pharmacotherapy: evidence from a meta-analysis. *Clin Ther*. 2002;24(2):302-316.

Lee JK, Grace KA, Taylor AJ. Effect of a pharmacy care program on medication adherence and persistence, blood pressure, and low-density lipoprotein cholesterol: a randomized controlled trial. *JAMA*. 2006;296(21):2563-2571.

Osterberg L, Blaschke T. Adherence to medication. *N Engl J Med*. 2005;353(5):487-497.

Patterson SM, Hughes C, Kerse N, Cardwell CR, Bradley MC. Interventions to improve the appropriate use of polypharmacy for older people. *Cochrane Database Syst Rev*. 2012;5:CD008165.

Peikes D, Chen A, Schore J, Brown R. Effects of care coordination on hospitalization, quality of care, and health care expenditures among Medicare beneficiaries: 15 randomized trials. *JAMA*. 2009;301(6):603-618.

Sengstock D, Vaitkevicius P, Salama A, Mentzer RM. Under-prescribing and non-adherence to medications after coronary bypass surgery in older adults: strategies to improve adherence. *Drugs Aging*. 2012;29(2):93-103.

Steinman MA, Hanlon JT. Managing medications in clinically complex elders: "There's got to be a happy medium". *JAMA*. 2010;304(14):1592-1601.

Zeller A, Taegtmeyer A, Martina B, Battegay E, Tschudi P. Physicians' ability to predict patients' adherence to antihypertensive medication in primary care. *Hypertens Res*. 2008;31(9): 1765-1771.

Zhang Y, Donohue JM, Newhouse JP, Lave JR. The effects of the coverage gap on drug spending: a closer look at Medicare Part D. *Health Aff*. 2009;28(2):w317-w325.

第54章
老年人持续性疼痛的管理

Vyjeyanthi S. Periyakoil, MD

▶ 老年人的一般原则

持续的疼痛在老年人中普遍存在,并且经常出现诊断不足和管理不善。超过50%生活在社区环境中的老人,80%以上的养老院居民都患有疼痛。由于种种原因,老年人的疼痛管理差异很普遍。老年人由于①错误地认为疼痛是衰老过程中正常的一部分,所以不太可能主诉疼痛;②不希望给他们的照顾者添加负担;③认知障碍,④健康知识有限。即使老年人主诉疼痛,他们也不太可能接受中度至重度疼痛的阿片类镇痛药,同时治疗后疼痛评分与年轻患者相比较也呈现整体的减少。也应注意,任何老年人可能不愿服用阿片类药物,因为他们相信这些类药物过于强大,他们担心这些药物如何与其他许多他们所服用的药物相互影响,害怕成瘾和依赖,还担心有"迷药"的副作用。数据还显示,在认知能力受损的老年人中,疼痛治疗通常力度很低,且比年轻的认知完整的人止痛药使用更少。疼痛限制老年人的功能状态,可能导致生活质量下降、睡眠障碍、社交孤立、抑郁、谵语,以及增加的医疗费用和资源利用(表54-1)。

减轻痛苦和提高病人尊严是老年医学的主要原则。在老年人中,及时有效地评估和管理持续性疼痛,将有助于减轻他们的痛苦,同时维持和充实他们的生活质量。

老年人由急性疼痛转为慢性疼痛可能是由多方面的因素造成的,其中包括社会经济收入较低,童年的创伤,肥胖,体质弱,关节和肌肉过度使用,慢性疾病,缺乏社会支持,和虐待老人。术语"持续性疼痛"经常与术语"慢性疼痛"互换使用,再次强调是疼痛持续超过预期康复时间。表54-2列出了描述疼痛时常用的其他名词。

▶ 筛选工具

A. 评估

老年人中疼痛表现可能会由于多种因素的结果而变化。在某些紧急情况下,不像年轻时那样,老年人可能没有发觉疼痛。例如:老年人患急性腹膜炎或急性心肌梗死时可表现为轻度或无痛性。一个彻底的评估是必要的。为了制定一个成功治疗持续性疼痛的计划。疼痛国际研究协会(IASP)制定的疼痛分类有如下五组轴向,这些都是对评估疼痛有帮助的框架:

- **轴一:解剖区域:**询问患者指出身体的特定疼痛位置。
- **轴二:器官系统:**确定可能涉及的器官。记住牵涉痛的区域是很重要的,例如:膈肌痛放射到肩部。
- **轴三:发生的时间特征和规律:**发生疼痛时间,加重和缓解的因素是很重要的评估。
- **轴四:疼痛发作的时间和强度:**有些老年人可能使用数字(0~10分)来描述强度,而其他可能更喜欢(轻度,中度,重度)来描述。

- **轴五:病因**:疼痛的根本病因应确定,可逆的原因应予以纠正。

老年人中的持续性疼痛往往是超过 1 种共患疾病的结果,因此在诊室中的患者应常规进行彻底的评估。疼痛评估应包括疼痛的功能状态,睡眠,性欲减退,情绪和社会幸福感。数据支持老年人的能力,有认知障碍(轻度至中度认知功能障碍)的患者评定疼痛的能力是可靠和有效的。量表的选择依赖于语言或感觉障碍的存在,患者

的健康知识的水平和计算能力。量表,如:麦吉尔疼痛问卷和疼痛残疾量表,测量疼痛的各种领域,包括强度,位置和影响。

虽然耗时,量表测量多个域可以提供丰富的关于疼痛患者独特的经验资料。当患者不能或不愿配合对耗时的疼痛评估,简单的量表,如数字评定量表和脸部疼痛量表,是有效的。要求患者分配一个数值来评价自身的疼痛(0 提示没有疼痛,10 代表可以想到的最严重的疼痛),或面部表情相对应的痛苦。老年人,尤其是语言能力有限或有认知障碍的人,可能无法或不愿用数字来描述他们的疼痛(表 54-3)。Wong-Baker FACES 疼痛量表的外文翻译版,对英语和非英语患者均十分有益。

表 54-1　老年患者持续性疼痛缺乏治疗的后果

生活质量下降

步态障碍(后背和下肢疼痛)

食欲减退,体重下降增快

社会功能减少

睡眠障碍

认知障碍

相关的抑郁和焦虑

认知障碍老年人的躁动

表 54-2　描述疼痛的常用术语

伤害性疼痛	伤害性疼痛是伤害输入的感知,通常由于组织损伤引起的(如:手术后疼痛)。 伤害性疼痛进一步细分为躯体疼痛和内脏疼痛。 (1)体疼痛:是身体组织被伤害后所产生的疼痛。它定位准确但描述是多样的。 (2)脏性疼痛:是由牵张感受器介导的内脏痛。疼痛定位不准确,性质为深、钝痛、绞痛(如:阑尾炎,肝癌转移,肠缺血引起的疼痛)。
神经性疼痛	疼痛原发或继发于神经系统原发性损害或功能障碍。
中枢性疼痛	疼痛原发或继发于中枢神经系统原发性损害或功能障碍(如:中风后疼痛,幻肢痛)。
阵风样疼痛	疼痛由 C 纤维介导的慢时间总和。伤害性刺激重复速度<1 次 /3 秒。这可能导致疼痛的感知程度逐渐增加。

表 54-3　晚期痴呆患者疼痛评估(PAINAD)量表

得分
呼吸
0　正常
1　偶尔呼吸困难,短期过度通气
2　混合呼吸困难,长时间过度通气,潮式呼吸
消极表现
0　无
1　偶尔抱怨或呻吟,发声微弱或听不清楚
2　反复地大声叫唤、抱怨或哭泣
面部表情
0　微笑 / 无表情
1　悲伤、害怕、皱眉
2　面部表情痛苦
肢体语言
0　轻松
1　紧张、忧虑、踱步、坐立不安
2　僵硬、拳头紧握、反复屈膝伸膝、引人注意
可安慰性
0　不需要安慰
1　声音或触摸能使其安心
2　不能被安慰,不能放松和安心
总分:

▶ 治疗

A. 持续性疼痛治疗方法

应适当教育认知功能正常的患者如何对待持续性疼痛，如何最好地明确其位置和了解强度，如何利用有效的工具做疼痛的自我评估，以及如何恰当的选择药物（框54-1）。鼓励他们使用非药物的方式和经常锻炼。照护认知障碍和正常的患者的护理人员也应学习。在他们的疾病管理中，越是能够赋予病人和家属的核心作用，越能更好地治疗疼痛。

B. 非药物疗法

认识到抑郁，焦虑，以及其他情绪障碍的共同重叠，应及时咨询心理卫生专业人员。心理干预措施和认知行为疗法是治疗持续性疼痛的重要工具，因为它们可以帮助患者应对伴随持续性疼痛的压力。在认知行为治疗中，患者被要求追踪

框54-1 评估和治疗疼痛的临床量表
● 疼痛需要通过全面的评估以明确其来源、严重程度以及对患者身体功能和幸福感的影响。
● 未处理的疼痛会对老年人的身体功能和认知状态产生不良影响。
● 多种疼痛量表可以帮助量化疼痛的严重程度。疼痛量表的选择是根据病人的认知和沟通能力决定的。
● 局部治疗和非药物的方法是可取的，因为他们往往副作用小。老年人疼痛的治疗应加用全身性镇痛药。
● 首先选用非阿片类镇痛药，只有当非阿片类镇痛药无效时选用阿片类药物。
● 应用处方阿片类药物时，起始剂量较低，剂量增加缓慢。
● 对阿片类药物耐受者会逐渐出现呼吸抑制、疲劳和阿片类镇痛药的镇静作用，但尚未有便秘的副作用。
● 服用阿片类药物的同时需服用通便药物。
● 由于慢性疼痛产生的不同影响，跨学科的评估和治疗可能会对严重和持续疼痛的患者产生最好的结果。
● 慢性疼痛的有效管理要求临床医师、患者和家属之间是持续合作的伙伴关系。

他们的疼痛，并记录相关疼痛经历来确定适应不良的应对策略。通过有意识地用积极地策略来替代这些适应不良的策略，患者可以增加控制疼痛相关的经历，从而减轻痛苦。如果可能的话，家庭成员和照护者应纳入该治疗中。

经常锻炼身体可降低疼痛评分，改善情绪，增强功能状态。对于晚期病情需要卧床的患者，定期重新定位，被动的运动锻炼，并轻柔按摩是有效的干预措施。治疗的目标应包括改善肌肉力量，耐力和功能，提高生活质量。

有复杂疼痛或一线治疗效果不好的患者运用跨学科团队方式来处理是可以获益的。纳入辅助支持和替代疗法，如：催眠，芳香疗法，生物反馈和音乐以及宠物疗法可能是有效的辅助策略。次优的治疗反应不应该被看做是一个持续状态，但是作为一个机会输送到治疗这些棘手问题的专家（参见第57章"老年人的补充和替代医学"）。

C. 药物治疗

1. 非全身性疗法 当在老年人中开始药物治疗，治疗的风险和收益应考虑和仔细平衡。如果适当，应首选尝试非全身性的治疗。例如：主要有膝关节疼痛的患者可能考虑应用关节内注射皮质类固醇。外用制剂如：辣椒素或酮咯酸或利多卡因贴剂作为主要或辅助疗法治疗神经性或肌筋膜疼痛综合征可能是有效的。有肌筋膜疼痛的患者应采用局部治疗，如：按摩，轻柔的伸展运动，超音波，触发点注射。如果这些局部治疗是无效的系统治疗和应密切监测病人以确保治疗的有效性并尽量减少不利影响。来自世界卫生组织提供的疼痛阶梯对止痛药的管理是非常好的方法。

2. 对乙酰氨基酚 对乙酰氨基酚可以为许多轻度至中度疼痛综合征镇痛治疗，尤其是骨关节炎造成的肌肉骨骼疼痛，并作为定期计划基础上持续性疼痛的一线治疗。最大的成人剂量为4克/天，而在老年人群中，建议治疗量为3克/天是老年人最大剂量，这可能已经减少肝脏Ⅱ期的新陈代谢，从而增加肝毒性的风险。肝功能不全风险的患者，尤其是拥有酒精摄入史的人，用药

量应减少 50% 以上, 避免应用对乙酰氨基酚。对肌酸酐清除率为 10~50ml/min 的患者应每 6 小时应用一次乙酰氨基酚; 肌酐清除率 <10ml/min 的患者每 8 小时应用一次。

3. 非甾体类抗炎药　非甾体类抗炎药 (NSAID), 在慢性炎症治疗中往往比对乙酰氨基酚更有效, 或尝试应用对乙酰氨基酚后证明是无效的。非甾体类抗炎药的显著副作用包括肾功能不全, 胃肠道出血, 血小板功能紊乱, 体液潴留, 心脏衰竭造成的水肿, 谵妄。由于非甾体抗炎药的显著不利影响, 最近一次关于中老年人骨性关节炎的系统回顾结果, 奥尼尔等人推荐非甾体抗炎药只能短期使用。据 2008 年美国心血管组织 /（美国消化内科 / 美国心脏协会指南, 针对有溃疡病或并发症病史, 接受双重抗血小板治服用的, 服用一种非甾体抗炎药并伴抗凝治疗的患者, 认为是发生非甾体抗炎药引起胃肠道反应的危险人群。引起非甾体抗炎药的胃肠道毒性的其他危险因素, 包括年龄 >60 岁, 使用皮质类固醇, 消化不良或有胃食管反流病的症状。所以, 在老年人（年龄 >65 岁) 中, 上述任何风险因素的存在都应当作为质子泵抑制剂用于预防非甾体抗炎药的指征。

美国食品药物管理局已发布特别小心布洛芬和阿司匹林的联用, 归因于它们可以相互作用, 阻止阿司匹林的抗血小板作用。布洛芬（可逆抑制) 和阿司匹林（不可逆抑制) 占用相近位置的环氧化酶, 如布洛芬的存在干扰阿司匹林的结合。因此, 当服用阿司匹林的同时服用布洛芬, 布洛芬会干扰小剂量阿司匹林的抗血小板活性（81 毫克, 立即释放)。FDA 建议使用速释阿司匹林（非肠溶包衣) 和单剂量 400 毫克的布洛芬时, 服用布洛芬至少 30 分钟后再服用阿司匹林, 或阿司匹林服用之前超过 8 小时, 以避免阿司匹林的效果衰减。米索前列醇, 前列腺素类似物, 或质子泵抑制剂可以用来减少非甾体抗炎药诱发的胃肠道出血的风险, 但是这并没有减少肾脏疾病, 高血压, 水肿, 或谵妄的风险。外用的短期非甾体抗炎药似乎是安全和有效的, 但缺乏长期的研究证据。

4. 阿片类药物　中度至重度疼痛或需要慢性治疗的疼痛通常需要阿片类药物来缓解症状, 虽然证据支持持续性非癌性疼痛长期使用阿片类药物起效不显著。有关疗效, 安全性和滥用阿片类药物治疗老年人慢性非癌性疼痛的系统评价表明, 与年轻人相比, 老年人也同样有可能从阿片类药物治疗中获益。常见的不良反应包括便秘（平均发生几率 30%)、恶心（28%)、头晕（22%), 提示阿片类药物停药占总例数的 25%。滥用 / 错用行为随着年龄增长不太常见。老年人的慢性非癌性疼痛也没有明显并发症, 短期使用阿片类药物可以降低疼痛强度, 改善身体功能, 但降低心理健康。老年人使用阿片类治疗的原理应遵循“起始量低和加药慢”的原则。小心和不断监测阿片类药物的益处和副作用, 完善个体患者对治疗方案的反应, 是成功治疗的关键。

一般来说, 在阿片类药物需求被初步试用后, 持续和持续的疼痛应该用长效或缓释制剂来处理（图 54-1)。短半衰期速效药物可能被添加来覆盖发生在持续性疼痛患者（突破疼痛) 身上疼痛强度的短暂增加。典型的患者需要大约 5%~15% 的每天剂量, 每 2~4 小时口服以突破疼痛。费用和运送路线可以帮助指导药物的选择（表 54-4)。

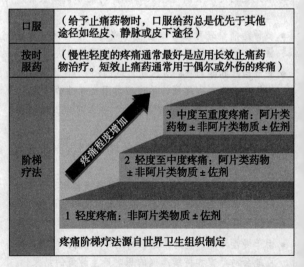

图 54-1　阿片类药物的治疗方案。慢性重度疼痛的患者阿片类药物给药时请参考此图的条目（疼痛阶梯疗法转载来自世界卫生组织的许可)

表54-4 阿片类药物的等效表

药物	口服/直肠给药	胃肠外途径	换算为口服吗啡	口服吗啡相等计量
硫酸吗啡	30mg 口服	10mg 胃肠外给药	胃肠外吗啡功效=3倍口服吗啡功效	30mg
羟考酮	20mg 口服	NA	口服羟考酮功效≥1.5倍口服吗啡功效	30mg
氢可酮	20mg 口服	NA	口服氢可酮功效≥1.5倍口服吗啡功效	30mg
氢吗啡酮	7mg 口服	1.5mg 胃肠外给药	口服氢吗啡酮功效=4~7倍口服吗啡功效 胃肠外氢吗啡酮功效=20倍口服吗啡功效	30mg
芬太尼	NA	15mcg/h	芬太尼透皮贴剂功效=80倍吗啡功效（这是基于从吗啡转换为芬太尼的研究，目前，还没有芬太尼转换为吗啡的经验研究。）	30mg
哌替啶 姑息治疗应避免应用哌替啶 如果慢性疼痛患者正在用哌替啶，可按该表所示将其转换成同等剂量的其他的阿片类止痛剂	300mg 口服	75mg 胃肠外给药	口服吗啡功效≥10倍口服哌替啶功效=2倍的胃肠外给药的哌替啶功效（单位为mg）	30mg

5. 阿片类药物代谢 大多数阿片类药物通过肝脏代谢和由肾脏排出。在肾功能障碍中，吗啡的活性代谢物，包括吗啡-6-葡糖苷酸和吗啡-3-葡糖苷酸，可以蓄积，增加延长镇静和可能的神经毒性的风险。给药间隔应增加，减小剂量，以减少这种风险的发生。有限的数据表明肾功能不全患者对羟考酮的耐受性也许更好，因为其代谢产生更少的活性代谢产物，但是这仍然是有争议的。

6. 阿片类药物的副作用 虽然阿片类药物的耐受性发展相当迅速，阿片类药物的其他不良反应，如：呼吸抑制，镇静，便秘通常伴随阿片类的使用，作为阿片类药物结合肠道受体，减缓肠蠕动。事实上，阿片类药物治疗最常见的不良反应是便秘和对便秘无耐受性的产生。专家推荐开始治疗时用刺激性泻药（如：比沙可啶或番泻叶）；然而，这些在有肠梗阻体征和症状的患者中避免应用。散装泻药，如：纤维和车前子，在摄入不足或由于粪便嵌塞和阻塞的风险而经口摄入液体少的患者中，应避免应用。尽管用泻药治疗阿片样物质引起的便秘，甲基纳曲酮的治疗中，阿片受体拮抗剂，可以缓解阿片类药物引起的便秘，可以缓解戒断症状或疼痛的危机。

呼吸抑制是使用阿片类药物最严重的潜在不利影响，但这种作用很快可以耐受。有肺功能障碍病史的老年人，特别是使用阿片剂量增加过快或同时服用苯二氮䓬类药物的患者风险更高。纳洛酮，阿片受体拮抗剂，能逆转阿片类药物引起的呼吸抑制。它在长期使用阿片类药物的患者中应当慎用，因为它可诱发疼痛的危机和急性戒断症状。专家建议拒用纳洛酮，除非患者的呼吸速率降低<每分钟8次或氧饱和度降低到<90%。病人通常在数天至数周能克服阿片类药物引起的疲劳，镇静，因为他们已耐受这种药物。很重要的是教育患者在开始或改变阿片类药物计量时，能增加摔倒的风险，并指导他们不要驾车或搬运重物。

7. 辅助药物治疗 辅助性镇痛药是疼痛治疗的基础镇痛药。辅助性镇痛药包括各种药物，如：

抗抑郁药、抗癫痫药、可乐定类药物等等。对于治疗患有神经性疼痛的或混合的疼痛综合征，辅助药物可以单独或与阿片类药物合用。三环类抗抑郁药可有效治地疗带状疱疹后神经痛和糖尿病神经病变。然而，在老年人中，此类药物有显著的抗胆碱能不良反应，包括便秘，尿潴留，口干，认知功能障碍，心动过速和视力模糊。地昔帕明和去甲替林这些副作用相对较少。因其强大的抗胆碱能的副作用，应避免在老年人应用。

D. 持续性疼痛患者的抑郁症治疗

有持续性疼痛患者其临床抑郁症需要治疗，为达到最佳的镇痛效果和生活质量，选择性血清素再摄取抑制剂是首选药物。度洛西汀，去甲肾上腺素和血清素摄取的抑制剂，既作为抗抑郁药，也用于糖尿病性神经痛的治疗，且其副作用较三环类抗抑郁剂少。抗惊厥药如：加巴喷丁，普瑞巴林和氯硝西泮，通常用于治疗神经性疼痛。加巴喷丁和普瑞巴林对于治疗带状疱疹后遗症有很好的临床疗效，副作用比抗抑郁药少，尽管其成本大幅度增加。加巴喷丁和普瑞巴林的主要副作用包括镇静和眩晕。有肾功能障碍的患者应减少加巴喷丁的剂量。静脉注射二膦酸盐能大幅减少恶性骨转移的疼痛。由于双磷酸盐类药物与颚骨坏死有关，因而，应用双膦酸盐化之前建议进行牙科咨询。在老年人中应避免使用哌替啶。因为哌替啶代谢为去甲哌替啶，它没有止痛特性，但可以引起肾功能下降，震颤，肌阵挛和癫痫发作。他喷他多是一种人工合成的，口服 μ 阿片受体激动剂，在 2009 年被 FDA 批准的治疗中度至重度急性疼痛和成人慢性疼痛。他喷他多有血清去甲肾上腺素再摄取抑制的性质，在结构和药理学上类似于曲马多。对老年人治疗时建议从最小剂量开始，应避免应用于严重肾功能和肝功能障碍的人。对于急性疼痛，速效他喷他多的剂量为 50mg q4～6h。对于慢性疼痛，缓释制剂应用剂量为 50mg ql2h，每 3 天逐渐增加至 50mg 的有效剂量。显著的副作用包括恶心、呕吐、便秘、头晕、嗜睡。另外，缓释制剂应该逐渐滴定停药，

避免如两个拮抗剂 - 反拮抗剂药物：烯丙吗啡和布托啡诺引起的可知的烦躁不安和震颤的副作用，最好在老年人中避免应用。

Bhatt DL, Scheiman J, Abraham NS, et al; American College of Cardiology Foundation Task Force on Clinical Expert Consensus Documents. ACCF/ACG/AHA 2008 expert consensus document on reducing the gastrointestinal risks of antiplatelet therapy and NSAID use: a report of the American College of Cardiology Foundation Task Force on Clinical Expert Consensus Documents. *J Am Coll Cardiol.* 2008;52(18): 1502-1517.

Chibnall J, Tait R. Pain assessment in cognitively impaired and unimpaired older adults: a comparison of four scales. *Pain.* 2001;92(1-2):173-186.

Feldt KS, Ryden MB, Miles S. Treatment of pain in cognitively impaired compared with cognitively intact older patients with hip fracture. *J Am Geriatr Soc.* 1998;46(9):1079-1085.

Ferrell BA. Pain evaluation and management in the nursing home. *Ann Intern Med.* 1995;123(9):681-695.

Ferrell BA, Ferrell BR, Rivera L. Pain in cognitively impaired nursing home patients. *J Pain Symptom Manage.* 1995;10(8): 591-598.

Gibson SJ, Helme RD. Age-related differences in pain perception and report. *Clin Geriatr Med.* 2001;17(3):433-456.

Herr K, Garand L. Assessment and measurement of pain in older adults: pain management in the elderly. *Clin Geriatr Med.* 2001;17(3):457-478, vi.

Hwang U. Richardson LD, Harris B, Morrison RS. The quality of emergency department pain care for older adult patients. *J Am Geriatr Soc.* 2010;58(11):2122-2128.

Kaasalainen S, Middleton J, Knezacek S, et al. Pain and cognitive status in institutionalized elderly: perceptions & interventions. *J Gerontol Nurs.* 1998;24(8):24-31.

Lanza FL, Chan FK, Quigley EM; Practice Parameters Committee of the American College of Gastroenterology. Guidelines for prevention of NSAID-related ulcer complications. *Am J Gastroenterol.* 2009;104(3):728-738.

O'Neil CK, Hanlon JT, Marcum ZA. Adverse effects of analgesics commonly used by older adults with osteoarthritis: focus on non-opioid and opioid analgesics. *Am J Geriatr Pharmacother.* 2012;10(6):331-342.

Papaleontiou M, Henderson CR Jr, Turner BJ, et al. Outcomes associated with opioid use in the treatment of chronic non-cancer pain among older adults: a systematic review and meta-analysis. *J Am Geriatr Soc.* 2010;58(7):1353-1369.

Simsek IE, Simsaek TT, Yumin ET, Sertel M, Ozturk A, Yumin M. The effects of pain on health-related quality of life and satisfaction with life in older adults. *Top Geriatr Rehabil.* 2010;26(4):361-367.

Stolee P, Hillier LM, Esbaugh J, Bol N, McKellar L, Gauthier N. Instruments for the assessment of pain in older persons with cognitive impairment. *J Am Geriatr Soc.* 2005;53(2):319-326.

Warden V, Hurley AC, Volicer L. Development and psychometric evaluation of the Pain Assessment in Advanced Dementia (PAINAD) Scale. *J Am Med Dir Assoc.* 2003;4(1):9-15.

Weiner D, Peterson B, Keefe F. Chronic pain-associated behaviors in the nursing home: resident versus caregiver perceptions. *Pain.* 1999;80(3):577-588.

相关网站

Stanford School of Medicine. *Successful Aging of Multi-Cultural American Older Adults*. http://geriatrics.stanford.edu

Stanford School of Medicine. *Palliative Care*. http://palliative.stanford.edu

Stanford University Medical School. *Stanford eCampus. End of Life Online Curriculum*. http://endoflife.stanford.edu

Translations of Wong-Baker FACES Pain Rating Scale. http://www.wongbakerfaces.org/

第 55 章
老年人抗凝治疗

Anita Rajasekhar, MD, MS

Rebecca J. Beyth, MD, MSc

▶ 老年人一般原则

65 岁以上的人群大约占美国总人口的 13%，但他们占最大的用药比例。上月统计结果显示约 90% 的老年人至少应用一种处方药；65% 老年人用三种或更多的处方药。他们也代表了在美国使用处方药增长最快的部分。因此，越来越多的患者存活的年龄越大，药物的耗费越大。医生有必要了解老年患者药物治疗的风险，益处和后果。尤其是抗凝剂，这是一类对普遍存在血栓栓塞和血管疾病的中老年患者最优的治疗选择。抗凝血药与大多数药物相比是独一无二的，因为即使是很小的偏离"治疗水平"的患者也会有危及生命的并发症。而患有多种疾病的老年患者特别容易形成血栓，他们也比一般人群的出血风险更高。本章简要回顾了目前的抗凝治疗，并着重于在老年患者中应用新的药物和建议。

Health, United States, 2012, with Special Feature on Emergency Care. United States Department of Health and Human Services, Centers for Disease Control and Prevention, National Center for Health Statistics, May 2013, DHHS Publication No. 2013-1232 Table 1, Page 45, and Table 9, page 282 at http://www.cdc.gov/nchs/data/hus/hus12.pdf#listtables (last accessed December 6, 2013).

抗凝治疗

目前，在美国应用的抗凝血剂包括普通肝素（UFH）、维生素 K 拮抗剂（VKA）、低分子量肝素（LMWH）、间接选择性因子 Xa 抑制剂、直接的凝血酶（亲和性和口服）和 Xa 因子抑制剂。表 55-1 和表 55-2 总结了这些药物的具体药理学特性。

▶ 口服维生素 K 拮抗剂

对老年患者使用抗凝剂的担忧源于其增加与抗凝有关的出血。口服维生素 K 拮抗剂引起的出血的主要决定因素是抗凝血效果的强度。用国际标准化比值（INR）衡量，患者个体差异，药物拮抗指同时使用药物止血或维生素 K 代谢的干扰，以及治疗时间。其中，INR 是最重要的危险因素，尤其是严重的颅内出血（ICH）。INR 水平增加至 4.0，脑出血的风险增加 7 倍。患者自身因素，包括年龄和具体的共病症（缺血性中风，糖尿病，肾功能不全，恶性肿瘤，高血压，肝脏疾病或酗酒）也与严重出血的风险增加有关。在一般情况下，老年患者较年轻人大出血的风险高 2 倍。使用抗凝剂的决定是困难的，因为与抗凝有关的出血的危险因素与增加血栓形成的风险是相似的。老年患者抗凝剂的使用是一个应用共享决策制定原则至关重要的领域。是否选择抗凝药和选择哪类药物来使用，应该是个人化治疗，不仅要考虑到循证医学，还有患者的预期目标和个人偏好，以确保其合理性。

最近发现细胞色素 P450 CYP2C9 基因多态性和维生素 K 环氧化物还原酶复合物亚基 1（VKORC1）的遗传多态性会影响华法林代谢和维生素 K 的还

表55-1 抗凝剂的药理学特性

特性	肝素及其衍生物			直接凝血酶抑制剂		
	UFH	LMWH	特异性抗Xa抑制剂	阿加曲班	地西卢定	比伐卢定
亚型		依诺肝素、达肝素、亭扎肝素	磺达肝素钠			
代谢途径	网状内皮系统	肾	肾	肝	肾	酶促反应，20%经肾
达峰值时间	IV: 立刻 SQ: 20~60分钟	约1.5小时	约2小时	45分钟	120分钟	25分钟
半衰期	1.5小时	2~5小时	17~21小时			
实验室监测指标	aPTT, 抗Xa肝素水平	不需要，可以测定抗-Xa LMWH水平	不需要，可以测定抗-Xa磺达肝素水平	aPTT, ACT	不需要，可以监测aPTT	aPTT, ACT
延长INR治疗浓度	无	无	无	显著	较小	较小
可逆性（解毒剂）	完全与鱼精蛋白结合	部分与鱼精蛋白结合	无	无	无	无
剂量调整	不需要	肾功能不全、肥胖者适当调整剂量	肾功能不全者适当调整剂量	中度肝损害者：出现肝素诱导的血小板减少，禁忌用于严重心衰患者	CrCl<31~60ml/min者不必减小剂量	CrCl 15~60ml/min者，剂量减少15%~50%，CrCl<15ml/min者禁用
FDA适应证	● AF合并血栓者 ● DIC ● 动脉和心脏手术时预防血栓形成 ● 预防和治疗静脉血栓栓塞和外周动脉栓塞 ● 治疗不稳定型心绞痛和NSTEMI	低分子肝素的不同亚型适应证有所不同： ● 预防和治疗VTE ● 预防血液透析管路血栓形成 ● 治疗不稳定型心绞痛和NSTEMI	● 预防以下状态下DVT形成： ● 髋关节骨折手术 ● 髋关节置换手术 ● 膝关节置换手术 ● 腹部手术 ● 治疗急性静脉血栓栓塞时与华法林合用 ● 治疗不稳定型心绞痛和NSTEMI	● 预防或治疗血栓形成并发HIT ● HIT合并或不合并PCI术后血栓形成	● THR治疗后预防DVT	● PTCA后不稳定型心绞痛 ● PCI同时临床使用GPI ● HIT伴或不伴血栓形成

ACT: 活化凝血时间; AF: 房颤; aPTT: 活化部分凝血活酶时间; CrCl: 内生肌酐清除率; DIC: 弥散性血管内凝血; DVT: 深静脉血栓形成; GPI: 糖蛋白抑制剂; HIT: 肝素诱导的血小板减少症; IV: 静脉注射; LMWH: 低分子肝素; NSTEMI: 非ST段抬高型心肌梗死; PCI: 经皮冠状动脉介入治疗; PTCA: 经皮冠状动脉腔内成形术; SQ: 皮下; UFH: 普通肝素; VTE: 静脉血栓栓塞

表 55-2　口服抗凝药的药理特性

特性	维生素 K 拮抗剂	新型口服抗凝剂	
	华法林	达比加群	利伐沙班
类型	华法林	达比加群	利伐沙班
作用机制	抑制依赖维生素 K 凝血因子的合成	直接凝血酶抑制剂	直接抑制 X a
达峰值时间	90 分钟（峰值拮抗 5～7 天）	约 1.5 小时	约 3 小时
半衰期（正常肌酐清除力）	36～42 小时	12～14 小时	4～13 小时
代谢途径	肝	80% 经肾	60% 经肾
减小剂量	肝损害者应避免使用	CrCl 15～30：75mg bid　CrCl < 15，严重肝损害者禁忌	CrCl 15～30：慎重　CrCl < 15：禁忌
实验室监测	INR	不需要，TT/TCT 或 aPTT	不需要；抗 X a
可逆性（拮抗剂）	Vitamin K，新鲜冰冻血浆，凝血酶原复合物，rF Ⅶ a	无	无

aPTT：活化部分凝血活酶时间；BID：每天 2 次；CrCl：内生肌酐清除率；INR：国际标准化比值；rF Ⅶa：重组活化因子 Ⅶ；TT/TCT：凝血酶时间 / 凝血酶凝血时间

原。有 CYP2C9*2，CYP2C9*3，和 VKORC1 变异的患者要求较低维持剂量的华法林，增加会导致过度抗凝和大出血的风险。因此，约 19%～33% 的人需要减少用量以避免过度抗凝。国际华法林药物遗传学协会发现，在预测相应的华法林剂量时，基于临床和遗传学数据的华法林计算比只用单纯临床算法或固定剂量方法准确；继而，为了反映 CYP2C9 和 VKORC1 基因分型协同华法林效应，2010 年美国食品和药物管理局修订了华法林的说明书。然而，在老年患者中，基于药物遗传学的华法林剂量的临床效用是不明确的。Schwartz 等注意到 >65 岁患病人群（平均年龄 81 岁）队列研究中华法林稳定治疗阶段的 INR 值，其中包括养老院和养老社区的居民，考虑基因型因素相比于没有考虑基因型因素（50% 对 12%，$P < 0.0001$）更有助于解释 INR 变异度比例更大的原因。然而，在规定每天华法林 < 2mg 的患者中，将预估华法林剂量和实际华法林剂量相比较时，尽管有药物遗传基因学的使用，实际华法林用量超过预估量；也就是说，基因型因素的加入并未改变实际剂量的管理。因为早期研究中观察到年龄的增加与提高每天应用低剂量华法林的相应效果是相

关联的；药理遗传学剂量算法来解释老年患者需要较低华法林剂量的做法是有限的。因此，"低启动，慢行"的格言仍然适用于华法林加药的老年患者。

许多药物与抗凝血剂之间存在可知的相互作用，并且由于大多数老年患者至少应用大于 1 种该类药物，因而，老年患者更易发生药物不良反应。可增强抗凝作用的药物（增加 INR）会增加出血的风险。其他药物增加肝脏代谢导致降低抗凝作用，需要提高用药剂量（见表 55-3）。当继续应用这些药物时，可以增加 INR 和出血。因此，在应用华法林治疗的老年患者中，这些药物需要额外的监控与调整剂量，要么添加或改变药物方案。

尽管华法林在治疗和预防上有疗效，但它也有一些限制，使其使用起来很麻烦。这包括其起效缓慢，治疗窗窄，药物剂量、许多饮食和药物相互作用的抗凝效果可预测性的缺乏，以及常规 INR 监测的需要。一些这样的负担可能会因为不太频繁的 INR 监测而减少（每 12 周或每 4 周），在稳定的 INR 患者中显示是安全的。年龄较大的患者，他们有动力并能证明可以自我管理和（或）自我测试。确保安全的最佳实践包括使用有患者

教育的协调监测系统、系统 INR 测试、跟踪和随访以及良好的沟通。（关于华法林老年人的旅行建议，请参阅第 20 章"老年旅行者"）。

Aithal GP, Day CP, Kesteven PJ, Daly AK. Association of polymorphisms in the cytochrome P450 CYP2C9 with warfarin dose requirement and risk of bleeding complications. *Lancet.* 1999;353(9154):717-719.

Coumadin (warfarin sodium) tablet and injection. Safety Labeling Changes Approved by FDA Center for Drug Evaluation and Research (CDER)—January 2010. Accessed May 8, 2012. http://www.fda.gov/Safety/MedWatch/SafetyInformation/ucm201100.htm.

Gurwitz JH, Avorn J, Ross-Degnan D, Choodnovskiy I, Ansell J. Aging and the anticoagulant response to warfarin therapy. *Ann Intern Med.* 1992;116(11):901-904.

Heneghan C, Ward A, Perera R, et al. Self-monitoring of oral anticoagulation: systematic review and meta-analysis of individual patient data. *Lancet.* 2012;379(9813):322-334.

Higashi MK, Veenstra DL, Kondo LM, et al. Association between CYP2C9 genetic variants and anticoagulation-related outcomes during warfarin therapy. *JAMA.* 2002;287(13):1690-1698.

Holbrook A, Schulman S, Witt DM, et al; American College of Chest Physicians. Evidence-based management of anticoagulant therapy: Antithrombotic Therapy and Prevention of Thrombosis, 9th ed: American College of Chest Physicians Evidence-Based Clinical Practice Guideline. *Chest.* 2012; 141(2 Suppl):e152S-e184S.

Hutten BA, Lensing AW, Kraaijenhagen RA, Prins MH. Safety of treatment with oral anticoagulants in the elderly. A systematic review. *Drugs Aging.* 1999;14(4):303-312.

Hylek EM, Singer DE. Risk factors for intracranial hemorrhage in outpatients taking warfarin. *Ann Intern Med.* 1994;120(11):897-902.

James AH, Britt RP, Raskino CL, Thompson SG. Factors affecting the maintenance dose of warfarin. *J Clin Pathol.* 1992;45(8):704-706.

Rieder MJ, Reiner AP, Gage BF, et al. Effect of VKORC1 haplotypes on transcriptional regulation and warfarin dose. *N Engl J Med.* 2005;352(22):2285-2293.

Robinson A, Thomson RG; Decision Analysis in Routine Treatments Study (DARTS) team. The potential use of decision analysis to support shared decision making in the face of uncertainty: the example of atrial fibrillation and warfarin anticoagulation. *Qual Health Care.* 2009;9(4):238-244.

Schwartz JB, Kane L, Moore K, Wu AHB. Failure of pharmacogenetic-based dosing algorithms to identify older patients requiring low daily doses of warfarin. *J Am Med Dir Assoc.* 2011;12(9):633-638.

Schulman S, Beyth RJ, Kearon C, Levine M; American College of Chest Physicians. Hemorrhagic complication of anticoagulant and thrombolytic treatment: American College of Chest Physicians Evidence-Based Clinical Practice Guidelines (8th Edition). *Chest.* 2008;133(6 Suppl):257S-298S.

Schulman S, Parpia S, Steward C, Rudd-Scott L, Julian JA, Levine M. Warfarin dose assessment every 4 weeks versus every 12 weeks in patients with stable international normalized ratios: a randomized trial. *Ann Intern Med.* 2011;155(10):653-659.

Takeuchi F, McGinnis R, Bourgeois S, et al. A genome-wide association study confirms VKORC1, CYP2C9, and CYP4F2 as principal genetic determinants of warfarin dose. *PLoS Genet.* 2009;5(3):e1000433.

The International Warfarin Pharmacogenetics Consortium, Klein TE, Altman RB, Eriksson N, et al. Estimation of the warfarin dose with clinical and pharmacological data. *N Engl J Med.* 2009;360(8):753-764.

▶ 注射用抗凝剂

低分子肝素和选择性间接抗Ⅹa抑制剂（磺达肝素）还在老年患者中应用。在老年患者中两个主要关注点是肾功能损害和体重减低。肾脏清除率会随着年龄而增加降低，从而导致严重出血，如：低分子量肝素主要是经由肾脏代谢的。低分子肝素的蓄积和出血的风险是由严重的肾功

表 55-3　常见华法林药物相互作用

药物	对华法林的影响	机制
甲硝唑	可能	抑制肠道菌群合成维生素 K，抑制 CYP2C9
大环内酯类	可能	抑制肠道菌群合成维生素 K，抑制 CYP2C9
氟喹诺酮类	可能	抑制肠道菌群合成维生素 K，抑制 CYP2C9
复方新诺明	可能	抑制 CYP2C9
氟康唑	可能	抑制 CYP2C9
选择性五羟色胺再摄取抑制剂	可能	抑制 CYP2C9
胺碘酮	可能	抑制 CYP2C9
左甲状腺素	可能	增加的维生素 K 依赖性凝血因子的分解代谢
大蒜	可能	不清楚
生姜	可能	不清楚
银杏	可能	不清楚
人参叶	可能	不清楚
卡马西平	抑制	诱导 CYP2C9
苯妥英钠	抑制	诱导 CYP2C9
苯巴比妥	抑制	诱导 CYP2C9
麦芽汁	抑制	诱导 CYP2C9

CYP2C9：细胞色素 P450 2C9

能不全,剂量(预防或治疗)和低分子肝素的类型决定的。其中在低分子肝素中,只有依诺肝素可以减少剂量应用于肾功能不全的老年患者中。年龄的增长和肾功能损害也降低磺达肝素代谢。小剂量的磺达肝素在轻度肾功能损害的老年患者中有很高的安全性和有效性,但在严重肾功能损害的患者中这并没有被证实。肾功能不应该只有血清肌酐评估,因为这会导致过低估计老年患者的肾衰竭,评估肾功能首选肾小球滤过率。因此,对肾功能受损或低体重的老年患者应严格检测低分子肝素或磺达肝素抗Xa因子水平,避免过量。

Cohen AT, Davidson BL, Gallus AS, et al. Efficacy and safety of fondaparinux for the prevention of venous thromboembolism in older acute medical patients: randomised placebo controlled trial. *BMJ.* 2006;332(7537):325-329.

Lim W. Low-molecular-weight heparin in patients with chronic renal insufficiency. *Intern Emerg Med.* 2008;3(4):319-23.

Turpie AG, Lensing AW, Fuji T, et al. Influence of renal function on the efficacy and safety of fondaparinux 1.5 mg once daily in the prevention of venous thromboembolism in renally impaired patients. *Blood Coagul Fibrinolysis.* 2009;20(2):1141-1121.

▶ 新型口服抗凝剂

自1954年华法林问世后,两种新型口服抗凝剂第一次被FDA批准。达比加群酯是FDA批准的用于卒中和非瓣膜性房颤引起的全身性栓塞的预防。利伐沙班是FDA批准用于(a)预防行膝关节或髋关节置换术后引发的静脉血栓栓塞症(VTE)和(b)减少中风和非瓣膜性房颤引起的全身性栓塞。虽然达比加群酯和利伐沙班被批准了包括老年患者在内的临床试验,但患有肾功能和肝功能衰竭仍被系统地排除在这些试验外。这些新的口服抗凝剂克服了华法林的一些限制,包括起效缓慢,治疗窗窄,药物和饮食的相互作用,和需要常规实验室监测。尽管在老年人群中这些药物的使用增加,临床医生也应注意其适应证,药理作用,检测抗凝活性的方法,和这些新的口服抗凝剂的出血情况(见表55-2、表55-4~表55-6)。

达比加群酯是一种新型的有竞争力的直接凝血酶。达比加群具有起效迅速(口服药物后血药

表55-4 达比加群临床试验的患者的一般资料

患者特点	RECOVER	RELY	REMOBILIZE	REMODEL	RENOVATE
年龄(岁)	55±15.8	71.4±8.6	66.2±9.5	67±9	65±10
	54.4±16.2	71.5±8.8	65.9±9.5	68±9	63±11
		71.6±8.6	66.3±9.6	68±9	64±11
体重(kg)	85.5±19.2	82.9±19.9	除外≤40kg	除外≤40kg	除外≤40kg
	84.2±18.3	82.5±19.4	88.4±19.1	82±15	79±15
		82.7±19.7	87.6±20	83±15	79±15
			88±19.2	82±15	78±15
肌酐清除率<30ml/min	排除	排除	排除	排除	排除
活动性肝病	排除	排除	排除	排除	排除
CHADS2评分	NA	2.1	NA	NA	NA
药物	除外长期抗血小板者(ASA<100mg可接受)	ASA(40%,38.7%,40.6%) ACEI/ARB(66.3%,66.7%,65.5%) BB(62.9%,63.7%,61.8%)	除外需要长期抗血小板者	除外需要长期服用非甾体抗炎药	除外需要长期服用非甾体抗炎药

ACEI:血管紧张素转换酶抑制剂;ARB:血管紧张素受体阻滞剂;ASA:对氨基水杨酸;BB:β受体阻滞剂;NA:不适用

峰浓度约 1.5 小时），无需辅助抗凝治疗。达比加群在肾功能正常时的半衰期为 12～14 小时，允许每天一次或两次给药。因为 80% 的药物经肾清除，内生肌酐清除率为 15～30ml/min 时应减量（75mg 口服 2 次 / 日）。达比加群的禁忌证是患有严重肾功能不全（肌酐清除率 <15ml/min）。应考

表 55-5 利伐沙班临床试验患者的一般资料

患者特征	EINSTEIN-DVT	EINSTEIN-PE	RECORD1	RECORD2	RECORD3	RECORD4	ROCKET
年龄（岁）	57.9	55.8	63.1	61.4	67.6	64.4	中位数（IQR）
	57.5	56.4	63.3	61.6	67.6	64.7	73（65～78）
							73（65～78）
体重（kg）	<50kg	<50kg	均数：	均数：	均数：	均数：	中位数（IQR）
	1.6%	2.1%	78.1	74.3	80.1	84.7	67（52～88）
	1.8%	2.9%	78.3	75.2	81.2	84.4	67（52～86）
内生肌酐清除率 <30ml/min	排除	排除	排除	排除	排除	排除	排除
活动性肝病	排除	排除	排除	排除	排除	排除	排除
CHADS2 评分	NA	2.1	NA	NA	NA	NA	3.5

IQR：四分位距；NA：不适用

表 55-6 抗凝药引起的出血处理措施

抗凝剂	逆转剂	可逆转的实验室检测指标	特别注意事项
华法林	（1）维生素 K （2）新鲜冰冻血浆 （3）凝血酶原复合物浓缩剂 （4）rF Ⅶa	PT/INR	FFP 可能超负荷 TRALI 延迟 FFP 的合成和转运
低分子肝素 ● 依诺肝素 ● 达肝素钠 ● 亭扎肝素	（1）鱼精蛋白 （2）rF Ⅶa 应用于危及生命的出血	抗 Ⅹa 活性	鱼精蛋白只能部分逆转低分子量肝素
Ⅹa 因子抑制剂 ● 磺达肝素 ● 利伐沙班	（1）rF Ⅶa 应用于危及生命的出血	抗 Ⅹa 活性	
胃肠道的直接凝血酶抑制剂 ● 阿加曲班 ● 比伐芦定 ● 地西卢定	（1）去氨加压素 （2）冷沉淀 （3）纤溶物质	aPTT, PT	这些抗凝血剂具有短的半衰期
口服直接凝血酶抑制剂 ● 达比加群	（1）口服活性炭 （2）rF Ⅶa （3）血酶原复合物浓缩剂	aPTT, TT/TCT	血液透析可以清除达比加群

aPTT：活化部分凝血活酶时间；DDAVP：去氨加压素；INR：国际标准化比值；PT：凝血酶原时间；rF Ⅶ：重组 Ⅶ 因子；TRALI：输血相关的急性肺损伤；TT/TCT：凝血酶时间 / 凝血酶凝血时间

虑到肾功能与年龄相关的变化，导致了曲线下面积 40% 至 60% 的增加。这种增加的浓度可导致更大的药物暴露和潜在的出血并发症。年龄相关的肾功能变化可能解释一些年龄的影响。在 RE-LY 的研究中，2 种剂量的达比加群，110mg 和 150mg，每天两次，与超过 18 000 例非瓣膜性房颤患者使用常规剂量的华法林进行了比较。每组平均年龄为 71 岁，平均体重 82kg。除外肌酐清除率 <30ml/min 的患者和显著临床肝脏疾病的患者。因此，该试验既没设计也没检测达比加群在低体重老年患者的安全性。各组患者中应用阿司匹林占显著比例。两种剂量的达比加群被证明如：华法林预防中风或全身性栓塞是有效的一样。然而，150mg 每天两次的达比加群被认为预防卒中是优于华法林的（每年 1.11% 和每年 1.71%，$P < 0.001$，$RR = 0.65$，95%CI 0.52～0.81）。在每年的严重出血率上，达比加群与华法林没有差异（每年 3.32% 和每年 3.57%，$P = 0.32$，$RR = 0.93$；95%CI 0.81～1.07）。然而，按年龄组的分层分析显示，年龄超过 75 岁患者中的 39%，在达比加群剂量为 150mg 出血增加（$HR = 1.18$，95%CI 0.98～1.43）。不管肾功能是否正常，都有这种结果。虽然不是联邦药物管理局（FDA）批准的以下适应证，达比加群也被认为是有效的：①依诺肝素应用于全膝关节置换术和全髋关节置换术后静脉血栓栓塞症预防，②华法林预防急性近端深静脉血栓形成或肺栓塞后的复发性静脉血栓。

利伐沙班是一种可逆的 Xa 因子的直接抑制剂，在服药后 3 小时达到血药峰浓度。其半衰期为 4～9 小时（年龄 65 岁及以上的患者可达 13 小时）。利伐沙班 60% 经肾脏清除，轻度肾功能损害的无需减少服用剂量。利伐沙班的禁忌证是肌酐清除率 <30ml/min。在 4 个大型Ⅲ期临床试验研究发现利伐沙班可以预防全髋关节和膝关节置换术后的静脉血栓栓塞（RECORD-4）。所有的研究均包括老年患者，但排除肾功能和肝功能不全的患者（见表 55-5）。在 4 个临床试验中，综合静脉血栓栓塞综合征和全因死亡率分析，利伐沙班每天 10mg 口服效果优于依诺肝素。严重出血和肝酶升高的概率方面 2 组处理因素无明显差异。在 ROCKET 的研究中，约 14 000 例非瓣膜性房颤患者随机分配到利伐沙班每天 20mg 口服或常规应用剂量的华法林组，值得注意的是，试验中肌酐清除率在 30～50ml/min 的患者，每天口服剂量减少至 15mg。利伐沙班在预防中风或全身栓塞症低于华法林（$HR = 0.88$，95%CI：0.74～1.03，$P < 0.001$ 非劣效性）。在严重出血的风险方面，没有显著组间差异，虽然颅内（0.5% 对 0.7%，$P = 0.02$）和致命性出血（0.2% vs 0.5%，$P = 0.003$）的发生率在利伐沙班组较低。在治疗急性静脉血栓栓塞症方面，利伐沙班已被证明是不劣于华法林的，但此适应证尚未被批准。

虽然这些新药有起效迅速、可预见的抗凝血作用特点，使其可以替代华法林，但在老年患者中还需慎重使用。没有定期监测凝血功能的便利性也意味着没有任何机制来客观地评估长期治疗效果。这可能是老年患者中一个固定的剂量方案不能普遍适用的原因，因为他们的肾功能和体重的变化，这些药物的安全性和功效是不确定的。此外，由于缺乏正规患者与医生的互动，缺乏监管可能会导致错过潜在早期并发症的发现。

Connolly SJ, Ezekowitz MD, Yusuf S, et al. Dabigatran versus warfarin in patients with atrial fibrillation. *N Engl J Med.* 2009;361(12):1139-1151.

EINSTEIN Investigators, Bauersachs R, Berkowitz SD, Brenner B, et al. Oral rivaroxaban for symptomatic venous thromboembolism. *N Engl J Med.* 2010;363(26):2499-2510.

EINSTEIN-PE investigators, Büller HR, Prins MH, Lensin AW, et al. Oral rivaroxaban for the treatment of symptomatic pulmonary embolism. *N Engl J Med.* 2012;366(14):1287-1297.

Eriksson BI, Borris LC, Friedman RJ, et al; RECORD1 Study Group. Rivaroxaban versus enoxaparin for thromboprophylaxis after hip arthroplasty. *N Engl J Med.* 2008;358(26):2765-2775.

Eriksson BI, Dahl OE, Rosencer N, et al. Dabigatran etexilate versus enoxaparin for prevention of venous thromboembolism after total hip replacement: a randomized, double-blind, noninferiority trial. *Lancet.* 2007;370(9591):949-956.

Eriksson BI, Dahl OE, Rosencher N, et al. Oral dabigatran etexilate vs. subcutaneous enoxaparin for the prevention of venous thromboembolism after total knee replacement: the RE-MODEL randomized trial. *J Thromb Haemost.* 2007;5(11):2178-2185.

Jacobs JM, Stessman J. New anticoagulant drugs among elderly patients is caution necessary?: Comment on "The use of dabigatran in elderly patients". *Arch Intern Med.* 2011;171(14):1287-1288.

Kakkar AK, Brenner, Dahl OE, et al. Extended duration rivaroxaban versus short-term enoxaparin for the prevention of venous thromboembolism after total hip arthroplasty: a double-blind, randomized controlled trial. *Lancet.* 2008;372(9632):31-39.

Lassen MR, Ageno W, Borris LC, et al; RECORD3 Investigators. Rivaroxaban versus enoxaparin for thromboprophylaxis after total knee arthroplasty. *N Engl J Med.* 2008;358(26):2776-2786.

Patel MR, Mahaffey KW, Garg J, et al. Rivaroxaban versus warfarin in nonvalvular atrial fibrillation. *N Engl J Med.* 2011;365:883-891.

RE-MOBILIZE Writing Committee, Ginsberg JS, Davidson BL, Comp PC, Francis CW, et al. Oral thrombin inhibitor dabigatran etexilate vs North American enoxaparin regimen for prevention of venous thromboembolism after knee arthroplasty surgery. *J Arthroplasty.* 2009;24(1):1-9.

Schulman S, Kearon C, Kakkar AK, et al; RE-COVER Study Group. Dabigatran versus warfarin in the treatment of acute venous thromboembolism. *N Engl J Med.* 2009;361(24):2342-2352.

Stangier J, Stahle H, Rathgen K. Pharmacokinetics and pharmacodynamics of the direct oral thrombin inhibitor dabigatran in healthy elderly subjects. *Clin Pharmacokinet.* 2008;47(1):47-59.

Turpie AG, Lassen MR, Davidson BL, et al; RECORD4 Investigators. Rivaroxaban versus enoxaparin for Thromboprophylaxis after total knee arthroplasty (RECORD4): a randomized trial. *Lancet.* 2009;373(676):1673-1680.

抗凝老年患者的出血管理

出血是抗凝治疗的主要并发症。老年患者在抗凝时特别容易出现出血并发症，摔倒后还会造成内出血；并发症如肾衰竭、肝功能不全、营养不良、恶性肿瘤、淀粉样血管病；同时使用抗血小板药物；及违反药物治疗方案。虽然，可逆转的旧的治疗药物，如：肝素和华法林是可能的，许多较新的抗凝血剂，包括低分子肝素、磺达肝素、胃肠道的直接凝血酶抑制剂和新型口服抗凝血剂，没有一个是完全可逆转的和特定拮抗剂。因此，在接受这些药物治疗的患者中，理想的治疗出血的方案不清楚。此外，精确和广泛使用的实验室检查来测量抗凝活性可能并不适用于这些新制剂。虽然在服用达比加群或利伐沙班的患者中，实验室监测不是常规要求，特殊的临床情况，如临床显著出血，可能需要抗凝血效果的测量。在治疗剂量上，达比加群会延长凝血酶时间 / 凝血酶凝血时间（TT/TCT）和部分活化凝血活酶时间（APTT）和对凝血酶原时间（PT）的影响不大。即使 TT/TCT

和 APTT 是最有效和广泛使用的凝血分析，以确定达比加群的活性。但是，这些检查的治疗性应用范围是不明确的，并且这些测试最好是用于判断药物的确存在或不存在。利伐沙班可引起 PT 和 aPTT 的延长而对 PT 有更高的灵敏度。然而，PT 延长并不特异。利伐沙班的抗因子Ⅹa 测定法用于测定利伐沙班的血浆浓度是理想方案。医生不经常使用这些化验来监测和调整达比加群的剂量或评估外科手术出血风险的程度。然而，在紧急情况下正常的 TT/TCT 和 aPTT 排除了达比加群的过量应用。同样，一个正常的 PT 和 aPTT 说明利伐沙班的浓度可以忽略不计。使用抗凝剂治疗的患者出血治疗的建议详见表 55-6。

在中断抗凝治疗前有关高出血风险因素的干预必须仔细权衡血栓的风险。肾功能和肝功能障碍可以延长抗凝血剂的代谢时间以及这些药物的长半衰期，需要停药前加以考虑。对于较新的抗凝血剂，包括低分子肝素、磺达肝素、肠胃外的直接凝血酶抑制剂，新的口服抗凝血剂的中断是可行的。术后及时重新启动抗凝血治疗取决于手术过程出血的风险和血栓形成的潜在的高凝状态的个性化评估。需要注意的是，不同于华法林，新的抗凝血药作用是迅速起效的。因此，如果这些药物因为手术而中断，它们不应该继续应用，直到确保已止住血了。

抗凝血剂是在老年人群中用于预防和治疗血栓形成和血管疾病最常见的药物。老年患者的独有特性要特别注意药物种类，剂量，监控和出血管理情况，这些可能会影响抗凝剂的选择。专门针对老年患者需要的随机对照试验，为这一人群使用抗凝剂提供了基础证据。

Crowther M, Warkentin T. Bleeding risk and the management of bleeding complications in patients undergoing anticoagulant therapy: focus on new anticoagulant agents. *Blood.* 2008;111(10):4871-4879.

Van Ryn J, Stangier J, Haertter S, et al. Dabigatran etexilate—a novel, reversible, oral direct thrombin inhibitor. *Thromb Haemost.* 2010;103(6):1116-1127.

Warkentin TE, Crowther MA. Reversing anticoagulants both old and new. *Can J Anaesth.* 2002;49(6):S11-S25.

第56章

老年人的抗衰老治疗

Milta O. Little, DO

John E. Morley, MB, BCH

▶ 老年人一般原则

大多数美国老年人比前几代人期望寿命更长、寿命更长，许多人希望通过饮食、锻炼和参与健康护理决策来参与自己的健康。他们想要参与医疗保健的愿望，最近的信息公开，促进健康和避免衰老的愿望，以及对新方法的兴趣，对预防或延缓衰老的治疗方法均产生了极大的兴趣。

抗衰老治疗

有关衰老的生物学机制和与衰老相关的生理变化的知识为寻求抗衰老治疗提供了一个合理的基础。

抗衰老治疗可采取以下三种机制之一：

1. 改变引起衰老的生化和分子事件。
2. 纠正导致与衰老有关的标志或症状的生理变化。
3. 减少个体对与衰老相关疾病的易感性。

通过第三种机制的实践（如：结肠镜检，降血压，降低胆固醇，以及其他旨在预防年龄相关疾病的实践）在医学实践中很常见，在本书的其他地方也得到了处理。

抗衰老治疗的伦理和法律问题

对抗老化治疗的追求并非没有缺点和争论。

这有几个原因。重要的是，在抗衰老定义达成一致方面很困难；定义从简单的美容程序到减少明显的衰老迹象，以寻求完全逆转身体的老化过程。因为有许多方法来定义抗衰老治疗，患者和从业者可能对治疗结果有强烈的期望。关于定义和期望的讨论需要在任何治疗联盟成功建立之前进行。对于我们的目标来说，我们排除了美学的程序，主要集中在治疗逆转或减缓病理性老化。

考虑到这一点，它就引出了争论的第二个领域。在讨论老化问题时，许多人无法就"正常"老化和"病理性"老化问题达成一致，也无法就干预老化过程是否合乎道德而达成一致。此外，如果生活质量不佳，延长寿命可能不是一个崇高的目标。它被认为是抗老化药物的"真正失败"，以显著延长充满功能障碍的生命。

从历史上看，治疗学没有标准化，没有既定的护理标准，也很少有临床研究，缺乏对抗衰老从业者的培训或认证。为了帮助解决这些问题，世界跨学科的抗衰老医学协会（WOSIAM）提供国际教育活动并资助研究项目。提高抗老化领域的科学严谨性。在美国，美国抗衰老医学学会（A4M）在再生医学、美容学、综合治疗和干细胞治疗等领域提供了微型研究和认证机会。尽管有这些努力，但在使用或处方抗衰老治疗药物时，尤其是作为营养剂销售的，不需要进行严格的疗效或安全性测试的时候，需要对其慎重一些。

在抗老化辩论中，最后一个考虑因素是成本。

这些疗法的价格可能很高,而且通常不是由保险公司提供的。老年患者需要被警告,不要为了更昂贵、更刺激的抗衰老干预措施而牺牲更好的药物或非药物疗法。

Fisher A, Hill R. Ethical and legal issues in antiaging medicine. *Clin Geriatr Med.* 2004;20(2):361-382.

Gammack JK, Morley JE. Anti-aging medicine—the good, the bad, and the ugly. *Clin Geriatr Med.* 2004;20(2):157-177.

▶ 配伍药物

A. 抗氧化剂: 维生素 A, 维生素 C, 维生素 E, β- 胡萝卜素

长期以来,衰老一直被认为是由氧化应激引起的。许多细胞过程产生活性氧或活性氮,通过自由基机制可以进行化学修饰,从而造成损伤蛋白质,DNA 和脂质。老化的动物表现出氧化损伤的积累,氧化损伤的标记物在生殖成熟和死亡之间升高 2～3 倍。动物实验研究支持了氧化损伤在衰老过程中的作用。

在人类中,氧化损伤可能导致动脉粥样硬化、癌症、帕金森病和阿尔茨海默病。人们最常用的抗氧化剂是维生素 A 和它的前体 - 胡萝卜素、维生素 C 和维生素 E。当维生素被用做抗衰老的治疗药物时,它们通常被用于比替代剂量高的剂量。早期的流行病学数据显示饮食和非饮食的维生素摄入量可以减少死亡率和预防疾病,如:心血管和脑血管疾病。这引起了公众的极大兴奋,研究人员进行了多项随机对照试验,以进一步研究抗氧化补充剂的效果。

不幸的是,大样本基于人群的研究和随机试验的结果不仅没有显示出大多数情况下抗氧化剂治疗的好处,而且还提供了长期补充维生素 E、α-和 β- 胡萝卜素、c- 脂酸(ALA)的有害证据。如何解释抗氧化维生素的随机研究的主要负面结果?许多理论都存在,但最近的证据表明,抗氧化剂能逆转氧化的有益作用,而不会阻止有害的影响。众所周知,运动可以降低血压,改善胰岛素敏感性,增强一氧化氮在内皮的效果。在试验中,在运动前或运动后服用抗氧化剂的受试者,这些有益的效果得到了改善。更令人担忧的是,在大量人群研究中,抗氧化剂和维生素补充剂在死亡率和寿命方面的累积数据。最新的 Cochrane 综述发现,与对照组相比,长期补充维生素 E、胡萝卜素或维生素 A 会大大增加死亡率。维生素 C 或硒与死亡率增加无关;然而,这些研究并没有显示出明显的补充这些营养素的获益。总之,抗氧化补充剂的综合数据对所有人群的危害都是有限的。然而,作为一种积极生活方式的一部分,饮食中摄入的维生素和抗氧化剂可能会减少衰老的迹象和症状。

尽管有压倒性的证据反对常规使用抗氧化剂来预防或治疗炎症状况。维生素 A,E 和 C 已经证实在治疗 1 个常见老年疾病:年龄相关性黄斑变性方面是获益的。在年龄相关性眼病的研究中,为了降低黄斑变性的过程而对患者应用抗氧化剂。相反,在吸烟者参与的 α- 生育酚,β- 胡萝卜素癌症预防(ATBC)试验中,补充抗氧化剂 6 年显示对存在年龄相关性黄斑变性的发病率没有影响。

Age-Related Eye Disease Study Research Group. A randomized, placebo-controlled, clinic trial of high-dose supplementation with vitamins C and E, beta carotene, and zinc for age-related macular degeneration and vision loss: AREDS report no. 8. *Arch Ophthalmol.* 2001;119(10):1417-1436.

Bjelakovic G, Gluud LL, Nikolova D, et al. Antioxidant supplements for liver diseases. *Cochrane Database Syst Rev.* 2011;(3):CD007749.

Bjelakovic G, Nikolova D, Gluud LL, Simonetti RG, Gluud C. Antioxidant supplements for prevention of morality in healthy participants and patients with various disease. *Cochrane Database Syst Rev.* 2012;(3):CD007176.

Jeon YJ, Myung SK, Lee EH, et al. Effects of beta-carotene supplements on cancer prevention: meta-analysis of randomized controlled trials. *Nutr Cancer.* 2011;63(8):1196-1207.

Ristow M, Zarse K, Oberback A, et al. Antioxidants prevent health-promoting effects of physical exercise in humans. *Proc Natl Acad Sci U S A.* 2009;106(21):8665-8670.

Roberts CK, Vaziri ND, Barnard RJ. Effect of diet and exercise intervention on blood pressure, insulin, oxidative stress, and nitric oxide availability. *Circulation.* 2002;106(20):2530-2532.

Thomas DR. Vitamins in health and aging. *Clin Geriatr Med.* 2004;20(2):259-274.

Tsiligianni IG, van der Molen T. A systematic review of the role of vitamin insufficiencies and supplementation in COPD. *Respir Res.* 2010;11:171.

Wray DW, Uberoi A, Lawrenson L, Bailey DM, Richardson RS. Oral antioxidants and cardiovascular health in the exercise-trained and untrained elderly: a radically different outcome. *Clin Sci.* 2009;116(5):433-441.

B. α-硫辛酸

α-硫辛酸被认为是潜在的抗氧化剂,因为它可以氧化和重复产生其他抗氧化剂,如:维生素 E 和谷氨酸。研究中使用剂量为每天 600mg,1200mg 和 1800mg,它的可耐受剂量是 600mg。可知的副作用包括头痛,刺痛,"针和线"样感觉,皮疹,肌肉痉挛。再者,α-硫辛酸可降低血红蛋白和转移甲状腺激素,所以应用此类药物的应监测血红蛋白和甲状腺素。许多研究报道 α-硫辛酸治疗神经损伤,尤其是糖尿病引起的神经病变有效。早期的证据显示 α-硫辛酸可能对阻碍神经组织退化的疾病起作用,例如:多发性硬化和阿尔茨海默病。然而,由于随后的原因 α-硫辛酸未被广泛接受直到更有说服力的研究结果出现。

Head KA. Peripheral neuropathy: pathogenic mechanisms and alternative therapies. *Altern Med Rev.* 2006;11(4):294-329.

Klugman A, Sauer J, Tabet N, Howard R. Alpha lipoic acid for dementia. *Cochrane Database Syst Rev.* 2004;(1):CD004244.

Vallianou N, Evangelopoulos A, Koutlas P. Alpha-lipoic acid and diabetic neuropathy. *Rev Diabet Stud.* 2009;6(4):230-236.

C. 激素替代(表 56-1)

1. 生长激素 生长激素(GH)分泌[测量血清胰岛素样生长因子 -1(IGF-1)的水平]在男性和女性中随年龄增加而稳定下降,但在青春期前呈井喷式增长达到最大值。许多激素下降是选择性减少夜间分泌生长激素的结果。一些与衰老相关的变化让人想起出现在成年人的生长激素缺乏症,如:净体重减少、体脂肪增加(特别是腹部肥胖)、肌肉力量减少、以及认知功能的难度。因此,在中老年人出现了补充生长激素的想法。

大部分的 GH 研究都是在年轻人群中,滴定剂量来产生低至中正常范围 IGF 水平。用生长激素增加净体重,皮肤的厚度,以及椎体骨密度,减少脂肪质量的治疗,老年男性相比女性更明显。生长激素诱导增加肌肉量,但是没有伴随着体力,耐力,或功能状态增加。虽然抗衰老医生广泛吹捧,但是生长激素的抗衰老疗法未被核准使

用,对外源性生长激素作用的认知和记忆还没有得到很好的研究。生长激素的副作用包括水肿、关节痛、男性乳房发育症、葡萄糖不耐症、头痛和腕管综合征。更严重的是可能增加 IGF-1 的细胞生长刺激剂相关的癌症风险。此外,新出现的证据表明,GH 和 IGF-1 的表达减少,而不是延长寿命。综上所述,生长激素获益有限,它成本高,潜在的长期风险,老年人使用生长激素应权衡,使用可能令人失望。

Khorram O. Use of growth hormone and growth hormone secretagogues in aging: help or harm. *Clin Obstet Gynecol.* 2001;44(4):893-901.

Liu H, Bravata DM, Olkin I, et al. Systematic review: the safety and efficacy of growth hormone in the healthy elderly. *Ann Intern Med.* 2007;146(2):104-115.

2. 睾酮 在男性中,睾酮的峰值出现在青春期晚期。然后每年下降大约 0.5%～1%。性腺功能低下是目前在年龄 50～69 岁男性中 <10%,在 70 岁及以上的男性 <30%。伴随睾酮水平的下降,老年男性经历肌肉质量和强度,骨密度,性兴趣和耐力,以及认知功能减退,脂肪增加。但是,这些变化是否可归因于睾酮水平下降是未知的。性腺功能低下症也与 2 型糖尿病较高风险,代谢综合征,心血管疾病,贫血和骨质疏松症有关。

一些研究报告是关于低睾酮的男性通过注射或阴囊贴片补充睾酮(见表 56-1)。大多数研究显示增加净体重和骨质密度,并降低脂肪量。伴随肌肉量的增加,上肢或下肢强度随之增加。然而,只有 1 个研究表明是睾酮替代疗法中睾酮的增加作用。性功能显示是补充的混合结果,男性较低的初始睾酮水平往往得到最显著的改善。三项研究表明在中年男性接受睾酮治疗中,认知功能有很小改善,但进一步的数据也无法显示睾酮替代治疗在认知障碍中的获益。

有关人士提出其对前列腺疾病,心血管疾病的危险,和红细胞增多症的潜在影响。补充睾酮不会加重前列腺肥大,是否会增加前列腺癌的风险是未知的。一项荟萃分析未能证实使用睾酮的性腺功能低下症与增加心血管不良事件的风险相

表56-1 激素替代及其作用

激素	作用	证据
生长激素	增加净体重	+
	增加皮肤的厚度	+
	增加椎体骨密度	+
	减少脂肪	+
	增加躯体力量	−
	增加耐力	−
	增强功能状态	−
	延长寿命	−
睾酮		
男性	增加净体重	++
	减少脂肪	++
	增加椎体骨密度	++
	增加性功能	+
女性	增加性欲	+
	增加椎体骨密度	+/−
	增加肌肉	+/−
雌激素替代疗法		
女性	减少血管舒缩症状	++
	预防骨质疏松症	++
	预防冠脉疾病	−
	预防老年痴呆症	+/−
	预防大肠癌	+/−
	改善心理健康	−
脱氢异雄酮		
女性	增加幸福感	+
	增加骨密度	+
	增肌性兴趣（年龄超过70岁）	+
	减少皮肤色素沉着	+
	减少皮肤的皮脂分泌	+
男性	增加幸福感	+
	增加力量	+
	增加皮肤厚度	+
	增加皮肤水分	+
孕妇	增强记忆	+
	改善睡眠	+

关。事实上，睾酮疗法会降低心绞痛，引起冠状动脉扩张，改善在运动负荷试验中 ST 段压低的情况。睾酮的应用导致总胆固醇和低密度脂蛋白没有变化或少量降低和高密度脂蛋白略有下降。红细胞增多症中可以看到高达 25% 的患者接受治疗。这对老年男性来说给予降低睾酮给予剂量或使用放血治疗是很容易做到的。

性腺功能减退症可通过老年男性问卷的雄激素不足来检测，其次是直接测量一种可用的睾丸激素。这个问题在抑郁症患者也有体现，认为在接受替代疗法治疗之前应进行检测。女性的睾酮水平从 20 岁至更年期持续下降。睾酮水平通过绝经过渡期再保持不变和绝经后增加。因此，雌激素治疗会增加性激素结合球蛋白，降低游离睾酮水平。更年期妇女睾酮替代疗法会改善性欲和增加骨密度和肌肉量（见表 56-1）。需要进一步研究来确定睾丸激素在妇女中作为抗衰老激素的作用。

Anawalt BD, Merriam GR. Neuroendocrine aging in men. Andropause and somatopause. *Endocrinol Metab Clin North Am.* 2001;30(3):647-669.

Calof OM, Singh AB, Lee ML, et al. Adverse events associated with testosterone replacement in middle-aged and older men: a meta-analysis of randomized, placebo-controlled trials. *J Gerontol A Biol Sci Med Sci.* 2005;60(11):1451-1457.

Haddad RM, Kennedy CC, Caples SM, et al. Testosterone and cardiovascular risk in men: a systematic review and meta-analysis of randomized placebo-controlled trials. *Mayo Clin Proc.* 2007;82(1):29-39.

Morley JE, Perry HM 3rd. Androgen deficiency in aging men: role of testosterone replacement therapy. *J Lab Clin Med.* 2000;135(5):370-378.

Morley JE, Unterman TG. Hormonal fountains of youth. *J Lab Clin Med.* 2000;135(5):364-366.

Ottenbacher KJ, Ottenbacher ME, Ottenbacher AJ, Acha AA, Ostir GV. Androgen treatment and muscle strength in elderly men: a meta-analysis. *J Am Geriatr Soc.* 2006;54(11):1666-1673. PMID: 17087692.

3. 去氢异雄酮 去氢异雄酮（DHEA）及其硫酸化衍生物，去氢异雄酮，是由肾上腺皮质合成，是青壮年中最丰富的类固醇激素。30 岁后，脱氢异雄酮的血清水平每年下降约 2%。结果，80 岁的老人中，脱氢异雄酮水平是青壮年时的 10%～20% 的水平。低水平的脱氢异雄酮增加绝经前妇女乳腺癌的风险，增加中老年男性心血管疾病和死亡率，围绝经期妇女的低骨密度，老年女性较高的抑郁情绪，和较大可能导致两性中认知功能下降。

在老年人补充 DHEA 的几个短期研究中，相比于青壮年这些老年人给予 50～100 毫克 / 天的剂量（见表 56-1）。在女性中，补充脱氢异雄酮导致提高幸福意识，增加骨密度，并在年龄超过 70 岁的女性，能增加性兴趣和满意度。在男性中，补充脱氢异雄酮，导致改善幸福感，提高强度，降低脂肪。在两性中，脱氢异雄酮的补充可改善皮肤的厚度，水分，皮脂分泌及色素沉着。并没有看到血脂和血糖控制不良的影响。

总之，短期内补充脱氢异雄酮似乎是安全的，但效果一直不大。常规补充脱氢异雄酮是不允许的，直到长期研究显示补充脱氢异雄酮的安全性和受益。

Gurnell EM, Chatterjee VK. Dehydroepiandrosterone replacement therapy. *Eur J Endocrinol.* 2001;145(2):103-106.

4. 生物同质性激素 在许多令人失望的合成激素替代试验之后，抗衰老的患者开始使用一种叫做生物激素的复合制剂。复合生物激素治疗（CBHT）是根据每一个病人的需要，根据身体的自然激素来调整植物衍生的化学物质。通常情况下，这是通过测量患者唾液中的激素水平来完成的，然后再用激素来补充所观察到的缺陷。在妇女健康倡议研究合成雌激素替代的可怕结果后，CBHT 的使用变得广泛。它被认为比标准的激素更安全、更有效、更耐受。这些配方是未经食品及药物管理局批准的，因此没有被严格管制为药物。此外，没有证据表明唾液中的激素水平与绝经期症状相关，而这一做法并不推荐用于监测或滴定任何激素治疗。最后，活性成分的广泛变异与支持 CBHT 的有益主张的数据缺乏应该引起患者和从业者强烈地重新考虑使用这种形式。

Bhavnani BR, Stanczyk FZ. Misconception and concerns about bioidentical hormones used for custom-compounded hormone therapy. *J Clin Endocrinol Metab.* 2012;97(3):756-759.

Files JA, Ko MG, Pruthi S. Bioidentical hormone therapy. *Mayo Clin Proc.* 2011;86(7):673-680.

摘要

总之，许多抗衰老的治疗方法已经在老年患者中得到了发展和应用。很少有人能带来显著的优势，而潜在的危害往往会抵消一些好处。最后，运动和经常的饮食和大量的鱼和新鲜的水果和蔬菜是唯一被证明的抗老化措施。

Khaw KT, Wareham N, Bingham S, Welch A, Luben R, Day N. Combined impact of health behaviours and mortality in men and women: the EPIC-Norfolk prospective population study. *PLoS Med.* 2008;5(1):e12.

第57章
老年人的补充和替代医学

Milta O. Little, DO
John E. Morley, MB, BCH

▶ 老年人一般原则

补充疗法和替代疗法被定义为特定疾病治疗和传统思维之外或未在美国医学院教授或美国医院普遍提供的治疗。国家中心用支持和替代医学将这些疗法共分为5个主要领域(见表57-1)。

在老年人中,最常用的辅助和替代疗法是脊椎按摩疗法,草药疗法,放松技术和高剂量或大量维生素疗法。

使用支持和替代疗法的患者往往不向他们的医生说明他们在使用。有些治疗,如:草药,可能有副作用或与常规治疗发生相互作用。医生应该具体询问老年患者是否使用它们,或按说明使用。

询问他们对支持和转换疗法的兴趣和使用也可加强医患关系,促进患者的需求和期望的探索。

当老年患者选择使用补充疗法和替代疗法时,重要的是要确立明确的目标和终点。将相同的循证医学原则应用到文献中,要有广博的知识和开放的思想,倾听和了解患者的选择。医生应讨论证据(或缺乏证据),以确保常规和替代方案的安全性和有效性。如果你注意到改善,治疗成本可控,低毒性,患者不排斥其他合适的治疗方法,那就不要因为安慰剂效应而吵架,最终破坏患者的信任。最后,建议医生了解补充疗法和替代疗法的从业者许可资格和开发转诊基地。

表57-1 支持和替代(CAM)疗法的分类

支持和替代疗法	定义	案例
药物替代疗法	理论与实践的完整体系是完全独立的生物医学方法	传统的东方医学、顺势疗法、自然疗法和阿育韦迪医学
身心干预疗法	通过潜意识,影响人体的基本功能和对疾病反应	冥想,祈祷和心理治疗,催眠
生物疗法	应用草药、饮食推拿、补充剂或生物来源的混合物,来增强健康或治疗疾病	草药,如:人参,银杏;辅助剂,如:葡萄糖和维生素E,以及它们的混合物,如:鲨鱼软骨
操作和身体架构系统疗法	该疗法是将形式和功能结合起来治疗疾病	按摩,整脊手法,或整骨手法
能量疗法	改善内部资源、能量流动或交替应用外部能源来改善身体功能或健康	使用磁铁或电磁场,其中包括外源性的能量、轻功练习;触摸疗法,包括掌握内部平衡或能量流

Barrett B. Complementary and alternative medicine: what's it all about? *WMJ*. 2001;100(7):20-26.

Eisenberg DM, Davis RB, Ettner SL, et al. Trends in alternative medicine use in the United States, 1990–1997: results of a follow-up national survey. *JAMA*. 1998;280(18):1569-1575.

Eisenberg DM, Kessler RC, Van Rompay MI, et al. Perceptions about complementary therapies relative to conventional therapies among adults who use both: results from a national survey. *Ann Intern Med*. 2001;135(5):344-351.

Foster DF, Phillips RS, Hamel MB, Eisenberg DM. Alternative medicine use in older Americans. *J Am Geriatr Soc*. 2000;48(12):1560-1565.

National Institutes of Health, National Center for Complementary and Alternative Medicine. http://nccam.nih.gov

Pappas S, Perlman A. Complementary and alternative medicine. The importance of doctor-patient communication. *Med Clin North Am*. 2002;86(1):1-10.

Wolsko PM, Eisenberg DM, Davis RB, Ettner SL, Phillips RS. Insurance coverage, medical conditions, and visits to alternative medicine providers: results of a national survey. *Arch Intern Med*. 2002;162(3):281-287.

按摩治疗

　　按摩疗法，整脊疗法是美国最广泛使用的补充疗法和替代疗法。瑞典式按摩，即特拉格法按摩是最常用的按摩类型。研究一致发现按摩疗法在治疗疼痛，包括背痛，纤维肌痛和头痛的好处。按摩也被发现对患 HIV、乳腺癌和晚期癌症疼痛的姑息治疗是有益的。这些改进包括减少疼痛，焦虑和抑郁，还有改善睡眠的效果。

　　脊骨神经医学是以脊柱推拿为核心的临床活动。绝大多数患者应用脊椎指压治疗背部，颈部或头部疼痛。在病史，体检和 X 线发现的基础上，整脊医生判断患者的病情是否符合整脊治疗，并制定治疗方案。治疗包括脊柱推拿带或不带辅助治疗，如：热、冷、牵引、电动和与运动、健身、营养、减肥、戒烟和放松的技巧有关的咨询。一些系统评价发现足够的证据支持应用整脊疗法治疗急，慢性背痛是有益的。脊柱推拿和动员还显示对机械损伤性颈部疼痛、偏头痛、颈源性头痛、颈源性头晕，并且在某些下肢关节疼痛的病症是有益的。脊椎指压治疗未被证明对非肌肉骨骼的疾病，如：高血压，痛经或哮喘是有效的。在大多数研究中，人为操作的研究试验中老年人占少数。

　　手法按摩常见的副作用通常是轻微和短暂的，包括局部疼痛，头痛和疲劳。更严重的副作用是非常罕见的。曾报道腰部损伤导致的马尾综合征或椎动脉夹层动脉瘤导致的中风。腰部损伤导致的严重并发症的风险估计为一亿分之一。颈椎推拿导致的中风风险也低，估计在 1/200 万～1/40 万。最新的大样本的病例对照研究发现，颈椎推拿导致的椎基底动脉中风的风险并没有增加。

Field T. Massage therapy. *Med Clin North Am*. 2002;86(1):163-171.

Gross AR, Goving JL, Haines TA, et al; Cervical Overview Group. A Cochrane review of manipulation and mobilization for mechanical neck disorders. *Spine (Phila Pa 1976)*. 2004;29(4):1541-1548.

Hawk C, Schneider M, Dougherty P, Gleberzon BJ, Killinger LZ. Best practices recommendations for chiropractic care for older adults: results of a consensus process. *J Manipulative Physiol Ther*. 2010;33(6):464-473.

Rubinstein SM, van Middelkoop M, Assendelft WJ, de Boer MR, van Tulder MW. Spinal manipulative therapy for chronic low-back pain. *Cochrane Database Syst Rev*. 2011;(2):CD008112.

草药和补充药物

　　草药是在老年人中应用的第二个最常见的补充疗法和替代疗法。与常规制药相反，草药和辅助剂的生产，营销和销售仅由膳食支持健康与教育法案规范，不必规范纯度、质量或制剂的标准化管理。因此，有效成分在不同厂家是不同的，甚至指定厂家不同批次的药物也不同。患者和医生应选择较大的信誉度高的公司的药物，其特定成分和活性成分的标准化值是符合公认的标准。此外，大多数草药和辅助剂也没有常规纳入医保，正因为如此，在许多有固定退休收入的老年人中因费用而应用受限。

　　表 57-2 列出了典型的剂量和最常见的草药和辅助剂的用途。

Blumenthal M, Buse WR, Goldberg A, et al, eds. *The Complete German Commission E Monographs: Therapeutic Guide to Herbal Medicines*. Austin, TX: American Botanical Council; 1998. ISBN 096555550X http://nccam.nih.gov/health/herbsataglance.htm

Ernst E, Pittler MH. Herbal medicine. *Med Clin North Am*. 2002;86(1):149-161.

Massey PB. Dietary supplements. *Med Clin North Am.* 2002;86(1):127-147.

National Centers for Complementary and Alternative Medicine Guide to Herbal Supplements. http://nccam.nih.gov/health/herbsataglance.htm

表57-2　草药的剂量及用法

草药/辅助剂	剂量	应用	证据
银杏	40mg tid	老年痴呆症	++
		脑供血不足	+
		耳鸣	+
		跛行	++
圣约翰草	300mg tid	抑郁症	−
葡萄糖胺	1500～2000mg qd 或分成 bid	OA	++
软骨素	1000～1500mg qd 或分成 bid	OA	++
S-腺苷甲硫氨酸	1600mg bid 到 qid	抑郁症	+
		OA	++
锯棕榈	320mg 分成 bid 到 tid	良性前列腺肥大	+/−
缬草的根	300～900mg 睡前 30～60min 服用	失眠	+/−
人参	200～600mg qd 或 分成 bid	身体行为疾病	+/−
		精神运动异常	+/−
		免疫系统疾病	+/−
大蒜	600～900mg qd	高胆固醇血症	+
		高血压	−
		预防癌症	+/−
姜	0.5～1.0g qd	眩晕	+
		晕车	+
		术后恶心	+/−
		OA	+
ω-3 脂肪酸（DHA）	1～3g/d 健康人至少 2 次 吃鱼	预防 CV	+/−

CV：心血管疾病；OA：骨性关节炎

银杏

　　银杏是在美国最畅销的草药。有关于抗血小板和像华法林效果的银杏，应避免在服用抗凝血剂的患者中应用。虽然显示出银杏与没有服用抗凝剂使用安慰剂的患者比较，可降低血液黏度和凝血因子，似乎没有引起统计学方面出血风险的显著增加。银杏常被用于痴呆，记忆力减退，脑供血不足，耳鸣和间歇性跛行的临床使用和研究。总体而言，薄弱的银杏研究和最严格的试验表明对耳鸣的治疗有效，但有观点反对用银杏治疗老年痴呆症，记忆障碍和预防心血管事件。

Canter PH, Ernst E. Ginkgo biloba is not a smart drug: an updated systematic review of randomised clinical trials testing the nootropic effects of *G. biloba* extracts in healthy people. *Hum Psychopharmacol.* 2007;22(5):265-278.

Ernst E. The risk-benefit profile of commonly used herbal therapies: ginkgo, St. John's Wort, Ginseng, Echinacea, Saw Palmetto, and Kava. *Ann Intern Med.* 2002;136(1):42-53.

Kurz A, Van Baelen B. Ginkgo biloba compared with cholinesterase inhibitors in the treatment of dementia: a review based on meta-analyses by the Cochrane collaboration. *Dement Geriatr Cogn Disord.* 2004;18(2):217-226.

圣约翰草

　　圣约翰草在欧洲广泛被用于治疗抑郁症。圣约翰草被认为是通过选择性抑制血清素，多巴胺和大脑中的去甲肾上腺素的重摄取而发挥作用的。几个荟萃分析和定性的系统性综述发现圣约翰草是优于安慰剂和媲美三环类抗抑郁药和类似选择性五羟色胺再摄取抑制剂（SSRIs）的副作用，但较少被关注。圣约翰草可慎用于轻度抑郁症的治疗，但目前不建议用于中度至重度抑郁症，后者有更严格数据显示药物与认知-行为干预有效。患者不宜服用三环类抗抑郁药，SSRIs 类药物，或单胺氧化酶抑制剂时可服用圣约翰草。圣约翰草激活细胞色素 P450 酶，因此在治疗服用华法林，地高辛或其他与肝脏代谢相关的药物的患者是应小心使用。

Hypericum Depression Trial Study Group. Effect of *Hypericum perforatum* (St. John's wort) in major depressive disorder: a randomized controlled trial. *JAMA*. 2002;287(14):1807-1814.

Rahimi R, Nikfar S, Abdollahi M. Efficacy and tolerability of *Hypericum perforatum* in major depressive disorder in comparison with selective serotonin reuptake inhibitors: a meta-analysis. *Prog Neuropsychopharmacol Biol Psychiatry*. 2009;33(1):118-127.

Shelton RC, Keller MB, Gelenberg A, et al. Effectiveness of St. John's wort in major depression: a randomized controlled trial. *JAMA*. 2001;285(15):1978-1986.

▶ 葡萄糖胺/软骨素

葡萄糖胺和软骨素通常用于治疗骨关节炎。葡萄糖胺和软骨素是关节软骨和滑液中的蛋白多糖成分。如何口服的葡萄糖胺或软骨素起生理性作用是不明确的，而且很少证据证明在骨关节炎患者中缺乏这些物质或口服葡萄糖胺和软骨素可选择性治疗。研究发现这些物质与安慰剂比较是非常安全的，无较多副作用的。

关于葡萄糖胺和软骨素的早期临床试验荟萃分析显示在治疗疼痛和功能障碍方面是优于安慰剂的。许多最新试验显示葡萄糖胺，联用或不联用软骨素，像非甾体抗炎药（NSAID）一样可以减轻膝关节和髋关节骨性关节炎的疼痛和功能障碍，副作用小。葡萄糖胺和软骨素是否能减轻其他部位如手或髋关节骨性关节炎的症状还不清楚。

Ernst E. Complementary and alternative medicine for pain management in rheumatic disease. *Curr Opin Rheumatol*. 2002;14(1):58-62.

Reginster JY, Deroisy R, Rovati LC, et al. Long-term effects of glucosamine sulphate on osteoarthritis progression: a randomised, placebo-controlled clinical trial. *Lancet*. 2001;357(9252): 251-256.

Sawitzke AD, Shi H, Finco MF, et al. Clinical efficacy and safety of glucosamine, chondroitin sulphate, their combination, celecoxib or placebo taken to treat osteoarthritis of the knee: 2-year results from GAIT. *Ann Rheum Dis*. 2010;69(8):1459-1464.

Thie NM, Prasad NG, Major PW. Evaluation of glucosamine sulfate compared to ibuprofen for the treatment of temporomandibular joint osteoarthritis: a randomized double blind controlled 3 month clinical trial. *J Rheumatol*. 2001;28(6):1347-1355.

Towheed T, Maxwell L, Anastassiades TP, et al. Glucosamine therapy for treating osteoarthritis. *Cochrane Database Syst Rev*. 2005;2. Art. No.: CD002946. DOI:10.1002/14651858.CD002946.pub2.

▶ 锯棕榈

锯棕榈（也称为锯椰子）通常通过抑制可以使睾酮转化为 5- 去氢睾酮，前列腺素的合成和生长因子起作用的 5α- 还原酶来治疗良性前列腺肥大（BPH）的症状。在西欧，治疗前列腺增生症锯棕榈的使用比非那雄胺或 α- 阻断剂更加普遍。尽管早期证明获益，但最近的荟萃分析和一些随机对照试验发现，在改善泌尿系统症状上使用锯棕榈与安慰剂无明显差别。目前还没有证据支持使用锯棕可减少前列腺的大小。这似乎并没有影响到前列腺特异性抗原水平，但还需要进一步的研究来确定锯棕榈对男性的作用或存在前列腺癌的风险。鉴于证据学说反对使用锯棕榈来治疗前列腺增生症的症状，这种用途不应该被推荐使用。

Barry MJ, Meleth S, Lee JY, et al. Effect of increasing doses of saw palmetto extract on lower urinary tract symptoms: a randomized trial. *JAMA*. 2011;306(12):1344-1351.

Bent S, Kane C, Shinohara K, et al. Saw palmetto for benign prostatic hyperplasia. *N Engl J Med*. 2006;354(6):557-566.

Tacklind J, MacDonald R, Rutks I, et al. *Serenoa repens* for benign prostatic hyperplasia. *Cochrane Database Syst Rev*. 2009;(2):CD001423.

▶ 人参

人参是最畅销的草药之一。这是报道最多的获益草药之一，包括提高中枢神经系统的警惕性、增加幸福感、提高全身抗癌能力、降低血糖以及壮阳。副作用的发生率很低，但有些可能会很严重，比如：阴道出血、Stevens-Johnson 综合征、高血压、华法林相互作用、低血糖。

人参传统应用时作为中国传统医学对整体健康和抗衰老治疗的一个组成部分。多项研究试图寻找人参成为多种保健的证据。迄今为止，综述被明显的方法学问题和可能的发表偏倚所限制。在健康受试者中，人参已被证明可以改善认知能力，并可能延缓老年痴呆症的发病。治疗痴呆患者获益的证据很弱。早期的试验支持人参有利于心血管健康。目前，有中度和混合的证据表明人参改善心脏功能和减少血管疾病。需要更多更严格的临床试验来更好地描述人参作为心血管疾病的治疗和预防剂。有确凿的证据表明人参提高肺功能，但不会增强体力。总体来说，有限的数据来支持广泛应用人参的治疗。

Ernst E. The risk-benefit profile of commonly used herbal therapies: ginkgo, St. John's Wort, Ginseng, Echinacea, Saw Palmetto, and Kava. *Ann Intern Med.* 2002;136(1):42-53.

Lee NH, Son CG. Systematic review of randomized controlled trials evaluating the efficacy and safety of ginseng. *J Acupunct Meridian Stud.* 2011;4(2):85-97.

Perry E, Howes MJ. Medicinal plants and dementia therapy: herbal hopes for brain aging? *CNS Neurosci Ther.* 2011;17(6):683-698.

▶ 大蒜

在美国，大蒜被广泛宣传和应用，声称有降低胆固醇、降血压和预防癌症的功效。所述活性成分是大蒜素，大多数制剂的标准化含量是含有0.6%～1.3%的大蒜素。最广泛的研究形式是葵粉，其中含有1.3%的大蒜素。副作用包括气味，胀气，腹泻和胃部不适。最严重的副作用是增加出血，这可能是减少血小板集聚的作用导致的。

大蒜已发现在降低总胆固醇上要优于安慰剂，但对血压无作用。3个月中总下降的胆固醇是12～25毫克/分升，这类似于膳食干预效果和小于他汀类药物作用的效果。没有一个根本性研究持续10个月以上，而1项荟萃分析显示大蒜的获益可能不会持续超过6个月。

队列研究和病例对照研究发现大蒜与胃癌和结直肠癌的发病率降低是相关的，没有随机研究来支持这些发现。大蒜对其他部位的癌症效果还没有充足的研究，来支持这一结论。

Ackermann RT, Mulrow CD, Ramirez G, Gardner CD, Morbidoni L, Lawrence VA. Garlic shows promise for improving some cardiovascular risk factors. *Arch Intern Med.* 2001;161(6):813-824.

Fleischauer AT, Arab L. Garlic and cancer: a critical review of the epidemiologic literature. *J Nutr.* 2001;131(3s):1032S-1040S.

Stevinson C, Pittler MH, Ernst E. Garlic for treating hypercholesterolemia. A meta-analysis of randomized clinical trials. *Ann Intern Med.* 2000;133(6):420-429.

▶ 姜

姜在中国和印度草药医学中被用于肌肉骨骼疼痛和胃肠道疾病的治疗已超过两千五百年。研究发现姜可以预防术后恶心、晕车和治疗眩晕症和骨关节炎的疼痛，结论不统一但总体略有积极的成果。

Altman RD, Marcussen KC. Effects of a ginger extract on knee pain in patients with osteoarthritis. *Arthritis Rheum.* 2001;44(11):2531-2538.

Bliddal H, Rosetzsky A, Schlichting P, et al. A randomized, placebo-controlled, cross-over study of ginger extracts and ibuprofen in osteoarthritis. *Osteoarthritis Cartilage.* 2000;8(1):9-12.

Ernst E, Pittler MH. Efficacy of ginger for nausea and vomiting: a systematic review of randomized clinical trials. *Br J Anaesth.* 2000;84(3):367-371.

▶ ω-3 脂肪酸

在美国，ω-3（N-3）多不饱和脂肪酸（PUFAs）是最常用的辅助治疗剂；然而，饮食来源似乎是丰富体内水平的最佳方式。饮食中多不饱和脂肪酸最丰富的来源是鱼油类，如：金枪鱼，鲑鱼，沙丁鱼，鲭鱼和鲱鱼。多不饱和脂肪酸也可在陆地肉类（牛肉，猪肉和鸡肉）中发现，但量都很低。目前没有不饱和脂肪酸的日推荐摄入量，因为缺乏健康成人充足摄入水平的科学证据；然而，美国心脏协会建议的摄入量是每周至少2次约250克鱼。研究表明2～3克/天可降低胆固醇和1克/天可达到二级预防心血管疾病。每天量最大为3克，尽管，通常使用4克。

n-3多不饱和脂肪酸在预防和治疗疾病的作用仍在进行中，但最有可能是抗感染和免疫调节的结果。全身炎症相关的疾病能增加细胞因子的产生，可以用n-3多不饱和脂肪酸进行调节。研究表明，患有慢性炎性病症的人群可能对抗炎效应比健康人更敏感。

使用PUFAs预防心血管疾病仍然存在争议。早期的研究表明，初级和二级心血管疾病预防的死亡率和发病率都有获益。然而，最近的随机试验未能在二级预防中重现这一好处。在初级预防心血管疾病方面，PUFA 仍有可能发挥作用，它们仍被推荐为均衡健康饮食的一部分。它对于不能耐受 HMG-CoA 还原酶抑制剂的人来说，推荐 PUFA 是合理的。对 10 个随机对照试验的荟萃分析发现，在统计上显著降低动脉僵硬度。需要进一步的临床研究来证实这是否等同于改善心血管健康和减少疾病，并揭示 PUFA 在预防或治疗视网膜疾病、癌症、精神疾病、认知衰退和自身免疫性疾病方面的作用。

Buhr G, Bales CW. Nutritional supplements for older adults: review and recommendations—part II. *J Nutr Elder*. 2010;29(1):42-71.

Kwak SM, Myung S-K, Lee YJ, Seo HG; Korean Meta-analysis Study Group. Efficacy of omega-3 fatty acid supplements (eicosapentaenoic acid and docosahexaenoic acid) in the secondary prevention of cardiovascular disease: a meta-analysis of randomized, double-blind, placebo-controlled trials. *Arch Intern Med*. 2012;172(9):686-694.

Reidiger ND, Othman RA, Suh M, Moghadasian MH. A systemic review of the roles of n-3 fatty acids in health and disease. *J Am Diet Assoc*. 2009;109(4):668-679.

其他形式的替代或补充药物

▶ 针灸

针灸是涉及使用无菌的、一次性的不锈钢针刺激体表穴位沿着重要的能量经络的一种流行的替代疗法。治疗方法包括每周到每两周疗程涉及多达 15 个针在选定的穴位点插入，时间周期是从几秒钟到 30 分钟。一旦插入，针可以手动或以电、热或燃烧草药刺激穴位。不利的影响通常是温和的，包括疼痛、出血、乏力、恶心和眩晕。严重的事件（气胸或血管损伤）是罕见的。

针灸已被证明治疗术后和牙齿疼痛和各种各样的原因导致的恶心和呕吐是有效的。针灸也用于治疗慢性疼痛、骨关节炎、头痛、背痛，但其治疗功效尚未确定。一个关于针灸在治疗慢性疼痛的系统回顾发现受益证据不足，一项随机试验发现针灸对治疗慢性背部疼痛是没有任何益处。然而，针灸作为中国传统医学的一部分已被证实治疗纤维肌痛是有效的。证明针灸对中风后功能恢

复或减少潮热是无效的。

Cao H, Liu J, Lewith GT. Traditional Chinese medicine for treatment of fibromyalgia: a systematic review of randomized controlled trials. *J Altern Complement Med*. 2010;16(4):397-409.

Ernst E, White AR. Prospective studies of the safety of acupuncture: a systematic review. *Am J Med*. 2001;110(6):481-485.

Ezzo J, Berman B, Hadhazy VA, Jadad AR, Lao L, Singh BB. Is acupuncture effective for the treatment of chronic pain? A systematic review. *Pain*. 2000;86(3):217-225.

Kong JC, Lee MS, Shin BC, et al. Acupuncture for functional recovery after stroke: a systematic review of sham-controlled randomized clinical tirals. *CMAJ*. 2010;182(16):1723-1729.

▶ 顺势疗法

顺势疗法是基于患者的内在失衡导致疾病的生命哲学理论的替代医学体系。顺势疗法的目标是使用药物后恢复平衡，然后靠身体的自愈潜力，导致治愈。医生在彻底的询问病史和体检后，通过匹配的症状和辅助检查结果来选择辅助措施。

顺势疗法证明是有效的，但因方法上的缺陷（例如：小的样本量，缺乏对照组或随机性，选择偏差）和发表偏倚而受到限制。更好方法学的质量研究显示报告更可能为阴性结果。对更好的方法质量的研究更有可能报告阴性结果。在严格的研究证实了特定疗法的使用之前，要小心谨慎地使用它们。

Cucherat M, Haugh MC, Gooch M, Boissel JP. Evidence of clinical efficacy of homeopathy. A meta-analysis of clinical trials. HMRAG. Homeopathic Medicines Research Advisory Group. *Eur J Clin Pharmacol*. 2000;56(1):27-33.

Merrel WC, Shalts E. Homeopathy. *Med Clin North Am*. 2002;86(1):47-62.

Teut M, Lüdtke R, Schnabel K, Willich SN, Witt CM. Homeopathic treatment of elderly patients—a prospective observational study with follow-up over a two year period. *BMC Geriatr*. 2010;10:10.

▶ 芳香疗法

芳香疗法的做法包括使用从植物中提取的挥发性精油来缓解焦虑和激动。精油可以局部应用，气溶胶或在按摩中使用。副作用是罕见的，通常是温和的，使芳香疗法作为有益的辅助治疗手段。系统回顾发现在一些终末期癌症接受姑息

治疗和住院的老年痴呆症患者的人群中，精油可以有轻微的抗焦虑作用和改善生活质量。芳香疗法用于患老年痴呆症有行为障碍的患者的治疗是安全地；然而，临床痴呆临床试验的益处是短期的，并且在与其他的非药理学方法相结合时是最显著的。

Cooke B, Ernst E. Aromatherapy: a systematic review. *Br J Gen Pract.* 2000;50(455):493-496.

O-Connor DV, Ames D, Gardner B, King M. Psychosocial treatments of behavior symptoms in dementia: a systematic review of reports meting quality standards. *Int Psychogeriatr.* 2009;21(2): 225-240.

总结

建议患者选择补充疗法和替代疗法，最重要的是保持信任和开放的联合治疗。对辅助支持和替代治疗的查询和努力理解选择追求这些疗法的原因。了解由最好的证据支持的模式和当讨论使用辅助支持疗法的利弊时哪些被证实无效是很重要的。

第58章
老年人滥用酒精和精神药物的管理

Frederic C. Blow, PhD
Kristen L. Barry, PhD

▶ 老年人一般原则

越来越多的老年人滥用酒精、精神处方药和（或）其他物质，包括烟草。研究发现生育高峰期出生的人（1946年和1964年之间出生），在继续使用酒精和精神处方药物特别是药物治疗方面，其发病率比前几代人高，而且给卫生保健系统和社区的干预和治疗带来更大的问题。以实践为基础发展和完善来解决这一系列问题并且提供早期干预是满足人们需求的关键。

烟草仍然是一个重要问题。一些方案和药物可以帮助人们停止使用烟草制品。临床医生可以引导患者使用合适的方案和药物来停止使用烟草制品。对于老年人来说戒烟并不迟。在人生的任何阶段戒烟后都能获得相应的益处（更多戒烟的好处见第34章，慢性阻塞性肺病）。

然而在接诊老年患者时有临床医生需要关注两种物质：酒精和精神类处方药（如：抗焦虑、镇静、安眠和镇痛药）。以上这些是本章的重点。

有时老年人误用和滥用酒精及精神类处方药物会对疾病的预防及有效治疗措施的选择造成困难。药物滥用往往很难识别，一旦确认应及时采取治疗或干预。

已有一些社会调查，多年来估计中老年人酗酒的患病率。因为高风险、酗酒及酒精依赖的评定标准不明确，老年人的酗酒患病率为1%～16%。

在2002年，超过616 000名55岁及以上的老年人被认为是酒精依赖：55～59岁的占18%，60～64岁的占1.5%，65岁及以上的占0.5%。与年轻人相比，酒精和药物依赖在老年人中不太常见，但对于心理和身体健康的影响很严重。

老年人滥用的危害

许多身心健康问题和滥用酒精有关。在相同的医疗条件下过度饮酒可增加年轻人和老年人患高血压、乳腺癌及糖尿病的风险。

老年人过量饮酒的症状往往不明显，这些症状可能被社会问题（例如：独居），健康状况（如：肠胃不适）或心理问题（如：抑郁，焦虑）所掩盖。生理功能的衰退和营养不良可降低一个人对酒精的代谢。相同的酒精用量情况下，老年人的血液酒精含量会高于年轻人，并导致其他疾病。与年轻人相比饮用相同量的酒，老年人会产生更高的血液酒精含量，并且在老年人中有很多共同问题：比如：慢性疾病，营养不良，多重用药等，这些问题都可能会因为饮酒而加剧，即使是少量饮酒。

虽然轻中度饮酒对于30岁的人不会造成健康或社会问题，但对老年人会产生许多危害。医务工作者在治疗老年患者时应该注意个体化治疗对健康的影响。

精神类药物

虽然在一般情况下，同年轻人相比老年人具

有更高的药物使用率，但是目前很少有专门研究精神类药物的使用率，特别是针对老年人群中的误用以及滥用情况。该文献指出精神类药物滥用在少数老年人中影响较小但作用显著。

最新一项研究发现，使用精神类药物的老年人中有大约 25% 存在处方滥用现象。存在精神类药物滥用问题的老年人其特征包括：①女性；②孤寡老人；③有某物质滥用或精神健康疾病的历史。此外，长期精神类药物使用史，特别是苯二氮䓬类药物，与认知障碍和抑郁等情感障碍密切相关。酒精及精神类处方药物的共同滥用则可能会造成更多的潜在健康及社会问题。

指导筛查和干预的定义

美国国家酒精滥用和酒精中毒研究所（NIAAA）制定了针对年轻人和老年人的饮酒限制建议：以下是按照年龄限制制订的饮酒限制。

- 年龄小于 65 岁：女性每周不超过 7 个标准饮酒量（不超过 1 个饮酒量 / 日），男性每周不超过 14 个标准饮酒量（不超过 2 杯 / 天）。
- 对于 65 岁以上的男性和女性来说，饮酒风险不超过 1 杯 / 天。在这个年龄段的男性和女性的限制是一样的。

世界卫生组织将酒精的使用定义为三大类：非危险、有害和有害使用。这种分类是基于个体在代谢、反应、既往史和使用模式上的差异而划分的。当与老年人一起工作时，它特别适合，因为它避免了诸如"酒鬼"和"瘾君子"这样的歧视字眼。

▶ 无毒害或低风险的使用

酒精使用或短期的精神药物使用不会导致问题产生的剂量，被称为非危险或低风险的使用（见案例 58-1，Barry 和 Blow，2010）。对于使用酒精或者低危险水平精神类药物的人应该设置合理的限制措施，比如：饮酒量，开车、机械操作时不饮酒，严禁使用违禁药物等。在老年人中低风险药物使用包括：根据医生处方应用的短期抗焦虑药物并且没有酒精伴随使用，或者 1～3 杯 / 周，

同时也没有任何禁忌药物的使用。

案例 58-1

珍妮·马丁是一位 68 岁的退休社会工作者，出去吃饭或与朋友打桥牌时，经常喝一杯白酒，不超过 3 次 / 周。她没有服用过任何精神类药物。她没有酒精依赖或滥用家族史，也从没服用过可能和酒精发生相互作用的药物。她从一个初级保健医生那里获得基本医疗保健，并参加老年人中心，临床医生可以在酒精使用影响身体健康之前给她提供预防信息。

▶ 危险使用或使用风险

危险或高危使用，会增加一个人的酒精相关并发症问题的可能性。这些人有超过 7 杯 / 周的高危险情况（案例 58-2）。他们目前没有与酒精有关的健康问题，但如果目前的饮酒模式继续下去，则可能会导致健康问题。精神类药物的滥用包括服用比药物说明书上所指导的更多或更少的剂量，使用药物作用以外的其他用途，并与酒精或其他禁忌药物一起使用。

案例 58-2

约翰·福格蒂是一个 64 岁的销售主管。他每天工作时间都很长，闲暇之余他每天饮酒 2 杯 / 周或者在周末饮酒 3～4 杯 / 天。他的妻子一直关心他的饮酒。她希望他有更多时间和她一起活动而不是饮酒。他找了一名顾问开始为他设计退休后计划。他的顾问对他进行了健康及社会历史问卷调查，内容包括酒精使用情况及潜在的受关注问题。"你说，平均而言，你每天喝酒 2 杯 / 次，周末更多。你和我谈论了关于你在工作中的压力，你的妻子关心你酒精使用的问题和您对自己退休后的担心。我很担心你的酒精使用模式可能让你处在其他问题的风险之中。你怎么看待这些问题?"

▶ 有害使用

"有害使用"包括"使用不当"和"依赖"。

A. 使用不当

使用不当是指使用剂量达到不良医疗，造成严重心理或社会后果（见案例 58-3）。尽管大多数

问题饮酒者超过低风险限制，一些少量饮酒的老年人可能会有饮酒相关问题。如上所述药物滥用也该放入问题使用范畴，需要由临床医生进行严重程度的评估。

案例 58-3

玛丽娜·霍尔布鲁克是一个 70 岁的寡妇，独自一人住在中等规模城市一个小公寓里。她丈夫 3 年前去世，从那开始她的生活开始"迷失"。社区保健诊所的护士在一次例行访问中问了一些关于她的健康及丈夫的问题。霍尔·布鲁克说她平时感觉非常劳累；因为平时睡眠不好，只能应用非处方安眠药。当她和丈夫年轻的时候一般会在晚餐前喝一杯酒，并且在睡觉之前再喝一杯酒以帮助睡眠。她服用处方药治疗胃痛已经 6 个月，但疼痛并没有明显改善。她的家庭照护医生与她讨论了药物与酒精混合使用的潜在问题，建议她多参加一些体育活动，以阻止酒精的使用，以防随着时间的推移饮酒会产生一些其他的问题。"我们关心长期饮酒对您胃的影响以及安眠药的使用情况。护胃药以及您的安眠药可以增强酒精的作用。我还担心，您可能没有很多与其他人在一起交流接触的机会。需要我为您提供您家附近老年人中心的电话号码以及中心人员的名字吗？我想中心的人员一定乐于收到您的信息。事实上，最好是能够停止酒精以及安眠类药物的使用。您说您不想停下来。那么请您决定一下，在接下来的一个月里，您可以停止安眠药或酒精的使用吗？更危险的是这两者的同时使用。我们接下来可以谈一下 1 个月内什么是有效的什么是无效的，并评估下一步要做的事情。"

B. 依赖性

依赖性是世界卫生组织（WHO）关于"有害使用"类别中具有医学失控性特点的一部分，包括：对酒精的使用失去控制，尽管存在不良后果，有的时候出现一些耐受或者戒断的生理症状，如：案例 58-4。

有很多的合法和非合法物质均可以滥用。药物滥用涉及药物的使用后果，包括影响身体及社会功能，风险情况下的药物使用，不计社会及个人影响而继续用药。药物依赖包括使用药物后产生耐受性以及戒断症状，停止或减少使用药物不成功而重新并加量使用药物。

案例 58-4

莱昂是一名退休的电工，在过去的 12 年出现腹痛及未加以控制的高血压。他有 15 年的酗酒史；4 年前，他因为工作受伤住院；之后又进入一个酒精戒断治疗方案。此后他戒酒 2 年。但是在他退休之后又开始饮酒，平均每天大概喝 5 瓶啤酒。他的社区医生及社会工作者意识到这是一种慢性复发性疾病，并继续帮助他稳定他的用药情况和寻求原发性酒精依赖的长期援助。"雷昂先生您的高血压和胃痛并未好转，我知道您也一直在努力控制您的饮酒问题，并且已经努力了很长时间，但是饮酒问题似乎已经开始妨碍您的身体健康和幸福；为防止问题的进一步扩大，您是否愿意来医疗中心进行进一步评估并接受我们的帮助？"

▶ 筛选

鉴于饮酒量与健康之间的关联（饮酒量与频率），我们依据病人饮酒风险水平进行分类。传统的假设是，有饮酒史的病人倾向于报告自己饮酒的程度时有所保留，而这是不为研究所支持的；没有酒精依赖的人们则一般能给出准确的答案。评估精神药物的滥用，关键问题包括使用量，同时服用其他药物，以及任何合并使用酒精。

临床医师可以通过询问问题获得准确病史，将酒精及药物使用情况包含在其他健康问题背景下（如：健康史、运动、营养、吸烟、药物使用、饮酒等）。筛选的问题可以通过口头采访，纸笔问卷，或电脑问卷。所有这三种方法已被证明具有等效的可靠性和有效性，成功地嵌入酒精和药物滥用筛查的临床实践，筛选需要与现有的筛选程序相一致。

A. 潜在的筛选问题

- 筛选问题：你喝啤酒、葡萄酒或其他酒精饮料吗？
- 追问：如果是的话，那么（在过去的一年；过去的 3 个月；过去 6 个月）每天您能有多少次饮酒在 4 杯或以上（老年男性）/ 3 杯或以上（老年妇女）？
- 平均来说，您有多少天或多少周在喝酒精饮料？如果是每周甚至更多：那么在喝酒那天，您喝了多少杯？

- 筛选问题：你使用治疗疼痛的药物吗？或者是抗焦虑、帮助睡眠的药物？这其中的任何一种药物有没有未按规定服用？
- 追问：如果是，跟进一些诸如哪种药物、使用频率和使用量等附加的问题。

现有可以用于老年人的筛查工具：根据 WHO 制定的酒精使用障碍鉴定试验（AUDIT）（表58-1），简易密歇根酗酒筛检-老年版（SMAST-G）（表58-2），和 ASSIST，并由国家药物滥用研究所（NIDA）制定的药物使用问卷，并且有专为老年人修改以评估精神类处方药物错误使用的部分。

表58-1 酒精使用障碍鉴定试验（AUDIT）

1. 你多久喝一杯酒精饮料？	6. 最近的几年里有多少次早上要喝酒来使自己达到喝醉的感觉？
❏ 0 从不	❏ 0 从不
❏ 1 1次/月	❏ 1 <1次/月
❏ 2 2~4次/月	❏ 2 1次/月
❏ 3 2~3次/月	❏ 3 1次/周
❏ 4 ≥4次/周	❏ 4 每天或者几乎每天
2. 你一天的饮料当中有多少含有酒精？	7. 最近1年你有过在饮酒后感到内疚或懊悔吗？
❏ 0 1~2	❏ 0 从不
❏ 1 3~4	❏ 1 <1次/月
❏ 2 5~6	❏ 2 1次/月
❏ 3 7~9	❏ 3 1次/周
❏ 4 ≥10	❏ 4 每天1次或几乎每天
3. 你多常在一次喝6种或更多饮料？	8. 在最近1年里你有没有因为喝酒而不记得昨天晚上发生了什么事情？
❏ 0 从不	❏ 0 从不
❏ 1 <1次/月	❏ 1 <1次/月
❏ 2 1次/月	❏ 2 1次/月
❏ 3 1次/周	❏ 3 1次/周
❏ 4 每天或者几乎每天	❏ 4 每天1次或几乎每天
4. 近几年你有多少次一旦喝酒就无法停止的情况？	9. 你或者其他人是否曾经因为饮酒而受过伤？
❏ 0 从不	❏ 0 没有
❏ 1 <1次/月	❏ 2 有，但不在最近1年
❏ 2 1次/月	❏ 4 有，就在最近1年里
❏ 3 1次/周	10. 是否有亲戚、朋友、医生或其他医务工作者一直关注你的饮酒并劝你戒酒？
❏ 4 每天或者几乎每天	❏ 0 没有
5. 最近几年有多少次因为饮酒而导致之前预期的事情无法完成？	❏ 2 有，但不在最近1年
❏ 0 从不	❏ 4 有，就在最近1年
❏ 1 <1次/月	
❏ 2 1次/月	
❏ 3 1次/周	
❏ 4 每天或者几乎每天	

个人总分：

得分：以下是标准得分审计指南。这里有针对老年人0~3分的短期咨询的评估分数，但是有些老年人可能正在使用药物，经历认知障碍或者健康问题而不宜饮酒。

评分标准：0~4低风险饮酒；5~8高风险饮酒；8~10酗酒；≥11酒精依赖。

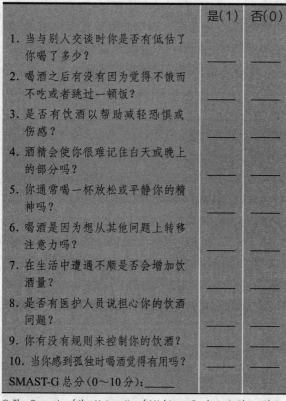

表 58-2　短期密歇根酒精中毒筛选试验老年版（SMAST-G）

	是(1)	否(0)
1. 当与别人交谈时你是否有低估了你喝了多少？		
2. 喝酒之后有没有因为觉得不饿而不吃或者跳过一顿饭？		
3. 是否有饮酒以帮助减轻恐惧或伤感？		
4. 酒精会使你很难记住白天或晚上的部分吗？		
5. 你通常喝一杯放松或平静你的精神吗？		
6. 喝酒是因为想从其他问题上转移注意力吗？		
7. 在生活中遭遇不顺是否会增加饮酒量？		
8. 是否有医护人员说担心你的饮酒问题？		
9. 你有没有规则来控制你的饮酒？		
10. 当你感到孤独时喝酒觉得有用吗？		
SMAST-G 总分（0～10分）：_____		

© The Regents of the University of Michigan, Frederic C. Blow, Ph.D., 1991.

药物滥用和精神健康服务管理局（SAMHSA），中心药物滥用治疗（CSAT）制定了一系列的改进治疗方案（TIPS），这其中包括 TIP#26，"老年人药物滥用"。专家小组建议，所有 60 岁以上的成年人应该每年进行一次筛查（通常结合其他健康筛查问题）；如果出现了促进药物使用的重大生活变化和问题（如退休、伴侣／配偶死亡等），再进行筛查。

简短干预

有大量证据表明各种医疗以及社会服务机构提供的简短干预，可以有效地控制饮酒并降低饮酒带来的风险。在过去的 25 年多以来，有超过 100 个预防性干预试验，出于多种多样的医疗和社会照护环境，都证明了动机性简短干预在减少老年人和年轻人酒精滥用方面卓有成效。在这些研究中干预的一般形式包括，根据个人情况的反馈进行问题筛选，以评估是否减少或停止饮酒。结果表明，在整个研究中，与对照组相比参与者平均每周减少饮酒约 30%。酒精滥用以及精神类处方药物滥用已经列入简短成人干预体系框架。

▶ 简短干预手册

短期干预协议经常使用工作手册。工作手册为临床医生了解老年人提供便利，为是否需要减少或戒断饮酒做出评估，老年人可以记录自我监测卡。短期干预大约需要 20～30 分钟进行（Barry，CSAT, 1999）。

总结

老年人药物滥用问题的鉴定可以在许多卫生保健机构进行，包括社区照护诊所，专业护理机构，居家健康照护，老年人住宅和老年人活动中心计划。无论从公共健康还是从临床的角度来看，随着生育高峰那一代人的老龄化，在医疗卫生保健领域迫切需要有效的筛查以及干预策略。尤其对于刚处于健康风险，因情绪问题而造成的饮酒以及精神类药物的滥用等。

对老年人酒精和药物滥用的创新筛查、干预和治疗方法已被开发出来。这些策略的成功实施可以提高老年人的身体和情感素质。

Babor TF, Higgins-Biddle JC. *Brief Intervention for Hazardous and Harmful Drinking: a Manual for Use in Primary Care.* World Health Organization, Department of Mental Health and Substance Dependence. 2001. http://whqlibdoc.who.int/hq/2001/who_msd_msb_01.6b.pdf

Baker SL. Substance abuse disorders in aging veterans. In: Gottheil E, Druley RA, Skiloday TE, Waxman H, eds. *Alcohol, Drug Addiction and Aging.* Springfield, IL: Charles C. Thomas; 1985:303-311.

Barry KL, Fleming MF, Barry KL, Fleming M. Computerized administration of alcoholism screening tests in a primary care setting. *J Am Board Fam Pract.* 1990;3(2):93-98.

Barry KL, Blow FC. Screening, assessing and intervening for alcohol and medication misuse in older adults. In Lichtenberg P, ed. *Handbook of Assessment in Clinical Gerontology.* 2nd ed. New York, NY: Wiley; 2010:310-330.

Barry KL, Center for Substance Abuse Treatment. *Brief Interventions and Brief Therapies for Substance Abuse.* Treatment Improvement Protocol (TIP) Series 34. DHHS Publication No. (SMA) 99-3353. Rockville, MD: Substance Abuse and Mental Health Services Administration; 1999.

Blow FC, Barry KL, Walton MA, et al. The efficacy of two brief intervention strategies among injured, at-risk drinkers in the emergency department: impact of tailored messaging and brief advice. *J Stud Alcohol.* 2006;67(4):568-578.

Blow FC, Center for Substance Abuse Treatment. *Substance Abuse Among Older Adults.* FC Blow, Chair. Treatment Improvement Protocol (TIP) Series 26. DHHS Publication No. (SMA) 98-3179. Rockville, MD: Substance Abuse and Mental Health Services Administration; 1998.

Chermack ST, Blow FC, Hill EM. The relationship between alcohol symptoms and consumption among older drinkers. *Alcohol Clin Exp Res.* 1996;20(7):1153-1158.

Chick J, Lloyd G, Crombie E. Counseling problem drinkers in medical wards: a controlled study. *Br Med J (Clin Res Ed).* 1985;290(6473):965-967.

Culberson J, Ziska M. Prescription drug misuse/abuse in the elderly. *Geriatrics.* 2008;63(9):22-31.

Dealberto MJ, Mcavay GJ, Seeman T, Berkman L. Psychotropic drug use and cognitive decline among older men and women. *Int J Geriatr Psychiatry.* 1997;12(5):567-574.

Fleming MF, Barry KL, Manwell LB, Johnson K, London R. Brief physician advice for problem drinkers: a randomized controlled trial in community-based primary care practices. *Alcohol Alcohol.* 1997;277(13):1039-1045.

Fleming MF, Manwell LB, Barry KL, et al. Brief physician advice for alcohol problems in older adults: a randomized community-based trial. *J Fam Pract.* 1999;48(5):378-384.

Hogan DB, Maxwell CJ, Fung TS, Ebly EM; Canadian Study of Health and Aging. Prevalence and potential consequences of benzodiazepine use in senior citizens: results from the Canadian Study of Health and Aging. *Can J Clin Pharmacol.* 2003;10(2):72-77.

Moore AA, Blow FC, Hoffing M, et al. Primary care-based intervention to reduce at-risk drinking in older adults: a randomized controlled trial. *Addiction.* 2011;106(1):111-120.

National Institute on Alcohol Abuse and Alcoholism. *Helping Patients Who Drink Too Much. A Clinician's Guide, Updated 2005 Edition.* U.S. Department of Health and Human Services, National Institute of Health. NIH Publication No. 07-3769. Rockville, MD: U.S. Department of Health and Human Services; 2005.

Office of Applied Studies. Summary of Findings from the 2002 National Survey on Drug Use and Health. Rockville, MD: Substance Abuse and Mental Health Services Administration, Department of Health & Human Services; 2002.

Rosin AJ, Glatt MM. Alcohol excess in the elderly. *Q J Stud Alcohol.* 1971;32(1):53-59.

Schonfeld L, King-Kallimanis B, Duchene D, et al. Screening and brief intervention for substance misuse among older adults: the Florida BRITE project. *Am J Public Health.* 2010;100(1):108-114.

Simoni-Wastila L, Yang HK. Psychoactive drug abuse in older adults. *Am J Geriatr Pharmacother.* 2006;4(4):380-394.

Vestal RE, McGuire EA, Tobin JD, Andres R, Norris AH, Mezey E. Aging and ethanol metabolism. *Clin Pharmacol Ther.* 1977;21(3):343-354.

Whitlock EP, Polen MR, Green CA, Orleans T, Klein J; U.S. Preventive Services Task Force. Behavioral counseling interventions in primary care to reduce risky/harmful alcohol use by adults: a summary of the evidence for the U.S. Preventive Services Task Force. *Ann Intern Med.* 2004;140(7):557-568.

第59章
老年人跌倒后晕厥的评估

Natalie A. Sanders, DO, FACP

Mark A. Supiano, MD

"鉴于大约70%晕厥的老年人是被别人发现,因此实际的数据可能会更高。"

——AGS/BGS 的临床实践指南:
中老年人跌倒的预防(2011)

"体位性低血压与头晕都可能导致晕厥,老年患者可反复因晕厥跌倒。"

——AGS/BGS 的临床实践指南:
中老年人跌倒的预防(2011)

▶ 老年人的一般原则

老年中人跌倒和晕厥综合征非常常见,伴随着重大的发病率和死亡率。很难区分晕厥是否是老年人跌倒的主要原因。本章对临床医师做出指导,"老年人跌倒是否由晕厥引起?"

大多数研究估计,每年约有三分之一的社区居住的老年人存在跌倒现象。跌倒是造成65岁老年人损伤的主要原因。跌倒的老年人中约有20%~30%存在中到重度的伤害。跌倒造成老年人相关的功能下降,养老院人员配置的风险增加,生活质量的下降,和更高的医疗花费。

晕厥在老年人也很常见。在一般人群中的患病率呈双峰分布,年龄10~30岁为高峰,年龄超过65岁达到另一个高峰。几乎一半以上的急诊晕厥是65岁以上患者。由于在老年人中潜在多种心血管疾病,因此与晕厥相关的发病率和死亡率与年轻人相比较高。

患者跌倒和晕厥的常见形式

▶ 跌倒

文献上对跌倒的定义差别很大,但通常被定义为非故意来到地面上或更低的平面。评估跌倒病人从本人或者目击者处获得详细病史是必要的。病史应该包括跌倒地点周围环境,任何前驱症状,比如:头晕,以及是否有意识的丧失。重点的体格检查,包括认知和功能评估,也应该完成。在评估期间,重要的是要记住,跌倒参与构成了老年综合征。因此跌倒的老年人很少由单一的因素引起,往往是由于内在的和外在的复杂因素相互作用所致。除了详细的病史和体检,确定和解决这些风险因素是评估跌倒的核心。目前的指导方针强调评估以下风险因素:

①跌倒史,②药物,③步态、平衡和协调性,④视力,⑤其他神经损伤,⑥肌肉力量,⑦心率和节律,⑧体位性低血压,⑨脚和鞋子,⑩环境危害评估(表59-1)。区分导致老年人跌倒的药物类别,包括抗惊厥药、抗精神病药、苯二氮䓬类药物、非苯二氮䓬类安眠药、三环类抗抑郁药和选择性5-羟色胺再摄取抑制剂。此外也应该对体位性低血压、抗高血压药物进行评估。

▶ 晕厥

晕厥是一种常见现象,包括各种原因所致的

表 59-1　跌倒风险的多因素评估

既往有跌倒史

药物

步态、平衡以及协调性

视力

存在其他神经系统的损伤（如：神经系统疾病）

肌肉力量

心率和心律

体位性低血压

脚和鞋子

环境危害

短暂性意识丧失。意识的非创伤性损失进一步分为晕厥、癫痫病、精神障碍和罕见的各种原因，如：猝倒发作。晕厥专门指由脑血流低灌注所致的短暂意识丧失。标志性特征是意识丧失伴张力消失性跌倒，并快速自愈。晕厥的原因可分为 3 大类：反射介导性晕厥、体位性低血压晕厥和心脏晕厥（表 59-2）。

表 59-2　晕厥的分类

反射性（神经性）晕厥

　血管性

　环境性

　颈动脉窦综合征

　非典型性

体位性低血压晕厥

　原发性自主神经衰竭

　继发性自主神经衰竭

　药物引起

　血容量不足

心源性晕厥

　心律失常

　器质性

Data from Task Force for the Diagnosis and Management of Syncope; European Society of Cardiology (ESC); European Heart Rhythm Association (EHRA); Heart Failure Association (HFA); Heart Rhythm Society (HRS), Moya A, Sutton R, Ammirati F, et al. Guidelines for the diagnosis and management of syncope (version 2009). *Eur Heart J.* 2009;30(21):2631-2671.

对晕厥评估的首要目标是危险分层，以确定哪些是由于短期高复发风险而务必进行紧急心脏评价的患者。约三分之一的晕厥患者在三年内复发。

对于晕厥患者的评估应该包括全面的既往史及体格检查，包括各项生命体征检查。心电图（ECG）检查也应进行。询问既往史应该有针对性，以试图寻找造成晕厥的可能原因。详细的询问病史和体格检查结合心电图结果可以确定大约 25% 晕厥患者的原因。对于不确定晕厥原因的患者应进行额外测试。这些测试包括但不限于：超声心动图、压力测试、短期或长期心电图监测、电生理学研究、直立倾斜台测试、仰卧位和颈动脉窦按摩。对于跌倒的老年人往往不止一个因素导致晕厥。与年龄相关的生理变化，如：水钠丢失，感受器反应降低和自主神经功能障碍均增加老年人晕厥风险。使用多种药物可以影响心率和血压，如利尿剂、β 受体阻滞剂等都可以造成老年人晕厥。所有这些因素在进行老年人晕厥原因评估时都应该被考虑到。

跌倒和晕厥是如何同时出现

越来越多的证据表明晕厥与意外跌倒有关。由于缺乏目击者，由患者自己提供的既往史往往不够准确。除了不能回忆跌倒时的环境，他们自己也往往记不住跌倒的次数。增加跌倒的危险因素包括：年龄，认知障碍和一个非伤害性跌倒的发生。其次，患者可能不记得有意识丧失。逆行性遗忘的意识丧失影响到 30% 的晕厥患者。这些数据主要来源于研究评估颈动脉窦综合征患者，尽管三分之二的直立性低血压患者可能也不主诉意识丧失。最后，如果患者存在步态和平衡问题、低血压等都可能导致跌倒的发生。低血压和心动过缓可以减少心输出量以引起脑灌注不足进而导致完全丧失意识。这些病人可能被误诊为非晕厥事件。然而，潜在的生理机制是一样的（全脑灌注血流量的减少），所以这些患者的晕厥可能不至于漏诊。

什么时候认为是晕厥导致的跌倒

临床医生在评估晕厥患者原因时应考虑以下因素：

①意识障碍性跌倒，②原因不明非意外性跌倒，③尽管坚持针对风险因素的综合治疗，但仍经常跌倒（表59-3）。

常见的诊断思路

有 3 个诊断类别：体位性低血压，颈动脉窦综合征和心律失常所致心源性晕厥（见表59-3）。

▶ 体位性低血压及其变异

A. 典型体位性低血压

典型体位性低血压定义为：站立后 3 分钟内血压下降≥20mmHg，这种现象在老年人中很常见。然而检查时往往不能发现并且容易被患者自身所忽视。在心血管健康研究中，体位性低血压在 65 岁以上老年人的发病率是 18%，然而只有 2% 的患者具有明显症状。

B. 延迟体位性低血压

延迟体位性低血压的特点是：站立后超过 3 分钟，收缩压下降≥20 毫米汞柱。这些老年人应该存在基础神经系统功能紊乱，从而使他们具有自主神经功能紊乱的高风险。包括：特发性帕金森病，多系统萎缩，糖尿病等。约 40% 的患者需要至少 10 分钟的直立姿势才会出现血压下降，量表记录可以用来评估延迟体位性低血压。

C. 餐后低血压

餐后低血压是另一个晕厥性跌倒时应该考虑的因素。餐后低血压的定义是在餐后 2 小时内，收缩压下降≥20mmHg。近一半的健康老年人不明原因晕厥均发现有餐后低血压现象。具有典型体位性低血压或自主神经功能障碍的患者餐后低血压的风险也相对更高。获取详细的病史以及膳

表59-3　晕厥引起跌倒的原因

临床情况
既往有意识丧失病史
原因不明的跌倒
尽管已经针对危险因素进行综合治疗，但仍经常性跌倒目标的危险因素
与不明原因性跌倒相关的一般诊断分类
体位性低血压
典型
延迟
餐后
颈动脉窦综合征
血管扩张反应
心脏抑制反应
混合反应
心律失常所致心源性晕厥

食史可以更好的帮助确定餐后低血压。有些患者可能需要 24 小时动态血压监测以明确诊断。

▶ 颈动脉窦综合征

颈动脉窦综合征是由于颈动脉窦过于敏感，按压后引起相关反应。在一些研究中发现在超过 65 岁不明原因跌倒的老年人中约有超过 70% 的患者存在颈动脉窦过敏。颈动脉窦综合征的诊断标准是：按摩颈动脉后收缩压下降≥50mmHg（血管扩张反应）且伴有明显临床症状，心脏停搏≥3 秒钟（心脏抑制反应），或两者同时存在（混合反应）。颈动脉窦综合征在报道为不明原因跌倒的原因中比例高达 40%。在仰卧位和直立位置进行颈动脉窦按摩会增加敏感性。虽然证据还不是定论性的，但永久性心脏起搏器可能对颈动脉窦按摩导致的心脏抑制反应有明显帮助。

▶ 心律失常引起的心源性晕厥

心律失常占老年人心源性晕厥 30% 左右，它的高发病率被认为与潜在心血管并发症及窦房结老化有关。房颤是窦房结功能障碍的表现之一，是已经发现老年人不明原因非意外跌倒的独立危

险因素。动态心电图监测可用于诊断心律失常性晕厥。这通常需要使用一个至少 30 天的心律监测器。临床指南建议难以解释的晕厥患者行植入式循环心电图记录仪以长期监测心律。识别晕厥与跌倒之间重合的部分，对于不明原因的患者可以考虑长期心电图监测。

总结

　　评估老年人跌倒的原因时应该注意以下几点：①进行多因素的跌倒风险评估（见表 59-1）；②考虑临床情景中造成晕厥跌倒的原因（见表 59-3）；③如果晕厥是造成跌倒的原因，将晕厥进行分类，以决定下一步的诊断和治疗措施（见表 59-2）。

American Geriatrics Society 2012 Beers Criteria Update Expert Panel. American Geriatrics Society updated Beers Criteria for potentially inappropriate medication use in older adults. *J Am Geriatr Soc.* 2012;60(4):616-631.

Anpalahan M. Neurally mediated syncope and unexplained or non-accidental falls in the elderly. *Intern Med J.* 2006;36(3):202-207.

Schatz IJ, Bannister R, Freeman RL, et al. Consensus statement on the definition of orthostatic hypotension, pure autonomic failure, and multiple system atrophy. *J Neurol Sci.* 1996;144(1-2):218-219.

Del Rosso A, Alboni P, Brignole M, Menozzi C, Raviele A. Relation of clinical presentation of syncope to the age of patients. *Am J Cardiol.* 2005;96(10):1431-1435.

Gibbons CH, Freeman R. Delayed orthostatic hypotension: a frequent cause of orthostatic intolerance. *Neurology.* 2006;67(1):28-32.

Narender P, Orshoven V, Jansen P, et al. Postprandial hypotension in clinical geriatric patients and healthy elderly: prevalence related to patient selection and diagnostic criteria. *J Aging Res.* 2010;2010:243752.

Panel on Prevention of Falls in Older Persons, American Geriatrics Society and British Geriatrics Society. Summary of the Updated American Geriatrics Society/British Geriatric Society clinical practice guideline for prevention of falls in older persons. *J Am Geriatr Soc.* 2011;59(1):148-157.

Ryan DJ, Nick S, Colette SM, Roseanne K. Carotid sinus syndrome, should we pace? A multicentre, randomised control trial (Safepace 2). *Heart.* 2010;96(5):347-351.

Sanders NA, Ganguly JA, Jetter TL, et al. Atrial fibrillation: an independent risk factor for non accidental falls in older patients. *Pacing Clin Electrophysiol.* 2012;35(8):973-979.

Strickberger SA, Benson DW, Biaggioni I, et al; American Heart Association Councils on Clinical Cardiology, Cardiovascular Nursing, Cardiovascular Disease in the Young, and Stroke; Quality of Care and Outcomes Research Interdisciplinary Working Group; American College of Cardiology Foundation; Heart Rhythm Society. AHA/ACCF scientific statement on the evaluation of syncope: from the American Heart Association Councils on Clinical Cardiology, Cardiovascular Nursing, Cardiovascular Disease in the Young, and Stroke, and the Quality of Care and Outcomes Research Interdisciplinary Working Group; and the American College of Cardiology Foundation In Collaboration With the Heart Rhythm Society. *J Am Coll Cardiol.* 2006;47(2):473-484.

Tan MP, Kenny RA. Cardiovascular assessment of falls in older people. *Clin Interv Aging.* 2006;1(1):57-66.

Task Force for the Diagnosis and Management of Syncope; European Society of Cardiology (ESC); European Heart Rhythm Association (EHRA); Heart Failure Association (HFA); Heart Rhythm Society (HRS); Moya A, Sutton R, Ammirati F, et al. Guidelines for the diagnosis and management of syncope (version 2009). *Eur Heart J.* 2009;30(21):2631-2671.

Tinetti ME, Kumar C. The patient who falls: "It's always a trade-off". *JAMA.* 2010;303(3):258-266.

第60章
老年人头痛治疗

Katherine Anderson, MD
Jana Wold, MD

▶ 老年人一般原则

在头痛的文献中老年人通常指年龄超过 50 岁的患者，因为超过 50 岁的患者在头痛类型和表现上呈现出变化。最常见的是原发性头痛，再者是继发性头痛，意指有其他疾病或医疗原因导致的头痛，随着年龄的增长变得更为常见。老年人的头痛主诉中约有 30% 是由其他病因引起，包括医疗条件或相关治疗。评估老年人头痛的要点包括：

- 需要进行评估的老年人新发头痛很少见
- 颞动脉炎是一种急症
- 老年人头痛常常由于潜在的医疗诊断或治疗

▶ 总体评价

老年人新发头痛或者疼痛性质发生变化的慢性头痛应该进行全面的医学评估。这其中应该包括详细的药物应用史及全面的神经系统体格检查。附加一些检查对老年人来说是必要的，因为新发头痛对老年人来说可能是一种严重情况，或者伴有其他严重疾病。相关检查包括：脑成像 CT 或 MRI；颈椎 X 线平片；动脉成像排除是否存在缺血性头痛。实验室检查包括：全血细胞计数、红细胞沉降率（ESR）、C- 反应蛋白（CRP）。清晨头痛还应该测定夜间血氧饱和度，或者进行视力障碍评估以排除是否由于青光眼或者其他眼部疾病导致的头痛。

▶ 鉴别诊断

A. 原发性头痛

最常见的头痛类型有 3 种（偏头痛、紧张性和集群性头痛），通常发生在 45 岁之前。一般来说年轻人与老年人的头痛性质是相似的，但是在老年人也有一些独特特征，概括如下：

1. 偏头痛

a. 总的来说年龄超过 50 岁以上的老年人新发偏头痛占所有偏头痛的 3% 左右。通常老年人较少发生偏头痛，且一般性质温和。传统的偏头痛应该与无先兆性偏头痛相区别（头痛没有先兆）。

无先兆性偏头痛通常发生在 40 岁以后，有多年偏头痛病史，也可能没有。整个疾病过程是良性的，患者可能同时伴有视觉症状。其他症状包括迁移感觉障碍，言语障碍，以及从一个神经症状转换到另一个神经症状，大多数患者会出现 2 种或更多的症状，每次持续 15～25 分钟。

b. 与年轻人相比，老年人的偏头痛临床表现多不典型。很少有一些伴随症状如：畏光，畏声，恶心，呕吐等；因此可能会被误诊为紧张性头痛。患者可能会主诉头有搏动痛，闪光感，以及存在一些触发因素。患者往往有与营养有关的症状，如：厌食、口干和面色苍白等。

无先兆性头痛在有偏头痛病史的人群中更常见。伴有视觉症状（闪光感、复视、幻视、眼球震颤等)的先兆性头痛往往发展缓慢。闪光感的描述通常在视野移动前消失。这些症状可能会使短暂性脑缺血(TIA)的发作频率升高。然而 TIA 在视觉上的症状往往是以黑矇为主,且时间短暂常只持续几分钟。偏头痛的感觉可以游走到四肢,也可是双侧的,通常没有规律性。缺血性头痛通常发生突然,病程清晰,90% 以上的时间不会超过 15 分钟。

更年期对偏头痛的进程有影响。约三分之二的女性偏头痛在完全绝经后会得到改善。接受雌激素治疗的女性可能会增加偏头痛的发病频率。减少雌激素的剂量或改变雌激素的类型可能会减少头痛的发生。绝经后期偏头痛的改善得益于体内较低的雌激素水平。

c. 评估:因为偏头痛和 TIA、中风在临床上有很多重叠的地方,所以颅脑 MRI 检查是必要的。血管成像,如:CT 或磁共振血管造影,也可考虑以作为评估血管危险因素的方法。

d. 治疗:对于可造成血管收缩的药物如麦角胺等,老年人应该谨慎使用。对于高血压未有效控制或者有血管疾病证据的患者应限制使用。可有效缓解症状的药物包括:乙酰氨基酚、非甾体抗炎药(NSAID)和阿片类镇痛药等。对长期服用 NSAID 类药物的患者应对可能的氮质血症、高血压或心脑血管疾病等进行长期监测。三环类抗抑郁药,如阿米替林和去甲替林,常常被用于偏头痛的预防,但是,因为它们的抗胆碱能副作用,在老年人中不作为一线选择药物。钙通道阻滞剂和 β 阻滞剂也可用于预防偏头痛的发生,在较低的剂量下即可起效。

2. 紧张性头痛

a. 一般考虑:一般来说,紧张性头痛通常起病于 45 岁之前,通常是由于生理或心理压力造成。这些头痛可继发于年龄相关的肌肉、骨骼、视觉或口腔的变化发展。

b. 临床表现:颈部肌肉痉挛、颈椎肌肉压痛或颈部活动受限,所有这一切都可以通过刺激颈椎退行性改变的肌肉而引起。此外,一些患者也会有颞下颌关节(TMJ)痉挛,牙齿紧咬,关节炎,

或咬合异常。颈神经根受到刺激时,出现枕部血管性疼痛,提示有枕神经受累。

c. 评估:体格检查应包括颈部、头皮肌肉紧张度、面部、患者体位的评估。注意患者咬合力及颞下颌关节疾病的筛查。如怀疑有颈椎关节炎,相关的影像学检查时必要的。

d. 治疗:非药物治疗包括姿势的调整,平衡患者骨骼关节活动范围的物理治疗等;如有视力下降或视疲劳的情况应进行相应的眼科检查;当认为压力是主要诱因时应进行放松治疗。对于年轻人常见治疗药物包括:抗抑郁药,肌肉松弛剂,非甾体抗炎药(NSAID)等,但是对老年人多有不良副作用,应该慎用。老年患者应该优先考虑使用对乙酰氨基酚。神经根痛可以进行神经阻滞治疗。

3. 丛集性头痛

a. 一般情况:丛集性头痛在老年人中不常见,有自发缓解倾向。此类头痛的病因尚不完全清楚,但是似乎存在遗传性,吸烟者中也较常见。

b. 临床表现:丛集性头痛常周期性发作,部位常固定于眼眶、眶上或颞区。可出现相关的自主神经症状,包括疼痛侧的上睑下垂、瞳孔缩小、流泪、结膜充血、流鼻涕、鼻塞的发生。典型特点是:持续时间短,一般在 15～180 分钟左右,几乎在恒定的时间发作,每次发作症状和持续时间几乎相同。发作时可能会感觉焦躁不安,需要安静休息。

c. 评估:建议行颅脑 CT 或 MRI 成像以排除大脑结构性病变,包括垂体异常。

d. 治疗:吸氧治疗通常是安全和有效的,对于重度慢性阻塞性肺部疾病的患者进行氧疗时应注意高碳酸血症及二氧化碳麻醉的风险。缩血管药物,如:曲坦类药物,已被证明是有效的,但对有血管疾病的患者应谨慎使用。一般应该在监控下给予首次计量。虽然泼尼松等激素类药物是有效的,但应该注意相关副作用如骨质疏松症和糖尿病等。预防性药物,如:维拉帕米、锂和抗癫痫药物,通常可以在老年人中安全使用。

4. 睡眠性头痛

a. 概述:睡眠性头痛综合征是一种罕见的、

良性的、反复发作的、与睡眠相关的疾病,几乎只发生在 50 岁以上的患者。患者经常在睡眠中痛醒,常发生于快速动眼期,并持续约 15 分钟至 2 小时不等,1～2 次 / 晚。

b. 临床表现: 与丛集性头痛不同,睡眠性头痛多不伴有自主神经症状。头痛通常是双侧的与丛集性头痛多为单侧不同。患者描述疼痛常在额叶区。

c. 评估: 诊断主要根据病史,进一步的辅助检查多无明显异常。

d. 治疗: 睡眠性头痛多为自限性,多于数月内自行缓解。药物治疗时碳酸锂显示出良好效果。睡前服用抗抑郁药,抗癫痫药,或非甾体抗炎药 NSAIDs 也是有效的。锂的副作用情况通常会影响老年患者的使用。不止一项前瞻性研究表明吲哚美辛可以治疗睡眠性头痛,在老年人中咖啡因和褪黑激素往往是更有效、更安全的选择。

B. 继发性头痛

1. 颞动脉炎(巨细胞动脉炎)

a. 概述: 也被称为巨细胞动脉炎(GCA),颞动脉炎是一种全身性坏死性血管炎,主要发生在白人和女性之中。GCA 通常发生在 70～80 岁的老年人,但 50 岁以上的新发头痛患者均应该予以考虑。这是一种急症,约有 15～20% 的患者可能会造成永久性视力丧失。

b. 临床表现: 约 70%～90% 的患者首发症状是稳定或搏动性头痛。然而,疼痛可能涉及的头部或头皮的任何部分,可由摸脸、咀嚼、微笑引起。视觉症状可能包括一过性黑矇、复视、视力丧失。约 66% 的患者与风湿性肌肉疼痛相似。乏力、食欲缺乏、低热和体重减轻等非特异性症状也可能存在。颞动脉往往增厚,脉冲减弱,触诊可出现压痛。咬合困难罕见,但具有高度特异性。

c. 评估: 颞动脉活检是诊断的金标准。只有约 50% 的患者符合典型 GCA 特点,肉芽肿性炎性浸润细胞位于动脉内膜交界处。理想情况下活检应该在治疗前的 48 小时内进行。c- 反应蛋白和血沉的升高约有 97% 的特异性。颈动脉,肱动脉,桡动脉,股动脉脉冲可能会减弱,眼底镜检查是必要的。

d. 治疗: 为防止失明,紧急全身性激素治疗是治疗标准。即使颞动脉活检没有立即进行,激素类治疗也应该开始,因为病理结果可能在治疗 2 周后才会有结果。通常疗程是:全剂量治疗 1 个月,随后缓慢减量维持 1～2 年。对于失明的高危人群推荐应用静脉注射糖皮质激素治疗。

2. 脑血管疾病

a. 概述: 头痛可能是脑血管疾病的前驱症状,占出血性脑卒中的 50%,缺血性脑卒中的 25%。

对于存在脑血管疾病危险因素的老年人头痛,脑血管疾病均应作考虑因素(见第 23 章,脑血管病)。

3. 三叉神经痛

a. 概述: 三叉神经痛(TN)是老年人中最常见的神经痛之一,发病率随着年龄的增加而增加,多见于女性。约 80%～90% 的三叉神经痛是由三叉神经根受压所致。继发性三叉神经痛可能是由于其他原因,如:听神经瘤、脑膜瘤、表皮样囊肿,少数是由于动脉瘤或动静脉畸形。

b. 临床表现: 患者可有一个或多个三叉神经分叉处阵发刺痛发作。疼痛通常被描述为"触电"或"刀割"样剧烈疼痛。疼痛可能仅持续几分钟,但易反复发作,睡眠中通常不会发作。发作可能持续数周至数月。患者可能会出现神经分布处的一般钝痛。

c. 评估: 三叉神经痛是一个临床诊断,疼痛可因触摸"触发区"引发,通常在神经分布中线附近。可以触发的动作包括:咀嚼,说话,刷牙,面部接触冷空气,微笑,或扮鬼脸等。国际头痛协会三叉神经的诊断标准是:

1. 疼痛阵发性发作持续从几秒到 2 分钟,影响一个或多个三叉神经分支。
2. 疼痛至少有以下特点中的一项:强烈、尖锐、刺痛、表浅,或者疼痛由触发敏感区触发引起。
3. 疼痛特点不一。
4. 没有明显临床神经功能缺陷。
5. 没有其他感知障碍。

需要注意的是，CT 或 MRI 是区别原发性、继发性三叉神经痛的重要手段。电生理检查也可用于区分是否是继发性三叉神经痛。

d. 治疗：原发性三叉神经痛通常应用药物治疗，卡马西平具有良好的效果和低的副作用。奥卡西平、巴氯芬、拉莫三嗪和匹莫齐特也可能是有效的。有对氯硝西泮、加巴喷丁、苯妥英钠、替扎尼定和丙戊酸的有效性的证据较少。周期性的锥度试验应该尝试。继发性三叉神经痛需要针对病因治疗，但是常用止痛药物也可以对症治疗。如果患者存在顽固性疼痛，微血管减压术或消融手术过程也以考虑。

4. 肿瘤

a. 概述：与年轻人相比老年人有较高的颅内肿瘤的发病率。约 50% 脑肿瘤的患者诉有头痛症状。

b. 临床表现：疼痛通常是广义的，但可能定位在肿瘤。典型的表现是严重的早晨头痛，伴恶心和呕吐，发生在约 17% 肿瘤患者。更多的症状与紧张性头痛或偏头痛类似。

c. 评估：如果怀疑肿瘤，应进行颅脑 MRI 检查并转专业科室治疗。

d. 治疗：神经外科，药物，或者姑息性治疗。

5. 颈源性头痛

a. 概述：颈源性头痛时颈部牵涉性疼痛。这种疼痛可以被大量影像学证实，与颈椎病变相一致。

b. 临床表现：症状由颈部运动引起，与头部位置有关。可能是枕颈部疼痛，颈部活动范围受限或颈部肌肉痉挛。

c. 评估：颈枕部神经根麻醉实验。

d. 治疗：非药物治疗包括颈部按摩，物理疗法等。肌肉松弛剂以及非甾体抗炎药也可以应用，但老年人慎用。治疗包括关节突射频神经切断术和枕大神经阻滞术。

6. 药物相关性头痛

药物性头痛也应该被考虑在头痛的原因之中。常见药物包括硝酸盐类、钙通道阻断剂、雌激素／孕激素、组胺阻断剂、茶碱和非甾体抗炎药（NSAID）。咖啡因类、镇痛药、麻醉类药物和 5- 羟色胺拮抗剂的过度使用以及突然停药均可导致头痛的发生。应该详细询问用药时间以及头痛相关的病史。

7. 其他医疗条件导致的头痛

老年人经常有多重疾病，并参与不同治疗，均可加重头痛症状，应予以鉴别。

Antonaci F, Ghirmai S, Bono G, Sandrini G, Nappi G. Cervicogenic headache: evaluation of the original diagnostic criteria. *Cephalalgia*. 2001;21(5):573-583.

Biondi DM, Saper JR. Geriatric headache: how to make the diagnosis and manage the pain. *Geriatrics*. 2000;55(12):40, 43-45, 48-50.

Bigal ME, Lipton RB. The differential diagnosis of chronic daily headaches: an algorithm-based approach. *J Headache Pain*. 2007;8(5):263-272.

Cantini F, Niccoli L, Nannini C, Bertoni M, Salvarani C. Diagnosis and treatment of giant cell arteritis. *Drugs Aging*. 2008;25(4): 281-297.

Fisher CM. Late life migraine accompaniments—further experience. *Stroke*. 1985;17(5):1033-1042.

Headache Classification Subcommittee of the International Headache Society. The International Classification of Headache Disorders: 2nd edition. *Cephalalgia*. 2004;24 Suppl 1:9-160.

Kunkel R. Headaches in older patients: special problems and concerns. *Cleve Clin J Med*. 2006;73(10):922-928.

Martins KM, Bordini CA, Bigal ME, Speciali JG. Migraine in the elderly: a comparison with migraine in young adults. *Headache*. 2006;46(2):312-316.

Neri I, Granella F, Nappi R, Manzoni GC, Facchinetti F, Genazzani AR. Characteristics of headache at menopause: a clinico-epidemiologic study. *Maturitas*. 1993;17(1):31-37.

Newman LC, Goadsby PJ. Unusual primary headache disorders. In: *Wolff's Headache and Other Head Pain*. New York, NY: Oxford University Press; 2001:310.

Rozen TD, David C, Donald JD, et al. Cranial neuralgias and atypical facial pain. In: *Wolff's Headache and Other Head Pain*. New York, NY: Oxford University Press; 2001:509.

Tanganelli P. Secondary headaches in the elderly. *Neurol Sci*. 2010;31(Suppl 1):S73-S76.

第61章
老年人视力障碍的管理

Meredith Whiteside, OD

▶ 老年人的一般原则

65岁以人群下很少发生视力损害，但80岁及以上的老年人发病率达24%。不足为奇的是，视觉障碍可影响人们的生活质量。它与孤僻、焦虑，抑郁和独立性的丧失有关。视觉障碍可影响身体的平衡导致频繁的跌倒，并已证实视觉障碍对身体活动会带来负面影响。

下面是视力程度严重下降的3个分级：

1. 正常视力：视力≥20/40
2. 视力障碍：视力≥20/40但≤20/200
3. 法定盲：较好眼视力＜20/200，或总视野＜20度

眼睛的正常老化改变

虽然达不到视力障碍的标准，但眼睛的老化会损害视觉。随着年龄的增长，晶状体的弹性降低，导致屈光度调节障碍。晶状体屈光度调节受损可导致老花眼，患者无法看清近物。由于瞳孔直径的逐渐缩小及晶状体吸光度的增加导致老年人的暗视力降低。随着年龄的增加视网膜光照度逐渐减少。一个60岁老人视网膜接收的光大约是20岁的三分之一。由于老化晶状体及角膜变混浊，老年人易出现由于散光导致的眩晕。最后由于视网膜神经调节的改变，导致光照突然改变的适应能力随着年龄增加逐渐降低。

▶ 临床表现

A. 症状与体征

从40岁起，老花眼患者需要佩戴老花镜。虽然远视力在这段时间内保持稳定，但70岁及以后屈光不正可导致远视力的降低。昏暗的灯光和眩光敏感度增加会增加夜间行车困难。老年妇女更易患干眼症。症状包括轻微异物感、烧灼感、视力变化，甚至因为轻度角膜刺激引起的流泪。表61-1建议老年人视力筛查。

B. 治疗及预后

尽管大多数可恢复正常，与年龄相关的变化对视力造成负面影响也可通过简单的办法来缓解。因为干眼症是慢性病变并与老年人用药有关，人工泪液可以缓解眼干的症状。流行病学研究发现，40%～60%的老年人由于错误配戴眼镜导致其视力＜20/40，然而这一问题可以通过定期眼科检查避免。最后，对于年龄相关的视力下降，可以通过提供间接照明等方法来予以帮助，可显著提高老年人视功能。

Congdon N, O'Colmain B, Klaver C, et al. Causes and prevalence of visual impairment among adults in the United States. *Arch Ophthalmol*. 2004;122(4):477-485.

Pascolini D, Mariotti SP. Global estimates of visual impairment: 2010. *Br J Ophthalmol*. 2012;96(5):614-618.

Rosenbloom AA, Morgan MM. *Rosenbloom & Morgan's Vision and Aging*. St. Louis, MO: Butterworth-Heinemann; 2007.

表 61-1 老年人视力筛查试验表

步骤	方法	结果异常的原因
视力	在明亮环境下用习惯的眼镜分别测试左眼（OD）、右眼（OS）的视力	白内障，未矫正的屈光不正，视网膜或视神经疾病，其他神经系统疾病
对侧视野	分别测量左眼和右眼视野 嘱患者注视检查者的眼睛，检查者分别在4个象限中伸出手指并由患者指出	单眼视野缺损：视网膜、视神经疾病 双眼视野缺损：视交叉、视皮质或双眼性疾病
瞳孔	应用手电筒检查直接和间接对光反射	反应不对称：视神经或自主神经系统紊乱
眼球运动	患者眯眼分别进行左、右眼斜视测试，患者头部固定，眼睛向上、下、左、右四个方向转动	偏差或运动受限：双眼视力障碍，神经麻痹，创伤或既往有眼外科手术
外观	观察眼睑，睫毛，结膜，角膜 用直接检眼镜通过钴蓝荧光素染色的方法检查	渗出、结痂或结膜充血：感染或过敏 角膜显著染色：磨损或异物
眼底镜	调暗室内照明 观察瞳孔红光反射 检查视乳头、黄斑和血管	暗红色反光往往由白内障引起 视杯扩大：青光眼可能 视乳头苍白：晚期青光眼或视神经萎缩 出血：糖尿病或高血压性视网膜病变 白色斑点：糖尿病或高血压导致的黄斑变性或渗出

▼ 眼睛的病理老化改变

导致老年人视力障碍的主要原因有：白内障，年龄相关性黄斑变性，糖尿病视网膜病变，青光眼等。

白内障

▶ 老年人的一般原则

白内障是晶状体变混浊，在美国和全球范围内都是导致视觉障碍的主要原因。白内障是逐步进展的，最终可能需要手术摘除。在美国超过 80 岁的老年人有一半的人进行过白内障手术。白内障的风险因素包括：高龄、糖尿、长期暴露于紫外线、吸烟、当前或先前有长期使用糖皮质激素史、眼科手术、眼外伤史等。

▶ 预防

戴遮阳帽或太阳镜以减少紫外线辐射，鼓励戒烟和控制血糖可能延缓白内障的发病和进展。

目前，没有证据表明药物或营养补充剂能够预防、延缓或者治疗白内障。

▶ 临床表现

白内障的典型症状包括渐进性的视力模糊和对光的敏感性增加（特别是在傍晚或晚上驾车时）。常见迹象是对细微色差的不敏感，比如：衣服因为食物沾染上颜色。如果在查体时发现瞳孔呈浑浊性白色则表明白内障进展到了中、重度期。在散瞳的情况下，用直接检眼镜或裂隙灯观察红光反射可能会出现局灶性或弥漫性的暗区。

▶ 鉴别诊断

典型的白内障患者通常没有眼部疼痛史，眼睛外观正常，伴有渐进的视力减退。需鉴别的疾病包括未矫正的屈光不正，黄斑或视神经疾病，糖尿病性视神经病变等。如果出现视力迅速下降的情况，应考虑玻璃体、视网膜出血，或其他眼底血管疾病。如果伴有眼痛或结膜充血，应该与葡萄膜炎或闭角型青光眼相鉴别。

▶ 并发症

白内障的并发症比较少见，包括青光眼和葡萄膜炎。青光眼是由于晶状体将虹膜向前推入前房角，阻碍房水引流引起。晶状体诱导性葡萄膜炎是由于晶状体囊的免疫介质流出导致眼内炎症，如若阻断防水流出也可诱发青光眼。针对以上两种并发症，切除晶状体是有效治疗方法。

▶ 管理和治疗

白内障通常进展缓慢，在早期如果进行屈光矫正视力可得到明显提升。应对环境的改变，如果避免眩光（例如：夜间驾驶时）可以应用偏光镜和提高周围环境亮度。白内障的唯一有效治疗方法是手术治疗。手术指征通常为视力约 20/40 或日常生活能力严重受限时。手术应考虑到其他疾病如黄斑变性或糖尿病性视网膜病变，因为这可能会影响术后的视力。

A. 术前和术后护理

大多数的老年人能够耐受白内障手术。患者病情稳定并且能够仰卧 30 分钟。术后通常需要抗生素和消炎眼药水以及后续的随访。如果患者存在并发症如：慢性阻塞性肺部疾病、高血压、冠心病或糖尿病，术前则应该进行相应的手术风险评估。白内障术前应该进行常规临床化验以及体格检查，但并不能改善预后。

白内障手术通常是一个门诊手术。患者需具有健康角膜，手术切口通过角膜几乎没有出血，通常只需要局部麻醉。正因为如此，术前不需要停止抗凝或抗血小板治疗。

B. 并发症

白内障手术的严重并发症是罕见的（<1.5%）。如果出现术后疼痛或视力下降的症状表明可能存在眼内感染（眼内炎），若出现飞蚊症或闪光感，则预示视网膜脱离的可能。这两种情况都需要紧急眼科会诊。虽然很少影响视力，比如两种常见并发症：黄斑囊样水肿和后囊混浊也应该及时就

诊咨询，因为也可能会降低视敏度。黄斑囊样水肿的发病率 <3%，多在术后数周发生，需要抗生素治疗。后囊膜混浊（有时称继发性白内障）多在晶状体切除手术后几个月到几年内发生，发生率在 18%～50%。如果影响视力则需进行激光射频消融。

▶ 预后

年龄相关性白内障通常随时间缓慢进展。通过定期评估验光师或眼科医生可以监控白内障的进展，权衡手术利弊，保证患者基本日常生活需求。

Owsley C, McGwin G Jr, Scilley K, et al. Impact of cataract surgery on health-related quality of life in nursing home residents. *Br J Ophthalmol.* 2007;91(10):1359-1363.

West S. Epidemiology of cataract: accomplishments over 25 years and future directions. *Ophthalmic Epidemiol.* 2007;14(4):173-178.

年龄相关性黄斑变性

▶ 老年人的一般原则

年龄相关性黄斑变性（AMD）是一种逐渐破坏黄斑，并损害中心视力的疾病。它约占所有法定盲病人的 54%，并且是 65 岁以上老年人不可逆性视力丧失的首要原因。虽然 AMD 的病因不明，很可能是遗传性疾病与环境因素造成。风险因素包括高龄、白色人种、AMD 家族史、吸烟。主要有两种形式：无新生血管性（干性）和新生血管性（湿性）。约 90% 的患者是干性 AMD，导致视力逐渐丧失。尽管湿性 AMD 不常见，但是由于新生血管的快速生长可导致视力的急剧下降。大多数法定盲的患者发生在老年患者。

▶ 预防

虽然对于干性或湿性 AMD 目前没有有效治疗方法。研究表明多吃新鲜绿色蔬菜以及鱼类等可降低 AMD 的风险。吸烟对 AMD 的风险加倍。对于已经确诊为中、重度干性 AMD 的患者，服用

高剂量的抗氧化剂和锌可以减缓 AMD 的进程并有效降低视力丧失的风险。因为严重的视力丧失通常与 AMD 湿性有关，目前最好的预防措施是对新生血管的早期诊断及治疗。

▶ 临床表现

AMD 的早期阶段往往没有明显症状。随着干性 AMD 的进展患者逐渐出现中心视力的下降，增加了阅读、面部识别，辨别路牌等的难度。相比之下，湿性 AMD 往往表现为迅速丧失的中心视力、视物变形（即图像出现扭曲）或中心暗点。即使干性或湿性 AMD 进展患者仍能保持自主活动的灵活性。在干性 AMD，玻璃膜疣是视网膜黄斑区代谢废物堆积的结果。其他症状包括色素变化或黄斑部脉络膜萎缩。湿性 AMD，由于异常新生血管和出血，导致黄斑水肿，视网膜功能受损和并出现瘢痕。

▶ 鉴别诊断

其他引起黄斑病变并导致视力下降的疾病包括糖尿病、高血压等，可以造成视网膜的出血和渗出，但病变并不一定都发生于黄斑。

▶ 并发症、治疗和预后

中心视力丧失是 AMD 的主要并发症。湿性 AMD 进展快且视力急剧下降，需要眼科急症治疗。湿性 AMD 可以应用视网膜血管荧光血管造影进行评估，并应用激光凝固异常新生血管。激光治疗可控制出血渗出及破坏新生血管但也会破坏深层视网膜。抗血管内皮生长因子（抗 VEGF）药物如：安维汀可抑制新生血管的进展，显著改善湿性 AMD。这些药物经玻璃体内注射可单独使用也可与激光治疗结合使用。随着 AMD 的及时识别以及专业转诊，许多病人接受抗 VEGF 注射，预后及视力得到明显改善。单侧发现新生血管的病人 6 年内进展到对侧眼的风险率接近30%，因此定期随访及检查是必要的。

干性 AMD 视力减退往往进展缓慢，轻度患者可无需治疗。对于中度至重度干性 AMD，建议补充维生素以减缓病情进展。根据一个历时 10 年的临床试验，年龄相关性眼病研究（AREDS）推荐抗氧化剂和锌的补充，能有效延缓 AMD 的进展，并有效降低远期视力丧失的风险。但并不能治愈及恢复 AMD 造成的视力丧失，只能延缓病程进展并暂时稳定视力。

Chew EY, Lindblad AS, Clemons T; Age-Related Eye Disease Study Research Group. Summary results and recommendations from the age-related eye disease study. *Arch Ophthalmol.* 2009;127(12):1678-1679.

糖尿病视网膜病变

▶ 老年人的一般原则

糖尿病性视网膜病变的特征是进行性视网膜微血管异常改变。视网膜病变早期为非增殖期。微血管的改变导致视网膜无灌注区域和血管通透性增加，导致微动脉瘤的形成。如果病情进展，发展到增殖性视网膜病变期，可伴广泛性视网膜血管破裂出血。总体而言约 40% 的糖尿病患者伴有糖尿病性视网膜病变。糖尿病的时间越长，糖尿病性视网膜病变的可能性也越大。

▶ 预防

血糖与血压的控制与糖尿病性视网膜病变的病程进展密切相关。虽然糖尿病性视网膜病变并不能完全避免，但研究表明约有 90% 的严重视力丧失是可以预防和避免的。因此，美国眼科与糖尿病协会建议所有糖尿病患者均应该每年散瞳进行眼底检查。在单纯视网膜病变无黄斑水肿的早期阶段，强调血糖控制与管理的重要性。如果视网膜病变继续进展则建议进行激光或药物治疗。

▶ 临床表现

糖尿病视网膜病变早期可无明显症状。如果有黄斑水肿则可能会出现视力模糊，但如果对侧眼未受影响视力改变往往不明显，容易被患者所忽略。增殖性视网膜病变期，新生血管可广泛出血，造成视力模糊及视觉盲点。增殖期接受激光凝固治疗的患者可出现视野的整体性收缩。

糖尿病性视网膜病变最好通过散瞳眼底镜检查进行评估，包括出血，渗出物或新血管形成。

对于眼科卫生保健不足的地方可以通过远程眼底照相的方法进行糖尿病视网膜病变的筛查，并提供优先转诊服务。专业的糖尿病眼底检查包括：视网膜黄斑水肿的检查，评估出血量和位置，以及新生血管的评估，有助于区分单纯性还是增殖性视网膜改变及严重程度。

▶ 鉴别诊断

高血压性视网膜病变、静脉闭塞、缺血性疾病、炎症或感染性疾病或其他疾病都可引起视网膜出血，需与糖尿病性视网膜改变相鉴别。

▶ 并发症

糖尿病性视网膜病变视力丧失的主要原因是黄斑水肿和增殖性视网膜改变，以及一定程度的视网膜黄斑区毛细血管无灌注。视网膜黄斑水肿与渗出在增殖期与非增殖期均可发生。

▶ 治疗

非增殖期糖尿病性视网膜病变（无黄斑水肿）的管理通常由验光师及眼科医师进行并进行相应的眼底检查。如果存在黄斑水肿及增殖性病变的可能（或严重非增殖性病变），应及时进行专业眼科转诊。临床研究显示对于黄斑水肿的及时治疗可有效降低视力丧失的风险。增殖性视网膜病变期，新生血管可进入玻璃体并发生纤维增生，引起玻璃体视网膜牵拉及液化。对于黄斑水肿及增殖性视网膜病变的治疗包括：抗VEGF剂的玻璃体内注射和激光治疗。

▶ 预后

目前的治疗对于糖尿病眼病的视力恢复是无效的，主要目的是防止视力的进一步丧失。研究表明激光治疗能够使中度视力丧失的风险降低50%～70%，而全激光光凝术可降低增殖性或严重

非增殖性糖尿病视网膜病变视力丧失风险的50%。

Antonetti DA, Klein R, Gardner TW. Diabetic retinopathy. *N Engl J Med.* 2012;366(13):1227-1239.

Mohamed Q, Gillies MC, Wong TY. Management of diabetic retinopathy: a systematic review. *JAMA.* 2007;298(8):902-916.

青光眼

▶ 老年人的一般原则

青光眼是一种渐进性慢性视神经病变。眼压（IOP）以及其他一些不确定的因素造成视神经萎缩，病情进展会导致视野缺损。青光眼主要分为两种类型：开角型青光眼，房角是开放的；闭角型青光眼，房角是关闭的。青光眼最常见的类型是原发性开角型青光眼（POAG）。青光眼引起的视野损失通常是周边性视野，但随着病情进展，中心视力也会丧失。

青光眼是全球失明的第二大原因，其中约有50%的患者没有症状。在美国，青光眼是非裔美国人的主要致盲眼病。非裔美国人群中青光眼的患病率是非西班牙裔的3倍。除了种族，年龄是青光眼的为危险因素。在73～74岁的非裔美国人群中，青光眼的患病率为5.7%，而在75岁以上的人群中，患病率增长值23.2%。尽管在患病率很低的白人中，患病率也由3.4%（73～74岁）增长至9.4%（75岁及以上）。

▶ 临床表现

预防青光眼视力丧失依赖于早期诊断和治疗。不幸的是，因为青光眼常无症状，大多数病人未能注意到视觉的变化，直到疾病晚期。正因为如此，对老年人高危人群建议每年做眼部检查建议（表61-2）。对另一些人来说，建议每一年检查一只眼。青光眼临床检查包括测量眼压（张力测定法），视神经盘评估、视野评估和前房角镜检查来评估人工排水系统是否"打开"或"关闭"。在前房角镜检查，专业镜头放在病人的角膜，让检查者

表61-2 验光师或眼科医生进行青光眼筛查的适应证

患青光眼的高风险病人	非洲血统，特别是年龄超过40岁 年龄超过60岁，尤其是墨西哥裔美国人 有青光眼家族史 长期使用皮质类固醇的 眼外伤史
青光眼可能的表现	视神经杯盘比>0.5 视杯不对称，特别是两眼间视乳头不对称 眼压升高

可看到虹膜角膜角在角膜和虹膜眼房水通道。眼压通常范围从10～21毫米汞柱，眼压在这个范围之外并不是青光眼的特异性指征，它仅仅是疾病发生和（或）发展的危险因素。

视乳头检查是评估青光眼的重要方式之一。青光眼性的萎缩引起视神经杯的加深，尽管大多数青光眼是双侧的，但是两只眼的变现不尽相同。因此，发现两只眼睛视杯不对称可以发现青光眼。在青光眼早期，视乳头的改变早于视野的丢失。因此，利用标准视野进行定期的视野评估对诊断、分级及控制疾病的进展非常重要。

▶ 鉴别诊断

青光眼的鉴别诊断包括各种影响视神经的疾病。在闭角型青光眼，眼内的房水排出系统的减少引起的高眼压并导致性视神经萎缩。如果眼压迅速升高，患者可能会抱怨疼痛。眼压逐渐升高可无症状。在正常眼压性青光眼，青光眼性视神经萎缩并不伴有眼压升高。其他引起神神经萎缩的原因包括视网膜血管疾病，缺血性疾病，或视交叉肿瘤视神经萎缩。这些疾病引起青光眼萎缩，通常不会引起视乳头改变及视神经苍白。

▶ 治疗和并发症

青光眼视力丧失通常从外围开始，向内延伸，最终摧毁中心视力，直到完全失明。POAG的治疗包括降低眼压，通过减缓视神经萎缩防止视野进一步损失。降眼压可能包括局部或口服药物、激光手术如小梁网成形术、切口手术如小梁切除术包含或不包含虹膜切除术。首要治疗方式是局部药物，原理是通过减少房水产生或增加房水流出水来降低眼压。有效性的降低眼压，简单的一次剂量和一些系统性副作用，前列腺素类似物是治疗青光眼的一线药物。所有药物用于治疗青光眼的可能局限性和系统性影响，并且应该包含在老年患者的慢性药物清单（表61-3）。虽然药物治疗是一线治疗的首先，但是手术也是一种选择。如果两种或以上传统治疗不能有效的控制眼压，或者如果传统的药物治疗也不能有效地控制眼压，可以考虑手术治疗。

Deva NC, Insull E, Gamble G, Danesh-Meyer HV. Risk factors for first presentation of glaucoma with significant visual field loss. *Clin Experiment Ophthalmol.* 2008;36(3):217-221.

Leske MC, Heijl A, Hyman L, Bengtsson B, et al. Predictors of long-term progression in the early manifest glaucoma trial. *Ophthalmology.* 2007;114(11):1965-1972.

Quigley HA. Glaucoma. *Lancet.* 2011;377(9774):1367-1377.

▶ 预后

如果不进行治疗，青光眼导致逐渐丧失视力，最终将导致完全失明。粗放型青光眼诊断明确之前的患者会导致视神经萎缩的和能够实现良好的IOP的控制的患者视力有很好的预后。

视障老年人

检查老年患者有或无视觉障碍，有两个简单的方法可以最大限度地发挥他们的愿景：提高对比度，提供充足的照明。对比灵敏度是指从它的背景区别物体的能力。老年人对低对比度的物体不敏感，尤其是视力障碍的老年人更加困难。通过检测高对比度，黑色到白色的眼图测试，患者表现出足够的敏锐度，但阅读在白色背景上的浅灰色字母时，其对比度较低的图表时，其性能明显下降。后一种测试更近似于老年人面对的日常情况 - 试图走下路边人行道边缘时。为这些病人提供足够的照明是指用光源照亮，发亮的物体但不直接照射到眼睛或产生过量的反射。这通常涉

表 61-3 治疗青光眼常用药物

药物名称	通用名称	浓度/计量[a]	副作用	禁忌证
β-受体阻断剂				
贝他根	盐酸左布诺洛尔	0.25% BID[b] 0.5%/QD[b]-BID	支气管痉挛 心动过缓	慢性阻塞性肺疾病 支气管哮喘
Betimol	噻吗洛尔半水合物	0.25%/QD-BID 0.5%/QD-BID	心肌梗死 充血性心衰恶化	心动过缓 低血压
倍他洛尔	盐酸倍他洛尔	0.25% BID	抑郁	充血性心衰
噻吗洛尔	马来酸噻吗洛尔	0.5% QAM	阳痿	一度以上房室传导阻滞
噻吗洛尔	马来酸噻吗洛尔	0.25% QD-BID 0.5% QD-BID	死亡	糖尿病[c] 重症肌无力[c]
噻吗洛尔凝胶	马来酸噻吗洛尔	0.25% QD 0.5% QD		
前列腺素衍生物				
卢美根	比马前列素	0.01% QPM	睫毛增长	既往黄斑水肿史
苏为坦	曲伏前列素	0.004% QPM	眼周色素沉着	● 疱疹性角膜炎
适利达	拉坦前列素	0.005% QPM	结膜充血	● 葡萄膜炎
前列腺素类似物	他氟前列素	0.0015% QPM	虹膜颜色改变 黄斑囊样水肿 葡萄膜炎 可能激活疱疹病毒	● 黄斑囊样水肿
α肾上腺素受体激动剂				
阿法根	溴莫尼定 酒石酸盐	0.1%, 0.15%, 0.2% TID	嗜睡 口干 过敏反应 头痛	单胺氧化酶抑制药治疗
碳酸酐酶抑制剂				
派立明布林佐胺滴眼液	布林佐胺	1% TID	味觉改变	角膜内皮损伤
多佐胺滴眼液	多左胺磷酸盐	2% TID	角膜水肿	磺胺类药过敏
拟副交感神经药/缩瞳剂				
毛果芸香碱	匹鲁卡品磷酸盐	1%, 2%, 4%, 6% TID-QID	眼痛 头痛 缩瞳导致视物模糊 白内障	新生血管 葡萄膜炎 恶性青光眼 支气管哮喘 视网膜玻璃史
联合用药				
溴莫尼噻吗洛尔滴眼液	溴莫尼定 & 噻吗洛尔	0.2% & 0.5% Q12H	根据具体药物不同	根据具体药物不同
可速普特	多佐胺 & 噻吗洛尔	2% & 0.5% Q12H		
Simbrinza（混悬剂）	溴莫尼定 & 布林佐胺	1% & 0.2% TID		

[a] 1滴，除非另做说明

[b] 1或2滴

[c] 一些人认为β-受体抑制剂不应该应用于糖尿病患者，因为可能会掩盖低血糖的症状，并可能会加重重症肌无力

及使用一种间接的,高功率的光源。

除了接受医学的眼部护理,视力障碍的患者往往得益于就诊于视力降低专业的专家。这些眼科医生专门通过定制化的光学器件发挥患者残余视力的最大功能,如:强老花镜,望远镜,放大镜和放大的电子装置和可以阅读材料上视频屏幕。他们的努力通常包括与康复专家协作,除了直接治疗视障患者,可以推荐使用非光学辅助工具,如:大型印刷书籍和报纸,免费的图书馆服务的访问磁带上的书籍,以及特殊电话,时钟,或配备大,高对比度的数字拨号(如:烤箱或炉灶)。

全身性药物和青光眼

使用皮质类固醇,如:可的松和泼尼松龙可以增加眼压,尽管大多数服用皮质类固醇的患者这样做没有伴随眼压升高。增加眼压的风险因素包括青光眼的个人或家族史,疑似青光眼的目前状态,皮质类固醇治疗的给药途径和持续时间。局部或玻璃体内应用皮质类固醇带来的风险最高。风险相对较小的是静脉注射,肠道外给药和吸入途径。使用皮质类固醇的时间 <2 周,一般不需要特殊监测眼压。然而,任何长期服用皮质类固醇的患者都有发生青光眼的风险,应至少每年进行眼压检测评估。

大多数药物是青光眼禁忌证或其使用取决于青光眼的类型,即前房角排水系统的开闭情况。当病人应用药物时,排水系统可以进一步缩小,直到闭合,引起眼压上升。可引起前房角关闭的药物有肌肉松弛药,抗组胺剂,抗帕金森病药,抗精神病药,三环类抗抑郁药,单胺氧化酶抑制剂和局部散瞳剂。这些药物对大多数青光眼患者禁用,即原发性开角型青光眼。闭角型青光眼通常需要手术治疗,请眼科专家会诊后可能才可安全使用上述药物。

需要紧急转诊给眼科专家的视觉症状

红色袖带表示需要紧急转诊,包括视力显著的变化和中度或更糟的眼痛。视力变化可能包括突然发作的视力下降(即使校正),扭曲的视力

(在视物变形的直线出现弯曲或不规则)报告,或者暗点的突然出现或视野缺损。

眼部既往病史的仔细询问是非常重要的。在既往史中,应询问患者除其他原因影响它的眼睛外,持续时间和发病症状,如:疼痛,视力减退,畏光,或分泌物。如果主要症状是疼痛,则询问有关他最近的眼科手术史,外伤,化学损伤,光恐惧症,或最近使用的隐形眼镜。如果有视力的降低,询问有关损失的位置。中心视力的降低表明黄斑受累,可能是黄斑变性,糖尿病性视网膜病变,闭塞性疾病,或视神经病变等原因导致。

如果视力减退是外围的,确定其是否为单眼或双眼。如果是单眼,怀疑是视网膜或视神经病变。如果视觉双边丧失,考虑神经系统原因,较少可能伴随双侧性眼病(表 61-4)。

表 61-4　出现以下视觉表现需要转诊

表现	可能的病因	需要转诊
中枢视觉下降 显著下降 起病急骤 单眼(通常)	年龄相关的湿性黄斑变性 糖尿病血管闭塞引起的黄斑水肿或出血 缺血性视神经病变 　动脉炎性=患者有颞动脉炎 　非动脉炎性=患者往往有糖尿病或高血压	ASAP[a]
中枢视觉下降 轻度下降 起病缓慢 双侧(通常)	年龄相关的干性黄斑变性 白内障 糖尿病性视网膜病变 屈光度变化	不需要立刻转诊
眼痛 单眼 中到重度 畏光(可能)	感染(如疱疹性角膜炎) 角膜擦伤 葡萄膜炎 眼内炎(通常也降低视觉) 化学或机械性创伤 闭角型青光眼	ASAP[a]
外周视觉下降 单眼	视网膜脱离 青光眼(通常是双侧,但不对称)	ASAP[a] or 紧急
外周视觉下降 双眼	病变在中央视觉通路(从视交叉皮质)	紧急转诊

[a] ASAP,电话咨询或通过眼科专家指导评价病人

相关网站

Lighthouse (provides more information on visual rehabilitation services, education, research, prevention, and advocacy). http://www.lighthouse.org

第62章
老年人听力障碍的管理

62

Dane J. Genther, MD
Frank R. Lin, MD, PhD

▶ 老年人的一般原则

听力损伤在老年人中是相当常见的，通常被忽视而成为老年人群中潜在的致病因子。在美国，据推测 26 700 万 50 岁及以上的老年人都遭受双侧听力损伤，损伤程度为 25 分贝或更高，总计 80 岁及以上的老年人中 79% 可能丧失听力。我们都以为这些个体都应该能享受现代科技充分的治疗，然而，研究证明这个人群极大部分都治疗不足。例如：在美国，50 岁及以上的有听力问题的老人中只有 14.2% 的人使用助听器，尽管英国和威尔士可报销所有助听器花费，但老年人使用助听器的这个比例却很相似（仍然很低）。

听力丧失影响个体有效交流的能力，但它却被患者及卫生保健系统视为人体老化的常见组成部分，然而，现在的证据支持则走向其对立面。现在的研究显示听力丧失与痴呆事件、认知的快速下降、降低的神经认知功能、退化的加快及步态紊乱均无关。如此影响重大的负面结果肯定会提高处理和治疗患者听力丧失方面的指导者的警惕。

▶ 干预

在老人中与年龄相关的听力丧失反映了多重因素渐渐损伤耳蜗的结果。尽管这些因素中的许多不能被干预改正（例如：耳蜗的内在老化、性别、基因易感性），还有若干因素可以被控制（例如：噪音暴露、有毒药物使用），下面会讨论。

▶ 临床发现

A. 症状和体征

1. 与患者会谈 患者通常意识不到他们听力受损，特别是当疾病经过多年逐渐进展。去问患者是否他们在群体中或嘈杂会议中发现听别人说话有困难或者是否他们经常要求别人重复所说的是十分有用的。这个被会见的患者可能会强调除了嘟嘟自语或轻声细语，他可以听到别人说话。这些问题的答案可以为我们提供有关听力丧失状况的线索。如果患者意识到听力丧失，这个进展的特点和交流的时间可以给我们极大的有关病因信息。询问有无耳鸣、耳痛、耳漏、头晕、其他神经损伤和颅脑病变是极其重要的。持续或延长的噪音暴露史、耳部肿瘤、脑肿瘤、耳外伤或耳感染（甚至儿童或少年时期）病史都是每一场谈话的必须组成部分。

2. 家庭成员/朋友会面 通常对一场与探究听力受损相关的访谈来说，有动力或有洞察力的人是患者的家庭成员或朋友。他们通常是注意到患者要求别人重复所言或错误理解别人言论甚至整场谈话的第一批人。他们也会注意到他们不得不大声说话才能和患者交流。当他们和患者不在同一个房间，患者可能听不到他们说话；或者患者会把收音机或电视节目的音量调到对他人响声很大的频率。对在患者身上花时间的观察者来说去监测更多微小的听力损伤是极为重要的。

3. 物理监测结果　卫生保健机构用耳镜去探视耳朵是很重要的。外耳道和鼓膜应该被充分看到。耳屎在外耳道堆积，当它封闭外耳道时可以引起听力丧失。外耳道也可以被诸如赘生物、粒状物、囊肿、息肉甚至异体物质等其他物质所封闭。鼓膜是半透明浅灰色的。任何鼓膜穿孔、鼓膜或中耳漏液、鼓膜后有物质（在中耳道）、中耳积液、或者鼓膜明显变薄都是不正常的并会引起听力丧失。音叉试验应该做，最好是512Hz的音叉，用2个器械。韦伯试验是把音叉放在中线的骨突上，大部分人是在前额，去分辨哪侧的声音。正常的结果是双侧耳朵都能听见。RINNE试验是比较双侧耳朵的骨传导和气传导。首先，把音叉放在耳后乳突的骨突起处，（骨传导）然后，比较传递到对侧耳朵的声音（空气传播）。RINNR试验证明了空气传递比骨传导声音更大。表62-1论证了怎样解释音叉试验的结果。

4. 筛选试验　筛选可采取直接询问患者的形式，如上所述。手持式筛查工具如：伟伦内窥镜，针对听力障碍的老年人设计的调查问卷（表62-1），进行详细的病史询问。美国听力筛查预防小组将筛查年龄为50的人群作为参考。听力障碍的筛查在初级医疗保健机构即该进行。

5. 转诊至耳鼻喉科　所有听力损失的患者均应该转诊至耳鼻喉等专业科室，接受正规的听力测试及听力训练。也可以转诊至听力专家或者助听专家处。医护人员的培训各州不同，有的州只有高中学历。当存在以下问题时，建议耳鼻喉科转诊（表62-2）。

▶ 鉴别诊断

听力损失的各种原因，给出了经典的演示，但不是所有的相关症状都能找到相关原因。感觉神经性听力损失（SNHL）占老年人听力损失的92%，其余包括传导性听力损失以及混合性听力损失。在绝大多数的情况下，老年人听力损失是多方面的，许多病因可同时导致听力损失。任何类型的听力损失都可出现主观性耳聋，与颞叶听觉皮层有关。

A. 感音性听力损失（内耳性疾病）

1. 老年性耳聋　典型的老年性耳聋（年龄相关性听力损失）显示一个向下倾斜的感音神经性聋，在更高的音频（8kHz）的影响比低音频（250Hz）更严重（图62-1）。因为病情通常是逐年进展的，患者往往注意不到自己的听力损失。最先发现并促使其进行评估与治疗的往往是患者家属及朋友。一些患者的听力损失可能是遗传因素造成。

表62-1　音叉测试结果的意义

韦伯试验结果	林纳试验结果	意义
响度无偏向	双侧空气传导大于骨传导	无听力受损或双侧同等感音性听力受损
响度无偏向	双侧骨传导大于空气传导	双侧同等传导性听力受损
响度偏向一侧	双侧空气传导大于骨传导	对侧感音性听力受损
响度偏向一侧	偏向侧骨传导大于空气传导	同侧传导性听力受损
响度偏向一侧	双侧骨传导大于空气传导	双侧传导性听力受损（同侧大于对侧）

表62-2　需转诊耳鼻喉科的情况

不能除去的耳垢栓塞

外耳道包块

严重耳漏

持续耳痛

持续鼓膜穿孔

持续中耳积液

中耳包块

外耳道或中耳的严重感染

相关的眩晕或失衡

相关的颅神经病变

不对称听力下降

波动的听力下降

听力图不能解释的听力损失

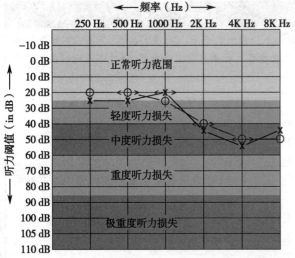

图 62-1 老年性耳聋的听力频谱。老年性耳聋（与年龄相关的听力损失）表现为中度 SNHL 的声像图。注意，高频比低频受影响更大

2. 噪音伤害 噪声性听力损失可能是由于长期暴露于高噪音环境的原因。

这种听力损失将是永久性的，在几个月到几年时间内逐渐发生的，或短暂暴露于强烈的噪音中。在这种情况下，听力受损可能是突然的，也可能是暂时或永久性的。这些患者通常听力图表现为在 3~6kHz 的下降，单侧或双侧受损取决于受损的性质。噪音性听力受损是可以预防和避免的，可以使用耳塞和其他听力保护设备。

3. 感染 不同的感染可导致听力受损。病毒、细菌或真菌性迷路炎可引起听力损失，通常表现为单侧耳鸣和眩晕。脑膜炎，尤其是细菌性耳膜炎，通过直接损伤耳蜗可引起部分或完全性的听力损失，梅毒和莱姆病可造成突发性 SNHL。

带状疱疹，被称为 Hunter 综合征，由于在膝状体神经节中重新激活了带状疱疹病毒，自外耳部和周围开始，伴随有疼痛的囊疱，接着是部分或全部的突发单侧听力丧失。可能是暂时的或永久性的，伴随耳鸣，眼球震颤，丧失平衡或眩晕，暂时的或永久的面瘫。诊断可以通过从水疱液中分离病毒明确。

4. 自身免疫性内耳病 一些自身免疫性疾病造成听力损失是典型循序渐进和双边性的，包括但不限于系统性红斑狼疮、结节性多动脉炎、炎症性肠病、克罗恩病、溃疡性结肠炎和肉芽肿性血管炎。也有一些遇到听力损失和（或）头晕的可知疾病的进程之外的患者应用免疫抑制治疗。这种类型的听力损失被认为是通过宿主免疫系统的抗体 - 介导的直接损害耳蜗和前庭器官引起的。

5. 全身性血管疾病 多发性全身性疾病会导致听力损失，主要是通过它们对耳蜗的脉管系统的作用结果。供应到耳蜗的血液是由颅内循环的末端分支，是由于血管损伤和随后的缺血甚至梗死。糖尿病、小血管炎、微血栓或栓塞事件可能导致突发性或渐进性听力损失。此外，听力丧

表 62-3 一般耳毒性药物

氨基糖苷类
庆大霉素
阿米卡星
新霉素
链霉素
万古霉素
红霉素
抗疟疾药
氯喹
奎宁
铂类化疗药
顺铂
卡铂
袢利尿剂
呋塞米
托拉塞米
非甾体类抗炎药
阿司匹林
酮咯酸

框62-1　老年人听力障碍筛查量表

说明：该量表目的是辨别你的听力障碍可能导致的后果，每一个问题的答案为：会，有时候会，不会。不要因为听力障碍而遗漏任何一个问题，因为回答所有问题对你来说非常重要。如果您使用助听器，请在不用助听器的状态下回答问题。

ES

(E1) 听力问题是否会让你在新朋友面前尴尬？

4＿＿＿　会

2＿＿＿　有时候会

0＿＿＿　不会

(E2) 听力问题是否会让你与家人有交流障碍？

4＿＿＿　会

2＿＿＿　有时候会

0＿＿＿　不会

(S3) 你是否能够听到别人小声说话？

4＿＿＿　会

2＿＿＿　有时候会

0＿＿＿　不会

(E4) 你觉得听力问题是残疾吗？

4＿＿＿　是

2＿＿＿　有时候会

0＿＿＿　不会

(S5) 你认为听力问题会对拜访朋友、亲戚、邻居带来困难吗？

4＿＿＿　会

2＿＿＿　有时候会

0＿＿＿　不会

(S6) 听力问题会导致你参加宗教活动的次数变少吗？

4＿＿＿　会

2＿＿＿　有时候会

0＿＿＿　不会

(E7) 听力问题会让你与家人争吵吗？

4＿＿＿　会

2＿＿＿　有时候会

0＿＿＿　不会

(S8) 听力问题对你看电视或听广播有影响吗？

4＿＿＿　是

2＿＿＿　有时候会

0＿＿＿　不会

(E9) 你觉得听力有没有对你的个人或社会生活带来限制或影响？

4＿＿＿　是

2＿＿＿　有时候会

0＿＿＿　不会

(S10) 听力问题是否会在与亲戚或家人就餐时带来困难？

4＿＿＿　会

2＿＿＿　有时候会

0＿＿＿　不会

＿＿＿＿　情感量表总分

＿＿＿＿　社会量表总分

＿＿＿＿　总分

请回答所有问题，如果您使用助听器，请在不用助听器的状态下回答问题。

是，4分；有时候，2分，不是，0分。得分范围：0～8，没有听力障碍；9～24，轻-中度听力障碍；25～40，重度听力障碍。

摘自 Ventry I, Weinstein B. The hearing handicap inventory for the elderly: a new tool. Ear Hear. 1982; 3(3): 128-134.

失，眩晕和（或）眼球震颤可以是一些中枢缺血性或出血性中风的症状呈现。

6. 耳毒性药物　一名可能正在经历耳毒性作用的患者其迹象和症状包括新发耳鸣、眩晕或丧失平衡、听力困难。如果这些症状还在发展，应该对患者进行评估。如果可能的话，应立即停止用药。表62-3列出了一些最常见的耳毒性药物。

7. 听神经瘤（前庭神经鞘瘤）　这些第八对脑神经的小肿瘤通常表现为单侧的、缓慢进展的、高频率的 SNHL，但可能在突发 SNHL 患者中的出现率高达 25%。常见的症状包括 70% 的患者耳鸣之外，50% 的患者丧失平衡或眩晕，50% 的患者有第五对脑神经（通常是亚临床）和（或）面神经无力或 2% 患者的不对称。以钆来进行的 MRI 成像作为可选的诊断方式还在研究中。

8. 梅尼埃综合征 也被称作内淋巴积水。这种情况的特征是间歇性的眩晕，通常会使人变得虚弱，持续 20 分钟到 24 小时，但通常是 1～2 小时。疾病常与波动性低频率听力损失，耳闷，耳鸣相关联。这些症状几乎都是单侧开始的，但随着时间的推移，可能会有多达 50% 的患者会波及对侧耳朵。自然病程是一个反复和累积的过程并随着时间的推移而爆发出来。经常的发作会导致永久的 SNHL。

9. 创伤 由跌倒，机动工具事故，攻击，或其他钝性创伤引起颞骨骨折如果伴随内耳受累，即可导致 SNHL。此外，患者可能会遭受延迟性的或者即刻发作性的面部神经麻痹，并伴周围结构的损伤。无 IV 期对比的颞骨 CT 扫描，即可对这些患者进行诊断。

10. 突发性感音神经性听力损失 在超过 72 小时或更短时间内，在 30 分贝或升高至 3 倍的连续听力测定频率上其听力阈值突然下降，这是一种每年发生在 10 万人中约 5～20 人的耳科急症。管理这些患者的首要目标是通过迅速转诊至耳鼻喉科医生，进行确认并在 24～48 小时内使用类固醇和治疗，以便预防永久 SNHL 的可能。区分突然 SNHL（需要立即转诊）和由耳部感染或中耳积液（用简单的抗生素或鼻类固醇喷雾治疗，不需要紧急转诊）引发的急性传导性听力损失，就可以使用上面提及的音叉测试。

11. 辐射 对头部或颈部的放射史，无论是对肿瘤的处理还是对环境的暴露，都可能通过对内耳和听神经的直接伤害而导致 SNHL。

B. 传导性听力损失（中耳或外耳疾病）

传导性听力损失在老年人中比 SNHL 要少见得多，而且经常通过耳镜检查或通过音叉测试来诊断。常见的原因包括 EAC 阻塞（如耳垢），TM 穿孔，中耳积液，及听小骨链病变。由咽鼓管功能障碍引起的中耳积液通常可以用鼻内类固醇和口服抗生素治疗（如果存在急性中耳炎的话），并保守治疗 2 个月。对于传导性听力损伤，其病因难以分离和追究，这时候要及时请耳鼻喉科医生会诊。

▶ 并发症

除了影响口头交流之外，听力损失也与许多其他负面结局有关联。图 62-2 显示与年龄相关的听力损失（ARHL）是如何通过认知负荷和社会隔离的途径与较差的认知和机体功能联系在一起的。从受损的耳蜗中发出的听觉信号较差，需要更多的大脑资源来进行听觉解码，而这种认知负荷会导致更少的资源用于其他认知任务。同时，ARHL 也与较差的社会功能有关，这是老年人发病率和死亡率的决定因素之一。

与此模型一致，流行病学方面的证据也将要发布。这是一项证明老年人群中的年龄相关性听力损失与认知能力及身体状况是不可分割的研究。关于执行力、记忆力、急剧下降的认知能力和痴呆事件的口语及书面测试结果表明年龄相关性听力损失与神经认知功能下降有关。有轻、中、重度听力损失人群患有老年痴呆的风险分别高出听力正常人群的 2、3、5 倍。认知能力对步态、平衡及其他活动如：开车也非常重要。最近研究表明年龄相关性听力损伤与平衡力差、摔倒及驾驭能力受损有关。这一联系可能通过听力对认知负荷或听力环境意识下降的作用介导的。

▶ 治疗方案

在老年人群中，治疗或尝试解决听力损害过

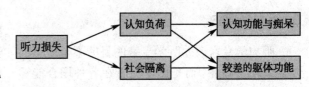

图62-2 听力丧失是如何影响身体健康和功能的工作概念模型

程中遇到的最常见难题就是使他们信服。首先，他们合并有听力损害，并且会对其健康产生潜在的重要影响。其次，目前治疗方案能够帮助他们提高听力并能改善生活的多个方面。

A. 适应性技巧

伴有听力损害的人群在与他人说话时应当直接面对面交流。家人或朋友应当鼓励他们说话时音量正常，发声清晰，不应将手或其他物品遮住嘴巴。当他们未听清要求再复述时应当重新措辞而不是简单重复之前所说的话。同样，对这些患者进行阅读、识字、主动去听方面的训练有很大好处的。

B. 改变环境

在交谈时，伴有听力损害的人应当处在中间，远离周围噪声的影响。如果条件允许，在聚会或交流时应该选择一个背景噪音最小、光线足以看清说话人面部的场合。

C. 助听设备

在没有助听器的情况下，有很多设备可以用于扩音从而提高交流效率。对于喜欢助听器但又支付不起或不会使用的人来说，这些设备是非常有帮助的。常见的助听设备是通过离声源较近的扩音器将声音传送到患者。有一种"口袋助听器"将附近的声音扩大通过耳机传输到患者耳中。在很多公共场合也有听力系统，这种系统通过红外线或调频信号将声音从演讲者或感兴趣的领域传输给使用者。其他的设备包括装有扬声器的电话、为聋人提供的无线电通讯设备（也被称为是文字电话）、电视的闭路字幕、震动闹钟和可见的报警器（门铃和烟雾报警器）。

D. 听力学评估

听力学专家或助听学专家的目的不是简单的安装助听器设备，而是确保患者在各种场合能够有效地与人交流。在听力恢复过程中，需要咨询服务、合适的助听设备、扩音设备、康复和训练使用其他系统如：助听设备、扩音电话和听力闭合感应系统。以下问题可帮助你辨别听力学专家或助听学专家是否有这样的目的，是否为其病号定期提供康复课程？在其办公室是否安装闭合感应系统？是否是听力康复研究院（注重对听力损失患者的综合治疗机构）的成员？考虑到保险仅能够支付听力学康复服务费用的很少一部分，因此，区分开专注于综合康复方案的听力学家和仅仅提供助听器的听力学家是非常重要的。

E. 助听器

尽管有证据表明言语感知能力、理解力和听力有关的生活质量如社交、情感和心理健康已提高，但是在美国，50 岁以上伴有听力损失的人群中使用助听器的人低于 15%。这可能受助听器的费用、外观、舒适度以及在不同场合的性能影响。而且，在美国大部分参保人员并不为助听器买保险，因为助听器的平均价格大约 1500 美元，而保险费大约 3000～5000 美元。

1. 助听器的类型 近 10 年来，电子助听器的使用成为标准治疗方式。与传统的模拟助听器相比，其具有体积小、功能强等优点。目前主要包括 4 种类型：耳背式、耳内式、耳道式以及完全耳道式。

2. 助听器的选择和定制 通过专业听觉病矫治专家对患者进行听力测试，选择合适的助听器并进行合理的调试，定制最合适的听力辅助设备。听觉病矫治专家应该最大可能的满足患者对功能的要求，同时兼顾患者对形象以及费用的要求。选择合适的助听器后，患者应该积极参加听力恢复训练，这是每一个有责任心的听觉病矫治专家都应该向他的患者提供的。在这些训练中，患者被训练如何正确使用助听器，不同环境中对设备的管理方法，语言理解和交流以及如何处理在这些过程中可能产生的问题。成功需要双方持之以恒的交流和努力。

3. 辅助听力设备与助听器合用 当声源在约 2 米半径以内时，助听器功能良好，然而当距离更远时，助听器表现欠佳。现在一些公共场所采用某些技术,可以将声音通过电波、红外线、电磁回路系统等直接发送到助听器。通过降低信噪比提高声音质量。尤其具有吸引力的是,感应线圈或听力线圈可将声音转化后直接传给三分之二的配有线圈的助听器。该系统包括一根放置在房子的周围的细线,将声音通过感应传到线圈。这些装置运用在音乐厅、火车售票处、礼拜堂等任何背景噪音或近距离交谈可能影响目的声音的地方。

4. 人工耳蜗植入　人工耳蜗植入是通过手术植入神经装置,适用于患有感觉神经性耳聋不能通过常规助听器获得显著效果的患者,该手术是耗时约2小时的门诊手术,术者通过乳突切除术手术路径,将一根电极线圈移植到耳蜗内。与助听器不同,其直接刺激听神经,取代已受损的耳蜗。这可以大幅提高老年患者的沟通能力。在没有视觉提示的情况下,许多老年人的词汇理解力从0提高至100。该手术没有年龄上的限制,很多移植中心从80、90年代就常规为成年人行人工耳蜗植入术。适合重度到及重度感觉神经性耳聋患者,通常情况下,这些患者即使给予最大限度地听力辅助,他们在语言识别实验中的得分也多在40~50之间。

▶ 预后

在年龄相关性或先天性听力丧失患者中,症状随着时间进展,可能导致社会孤立、认知负荷增加以及老年患者的高发病率。但是目前没有明确证据显示通过治疗听力丧失可以缓和这些不良后果。目前仅有的一项随机对照试验是20年以前的做的,测试患者理解力与生活质量之间的关系。有趣的是,这些研究展示了助听器对认知力的积极效应以及治疗后4个月其他功能区的好转。目前仍需要进行大样本的临床试验并运用最新技术以及更长随访时间来验证助听器的效果。

Bisht M, Bist SS. Ototoxicity: the hidden menace. *Indian J Otolaryngol Head Neck Surg*. 2011;63(3):255-259.

Chien W, Lin FR. Prevalence of hearing aid use among older adults in the United States. *Arch Intern Med*. 2012;172(3):292-293.

Chou R, Dana T, Bougatsos C, Fleming C, Beil T. Screening adults aged 50 years or older for hearing loss: a review of the evidence for the U.S. Preventive services task force. *Ann Intern Med*. 2011;154(5):347-355.

Kim HH, Barrs DM. Hearing aids: a review of what's new. *Otolaryngol Head Neck Surg*. 2006;134(6):1043-1050.

Kuhn M, Heman-Ackah SE, Shaikh JA, Roehm PC. Sudden sensorineural hearing loss: a review of diagnosis, treatment, and prognosis. *Trends Amplif*. 2011;15(3):91-105.

Lee CA, Mistry D, Uppal S, Coatesworth AP. Otologic side effects of drugs. *J Laryngol Otol*. 2005;119(4):267-271.

Lin FR. Hearing loss and cognition among older adults in the United States. *J Gerontol A Biol Sci Med Sci*. 2011;66(10):1131-1136.

Lin FR, Ferrucci L, Metter EJ, An Y, Zonderman AB, Resnick SM. Hearing loss and cognition in the Baltimore Longitudinal Study of Aging. *Neuropsychology*. 2011;25(6):763-770.

Lin FR, Metter EJ, O'Brien RJ, Resnick SM, Zonderman AB, Ferrucci L. Hearing loss and incident dementia. *Arch Neurol*. 2011;68(2):214-220.

Lin FR, Yaffe K, Xia J, et al; Health ABC Study Group. Hearing loss and cognitive decline among older adults. *JAMA Intern Med*. 2013;173(4):293-299.

Pacala JT, Yueh B. Hearing deficits in the older patient: "I didn't notice anything". *JAMA*. 2012;307(11):1185-1194.

Mulrow CD, Aguilar C, Endicott JE, et al. Quality-of-life changes and hearing impairment. A randomized trial. *Ann Intern Med*. 1990;113(3):188-194.

Strawbridge WJ, Wallhagen MI, Shema SJ, Kaplan GA. Negative consequences of hearing impairment in old age: a longitudinal analysis. *Gerontologist*. 2000;40(3):320-326.

Ventry I, Weinstein B. The hearing handicap inventory for the elderly: a new tool. *Ear Hear*. 1982;3(3):128-134.

Wallhagen MI, Pettengill E, Whiteside M. Sensory impairment in older adults: part 1: hearing loss. *Am J Nurs*. 2006;106(10):40-48; quiz 48-49.

Wingfield A, Tun PA, McCoy SL. Hearing loss in older adulthood—what it is and how it interacts with cognitive performance. *Curr Dir Psychol Sci*. 2005;14(3):144-148.

第63章
老年人胸痛的处理

Christina, Paruthi, MD

Miguel Paniagua, MD, FACP

▶ 老年人的一般原则

在无胸痛或不典型胸痛的情况下，老年患者比年轻患者更易发生心血管不良事件。最终只有不到一半的患者被诊断为急性心肌梗死。国家心肌梗死注册登记显示77%的急性心急梗死患者年龄在65岁及以下，然而只有40%的患者主诉胸痛。患者可表现为恶心、乏力或谵妄。由于老年人缺乏典型的临床表现而延误治疗，导致老年患者的发病率和病死率的增加（见第7章老年人疾病的非典型症状）。对于65岁以上的老年人，缺血性心脏病的病死率占81%，因此应高度重视以胸痛来就诊的老年人。然而，老年患者的胸痛除心血管疾病所致外，还可由其他疾病所致如肺部疾病、食管的病变。虽然不是所有导致老年患者胸痛的疾病都可导致死亡，但根据病史和查体及时的诊断可以提高老年患者的短期健康状况及长期的生活质量。因此，临床医生应详细的询问病史，进行有针对性的查体，准确的判断及时做出正确诊断。

▶ 临床表现

A. 症状和体征

心绞痛的典型临床表现为胸骨后压榨性疼痛，可放射到下颌、颈部和前臂。如果患者曾经发生过急性心急梗死，问诊时应重点询问患者此次疼痛是否与心梗时相同。如：胸痛伴背部放射痛，可提示主动脉夹层或食管疾病，如：食管反流性疾病。如果患者主诉进食后或平卧后胸痛，提示胃食管反流性疾病可能性大。

急性冠脉综合征表现为出汗、皮肤湿冷，呼吸急促或劳力性呼吸困难。由于老年人就诊较晚，所以严重疾病所致的胸痛可导致不良后果甚至死亡。大多数老年急性冠脉综合征患者表现为呼吸困难、出汗、恶心、呕吐或晕厥，不一定伴胸痛。此外，由于老年人易患有并发症，并呈现急性冠脉综合征的临床表现。此外，谵妄或痴呆的患者无法准确描述其症状。

1. 体格检查 体格检查应从生命体征开始对患者进行临床评估，注意患者的血压、心率和血氧饱和度。接下来，临床医生应评估心血管系统。如果双上肢收缩压相差大于20mmHg，患者无其他血管病史，应高度警惕主动脉夹层，尤其患者胸痛呈"劈开"或"撕裂"样疼痛。如果听诊心音低钝，应警惕心脏压塞的可能。心脏压塞体征还包括奇脉（吸气时收缩压下降 > 10mmHg）和低血压。如果可以听到心包摩擦音，那么可以确诊的就是心包炎。如果可以听到清楚的全收缩期杂音，就应该考虑急性冠脉综合征和二尖瓣乳头肌功能障碍。如果患者的颈静脉压升高明显且存在奔马律也应该考虑患者是充血性心力衰竭。如果是新发生的充血性心力衰竭患者应该是临床急症，应该进一步排除患者急性冠脉综合征的可能。胸痛患者如果伴有咯血应该考虑肺栓塞的可能性。在触诊时存在胸壁疼痛的患者考虑为胸壁肌肉骨骼疼痛或肋软骨炎等疾病，可以推荐其找相关专业医生进一步确诊。双下肢水肿考虑为急性或亚急性右心力衰竭，但是如果是一侧肢体水肿，患者胸痛的主要原因可能是肺静脉栓塞或非栓塞性疾病。所以，患者胸痛是因为缺氧或者和心动过速引起的，可能伴随呼吸运动而加速。

2. 实验室检查 心脏的实验室检查包括肌酸激酶（CK）、肌酸激酶同工酶（CKMB）、肌钙蛋白 I。肌酸激酶是因为心肌损伤后从心肌细胞释放出来的，特异性不高。肌酸激酶同工酶心肌损伤的特异性高。此外，如果肌酸激酶升高，大于正常值的 4.5%，心急损伤的诊断就可以确定。肌钙蛋白 I 对心肌损伤的特性应和敏感性都很高。从心肌损伤开始，肌钙蛋白的指标可以持续 8 小时后恢复至正常水平。对于反复发作的心肌损伤，肌酸激酶同工酶的半衰期更短，所以如果心肌损伤后存在再次的心肌细胞坏死，肌酸激酶同工酶的水平会再次升高。其他的实验室检查指标还有 D- 二聚体，它是肺部血栓性疾病的主要诊断指标（参考第 32 章"外周动脉疾病和静脉血栓栓塞"）。

3. 诊断学和影像学方法 对于老年人来说，胸痛患者首要检查是心电图检查（ECG）。在疾病初期，心电图检查可以作为后续疾病进展的对照。老年人可能既往有心血管病史，如果没有之前的检查记录，有可能进一步混淆急性发现。心电图 ST 段抬高可以表现在急性冠脉综合征和 ST 段抬高型心肌梗死。弥漫性的 ST 段抬高或压低更倾向于暗示心包炎的可能性。心包压塞的心电图表现包括 QRS 波群的幅度降低，伴随呼吸困难的临床表现，以及心电图 QRS 波与 QRS 波之间时间的变化。

胸部 X 线片显示纵隔增宽，同时伴有相关的临床表现，就应该高度怀疑大动脉疾病。如果怀疑肺部栓塞性疾病和大动脉疾病，临床医生应该考虑给予进步检查胸部 CT 明确诊断。

4. 特殊检查 进行性呼吸困难伴随胸部疼痛和（心绞痛）应该进行运动负荷试验，运动负荷试验与形态学检查如超声心动图或核成像。当运动负荷试验的心电图改变不能够明确诊断的时候，心脏超声检查是非常有必要的。身体条件差的老年人可能不能够完成运动负荷试验，可以考虑让老年人骑自行车代替踏板运动来减轻老年人的运动负担，对于心率慢的患者考虑药物试验是非常有帮助的。

胃肠功能引起的胸痛很容易与心绞痛相混淆。如果患者的胸痛与进食有关，考虑进行抑酸试验。如果怀疑患者是食管狭窄性疾病，进行钡餐试验可以发现患者试管螺旋形的显影。上消化道内镜检查对于发现食管炎的诊断依据（参考第 35 章"胃肠道和腹部不适"关于胃肠道疾病的进一步检查）。

▶ **鉴别诊断**

老年人胸痛的鉴别诊断和年轻人一样是非常多的，因为伴随着很多其他并发症。对疾病的初步评估包括心源性疾病和肺源性疾病。胸痛一旦确诊，首先要确定的就是心源性还是非心源性疾病，同时评估患者疾病的死亡率和并发症。与血管性疾病有关的心痛包括急性冠脉综合征、不稳定性心绞痛、心包炎和主动脉夹层。心肌梗死溶栓（TIMI）风险评估是一种广泛使用的对胸痛进行危险分层和确定缺血性胸痛有关的危险因素。它的主要内容包括七部分，分别是：年龄超过 65 岁，三个及以上的冠状动脉疾病的危险因素；冠状动脉疾病史，心电图 st 段偏移，24 小时内发作 2 次及以上；7 天内使用阿司匹林应用史，心肌酶标记物升高伴随临床症状。心脏溶栓风险评估评分如果很高，可以反映患者患有心血管疾病的风险更高，并用于指导治疗，如额外的抗凝治疗和早期介入治疗，等待进一步检查的保守治疗。

与胸痛有关的肺部疾病包括急性表示肺栓塞性疾病和胸膜炎。胸膜炎性胸痛是因为肺部 I 型胸膜的验证导致的胸痛。这种验证可以由任何病理过程引起炎症或积液引起，一般包括肺炎或一个较小的远端肺栓塞。胸痛加重伴有发烧应该考虑肺炎的可能性大。对于肺癌的老年人来说胸痛有可能是他主要的主诉。

由胸部肌肉骨骼引起的胸痛最常见的是肋软骨炎和白化病综合征（肋软骨肿大）。胃肠道引起的疼痛一般是由胃食管反流病、食管炎和试管痉挛引起。化学性食管炎（或药物相关性食管炎）等一般是由药物引起的炎症如：二膦酸盐，通常化学性食管炎在老年人群众很常见。如果怀疑老年人是化学性食管炎就应该停用患者有可能引起疾病的相关药物。

▶ **治疗**

胸痛的治疗要根据引起胸痛的原因制定。对于 ST 段抬高心肌梗死、心电图和临床病史带来的快速诊断能够加速心脏介入团队的启动。如果所在医院没有心脏介入治疗，而且患者可以在 90 分钟内转入有心脏介入的医院，那么需要抓紧安排患者转院接受进一步治疗。心脏溶栓风险评估可以知道抗血小板治疗（见第 28 章"冠状动脉疾病"）。

如果患者经过 CT 显示或心电图表现可以确诊为主动脉夹层，需要立即进行急症手术。应该立刻准备患者手术，病评估可能出现的并发症、患者身体功能情况、预期寿命、患者的治疗目标及进一步的处理措施。

确诊心包炎后需要进一步寻找心包炎的病因。除了病因治疗以外，如果治疗效果不佳。大多数情况下可以应用非甾体类抗炎药物或阿司匹林治疗。作为痛风治疗的药物 - 秋水仙碱对心包炎的治疗也非常有效。

如果 CT 检查或造影检查确证为肺栓塞，那么病人在没有禁忌证的情况下立刻应用抗凝治疗。如果病人反复出现栓塞性疾病，考虑给予行下腔静脉滤器植入术。

肋膜炎引起的胸痛是一种非特异性症状，可以有各种各样的原因包括感染、自身免疫或其他系统性疾病。治疗主要包括解热消炎药物和针对病因的治疗。

炎症和和胸部畸形可以引起非常剧烈的胸痛。

胸痛一旦危及生命就需要及时的排除原因，并进行与肋软骨炎有关的检查（如：胸痛的位置及是否有触摸痛），应用抗感染药可以缓解患者的疼痛。

胃肠道疾病引起的胸痛，如：胃食管反流疾病和食管炎可以应用 H2 受体拮抗剂和质子泵抑制剂（见第 35 章"胃肠道和腹部不适"）。对于食管痉挛引起的胸痛，钙通道阻滞剂可以缓解症状。

总结

缺血性心脏病是老年人发病率和死亡率的一个重要原因。年龄因素使得胸痛老年人患有心血管疾病的风险明显增高。但是，老年人胸痛的原因不一定都是心血管疾病引起的，而且胸痛的临床表现也不一定都非常的典型。此外，存在胸痛的症状时也不一定都表示患者存在心肌损伤的病理表现。对于临床医生来说区分心源性胸痛和非心源性胸痛以及对病人进行危险度分层是非常重要的，只有这样才不会耽误患者的诊治。在进行初步评估是要尽量完善相关的辅助检查，包括体格检查，详细的询问病史、心肌损伤标记物、心电图和胸部影像学检查。

Alexander KP, Newby KL, Cannon CP, et al; American Heart Association Council on Clinical Cardiology; Society of Geriatric Cardiology. Acute coronary care in the elderly part 1: non-ST-segment-elevation acute coronary syndromes: a scientific statement for healthcare professionals from the American Heart Association Council on Clinical Cardiology: in collaboration with the Society of Geriatric Cardiology. *Circulation.* 2007;115(19):2549-2569.

Antman EM, Cohen M, Bernink PM, et al. The TIMI Risk Score for unstable angina/non-ST elevation MI: a method for prognostication and therapeutic decision making. *JAMA.* 2000;284(7):835-842.

Brieger D, Eagle KA, Goodman SG, et al. Acute coronary syndromes without chest pain, an underdiagnosed and undertreated high-risk group: insights from the Global Registry of Acute Coronary Events. *Chest.* 2004;126(2):461-469.

Cannon CP, Weintraub WS, Demopoulos LA, et al; TACTICS (Treat Angina with Aggrastat and Determine Cost of Therapy with an Invasive or Conservative Strategy)—Thrombolysis in Myocardial Infarction 18 Investigators. Comparison of early invasive and conservative strategies in patients with unstable coronary syndromes treated with the glycoprotein IIb/IIIa inhibitor tirofiban. *N Engl J Med.* 2001;344(25):1879-1887.

Chun AA, McGee SR. Bedside diagnosis of coronary artery disease: a systematic review. *Am J Med.* 2004;117(5):335-343.

Chute CG, Greenberg ER, Baron J, Korson R, Baker J, Yates J. Presenting conditions of 1539 population-based lung cancer patients by cell type and stage in New Hampshire and Vermont. *Cancer*. 1985;56(8):2107-2111.

Fuster V, Walsh R, Harrington R, eds. *Hurst's the Heart*. New York, NY: McGraw Hill; 2010.

Gibbons RJ, Balady GJ, Bricker JT, et al. ACC/AHA 2002 guideline update for exercise testing: summary article: a report of the American College of Cardiology/American Heart Association Task Force on Practice Guidelines (Committee to Update the 1997 Exercise Testing Guidelines). *Circulation*. 2002;106(14):1883-1892.

de Groen PC, Lubbe DF, Hirsch, LJ, et al. Esophagitis associated with the use of alendronate. *N Engl J Med*. 1996;335(14): 1016-1021.

Halter JB, Ouslander JG, Tinettie ME, Studenski S, High KP, Asthana S, eds. *Hazzard's Geriatric Medicine and Gerontology*. New York, NY: McGraw-Hill; 2009.

Roger VL, Go, AS, Lloyd-Jones DM, et al; American Heart Association Statistics Committee and Stroke Statistics Subcommittee. Heart disease and stroke statistics—2012 update: a report from the American Heart Association. *Circulation*. 2012;125(1):e2-e220.

第64章
老年人呼吸困难的处理

Leslie Kernisan, MD, MPH

▶ 老年人的一般原则

呼吸困难，又称呼吸急促，是影响老年人口数量的一种常见疾病。2012年美国胸科学会发布的指南中对呼吸困难的定义如下：

"呼吸困难是用来描述不同强度不同程度的呼吸不适的主观感受的一个术语。可能由生理、心理、社会和环境多种因素相互作用引起，并可能诱发继发的生理反应。"

本章讨论了有关演示、评估和管理老年患者呼吸困难特别的注意事项。本章主要针对以初级保健随访或者紧急护理为主的门诊患者评估。然而，关键的原则也可应用于急性或长期照护环境下。

呼吸困难往往会因为老年患者预约时间有限，临床医生误认为该呼吸困难由慢性疾病引起不需要进行进一步处理而治疗不足。事实上，人们常常以呼吸困难作为提示新发显著性医疗问题和（或）一种或者多种慢性心肺疾病恶化的信号。呼吸困难也是一个令人非常痛苦的症状，若不及时治疗，可严重损害身体功能和生活质量。由于这些原因，老年患者的呼吸困难问题不应该被忽略。

在评估和治疗的老年患者呼吸困难时，临床医生应该考虑以下老年照护的关键原则。

● **考虑从陪护或者其他知情人那里询问病史。**

尽管许多老年患者能够提供一个很好的病史，但也有部分患者由于认知功能障碍，听力障碍，甚至言语困难而受到影响。向陪护询问病史有助于发现重要的附加信息，还有助于获得一个更详尽准确的病史。临床医生也应该牢记，其他临床医生常常会忽视和（或）未记录认知功能障碍。因此，临床医生不可以根据既往不存在认知功能障碍的诊断便排除这种可能性。即使既往不存在认知功能障碍的诊断，也不应放弃从一个知情人那里获取更多的信息，特别是如果病史不清楚或者不连贯。

● **考虑表现形式不同的可能性。**

在某些情况下，老年患者的呼吸困难可能表现为另一个主诉或症状，如：疲劳，胸部不适，或体力活动减少。患有中度或严重的老年痴呆症的患者可能无法清楚地表述一个呼吸困难的主诉。有时候仅仅是在陪护指出患者最近表现奇怪之后，细心地医生可以发现患者其实是呼吸困难。

● **要特别注意药物。**

老年患者往往需要服用多种用于治疗慢性和急性症状的药物，并且服药依从性差。（见第9章老年人的用药原则和第53章节老年人多重用药及提高药物依从性。了解更多用药管理详情）。需要仔细审查处方和药物的使用情况，以确保呼吸困难不是由于药物依从性相关问题引起。应特别重视通常很难正确使用的吸入器，以及心血管药物。例如：患者有时为了减少尿失禁而拒绝服用利尿剂。

- **考虑合并疾病。**

呼吸困难与许多老年患者体内共存的急性或者慢性疾病息息相关。对于新发的以及不断恶化的呼吸困难，需要详细缜密的思考来评估其根本原因。有时候对于急性的呼吸困难，可能需要试验性治疗来确定主要病因。医生向患者及家属讲明有很多种因素都可以引起呼吸困难，并且需要一些试验性治疗，患者往往都会理解。

- **考虑诊断程序的收益和负担。**

在办公室可以初步对所有老年患者呼吸困难进行评估，大量的检查（例如：肺功能检查，CT 扫描，心脏负荷试验等）会对有些预期寿命有限的虚弱患者造成额外负担。由于这些原因，临床医生应考虑利弊后再向患者谈及他需要行更多的检查，并且临床医生应当试着和患者及家属讨论利弊，共同制定治疗方案。欲了解更多有关如何判断老年患者的预期寿命，请参见第 3 章"预后的护理目标与思考。"

- **明确关键人员来制定治疗方案。**

许多老年患者有一个或多个家庭成员或参与治疗方案制定的其他陪护。临床医生有必要明确这些人，并和他们一起制定治疗方案，尤其是陪护往往遵循临床医师推荐的治疗方案。

与其他人相比，老年患者呼吸困难的治疗可能更繁琐。这样说并非是拒绝繁琐的治疗，而是说站在患者和陪护的角度来考虑实施治疗方案的可行性是很有必要的。临床医生应尽力去预测该治疗方案可能对老年患者或（和）照顾者的负担，并将其最小化。

- **考虑治疗的目标。**

当老年患者需要进一步的检查和治疗的时候，需要明确治疗的目标。由于呼吸困难是一个非常痛苦的症状，临床医生常常需要努力去缓解症状。有关如何制定老年患者临床治疗目标的更多信息，请参见第 3 章，"治疗目标与预后的思考。"

- **对于严重的慢性心肺疾病，考虑姑息治疗。**

老年患者持续的呼吸困难的原因有时是非常严重的心肺疾病，如 IV 期慢性阻塞性肺疾病（COPD）或严重心力衰竭。在这样的情况下，考虑预后和治疗目标应当以改善生活质量和控制症状重点，并考虑姑息性治疗。研究发现，在患者心肺疾病逐渐加重的过程中，临床医生很少与患者讨论临床预后。临床医生应该评估患者和家属对疾病预后的理解，因为这可能影响治疗方案的制定。举个例子：如果患者了解自己预后差并且在未来一年死亡率高，该患者及家属可能更愿意考虑使用低计量鸦片类药物来治疗 IV 期慢性阻塞性肺病带来的难治性呼吸困难（见第 3 章"照护目标及预后的考虑"，第 11 章"老年医学和姑息治疗"）。

▶ 症状

为了评估呼吸困难的老年患者的症状，临床医生应当先了解完整的病史并做一个简洁的图表回顾。如上所述，临床医生应该考虑包括正常的知情人，特别是有可能存在认知障碍的病人。询问病史的目标是：

- 确定疾病是否是一个新问题还是不断恶化的慢性疾病，还是一直存在但没有解决的疾病。
- 获取关于呼吸困难的详细信息，如持续时间，严重程度，频率，发生时间，加剧 / 缓解因素以及性质。
- 通过询问有关体力活动和情绪的影响，确定对身体功能和心理的影响。
- 识别相关的症状和体征，不要忽略潜在的致病因素。
- 确定与呼吸困难相关的慢性疾病或其他情况。
- 检查可能引发或加重呼吸困难环境因素或职业暴露情况，如吸烟或城市空气污染。
- 审查药物的使用，特别注意肺和心血管相关药物服用情况。

▶ 呼吸困难的定性和定量评估

呼吸困难的严重程度可以通过询问病人对于气短严重程度主观感觉的描述并使用一个数字（即 1-10）或视觉模拟评分法来进行定量评估。应当鼓励患者去形容呼吸困难的特点。呼吸困难可以表现为很多性质不同的感觉，其中一些感觉与某些病理生理学改变有关。例如，研究发现，肺水肿往往与"窒息"的感觉相关联,而急性支气管痉挛常常被形容为"胸闷"。心力衰竭往往会有"沉重的呼吸"的感觉。觉得呼吸费力往往提示慢性阻塞性肺病、哮喘、肺纤维化和呼吸肌病变,而缺氧的感觉与心力衰竭、肺栓塞以及慢性阻塞性肺病和哮喘相关联。

A. 评估功能的影响

无论是新发的急性的还是慢性的持续存在的呼吸困难,评估其对功能的影响是很重要。呼吸困难体验往往包含很大程度的主观情感成分,因此,临床医生应询问对身体功能影响的同时也应当注意到对情绪和心理的影响。

对身体功能的影响可以通过询问病人和照顾者问题快速评估,例如:"你可以步行多远?与原来相比有变化吗?"或"呼吸困难对你做什么体力活动造成了影响?"

对于慢性呼吸困难(如 COPD)的患者,评估情绪方面的影响尤为重要。也可以通过询问患者一些问题进行简单的评估。例如:"当呼吸困难发作的时候你觉得怎么样?""你觉得呼吸会让你感觉烦躁吗?"对于承认带有悲伤、冷漠、焦虑或情绪的患者,应当考虑进行更详细抑郁和焦虑的评估。

目前已经针对罹患慢性呼吸困难的患者开发了各种评估工具和问卷。然而,这些工具及问卷主要被用在临床试验中,并且大多数评估方法太复杂以至于无法应用在日常临床工作中。人们不断探索是否可以使用一个简短的问卷来评估呼吸困难严重程度以及其对身体心理的影响。到目前为止,仍然没有一个问卷可以在日常临床实践应用。

B. 相关体征和症状

查看是否存在的某些症状和体征可以帮助寻找呼吸困难的根本病因。临床医生应当特别注意询问以下几点:
- 咳嗽和咳痰、痰液的特点
- 发热
- 鼻塞
- 胸痛、深呼吸时的疼痛或者其他部位的疼痛
- 腿部或其他地方的水肿

C. 相关慢性疾病或既往病史

临床医师应注意患者是否存在任何与呼吸困难有关的慢性疾病,这些情况对于诊治目前的疾病有重要提示意义。与呼吸困难相关的常见慢性疾病有:
- 慢性阻塞性肺疾病
- 心力衰竭
- 冠状动脉疾病
- 功能失调 / 肥胖
- 哮喘
- 间质性肺疾病
- 贫血

▶ 临床研究结果

所有针对老年患者呼吸困难的评估至少应当包括体格检查。是否有必要进行其他实验室和诊断性检查可以根据既往病史和体格检查的结果以及本次是否急性发病决定。

A. 体格检查

在体格检查中,临床医生应注意以下几点:
- 生命体征包括呼吸频率,血氧饱和度;如果患者存在劳力性呼吸困难,考虑动态血氧饱和度监测。
- 一般检查,包括呼吸窘迫。
- 头颈部检查,注意上呼吸道感染或气道阻塞的情况,气管的位置,辅助呼吸肌群的运动情况。
- 肺部检查,特别注意是否存在哮鸣音、湿啰音或者其他不正常的声音。
- 心脏检查,特别注意心律,颈静脉压和下肢水肿。

B. 额外的诊断性检查

表 64-1 列出需要考虑的额外的诊断性检查。

适当的检查取决于既往病史和是否急性发病。对于急性呼吸困难的患者，一般只有当高度怀疑肺栓塞的时候才进行胸部 CT 检查。对于慢性呼吸困难，一般只有评估间质性肺疾病的时候考虑进行胸部 CT 检查。

▶ 鉴别诊断

表 64-2 详细列出了急性和慢性呼吸困难的鉴别诊断。老年患者的呼吸困难是急性新发或者是慢性持续存在的在很大程度上会影响鉴别诊断。慢性呼吸困难的患者突发急性呼吸困难的情况很常见，可能是因为现有病情恶化，也有可能是由罹患的慢性疾病引起。对于亚急性发病（例如：发病数天到数周），表 64-2 中列举的都需要考虑。

▶ 后续措施和治疗

引发呼吸困难的潜在疾病决定其治疗方案。临床医生可以根据病人的要求和治疗目标来制定个性化治疗方案，并且在制订治疗方案时协助病人权衡利弊。

A. 一般性建议

临床治疗呼吸困难的老年患者应做到以下几点：

- **向病人和陪护提供明确的书面说明。**

老年患者很难记住口头的指示，尤其感觉难受的时候。此外，在临床诊疗工作中，一些陪护在管理药物及其他护理方面的作用无法体现。明确的书面说明可以减少误解，并且有助于和其他陪护或（和）临床医生分享治疗方案。

- **意识到老年患者往往难以正确使用吸入器。**

老年患者有错误理解吸入器使用说明以及错误使用吸入器的风险（特别是处方中既有短效吸入器又有长效吸入器的时候）。吸入器价格往往较贵，导致很多患者拒绝使用。临床医师应当鼓励患者和陪护在门诊或者药店学会正确使用吸入器，并应注意不要因为经济问题影响药物依从性。吸入器治疗方案应当尽量简化。临床医生在

表 64-1 其他的诊断方法

方法	适应证
心电图	怀疑持续或近期的心脏缺血，或如果考虑心房颤动或其他有症状的心律失常
胸片	怀疑肺炎、胸腔积液、气胸
实验室检查	考虑贫血查全血细胞计数（CBC）考虑心力衰竭查脑钠肽（BNP）怀疑下肢深静脉血栓形成（DVT）/肺栓塞（PE）查 D 二聚体（阴性结果比阳性结果更有价值）
吸气峰流速	怀疑哮喘急性发作
呼吸量测定法和肺功能检查	通常用来评估慢性和持续的呼吸困难（一般不用来评估急性呼吸困难）
心脏超声	考虑心力衰竭或心脏瓣膜疾病
心脏负荷试验	考虑冠状动脉疾病

表 64-2 老年患者呼吸困难的鉴别诊断

急性呼吸困难	慢性呼吸困难
肺炎	慢性阻塞性肺疾病（COPD）
急性冠脉综合征	心力衰竭
COPD 或者哮喘发作	去适应作用
心力衰竭加重	间质性肺疾病
快速性心房颤动或其他快速性心律失常	哮喘
异物吸入	贫血症
贫血	
肺栓塞	
心包压塞	
气胸	
过敏反应	
惊恐发作	

开具处方时应当考虑使用雾化器，例如：沙丁胺醇和异丙托溴铵的混合制剂，比一般的雾化治疗方案更便宜。

- **及时对症状和服药依从性进行随访。**

临床医生应该及时随访患者，以确保老年患

者的呼吸困难是否改善。对于脆弱的老年患者（例如：独居老人、配偶健康状况差的以及认知功能障碍等）来说这一点更加重要。

患者和陪护应当在随诊的时候带来所有的药物，包括新开具的药物。药物变更或者医生建议的依从性差是导致呼吸困难甚至是症状恶化的因素。

B. 慢性呼吸困难老年患者的治疗注意事项

医生经常会遇到很难逆转的慢性呼吸困难的老年患者。这类慢性呼吸困难最常见的病因是慢性阻塞性肺病晚期或心力衰竭。特别是患者没有需要治疗的急性并发症或者患者药物治疗依从性很好的时候仍然存在的难以逆转的慢性呼吸困难，这对临床医生来说很有挑战性。

虽然这类患者的呼吸困难不可能治愈，但常常可以通过治疗来缓解症状，改善心情。为了达到这个目标，临床医生应当首先确认已经最大限度的治疗了引起呼吸困难的潜在疾病。接着（或者当时），可以考虑以下措施来缓解症状。

1. 常规和重复记录呼吸困难健康档案　临床医生照顾一个慢性呼吸困难的老年人应该定期询问患者呼吸困难的感觉。特别应该记录严重程度、对机体的影响和情绪变化。随着不断记录呼吸困难，临床医生应当再次评估当前呼吸困难治疗方案的效果，并根据需要调整治疗方案。尽管呼吸困难是无法治愈的，常规定期调查慢性呼吸困难也可以帮助患者重新树立治疗的信心，为患者和陪护提供技术支持，这些都会让他们觉得临床医生在努力救治他们。

2. 氧疗、医用空气和风扇　对于患有慢性低氧血症的患者，如Ⅳ期慢性阻塞性肺病，氧疗已被证明可以改善呼吸困难和生活质量，并且可以延长患者寿命。氧疗对于活动性低氧血症的患者也有益处。因此，对于非静息性低氧血症的患者，临床医生应该门诊检查血氧饱和度。

氧疗对不伴有低氧血症的慢性呼吸困难的患者是否有益仍在研究中。为了研究这个问题，之前有一个试验将患者随机分为氧疗组与医用空气组。研究发现氧疗组并不优于医用空气组。但有趣的是，两组的结果提示都可以改善患者的呼吸困难症状、提高生活质量。这表明对于不伴有低氧血症的患者，减轻症状的可能不是增加氧气而是空气流动本身。之前另一项随机试验结果表明，对于不伴有低氧血症的慢性呼吸困难患者，风扇直吹他们的脸部可以改善症状。

3. 放松、心理支持、认知行为治疗　心理咨询和治疗可以帮助许多患者更好地应对慢性呼吸困难引起的心理问题。这种治疗可以减轻焦虑和呼吸困难相关性抑郁，改善生活质量。

4. 肺康复锻炼　肺康复一般包含指导性运动训练、呼吸方法训练、呼吸困难自我管理策略，也可以包括社会心理支持和营养支持。研究表明肺康复训练对Ⅲ期和Ⅳ期的COPD患者有益。尽管老年患者肺康复锻炼受到认知障碍或者身体虚弱的限制，COPD的老年患者仍可能受益于此。无论是有氧运动还是抗阻力运动训练，都有利于逆转功能失调，并能提高生活幸福感。运动已被证明可以提高慢性呼吸困难患者（特别是COPD患者）的运动耐力、改善症状。

5. 阿片类药物和其他药物治疗　阿片类药物能缓解呼吸困难，研究发现应用相对较低的全身剂量即可显著改善呼吸困难症状。例如：之前一项剂量递增研究发现70%参加试验的患者在每天只应用10mg吗啡缓释剂的时候感觉到显著症状改善（其中85名参与者约一半患有COPD）。另外，在安慰剂对照研究试验中，雾化阿片制剂并未显示更多获益。目前，多个专家委员会建议临床医师考虑全身性阿片类药物来治疗疾病晚期患者的难治性呼吸困难。虽然临床医生经常担心阿片类药物可能导致呼吸抑制是可以理解的，到目前还没有研究发现阿片类药物相关血氧饱和度下降死亡率增加。不过，临床医生在给呼吸困难的患者应用类药物的时候应当告知患者及其家属防止药物的过量使用和错误使用，也应预见到常见的副作用，如：嗜睡、便秘和恶心（见第54章"老年人持续性疼痛的管理"关于疼痛管理阿片类药物的剂量和副作用的处理）。

苯二氮䓬类是另一类通常用来治疗慢性呼吸困难的药物。这种方法的证据支持不足：之前一项 Cochrane 回顾分析提示"没有证据证明苯二氮䓬类药物可以缓解晚期癌症和 COPD 患者的呼吸困难"。然而，许多临床医生注意到该药物有一定作用，特别是在病人患有焦虑相关性呼吸困难时。之前一项针对癌症患者的小型临床试验提示咪达唑仑对缓解呼吸困难症状有效。

由于苯二氮䓬类与恶化的认知和平衡老年人口密切相关，临床医师应在社区给老年患者开具苯二氮䓬类药物治疗难治性呼吸困难时应谨慎使用，应当尝试使用阿片类药物及其他缓解症状的治疗方法。

总结

呼吸困难是老年患者常见的疾病。处理老年患者呼吸困难要记住以下几点：

- 永远不能忽略呼吸困难，并且要认真处理。新发或者恶化的呼吸困难，需要诊断性评价和治疗。慢性呼吸困难可以显著影响身体功能和生活质量，一般通过治疗可以缓解。
- 临床医生应向知情者询问病史。老年患者一般服药依从性差，且常常无法正确使用吸入器。临床医生应警惕这些持续性呼吸困难的常见原因。陪护往往有助于执行治疗计划和监测症状。以书面形式呈现治疗方案。
- 在进行复杂的诊断检查以及治疗措施之前应当先考虑治疗目标和预期寿命，对于虚弱的或者不愿意接受大量治疗的患者来说，负担可能大于获益。
- 严重的难治性心肺疾病引起的慢性呼吸困难

可以通过氧疗、医疗空气、心理支持、肺康复训练或者低剂量阿片类药物等治疗方法缓解。临床医生应向患者及家属说明疾病预后和预期寿命；慢性呼吸困难的病人也可以考虑姑息治疗。

Abernethy AP, McDonald CF, Frith PA, et al. Effect of palliative oxygen versus room air in relief of breathlessness in patients with refractory dyspnoea: a double-blind, randomised controlled trial. *Lancet.* 2010;376(9743):784-793.

Casaburi R, ZuWallack R. Pulmonary rehabilitation for management of chronic obstructive pulmonary disease. *N Engl J Med.* 2009;360(13):1329-1335.

Currow DC, McDonald C, Oaten S, et al. Once-daily opioids for chronic dyspnea: a dose increment and pharmacovigilance study. *J Pain Symptom Manage.* 2011;42(3):388-399.

Galbraith S, Fagan P, Perkins P, Lynch A, Booth S. Does the use of a handheld fan improve chronic dyspnea? A randomized, controlled, crossover trial. *J Pain Symptom Manage.* 2010;39(5):831-838.

Kamal AH, Maguire JM, Wheeler JL, Currow DC, Abernethy AP. Dyspnea review for the palliative care professional: assessment, burdens, and etiologies. *J Palliat Med.* 2011;14(10):1167-1172.

Kamal AH, Maguire JM, Wheeler JL, Currow DC, Abernethy AP. Dyspnea review for the palliative care professional: treatment goals and therapeutic options. *J Palliat Med.* 2012;15(1):106-114.

Mahler DA, Fierro-Carrion G, Baird JC. Evaluation of dyspnea in the elderly. *Clin Geriatr Med.* 2003;19(1):19-33, v.

Mahler DA, Selecky PA, Harrod CG, et al. American College of Chest Physicians consensus statement on the management of dyspnea in patients with advanced lung or heart disease. *Chest.* 2010;137(3):674-691.

Navigante AH, Castro MA, Cerchietti LC. Morphine versus midazolam as upfront therapy to control dyspnea perception in cancer patients while its underlying cause is sought or treated. *J Pain Symptom Manage.* 2010;39(5):820-830.

Parshall MB, Schwartzstein RM, Adams L, et al. An official American Thoracic Society statement: update on the mechanisms, assessment, and management of dyspnea. *Am J Respir Crit Care Med.* 2012;185(4):435-452.

Scano G, Stendardi L, Grazzini M. Understanding dyspnoea by its language. *Eur Respir J.* 2005;25(2):380-385.

Simon ST, Higginson IJ, Booth S, Harding R, Bausewein C. Benzodiazepines for the relief of breathlessness in advanced malignant and non-malignant diseases in adults. *Cochrane Database Syst Rev.* 2010;(1):CD007354.

Yorke J, Moosavi SH, Shuldham C, Jones PW. Quantification of dyspnoea using descriptors: development and initial testing of the Dyspnoea-12. *Thorax.* 2010;65(1):21-26.

第65章
老年人关节疼痛管理

Lisa Strano-paul, MD

痛风,焦磷酸钙结晶疾病(CPPD)和风湿性多肌痛是导致老年患者关节疼痛的常见原因。本章将对这些情况进行讨论。

痛风

▶ 老年人的一般原则

历史上首次描述痛风是在几千年前。痛风和高尿酸血症高危因素包括肥胖和高龄。一项研究表明,老年人中痛风的发生率正在上升。对痛风病情最有意义的预测因子是高尿酸水平。尿酸值在 $6\sim8.99mg/dl$ 水平痛风发病概率增加 2 倍;尿酸值 $>9mg/dl$ 的患者痛风发病概率增加 3 倍。痛风常见于男性,但在年龄大于 60 岁的患者中,男性和女性的发病率大致相等。痛风的其他高危因素包括高嘌呤饮食(红肉,贝类)、酒精(啤酒和烈酒)、高果糖的饮料、肾功能不全、药物(噻嗪类)、器官移植、铅暴露和遗传因素。某些老年人常见疾病是痛风的高危因素,包括高血压、糖尿病、高脂血症、代谢综合征以及血液系统恶性肿瘤。

▶ 症状

痛风的特征是发作性自限性的关节疼痛。特征表现是关节处红斑和肿胀。有关于足痛风(第一跖骨关节发作)和(或)痛风石的病史(在耳廓周围或关节中尿酸晶体的沉积物)可进一步提高诊断的特异性。痛风发作时大多数是单关节发作,其反复发作可影响超过很多关节。患者也可表现为发热和全身症状。耳朵和下肢温度较低有利于尿酸沉积,所以痛风常常在耳朵和下肢发作。痛风还会影响关节周围结构例如:关节囊和韧带。痛风往往是在以前关节损伤或外伤后发生。如果不及时治疗,痛风通常可解决 $3\sim14$ 天自行缓解;但是晶体会留在受累关节内,并且常常反复发作,1 年复发率约 60%,3 年复发率高达 84%。

▶ 研究结果

痛风诊断的金标准是在痛风石或者在从受累关节抽出的关节液中找到尿酸钠结晶。从受累关节抽出的关节液的中性粒细胞内可以找到针形的尿酸钠结晶,它在偏光显微镜下呈现负双折光。痛风石中没有细胞结构,所以尿酸钠结晶可以在痛风石中独立存在。痛风患者的关节液呈炎性改变,伴有白细胞计数升高,诊断时容易与化脓性关节炎混淆。不是所有患者都可以进行关节穿刺术,并且关节穿刺术可能失败。美国风湿病学院已制定了诊断的附加条件:以下 6 项或以上诊断标准:反复发作的急性关节炎,急性炎症持续超过 1 天,单关节关节炎,关节红肿,单侧第一跖骨关节的疼痛或肿胀,单侧跗关节肿胀,疑似痛风石,高尿酸血症,X 线下不对称的关节肿胀,X 线下不合并侵蚀的骨皮质下囊肿,急性发作期抽取关节液行细菌培养呈阴性。诊断痛风的实验室检查包括：血尿酸水平，全血细胞计数，血肌酐。X线虽然对诊断急性痛风意义不大，但可以显示慢性痛风的特征性改变，包括皮下囊肿，增生性骨反应，痛风石引起的关节间隙周围的骨质破坏。

鉴别诊断

应注意与焦磷酸钙沉积病（CPDD）和假性痛风相鉴别。通过关节液晶体分析可以鉴别诊断，因为焦磷酸钙晶体呈菱形，且偏振光显微镜下呈现弱正性双折射光。CPDD会导致膝关节、耻骨联合、髋臼唇和手腕关节的软骨钙化。

类风湿关节炎（RA）通常表现为手和足的对称性多发性关节炎。痛风，尤其是复发性痛风也可以累及多关节，但类风湿性关节炎更容易累及手部关节。类风湿滑膜炎也需要与痛风鉴别。大约20%的类风湿性关节炎患者存在类风湿结节，但类风湿结节与痛风石的好发位置不同。X光片可以鉴别痛风和类风湿性关节炎，因为类风湿性关节炎会导致弥漫性关节间隙狭窄，骨质疏松和小关节侵蚀。

化脓性关节炎也表现为单关节或少关节炎的发红、疼痛和肿胀。化脓性关节炎和痛风患者都可以发热。关节穿刺术是鉴别两种疾病最好的方法。

骨性关节炎不引起关节炎症，但常发生踇趾外翻，需要与足痛风鉴别。

银屑病性关节炎会累及手远端指间关节以及指甲。痛风一般不累及上述位置。牛皮癣患者也可以有尿酸水平升高。

治疗

单纯无症状性高尿酸血症不推荐药物治疗。无症状高尿酸血症患者应建议其改变生活习惯，包括低嘌呤饮食、减轻体重、减少酒精摄入。还应避免影响尿酸分泌的药物。

非甾体抗炎药（NSAID）是治疗急性痛风的常用第一线药物。患者应当应用NSAID治疗2～10天。非处方药如布洛芬或萘普生，可取得与吲哚美辛类似的治疗效果。如果病人有发生胃肠道并发症的风险，建议加用质子泵抑制剂来减少NSAID相关性溃疡的发生率。秋水仙碱也是应对急性痛风的第一线药物；秋水仙碱治疗过程中可能出现胃肠道副作用，特别是腹泻，因而限制了它的应用。目前的治疗剂量是每天2～3次，每次0.6mg。

糖皮质激素也可用于急性痛风的治疗，适用于合并肾脏疾病的患者。排除感染后可以关节内注射药物来治疗单关节痛风。

长期治疗旨在长期有效地控制血尿酸水平。使用降尿酸药物的指征是：急性痛风复发超过2～3次，出现痛风石，多关节受累的严重痛风，受累关节出现影像学改变和并发尿酸性肾结石病等。患有先天性尿酸代谢异常的患者也应该接受长期治疗，治疗目标是保持尿酸水平<6mg/dl。

黄嘌呤氧化酶抑制剂包括别嘌呤醇及非布索坦。急性痛风发作平息后应当开始使用这类药物。开始应当联合应用秋水仙素治疗来减少痛风发作。别嘌呤醇的治疗剂量范围一般是100～800mg，平均剂量通常在400～600mg/d。非布索坦的治疗剂量范围是40～120mg/d。

在美国，丙磺舒是唯一可用的促尿酸排泄药物。为判断患者是否可应用丙磺舒治疗，应当测定患者非痛风急性发作期且处于低嘌呤饮食状态下的24小时尿酸和尿肌酐水平。如果尿酸水平<600～700mg/dl，那么可以考虑应用丙磺舒。可知患有尿酸性肾结石病的患者禁用丙磺舒。对于耐药的患者可以联合别嘌呤醇使用丙磺舒。

拉布立酶是尿酸盐氧化酶，促进尿酸氧化为更易溶解的尿囊素排除体外。它用于预防肿瘤细胞溶解综合征。

Baker JF, Schumacher HR. Update on gout and hyperuricemia. *Int J Clin Pract*. 2010;64(3):371-377.

Malik A, Schumacher HR, Dinnella JE, Clayburne GM. Clinical diagnostic criteria for gout: comparison with the gold standard of synovial fluid crystal analysis. *J Clin Rheumatol*. 2009;15(1):22-24.

Mandell BF. Clinical manifestations of hyperuricemia and gout. *Cleve Clin J Med*. 2008;75 Suppl 5:S5-S8.

Wallace SL, Robinson H, Masi AT, Decker JL, McCarty DJ, Yü TF. Preliminary criteria for the classification of the acute arthritis of primary gout. *Arthritis Rheum*. 1977;20(3):895-900.

Wallace KL, Riedel AA, Joseph-Ridge N, Wortmann R. Increasing prevalence of gout and hyperuricemia over 10 years among older adults in a managed care population. *J Rheumatol.* 2004;31(8):1582-1587.

Wilson JF. In the clinic. Gout. *Ann Intern Med.* 2010;152(3):ITC21.

焦磷酸钙晶体病

▶ 老年人的一般原则

CPPD 发病与高龄有关。CPPD 患者的平均年龄是 72 岁,年龄大于 85 岁的患者的发病率超过 50%。CPPD 的性别分布呈现男女发病率大致相等。CPPD 可能会发生在曾经受过创伤的关节或曾经行手术的关节。年轻 CPPD 患者应该排除一些代谢疾病,包括血色素沉着症,甲状旁腺功能亢进,低磷酸酯酶症,低镁血症和 Gitelman 综合征。欧洲抗风湿联盟(EULAR)最近确定下列情况可诊断为 CPPD:假性痛风表现为晶体导致类似痛风的滑膜炎,透明或纤维软骨的软骨钙化沉积(同时也并发结晶沉积);焦磷酸盐关节病或 CPPD 并发影像学异常。

▶ 症状与鉴别诊断

CPPD 通常无症状,在 X 线下可以观察到 CPPD 结晶,但其临床表现多种多样。假性痛风通常表现为自限性的类似痛风急性发作的关节肿胀和炎症。也可以出现发热和白细胞计数升高。外伤、其他疾病、甲状旁腺切除术后钙水平波动都可以导致上述症状。与痛风不同的是假性痛风通常累及膝关节。CPPD 也可以并发高尿酸血症,关节穿刺术是确诊该疾病的唯一方法。多关节 CPPD 结晶沉积引发的慢性关节炎应怀疑假类风湿性关节炎(慢性焦磷酸钙晶体性关节炎)。慢性焦磷酸钙晶体性关节炎很难与 RA 鉴别,因为患者也可以感受到晨僵,同时也有滑膜增厚。X 线下慢性焦磷酸钙晶体性关节炎多表现为骨关节炎可以和 RA 相鉴别。假骨关节炎(OA 合并 CPPD)可以叠加或不叠加急性发作。大约一半有症状的 CPPD 患者会发生关节退行性变。假骨关节炎最常见受累的关节是膝盖,常常是难以与 OA 鉴别。如果累及关节不是典型的骨关节炎发作位置更容易诊断,如:腕、掌指、髋、肩、肘或脊柱。由 CPPD 晶体沉积引发的假性神经性关节炎可以导致关节退行性变和 Charcot 关节病。CPPD 脊髓受累会导致脊柱僵硬类似于强直性脊柱炎或弥漫性特发性骨质增生。

▶ 研究结果

滑膜液分析是 CPPD 最重要的诊断标准。白细胞内找到正性双折光菱形晶体是 CPPD 特异性改变。滑膜液中白细胞计数升高。同时符合以下两点可以确诊 CPPD:在滑膜液或者组织中找到弱正性双折射光晶体;且 X 线下观察到软骨和关节囊钙化。

▶ 治疗

假性痛风急性发作的治疗与痛风急性发作相同。假性痛风治疗包括关节吸引术和非甾体类抗炎药物。如果排除感染可以关节内应用类固醇药物。秋水仙碱和口服糖皮质激素可用来辅助治疗。复发性假性痛风患者发作 3 次以上应该使用秋水仙碱预防性治疗。治疗剂量是 0.6mg BID,如果老年患者或者患者不能耐受 0.6mg BID 的剂量,可以考虑 0.6 QD 治疗。

假性类风湿性关节炎可以用非甾体类抗炎药或秋水仙碱治疗。二线药物包括低剂量糖皮质激素、甲氨蝶呤和羟氯喹。

对于 OA 合并 CPPD 的患者,治疗指征是存在间歇性假性痛风发作。如果仅一次急性发作,治疗方案与 OA 相同。

McCarty DJ. Calcium pyrophosphate dihydrate crystal deposition disease. *Arthritis Rheum.* 1976;19 Suppl 3:275-285.

Zhang W, Doherty M, Bardin T, et al. European League Against Rheumatism recommendations for calcium pyrophosphate deposition. Part I: terminology and diagnosis. *Ann Rheum Dis.* 2011;70(4):563-570.

多肌痛

▶ 老年人的一般原则

风湿性多肌痛（PMR）是中老年人的常见疾病。PMR 的发病率在 50 岁以后会逐渐上升，在 70～80 岁时发病率最高。PMR 多发于女性。大约 16% 的患者会并发颞动脉炎或巨细胞动脉炎。它们可能是一种疾病的不同阶段。

▶ 症状

但患者年龄超过 50 岁，表现出以下典型症状应当高度怀疑 PMR：包括至少 1 个月的双侧肩膀或双侧手臂近端肌肉和臀部或大腿近端肌肉疼痛，也可能存在颈部或躯干僵硬，晨起时僵硬严重并持续长达 1 小时。肌肉疼痛会干扰日常生活。患者可能会抱怨使用手臂和腿的近端肌肉时疼痛不适，如：梳洗或爬楼梯。最典型的症状是肩部疼痛，髋部和颈部较少累及。

▶ 研究结果

体格检查发现，因为疼痛肩部主动及被动活动范围缩小。PMR 一般不出现关节肿痛。大约 1/3 的患者会出现全身症状，如：全身乏力、发热、疲劳和体重减轻。

红细胞沉降率（ESR）将大于 40mm/h，其他炎症标记物如 C- 反应蛋白会不断升高。也可以发生轻度正常红细胞性贫血。

▶ 鉴别诊断

许多风湿性疾病的老年患者可以出现关节近端疼痛和僵硬。有一半 PMR 患者会出现远端症状，如：非对称外周关节炎，主要累及手腕和膝盖。表现为手背凹陷性水肿及腕管综合征。当存在这些症状的时候难以鉴别 PMR 和 RA。可以通过类风湿因子阴性以及关节未受侵蚀来鉴别 PMR 和 RA。罕见疾病血清阴性滑膜炎伴凹陷性水肿综合征也可以导致手和足凹陷性水肿，类固醇药物治疗有效。该疾病患者类风湿因子阴性。该疾病可能与 PMR 同属一类疾病。

系统性红斑狼疮的老年患者可以表现为类似 PMR 的症状。可以通过发现其他临床表现来鉴别两种疾病如：心包炎、胸膜炎、白细胞计数减少、血小板减少或存在和抗核抗体阳性。

晚发性脊柱关节病也可导致关节近端症状，但通过外周关节炎，前葡萄膜炎和骶髂关节炎可以鉴别。

多发性肌炎会出现肌肉无力，并导致肌酶升高。纤维肌痛患者会感觉到疼痛的触发点，且 ESR 正常。

原发性系统性淀粉样变性可能会与 PMR 的症状相同，但类固醇类药物无效，并且可以观察到单克隆免疫电泳带。

▶ 治疗

糖皮质激素是 PMR 首选药物。泼尼松治疗起效迅速，常用剂量为 10～20mg。症状通常在几天内明显减轻。起始治疗剂量应持续应用 2～4 周，每 1～2 周逐渐减量。激素减量过快会导致症状反复发作，在减量的时候应当谨慎。确保缓慢减量的情况下，仍有 30% 至 50% 的患者可能症状会复发，需要增加类固醇的剂量。监测患者 ESR 及持续评估患者症状非常重要。无症状性 ESR 升高不需要增加类固醇药物剂量。大多数患者治疗将持续 1～2 年。

当患者症状严重需要使用大剂量类固醇药物时，甲氨蝶呤可作为类固醇药物激发剂。

Dasgupta B, Cimmino MA, Maradit-Kremers H, et al. 2012 provisional classification criteria for polymyalgia rheumatica: a European League Against Rheumatism/American College of Rheumatology collaborative initiative. *Ann Rheum Dis.* 2012;71(4):484-492.

Salvarani C, Cantini F, Boiardi L, Hunder GG. Polymyalgia rheumatica and giant-cell arteritis. *N Engl J Med.* 2002;347(4):261-271.

第66章
老年人背痛的管理

Una E. Makris, MD

Leo M. Cooney Jr, MD

▶ 老年人的一般原则

背痛是老年人就诊的最主要的三大原因之一。在 Framingham 心脏研究队列的 1037 名幸存者中（68～100 岁），22% 的患者多数时间内都有背痛症状。尽管老年人背痛普遍存在，发生率高，且花费昂贵，但人们的研究重点主要集中在年轻人群上。

背痛通常分为急性（持续时间＜4 周），亚急性（持续时间在 4～12 周），慢性（持续时间＞3 个月）。最近的一项纵向研究表明绝大多数的老年背痛症状是一个反复的或者阵发的过程。搞清楚老年背痛症状的方式十分重要，因为随之而来的预防及治疗手段都大相径庭。描述背痛的专业术语见表 66-1。

老年患者背痛有几个特异于青年患者的原因，诸如椎管狭窄，骨质疏松相关压缩骨折及骶骨骨折等。癌症及感染性疾病等导致的背痛较为罕见，但在老年人中的发生率仍要高于青年。对于合并骨肌疾病（大转子滑囊炎，髋关节炎，腰椎退行性变及椎管狭窄症）的老年人，在评估及管理疼痛的过程中，定位疼痛来源十分具有挑战性。这些因素往往并存，分析哪个因素在患者疼痛产生的过程中起到决定性作用十分重要。

对背痛作系统诊断需要对了解老年人背部的整体情况，并对脊椎解剖有充分认识，同时掌握常见的体格检查异常及影像学表现。

▶ 症状

背痛（伴或不伴有臀部、腿、足放射痛）是患者最为常见的主诉。仔细询问患者"哪里疼痛"可以有效地区分颈部、胸廓及脊椎的疼痛。腰痛（腰椎疼痛）是最常见的痛点。患者主诉腰痛，但其疼痛可能起源于臀部并放射至脊椎和腿部，这些部位分布与背痛十分类似。

发作时间及疼痛程度对诊断十分重要。背痛常间歇性发作，呈定位性并随发作次数增加而逐渐加重。恶性疾病及感染性疾病引起的疼痛往往不定时发作，发作过程中逐渐加重，呈非定位性，与夜间痛及全身症状及体征伴发，病程超过一个月。

▶ 发现

对有腰背痛症状的老年患者，进行背部、髋部及腿部的体格检查十分必要。寻找由腰骶神经支配精细而非对称的腿部、踝及足部肌肉可以帮助阐明背部及腿部疼痛的成因。

腰背痛的体检首先观察步态和坐姿，然后背部视诊，对脊柱及椎旁肌肉触诊。椎管狭窄症患者往往呈前倾步态，有髋关节疾患的人则会跛行。背部体格检查包括以下四个方向：屈曲、背伸、左侧弯、右侧弯，并观察其对称性。脊椎运动不对称，体检时疼痛往往提示有腰椎疾患。椎管狭窄症患者后仰时常伴有疼痛。直腿抬高试验阳

表66-1　背痛相关术语

术语	说明
马尾神经综合征	中央管狭窄导致马尾神经受压，引起马鞍区感觉减退及括约肌功能障碍；外科急症
脊柱后凸	胸椎过度向后屈曲畸形
脊柱前凸	腰椎过度向前屈曲畸形
梨状肌综合征	梨状肌损伤致局部充血、水肿、痉挛而刺激或压迫坐骨神经产生局部疼痛、感觉异常及功能障碍
神经根病	神经根损伤导致疼痛、麻木及其支配的肌肉无力
坐骨神经痛	坐骨神经病变，沿坐骨神经通路发生的疼痛综合征
脊柱侧弯	脊柱侧方弯曲畸形
椎管狭窄	腰椎中央管、神经根管或侧隐窝狭窄引起其内容物受压出现的神经功能障碍
脊椎滑脱症	某节椎体向前或向后移位，程度取决于反射科医师通过X线评估滑脱程度
脊椎关节炎	脊柱关节炎，影像学：椎间隙狭窄，关节炎改变
脊椎峡部裂	椎体棘突或正常，峡部断裂缺如或合并脊椎裂等其他畸形

性常见于腰椎间盘突出症，但试验阴性不能排除任何疾病。

对每一位主诉腰背痛的患者都应详细检查髋关节，尤其是髋关节活动度。下肢伸直，髌骨向上，即中立位，为0°。髋关节可屈曲>110°；外展40°；内旋15°～20°；外旋50°～60°。腹股沟区疼痛，跛行，髋关节活动受限的患者，其疼痛往往由髋关节病变引起。

对于主诉为腿部不适的患者，腿部肌肉的检查十分有意义。压迫神经根会影响其支配肌肉。因此，有L4-L5及L5-S1水平腰椎疾患的患者，会出现其髋关节外展及外伸受限。腓神经麻痹者，患肢的趾伸肌、踝背屈肌、踝足外翻肌活动减弱，使其足部下垂，并转向内侧，但不会影响髋关节。

如果老年患者出现就顽固性疼痛并有疑似全身疾病病史，应高度怀疑恶性肿瘤（如：乳腺癌、前列腺癌及淋巴瘤）或感染性疾病。

腰背痛的患者生化检查无特异性，但若出现异常，往往提示潜在的全身性疾病。若疑似感染或肿瘤，血常规、血沉、CRP及蛋白电泳有鉴别意义。但老年人对炎症的反应不敏感，可能会监测不到年轻人炎症通常出现的发热、白细胞增多等反应。意识状态改变应高度怀疑炎症。

年轻人背痛常规不行影像学检查，而老年人推荐行脊柱影像学检查。美国放射学会建议，应从以下几个方面评估背痛与全身性疾病相关危险度，以及行影像学检查的时机：近期创伤史（年龄>50岁），不明原因的体重减轻或发热，免疫抑制状态（诸如：糖尿病），癌症史，吸毒史，骨质疏松或糖皮质激素长期应用史，高龄（>70岁），局部神经病变（进展或产生失用症状），持续时间≥6周（亚急性/慢性）。根据上述评估条件，许多出现新发腰背痛症状的老年患者可能需要接受影像学检查。

腰椎平片等初级的影像学检查主要评估对称性、稳定性脊柱弯曲度，以及作为术后结构及吻合的评价手段。此种检查可以发现椎间盘病变、关节病变、椎体压缩性骨折、诸如脊椎滑脱症及脊柱侧弯之类的畸形，骨质疏松及畸形性骨炎之类的全身性疾病。CT和MRI对某些疾病来说具有诊断意义。CT多用于观察骨结构（脊椎滑脱、挫伤及狭窄）。MRI的T2压脂及自旋回波序列则有利于发现小关节病变及水肿，其高对比度在感染及恶性肿瘤的诊断上具有很大优势。一项对比分析了行早期影像学检查及未行早期影像学间的老年腰背痛人群的大型随机对照试验正在进行。

▶ **鉴别诊断**

将背痛按照系统性及非系统性原因分类十分有必要（表66-2）。非特异性腰背痛（不明病因）及退行性疾病对老年患者来说是最常见的诊断。

病史和体格检查对鉴别系统性原因与非系统性/退行性/机械性原因导致的背痛具有很大意义。

表 66-2 老年人背痛鉴别诊断

全身性疾病
恶性疾病：多发性骨髓瘤、转移癌、淋巴瘤、脊髓瘤、腹膜后肿瘤
感染性疾病：骨髓炎、椎间盘炎、椎旁脓肿、细菌性心内膜炎
关节炎：强直性脊柱炎、银屑病关节炎、反应性关节炎、炎性肠病
骨软骨病
畸形性骨炎
内脏疾病：主动脉瘤、前列腺炎、肾结石、肾盂肾炎、肾周脓肿、胰腺炎、胆囊炎、溃疡穿孔、脂肪疝
非全身性/机械性疾病
椎管狭窄症
坐骨神经痛
骨质疏松性椎体压缩骨折
腰肌劳损（肌肉）
椎间盘突出
脊椎滑脱症
弥漫性特发性骨质增生症（DISH）
先天畸形：脊柱后凸、脊柱侧弯
脊椎峡部裂
梨状肌综合征
退行性变：椎关节强硬（盘和关节面）

A. 系统性原因

典型的阳性体征缺失伴有 L4-S1 神经支配的髋及足部肌肉运动障碍可以考虑系统性疾病。若年龄 >50 岁、有癌症史、持续时间 >1 个月，背痛由恶性疾病导致的可能会增加。

发热，脊椎局部压痛，胸椎及胸廓非定位性疼痛可能提示脊髓炎症。约 10% 的心内膜炎的老年患者都伴有背痛。血管内感染风险大的患者背痛更有可能由感染所致。

内脏疾病（腹主动脉血管瘤、尿潴留导致的膀胱扩张、巨大子宫肌瘤、腹腔内感染或肿瘤）也可以表现出背痛症状。往往是牵涉痛，定位准确，腰、骶椎的体格检查多正常。

B. 非系统性原因

机械性原因导致的背痛通常呈间歇性、定位准确，初始时即显著。下面我们将讨论几个背痛最常见的非系统性原因。

中央型及边缘型腰椎管狭窄症以站立或行走时加重的背部或腿部疼痛为典型症状。小腿疼痛多为神经源性的，或称之为伪跛行征，需与动脉供血不足导致的跛行相鉴别。患者行走可以导致一条腿或双腿感觉异常、麻木及无力。脊柱屈曲，诸如：坐位、前屈位、上坡，弯曲位躺卧可以缓解症状，而脊柱外伸，如：长时间站立、行走、上坡则会加重疼痛。狭窄症状通常是持续的、进行性加重的，而非间歇性发作。由 L4、L5 及 S1 支配的肌肉可能有轻度肌无力。

坐骨神经痛（见表 66-1）可表现为急性或慢性。急性坐骨神经痛通常无明显诱因。疼痛沿坐骨神经通路走行，呈非定位性。此病预后良好，多见于年轻人。

椎间盘退行性疾病在老年人群中普遍存在。椎间隙的狭窄及关节炎症会导致腰椎相对的不稳定。此类患者除了背痛，还通常合并坐骨神经痛。疼痛多于活动后突然发生，如持重物，弯腰劳动。持续时间短（几分钟或数小时）但发作频率高。患者脊椎活动幅度减小，从屈曲转向外伸时会引起剧痛。影像学检查可发现椎间隙狭窄、椎体终板硬化及骨赘形成。

弥漫性特发性骨质增生症多发于老年肥胖男性，以脊椎尤其是胸椎韧带的钙化与骨化并形成骨桥为特征性表现。可无症状，由影像学检查偶然发现。脊柱活动度减小、动作僵硬等表现往往比疼痛更为常见。

骨质疏松性椎体压缩骨折通常无症状，但约有 33% 患者出现明显症状。多突然发病，并感到骨折处剧烈疼痛。行走或站立时疼痛加剧，卧位可缓解。可放射至腰部、腹部及腿部，但神经系统后遗症罕见。骨折多发于胸椎下段和腰椎。自折处疼痛至少持续 3~4 周。椎体压缩骨折的患者骨折风险、致残率及死亡率均高于正常人群。

骨质疏松性骶骨压缩骨折多见于老年女性且发生率高。这种骨折通常是自发性的，患者在骨折发生后可出现腰部、臀部或髋部疼痛，伴有体格检查时骶骨触痛。影像学检查中，平片往往无阳性表现，放射性核素扫描骨折部位双侧横行骨折呈"H"蝶形，CT可发现骶骨错位。此病预后良好，神经后遗症罕见，疼痛时间亦不会超过4～6周。

非特异性背痛无特异性病变或诱因。大多数有背痛症状的老年人都伴有影像学的退行性表现，但疼痛与这些可知的特异性影像学表现有无直接相关仍需探讨。

对老年人背痛的评估往往因病史信息的缺乏而受限。最近的一项研究发现，在年龄＞70岁的高龄人群中，80%的单纯背痛患者疼痛不会超过4周。这一研究的意义在于，诸如：肿瘤、感染、腰椎管狭窄症及压缩骨折等特殊疾病导致的背痛持续时间多长于4周。单纯背痛往往呈自限性，持续时间短，可反复发作，且多是机械性（非炎性）来源的。

▶ **治疗**

通常来说，老年背痛的诊治应主要集中在确定其原因，定位其来源上。应首要明确是否有并发症、了解药物交互作用后再讨论治疗。

腰痛首选多为保守的非手术治疗，包括患者宣教、对症止痛及牵引治疗。急性症状消退后，可温和复健来强化脊椎及腹部肌肉（初期应在理疗师的指导下进行）。治疗性锻炼的目的在于通过拉伸来增加灵活性，通过抗阻运动加强肌肉强度；通过重复运动来提高耐力。锻炼周期间歇可用热敷或冷敷可以缓解疼痛，放松肌肉。热敷要防止烫伤。

慢性机械性疼痛的治疗目标旨在减少或消除重复运动对椎体造成的过度压力。活动调整的初始阶段在于识别可以导致或加重疼痛的活动，并最终避免或替换。物理疗法及家庭锻炼可强化脊椎及腹部肌肉从而为脊柱提供内部支撑力而缓解腰痛。需要定期坚持锻炼来使疗效最大化。保守治疗无效的重症患者可以进行手术治疗。

椎体压缩性骨折活动调整最重要的目的是镇痛，同时避免因疼痛长期卧床导致的并发症。急性疼痛发作时间很短暂，所以基本无需支架及束带固定。一旦急性疼痛小腿，温和的脊柱拉伸练习有利于恢复。保守治疗无效的患者可行微创手术。

如果腰椎管狭窄症病情进展，压迫神经根造成不可逆损害，则保守治疗无效。

硬膜外糖皮质激素注射法广泛应用于腰椎管狭窄所致坐骨神经痛的治疗，但相关回顾性的对照试验并未发现其优势。该病是脊柱外科最常见的老年病。一项关于椎管狭窄手术的前瞻性研究中发现手术的最佳适应证为严重的椎管狭窄，与背痛关联性小、无影响行走的并发症、病程长于4年。两项随机对照试验指出，手术对疼痛缓解作用更迅速，效果更佳，对功能状态的提升也更明显。

其他手术适应证包括马尾神经综合征、疑似脊髓压迫以及进行性的严重的神经损伤。大部分手术（减压术、椎板切除术、腰椎内固定融合术）均为非急症手术，所以术前就手术方式、风险及获益与患者进行沟通非常重要。

Atlas SJ. Point of view: in the eye of the beholder: preferences of patients, family physicians, and surgeons for lumbar spinal surgery. *Spine* (Phila Pa 1976). 2010;35(1):116.

Chang Y, Singer DE, Wu YA, Keller RB, Atlas SJ. The effect of surgical and nonsurgical treatment on longitudinal outcomes of lumbar spinal stenosis over 10 years. *J Am Geriatr Soc.* 2005;53(5):785-792.

Chou R, Qaseem A, Snow V, et al. Diagnosis and treatment of low back pain: a joint clinical practice guideline from the American College of Physicians and the American Pain Society. *Ann Intern Med.* 2007;147(7):478-491.

Deyo RA, Mirza SK, Martin BI. Back pain prevalence and visit rates: estimates from U.S. national surveys, 2002. *Spine.* 2006;31(23):2724-2727.

Deyo RA, Weinstein JN. Low back pain. *N Engl J Med.* 2001;344(5): 363-370.

Di Iorio A, Abate M, Guralnik JM, et al. From chronic low back pain to disability, a multifactorial mediated pathway: the InCHIANTI study. *Spine.* 2007;32(26):E809-E815.

Edmond SL, Felson DT. Function and back symptoms in older adults. *J Am Geriatr Soc.* 2003;51(12):1702-1709.

Freburger JK, Holmes GM, Agans RP, et al. The rising prevalence of chronic low back pain. *Arch Intern Med.* 2009;169(3):251-258.

Hadjistavropoulos T, Herr K, Turk DC, et al. An interdisciplinary expert consensus statement on assessment of pain in older persons. *Clin J Pain.* 2007;23(1 Suppl):S1-S43.

Hanlon JT, Backonja M, Weiner D, Argoff C. Evolving pharmacological management of persistent pain in older persons. *Pain Med.* 2009;10(6):959-961.

Jacobs JM, Hammerman-Rozenberg R, Cohen A, et al. Chronic back pain among the elderly: prevalence, associations, and predictors. *Spine.* 2006;31:E203-E207.

Katz JN. Lumbar disc disorders and low-back pain: socioeconomic factors and consequences. *J Bone Joint Surg Am.* 2006;88 Suppl 2: 21-24.

Lavsky-Shulan M, Wallace RB, Kohout FJ, et al. Prevalence and functional correlates of low back pain in the elderly: the Iowa 65+ Rural Health Study. *J Am Geriatr Soc.* 1985;33:23-28.

Makris UE, Fraenkel L, Han L, Leo-Summers L, Gill TM. Epidemiology of restricting back pain in community-living older persons. *J Am Geriatr Soc.* 2011;59(4):610-614.

Reid MC, Williams CS, Concato J, et al. Depressive symptoms as a risk factor for disabling back pain in community-dwelling older persons. *J Am Geriatr Soc.* 2003;51:1710-1717.

Reid MC, Williams CS, Gill TM. Back pain and decline in lower extremity physical function among community-dwelling older persons. *J Gerontol A Biol Sci Med Sci.* 2005;60(6):793-797.

Rudy TE, Weiner DK, Lieber SJ, Slaboda J, Boston JR. The impact of chronic low back pain on older adults: a comparative study of patients and controls. *Pain.* 2007;131(3):293-301.

Weiner DK, Haggerty CL, Kritchevsky SB, et al. How does low back pain impact physical function in independent, well-functioning older adults? Evidence from the Health ABC Cohort and implications for the future. *Pain Med.* 2003;4(4):311-320.

第67章
老年人锻炼方式的选择

Sara J. Francois, PT, DPT, MS

Jennifer S. Brach, PhD, PT

Stephanie Studenski, MD, MPH

▶ 老年人的一般原则

体力活动对老年人的健康、慢性病预防、身体功能、预防跌倒均有深远的积极影响，且较高水平的体力活动能够降低发病率和死亡率。有新证据证明体力活动对认知和心理健康具有积极影响。虽然体力活动对健康和功能具有明显的益处，但是大部分老年人并未参与或并未达到能够获益的运动强度。事实上，绝大多数老年人每天累计只有 5～10 分钟的中 - 高强度体育运动，只有不到 10% 的老年人能够满足关于体力活动的建议，即每周至少 5 天 30～60 分钟的中 - 高强度体育运动。

体力活动并不等同于锻炼。体力活动是"经由骨骼肌的作用，产生任何身体的动作，进而导致消耗能量"，而锻炼是体力活动所包含的子集，是"有计划、组织化，通过重复整体运动以改善或保持身体健康的某一或某些组元"。体力活动可

能无法达到所期望通过锻炼获得的适应性提高程度；然而，若具有足够的强度，体力活动能够减少许多慢性病的风险和并发症，有利于生活安康。

多种方法可用来识别活动强度的水平。一种方法是比较活动时及静止状态下的能量消耗，并确定不同活动状态下的代谢当量值。代谢当量值的估计方法已总结在《体力活动概要》，通过活动的代谢当量值来确定其强度等级。然而《体力活动概要》是依据健康成年人数据所开发，由于老年人能量利用更为低效，代谢当量值所反映的强度可能会低估老年人的实际工作强度。因此，在老年人群中《体力活动概要》的最佳用途为创建一个活动层次体系，能够用来筛选能量需求渐增的活动，而非用其定义活动的准确强度。

由于测定代谢当量水平未必是确定活动强度最好的方法，应该使用其他方法来估计老年人努力工作的程度，如：心率、主观体力评定（RPE）或讨论测试。一个用来确定强度的简单方法是利用特定比例的最大心率估计值，以 220 减去此人年龄来惯例计算。中等强度定义为最大估计值的64%～76%，高等强度为 77%～93%。在改变心率反应运动时不适宜使用测定心率法，如服用 β 受体阻滞剂，佩戴心脏起搏器，及多种房性心律失常。

另一种方法是使用博格自觉歇力程度判断法评级表。当估计某人参与一项活动时运动的强度，博格自觉歇力程度判断法评级表的数值范围是 6～20。中等强度活动在 12～13 额定范围内。

另一种非正式却简单的强度水平测定方法是通话测试。中等强度锻炼时，一个人应该有能力说话，但不能唱歌。如果能唱歌，说明该活动为低等强度；如果此人只能简单回应几句且回应之前需要换气，说明该活动是高等强度运动。

医疗工作人员应评估运动的医疗安全，并在不同情况下提供修改意见。还应该为老年人提出有关安全、无监督锻炼并有利于改善患者运动计划依从性的建议。病人和临床医生可利用很多网站资源（表 67-1）。临床医生面临的挑战是基于病人的个体需求开出适当并可行的运动。

▶ 老人开始运动计划前

对于在进行体力活动之前，是否应筛查某一老年人现在仍有争议。大多数的运动筛查指南着力于识别活动需要修改的一些情况（表 67-2），并确定运动安全（特别是心脏人筛查和运动相关禁忌证）。然而，心脏病人筛查（即运动负荷试验）对许多老年人来说难以完成，其揭示了无症状性心脏病的巨大风险，此型心脏病的临床意义仍不明确。许多老年人不打算进行剧烈的活动项目，因为进行中等强度运动时相关心脏病风险降低，可忽略相关的心脏病风险累积。对于健康和无症状的老年人而言，标准的建议和预防措施是合适的，但是没有必要进行心脏检查。久坐的老年人开始低 - 中等强度活动项目时也没有比较进行心脏检查，尤其是考虑到久坐要比身体活动的相关风险更为严重。对于这一群体，有关在锻炼时可

表 67-1　患者和医生适用的体力活动 / 锻炼相关网络资源

患者适用资源	医生适用资源	网站信息及网址
√	√	体力活动疾病控制和预防中心网站 http://www.cdc.gov/physicalactivity/index.html 许多与身体活动相关的不同主题信息
√		锻炼：国家老龄研究所的指导 http://www.move.va.gov/download/resources/NIAA-exercise-guide.pdf PDF 是关于锻炼的益处、如何安全锻炼及坚持运动计划
√		运动和体育活动：国家老龄研究所的日常指导 http://www.nia.nih.gov/sites/default/files/exercise-guide.pdf PDF 是关于锻炼的益处、如何开始和持续锻炼计划，设定目标并制定活动计划表，包括锻炼的描述和照片；还包括活动日志和记录 订购一个打印稿的小册子，网址 http://go4life.nia.nih.gov/exercise-guide-video
√	√	运动是良药 http://exerciseismedicine.org/ 网站旨在增加医生和患者之间有关体力活动的讨论，包括面向临床医生和病人的试用品和传单，包括运动处方的模板
√	√	Go4Life. http://go4life.nia.nih.gov/ 病人可以点击"开始"，获取体力劳动信息。临床医生可以点击"健康专家"获得 Go4tife 运动的信息和材料
√		国家卫生研究院高级卫生网址 http://nihseniorhealth.gov/exerciseforolderadults/healthbenefits/01.html 信息是关于锻炼益处及包括"如何开始""如何尝试锻炼""如何保持积极"等话题相关链接；还提供了许多对老年人很重要的其他健康主题链接
√		健身、运动、营养总统委员会活跃网站 http://www.fitness.gov/be-active/ 信息包括为什么体育锻炼很重要、如何锻炼、体力活动指南，并提供其他资源的链接，还提供了关于健康饮食信息的网址

表 67-2　不同情况运动方案的调整

情况	调整
背痛	中等强度运动，水上运动； 低阻力、低重复力量训练； 柔韧性练习；调整腹部力量性活动
慢性阻塞性肺疾病	间歇性中等强度活动； 低阻力、低重复力量训练； 提高灵活性，伸展运动
冠状动脉疾病	症状限制性活动，中等强度活动（例如步行，骑自行车）； 在医生指导下更高强度训练； 低阻、高重复力量训练
退行性关节病	非关节负重活动； 固定式自行车、水上运动，坐椅锻炼； 低阻、低重复力量训练
糖尿病	每天中等强度活动； 低阻、高重复力量训练，柔韧性运动
眩晕、共济失调	坐椅练习； 低阻、低重复力量训练、适度的灵活性运动即以最小的动作从仰卧或俯卧位至站立
高血压	动态大的肌肉有氧活动； 最小化等距训练，集中低阻、高重复等张力量训练
直立性低血压	最小的运动从仰卧位至站立； 持续中等强度活动需间隔短暂休息
骨质疏松症	全天间歇性承重运动； 低阻、低重复力量训练； 座椅水平的灵活性训练

能暗示活动不良反应（例如：胸部／颌部／上肢疼痛、过度呼吸困难、心悸等）的讨论是十分重要。对于患有可知的心血管疾病的个人来说，运动时出现症状具有风险，此人群能够在活动前心脏检查中获益。

体力活动的禁忌证很少，如：近期心肌梗死，不稳定型心绞痛，充血性心脏衰竭，重症心脏瓣膜病，静息状态下收缩压＞200mmHg，舒张压＞100mmHg，及明显腹主动脉瘤。一些急性病症，如：主要骨骨折、负重肢体末端未愈合病灶或发热疾病，可暂时限制活动。

▶ **运动处方**

运动处方以个人目前的健康和身体活动水平为准则，包括频率、强度、持续时间、进展，以及热身，冷却，运动的不同类型（如：有氧运动、力量训练等）、伸展及安全措施。锻炼频率、强度和持续时间的变化取决于运动的类型。尽管中等强度通常是被推荐的类型；但是并不是所有的老年人都有能力适应此水平的锻炼强度。对一个老年人而言低等强度的活动对另一人而言可能就是高等强度运动。推荐的有氧运动时间最少为 30 分钟，然而某些身体条件欠佳的老年人可能无法耐受。每天数次简单运动（即疲劳之前终止）有利于发展更加持续性的运动。

所有运动程序都应该随着时间的推移，诱发身体一定程度的应力水平，进而导致组织产生变化。在提升强度之前，要进行持续时间为 20～30 分钟的重复性运动。老年人达到这个目标可能需要几周甚至几个月。所有活动开始时应该有点简单的热身活动，以稍增加能源需求，准备锻炼身体。运动后的冷却也很重要，因为它是心率与耗氧恢复到静息水平的过渡阶段。慢步行或骑自行车是热身及冷却的适当活动实例。拉伸应在热身后和（或）冷却时进行。一般安全指南（表 67-3）也应包括在运动处方中。

运动可以在社区、医疗保健系统或家里中进行的，并可以进行监督或非监督。每一种情况均存在的优点和缺点，每个病人的最佳拟合取决于病人自身的需要。

需要考虑到的是当开具体力活动计划处方时，大多数老年人都至少有一个医疗条件。活动可适应特定益处的需要或避免某些条件下产生的问题（见表 67-2）。许多免费的资源能够根据不同的各种诊断，对如何进行运动提供具体的指导方针、建议。一些老年人可能在日常生活活动具有独立性，但被证明其物理性能降低，有亚临床残疾，需要修改运动处方。

表67-3   普通病人的锻炼指导

1. 慢慢开始,逐渐增加。
2. 不要屏住呼吸。
3. 如果你正处于服用药物或患有心脏病等心率可能变化的情况,不要通过脉搏来判断锻炼强度。
4. 使用运动推荐的安全设备。
5. 进行排汗运动时大量饮水,除非医生要求限制液体。
6. 前倾时弯曲臀部,而非腰部。
7. 拉伸前热身。
8. 运动不应该是痛苦的。
9. 指南中可找到合适的运动强度"如果你能轻松说话不费力,你的运动可能是太容易了。如果你不能说话,它就太困难。"
10. 经常热身和放松,锻炼身体但不要疲劳。

▶ 体力活动

当前老年公共健康建议在一周的大部分时间,积累 30 分钟中等强度的体力活动。此外其还提议将其他类型的运动(力量、柔韧性和平衡)纳入此项建议中。体力活动可以很容易地整合入日常生活,简单举例,比如:用爬楼梯来代替乘电梯,在大楼入口处停车,这样就可以增加体力活动。交叉训练能够增加活动计划的多样性,减轻枯燥感,并减少受伤的风险。运动,比如:游泳或使用健身器材,需要能够平衡下肢活动(步行或骑自行车)的上肢训练。

▶ 锻炼类型

锻炼是体力活动的一个子集。有各式各样的运动类型,包括但不限于:有氧、力量、柔韧性及平衡。有氧运动的建议通常被认为是体力活动的建议(即 30~60 分钟 / 每周至少 5 天)。建议所有主要肌群的力量训练频率为每周 2 天,但不要连续,让肌肉有恢复过程。柔韧性训练也应每周至少 2 天,并且纳入有氧或力量项目。对于有跌倒风险的老年人,平衡练习每周应进行 3 次。本章将稍后提供每个类别不同类型活动或锻炼的举例。

老年人受益于一个包括所有类型运动的处方,是因为所有类型对柔韧性和身体功能均十分重要。合并方案的主要制约因素是时间和疲劳,对大多数老年人而言,承受一项每天需要几个小时的锻炼项目是不现实的。一些项目结合了有氧、力量和平衡运动,每天一小时每周 3 天。个人偏好和近期健康水平可影响处方的细节(表 67-4)。

表67-4   不同类型病人的体力活动处方

病人类型	持续时间(分钟)	频率	举例
明显残疾			
近期卧床	5~10	每天数次	进行日常活动,从主动和被动运动,逐渐到站立和行走
不能走动	5~10	每天数次	自己推动轮椅,自理坐下,上肢的游戏及个人和群体的活动
亚临床失能			
久坐	5~10	每天数次	缓慢步行,群组娱乐
不活跃	至少 20	每周多次	散步,园艺,家务,骑自行车
正常老化	30	每周多次	健步走,爬楼梯,中等强度耐力活动
健康	至少 30	多次	中-高等强度:不平坦地面或山上轻快散步,快爬楼梯,中-高强度运动

处方性活动:①让患者选择首选的活动方式;②从具有良好耐受性的强度和持续时间开始;③在运动的最初环节就应观察到近期是否未进行适度活动;④中等强度活动的初步环节应包括血压和心率的监测;⑤在提高强度前先延长持续时间至目标训练水平(20~30 分钟或一组 10 次);⑥教授自我监控的工作(例如:最大心率百分比,自感劳力分级,讨论测试等等)

A. 有氧运动

年龄限制的是有氧运动的峰值性能，而非从训练中获益的能力。无监督有氧运动对于能够以轻快的步伐稳步走的健康老年人而言十分合适。有监督有氧运动适合临床或亚临床残疾人及没有能力进行持续中等强度运动人群。

有氧运动包括步行，慢跑，骑自行车，游泳等。其他活动如果在足够高的强度下进行，也可以被认为是有氧运动，比如：跳舞，打高尔夫球，园艺，吸尘，清洁窗户和修剪草坪。

与有氧运动相关的主要风险是心脏疾病，如：心肌梗死或死亡；然而，这种风险被描述为发生在参与剧烈运动之后。参与有规律的有氧运动可以提高许多心脏危险因素，并随即在活动过程中减少心脏事件的风险。

B. 力量

肌肉和力量的损失与衰老有关，但两者均能对老年人力量训练产生反应。可运用重量训练器械，自由重量器械，或体重阻力进行力量训练。力量训练器械能让你以安全的方式举起更重的重量，并提供复杂的系统来控制肌肉收缩率。使用自由重量器械如手腕或脚踝、低技术含量的物品（如：松紧带、或家居用品如牛奶罐或罐头）等进行力量训练。承受在站立、移动、步行时的整个身体重量或进行主动度活动范围运动，可作为许多体弱老年人的一项力量训练活动。重量锻炼包括重复性椅式站立、墙下蹲及加压训练。

所有的主要肌肉群均应进行力量训练，包括但不限于肩膀、手臂、臀部、腿部、脚踝、背部和躯干。下肢肌群更大且对功能流动性和独立性更为重要；然而，上肢运动会导致心率反应更高。初始持续时间可能比下肢运动明显缩短，这是因为相较下肢，许多人的上肢往往更容易萎缩。

力量训练的主要风险包括肌肉酸痛和肌肉骨骼损伤。以平稳、可控移动而非晃动或抽搐移动的良好形式完成锻炼能够降低受伤的风险。从低重复量和低阻力开始也能减少受伤的风险。避免

在力量训练保持屏住呼吸也十分重要，因为其可诱导血压上升。关键的呼吸指导方针是起重开始前呼吸，起重期间呼气，控释时吸气。

C. 柔韧性

弹性随着年龄的增长而降低，并因疾病或失用而明显受限。活动范围的损失会影响活动和功能，在最坏的情况下可能会导致挛缩，从而限制站立，行走和伸手。拉伸应持续 30~60 秒，包括上、下肢和躯干的所有主要的关节。拉伸应为产生感觉的伸展而不引起急性疼痛。为预防损伤，建议轻 - 中度活动进行柔韧度拉伸前进行肌肉热身。柔韧性锻炼的禁忌证包括急性关节发炎，关节融合和近期骨折。

D. 平衡性

平衡训练是推荐给有跌倒风险的老年人。囊括在"平衡训练"中的锻炼和运动类型很少在文献中被定义，并且对于能够获益所需的频率、强度和持续时间并未达成共识。健康的老年人可以通过需要移位和复原的休闲活动来提高平衡力，如：跳舞、打网球。对于非常脆弱的人，平衡训练包括取坐位对躯干和手臂进行位移运动的动作练习。因为跌倒可由水缓冲，水平衡训练可以让患者去探索他们的置换和恢复能力空间，且不必害怕受伤。

平衡训练要求难度进展，由于增加了运动跌倒的风险，这使得它本质上比其他类型运动的更加危险。因此，为了减少这种风险，老年人应该经由卫生专业正确的指导后再开始平衡训练计划。

▶ 当前运动建议的差异

有许多关于体力活动、有氧运动、力量，柔韧性和平衡性的建议，然而这些建议对于老年人而言遗漏了体力活动的一个重要方面——时机和协调运动。衰老和疾病可以改变步态行走的时间和协调性，进而降低步态效率，导致老年人行走更困难。进行锻炼来提高步行的时间和协调性（即步进和步行模式发展的困难）可提高步态效率，

进而改善行走能力。虽然证明这种类型锻炼有益处的证据才刚刚兴起，但是它可能会被认为是一种运动处方的组成部分。

体力活动处方经常被遗忘的另一个方面是：活动应该是乐趣无穷的。常见的运动障碍包括缺乏参与定期活动的动力、无趣且性质重复的活动（即步行、慢跑、骑自行车等）。为年长的成年人提供能够使运动变得有趣的方法，如：锻炼时听音乐或进行互动视频健康活动，可能会成为增加参与性和持续性的一种方法。

▶ 继续一项运动计划

说服老年人去锻炼是一个艰巨的挑战。现代文明创造了一个虽然大大有益的，但减少了日常生活中体育活动需要的生活环境。如何开始并坚持锻炼计划是开具运动计划处方的一个重要方面，应与所有患者进行讨论。

以往的运动经验、知识和信念会影响人们对锻炼的态度和期望。如果自信能成功，并且处于运动安全和愉快的情况下，老年人更可能参加体育锻炼。对于许多老年人来说，有机会在运动中进行社交是一个关键的推动因素。确定这些推动每一个老年人参与性和持续性的因素，对锻炼计划的启动和维护是十分有利的。

A. 连续性

所有锻炼需要以最小频率、强度和持续时间，通过诱导平缓的生理压力，来实现增益。因此，锻炼必须包括时间连续性的计划。很多久坐的老年人无法维持中等强度活动超过几分钟。出于这个原因，在想要增加运动强度之前，于锻炼项目开始时必须逐渐延长持续时间。运动处方的必要和重要组成部分包括检查老年人运动计划如何进行，频率、强度、持续时间是否需要进行调整。

B. 持续性

当一个人实现个人有意义和可衡量的目标、使用自我监测计划（如：日历记录运动）、得到具体的反馈，并根据需要获得支持时，活动计划的持续性提高。医生基于个性化的风险和需求，以处方形式传递的正式运动推荐，能够增加动力和持续性。

总结

体育锻炼对生活的积极影响体现在多个方面，几乎所有老年人均有获益。只有在极少数情况下，体力活动才是禁忌。根据不同的需要和个人喜好，体力活动项目可纳入各类型的运动，并在有监督或无人监督的情况下进行。提供一个根据个体、树立合理并切合实际的目标、监管个人活动项目维护和发展的运动处方是启动和持续的关键。

背景案例（续）

你和埃塞尔讨论起她关于活动计划的目标和兴趣。你发现她喜欢走路和跳舞，但她担心跌倒。你建议埃塞尔从一个运动型项目开始。她每周拿出 4～5 天进行有氧运动，从步行开始，距离为在需要休息之前尽可能忍受的长度。考虑到埃塞尔相对健康，你会希望她能走 15～20 分钟。然而，如果她只能忍受 5～10 分钟的步行，那么应该走到能承受的距离，休息一会儿，然后再走，重复几次（全部步行时间为 20～30 分钟）。你告诉她逐渐增加她走路的时间，直到她能坚持 30 分钟。因为她使用了 β 受体阻滞药，你解释了 RPE 量表和谈话测试作为测量她的强度水准的方法。你鼓励埃塞尔去找舞蹈课来学习，如果她和丈夫能一起参加的话。你教导她关注在当地的体育馆里进行的游泳或集体健身课程。你还告诉埃塞尔关于力量训练的重要性，给她一些可以在家做的练习动作。你计划在 3 个月内与埃塞尔进行一次后续的约会，以检查她在短期和长期目标上的进展，解决她注意到的任何障碍，并讨论如何推进她目前的活动计划。

Ainsworth BE, Haskell WL, Herrmann SD, et al. 2011 Compendium of Physical Activities: a second update of codes and MET values. *Med Sci Sports Exerc.* 2011;43(8):1575-1581.

American College of Sports Medicine, Chodzko-Zajko WJ, Proctor DN, et al. American College of Sports Medicine position stand. Exercise and physical activity for older adults. *Med Sci Sports Exerc.* 2009;41(7):1510-1530.

American College of Sports Medicine. Physical activity programs and behavior counseling in older adult populations. *Med Sci Sports Exerc.* 2004;36(11):1997-2003.

Bean JF, Vora A, Frontera WR. Benefits of exercise for community-dwelling older adults. *Arch Phys Med Rehabil.* 2004;85(7 Suppl 3): S31-S42.

Borg G. Perceived exertion as an indicator of somatic stress. *Scand J Rehabil Med.* 1970;2(2):92-98.

Brach JS, Wert D, VanSwearingen JM, Studenski SA. The Compendium of Physical Activity underestimates walking intensity in old more so than in young. *J Am Geriatr Soc.* 2009;57:S110.

Bryant CX, Green DJ, eds. *Exercise for Older Adults: ACE's Guide for Fitness Professionals.* 2nd ed. San Diego, CA: American Council on Exercise; 2005.

Capaday C. The special nature of human walking and its neural control. *Trends Neurosci.* 2002;25(7):370-376.

Caspersen CJ, Powell KE, Christenson GM. Physical activity, exercise, and physical fitness: definitions and distinctions for health-related research. *Public Health Rep.* 1985;100(2):126-131.

Centers for Disease Control and Prevention. *Measuring Physical Activity Intensity.* Accessed August 2, 2012. Available at: http://www.cdc.gov/physicalactivity/everyone/measuring/index.html

Centers for Disease Control and Prevention. *Perceived Exertion (Borg Rating of Perceived Exertion Scale).* Accessed August 2, 2012. Available at: http://www.cdc.gov/physicalactivity/everyone/measuring/exertion.html

Centers for Disease Control and Prevention. *Target Heart Rate and Estimated Maximum Heart Rate.* Accessed August 2, 2012. Available at: http://www.cdc.gov/physicalactivity/everyone/measuring/heartrate.html

Costello E, Kafchinski M, Vrazel J, Sullivan P. Motivators, barriers, and beliefs regarding physical activity in an older adult population. *J Geriatr Phys Ther.* 2011;34(3):138-147.

Exercise is Medicine. Your Prescription for Health series. Accessed August 2, 2012. Available at: http://exerciseismedicine.org/YourPrescription.htm

Garber CE, Blissmer B, Deschenes MR, et al. American College of Sports Medicine position stand. Quantity and quality of exercise for developing and maintaining cardiorespiratory, musculoskeletal, and neuromotor fitness in apparently healthy adults: guidance for prescribing exercise. *Med Sci Sports Exerc.* 2011;43(7):1334-1359.

Gill TM, DiPietro L, Krumholz HM. Role of exercise stress testing and safety monitoring for older persons starting an exercise program. *JAMA.* 2000;284(3):342-349.

Grandes G, Sanchez A, Sanchez-Pinilla RO, et al. Effectiveness of physical activity advice and prescription by physicians in routine primary care: a cluster randomized trial. *Arch Intern Med.* 2009;169(7):694-701.

Graves LE, Ridgers ND, Williams K, Stratton G, Atkinson G, Cable NT. The physiological cost and enjoyment of Wii Fit in adolescents, young adults, and older adults. *J Phys Act Health.* 2010;7(3):393-401.

Harris TJ, Owen CG, Victor CR, Adams R, Cook DG. What factors are associated with physical activity in older people, assessed objectively by accelerometry? *Br J Sports Med.* 2009;43(6): 442-450.

Howley ET. Type of activity: resistance, aerobic and leisure versus occupational physical activity. *Med Sci Sports Exerc.* 2001;33 (6 Suppl):S364-S369.

Inzitari M, Greenlee A, Hess R, Perera S, Studenski SA. Attitudes of postmenopausal women toward interactive video dance for exercise. *J Womens Health (Larchmt).* 2009;18(8):1239-1243.

Lees FD, Clark PG, Nigg CR, Newman P. Barriers to exercise behavior among older adults: a focus-group study. *J Aging Phys Act.* 2005;13(1):23-33.

Metkus TS Jr, Baughman KL, Thompson PD. Exercise prescription and primary prevention of cardiovascular disease. *Circulation.* 2010;121(23):2601-2604.

National Institute on Aging. *Exercise & Physical Activity: Your Everyday Guide from the National Institute on Aging.* 2011. Accessed August 15, 2012. Available at: http://www.nia.nih.gov/sites/default/files/exercise_guide.pdf

Nelson ME, Rejeski WJ, Blair SN, et al. Physical activity and public health in older adults: recommendation from the American College of Sports Medicine and the American Heart Association. *Circulation.* 2007;116(9):1094-1105.

Physical Activity Guidelines Advisory Committee. *Physical Activity Guidelines Advisory Committee Report, 2008.* Washington, DC: U.S. Department of Health and Human Services; 2008.

Rasinaho M, Hirvensalo M, Leinonen R, Lintunen T, Rantanen T. Motives for and barriers to physical activity among older adults with mobility limitations. *J Aging Phys Act.* 2006;15:90-102.

Studenski S, Perera S, Hile E, Keller V, Spadola-Bogard J, Garcia J. Interactive video dance games for healthy older adults. *J Nutr Health Aging.* 2010;14(10):850-852.

Thompson PD, Franklin BA, Balady GJ, et al. Exercise and acute cardiovascular events. Placing the risks into perspective: a scientific statement from the American Heart Association Council on Nutrition, Physical Activity, and Metabolism and the Council on Clinical Cardiology. *Circulation.* 2007;115(17): 2358-2368.

Troiano RP, Berrigan D, Dodd KW, Masse LC, Tilert T, McDowell M. Physical activity in the United States measured by accelerometer. *Med Sci Sports Exerc.* 2008;40(1):181-188.

Tucker JM, Welk GJ, Beyler NK. Physical activity in U.S. adults: compliance with the Physical Activity Guidelines for Americans. *Am J Prev Med.* 2011;40(4):454-461.

Van Norman KA. *Exercise and Wellness for Older Adults: Practical Programming Strategies.* 2nd ed. Champaign, IL: Human Kinetics; 2010.

VanSwearingen JM, Perera S, Brach JS, Cham R, Rosano C, Studenski SA. A randomized trial of two forms of therapeutic activity to improve walking: effect on the energy cost of walking. *J Gerontol A Biol Sci Med Sci.* 2009;64(11):1190-1198.

Wert DM, Brach J, Perera S, VanSwearingen JM. Gait biomechanics, spatial and temporal characteristics, and the energy cost of walking in older adults with impaired mobility. *Phys Ther.* 2010;90(7):977-985.

Whaley MH, ed. *ACSM's Guidelines for Exercise Testing and Prescription.* 7th ed. Philadelphia, PA: Lippincott Williams & Wilkins; 2006.

第68章
老年人营养充足的定义

Michi Yukawa，MD，MPH

▶ 老年人的一般原则

体重减轻和营养不良在老年人中很常见。以往研究报道有17%~65%的住院病人为老年人，其中高达59%的老年人营养不良。老年肥胖的发生率在过去15年中逐年上升。对于肥胖的老年人来说，尽管机体的体重增加，但其肌肉的比重减少，并且面临着身体功能的下降以及其他并发症也会造成体重下降。使用体重指数（BMI）>35来评价老年人体重是否降低的合理性目前仍存在争议，本章节将就此进行讨论。

一般情况下男性在30~60岁时体重呈上升趋势，之后10~15年体重处于稳定阶段，然后体重会慢慢下降。女性的体重改变大约比男人晚10年，规律相似。中年肌肉的比重开始下降与很多因素有关：包括运动减少，与年龄相关的激素的水平降低（如：睾酮，雌激素，生长因子），新陈代谢，肌蛋白降解。随着年龄的增长，即使是健康人每天所需能量是随着年龄逐渐降低。这是由于肌肉比重下降以及身体活动减少所致。目前有许多的公式（表68-1）评估静息状态下热量需要量。所有评估都要考虑到活动量以及健康状况。

▶ 老年人膳食建议

老年人有关补充维生素及矿物质的推荐膳食供给量（RAD）建议（表68-2）和中年人差别不大。差别最为显著的是钙和维生素D的摄取。70岁以上的男性，建议每天补充钙量上升至1000~1200mg。70岁以上的男性和女性建议每天摄取的维生素D（维生素D3）上升至600~800IU。大多数非处方复合维生素可以提供合理的维生素量以及矿物质，除了钙和VD。所以有必要额外补充钙和维生素D。

RDA针对老年人推荐的主要营养物质和中年人大致相似（表68-3）。蛋白质需求量与运动量，药物，非蛋白饮食以及健康状况有关。比如：皮质类固醇药物的使用、卧床休息、创伤、感染和炎症，这些都会导致营养失衡，从而导致肌肉比重下降。病情严重的老年住院患者或者外伤恢复期以及重大手术恢复期的患者需要至少每天1.5g/kg的蛋白质来维持体内氮的平衡。患有需要限制蛋白质摄入的疾病时，比如：肝病和肾病，监测蛋白质的摄入量很重要。在这些情况下，病人及家属需要格外注意每餐中合理的蛋白质摄入量，防止肝病或者肾病加重。

表68-1 每天静息状态热量（千卡）需求估计

医学研究所和国家科学院发布：
男性：661.8−（9.53×年龄）＝体力活动系数×（15.91×体重）＋539.6×身高）
女性：354.1−（6.91×年龄）＝体力活动系数×（9.36×体重）＋726×身高）

PAC：体力活动系数（久坐 PAC＝1.0；低活动 PAC＝1.12；活动 PAC＝1.27；非常活跃 PAC＝1.45）；y：年龄；体重：kg；身高：米

表68-2 膳食营养素参考摄入量：老年人膳食营养建议表

	维生素 A （μg/d）	维生素 B₁ （硫胺素） （mg/天）	维生素 B₂ （核黄素） （mg/d）	维生素 B₆ （吡哆醇） （mg/d）	维生素 B₁₂ （mg/d）	维生素 C （mg/d）	维生素 D （IU）	维生素 K （μg/d）	烟酸 （mg/d）	钙 （mg/d）
男性										
51～70 岁	900	1.2	1.3	1.7	2.4	90	600	120	16	1000
>70 岁	900	1.2	1.3	1.7	2.4	90	600	120	16	1200
女性										
51～70 岁	700	1.1	1.1	1.5	2.4	75	600	90	14	1200
>70 岁	700	1.1	1.1	1.5	2.4	75	600	90	14	1200

表68-3 膳食参考摄入量：老年人的宏量营养素

	碳水化合物 （g/d）	全部纤维 （g/d）	n-6 不饱和脂肪酸 （g/d）	n-3 不饱和脂肪酸 （g/d）	蛋白和氨基酸 （g/d）
男性					
51～70 岁	130	30	14	1.6	56
>70 岁	130	30	14	1.6	56
女性					
51～70 岁	130	21	11	1.1	46
>70 岁	130	21	11	1.1	46

血脂水平是中年人及老年人冠心病的重要风险预测指标。最新健康饮食建议饮食提到：食物中 25% 到 30% 的热量来自脂肪。饮食中必须摄入一些脂肪来促进脂溶性维生素（A、D、E 和 K）的吸收。此外还要摄入必须脂肪酸，因为他们不能在体内合成。必须脂肪酸有两大类型分别是 Ω-6 和 Ω-3 型。Ω-6 脂肪酸在体内可以促进炎症反应，是花生四烯酸、前列腺素、血栓素、白细胞三烯的前体。Ω-3 脂肪酸，包括二十碳五烯酸、二十二碳六烯酸，在体内起到抗血小板积聚、抗血管收缩和抗感染的作用。

根据目前的数据，对于健康老年人，脂肪摄入量应不超过总热量的 30%，并且以多不饱和脂肪酸和单不饱和脂肪酸为主，减少饱和脂肪酸和

部分氢化脂肪酸的摄入量。然而，对于有低体重高风险的虚弱老年人，应鼓励摄入各类脂肪酸来增加总摄入热量。

一般在确定了总热量、脂肪和蛋白质需要量之后再计算碳水化合物的需要量。因此，碳水化合物摄入量一般为总卡路里摄取量的 55%。提倡食用未精制的全麦产品，减少单糖的摄入量。

DASH 饮食（高血压防治计划饮食）建议通过多吃水果、蔬菜、低脂乳制品，控制脂肪摄入量 <25% 总热量来降低血压（http://dashdiet.org）。此外增加全麦食品摄入量，提高膳食纤维摄入量。食用大量的膳食纤维可以改善肠道功能，并且流行病学研究结果提示，高膳食纤维饮食可以降低心血管疾病、憩室病和 2 型糖尿病的风险。当自

然环境中摄入的膳食纤维含量不足的时候,有必要购买并补充膳食纤维。纤维的摄入量应逐步增加以免产生腹胀、肛门排气过多和全身不适。同时也需要摄入足够的液体,特别是卧床或不活动的人,因为仅摄入膳食纤维可能会恶化便秘。

▶ 研究结果

A. 人体测量学

1. 非自愿性体重减轻和营养不良的不良影响

社区中居住的老年人中,显著体重下降是指在 6~12 个月内体重下降 4%~5%,或在 1 个月内体重迅速下降 >5%。对于生活在配备优良医护养老院中的老年人,显著体重下降是指 180 天体重下降 >10% 或者 1 个月体重下降 >5%。非自愿性体重减轻和营养不良的负面影响包括机体功能下降,死亡率增加(1~2.5 年死亡率增加 9%~38%),住院风险增加,褥疮发生率增加,体位性低血压,伤口愈合不良,认知能力下降,免疫功能下降导致感染风险增加。营养不良的表现除了体重下降以外还包括:蛋白质缺乏引发的外周性水肿、脱发、舌炎、皮肤脱屑以及毛发干燥褪色。

2. 老年人肥胖的不良影响

在美国,对女性来说肥胖(BMI>30)发生率为:60~79 岁约为 42.5%,大于 80 岁约为 19.5%。对于男性来说肥胖发生率为:60~79 岁约为 38.1%,大于 80 岁约为 9.6%。肥胖会增加社区居住老年人的全因死亡率。然而,对于生活在配备优良医护的养老院中的老年患者,研究发现 BMI>35 的患者死亡率增加,但 BMI 在 30 到 35 岁的患者中死亡率未见增加。肥胖会增加发生高血压、血脂异常、糖尿病、冠心病、中风、骨关节炎和睡眠呼吸暂停综合征的风险。肥胖也可以增加发生乳腺癌、前列腺癌和结肠癌的风险。此外,肥胖还会增加骨关节炎患者发生膝盖疼痛的风险。

和体重相比,BMI 可以更好的评价一个人的营养状况。BMI 计算的是体重身高关系;然而,它不能识别体内肌肉质量和脂肪含量,也不能区分是否为中央型肥胖。中央型肥胖与不良健康事件相关,因此一些研究人员认为,腰围可能比 BMI 更适合评价老年人肥胖。

皮褶厚度测量法,需要使用游标卡尺,所以容易产生测量误差,目前主要用于试验研究。生物电阻抗法可以更好地评估身体成分,受血容量状态影响,目前也大多只在试验研究中使用。

B. 实验室检查评估

体重下降首先应行以下实验室检查:全血细胞计数、血糖、电解质、肾功能和肝功能、促甲状腺激素水平、尿液分析和胸部 X 线片。通过这些初步测试可以大致可以排除代谢因素,内分泌因素或感染原因导致的体重下降。

人血白蛋白通常可以用来评估蛋白质营养状况,但通过人血白蛋白水平评价营养状况敏感性和特异性都较差。白蛋白的半衰期大约为 3 周。人血白蛋白对足够的营养治疗相应速度很慢,如果炎症持续,人血白蛋白水平可能一直不会恢复正常。静脉注射白蛋白可以提高人血白蛋白水平,但不能改善预后。不过测定人血白蛋白具有一定临床应用价值:低人血白蛋白虽然不能很好地评估营养状况,但它可能是疾病的严重程度和死亡率的重要预测指标。

前白蛋白(转甲状腺素蛋白)半衰期较短,约2~3 天,所以使用前白蛋白评价急性营养变化比白蛋白更敏感。临床上没有炎症的患者前白蛋白水平低提示营养不良。前白蛋白水平逐渐上升可能提示营养状况改善,不过,临床体格检查仍然是评价营养状况最好的标准。血清胆固醇<160mg/dl 不能说明营养不良,但标志着罹患疾病和死亡的风险增加。

C. 临床评估

确定营养不良最有效的方法是对营养状况进行全面的临床评估。目前已经有一些营养状况评估工具。迷你营养评估表(图 68-1)已被广泛用于评价老年患者的营养状况。其他的筛选工具包括:社区老年人饮食与营养的风险评估(SCREEN),简化营养评估问卷(SNAQ)。

简易营养评估量表
MNA®

雀巢
营养研究院

姓名：

性别：　　　　年龄：　　　　体重（kg）：　　　　身高（cm）：　　　　日期：

在下列表格中选择合适的分数，总分为最终评分。

筛查表

A 近3个月因食欲下降、消化问题、咀嚼或吞咽困难而导致进食减少
　0=进食严重减少
　1=进食中度减少
　2=无进食减少　　　　　　　　　　　　　　　　　　　　　　　　□

B 近3个月体重降低
　0=体重降低 > 3kg（6.6磅）
　1=不知道
　2=体重降低介于1~3kg（2.2~6.6磅）
　3=无体重降低　　　　　　　　　　　　　　　　　　　　　　　□

C 活动能力
　0=卧床或轮椅
　1=能够活动但不愿活动
　2=外出活动　　　　　　　　　　　　　　　　　　　　　　　　□

D 近3个月有应激或急性疾病
　0=是
　2=否　　　　　　　　　　　　　　　　　　　　　　　　　　　□

E 精神心理疾病
　0=严重痴呆或抑郁
　1=轻度痴呆
　2=无　　　　　　　　　　　　　　　　　　　　　　　　　　　□

F1 身体质量指数（BMI）（kg/cm^2）
　0=BMI < 19
　1=19≤BMI < 21
　2=21≤BMI < 23
　3=BMI≥23　　　　　　　　　　　　　　　　　　　　　　　　□

如果BMI不能计算，则用F2代替F1。
如果已完成F1，请勿作答F2。

F2 小腿围（CC）（cm）
　0=CC < 31
　3=CC≥31　　　　　　　　　　　　　　　　　　　　　　　　　□

筛查表总分（总分14分）

12~14分：正常营养状态
8~11分：营养不良风险
0~7分：营养不良　　　　　　　　　　　　　　　　　　　　□□

References
1. Vellas B, Villars H, Abellan G, *et al.* Overview of the MNA® - Its History and Challenges. *J Nutr Health Aging.* 2006;**10**:456-465.
2. Rubenstein LZ, Harker JO, Salva A, Guigoz Y, Vellas B. Screening for Undernutrition in Geriatric Practice: Developing the Short-Form Mini Nutritional Assessment (MNA-SF). *J. Geront.* 2001;**56A**:M366-377.
3. Guigoz Y. The Mini-Nutritional Assessment (MNA®) Review of the Literature - What does it tell us? *J Nutr Health Aging.* 2006; **10**:466-487.
4. Kaiser MJ, Bauer JM, Ramsch C, et al. Validation of the Mini Nutritional Assessment Short-Form (MNA®-SF): A practical tool for identification of nutritional status. *J Nutr Health Aging.* 2009;**13**:782-788.
® Société des Produits Nestlé, S.A., Vevey, Switzerland, Trademark Owners © Nestlé, 1994, Revision 2009. N67200 12/99 10M
For more information: www.mna-elderly.com

图68-1 微型营养评定（MNA）简易版

▶ 鉴别诊断

A. 非自愿体重下降的潜在原因

　　大多数老年综合征患者中，老年人非自愿体重下降由多种因素导致。医疗因素，社会心理因素以及药物影响都会导致老年人非自愿体重下降（表 68-4）。研究表明：大约 16%～36% 的非自愿体重下降的患者是由潜在的或已经确诊的癌症导致的。胃肠道恶性肿瘤如：食管癌、胰腺癌、胃癌更容易出现非自愿体重下降。其他与体重下降有关的恶性肿瘤包括淋巴瘤、肺癌、前列腺癌、卵巢癌和膀胱癌。导致体重下降的非恶性因素包括慢性疾病，如老年痴呆症、充血性心力衰竭、慢性阻塞性肺疾病，内分泌疾病（糖尿病，甲状腺功能亢进症）和终末期肝肾衰竭。口腔及牙齿问题，如不合适的义齿或齿列不佳，也可导致体重下降。

　　社会因素，如资金紧缺、无法购物或做饭、社交孤立、在居住地没有民族食品，都会造成非自愿体重下降。抑郁症和老年痴呆症是老年人体重下降的主要原因，他们导致的体重下降人数比例约为社区居住老年人的 10%～20%，养老院居住老年人的 58%。老年痴呆症患者体重下降摄入食物减少的原因有：吞咽困难、无法自行进食，还有躁动和闲逛引发的额外的能量消耗。

　　许多药物的副作用可导致厌食、恶心、呕吐、口干，影响味觉或嗅觉（见表 68-4），造成体重下降。

▶ 后续措施

A. 改善营养不良和体重下降

　　由家属照顾进食的患者往往吃得更好，更多。其中一个原因是患者家属不着急喂食患者，并且会鼓励患者吃饭。老年人与其他人一起进食时吃的更多。研究表明送外卖的时候大多是老年人提货。需要多种手段来鼓励营养不良患者进食，包括治疗疼痛，增加社交活动，根据个人喜好调整用餐时间和食物。做简单的运动也可以增加患者食欲，比如每天步行。

表 68-4　非自愿性体重丢失的潜在原因

医疗因素：	癌症：	非癌：
	胃肠道恶性肿瘤（食管、胰腺和胃癌）	胃肠道紊乱（吞咽功能障碍，肠系膜缺血，消化性溃疡，胆结石）
	肺癌	充血性心力衰竭
	淋巴瘤	痴呆
	前列腺癌	慢性阻塞性肺病
	卵巢癌	内分泌紊乱（甲状腺功能亢进、糖尿病）
	膀胱癌	中风
		终末期肾衰竭
		终末期肝衰竭
		酒精中毒
		类风湿性关节炎
		口腔或牙齿问题
心理社会因素：	社会：	心理：
	贫困	抑郁
	无法购物或做饭	酗酒
	社会孤立	丧亲之痛
	民族特有的食物品种缺乏	偏执
用药：	厌食症患者：	恶心/呕吐：
	抗生素（红霉素）	抗生素（红霉素）
	地高辛	双磷酸盐
	阿片类药物	地高辛
	SSRI（氟西汀）	多巴胺受体激动剂
	金刚烷胺	左旋多巴
	二甲双胍	阿片类药物
	苯二氮䓬类	三环类抗抑郁药
		SSRI
	口干：	改变味觉或嗅觉：
	抗胆碱能	ACE 抑制剂
	袢利尿剂	钙通道阻滞剂
	抗组胺剂	螺内酯
		铁
		抗帕金森药物（左旋多巴、培高利特、司来吉兰）
		阿片类药物
		金
		别嘌呤醇

ACE: 血管紧张素转换酶；SSRI: 选择性 5-羟色胺再摄取抑制剂

1. 口服营养品

各种商业营养液和营养粉适用于不能或不愿进食足够常规食物的患者。有关口服营养补充剂的最新 Cochrane 综述结果显示，口服营养补充剂并未改善生存率。还有研究结果显示：根据饮食建议进食的患者不管有无口服营养补充剂都可以改善体重和身体成分。饭前至少一小时使用营养补充剂效果最好，所以患者不能以营养补充剂代替正常饮食。营养粉可以与其他食物混合食用。即使是一般品牌的营养补充剂价格也很贵，这是使用营养补充剂的主要问题。对于有乳糖不耐症病史的患者，速溶早餐粉混于牛奶引用是一种经济且有效的备选方案。

2. 食欲促进剂

已经证实有几种药物可以帮助人们改善食欲，增加体重；但是没有一种药物对老年患者效果令人满意。研究表明，艾滋病患者以及癌症患者服用醋酸甲地孕酮可以改善食欲增加体重。然而最近的研究发现，醋酸甲地孕酮增加脂肪组织，而不是增加肌肉质量，还会增加血栓性疾病的风险，抑制下丘脑 - 垂体 - 肾上腺轴。几个有关屈大麻酚在老年人中应用的小规模临床试验显示，他们无法忍受使用屈大麻酚造成的烦躁。赛庚啶对老年人无效。同化类固醇药物，如：生长激素和类胰岛素生长因子价格昂贵且常常有副作用。一些临床试验中应用胃饥饿素可以增加老年人体重和肌肉质量，但是，目前该药物只能用于临床试验。应用雄激素或其类似物的雄激素治疗法也有许多副作用，所以目前也只能用于临床试验。通过影响花生四烯酸的代谢和细胞因子的释放抗感染疗法（包括 Ω-3 脂肪酸）也正在试验研究中。一个有关持续性厌食的临床研究显示：这类患者服用抗抑郁药（如：米氮平）可以获益。

3. 人工管饲法

临床医生应当先和患者及家属讨论治疗目标，然后再讨论使用人工管饲。在某些情况下，例如治疗头颈部肿瘤、急性中风恢复期，临时使用管饲有临床获益。一些医生开始使用人工喂养治疗作为试验性治疗方案，如果在预定期限内达不到

确定的治疗目标（例如患者为了生存开始自动消耗足够的热量），该治疗将停止（更多关于使用管饲的信息，见第 11 章"老年医学和姑息治疗"）。

曾经有研究表明，终末期老年痴呆症患者应用人工管饲既不会增加生存率，也不会改善机体功能。此外，没有一种管饲法（G 管或 J 管）可以防止误吸和吸入性肺炎。

4. 肥胖的治疗

对于社区居住的老年人中的肥胖症患者、血压控制不佳的高血压患者、2 型糖尿病患者、机体功能损伤、下肢关节炎的患者来说，体重下降可能会带来临床获益。持续减轻体重通常需要健康的饮食和合理的运动相结合。多项临床研究证实：老年肥胖症患者根据减肥食谱饮食同时进行合理的运动（有氧运动和阻力训练）可以减轻体重并且不会明显减少肌肉质量。针对老年患者的减肥药（苯丙胺，西布曲明，奥利司他）尚没有充分研究证据支持，因此不应使用或谨慎的使用这些药物。冠心病患者禁用安非他明和西布曲明。

目前关于肥胖对社区居住老年人的影响已被广泛研究，但关于肥胖对养老院居住老年人的影响鲜有人知。一项研究表明，养老院居住老年人中，BMI > 40kg/m^2 的老年人与比体重正常的老年人（BMI 在 19～28 之间）死亡率高。考虑到老年人潜在的营养不良和骨密度下降，养老院居住老年人的减肥计划应该谨慎启动。养老院居住老年人中低 BMI（< 19kg/m^2）比 BMI 在 30～35 之间的死亡率高。

5. 药物和食物的相互作用

某些食物可以抑制或加强老年人常用处方药的药效（表 68-5）。西柚汁能抑制细胞色素 P450 3A4，从而导致他汀类药物、钙通道阻滞剂和磷酸二酯酶抑制剂（西地那非，伐地那非和他达拉非）（表 68-5）的血清水平增加。乳制品或钙剂与一些抗生素（氟喹诺酮，头孢呋辛，四环素类）同服会减弱抗生素作用（表 68-5）。这些抗生素应当在补充钙剂或者进食富含钙的食物 2 小时之前或 6 小时之后使用。对于社区居住的老年人，可以向当地的药剂师请教服药问题，如：食用某种食物或

表 68-5 食物药物相互作用

食物	药物	相互作用
西柚汁	阿托伐他汀 辛伐他汀 洛伐他汀	降低代谢 增加肌肉毒性(肌痛,肌病,横纹肌溶解)
	钙阻滞剂: 氨氯地平 硝苯地平 尼卡地平 维拉帕米 非洛地平	降低代谢 增加直立性低血压风险
	磷酸二酯酶抑制剂: 西地那非 伐地那非 他达拉非	增加血清浓度 阴茎持续勃起,低血压,视力障碍
	苯二氮䓬类: 地西泮 替马西泮 咪达唑仑	增加血清浓度 增加中枢神经系统抑制效应
	胺碘酮	降低代谢 增加心律失常、慢性心衰和低血压风险
咖啡因	环丙沙星 西咪替丁 茶碱	增强咖啡因效应 增加失眠风险 增加咖啡因水平 咖啡因抑制其代谢 增加焦虑、失眠和心律失常风险
奶制品或钙补充剂	喹诺酮类: 环丙沙星 左氧氟沙星 头孢呋辛 四环素	减少其吸收
	双磷酸盐类: 阿伦磷酸钠 利塞磷酸钠 伊班磷酸钠	服用乳制品或钙补充剂时,降低其生物活性和减少药物吸收
富含蛋白食物	普萘洛尔	提高普萘洛尔的生物利用度 增加心动过缓、低血压和支气管痉挛的风险
	左旋多巴/卡比多巴	降低血清浓度
	茶碱	降低血清浓度
膳食纤维	二甲双胍	如果大量食用可降低其血清水平
含酪氨酸的食物(奶酪和红酒)	单氨酸氧化酶抑制剂: 司来吉兰 苯乙肼 异卡波肼 强内心百乐明	强化这些药物的作用,会导致5-羟色胺综合征
	利奈唑胺	一些单胺氧化酶抑制剂特点
	异烟肼	单胺氧化酶抑制剂效应
	曲马多	弱单胺氧化酶抑制剂
绿色多叶蔬菜	华法林	富含维生素K,从而降低华法林的功效

饮料之后多久可以服用某种药物。表68-5列出了其他食品和药物之间的相互作用。

总结

RDA中提到老年患者对于钙剂和维生素D的需求增加，对于老年患者其他维生素，矿物质和营养素的要求与中年人无明显差别。健康老年人应当以DASH饮食作为饮食指导原则。非自愿体重下降和肥胖都会增加老年人疾病发生率和死亡率。改善营养不良和体重下降的老年患者可能需要多种手段。重新评估的社会问题，潜在的精神疾病，基本的医疗条件和药物治疗是必不可少的。提倡社区居住老年人健康饮食合理锻炼。对于养老院居住老年人的肥胖，应谨慎启动减肥计划。

Alibhai SM, Greenwood C, Payette H. An approach to the management of unintentional weight loss in elderly people. *CMAJ.* 2005;172(6):773-780.

Anton SD, Manini TM, Milsom VA, et al. Effects of a weight loss plus exercise program on physical function in overweight, older women: a randomized controlled trial. *Clin Interv Aging.* 2011;6:141-149.

Attar A, Malka D, Sabate JM, et al. Malnutrition is high and underestimated during chemotherapy in gastrointestinal cancer: an AGEO prospective cross-sectional multicenter study. *Nutr Cancer.* 2012;64(4):535-542.

Baldwin C, Weekes CE. Dietary advice with or without oral nutritional supplements for disease-related malnutrition in adults. *Cochrane Database Syst Rev.* 2011;(9):CD002008.

Bradway C, DiResta J, Fleshner I, et al. Obesity in nursing homes: a critical review. *J Am Geriatr Soc.* 2008;56(8):1528-1535.

Chapman IM. Weight loss in older persons. *Med Clin North Am.* 2011;95(3):579-593.

Cullen S. Gastrostomy tube feeding in adults: the risks, benefits and alternatives. *Proc Nutr Soc.* 2011;70(3):293-298.

DiFrancesco V, Fantin F, Omzzolo F, et al. The anorexia of aging. *Dig Dis.* 2007;25(2):129-137.

Flegal KM, Carroll MD, Kit BK, Ogden CL. Prevalence of obesity and trends in the distribution of body mass index among US adults, 1999-2010. *JAMA.* 2012;307(5):491-497.

Gioulbasanis I, Georgoulias P, Vlachostergios PJ, et al. Mini Nutritional Assessment (MNS) and biochemical markers of cachexia in metastatic lung cancer patients: Interrelations and associations with prognosis. *Lung Cancer.* 2011;74(3):516-520.

Grabowski DC, Campbell CM, Ellis JE. Obesity and mortality in elderly nursing home residents. *J Gerontol A Biol Sci Med Sci.* 2005;60(9):1184-1189.

Hulisz D, Jakab J. Food-drug interaction. *US Pharm.* 2007;32:93-98.

Keller HH, Goy RE, Kane SL. Validity and reliability of Screen II (Seniors in the community: risk evaluation for eating and nutrition, Version II). *Eur J Clin Nutr.* 2005;59(10):1149-1157.

Li A, Heber D. Sarcopenic obesity in the elderly and strategies for weight management. *Nutr Rev.* 2011;70(1):57-64.

McMinn J, Steel C, Bowman A. Investigation and management of unintentional weight loss in older adults. *BMJ.* 2011;342:d1732.

Messier SP, Loeser RF, Miller GD, et al. Exercise and dietary weight loss in overweight and obese older adults with knee osteoarthritis: the Arthritis, Diet, and Activity Promotion Trial. *Arthritis Rheum.* 2004;50(5):1501-1510.

Morley JE. Anorexia and weight loss in older persons. *J Gerontol A Biol Sci Med Sci.* 2003;58(2):131-137.

Rutter CE, Yovino S, Taylor R, et al. Impact of early percutaneous endoscopic gastrostomy tube placement on nutritional status and hospitalization in patients with head and neck cancer receiving definitive chemoradiation therapy. *Head Neck.* 2011;33(10):1441-1447.

Saragat B, Buffa R, Mereu E et al. Nutritional and psycho-functional status in elderly patients with Alzheimer's disease. *J Nutr Health Aging.* 2012;16(3):231-236.

Villareal DT, Chode S, Parimi N, et al. Weight loss, exercise, or both and physical function in obese older adults. *N Engl J Med.* 2011;364(13):1218-1229.

Wilson MM, Thomas DR, Rubenstein LZ, et al. Appetite assessment: simple appetite questionnaire predicts weight loss in community-dwelling adults and nursing home residents. *Am J Clin Nutr.* 2005;82(5):1074-1081.

Yaxley A, Miller MD, Fraser RJ, Cobiac L. Pharmacological interventions for geriatric cachexia: a narrative review of the literature. *J Nutr Health Aging.* 2012;16(2):148-154.

第69章
提高老年人健康素养

Anna H. Chodos, MD, MPH
Rebecca L. Sudore, MD

▶ 老年人的一般原则

健康素养是指"个人获取和理解健康信息，并运用这些信息维护和促进自身健康的能力"。健康素养的结构是复杂的。它涉及阅读、写作、听力和口头沟通技巧，以及对药丸计数或胰岛素计量等所需的计算和算术能力。不高于八年级的阅读水平会导致低健康素养水平（LHL）。语言障碍也会导致 LHL，非美国出生的老年人数量越来越多，他们一般英语水平较差。提高健康素养是医疗环境的职责，以便于患者复杂疾病的自我管理以及享受医疗保健福利。

据估计，近一半的美国成年人处于 LHL，高达 90% 的受访者表示难以获取常规的健康信息。老年人 LHL 的发生率增加，流行病学研究显示老年人 LHL 发生率高达 60%。美国成年人阅读能力平均处于八年级水平，但 65 岁以上老年人阅读能力平均处于五年级水平。研究表明，处于 LHL 的老年人难以权衡综合治疗方案的风险和获益，并且也难以读懂医疗表格。然而，大多数的医学材料都需要大学以上阅读水平才可以理解。LDL 也可以导致老年人临床预后差，包括身体情况差、健康评估和疾病预防不规范、慢性病管理不规范、住院和死亡率增加。随着本章列出的健康通讯技术的应用逐渐普遍，临床医生可以帮助所有的患者，尤其是处于 LHL 的老年患者，理解和执行医疗决策，保证患者的健康。

老年人独特的健康素养

研究表明，对于各年龄段人群，社会经济地位较低、受教育程度较低、语言能力差的人群中 LHL 发生率更高。然而还有许多独特的患者相关因素导致老年人的 LHL（图 69-1），包括高患病率的听力、视力损伤和认知障碍，以及慢性疾病、多重用药带来的沉重负担。照顾者的 LHL 也可能会影响患者的医疗安全。

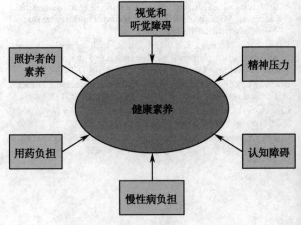

图 69-1 老年人特有的健康素养情况

▶ 视力和听力障碍

听力障碍是老年人常见疾病，据估计大于 70 岁老年人中发病率高达 63%，同时是 LHL 的高危因素。临床医生和患者往往遗漏听力障碍的诊断。

对于此类患者,首先应当进行听力学评估,佩戴助听器。对于未使用助听器矫正听力的,可以佩戴便携式扩音器(如:口袋扩音器)。便携式扩音器可以在门诊、住院病房和家中使用,以确保患者可以理解医疗信息。国家支持的项目(表69-1),常常会提供电话放大器以方便患者理解通过电话传达的医疗信息。

随着年龄的增加,高发病率的黄斑变性、白内障、青光眼导致的视力障碍也会导致 LHL。进行视力评估,使用放大镜活着适当的矫正镜片,以及使用眼科疾病相关的处方药物都可以帮助改善视力,获得足够的健康知识。

▶ 认知障碍

老年人认知功能障碍是导致 LHL 的重要因素。71 岁或以上的美国人中有 22% 患有轻度认知障碍,13.7% 患有老年痴呆症。据估计,到 2050年美国将有 1600 万成年人患有老年痴呆症。

LHL 与认知功能障碍高度相关,因此,筛查认知功能障碍至关重要。3-item mini COG 是一种快速筛查手段(对认知功能障碍的敏感性为 79%,特异性为 90%)。蒙特利尔认知评估(MOCA)是一个更全面的评估方法,还可以评估早期认知障碍(对轻度认知障碍的敏感性为 90%,特异性为 87%)。早期检出认知功能障碍,临床医生可以考虑早期进行药物干预,如:乙酰胆碱酯酶抑制剂,以及社会干预措施,如:成人日间健康项目,可以提供认知刺激来帮助患者保持认知。确立认知障碍的诊断同时标志着需要指定一名陪护来帮助患者解释病情。

▶ 多重疾病以及多重用药

许多老年人患有多种慢性疾病,导致患者需要面对需要大量的医疗信息,大量的药物和疾病管理任务,往往还有很多医生和专家。与多重疾病相关的疾病包括中风病史、慢性疼痛、手术、急性住院、认知障碍,会影响患者理解指示的能力,影响患者自我管理疾病的能力。

多重用药是导致 LHL 的重要因素,特别是精

神类药物,如:抗抑郁药和止痛药。此外,LHL 患者难以阅读和理解药物标签,往往错误理解药物使用说明导致服药依从性差。增加服用药品数量会增加服药依从性差的风险。

表69-1　健康素养资源
信息网站和公共资源
疾病控制中心(CDC)健康素养事实及资源:http://www.cdc.gov/healthliteracy/
健康与人类资源部,疾病办公室
健康发展与预防,健康素养事实及资源:http://www.health.gov/communication/literacy/olderadults/default.htm
训练和自我评估工具的提供者
美国医学会(AMA)健康素养运动:http://www.ama-assn.org/ama/pub/about-ama/ama-foundation/our-programs/public-health/health-literacy-program.page
哈佛公共卫生学校,健康资源提供者/临床评估工具:http://www.hsph.harvard.edu/healthliteracy/resources/index.html
健康素养培训中所使用的健康服务和资源管理(HRSA)课程:http://www.hrsa.gov/publichealth/healthliteracy/index/html
素养:适当的书面材料
美国医师学会基金会,在 COPD、糖尿病和心脏病健康方面的病人教育材料。http://www.acpfoundtion.org/materials-and-guides/patient-guides/
疾病预防控制中心(CDC)健康素养指导:http://www.cdc.gov/healthliteracy/
密苏里健康素养:http://www.Healthliteracymissouri.org/our-services/resources
医疗保健进步研究所,低素养发展医疗保健指导中心(多种语言):http://www.iah4health.org/default.aspx/MenuitemID/266/MenuGroup/_Home.htm
简明语言行动和信息网络,简单语言和健康素养信息的例子来定制素材:http://www.plainlanguage.gov/populartopic/health_literacy/index.cfm
听力损害的资源
电子交流设备分配计划协会　http://www.tedpa.org/stateProgram.aspx

▶ 疾病的相关精神紧张

多重疾病相关的精神紧张也可以影响 LHL。例如：老年人更容易丧偶，诊断出新发肿瘤，遭受新的身体功能障碍或慢性疼痛以及住院治疗，从而进入一个新的环境遵守新的制度。精神紧张与记忆受损、用药依从性和疾病的自我管理不善有关。询问患者如何应对新发疾病以及既往疾病、筛查焦虑和抑郁是非常重要的。如果有需要的话，考虑药物辅助治疗和（或）药物治疗可以改善患者的精神紧张。

▶ 陪护和 LHL

有偿和无偿的陪护往往是老年人健康的重要组成部分。陪护一般负责健康相关的任务，如：药物管理，以及代患者从医生那里获得医疗指示。然而，照顾者本身可能有 LHL。超过三分之一的付费照护者有 LHL。在一项研究发现，按照书面说明和药物标签管理药物时有 60% 出现错误服药。陪护在完成医疗保健任务中起到重要作用，应当明确健康交流技术在患者和陪护之间都应应用。

筛选

病人的社会背景，如：受教育程度、语言能力有限，或社会经济地位较低，可以提醒临床医师注意潜在 LHL，然而，医生应该有一个普遍的方法来筛选评估来自不同背景的患者。其他线索包括不遵守医疗指示或难以完成体检表格。一个针对 LHL 强大的筛选工具是用药审查。这包括要求门诊时患者带来的所有药物，包括非处方药，列出每个药物的名称，描述每个药物的作用和服用方法。任何错误都可能提示 LHL。

确定患者是否有 LHL 的正式筛选工具，如：成人医学素养快速评估（REALM）和成人身体健康素养测验（TOHFLA）一般用于研究目的。也可以使用快速 3 项和 1 项筛选问题（如："你是否有信心自己填写医疗表格？"）。然而，我们并不

推荐所有老年患者都进行正式 LHL 筛选，而是推荐老年患者中普遍使用明确的健康交流策略。

明确的健康传播策略

LHL 的病人同健康素养水平正常的人相比，往往经历了害羞，而且 LHL 的病人觉得没有太多权利参与医生的交流，这往往导致在临床工作中交流障碍。明确的健康交流策略是一种方式，它可以确保患者更多地参与，发挥更大的作用。

▶ 明确的语言交流

明确的语言交流技术对所有患者都有帮助（表 69-2）。在提供建议之前与患者进行交流时很重要的。首先应当评估患者已知情况（例如："你对 ×× 了解多少？"）这个问题可以帮助医生发现患者的误解以及给予他们指导。接下来试着学习，然后将建议与患者日常生活匹配。这将有助于改善患者依从性。

在谈到与健康有关的话题，医生应该试图减缓语速，尽量使用通俗语言，避免专业术语，例如说"血压高"，而不是"高血压病"。此外，还建议临床医生把交流的主题限制在三个或更少，并把重点放在具体的说明病人回家以后需要怎么做上面。为了让患者更好的理解和改善健康结果，应尽最大努力用母语和患者交流，尽可能提供翻译。

重要的是，如果患者可知患有听力障碍，开始讨论之前，确保病人使用助听器或使用辅助听力设备，如：口袋扩音器。对所有的患者，临床医生应该面对病人，这样患者看可以通过读唇识意帮助理解。

▶ 宣教反馈

我们建议所有的语言沟通应确认对方已经理解，通常被称为"宣教反馈"或"宣教达标战略"。问："你明白吗？"或"还有什么问题？"会向患者表达他必须要理解这些。相反，我们建议临床医生问："你有什么问题吗？"问题得到解答后，临床医生可以要求病人或陪护用自己的话重述刚刚讨论

表69-2　明确的语言交流

设定讨论
● 确保助听器和扩音器可用
● 面对病人
● 照护给予者也要参与

定制交流
● 问："你对这些了解多少？"
● 询问病人有关他们的日常，以了解他们的需求

明确的交流技巧
● 语速缓慢
● 避免医疗术语：如要说"并非癌症"而不是"良性"
● 说话要点保持在≤3个
● 尝试用病人的母语来表达信息

确认理解（回教）
● 通过提问鼓励性的问题。
■ "你有什么问题吗？"。
● 给临床医生以责任：
■ "我们刚刚谈了很多事情。为了确保我的工作做得很好，并且解释得很清楚，你能不能用你自己的语言告诉我一遍？"

加强提示
● 通过图画、图表和书面信息来加强口头交流

的问题，并且演示刚刚教的技能（例如：胰岛素剂量）。我们建议临床医生对明确交流责任："我们刚才谈到了很多东西。为了确保我做了很好的工作，并解释清楚的东西，你能用自己的话告诉我……/让我看看如何操作……？"宣教反馈与更好的慢性病管理和知情医疗决策有关，但还没有证据证明会增加就诊时间。

▶ 加强语言交流

语言的交流可以用书面材料、图片、图表强化。使用的书面材料加强口头指示已被证明能增加知识和提高与患者对交流的满意度。此外，适当的书面材料可以提高医疗表格的完成率，并能帮助管理慢性疾病（见表69-1）。

为老年患者撰写合适的书面材料，应注意目标阅读水平应该是小学五年级或以下的阅读水平，应包括明确的标题、鲜艳的颜色、小四号或更大的字号。由于老年人的眼科相关疾病的患病率高，推荐用非衬线字体，如黑体，且不反光的磨砂材料，这样使他们更容易看到。句子应包含1个主题，不超过6～8个字的篇幅，并以"如何做"的形式写出。书面材料也应具有较高的段间距，其中可以插入精心挑选的图片、说明文字来对书面材料进行解释说明。

当创作医疗材料时，一些资源可以用来确保该材料的适宜性。材料的适宜性评价有以下6个标准：内容、文化水平需求、图片、布局和排版、学习动机和文化习惯以帮助评估该材料是否合适。对于英文语言，蓝思系统和蓝思分析器（http://www.lexile.com）可以用于评估书面材料（主要基于句子长度和单词频率角度）的可读性。在材料的设计和试验性测试中考虑到目标人群很重要，可以确保更好的理解，并改善材料的可接受性。

▶ 病情复杂患者的策略

合并多重疾病的患者可以受益于疾病管理计划，主要是针对LHL患者的合并策略。心脏衰竭和糖尿病疾病管理方案，包括文化水平合适的语言交流，知识，适当的书面材料，图片，自动电话，和（或）护士随访电话已被证明可以改善疾病管理，减少住院率，降低死亡率。新的技术，如：虚拟护士提供的个性化、计算机化的指示都可以在LHL老年患者中应用。这些计算机技术允许根据患者需要频繁重复信息。

创造性地运用多学科小组可以改善医疗保健的质量和多重疾病的老年患者的理解，尤其是对有LHL的老年人。一些例子包括团体医疗探访，与药师协助督查药物，并填写药盒，并要求社工协助完成预设医疗指示或知情同意书。健康卫士和社区卫生工作者也可以帮助病人学习医疗制度和管理他们的疾病。

全身的方法

医疗环境往往给患者对于疾病的自我管理以

及进入医疗系统造成了沉重负担。对于健康素养，为了提高公众健康水平，卫生系统需要进行修改。在诊所和系统层面，标牌应包括大字体和图片。标准格式，如：服药方式、知情同意书、预先指示，应以书面形式低于五年级的阅读水平写出。药物标签应该是一致的，并应与书面说明配合使用以提高病人的安全型。此外，所有人员应具备与 LHL 患者沟通技巧。电话分流和菜单系统，应该经过精心设计一次不超过 2～3 选项。通过普遍采用这些明确的健康通信技术，临床医生可以帮助所有患者（尤其是有 LHL 的老年患者）确保医疗决策知情和病人安全。

Alzheimer's Association. 2012 Alzheimer's disease fact and figures. *Alzheimers Dement.* 2012;8(2):131-168.

Baker DW. The meaning and the measure of health literacy. *J Gen Intern Med.* 2006;21(8):878-883.

Baker DW, Gazmararian JA, Sudano J, Patterson M. The association between age and health literacy among elderly persons. *J Gerontol B Psychol Sci Soc Sci.* 2000;55(6):S368-S374.

Baker DW, Wolf MS, Feinglass J, Thompson JA. Health literacy, cognitive abilities, and mortality among elderly persons. *J Gen Intern Med.* 2008;23(6):723-726.

Berkman ND, Sheridan SL, Donahue KE, Halpern DJ, Crotty K. Low health literacy and health outcomes: an updated systematic review. *Ann Intern Med.* 2011;155(2):97-107.

Institute of Medicine. *Health literacy: A Prescription to End Confusion.* Washington, DC: National Academic Press; 2004.

Kripalani S, Weiss BD. Teaching about health literacy and clear communication. *J Gen Intern Med.* 2006;21(8):888-890.

Kutner M, Greenberg E, Baer J. *A First Look at the Literacy of America's Adults in the 21st Century.* Washington, DC: National Center for Education Statistics, U.S. Department of Education; 2005.

Lindquist LA, Jain N, Tam K, Martin GJ, Baker DW. Inadequate health literacy among paid caregivers of seniors. *J Gen Intern Med.* 2010;26(5):474-479.

Paasche-Orlow MK, Parker RM, Gazmararian JA, Nielsen-Bohlman LT, Rudd RR. The prevalence of limited health literacy. *J Gen Intern Med.* 2005;20(2):175-184.

Paasche-Orlow MK, Wolf MS. Evidence does not support clinical screening of literacy. *J Gen Intern Med.* 2008;23(1):100-102.

Pacala JT, Yueh B. Hearing deficits in the older patient: "I didn't notice anything". *JAMA.* 2012;307(11):1185-1194.

Peavy GM, Salmon DP, Jacobson MW, et al. Effects of chronic stress on memory decline in cognitively normal and mildly impaired older adults. *Am J Psychiatry.* 2009;166(12):1384-1391.

Pignone M, DeWalt DA, Sheridan S, Berkman N, Lohr KN. Interventions to improve health outcomes for patients with low literacy. A systematic review. *J Gen Intern Med.* 2005;20(2):185-192.

Schillinger D, Piette J, Grumbach K, et al. Closing the loop: physician communication with diabetic patients who have low health literacy. *Arch Intern Med.* 2003;163(1):83-90.

Sudore RL, Yaffe K, Satterfield S, et al. Limited literacy and mortality in the elderly: the health, aging, and body composition study. *J Gen Intern Med.* 2006;21(8):806-812.

Sudore RL, Schillinger D. Interventions to improve care for patients with limited health literacy. *J Clin Outcomes Manag.* 2009;16(1):20-29.

Sudore RL, Landefeld CS, Perez-Stable EJ, Bibbins-Domingo K, Williams BA, Schillinger D. Unraveling the relationship between literacy, language proficiency, and patient-physician communication. *Patient Educ Couns.* 2009;75(3):398-402.

Wilson RS, Hebert LE, Scherr PA, Dong X, Leurgens SE, Evans DA. Cognitive decline after hospitalization in a community population of older persons. *Neurology.* 2012;78(13):950-956.

第70章
无家可归和流动居住对老年人的影响

70

Rebecca Brown, MD, MPH

Margot Kushel, MD

▶ 老年人的一般原则

在美国无家可归和住所不稳定是很常见的,直接关系到许多老年人的健康和福利。尽管无家可归的定义各有不同,但在美国最常用的定义是来自国会的 1987 年 McKinney-Vento 无家可归者援助法案。麦金尼法将个人的或家庭的无家可归定义为缺乏"固定的、规律的、充分的夜间住宅,"包括居住在紧急庇护所和不适宜居住的地方。在2009 年,国会扩大"无家可归"的定义,包括面临即将失去住房(例如:申请 14 天以内的无家可归援助金)70™(表 70-1)。

大多数无家可归的人之前都有一段住所不稳定的时期。住所不稳定是按照不同的标准定义的,包括难以支付抵押贷款、租金或物业;将超过50% 的家庭收入用于住房;频繁改变住所;生活环境拥挤;更有甚者(如:暂时和家人或朋友一起生活)。

在过去的 20 年里,美国 50 岁或 50 岁以上的无家可归者人数比例急剧上升。在 1990 年,美国只有11% 的成年人在 50 岁或 50 岁以上的时候没有家;到 2003 年,有三分之一无家可归的成年人年龄超过 50 岁。这一趋势在过去十年中一直持续。2003 年,无家可归成年人的年龄中位数是 46岁,但现在估计是 49~50 岁。无家可归人群的老龄化被认为是与生育高峰有关。出生在"婴儿潮"后半期的一代(1954—1964 年)出生的人与其他年龄组相比,无家可归的风险更大。随着这个群体年龄的增长,无家可归人群的年龄中位数预计也将继续增加。同时经济次贷危机也使得无家可归的人增多。临床医生需要了解住房问题与健康之间的关系才能为无家可归的老年人提供适当的医疗帮助。

老年人无家可归的形式

无家可归并不是单一的经历,它也具有不同的表现形式、模式及不同的解决方案。一个通用的分类模式把无家可归的人分为 3 大类:第一次无家可归或存在无家可归的风险,偶然的无家可归,慢性、长期无家可归(表 70-2)。

老年人有不同的路径导致无家可归。一些老年人经历了长期的个人困难,如严重的精神疾病,监禁,用药不当,受教育程度低,职业病等。这些人往往年轻时就无家可归,随着年龄的增加形成了长期的无家可归状态。长期无家可归的老年人可以享受政府的住房资助。

其他老年人的生活相对来说比较保守,尽管在经济上很脆弱,并在生命后期的危机之后,他们第一次无家可归。危机可能包括伴侣的死亡、离婚或残疾。大多数无家可归的人在经历了一段时期的住房不稳定之后,社会支持较少的人无家可归的风险更高。这些人可能会受益于最初的无家可归者事件后的快速安置,或在发生之前防止无家可归的努力。预防无家可归的干预措施在这一群体中是至关重要的，因为在生命后期变得无家可归的成年人面临着越来越多的长期无家可归的风险，并且会导致健康状况不佳。

　　临床医生可以鉴别存在无家可归高风险的人群，同时可以帮助首次出现无家可归的患者。在患者出现无家可归的情况下，医生可以通过帮助他们重新获得住所来防止慢性长期无家可归的发生。

预防老年人无家可归的策略

　　尽管无家可归的原因是复杂的，玛莎伯特博士把无家可归的原因分为3大类：个人因素（如：贫困和脱离社会）；社会因素（如：可用性低成本住房）；社会保障体系因素（如：社会保险）。

　　出现无家可归风险的老年人，都存在经济、社会、医疗等问题（表70-3）。对于出现无家可归的老年人来说经济困难是很普遍的。根据老年人的自我报告可以看出，经济问题是他们出现无家可归的首要原因，约占三分之一的老年人是因为付不起房租或抵押贷款导致无家可归。有五分之一无家可归的老年人是因为外部因素（如：业主出售）。房租的开支占家庭收入一半的人存在出现无家可归的风险。

　　缺乏相应的人际关系是增加无家可归的一个重要因素，包括脱离社会、没有愿意给他们房子住的孩子、亲戚、朋友的老年人更容易出现无家可归的情况。亲朋好友关系的破裂或丧失都有可能导致无家可归，比如：配偶或亲戚的死亡、离婚和分居、与房东、同居者、邻居关系的破裂等。尚不清楚虐待老人是不是导致无家可归的原因，但是家庭暴力已经确定是导致无家可归的危险因素。普遍存在于无家可归老年人中的共同情况是增加了老年人受虐待的风险。监禁也是老年人无家可归的另一个重要因素；老囚犯释放后有无家可归的风险（见第71章"刑事司法介入对老年人的影响"），配偶监禁可能由于失去社会保障的支持而加速无家可归的出现。

表70-1　无家可归的定义　美国国务院住房和城市发展部

1. 个人或家庭缺少固定的，定期和合适的夜间住宅，包括居住在紧急避难所、一个不适合人类居住的地方或一个临时居住的机构。
2. 个人或家庭将很快失去住房（例如：申请无家可归援助后14天内）。
3. 无人陪伴的青少年（定义为25岁以下）和根据相关联邦法规定义为无家可归的有孩子的家庭和青年。
4. 个人或家庭正在逃离，或试图逃离家庭暴力、约会暴力、性侵犯、跟踪或其他危险或危及生命的情况。

表70-2　无家可归的分类

1. 长期无家可归：存在身体残疾，持续保持无家可归状态一年甚至更久，或者在过去三年内至少出现4次无家可归的人。
2. 间歇无家可归：个人无家可归经历累计时间少于1年的。
3. 事件性无家可归：因为一次生活变故第一次出现无家可归的状态。

表70-3　50岁后成为无家可归者的风险因素

个人因素
亲戚或亲密朋友的去世
与配偶或同居者离异
与同居者、房东、合租者、邻居的关系破裂
禁闭或虐待老人
缺少愿意提供房子居住的孩子、亲戚、朋友
刚从监狱中释放出来

经济因素
失业
无力支付抵押贷款、房租、水电费、
住房支出超过家庭收入的50%
损失房子（在租赁、销售、转换等过程中丧失房屋所有权，拖欠房租，急剧上涨的租金）

医学因素
新发或逐渐加重精神疾病
新发或逐渐加重的认知障碍

医疗条件不足可以导致无家可归,包括慢性疾病,心理健康疾病,药物滥用等情形的新出现或严重性增加。这些问题可能会导致重大的医疗债务或失业,无法支付房租或偿还抵押贷款。认知障碍的作用作为无家可归的风险因素是未知的,但如果存在认知障碍可能导致无家可归,因为认知障碍会导致患者失业及没有固定经济来源。

临床医生识别这些存在无家可归老年人的危险因素,需要详细的了解患者的社会历史,包括经济来源、财务管理能力、社会支持、经济支出,和住房现状,包括患者的住房补贴。如果患者是租房,问他们是否签订租赁或转租协议,是否与朋友或亲戚合住。如果是合住,需要了解他们与谁合住以及能够在一起合租的时间。如果患者与别人合住并且住房不稳定,那么通过给予患者提供相应的工作能够防止首次无家可归的发生。

提供社会工作对防止人们无家可归有帮助,包括附加保障收入(SSI),社会安全残障保险(SSDI)或营养补充援助计划(SNAP)。虽然可供提供的帮助各个州不尽相同,可以申请到 SSI 的贫穷且无家可归的老年人通常可以获得相应的医疗援助。根据平价医疗法案,到 2014 年可以提供医疗援助的州明显增多,医疗援助计划将把美国人收入延长至低于联邦贫困线的 133%,无论有或没有残疾。这样医疗援助计划可以覆盖到几乎所有无家可归的人。

根据国会的相关定义,即将失去住所的人也同样能被定义为无家可归。因此他们有资格申请住房搬迁和稳定服务,包括租金援助、与业主的调解、以及法律服务。

老年无家可归者的健康状态

大多数无家可归的老年人年龄在 45～64 岁之间,65 岁及以上的无家可归的人占所有无家可归的人的 5% 以下。在 50 年代无家可归的成年人相比其大 15～20 岁的有家可归的人经历慢性疾病和老年综合征的比率基本相同。大约 75% 的无家可归的 50 岁及以上的成年人至少患有 1 种慢性疾病,有一半的人患有 2 种及以上的慢性病。最常见的慢性疾病是高血压、关节炎、哮喘和慢性阻塞性肺病。因为这些研究依赖于经历过无家可归成年人的自我报告,这些人往往无法获得医疗服务,也可能有未被诊断出的医疗状况,报告的预测价值很可能是被低估了。

无家可归的老年人患有老年性慢性疾病的比率非常高,大约有三分之一的 50 岁以上的无家可归的老年人难以完成日常生活活动(ADL),近 60% 难以完成工具性日常生活活动(IADL)。一半老龄无家可归的成年人存在跌倒的情况。认知障碍测量可以利用一个小型的精神检测工具(MMSE),得分 <24 分的约占无家可归老年人的四分之一。约有三分之一到二分之一无家可归的老年人存在听力障碍,大约有 20% 的人存在视力障碍,视敏度 >20/40。大约有 50% 的无家可归的老年人存在尿失禁的情况。

无家可归的老年人慢性病和老年病发病早的原因可能与这些人群较差的健康环境有关。包括慢性疾病控制不好,创伤性脑损伤,精神健康状况,药物滥用。有几个因素导致了慢性疾病的控制度较差,这其中包括获得卫生保健和缺乏健康保险的竞争性次序。近四分之三的无家可归的老年人患有一种或多种精神心理问题,包括抑郁症(34%～60%),焦虑障碍(19%)和创伤后应激障碍(12%)。尽管 50 岁及以上无家可归的老年人相比于年轻的无家可归者,他们的药物滥用比率低一些,但酗酒和吸毒的比例明显高于一般人群。

由于年龄较大的无家可归者在 65 岁及以上的成年人中经常出现慢性疾病和老年综合征,许多专家认为这些无家可归的成年人在 50 岁时比一般人群更早"更老",比一般人早 15 年。在这一人群中进行筛查和临床照护,对所谓老年无家可归者的老年化过程中有重要的影响。与有住房的老年人相比,年长的无家可归者对环境的改变能力有限,无法与他们的个人能力相匹配。环境需求与个人能力之间的这种不匹配,使得老年家庭产生不良后果的风险增加。

健康状况和环境的相关作用

　　无家可归的老年人必须应对因为住在混乱的街道或者收容机构所带来的一系列的慢性疾病。对于任何年龄段的人来说，露宿街头都是危险的，对于老年人来说露宿街头更是有其他危险因素（见表70-3）。大多数的避难所都是很多人居住在一起，有床铺和公用的沐浴设施。这些危险因素增加了老年人跌倒的可能性，许多收容所要求居住者早上腾出床位和晚上排队领取相应床位。老年人白天在街头流浪增加了他们被欺骗的可能性。他们必须在一个复杂的社会服务网络中获取食物或住所。而功能、流动性或认知能力受损的老年无家可归者可能无法安全地进行这些活动，导致摔倒、受伤或无法获得食物或住所。其他的危险包括由于公共浴室设施有限，以及不能安全储存个人物品，导致丢失或被盗的药物、手杖和眼镜等原因。

　　尽管对于帮助无家可归的老年人来说困难重重，但是有以下几个措施可以帮助这些衰弱的老年人。这些措施包括老年性疾病的筛查，精神疾病问题的鉴别，药物滥用的监督。正如以上所说，医生必须与其他健康关怀领域的团队一起来鉴别患者是否具有享受和利用相关的社区资源的权利。

　　对于无家可归的老年人来说没有哪一个筛查工具是可以确诊老年疾病的，也没有任何的指南可以参照何时可以对无家可归的老年人进行老年疾病的筛查。美国老年病学会建议针对虚弱，机体功能衰退，住院治疗，居住在养老院的患者进行综合评估老年综合征（第6章"老年评估"）。因为无家可归的老年人相比于有住房的人来说更容易出现老年综合征和住院需求，我们建议对50岁及以上且无家可归老年人的老年综合征进行评估，因为尽管对于无家可归老年人缺乏具体证据，但大多数筛查工具已在这些年龄段的使用具备有效性。基于无家可归老年人老年综合征的模式，我们建议筛查行走功能，认知障碍及尿失禁。

　　虽然Katz ADL量表尚未应用于无家可归的老年人，却已广泛应用于存在慢性疾病的年轻患者。三分之一的无家可归老年人进行ADL测试时非常困难，这是因为由于他们居住的避难所或街道环境很难改变，所以可供选择的治疗措施非常有限。在避难所居住时非正式的家人或者朋友的看护不现实，因为避难所是性别隔离的，这也使得他们与照料者分开来。此外，许多成年人变得无家可归是因为社会孤立。此外，推荐正式照护服务，如家庭健康助手，在避难所是不切实际的。一个物理治疗师可以携带应用于收容所的便携式设备，如：手杖、步行者、协助穿衣，但这些器材往往被盗或丢失。

　　标准IADL量表很多项目都不适用于居住在收容所或街道上的无家可归者，比如饮食指导和家政服务。简短工具功能量表（BIFS）是开发和应用于无家可归人群的。该量表主要询问相应人群是否能够独立或协助下执行以下活动：填写申请福利，预算资金，使用公共交通工具，完成相应面试，寻求律师帮助，遵医嘱服药。不能够独立完成以上事情的无家可归人员应该给予相应的社会工作或工作指导。

　　遵医嘱服药对于居住在收容所或者露宿街头的老年人来说是非常困难的，因为药物丢失或者被盗的现象普遍存在。临床医生应该询问患者是否具有一个安全的地方来储存药物，如：收容所里的存储柜。如果他们没有存储柜，那么应该考虑其他的服药方案，比如：每周发给药一次。标准的措施是可以提高老年人的服药依从性（第53章"老年人多重用药及提高药物依从性"）。

　　美国老年病学会建议对65岁及以上的人群常规筛查跌倒的风险。然而，无家可归的50岁以上的老年人要比普通的老年人跌倒的概率要高，所以他们可以从早期筛查中获益。多种因素导致无家可归老年人跌倒概率的升高，包括居住环境因素（表70-4）、身体障碍和工具使用不当。临床医生可以通过让存在身体疾病的老年人住下铺及提供相应的身体治疗、提供相应的辅助工具来帮助无家可归的老年人避免跌倒发的发生。

　　尽管用于筛查认知功能障碍的量表大部分适

表 70-4　无家可归老年人的环境危险因素

环境危险因素	相关因素
收容所	
双层床	跌倒　受伤
缺少冰柜	无法妥善地存储药品（如：胰岛素）
缺少安全的存储位置	药物丢失 / 被盗　用具（如：眼镜、助听器、拐杖）丢失 / 被盗
嘈杂的环境	睡眠质量差
群居环境	受欺负、缺乏隐私保护、跌倒、受伤
公用浴池	受欺负、缺乏隐私保护、跌倒、受伤
浴室及厕所缺少相应的辅助工具（坐便器等）	跌倒、受伤
一日三餐通常含有大量的淀粉和盐	不能根据疾病调整饮食
露宿街头	
缺少公共厕所	尿失禁、无法维持正常的卫生
距离服务设施远、需要身体条件好	跌倒、受伤
需要通过复杂的社会服务网络来获得食物和住所，需要完整的认知和执行功能	食物无法得到保障
其他的暴露因素	跌倒、受伤

用于年轻患者，对无家可归的老年人是否适用还没有得到确切的认定。但是筛查为认知功能障碍的无家可归老年人应该进行标准的医学评估，并确定与之相关的可逆性病因（第 22 章 "认知障碍和痴呆"）。评估患者的自主决策能力，并推荐具有决策能力的患者相应的社会工作。

大多数的尿失禁评定量表都适用年轻患者，比如：国际尿失禁咨询评定量表（ICIQ）。因为他们很少去公共厕所方便和使用公用的厕所设施。想要加强管理居住在收容所里或者露宿街头的患者是非常困难的。如果可行，可以考虑实行一个统一的行为治疗措施，如：膀胱训练和骨盆肌肉练习。

为了筛查无家可归老年人抑郁等精神问题，我们可以使用相应的针对年龄小于 65 岁的无家可归的老年人的筛查工具，比如：患者健康问卷 9。尽管有关老年无家可归者的其他精神健康情况的发病率知之甚少，但鉴于普通无家可归人群精神健康状况的高发病率，还是要对其焦虑和创伤后应激障碍开展评估。

在老年人群中药物使用障碍往往被人们忽视。但是，药物使用障碍的筛查对老年人尤为重要，因为随着年龄的增大以及处方药物使用，老化和机体功能障碍、步态、和平衡等其他因素（第 58 章 "老年人滥用酒精和精神药物的管理"）对老年人的生活会产生很大的影响。相比于一般的老年人而言，对于无家可归的老年人来说，药物使用障碍的不良影响显得更加明显，老年综合征的发病率也明显增多。

临床医生治疗无家可归的老年患者应该注意他们的相关信息，包括重新获得住房、永久支持住房、治疗的缓解、集中治疗管理等。短期的重新获得住房租金援助和服务，最适用于当租金支持结束以后仍然有能力支付自己租金的那部分人群。永久支持住房的定义是针对长期无家可归的人提供永久性的住房补贴以及密切相关的支持性服务（如：医学、精神病学、病案管理、职业和药物使用服务）。因为永久支持住房计划帮助长期无家可归的人拥有住所和减少急性健康服务，联邦政府已经确定此项目优先针对长期无家可归的人。永久支持住房在越来越多的社区，由居民收入、租金补贴、税收减免、奖助金和服务联系资助，如精神健康收益部门。

医疗和缓也被联邦政府采纳作为一个策略来减少无家可归对健康的负面影响。针对从急性照护医院出院、同时其身体状况还不允许重新回到收容所甚至露宿街头的无家可归者，医疗和缓项目提供临时性出院后照护和医疗导向的支持性服务。这些服务相比于长期住院或住在专业护理设施及疗养院成本要低很多。此外，患者出院后接受医疗和缓治疗，而非直接去避难所甚至露宿街头，其再入院的可能性明显降低。医疗和缓服务中出现在越来越多的城市。

　　案例集中管理是指由受过高级培训的案例管理人员提供的一套完整的服务，其较低的案例管理成本允许对客户进行深入的跟踪。病例集中管理项目最初是为患有严重精神疾病的患者开发的，后来被用来支持经常接受健康服务的人，这其中许多人是无家可归者。案例集中管理不同于案例管理，后者是一个通用术语，用于描述一系列从同行支持到医疗服务项目。许多收容所和无家可归者援助项目提供案例管理计划，帮助无家可归者识别和获取适当的服务。

　　与一般的老年医学一样，跨专业团队可以帮助改善老年无家可归者的照护（第5章"跨专业团队"）。对于一个年长的无家可归者来说，一个跨学科团队包括一个工作旨在获得永久支持性住所的病例管理者，医生提供医疗和精神照护，一个社会工作者，和一个药物滥用方面的顾问。

结论和下一步计划

　　无家可归和住所不稳定与健康有关。由于人口结构的变化和次贷危机，这些问题影响越来越多的老年人。尽管临床医生在照顾无家可归和住房不稳定的成年人方面面临挑战，但理解50岁及以上无家可归老年人的健康问题并确定无家可归的风险因素可以帮助这些弱势群体。而且，越来越多的联邦项目提供资源以防止新的无家可归并结束慢性和危急性无家可归现象。

Brown RT, Kiely DK, Bharel M, Mitchell SL. Geriatric syndromes in older homeless adults. *J Gen Intern Med.* 2012;27(1):16-22.

Burt M, Aron LY, Lee E, Valente J. *Helping America's Homeless: Emergency Shelter or Affordable Housing?* Washington, DC: Urban Institute Press; 2001.

Caton CL, Dominguez B, Schanzer B, et al. Risk factors for long-term homelessness: findings from a longitudinal study of first-time homeless single adults. *Am J Public Health.* 2005;95(10):1753-1759.

Crane M, Byrne K, Fu R, et al. The causes of homelessness in later life: findings from a 3-nation study. *J Gerontol B Psychol Sci Soc Sci.* 2005;60(3):S152-9.

Culhane DP, Metraux S, Bainbridge J. The age structure of contemporary homelessness: risk period or cohort effect? *Penn School of Social Policy and Practice Working Paper.* 2010:1-28.

Garibaldi B, Conde-Martel A, O'Toole TP. Self-reported comorbidities, perceived needs, and sources for usual care for older and younger homeless adults. *J Gen Intern Med.* 2005;20(8):726-730.

Gelberg L, Linn LS, Mayer-Oakes SA. Differences in health status between older and younger homeless adults. *J Am Geriatr Soc.* 1990;38(11):1220-1229.

Hahn JA, Kushel MB, Bangsberg DR, Riley E, Moss AR. Brief report: the aging of the homeless population: fourteen-year trends in San Francisco. *J Gen Intern Med.* 2006;21(7):775-778.

Shinn M, Gottlieb J, Wett JL, Bahl A, Cohen A, Baron Ellis D. Predictors of homelessness among older adults in New York City: disability, economic, human and social capital and stressful events. *J Health Psychol.* 2007;12(5):696-708.

Sullivan G, Dumenci L, Burnam A, Koegel P. Validation of the brief instrumental functioning scale in a homeless population. *Psychiatr Serv.* 2001;52(8):1097-1099.

United States Congress, Homeless Emergency Assistance and Rapid Transition to Housing (HEARTH) Act. 111th congress, 1st session. S 896. Accessed April 20, 2012. Available at http://www.hudhre.info/documents/S896_HEARTHAct.pdf

United States Interagency Council on Homelessness. Opening doors: Federal strategic plan to prevent and end homelessness. Accessed April 20, 2012. Available at http://www.ich.gov/PDF/OpeningDoors_2010_FSPPreventEndHomeless.pdf

第71章

刑事司法介入对老年人的影响

Lisa C. Barry, PhD, MPH

Brie A. Williams, MD, MS

▶ 老年人的一般原则

卫生保健提供者越来越多地管理目前或最近参与刑事司法系统的老年患者的健康。这些相互作用发生在各种各样的领域中。许多教养系统与社区诊所签订合同，为囚犯提供专业服务，如：心脏病学、神经病学和透析。对于急性护理，囚犯通常被送往签订过监狱健康照护合同的医院。尽管在紧急或危急的情况下，囚犯被带到最近的适当的医疗机构进行救治。因此，目前和以前的囚犯每天都在社区诊所、专科诊所、医院和全国各地的急诊部门看到。社区保健提供者也越来越多地第一次照护被逮捕的病人，以及最近释放的从监狱重新融入社区的老年人。

越来越多的媒体、非营利组织和政策制定者的关注，促使越来越多的有关健康和刑事司法研究的文献致力于解决美国教养系统的老龄化危机。研究表明，现在和近期被监禁的老年人是一个医疗弱势群体，而监禁史对于健康照护从业者考虑何时为老年病人提供照护来说是一个重要的可参考的生活事件。

流行病学

因为现在比较严格的量刑政策和越来越多的老年犯罪者的出现，55岁以上的高龄囚犯已经成为刑事司法领域囚犯人口增长最迅速的一群人。

自从1990年以来，美国高龄囚犯已经增上了两倍多。根据估计，在量刑政策不变的前提下，到2030年，高龄囚犯会占到美国监狱总人口的三分之一。新的假释犯人中老年人的比例也在增加。在1990—1999年十年的时间里，国家监狱向社会发布的假释名单数量几乎翻了一倍，预计数量还会继续增加。

▶ 身体健康

一般来说，高龄囚犯的身体年龄要比他的实际年龄大约10~15岁左右。导致"加速老化"的多个因素可能与进入监狱以前不健康的生活习惯（如：酗酒、无家可归）、监禁期间不良的生活习惯（不良的饮食习惯、缺乏运动）以及监禁期间缺少预防卫生保健和慢性压力有关。

一般情况下，老年囚犯往往患多种疾病、出现老年综合征，同时躯体功能性障碍的发病概率要更高。老年囚犯与年轻的囚犯以及与相同年龄老年人相比，他们慢性病的发病率相当高，如：糖尿病、丙型肝炎、高血压、慢性阻塞性肺疾病等，同时他们需要多种药物。老年综合征，包括视力和听力障碍，跌倒、慢性疼痛和尿失禁等诸多的都是这类人群所常见的健康问题。例如：一个高龄囚犯可能因为听力下降而没回应另一个囚犯的要求，或者因为尿失禁而使同狱室的空间变小，这些都会引来其他囚犯的攻击。相比于社区内同龄的老年人来说，监狱里的老年人在日常生活

（如：吃饭、穿衣）的残疾发生率要高很多。此外，考虑到在监狱里特殊的生活空间，高龄囚犯的残疾患病率也非常高。他们在监狱里通常要完成应对警报、趴在地上、爬上床等相关的活动，高龄囚犯因为自身身体的原因，无法跟上日常监狱生活的快节奏，所以监狱内的高龄囚犯出现残疾的可能性会更大一些。

▶ 心理健康

不考虑年龄的因素，监狱里的老年人相比于社区内的同龄老年人来说，他们心理健康疾病的发病率更高。与年轻的囚犯相比，老年囚犯这个人群更多可能见于既往长期的酗酒史，性格障碍的低发病率，更高的抑郁症患病率、最常见的精神健康状况等。和生活在社区的老年人一样，老年囚犯患有抑郁症的情况也非常普遍，但是他们通常未被发现并进行相应的治疗。这种情况发生的原因可能是患者被误诊为疾病治疗或药物应用的并发症，或被认为是老年人的正常表现，另外还有可能被认为是因为丧亲之痛、疲劳或认知障碍等诸多原因引起的正常表现。所以老年囚犯这一人群的抑郁症患病率高同时自杀率也高。此外，尽管还没有得到确切的实验证实，药物滥用史、创伤后应激障碍和创伤性脑损伤可能是导致老年囚犯出现认知障碍的三大主要因素。我的研究报告显示他们的发病率大约为 40% 左右。但对于老年囚犯来说，认知损害和痴呆的早期阶段很难被发现，因为在监狱的环境中患者很难有机会完成自主决策、制定计划和完成复杂行为等活动。

临床情况

随着人口老龄化，越来越多的老年人会因为犯罪而成为囚犯或被捕入狱，有的老年人则是社区里面刚刚出狱的病人。临床医生应该考虑到这些与刑事有关的入狱患者的病史，可能与患者出现认知障碍、药物滥用或精神疾病等有关。另外，考虑到监禁会引起相应的健康问题，临床医生应该筛查刚刚被释放的囚犯，他们是否存在抑郁症、自杀倾向、B 和 C 型肝炎及艾滋病等传染病的可能性。及时发现与刑事司法系统有关的老年人健康的脆弱性对日渐老龄化的社会来说是非常重要的。

表 71-1 为临床医生在处理临床上所碰到的与刑事案件有关的患者提供了详细的指导建议，这些具体的指导建议在后续的章节中都会详细的描述。

▶ 治疗处于被捕获拘留的患者

2009 年，大约有 53 万名 55 岁及以上的老年人被捕入狱。这些老年人有第一次被捕入狱的，也有多次入狱的，有的人会在监狱里度过自己的余生。大多数在晚年再次被捕入狱的患者存在很多的健康问题，可能与他们生活中存在很多不健康的生活方式有关，包括药物滥用、不良的饮食习惯，不健康的性生活，以及之前在监狱里没有好的医疗卫生条件。他们大多数也因为没有家庭或亲戚而成为无家可归的人。这些行为和健康危险因素都可以影响到老年人不能完成正常的法律程序或寻求法律援助等行为，最后的结果是患者入狱后直接影响了他们的健康。特别是对于第一次入狱的老年人来说，他们入狱这个时间可能直接影响到他们的医疗质量。临床医生可以通过评估和诊断患者是否存在酗酒、吸毒、认知障碍、痴呆、精神错乱等疾病的存在，这些因素可能直接影响到患者的量刑等结果。

▶ 对刑满释放患者的治疗

越来越多的犯人，当他们出狱的时候就已经是老年人了。老年囚犯再次入狱的可能性要比年轻囚犯的可能性要低很多，所以他们从监狱过渡到社区就显得非常的重要。长时间的脱离社会给他们的生活带来了很多负面的影响，其中包括切断了与家人和朋友的联系，以及住房和失业。此外，他们需要出狱后很长时间才能恢复政府提供的福利项目，如：医疗保险、医疗补助、社会保障保险以及退伍军人健康管理局等。所以对于刑满释放的囚犯来说重新融入社会压力是非常大的。

表 71-1 初级保健医师与刑事司法系统接触的注意事项

临床需求	具体情况	处理办法
对囚犯的急性护理（如医院；急诊室；专科诊所）	在监禁期间，由于缺乏优质的医疗条件，病人可能得不到治疗或治疗不彻底。监禁（如拥挤）等因素是健康的危险因素	完善医疗服务，对曾经被监禁的病人进行全面评估，包括是否有被强奸，是否存在抑郁症、自杀倾向及传染性疾病，如肺结核（TB）、艾滋病毒、耐甲氧西林金黄色葡萄球菌（MRSA）、乙肝和丙肝
对最近被逮捕的人进行门诊治疗	第一次逮捕可能提示潜在的医疗需求。	排除医疗方面的因素（如痴呆、酒精或药物滥用／依赖）可能导致非法行为。评估犯罪人群的其他因素包括高危性接触史、传染病、酒精或药物滥用／依赖，无家可归。
	健康较差者可能获得相应的法律援助，且在扣押期间比较安全。	如果病人被拘留，可以考虑联系监狱首席医疗官（CMO）或病人的法律顾问来判断病人是否能参与法律程序，或在扣押期间的安全。
	在监狱系统工作的医生可能难以获取囚犯的医疗记录和（或）调整囚犯的药物	在惩教处联系医生，确认重要的临床记录
监禁出狱患者重新获得门诊医疗服务	在监禁期间，由于缺乏优质的条件，病人可能得不到治疗或治疗不彻底。	获得患者入狱前的健康治疗记录及相关信息。
	在进入社区之前监禁（如：拥挤）等因素是健康的危险因素。	评估患者监禁期间所受伤害包括被强奸、抑郁症、自杀倾向、传染病，如：结核，艾滋病，甲氧西林金黄色葡萄球菌（皮肤）、乙肝和丙肝。
	监禁期间患者的自由被限制导致患者得不到很好的健康卫生服务管理	评估患者出狱后的生活情况（比如：无家可归，与子女的生活情况），保证患者出狱后适应新的社会生活

已经习惯了在监狱里的生活，出狱后很多囚犯都很难适应新的生活节奏。无论患者在监狱里时间多久，健康问题是他们重新融入社会的主要障碍，疾病使得他们解决就业、住房等基本问题都变得十分的困难。举一个例子：一个被保释的患有老年痴呆的老年人，可能因为老年痴呆这一项条款反而违背了保释的原则。一般来说，健康照护实践者应该知道刚从监狱里刑满释放出来的老年人很不容易融入社会，以及即使融入社会自杀率也非常高。

总结

最后好的处理办法是，在临床医生接受即将要刑满释放的患者时，提前联系监狱或拘留所的医生了解情况。监狱或拘留所得医生也应该在即将刑满释放患者出狱以前为其提前联系相关的政府福利，包括医疗保险、住房支持以及后续的医疗服务。但是，大部分的医生没有这么做。因此，社区的临床医生就要询问患者最近是否存在被逮捕、拘留或监禁的历史以鉴别诊断。

Aday RH. Aging prisoners. In: Berkman B, ed. *Handbook of Social Work in Health and Aging.* New York, NY: Oxford University Press; 2006:231-244.

Barry LC, Abou JJ, Simen AA, Gill TM. Under-treatment of depression in older persons. *J Affect Disord.* 2012;136(3):789-796.

Binswanger IA, Stern MF, Deyo RA, et al. Release from prison—a high risk of death for former inmates. *N Engl J Med.* 2007;356(2):157-165.

Enders SR, Paterniti DA, Meyers FJ. An approach to develop effective health care decision making for women in prison. *J Palliat Med.* 2005;8(2):432-439.

Falter RG. Elderly inmates: an emerging correctional population. In: Moore J, ed. Management and Administration of Correctional Health Care. Kingston, NJ: Civic Research Institute; 2003. Chapter 9, p. 1-26.

Fazel S, Hope T, O'Donnell I, Jacoby R. Unmet treatment needs of older prisoners: a primary care survey. *Age Ageing.* 2004; 33(4):396-398.

Fazel S, Baillargeon J. The health of prisoners. *Lancet.* 2011;377(9769): 956-965.

Fazel S, Hope T, O'Donnell I, Piper M, Jacoby R. Health of elderly male prisoners: worse than the general population, worse than younger prisoners. *Age Ageing.* 2001;30(5):403-407.

Fazel S, Hope T, O'Donnell I, Jacoby R. Hidden psychiatric morbidity in elderly prisoners. *Br J Psychiatry.* 2001;179:535-539.

Hughes T, Wilson D; Bureau of Justice Statistics. Rentry trends in the United States. Available at http://bjs.ojp.usdoj.gov/content/pub/pdf/reentry.pdf

Human Rights Watch. Old Behind Bars: The Aging Prison Population in the United States. New York, NY: Human Rights Watch; 2012.

Kakoullis A, Le Mesurier N, Kingston P. The mental health of older prisoners. *Int Psychogeriatr.* 2010;22(5):693-701.

Kerbs JJ, Jolley JM. A commentary on age segregation for older prisoners: philosophical and pragmatic considerations for correctional systems. *Crim Justice Rev.* 2009;34:119-139.

Kingston P, Le Mesurier N, Yorston G, Wardle S, Heath L. Psychiatric morbidity in older prisoners: unrecognized and undertreated. *Int Psychogeriatr.* 2011;23(8):1354-1360.

Mitchell AJ, Rao S, Vaze A. Do primary care physicians have particular difficulty identifying late-life depression? A meta-analysis stratified by age. *Psychother Psychosom.* 2010;79(5):285-294.

Mitka M. Aging prisoners stressing health care system. *JAMA.* 2004;292(4):423-424.

Murdoch N, Morris P, Holmes C. Depression in elderly life sentence prisoners. *Int J Geriatr Psychiatry.* 2008;23(9):957-962.

Pratt D, Piper M, Appleby L, Webb R, Shaw J. Suicide in recently released prisoners: a population-based cohort study. *Lancet.* 2006;368(9530):119-123.

Williams B, Abraldes R. Growing older: challenges of prison and reentry for the aging population. In: Greifinger RB, ed. *Public Health Behind Bars: From Prisons to Communities.* New York, NY: Springer-Verlag; 2007;56-72.

Williams BA, Baillargeon JG, Lindquist K, et al. Medication prescribing practices for older prisoners in the Texas prison system. *Am J Public Health.* 2010;100(4):756-761.

Williams BA, Lindquist K, Sudore RL, Strupp HM, Willmott DJ, Walter LC. Being old and doing time: functional impairment and adverse experiences of geriatric female prisoners. *J Am Geriatr Soc.* 2006;54(4):702-707.

Williams BA, McGuire J, Lindsay RG, et al. Coming home: health status and homelessness risk of older pre-release prisoners. *J Gen Intern Med.* 2010;25(10):1038-1044.

Yorston GA, Taylor PJ. Commentary: older offenders—no place to go? *J Am Acad Psychiatry Law.* 2006;34(3):333-337.

第72章
检测、评估、应对虐待老人问题

72

Tessa del Carmen, MD

Mark S. Lachs, MD, MPH

▶ 老年医学的一般原则

虐待老年人的现象非常常见,越来越多的老年人饱受虐待的痛苦,这成为被人们忽视的一个影响老年人健康的重要因素。

虐待老人直接威胁到老年人的身心健康,同时也给医疗服务带来了不必要的负担。但是调查虐待老年人的发生率却非常的困难。被虐待老人往往因为认知障碍或者与社会缺少联系而不能举报他们被虐待的情况。有的则因为害怕、尴尬或者羞愧,也有的因为害怕举报后带来更严重的虐待(虐待人员包括护理人员、养老院的工作人员)。卫生保健人员有的担心他们的报道或者介入使得虐待的情况更加严重,有的则是因为缺乏对虐待的认识,有的害怕与虐待一部分人对抗,有的则是因为不想惹上官司。

最大的挑战是社区内虐待老人的主要人员是护理人员和老人的家庭成员。因此,保守估计仅有五分之一的虐待老人事件被举报。所以健康保健工作人员发现虐待老人的证据对于保护老年人身心健康来说是一件非常重要的事情。这个角色的重要性可以用日渐升高的虐待死亡率来显示。大样本研究发现,相比于没有受到虐待的老年人来说13年的生存率为41%,而受到虐待的老年人仅仅有9%。而且受虐待的老人大部分在第一个3年内就死亡了。虐待老年人的其他表现形式还有不良的养老院安置和抑郁。

根据国家虐待老人发病率的研究中,510 000名60岁及以上老年人每年经历不同形式的虐待。成人保护服务(APS)机构得到证实的只有21%的。越来越多的虐待老人事件发生在养老院及其他的长期护理机构内,大部分的虐待被知晓是由于当地居民投诉。虐待通常在疗养院包括身体虐待的忽视,性虐待和金融滥用或侵吞财产。现在联邦政府授权的国家长期护理专员项目报告显示虐待老人事件的场所是公益性的组织,尽管大多数投诉虐待老人的地方是居民社区、家庭和其他场所。在2008年,长期护理专员项目报告给国家调查委员会的结果显示,大约有269 000起虐待老年人事件的发生。随着社会人口老龄化的家中,进入养老院的人数增多,虐待老人的发生率还会升高。

▶ 虐待老人的定义

A. 症状和体征

虐待的定义有很多种,美国医学协会定义的虐待老人指某种行为或某种不作为的行为导致老年人受到伤害或者福利受到损失。虐待老人是一个知情的,故意的行为导致老年人受到伤害或使其受到伤害的风险增大的行为。虐待老人的形式有很多:性虐待,心理或情感虐待、金融虐待等(表72-1)。以下定义是根据NCEA延伸的定义:

1. 身体虐待 身体虐待的定义包括存在身体接触,导致受害者躯体的疼痛和受伤。躯体伤害

表 72-1 虐待的分类及与之相关的表现

虐待的分类	症状和体征	可能存在身体体征	鉴别诊断
身体虐待	患者身体虐待报告	擦伤或烧伤的形式 以物体的形式燃烧 瘀伤,包括胳膊、腿或躯干 骨折、扭伤、脱臼、内伤 开放的伤口,切割伤 受伤后未治疗	骨质疏松症 病理性骨折 代谢紊乱 频发跌倒
性虐待	患者性虐待的报告 不正常的性行为 虐待者和被虐待者之间不正常的 　性行为或不正当的关系 患者性侵犯或强奸的报告	生殖器周围 / 乳房的擦伤; 原因不明的性传播疾病或生殖 　器感染; 原因不明的阴道或肛门出血; 内衣被撕裂、玷污或有血迹; 走路或坐立时疼痛	阴道炎、无性的传播疾病, 　如假丝酵母菌 痴呆症相关性行为
精神心理虐待	抑郁 焦虑 躁动 过度的恐惧 睡眠改变 食欲改变	被动 规避 对施虐者的恐惧 混乱 躁动 体重明显增加或减少 突然恶化的身体状况	精神疾病 认知障碍 老年痴呆症恶化
财产虐待	财务混乱 无法支付账单、买食物或药物 突然改变法律文件(如:委托书或 　者卫生保健文书) 施虐者过度关注患者的护理费用	患者的生活水平降低 避谈财政问题	精神疾病 痴呆认知障碍和神经系统 　紊乱
歧视虐待	没有辅助听力设备、眼镜、义齿或 　辅助行走设备 身体健康状况突然下降	营养不良 脱水 卫生差 衣着褴褛 褥疮性溃疡 / 褥疮	慢性疾病,会影响营养包 　括痴呆晚期、吞咽困难、 　帕金森病、肌萎缩性脊 　髓侧索硬化症、吸收不 　良综合征、恶性肿瘤

还包括药物管理限制、体罚。潜在的身体虐待包括受害者身体发现烧伤、烫伤的痕迹,老年人的胳膊、躯干骨折、扭伤、脱臼、内伤、开放伤口、未经治疗的损伤。患者自己的举报是判断身体受虐待的主要证据。

2. 性虐待　性虐待是指任何形式的与老年人发生性接触或性行为,并且这种行为违背他们的意愿或老年人没有辨别能力。可以发现存在性虐待的体征包括生殖器或乳房瘀伤及出血,原因不明性传播疾病或生殖器感染,不明原因的生殖瘀伤或出血,撕裂,染色,或衣服沾有血渍特别是内衣。除了患者报告的性虐待,性虐待的潜在发现指征是施虐者和被虐者之间不正常的性关系和不正常的交往关系。

3. 精神心理虐待　精神或心理虐待的定义是施虐者用语言或行为给被虐者带来精神压力。体征可能包括身体功能下降、患者行为的改变、短时间内出现体重的明显变化。如：消瘦，以及不断恶化的医疗条件或新出现疾病。其他可能的心理虐待的可疑因素包括患者出现被动或规避行为，对施虐者的恐惧，意识蒙眬等情况。

对于评估患者是否存在心理虐待非常重要的方法是鉴别患者是否存在抑郁、认知障碍、痴呆恶化等情况的发生，心理虐待报告不是在所有的州都是必要的，比如：加利福尼亚州。医疗专家们对于怀疑精神虐待案件希望寻求心理健康咨询及社会工作者的帮助。

4. 经济虐待　经济虐待指的是施虐者滥用老年人的财产以达到自己获利的目的。滥用被虐者钱财是最常见的形式之一，这种虐待可以发生在任何情况下，包括家庭照顾者之间，朋友、在养老院或长期护理机构里面。被经济虐待的老年人一般都是脱离社会或者孤独无依的老年人。他们的朋友或者亲人为了得到他们的金钱而安排他们进入被隔离的养老机构，最后通过各种手段获得他们的钱财。经济虐待迫使老年人到自动柜员机或柜台提取现金或支票兑现业务也很常见。老年人可能因为年龄高而没有决策能力成为经济虐待的受害者。可能存在经济虐待的可疑表现包括病患者的生活水平远远低于期待，施虐者必谈经济问题及患者的财政问题，患者无力支付食物及药品的开支，擅自篡改相关的文件等现象。

5. 不作为虐待　不作为虐待是施虐者不去履行自己应该尽到的责任或服务。不作为虐待可以主动或被动，可以是有意的或无意的。不作为受虐待患者的主要表现有营养不良、脱水、卫生差、着装褴褛和褥疮的发生。其他的表现还有突然或可疑的健康恶化或缺乏必要的辅助设备包括助听器、眼镜、义齿、轮椅。生活不能自理一般发生在存在认知功能障碍的老年人身上，生活不能自理同时伴有家庭不作为虐待或患者拒绝帮助都无法满足患者最基本的生活需要。

▶ 鉴别诊断

很多老年人慢性病的临床表现和虐待容易混淆。因此，临床医生必须要鉴别慢性病和虐待之间的区别。非常明显的伤害比如：骨折、烧伤、擦伤和割伤，患者的可信度非常高的时候一般鉴别不困难。但是，慢性疾病一个微小的临床表现经过长时间的发展也会被误诊为虐待。因此，评估老年人生活不能自理或虐待老人时应列入鉴别诊断。表72-1列出了一些可能误诊无虐待的疾病。

▶ 危险因素

虐待老人会影响到所有种族背景和社会地位的人。它会影响男人和女人。同样，虐待老人的人来自所有的背景，可能与受害者有密切或疏远的关系。表72-2列出了遭受虐待和虐待老人的常见危险因素。

▶ 筛选

有多个筛查和评估虐待老人的工具，但卫生保健专业人员并未应用，同时也没有培训使用方法。到目前为止，还没有仅仅用来筛选或评估的单一工具。一些工具对识别虐待的风险可能是有用的，而另一些则可用于评估正在虐待的行为。科恩把目前可以运用的工具分为3类：

表72-2　遭受虐待和虐待老人的危险因素

遭受虐待的危险因素
生活在同一个家庭
社会孤立
依赖性增加（高龄、缺乏经济来源、残疾（身体或精神）和财产损失）
虐待的危险因素
家庭护理
精神病史
被虐待史
药物滥用
老人依赖（情感，经济）
老人缺少照护者

- 直接询问涉嫌虐待或自我报告的滥用［如：Hwalek-Sengstock 虐待老人筛查(H-S/EAST)，易受虐待筛查量表(VASS)］
- 寻找虐待的证据［如：老人评估。仪器(EAI)通过 Fulmer 和 Wetle］检测、评估和应对的虐待
- 评测虐待的风险［如：滥用屏幕指标(IOA)Reis 和 Namiash］

美国医学协会建议所有医生经常询问身体、性、心理虐待的老患者的病史。医生还应该考虑滥用医疗投诉同样会影响到患者的健康状况或继续医疗治疗的可能性。

对于了解一个老人是否是虐待受害者的最好办法就是周密设计，健康保健专业人员应该分别询问患者和照顾者，并识别潜在问题的不同。许多医疗交互，比如：发生在急诊室，可能不允许全面的筛查虐待的具体情况。在这种情况下可以使用1~3个问题进行筛查。

- 筛查问题：你被虐待或遗弃了吗？
- 问题筛查：你觉得你所在的地方安全吗？谁给你提供食物？谁负责你的支票簿？

▶ 评估

对怀疑受到虐待的老年人应该进行全面的老年评估，除了详细的询问病史和完善的体格检查。这应包括评估他们的心理和身体功能(见第2章"对功能及功能衰退的考虑"、第4章"老年人的社会环境"和第6章"老年评估")。一个跨学科的方法来评估和计划是非常适用的。以下内容改编自 Breckman，阿德尔曼的资料：

A. 病史采集

当对老年人进行采集病史的时候，医生应该和患者单独在一个隐私的环境里。患者和检查者在交流的时候应该互相对视，可能用到的辅助设施应该准备齐全(即听力设备、放大器、眼镜、义齿)。同时，卫生保健专业人员也应该了解不同文化的差异，因为不同的文化差异可能导致对是否存在虐待现象不同的结论。

临床医生必须确定患者的认知状态(见第22章"认知障碍和痴呆")。评估患者的认知功能水平可能需要进一步评估。

卫生保健专业人员需要鉴别可能的受虐症状和体征，并与医疗状况相区分。重要的是要确定患者的功能状态和执行日常生活的活动能力。最基本的是如果患者需要援助他们会去求助谁。

探讨患者的生活方式是很重要的，因为患者和潜在施虐者可能生活在同一个家庭。确定患者

表 72-3 AMA 推荐的受虐待老年人的筛查表

对患者的筛选问题	对潜在施虐者的问题
有没有人伤害过你？身体攻击或语言攻击？你有没有被人恐吓或者被侵犯？	告诉我你照护的人以及他需要哪些帮助？
你是否感觉被照顾的好？	他们自己可以完成哪些活动，不能完成哪些活动？
你是否曾被强迫做一些你不愿意做的事情？	你服务的对象对你的服务要求是什么？你能够提供她或他的服务需要吗？
你对你的财产是否放心？你的财产是否被别人动用过？你的财产是否被别人夺取或转让给别人？	除了家里的责任以外，你还有其他的工作吗？
照顾你的人是否在财政上依赖你？	照顾老年人是非常辛苦的，他们有使你感到厌烦吗？
你是否感受到照护者的行为暴力、嗜酒、滥用药物及精神障碍等？	你曾经是否大声嚷嚷或者威胁他们？
	你照顾老年人还需要哪些支持或帮助？

和这个人在一起住了多长时间,是谁支付账单和谁拥有或租借患者现在所住的房子,这些对发现潜在的虐待是非常有帮助的。询问患者的财务状况可以帮助评估潜在的经济虐待。调查患者的经济是由谁打理的,以及患者现在的基本生活是否需要别人的帮助。得到社会支持的人一般是脱离社会且被虐待的老年人。表72-4总结了在医学历史上虐待老人的征象。

B. 体格检查

体格检查应包括完整的患者的检查,从头到脚,首先是一般情况的视诊包括是否存在脱水的迹象、消瘦情况和卫生情况。一个完整的体格检查应包括检查患者皮肤等地方是否存在受虐待的痕迹、卫生差、皮肤破裂、肌肉骨骼检查骨折或骨折前的迹象。一个完整的神经系统的检查应该查看患者是否存在精神障碍、认知障碍或痴呆,同时检查泌尿生殖器的直肠检查是否存在性虐待的痕迹。如果有任何虐待的痕迹,应进一步完善相关实验室检查及影像学检查。具体的进一步的检查包括骨折的影像学诊断、电解质紊乱、营养不良、肝功能测试及血常规检查。

▶ 干预和治疗

虐待老人是一个复杂的医学课题,需要多学科的共同参与。每一个受虐待的老人都需要个性化的评估和治疗计划。

A. 医学干预

1. 文档　无论卫生保健设置如何,都应完成对虐待或忽视的文件记录。如果可能的话,提供方应以患者自己的语言记录主诉。适当的文件应该包括完整的医疗和社会历史。如果多次取消预约,应注意调用方的名称。如果损伤是存在的,类型、数量、大小、位置、颜色以及患者的总体健康状况、问题的解决以及可能的原因都应包括在内。供应商应就历史是否充分解释伤害提供意见。所有的实验室或放射学和影像学研究都应被记录。如果可能的话,请获得彩色照片。如果警

表72-4　关于在询问患者病史的过程中寻找虐待证据的总结

病史中可能支持虐待的条目
多次入急诊室或其他科室接受治疗,多次就诊于医院的不同科室
故意延误治疗
对受伤的解释与医学检查结果不一致
多次相似的外伤史
多次错过医疗预约和(或)到多个地方就诊

通过观察患者的言行举止发现虐待的证据
患者回答问题看上去迟疑、害怕
潜在的施虐者回答所有的问题,防止检查者单独接触患者
患者见到施虐者时害怕
潜在的施虐者对患者表现出生气或漠不关心
潜在的施虐者拒绝给患者提供相应的医疗护理
潜在的施虐者过度关心照顾患者所需的成本

察被传唤,警察的名字,采取的行动,以及警察事件的数字应该被记录在案,以及报告的日期和时间和报告的人的姓名。对虐待老人的诊断应列入医疗问题清单。

2. 报告　健康保健专业人员应向 APS 机构提供大部分的存在潜在虐待案例的报告。美国各个州的相关法律不尽相同。熟悉具体州的有关法律报告是十分重要的。几乎所有的州都要求卫生保健提供者报告虐待老人的情况(除外科罗拉多州、纽约州、北达科他州、南达科州的等目前没有授权卫生保健专业人员报告疑似或确定虐待老人的责任,但都存在资源报告系统)。在各州,卫生保健提供者如果不如实上报虐待事件可视为对患者的歧视。国家虐待老人中心的网站是应对人口老龄化的一部分,此网站列出国家可以提供帮助的目录、联系电话和预防虐待老人的其他信息(http://www.ncea.aoa.gov)。

3. 出院后续治疗　照顾者必须确保能够满足老年人的医疗和安全需求。如果照顾者记录了相关的文档,患者的需求得不到满足,那么患者应该进医院治疗,照顾者必须确保老年人生活的环

境是安全的,对于身体存在障碍或认知障碍的老年人他们生活的环境必须有相应的辅助设施。社会工作协商或协商与 APS 专家在患者出院以前必须进行讨论提出一个安全的计划。

虐待老人是一个长期的问题,一个有被虐待史的老人应该介绍给一个具体的医生或者一个与患者保持长期健康保健关系的医疗组织。对老人而言饱受虐待会使得他们的健康状况很差,缺少决策能力以及缺少卫生和社会支持。这些具体的问题应该有一组医疗、法律社会服务方面专业的人员处理。临床医生应该鉴别是否是老年综合征同时与当地处理虐待老人相关机构保持密切的联系。老年综合评估和干预应包含虐待和不照顾老人的相关条目(见第6章"老年评估")。通常有助于帮助患者少承担一点家里的相关事务。有义工和护理人员组成的有关家庭的服务机构可以到患者家中提供帮助。其他可以寻求的帮助包括药物和酒精康复服务以及法律援助或团体。

4. 评估的决策能力 在许多情况下,因为老人缺乏参与决策的能力,受虐待者是非常弱势的。此外,急性疾病也会使老年人做出理性和明智决定的能力下降。一个健全的人有权利决定有关事务或拒绝治疗等事务。然而,缺乏决策能力的患者,他们的决定可能对自己是不利的或者会导致自身的死亡,所以他们需要相关人员的帮助或支持。被忽视的情况下可能使老年人缺乏完成照顾自己的能力。因此,有必要确定每个患者的决策能力,评估虐待老人或自我轻视的问题(更明智的决策,请参见第12章,"道德和知情决策")。

5. 社会服务干预 APS 或类似的组织几乎可以在美国管辖的每一个州提供社会干预。APS专家通常收到报告,进行调查并协调社会干预措施。他们通过不同的渠道获得信息,如:患者的朋友和家庭成员以及咨询其他社会工作者、医生和护士。APS 专家完成调查和综合评估患者的情况,他们会处理虐待及其他们所确定的问题。APS 与受害者、家庭和其他相关地团体保持密切的关系。APS 的目标是确保提供的服务是最少的选择,得到患者的认可,最大程度上保证患者的

自由。当患者有能力作出明智的决定,如果个人不希望 APS 统一干预,患者有权拒绝服务。作为法定管辖的拥护者,APS 专家有法定权利,如果患者不同意的话,APS 不能够提供相应的医疗及其他方面的帮助。

6. 法律干预 虽然各个州的法律不同,执法者都会处理与虐待老人有关的案件,包括身体虐待、不赡养老人、金融剥削和其他形式的虐待老人。警察可以协助检察官追查罪犯。法官在适当的时候召开监护权听证会。法律援助人员可以帮助老年人或者其他受害人与法律部门取得联系。法医病理学家与执法人员密切合作来明确患者的死因是不是由虐待所致。

总结

虐待老人尤其是身体虐待、不赡养和经济剥削是非常常见的。卫生保健提供者应该筛查和评估潜在的虐待事件。虐待老人的确定是非常困难的,但掌握了具体的症状和体征以及提高虐待情况的认识可以帮助我们发现潜在的受虐者和施虐者。法律的完善和相关的检查举报系统对于发现虐待事件是非常重要的。发现虐待老人最终的目的是让老人更加安全、健康和幸福。

2008 National Ombudsman Reporting System Data Tables, U.S. Administration on Aging Department of Health and Human Services. Accessed May 07, 2010. Available at: www.aoa. gov/AoARoot/AoA_Programs/Elder_Rights/Ombudsman/ National_State_Data/2008/Index.aspx

Acierno R, Hernandez MA, Amstadter AB, et al. Prevalence and correlates of emotional, physical, sexual, and financial abuse and potential neglect in the United States: the National Elder Mistreatment Study. *Am J Public Health*. 2010;100(2):292-297.

The Administration on Aging. The National Elder Abuse Incidence Study: final report September, 1998. US Department of Health and Human Services, Administration on Aging (www.aoa.dhhs. gov/abuse/report/default.html).

Ahmad M, Lachs MS. Elder abuse and neglect: what physicians can and should do. *Cleve Clin J Med*. 2002;69(10):801-808.

American Medical Association. Accessed April 28, 2009. Available at: www.ama-assn.org/ama/pub/physician-resources/medical-ethics/code-medical-ethics/opinion202.shtml

American Medical Association Diagnostic Treatment Guidelines on Elder Abuse and Neglect. Chicago, IL: American Medical Association; 1992.

Ansell P, Breckman RS. Assessment of Elder Mistreatment Issues and Considerations. Elder Mistreatment Guidelines for Healthcare Professionals: Detection, Assessment and Intervention. New York: Mt. Sinai/Victim Services Agency Elder Abuse Project; 1988.

Aravanis SC, Adelman RD, Breckman R, et al. Diagnostic and treatment guidelines on elder abuse and neglect. Arch Fam Med. 1993;2:371.

Bass DM, Anetzberger GJ, Ejaz FK, Nagpaul K. Screening tools and referral protocol for stopping abuse against older Ohioans: a guide for service providers. J Elder Abuse Negl. 2001;13(2):23-38.

Bonnie RJ, Wallace RB (Eds). Elder Abuse: Abuse, Neglect and Exploitation in an Aging America. Washington, DC: National Academy Press; 2002.

Breckman R, Adelman R. Strategies for Helping Victims of Elder Mistreatment. London: Sage Publications; 1988.

Cohen M. Screening tools for the identification of elder abuse. J Clin Outcomes Manag. 2011;18(6):261-270.

Cohen M, Halevy-Levin S, Gagin R, et al. Elder abuse: disparities between older people's disclosure of abuse, evident signs of abuse, and high risk of abuse. J Am Geriatr Soc. 2007;55(8):1224-1230.

Dyer DB, Heisler CJ, Hill CA, Kim LC. Community approaches to elder abuse. Clin Geriatr Med. 2005;21(2):429-447.

Elder Mistreatment: Abuse, Neglect and Exploitation in an Aging America. Washington, DC: National Research Council Panel to Review Risk and Prevalence of Elder Abuse and Neglect; 2003.

Ferguson D, Beck C, Carney MT, Kahan FS, Paris BEC. Elder abuse: is every bruise a sign of abuse? Mt Sinai J Med. 2003;70(2):69-74.

Fulmer T, Guadagno L, Bitondo Dyer C, Connolly MT. Progress in elder abuse screening and assessment instruments. JAGS. 2004; 52:297.

Fulmer T, Paveza G, Abraham I, Fairchild S. Elder neglect assessment in the emergency department. J Emerg Nurs. 2000; 26:436.

Fulmer T, Street S, Carr K. Abuse of the elderly: screening and detection. J Emerg Nurs. 1984;10(3):131-140.

Halphen JM, Dyer CB. Elder mistreatment: abuse, neglect, and financial exploitation (Internet); www.uptodate.com; Apr 16, 2012, cited 12/17/13.

Kruger RM, Moon CH. Can you spot the signs of elder mistreatment? Postgrad Med. 1999:106;169-183.

Lachs MS. Screening for family violence: what's an evidence-based doctor to do? Ann Intern Med. 2004;140:399.

Lachs MS, Pillemer K. Abuse and neglect of elderly persons. New Engl J Med. 1995;332:437.

Lachs MS, Pillemer KA. Elder abuse. Lancet. 2004;304:1236-1272.

Lachs MS, Williams CS, O'Brien S, et al. The mortality of elder mistreatment. JAMA. 1998;280:428.

Lachs MS, Williams CS, O'Brien S, Pillemer KA, Charlson ME. The mortality of elder mistreatment. JAMA. 1998;280(5): 428-432.

Mosqueda L, Burnight K, Liao S. The life cycles of bruises in older adults. J Am Geriatr Soc. 2005;53(8):1339-1343.

Neale AV, Hwalek MA, Scott RO, et al. Validation of the Hwalek-Sengstock elder abuse screening test. J Appl Gerontol. 1991;10:406.

Ploeg J, Fear J, Hutchinson B, et al. A systematic review of interventions for elder abuse. J Elder Abuse Negl. 2009;21:187-210.

Pompei P, Murphy JB, eds. Geriatrics Review Syllabus: A Core Curriculum in Geriatric Medicine. 6th ed. New York: American Geriatrics Society; 2006;86-91.

Reis M, Nahmiash D. Validation of the indicators of abuse (IOA) screen. Gerontologist. 1998; 38:471.

Schofeld MJ, Mishra GD. Validity of self-report screening scale for elder abuse: Women's Health Australian Study. Gerontologist. 2003;43:110-120.

State Ombudsman Data: Nursing Home Complaints. Office of Inspector General, Department of Health and Human Services. Accessed July 01, 2003. Available at: www.oig.hhs.gov/

Swagerty DL, Takahashi P, Evans J. Elder Mmistreatment. Am Fam Physician. 1999 May 15;59(10):2804-2808.

Tatara T. The National Elder Abuse Incidence Study. The National Center on Elder Abuse, 1998. Accessed March 09, 2009. Available at: www.ncea.aoa.gov/ncearoot/Main_Site/Library/Statistics_Research/National_Incident.aspx

相关网站

Administration on Aging. www.aoa.gov

Agency for Healthcare Research and Quality. www.ahrq.gov/

Long-Term Care Ombudsman Resource Center. www.ltcombudsman.org

National Center on Elder Abuse. www.ncea.aoa.gov

National Committee for the Prevention of Elder Abuse. www.preventelderabuse.org

National Council on Child Abuse and Family Violence. www.nccafv.org/elder.htm

WHO: Elder abuse. www.who.int/ageing/projects/elder_abuse/en/

第73章
满足 LGBT 老年人的特殊需求

Mark Simone, MD

Manuel Eskildsen, MD, MPH

▶ 老年人的一般原则

女同性恋、男同性恋、双性恋者，或是变性人（LGBT）的老年人是一组非常弱势的群体，这群人没有意识到他们自己需要特殊的健康卫生服务。卫生保健专业人员和社会大众往往不能接受这群老年人的性取向。然而，LGBT 老年人要比其他年龄的同性恋更倾向于隐藏自己的性取向。随着社会的发展，现在的社会比以前更加能够接受同性恋人群的存在。

同性恋人群的健康也同样受到性取向的影响，所以因为他们性取向不同，所以他们的健康相对于正常人来说患病率更高一些。同时伴随着这些健康问题步入老龄阶段。老年同性恋者长时间的受到社会的不公正对待和歧视，这就是我们在这一章所要讨论的内容。本章除了介绍老年同性恋患者的心理健康问题以外，还涉及老年同性恋患者其他的健康问题等内容。

定义

同性恋是一种在性取向方面倾向于同性之间存在性行为、情感寄托和自身性别的定位。双性恋患者更倾向于对男女双性。变性人是自身对自己性别的不认同，包括变性、阴阳人，雌雄间性个体。他们自身可能不认为自己是双性人或者同性恋。

需要特别指出的是患者的自身性定位要比性行为取向更能说明患者的性取向。例如：有些人可能对同性感兴趣但是他们却从来不参与同性恋的行为，还有一些人存在同性恋方面的行为但是不能确定其是不是同性恋。对于另一些人来说，随着性生活的不协调，性取向也会慢慢的发生变化。这也可能是为什么老年人更倾向于隐藏他们的性取向，所以"出柜"假装自己是异性恋来防止别人的歧视和不公正对待。"出柜"是指承认自己是同性恋，但是对于很多人来说承认自己是同性恋需要很长的时间。如前所述，对于老年同性恋来说承认自己是同性恋更需要很长的时间和勇气。

▶ 数据统计结果

因为缺少相应的统计数据支持而且人们不希望自己是同性恋的事情被报道，很难确定在美国 65 岁以上的老年同性恋的具体数据。但最保守的估计是 100 万～300 万人左右。大约占到同性恋总人口的 3%～8%。到 2030 年，老年同性恋人群估计将会上升到 200 万～600 万左右。2000年和 2010 年的美国人口普查数据显示，全国 90%的州存在同性恋家庭，每十个同性恋中就有一个同性恋年龄大于 65 岁。

▶ 对同性恋患者的歧视

老年同性恋患者经历了当年同性恋行为被整个社会所歧视的年代。这些老年人又分为两部分人群,一部分是年龄在 1969 年石墙暴动事件前后,"石墙运动"是在美国历史上第一次同性恋维权运动。另一部分人群则成长于对同性恋患者歧视的社会环境里,他们表达同性恋的行为被政府认为是非法的,同时医学界也认为同性恋是不正常的现象。例如:直到 1962 年,才出现了一个州规定同性恋是合法的,循序两厢情愿的同性恋行为。直到 1973 年,美国精神病学会停止指定同性恋是精神障碍,必须接受治疗等规定。20 世纪 60 年代到 70 年代,社会对同性恋的看法才有了改变。与之前的"石墙运动"相比,"石墙运动"时期出生的一代人现在大约为 50~60 岁左右,他们经历了社会不认同同性恋的时期和同性恋逐渐被社会认可的年代。还有,2006 年的调查发现同性恋婴儿潮的这部分人正在步入老龄阶段。

经历了"石墙运动"时期同性恋被禁止年代的年轻人现在正处于老年阶段。所以现在老年同性恋更倾向于隐藏自己同性恋的事实。与 2009 年 76% 的女同性恋者和 74% 的男同性恋承认自己是同性恋的人相比,这部分老年人都选择隐藏自己是同性恋。

尽管自从"石墙运动"以来社会对同性恋的态度改变了很多。相比年轻的同性恋患者而言经历了被社会歧视的同性恋者们一般不会向自己的医生坦然自己是同性恋的事实。研究调查发现对同性恋患者歧视和偏见可以降低生活满意度,影响他们的自尊心,甚至会导致他们出现抑郁、自杀、毒品滥用和不健康的性取向的等危险行为。对自己同性恋的保密会影响他们合理的就医,导致医患之间信任破裂等情况。

▶ 医患沟通

医务人员给同性恋的老年人提供更专业的医疗服务,建立一个对同性恋患者来说非常舒适的治疗环境,所有的医务工作者在给老年人提供医疗服务的时候都应该询问患者的性健康,包括他们的性取向,当然也应该明白老年同性恋患者不会向自己的医生透露自己是同性恋的可能性。询问患者性取向的主要目的不是强迫患者透露自己的性取向,而是为了给老年同性恋患者一个机会承认自己是同性恋以及提供一个安全舒适的治疗环境。对婴儿潮出生的同性恋患者的调查发现,这种观点也非常明显的表露。只有不到一半的人认为无论他们的性取向如何都会得到非常专业和尊重的治疗服务。针对同性恋的清算服务中心以及同性恋医疗协会网站(http://www.glma.org)可以为同性恋患者提供很好的医疗服务。表 73-1 列出了其他的信息网站。

表 73-1 可以为同性恋提供医疗和老年服务的网站

网站名字	网址
服务于男同性恋、女同性恋、双性恋的老年人(SAGE)	http://www.sageusa.org
男、女同性恋医学协会(GLMA)	http://www.glma,org
美国老年人协会(ASA)	http://www.asaging.org/lain
国家同性恋小组	http://www.thetaskforce.org/issues/aging
男同性恋、女同性恋、双性恋、变性人医疗服务项目	http://www.glbthealth.org
国家同性恋健康组织	http://www.lgbthealth.webolutionary.com
综联(以前的国家女同性恋、男同性恋、双性恋和变性者的社区中心)	http://www.lgbtcenters.org
人权运动	http://www.hrc.org/issues/aging.asp
温哥华沿海健康变性健康计划	http://www.vch.ca/transhealth
芬威健康和芬威研究所	http://www.fenwayhealth.org

LGBT 老年人的健康问题

关于老年同性恋这部分人群的健康保健和健康问题的调查是非常少的。同性恋老年人的很多健康问题是值得关注的，因为他们的医疗差距直接影响到了这部分人群的健康问题（表73-2）。同性恋老年人因为长期的隐瞒自己的性取向、暴露性取向后的困境以及得不到社会的认可等多种意愿，导致他们更容易患有心理障碍疾病。

▶ 老年男性同性恋和双性恋男性的健康问题

老年男性同性恋和双性恋男性应该掌握性健康（性功能、性生活和安全的性方法）等方面的知识，这样才能够降低他们被感染性传播疾病的风险。尽管疾病控制和预防中心建议对年龄小于65岁的成年人常规筛查艾滋病，但是对所有的存在性生活的人群筛查同样重要，特别是存在高危治病风险的人群。对男男同性恋且存在肛交行为的人群、存在肛交行为且没有保护措施的人群、患友艾滋病的病人进行每2~3年的人乳头瘤病毒筛查工作，防止因为艾滋病引起的菌株感染导致的直肠癌的发生。

年轻的同性恋患者吸烟的情况比较常见，老年同性恋患者与异性恋患者一样的吸烟率的话，那么他们心血管疾病的情况也应该注意，特别是猝死和心肌梗死。对于同性恋患者来说常见的癌症还有因吸烟引起的肺癌、因乳头状瘤引起的直肠癌、因缺少筛查而晚期发现的结肠癌、因 B 型或 C 型肝炎引起的肝癌。

▶ 老年女同性恋和双性恋患者的健康问题

大量的证据表明女同性恋患者缺少必要的健康保健，相比于异性恋患者来说，她们去健康中心的次数要少，去健康中心治疗的时期晚。女女同性恋患者都存在去健康中心接受检查的困难，因为她们可能是害怕被歧视或被发现是同性恋后遭受到不公正的对待。相比异性恋来说，同性恋女性很少进行乳头的检查和乳房的 x 线检查。另外，老年女同性恋患者和双性恋患者应该进行正

常性检查和相应的性知识教育。女同性恋患者或双性恋患者应该定期检查子宫颈癌、家庭暴力和性传播疾病。临床医生也应该注意不要激怒异性恋的患者，尽管有一些患者是双性恋。同时也应该清楚地意识到随着时间的改变，人们的性取向和性行为也会随着改变。所以很多同性恋患者依然有孩子甚至是孙子。

女同性恋和女双性恋患者也是心血管疾病的高危人群，因为她们同样存在心血管疾病的危险因素，比如：吸烟和肥胖。她们的体重指数要比她们的性伴侣的高很多。因为她们很少进行筛查，所以她们患有子宫颈癌和乳房癌的风险要高很多。因为越来越高的吸烟率，女同性恋患者同样存在患有肺癌的可能性。

▶ 老年变性人的健康问题

就像对老年同性恋和双性恋的调查研究很少一样，对老年变性人的调查研究也非常少，所以对变性人的健康治疗更加困难。随着变性人年龄的增大，他们可能会碰到与自己性别有关的健康问题。适当地对自己原始性别的筛查对于预防健康问题是非常有帮助的。对于被社会忽视的双性人来说适当的健康预防保健和健康教育是非常关键的。对于变性人来说社会对他们的偏见是他们

表 73-2 针对老年 LGBT 人群的特殊卫生保健问题的概述

同性恋和双性恋男性	女同性恋和双性恋女性	变性人
HIV/AIDs	预防 / 筛查	HIV/AIDs
性传播疾病 / 性健康	性传播疾病 / 性健康	性传播疾病 / 性健康
肛乳头瘤 / 肛门癌	乳腺癌 / 妇科癌症	预防性照护 / 健康照护的途径
药物滥用	药物滥用	药物滥用
心血管疾病	心血管疾病	激素治疗
精神健康	精神健康	精神健康
社会心理问题	社会心理问题	社会心理问题

就医的主要障碍。他们没有医疗保险或者与激素治疗相关的医疗保险。结果就是双性人只能通过黑市来获得需要的激素，没有相应的健康预防及心理健康治疗。相比于同性恋患者或双性恋患者来说，变性人感染艾滋病和病毒性肝炎的概率要更高一些。旧金山哥伦比亚大学变性人研究中心对治疗变性人健康问题经验非常丰富，并且发表了一份针对变性人的基础健康治疗建议，包括一般的预防筛查。比如它建议那些年龄大于 50 岁的 MTF（男性变女性的人）定期筛查乳腺 X 片检查（MTF：男性变女性，长期使用雌激素、孕激素时间大于 5 年，体重指数大于 35）。

▶ 精神健康问题

医疗差距和健康之间也存在一定的关系，对于医疗差距大的社区来说，社区居民更容易患有精神疾病问题，最常见的是抑郁和焦虑。对于长期生活在阴霾中的同性恋老年人来说会感到压力、不自信、对生活失去信心等负担。他们生活中一直要面对社会的歧视、隔离以及自尊心受伤等情况，以至于他们更容易出现抑郁、自杀和危险的性行为等情况。

▶ 老年人的艾滋病问题

尽管在第 47 章"常见感染"中详细地讲解了艾滋病的有关问题，需要特别注意的是不但已经有很多的老年人患有艾滋病，而且老年人群新感染艾滋病的人数是很多的。新感染艾滋病的总人数中大约有 37% 的年龄是大于 50 岁的，估计到 2015 年，有一半的艾滋病患者是 50 岁以上的老年人。新感染艾滋病的患者有 17% 的是老年人，而且男男同性恋占了其中的一大部分。其中少部分人的艾滋病致死率很高：西班牙裔的死亡率比一般死亡率高 5 倍，黑人的死亡率比一般死亡率高 12 倍。临床医生应该知道老年人正确的性观念，并且及时的发现和筛查患有艾滋病的老年人。艾滋病与老年人项目主要是为了解决患有艾滋病的老年人。

生物心理社会方面的护理

▶ 社会支持和家庭结构

针对老年同性恋的社会支持结构与一般老年人的社会支持是不同的。大部分的老年人一般向自己的配偶或者成年子女来等来寻求帮助，但是同性恋的老年人一般是脱离社会的，需要通过非正式的渠道来寻求社会的帮助。

同性恋老年人脱离社会的原因有以下几点：同性恋老年人不会结婚，也不会生儿育女，他们习惯于单独生活。同时，缺乏社会的认同也导致他们与原先的亲属疏远，比如：原先的配偶或长大成人的孩子们。他们一般会向非正式的家庭关系寻求帮助，比如：自己的朋友。尽管这种非正式的关系网可以帮助他们，但是它是存在不足的。比如：这个关系网也会随着年龄的增长和身体的衰老变得没有那么稳固，这就使得同性恋老年人变得孤立。因为这个非正式的关系网，所以临床医师记录同性恋患者代理决策者是非常重要的，这个代理可以不是患者的法定近亲属（参考同性恋老年人的进一步治疗章节中的"进一步的权利和进一步的治疗计划"）

▶ 住房和长期护理

关于住房的反歧视法律没有涉及同性恋者。在大多数的州里面，同性恋配偶没有继承遗产的权利。如果没有法律认可明文遗嘱，那么关于遗产一般不会考虑死者的伴侣，而是直接继承给死者的法定继承人。对于仍然健在的伴侣来说，明文的遗嘱是非常关键的。

入住长期照护机构对于他们来说是容易受伤害的，对于他们来说这样也存在潜在的威胁。因为这样会受到来自工作人员或其他入住者的歧视。估计到 2030 年，生活在养老院的同性恋老年人口会达到大约有 12 万到 30 万。2005 年的一项报告显示，73% 的老年人同性恋认为在退休条款中存在歧视，60% 认为他们在卫生机构遭受到不公正的对待，34% 的人认为在他们入住养老院的时候要隐藏他们同性恋的事实。对于将要入住长期护理机构的老年同性恋来说他们非常害怕他们同性恋的事情被人们发现。隐藏他们的身份和关系可能使他们不能得到相应的服务和不能够享受正常的生活，同时也会损害他们的身心健康。现在越来越多的家庭服务和长期服务机构涉及同性恋家庭的服务，但是仍然需要经过长期的训练。关于这个领域的相关训练越来越多，比如老年同性恋项目 LGBT Aging Project。

▶ 影响同性恋老年人的政策问题

对于老年同性恋来说他们良好的经济来源受到很多政策的影响。有的影响是因为他们的经济来源依赖多变的不稳定的家庭结构。但是另外一些则是因为受到法律和规定的不公正对待。因为这个现象的存在，哥伦比亚州的很多州和郡都承认同性家庭的存在。但是很多州仍然不认可同性关系的存在。所以不给予在他们管辖范围内的同性恋家庭予以保护。2013 年 6 月，联邦最高法庭修改了他们关于婚姻法中禁止各个州对同性恋家庭认可的规定。通过这个措施，同性恋家庭与普通家庭一样享受国家关于遗产继承、税务、社会安全和移民政策等相关政策。只有他们在同性恋夫妻合法的州才享受相应的国家政策。

▶ 探视权和进一步的治疗计划

因为在很多的州同性恋夫妻不被法律所认可，所以同性恋夫妻就医时会被医生认为是不正常的夫妻。显示的问题是他们不认为同性恋夫妻具有家庭决策权，甚至决策权会给有血缘关系近亲属，甚至他们同性恋夫妻的关系不被他们所认可。直到 2011 年，如果同性恋关系没有得到政府的认可的话，美国的医生仍然拒绝给予同性恋关系的配偶探视权，只允许患者的亲属具有探视权。但是奥巴马总统发布了一项于 2011 年 12 月正式施行的行政公告，美国的所有医院应该赋予同性恋的配偶具有探视权。

起草一份预先的健康需求文件作为一种策略可以保证同性恋老年人在晚年的健康要求得到满足。通过生前遗嘱可以声明自己余生的健康需求。这个方案的主要缺点是太依赖文件的内容，而且文件内容不能通过其他人来决定。所以如果没有相关的遗嘱说明，那么其他遗嘱决定代理人是不允许帮助同性恋者做出决定的。

因此，起草一份文件专门指定一个决策替代者来代替没有决策能力的本人是非常重要的，这样就可以确保同性恋夫妇可以合法保障决策者的利益（他们在不同的国家有不同的命名，如："医疗保险代理"或"持久的委托书为卫生保健"；见第 12 章"道德和知情决策"有关代理决策者的更多信息和预判的保健计划）。

结论

老年人口的 3% 到 8% 是同性恋，这些人存在特殊的医疗、心理和社会的需求。医务人员必须特别小心的对待这一部分人群的特殊要求，并提供适当的支持和资源满足他们的需求。可以供医务工作者额外的办法来满足老年同性恋者的需求，见表 73-1。很多老年同性恋者一生遭受了很多的歧视和医疗歧视，许多年长的同性恋成人面临一生的歧视和健康差异，卫生工作人员应该认识到这一点，并且对他们抱有同情心，尽可能地给这群人员提供相应的帮助。和所有的跨文化的话题一样，人们不应该假设这一章中描述的负面经验和健康差异都会发生在所有的老年同性恋者身上，当然还有幸福的例子，克服生活的困难并且生活的非常健康，成功的人是非常令人尊敬的。

Appelbaum J. Late adulthood and aging: clinical approaches. In: Makadon H, Mayer K, Potter J, Goldhammer H, eds. *The Fenway Guide to Lesbian, Gay, Bisexual and Transgender Health.* Philadelphia, PA: American College of Physicians; 2007: 135-156.

Cahill S, South K, Spade J. *Outing Age: Public Policy Issues Affecting Gay, Lesbian, Bisexual and Transgender Elders.* Washington, DC: The Policy Institute of the National Gay and Lesbian Task Force; 2000.

Dean L, Meyer IH, Robinson K, et al. Lesbian, gay, bisexual, and transgender health: findings and concerns. *J Gay Lesbian Med Assoc.* 2000;4(3):101-150.

HIV and Aging Consensus Project. *Recommended Treatment Strategies for Clinicians Managing Older Patients with HIV*. Accessed April 28, 2012. Available at: http://www.aahivm.org/Upload_Module/upload/HIV%20and%20Aging/Aging%20report%20working%20document%20FINAL%2012.1.pdf

LGBT Movement Advancement Progect and SAGE. *Improving the Lives of LGBT Older Adults*. March 2010. Accessed December 2013. Available at: http://www.lgbtmap.org/file/improving-the-lives-of-lgbt-older-adults-large-print.pdf

Simone M, Appelbaum J. Addressing the health needs of older LGBT adults. *Clin Geriatr*. 2011;19(2):38-45.

UCSF Center of Excellence for Transgender Health. Accessed January 2013. Available at: http://www.transhealth.ucsf.edu/trans?page=home-00-00

第74章
对老年患者应用循证医学

74

Kenneth E. Covinsky, MD, MPH

理想情况下,对老年患者实施治疗应该具有确切的证据来证明疗效。不幸的是,高质量的证据很少存在。最好的临床研究一般都不适用于老年人。即使临床证据包括了老年人,在纳入实验前也会选择身体条件非常好的,而不是我们临床中所遇到的老年人那样。

因此,很少人能够运用循证医学诊治老年人。相反,人们需要检查现有证据,然后批判性评估哪一项证据可以运用到具体治疗的患者身上。做出最好的临床决策,临床医生需要非常详细的了解应用到老年患者身上证据的局限性。

目前药物依据的挑战

临床医生治疗患者时一般会向作为金标准的临床实验寻找治疗依据。理想情况下,临床试验结果适用于所有经过试验治疗的所有患者。可惜的是,大多数临床试验只包括理想化的病人,却排除了存在试验危险的患者和不能完成试验的患者。然而,这些不适合试验被排除在试验之外的患者确是我们临床上经常碰到的患者,也是这些患者经常会用到实验的依据。

Zulman 等人已经表述了老年人被排除在临床实验之外的主要原因。这些原因包括明确排除年龄、限制年龄,排除年龄规定。

▶ 明确的年龄限制

很多试验研究都存在纳入年龄段,明确规定纳入试验的对象的年龄限制。尽管限制年龄是常见的,但是这样做似乎是不合理的。大多数研究明确的年龄限制,但是没有明确的理由来支持他们年龄限制的原因。

只有一种情况是可以限制年龄的,那就是所实验的结论不运用于被排除在外的患者身上。但具体的实验确是实验对象大部分是年轻人,但是实验的结论却也运用于老年人患者。此外,年龄限制也忽略了试验的健康老年人的均质性。

▶ 暗示年龄限制

更常见的是,排除老年人的原因非常巧妙。许多试验研究排除老年人,特别是病情复杂的老年人的纳入受到限制。比如:暗示排除老年人的情况包括疾病、功能障碍、认知障碍和没有签署知情同意书。

A. 伴随症状

治疗的研究结果往往只针对某一种特殊情况的疾病治疗效果。但是大多数的老年人存在很多的疾病。但是许多的研究都是排除了存在其他疾病的患者,只研究存在某一种疾病的患者。例如:一项研究比较支气管扩张剂的有效性和抗胆碱能吸入器对慢性阻塞性肺疾病(COPD)疗效的研究，此项研究就排除在最近一年内患有慢性肾脏疾病或因为慢性心功能不全住院的患者。但这种情况在老年人群中是非常常见的，因为患有 COPD 的老年人很多都同时患有肾功能不全或慢性心功能不全。在实际实践中，并发症应该是纳入标准而不是排除标准，但是试验结果的结论仍然适用于同样存在这些疾病的患者身上。所以在处理临床实践中存在并发症的患者的时候，很难判断实验结论是否能够运用于临床。

B. 功能障碍

很多试验研究都会排除功能状态不好的病人作为研究对象。尽管有许多简单的工具来定义功能状态，但是实验研究却未说明功能状态不好的定义。

许多老年患者身体方面存在功能障碍。但是在显示的临床实践中，大多数经过试验的临床治疗却不会排除功能状态不好的老年人。通常，治疗老年人的目标可能是防止进一步的功能丧失。但是功能障碍比如说跌倒，可以从治疗中获益或者降低风险。因为大多数的实验研究没有确切的说明功能障碍的具体指征，所以临床上很难确定功能障碍对于实验研究中的治疗方案是不适合的。

C. 认知障碍和决策障碍

实验研究一般会排除存在认知障碍或者不能签署知情同意书的患者。通常，实验研究也不会说明什么样的患者符合认知功能障碍。临床中存在认知功能障碍的老年人是非常常见的，但是存在认知功能障碍的老年人和没有认知障碍的老年人一样，都需要相同的治疗措施。因为大多数的研究都不会明确的说明什么程度的认知障碍不适合本研究，所以很难确定存在认知障碍的老年人应用相应的研究结论是获益还是受害。另外，在临床工作中，大多数的患者家属在不能确定治疗疗效的前提下签署知情同意书。当对这些患者用相同的治疗方法治疗患者的时候，这些治疗方案的疗效也没有得到证实。

D. 养老院的患者

事实上社区内患者所用的治疗方案都是针对疗养院的患者的。但是可以纳入病房里的患者进入实验的研究是非常少的。所以可以用于指导病房里的患者进行治疗的非常少。

▶ **非故意性排除**

即使没有相关明文规定的排除标准，但是在试验进行过程中仍然无意的排除了非常适合研究的老年患者。例如：很多研究的试验步骤非常复杂，导致了很多老年人不能坚持完成这些试验。一般需要完成的试验步骤需要患者必须到指定的体检中心体检并提交自己的血型鉴定。但是很多的老年人已经不再开车，导致患者很难再参与这些试验研究。这种微妙的排斥是很重要的，因为相同的因素，因为试验后续的参与需要患者拥有很好移动条件时，需要这些治疗的老年人考虑要不要参与这些试验。同时，感官疾病，比如：视力或听力障碍，可能会是一个排除标准，因为感官障碍可能使参与实验研究的老年人参与实验非常困难。例如：存在听力障碍的老年人可能因为不适用手机，或者不能完胜用手机完成的调查问卷而被排除在实验研究之外。

老年患者使用有依据的药物

应用相应的临床研究证据来指导老年患者是非常困难的。然而，通过一系列问题可以帮助临床医生判断现有的临床证据可以运用到实际的临床工作中。

临床医生除了要关心自己的患者是否与被排除的患者相同，医生还应该考虑治疗的副作用对患者影响有多大，治疗的利弊会不会对患者的预期寿命产生影响等诸多问题。

▶ **鉴定患者与参与实验对象的区别**

分析被排除在外的老年人的类型是很有帮助的，特别是对于身体非常健康的老年人来说。我们不能因为实验对象是健康的年轻人就认为实验结论不适用于老年人。但是需要特别注意的是对于存在并发症的老年人、功能障碍分级中的老年人以及存在认知功能障碍的老年人需特别谨慎。对于存在并发症的老年人，治疗的副作用可能加重患者的并发症。对于存在功能障碍的老年人，要特别注意患者容易发生跌倒的可能性。容易引起轻微眩晕的药物也许对于年轻人来说没有影响，但是对于老年人来说引起跌倒却是非常严重的。

同样的，其他的药物比如华法林需要控制剂量以及检测可能的并发症。认知障碍的临床表现也可以影响到药物的剂量。

▶ 什么样的结果对患者更重要

很多临床试验关心的疗效是死亡率以及某些特定的疾病如：心血管疾病。尽管这些疗效对于老年人也非常重要，但是其他的试验疗效如预防老年人跌倒、提高生活质量可能对老年人来说更重要。因为这些治疗疗效在很多试验研究中都不涉及，所以临床医生只能通过推断来预测治疗效果。

对于患者来说生活质量的好坏他们自己知道，所以对于患者来说一个治疗的疗效如何只有患者自己知道。对于患者来说使用多种治疗药物是非常重要的。对于病人来说服用多种药物可能感觉不到有负担，但是对于另一些人来说却不是，因为在很多研究中效果一般但是需要服用很多的药物让患者感到非常的厌烦和痛苦。

▶ 治疗效果的利弊对于患者预期寿命的影响

很多治疗需要长期的应用才会取得疗效，但是他们的副作用确是立刻会出现。对于老年人来说，他们剩余的寿命是有限的，具体的治疗会给他们带来较少的疗效但是需要承受很多的副作用。老年人是非常关心这一点的，同时他们也关心在他们剩余的寿命里还会因为治疗出现相应的并发症，如：严重的功能障碍和认知障碍。这些担忧在第8章"预防和健康促进"有深入讨论。

总的来说，排除老年人作为临床研究的纳入对象确实影响到了这些研究结论的可信度。了解具体的患者是不是与参与实验研究的对象相同是非常重要的，同时提高患者的生存治疗对于患者来说是非常重要的，所以提高患者生存质量应该是循证医学研究的重点。

Boyd CM, Darer J, Boult C, Fried LP, Boult L, Wu AW. Clinical practice guidelines and quality of care for older patients with multiple comorbid diseases: implications for pay for performance. *JAMA*. 2005;294(6):716-724.

Covinsky KE. Management of COPD: Let's just pretend older patients don't exist. Accessed August 28, 2012. Available at: http://www.geripal.org/2011/03/management-of-copd-lets-just-pretend.html.

Lee SJ, Eng C. Goals of glycemic control in frail older patients with diabetes. *JAMA*. 2011;305(13):1350-1351.

Zulman DM, Sussman JB, Chen X, Cigolle CT, Blaum CS, Hayward RA. Examining the evidence: a systematic review of the inclusion and analysis of older adults in randomized controlled trials. *J Gen Intern Med*. 2011;26(7):783-790.

第75章
老年护理的国际视角

日本的老年保健

Sandra Y. Moody, MD, BSN, AGSF & Miwako Honda, MD

"因为人民大众关注的重点是他们的养老情况,因此加强该问题的处理方案是必要的。"

KEMPOREN, 2011

日本人均期望寿命最高,约 87 岁,并且是发达国家中进入老龄化社会最快的国家。这可能是由几个因素联合影响形成的。但最重要的是,自 20 世纪 20 年代以来婴儿死亡率下降,在 20 世纪 50 年代后期经济的迅速增长,并在 1961 年引入全民健康保险法案的覆盖范围,使人民获得平等地医疗保健。与日本老年人口比例逐渐增加相符,总生育率急剧下降并持续下降,导致老年人比例快速增长而年轻人的比例快速下降的交叉效应。

65 岁及以上成年人的比例已从 1950 的 4.9% 大幅增长到 2010 的 22.7%。截至 2012 年 3 月,日本的总人口估计为 127 650 000 人,其中 65 岁或以上老年人大约有 29 487 150 人。此外,据估到 2050 年,全日本总人口的约 40% 为 65 岁或以上人群。假设在将来 50 年中日本的总人口数持续减少,到 2060 年,65 岁或以上老年人群将近 41 000 000 人(占总人口的 40.5%)。

不仅预期寿命很长,据报道在 2007 年日本也有世界上最好的健康期望寿命,这在一定程度上归因于鼓励年度健康体检和预防保健的国家健康保险计划。例如:平均而言,日本的预期健康生命状态,男性为 73 岁,女性为 78 岁。这些成就可以使日本成为其他国家包括美国在内解决衰老相关类似问题的模型。

▶ 老龄化社会面临的挑战

因为其老龄化问题,日本面临着一些挑战。这些挑战包括:①如何继续支持和维护国民健康保险制度;②如何培养可以照顾老龄化社会的卫生保健人员。

A. 日本的医疗保健支出

日本的国民健康保险是所有公民都必须参与的社会保险计划。一般来说,医疗保险支付结构由保险费和国家补贴构成。根据 KEMPOREN(国民健康保险协会联合会)规定,职工保险费以他们的工资、奖金、津贴或其他报酬形式体现。这种成本是由雇主和雇员共同承担 3%~12% 左右(职工所附比例取决于他们的年薪)。国家支付行政费用,因为支付结构的复杂性,不在此详细讨论。

2008 年,日本的卫生保健支出是国内生产总值 8.5%,美国大约为 16%。由于越来越少的年轻工人参与卫生保健系统,日本将面临医疗费用降低,仅能维持老龄化社会最低需要的挑战。已经考虑过许多解决方法,但这个办法是创造一个新的社会结构,强制退休并鼓励老年人尽可能依据能力而不是年龄继续工作。

B. 日本的老年医学

日本的人口老龄化社会给日本相对不发达的老年医学带来了巨大的挑战。在 1988 年(日本老年协会)老年医学是公认的附属专业。目前,有 6200 个日本老年协会的成员,这是最主要的一个组织,倡导老年人的照护,但是截至 2013 年 12 月只有 1494 人在老年病学委员会认证。这就意味着每 34 500 老年人才有一个老年医学专家。并不是所有的老年人都需要持有执照老年医学专家治疗,但是对于没有经过专门训练的义务人员来说,处理老年患者是非常困难的。

在日本,有 80 所大学的附属医院和 30~40 所非附属医院设立了老年医学科。对老年人的治疗需要依据老年诊断学和老年医学理论。老年病学关注老年人的护理研究、教育、研究和临床实践,但是试验研究是最重要的。老年医学关注健康,促进社会福利、心理学、环境和社会系统。

不仅是临床老年病学起步晚,关于老年医学的教育和研究生教育也比较滞后。此外,老年医学人员是由其他专业的人组成的。初级保健的"纯粹"形式并不是广泛实践。例如:全科医学和家庭医学专业也会参与到国家的医疗事业中。一般来说,跨专业专家包括提供主要和附属照护专业。然而,老年病学人员是由其他在职内科医生经过短时间的培训组成,("老年医学"短时间的培训)他们的培训是通过研讨会和学习由日本老年医学学会提供的老年医学使用手册。此外,很多内科医生同学去国外留学老年医学来发展日本的老年医学事业。虽然在进步,但是老年医学领域的发展速度完全满足不了老龄化社会对他的需求。

▶ 创新照护模式

在日本最创新的照护模式是公众长期护理保险制度(LTCI),这个模式这几年已经非常完善。它的前身是由国会在 1997 年和 2000 年 4 月批准生效的长期保险法案。建立长期保险法案是为了满足日益增长的医疗保健需求,因为传统的家庭对老年人的支持已不能满足社会老龄化的现实。传统社会中,大儿子的媳妇主要承担照顾公婆的责任,但是随着越来越多的妇女参加工作,并且越来越多的人终身不结婚,所以当他们步入老年时没有人去照顾他们。

根据 Tamiya 等人的理论,LTCI 的主要目的是"帮助老年人获得更自由的生活"和"减轻家庭(照顾者)的负担"。他们进一步强调社会保险的操作原则:不管家庭的收入如何、不管家庭条件如何,都可以享受到同样的卫生保健。享受的卫生保健都是真真切切的,不是现金津贴而是医疗服务,享受卫生保健的人具有选择不同服务的权利。医疗服务的提供者包括当地政府半公开的福利企业,非营利组织医院等等。在日本,平均住院时间为 2 周,但是如果老年人没有合适的住处也可以因为种种原因延长住院时间。

A. 长期护理保健系统

凡是年龄在 40 岁以上的成年人都可以享受这一卫生保健计划。但是最基本的卫生保健对象是那些年龄大于 65 岁的老年人。所有年龄介于 40~65 岁的成年人都是覆盖在内的,但是条件是他们具有确切的老年相关性疾病,比如:痴呆、中风、身体功能障碍。为了减低成本,这个计划是依托于基层社区的,其他的防治机构比如:无论是医院急诊还是养老院。这个计划一般的资金是来源于公共基金,另一半则是由享受卫生保健的人员出。享受卫生保健服务的人必须要出一部分资金以防止此计划的财政赤字。

给予每一个患者什么样的医疗服务是由患者对于由 74 项条目的调查问卷的回答决定的。这个调查问卷的主要内容是患者日常生活活动;然后根据患者的回答将不同的人分为 1~7 个级别。不同的级别有不同的结论和下一步决定,一个人是"自力更生"、"需要帮助"(水平 1 和 2)或需要长期护理(1~5)水平。数量越多,说明需求越多。图 75-1 给 LTCI 计划的主要轮廓。根据 Tamiya 等人的研究,想看到 LTCI 的效果比较困难,但是

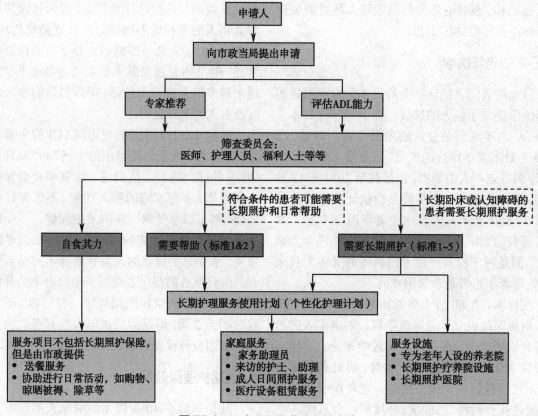

图75-1   日本的长期护理保险制度

有证据显示这套系统可以在降低老年人照护成本方面是有效的。

总结

日本正面临一个迅速老龄化的社会，是发达国家中老龄化最严重的，也拥有最高的健康期望值。日本成功的提供了一个世界闻名的最具变革性的长期照护保险计划。但是，对于日本来说，仍然要付出相当大的努力来充分发展老年医学，并培训足够的医生，这其中包括更多的老年医学专家，来满足老龄化人群的健康照护需要。许多努力都在进行中，但是日本如何以一个时效性方式达到自己的目标，还是拭目以待的。

Aria H, Ouchi Y, Yokode M, et al; Members of the Subcommittee for Aging. Toward the realization of a better aged society:

Messages from gerontology and geriatrics. *Geriatr Gerontol Int.* 2011;12(1):16-22.

Health Insurance, Long-term Care Insurance and Health Insurance Societies in Japan 2011. Published by KEMPOREN National Federation of Health Insurance Societies, pp. 88-101, June 2011.

Ikeda N, Saito E, Kondo N, et al. What has made the population of Japan healthy? *Lancet.* 2011;378(9796):1094-1105.

Reich MR, Ikegami N, Shibuya K, Takemi K. 50 years of pursuing a healthy society in Japan. *Lancet.* 2011;378(9796):1051-1053.

Tamiya N, Noguchi H, Nishi A, et al. Population ageing and wellbeing: lessons from Japan's long-term care insurance policy. *Lancet.* 2011;378(9797):1183-1192.

相关网站

Japan Geriatrics Society. http://www.jpn-geriat-soc.or.jp

Roster Board Certified Geriatricians Japan Geriatrics. https://www.kktcs.co.jp/jgsmember/secure/senmon/seek.aspx

Ministry of Health, Labour and Welfare; http://www.mhlw.go.jp/english/topics/elderly/care/2.html

National Institute of Population and Social Security Research in Japan. http://www.ipss.go.jp/index-e.asp

以色列的老年护理

Jochanan Stessman, MD & Jeremy M. Jacobs, MBB

综合卫生保健是以色列所有公民的普遍权利。1995 年，以色列议会通过了《国家健康保险法》，该法律保障了 4 个现有的卫生维护组织（HMOs）的义务，所有这些组织都有义务提供统一的福利待遇，即所谓的"健康福利"。这不断地更新各种服务的覆盖范围，包括预防、门诊、急诊和所有类型的医院护理，以及辅助医疗。HMOs 针对他们自己的成员资格也搞起竞争，这些竞争基于健康投保人的满意度，照护质量和能提供的服务。全面覆盖是不分年龄的，老年人群在国家健康照护系统里是最最重要的。

卫生服务的经费来自卫生税（26%）、政府直接拨款（35%）、hmo 和私营部门提供的补充可选服务（38%）和捐款（1%）。保健组织中人均报销医疗税金是按照一定的医学指标和年龄加权，65 岁以上随着年龄的增长将增加 3.5 个系数因子。在 2011 年，以色列的卫生支出占国民生产总值的 7.7%（人均 2046 美元）相比来说美国为 17.6%，平均经济合作与发展组织（OECD）国家为 9.4%。HMO 支出中 65 岁以上约占 35%。

2010 年以色列男性和女性平均预期寿命分别是 79.7 岁和 83.5 岁，65 岁以上男性和女性预期寿命与其他国家比高 18.5 和 20.5 年，以色列的社会人口构成相当"年轻"。2009 年 >65 和 >75 岁的分别占普通人群 9.9% 和 4.7%。超过 65 岁的人数从 2009～2020 年预计将增加 44%（年增长 3.4%），从 2009 年到 2030 年是 84%（年增长 3.0%），而一般人口的年增长率从 2009～2020 年是 1.4%，2009～2030 年是 1.3%。

▶ 老年保健

以色列在健康照护技术方面被认为是先行者，电子病历在 100% 国家卫生保健设施社区所提供的一般和老年医院照护中均有使用。不断创新和有效利用、数据分析和共享服务促进连续统一体，质量，以及照护效率。在以色列每 1000 人有 3.36 的医生。

1986 年，议会通过了国家社会长期护理保险法律，住在家里的老年人有权要求国家资助国民保险研究所的护理（NII），在以色列该机构相当于美国的社会安全局。根据他们在日常生活活动的依赖程度和经济测试，老年人有资格接受每周 9.5 到 18 个小时的居家服务。2011 年，居家服务占到了老年人的 16%，其中约五分之一接受了最大程度的援助。目的旨在改善生活质量，这是保持功能性依赖家庭与社区老年人绑定在一起的重要步骤（表 75-1）。不能在家的衰弱老年人，主要是出自于社会原因，可有资格享受"受庇护的生活"。这些机构迎合了能自主活动，精神完好无损，有自制力的老年人的需要，这些老年人需要在工具性和基本日常生活活动方面一定程度上的帮助。无关于健康篮，受庇护的生活是由社会事务和福利服务部提供，并且是基于经济手段检测的。

以色列的长期照护（"养老院"）其部分由卫生部资助的，并且不包括在健康篮子里。大多数长期护理部门提供高水准的护理，并有许可证和卫生部老年部门的控制监管。为了合格，受试者必须有功能依赖，不能走动，和（或）大小便失禁——资金覆盖率由卫生部要求的金融手段测试。专业化老年精神科部门迎合了好动型痴呆患者的特定需要。这些患者由于认知和有影响力的问题而需要 24 小时照护。这些部门是在证明的痴呆患者因为认知和情感的问题有特定需求，需要 24 小时护理。这些部门是在卫生部的支持下，有许可证和财政援助的相似准则。

长期照护的连续性包括有复杂医疗需求的患者，他们的保健医疗和照护的标准也需要有更专业的医疗和护理监管，而不是仅仅提供常规的长期照护。专业部门提供"复杂的长期照护"给护理对象，大多是具有严重压疮、终末期心脏或肺部呼吸道疾病，或血液透析，以及非肿瘤和癌症晚期的接受临终关怀的患者。同样，也有越来越多的长期人工通气患者需要专业部门提供的照护。复杂的长期照护也隶属于健康篮子的范畴内。

老年康复在老年照护领域是非常重要的。与健康部门所提供的国家级指南保持一致的同时，健康篮子提供了多至 3 个月的老年康复，可以在家进行，也可以在老年康复机构进行，视患者需要而定。囊括在内的典型者一般是常见的整形外科和神经系统疾病，还有心血管失调。

健康篮子内的亚急性（postacute）照护是一种公认形态，它在急性住院和出院回到社区之前提供了一个过渡的时期。转移到这些部门的患者都是典型的衰弱老年人，有清晰的诊断和治疗计划，并伴有一个可预期的缓慢恢复。治疗费用显著低于一般医院，这些部门满足了需要工作重点聚焦于功能获益的多学科团队所能提供的近距离老年医疗照护。

大部分的社区老年病学存在于社区照护实践之中，并为家庭医生所提供。大多数的保健组织正在努力确定全国标准和对老年患者的照护和医疗质量的指标。社区家庭护理单元为居家老年人提供多学科治疗。

1990 年，第一个以色列家庭医院由 Clalit HMO 组织在耶路撒冷成立，旨在提供高质量的以医生为主导的跨学科居家照护，以作为住院患者照护的替代选择。该服务提供了以家庭为基础、针对宽泛的住院老年患者照护的一种替代：急性、亚急性、长期复杂的医疗保健，康复，和慢性居家通气支持，以及姑息性临终照护。除了患者和家庭满意度高，这种照护模式已经在全国被证明是物有所值的。

老年综合评估被认为是一个重要的工具，因此也包括在健康篮子中。面向全国的范围，我们也在努力推介常规的老年综合评估。此外，在以色列，老年人的社会照护也很发达，有正式的、非正式的和志愿者性的横跨众多领域的照护服务。

▶ 挑战

在以色列，老年照护面临许多挑战。住院照护替代选项的日益增长的需求被预计将进一步刺激家庭护理和家庭医院单位的建立。专家的贡献

表 75-1　以色列的老年服务范围

老年服务	财政支持	照护地点	是否在健康篮子中
初级照护	HMO	社区	是
居家照护	NII	家庭	否
老年综合评估	HMO	社区	是
家庭病床	HMO	家庭	否
综合医院	HMO	综合医院	是
亚急性期住院	HMO	综合医院	是
复杂 LTC	HMO	综合医院	是
长期通气支持	HMO	综合医院	是
康复	HMO	社区、老年病院 / 综合医院	是
收容所	福利和社会服务部	衰弱老人收容所	否
长期照护	健康部	LTC 部	否
长期老年精神心理照护	健康部	LTC 部	否

可能会发生微妙的变化，更多的是作为教育者，规划者和顾问而出现。家庭医生和医学内科医师将最有可能越来越被授权作为一线的老年照护提供者。老年医学是一个公认的医学专业，老年医学已经是医学院教学大纲的必修课。它也可能成为住院医师专业实习的一部分。

众多机构参与提供照护老年人通常被认为是存在障碍，进而导致了照护的分裂而非是连续。尝试创建一个统一的机构来负责提供全方位的老年社会、医疗、护理，这事儿尚未完成。最近有人建议，健康篮子范畴应该扩大，纳入 HMOs 中长期照护的所有财务责任。负责人声称这一步将作为刺激来投资老年人的早期识别和衰弱治疗，以及在预防功能下滑方面有更大的收益。

卫生照护方面存在不平衡，而这与社会经济地位密切关联。事实上，38% 的来自私人或补充性健康包（卫生之外的篮子）的健康保健资金被认为是一个主要原因，并且是公众争论的主题。

总结

尽管有许多挑战，以色列的老年护理现状是全面和普及的。可用的治疗选择和照护机构的范围很广泛，这能确保老年人没有一个会掉队。

Brodsky J, Shnoor Y, Be'er S. *The Elderly in Israel: Statistical Abstract.* Jerusalem, Israel: Meyers-Joint-Brookdale, Eshel. Center for Aging Research; 2010.

The Central Bureau of Spastics (Israel). 2010. Accessed August 24, 2012. http://www1.cbs.gov.il/publications12/1490/pdf/t02_38.pdf

Jacobs JM, Hammerman-Rozenberg R, Stessman J. Home hospitalization: 15 years of experience. *Ann Intern Med.* 2006;144(6):456.

▼ 中国的老年护理

Shuang Wang, MD & Joseph H. Flaherty, MD

在中国，四个社会因素的碰撞产生了前所未有的人口老龄化的巨大挑战：①以前的高生育率迅速下降为非常低的生育率；②年轻人迁移离开，大部分老年人仍然生活在农村；③成年人口过度承担家庭义务（提供照护者），将使传统孝道难以为继；④功能残疾和慢性疾病伴随预期寿命的增长而增加。

中国人口老龄化的挑战

虽然大多数讨论结果认为中国人口老龄化的主要原因是计划生育政策（1979 制定，并在 20 世纪 80 年代中期坚决地执行），但最终发生是因为一次高生育率（在 20 世纪 60 年代早期高达 7.5）之后的 1～2 代生育率迅速下降（2003 年为 1.7）。根据 2010 年人口普查数据，中国有超过 119 000 000 的老年人（定义为 65 岁以上的人），占人口总数的 8.87%，有 21 000 000 人 80 岁以上。在中国，老年人口自 2001 以来一直以 3.3% 的速度增长，预计将在 2051 年达到 4.37 亿。

对中国人口老龄化结构的理解需要将人口特征的变化作为一个整体来理解。第一，大多数中国人，包括老年人，仍然生活在农村地区，那里的居民养老保健比城市地区面临更多的挑战。第二，年轻人从农村到城市的大迁移，包括先前到"发达"的地区（主要在东北部和南部海岸），如北京、上海或广州，及现在发生在"欠发达的地区"，如重庆和四川省（在西南）。与较发达的地区相比这些欠发达地区可能会面临更多的负面后果。

中国文化中最大的一个特征是，许多人都靠儒家哲学与中国传统孝道的价值，即对父母的尊敬来缓解人口老龄化的挑战。目前，只有不到 1% 的中国老年人住在养老院，而且中国的老年人喜欢跟家人居住在一起而不是住在退休或护理机构。然而，迫在眉睫的目前问题是这种基于多子女的孝道，放在 2 个四五十岁工作的成年人照顾 4 个七八十岁的年迈父母的这种家庭结构是否还仍能适用？回答这个问题现在为时过早，因为作为第一代的独生子女（未来的照顾者）到 2025 左右才将达到 40 岁。

中国人的平均寿命在 74 岁（女性为 77.1，男性为 72.8）。不足为奇的是，功能残疾和慢性疾病如动脉粥样硬化性血管病，如：癌症、老年痴呆症、抑郁症、跌倒有关的受伤、骨质疏松症、尿失禁在老年人中急剧增加。2009 年共有 940 万残疾老年人（在城市地区和农村地区分别是 190 万和 750 万），1890 万老年人部分残疾。

▶ 当今中国的长期照护

对所有长期照护参与者而言，未来 20 年里既令人兴奋又令人焦虑。最大的挑战是，目前需长期照护的老年人可以得到 2 种不同机构的照护，它们有不同的筹资机制和政策：即社会福利系统（由国家和区域各级民政部门负责）和医疗保健体系（由当地卫生部门负责）。社会福利制度是传统上一直长期负责农村地区（但这个机构在城市地区也存在）。

在社会福利体系的合理要求中，最重要的问题是没有提到孩子或应尽赡养、关爱义务的其他人员。这个系统，中国的 LTC 没有美国、欧洲和日本等发达地区建设的那么完好。2010 年末，中国民政部发布的报告指出，中国有近 40 000 个国家高级福利机构,约 266 万个床位。和美国比,中国老年人的人均床位量要少得多(表 75-2)。无论如何,这份报告很可能不包括私人设施及其医疗机构的床位(见下文)。

虽然有报道声称中国现在需要更多的 LTC 设施,但是基于当前社会福利体系的伤残量而言,还是高估了对 LTC 的需要量。享受社会福利设施的居民,只有 17% 的人是完全残障的,5~6 成的日常活动需要依赖(ADL),而美国为 51%。

社会福利机构限制了医疗水平。只有大约 40% 的设施提供医疗服务,大多数设施(特别是农村地区)没有医生的参与,参与部分设施的医生也不是专家。

在大多数城市地区,医疗保健系统、医院和康复病房已经演变为照顾老年人的主要提供者。主要有两种原因:

首先,医院(一个典型的医院包括住院和门诊服务)不只是一个紧急救治的地方,已经成为老年人日常保健的公共场所。过去的几十年中,随着老年人慢性病的增加,慢性疾病患者的就诊量和收治量也相应地增加。

第二,因为许多患者是退休的军人和政府官员,所以他们享有好的急性医疗保健福利,而不是 LTC。因此,即使社会福利机构和盈利性 LTC 机构在城市地区,还是有许多慢性疾病患者,尤

其是痴呆,经常到医疗系统(如:医院)长期居住。从医院向拥有照护保健设施或 LTC 设施的地方转运病重患者,并没有成为常规和惯例。

第三,因为治疗的目的一直都是病因治疗而不是对症治疗,ADL 是典型的由私人雇佣且未经培训的照护人员来完成的。由于随着时间的推移,患者的依赖性增加、不再注重功能的恢复等都可能长期存在。然而,这种情况正在发生变化。例如:华西医院的老年医学拥有 200 多张病床。在过去,几乎所有住院患者都是退休的军人和政府官员,由于他们或是较年轻或是严重残障者,所以老年综合评估(CGA)或跨学科康复流程对他们并不是很有用。现在,越来越多来自普通人群(非政府工作人员)的老年人由于急性医疗问题而住院,这也使得老年临床实践(CGA,跨学科团队)以及老年临床研究变得既有用而更可能。

在中国,不仅对政府而言,而且对老年人和他们的家人来说,LTC 的经济因素是另一个挑战。至少在不久的将来,LTC 机构的质量可能取决于个人经济状况,而不是保险类型。1991 年,中国的首次"老年保险"在一些农村地区实施。2000 年,虽然老年保险的乡镇覆盖率达 76%,但是只有约 11% 的农村人口选择投资此新项目。原因之一是购买保险的成本高。城镇居民应用退休保险的数量可能比农村高,但仍然很低。

创新和防止制度化的机遇是由当前体系结构和城市地区多数人的生活计划决定的。大多数人(家人和老年人)仍住在从 4~6 层至 20~30 层的公寓。老年人口的聚集为大规模发展以社区为基础的项目提供了可能(例如:家庭照护、社区诊所、疾病预防计划、如阻止衰老、促进健康,比如:锻炼项目)。在美国和欧洲等地,这些类型的项目是昂贵和困难的;在这些地方项目的进行;(为患者和卫生保健提供者),通常是繁重的,没有时间或成本效益的。

表 75-2 中国和美国老龄人口学资料和长期护理

	中国	美国
人口总数	13 亿	3.11 亿
大于 65 岁人口比例	8.87%	13.3%
大于 65 岁人口总数	1.19 亿	4100 万
大于 80 岁人口比例	1.6%	3.5%
大于 80 岁人口总数	2100 万	1100 万
养老院床位数	2.66 百万	1.7 百万
养老院床位与大于 65 岁人口比例	1:45	1:24
占用率	79%	86%
养老院居民在 5 个 ADLs 依赖的比例	17%	51%

▶ 老年教育

在中国,迎接人口老龄化的挑战的一个伟大的机遇是该地区的老年教育。对在中国西部照

顾老年人（＞70% 以上）的 500 名医生进行横断面调查，77% 受访者认为他们缺乏老年常识。只有16% 的受访者在毕业前接受过老年课程，26% 的受访者毕业后接受过老年培训。大部分医生认为，老年医学实践的主要挑战为："语言障碍"和"本科教育和研究生教育的老年教学的不足"。一份政府报告显示，目前在 ITC 福利机构工作的护士中，曾接受过老年培训的护士不超过 30%，只有三分之一的护士有护理执业证。

目前，中国只有少数医学院提供老年学和老年病学课程，医学教材也很少覆盖老年综合征和CGA。和中国大陆其他城市相比，北京的老年医学的教育资源相对充足，在大多数大学附属医院，老年不是一个实习生转科的一部分，虽然对研究生（研究）已开始进行教育，但是并没有把它标准化和集成化地纳入到健康教育体系中。

存在影响成长和存在的例子。由于北京协和医科大学（协和）和约翰·霍普金斯大学医学院（JHU）之间的合作，使它们职工之间进行交流，协和老年医学的医生和护士在 JHU 进行培训、在协和建立老年病房。2011 年，国际老年学和老年协会之间的合作（IAGG）、四川老年协会和香港的 IAGG 老年病学协会相继举行了医学教育老年病学会议。

Jackson R, Howe N. *The Graying of the Middle Kingdom: The Demographics and Economics of Retirement Policy in China.* Washington, DC: The Center for Strategic and International Studies; 2004.

Leng SX, Tian XP, Durso S, et al. The aging population and development of geriatrics in China. *J Am Geriatr Soc.* 2008;56(3):571-573.

Leng SX, Tian X, Liu X, et al. An international model for geriatrics program development in China: the Johns Hopkins-Peking Union Medical College experience. *J Am Geriatr Soc.* 2010;58(7):1376-1381.

Li Y, Wang S, Li J, et al. A survey of physicians who care for older persons in southwest China. *J Nutr Health Aging.* 2013;17(2):192-195.

Poston DL, Duan CC. The current and projected distribution of the elderly and eldercare in the People's Republic of China. *J Fam Issues.* 2000;21(6):714-732.

Wu B, Mao Z, Zhong R. Long-term care arrangements in rural China: review of recent developments. *J Am Med Directors Assoc.* 2009;10(7):472-477.

Zhang Y, Goza FW. Who will care for the elderly in China? A review of the problems caused by China's One Child Policy and their potential solutions. *J Aging Stud.* 2006;20(2):151-164.

瑞典的老年护理

Gunnar Akner, MD, PhD

瑞典在老年病学和老年医学方面有着悠久的传统。在 20 世纪 70 年代和 80 年代，瑞典的老年医学因其发展中的医院护理、护理家庭护理、日间护理／夜间护理、家庭保健、健康监测和预防而具有国际领先地位。Alvar Svanborg 教授（1921—2009 年）在哥德堡是这一发展的奠基者和先驱。多年来，他一直倡导，并多年牵头进行众所周知被称之为 H70（70 岁的健康人群）的老年人口纵向研究；研究中包括来自哥德堡地区的 70 岁老人，并在 5 年的时间里前瞻性地跟踪他们。这项开拓性的工作为今天瑞典的老年病学研究奠定了基础。

2011 年 12 月，瑞典的总人口为 9 482 855，65 岁及以上的人口占 18.8%。据统计，2011 年至2040 年，这部分的人口将增加 50%，而 90 岁及以上年龄的人估计增加 125%。

老年人卫生保健组织

在瑞典，卫生保健是社会化的，其资金主要来源于 21 个县委员会、290 个市级行政区的税收，少部分来自国家。公共卫生保健系统是由一系列拥有私人医院的小私营部门和少量逐渐减少的私人诊所组成。

在瑞典照护老年人的两块立法规范：1982 年的健康和医疗服务行为（Halso och sjukvardslagen）和 2001 年的社会法案（Socialtjanstlagen）。老年人卫生保健被这两个法律分为 2 个金融和组织系统：医疗卫生保健由县议会决定、社会和护理保健由市议会决定。1992 年，一个主要的政治改革（"ADEL 改革"）调动了约 40 000 个床位和 55 000名员工，其中包括长期护理患者的正式责任，从县议会转移至市。医生也不再受雇于市，但是将由县议会契约于委员会。结果，医生在市级组织、团队建设工作或员工教育没有正式的角色，而这是要对瑞典老年人的长期、社会和护理卫生保健需求来负责。

A. 医院

自 1992 年以来，关闭了瑞典的 95% 以上的老年病床，老年医学目前仅出现在大城市的医院，尤其是在强烈关注急性老年医学的斯德哥尔摩地区。也有少数老年康复中心。

瑞典老年医学的组织、人员配备、护理研究表明，65 岁及以上的老年床位数平均为 1/799，各县之间有 10 倍的差距。41 个老年医学的独立部门，每个门诊平均有 85 张病床，县之间的也有 10 倍的差距。这份报告的结论："瑞典医疗保健没有整体结构规划，老年专业专家的培训、实际组织活动的规模和大小之间需要紧密连接"。从那时起，老年单位相继关闭，但是，目前国家老年病床数量不确定。在瑞典，国家战略计划的缺乏或对老年医学认识不明的县议会推动了关闭的进程。

不符合事实的变化：75% 的曾被关闭的医院在 1980 年开放。据 OECD 统计，2009 年，瑞典的床位数为 2.8/1000（美国为 3.1/1000，OECD 平均为 4.9/1000），是欧洲床位数最少的。因此，平均住院日减少一半，许多老年患者提前出院进行家庭护理或进入市级护理。

B. 初级保健

先前的健康和医疗服务法案指出，担任初级保健"稳定医生签约"的医生必须是普通内科专家。在 2009 年的最后修订，此规则改为：让患者选择在初级保健工作的专家作为稳定签约的医师。然而，许多县议会仍然要求在初级保健服务的所有医生必须是普通内科专家，在瑞典，只有少数的老年医学在基层医疗单位关注老年保健，而不是老年医学。

▶ 医疗专业

长期照护医学的医学专业于 1969 年制定，1992 年更名为老年医学。2006 年，瑞典政府把老年医学视为基本的医学专业；也就是说，医生可以在老年医学领域更专业化。2012 年，瑞典的医疗专业重新划分。老年医学在瑞典没有正式的亚专业，但老年精神医学变为老年医学和精神病学的附属专业。然而，在年龄谱的另一端，有三个儿科基础专业：小儿外科、小儿精神病学和儿科医学，而后者有 5 个定义额外的专业：变态反应学，心脏病，新生儿学、神经病学 / 资格和肿瘤。

医生的医学专业的选择是由做"专业培训岗位"广告的当地县议会决定的，而不是国家健康和福利委员会（Socialstyrelsen）。这种国家层面的计划缺乏已经导致了老年病学专家、普通医生、精神病学家的长期缺乏，与之不相应的专家增加，例如：心脏病学家。根据瑞典医学协会的统计，2012 年 10 月，瑞典只有 628（63% 的女性）名老年医学专家，其中许多人是其他专业的，工作中的部分时间为老年专家（表 75-3）。

在瑞典，社区级保健的专家很少，专门为老年人设置的初级保健单位更少。因此，在瑞典专家服务几乎完全在医院，老年医学主要是在急性病房或"某些老年高发病"专业部门，通常多见跌倒、骨折、骨质疏松症、中风、和痴呆。

▶ 教育

在医学院的 5.5 年期间，医学生得到 1～2 周的正规教育和老年医学的培训；也就是说，在医学院的总时间不到 1%。在许多其他的课程中，我们教授不同的诊断、治疗 / 护理，以及老年人的评估，但并不是作为一个连贯的老年主题或医学院的系统课程。

关于专科培训，只有专科医生，在老年医学中需要训练和服务于老年医学。对于所有其他专家，包括社区保健专家（一般内科医生）和内科医生，这种教育是选修的，基于个人兴趣。

对于所有其他保健 / 护理工作人员组，在基础教育项目中，老年医学的教育和培训非常有限，不叫老年医学，而是"照护老人"。一小部分护士和物理治疗师有在老年医学 / 老年医学或"照顾老人"的正规训练 1 年的经历。瑞典国家卫生和福利委员会最近的一项调查发现，这一比例仅为 1.6%。在瑞典，有 12 316 名在老年护理工作的护士中有"照护老人"的正规教育。

表 75-3 2012 年 10 月瑞典 10 个医学专业的在职医学专家

医学专业	数量	与所有 22 179 名医疗人员的关系	女性
老年医学	628	3%	63%
全科医学	5467	25%	46%
内科学	3000	14%	37%
心脏病学	742	3%	25%
神经病学	400	2%	38%
妇产科学	1213	5%	67%
肿瘤学	406	2%	54%
儿科学（包括其他 5 个附加专业）	1809	8%	54%
精神医学	1595	7%	53%
外科学	1537	7%	21%

在一些医学院系中，针对不同卫生组织的老年医学短期课程数量有限。但是，对于雇主来说，鼓励员工在工作时间参加这样的课程是有一些激励措施的。

▶ 患者的健康护理保健系统

在瑞典，老年患者（65 岁以上）经常有多种疾病需要多种治疗方法，在其医疗保健系统的所有部分都占主导地位。在初级护理中，这些患者代表了大约 50% 的工作时间。在医院内部，如：内科及其附属专业，他们占所有住院患者的 60% 到 70%。在专门为老年人提供的市政服务中，100% 的资源都是给老年人的。因此，在医生和保健 / 护理人员之间的所有群体中，老年患者的多发病率和在老年医学中的竞争力之间存在着明显的不匹配。

▶ 研究

所有的医学学院都有老年医学的大学教授，在瑞典的所有 7 个医学院系中都有老年医学的单位，除了 Orebro。3 个学院的教授专注于痴呆症（斯德哥尔摩，乌普萨拉，林雪平）和 1 个专注于骨质疏松症（哥德堡）。还有大约 10 位老年医学教授。这些学院的医学有着不同的研究重点。只有少数人致力于研究老年人的多发病，重点关注初级保健 / 市政治疗的临床管理。

总结

瑞典在照顾老年人方面面临着许多未来的挑战：

1. **知识区域** 老年医学必须被广泛接受为涉及多种危险因素的知识领域，在整个衰老过程中出现多个明显的健康问题和多重治疗。

2. **焦点** 老年人的保健重点必须从目前的单一疾病管理转变为多领域管理；从国家指南和标准化护理计划到个人，个性化管理；从被动反应到积极主动的预防。

3. **组织** 卫生保健组织必须更适合和适应老年人。基于老年原则的多种疾病和治疗。目前住院患者的观点必须由初级保健 / 市政当局来完成。

4. **医疗记录** 对老年人照护的分析、评估和管理最重要的工具是医疗记录。目前，医疗记录作为具有追溯效力的日记，对多病老年人构成了一个强大的风险控制因素。为了更好的护理，电子病历应该发展成为一个前瞻性的"交互式健康分析系统"，它的重点是为医生提供一个整体的健康状况的概述，包括跨部门的和纵向的。在与患者密切合作的情况下，应刺激分析危险因素、症状、明显诊断和各种治疗之间的关系。

5. **赋权** 年龄较大的患者和他们的亲属必须被授权扮演共同的角色，负责监督他们的健康。这包括更多的参与关于健康的决定和治疗的结束。在瑞典的养老院中，患者平均每天有 10 个药物处方，重要的是这样的药物治疗是按照患者的意愿来规定的，并且随着时间的推移会得到适当的监控。

6. **教育 / 培训** 医生和其他卫生保健工作人员

的基本和持续教育和培训必须在老年医学中心开设有几门单独课程的课程,同时在大多数其他课程中也要开设课程。必须有鼓励医生和其他卫生保健工作人员的激励措施,鼓励他们专门从事老年医学。"照护老年人"应该以老年医学为基石。

7. 生活 强烈需要开发各种不同类型的住宅适应老年人们的需求,尤其是中间服务设施。

8. 研究 2003 年,瑞典卫生技术评估委员会已经就广泛的研究声明:严重缺乏年龄在 65 岁及以上患者的治疗性研究。针对年龄 75 岁及以上的治疗性研究更少。虽然这个年龄段患者部分按规定治疗,但是通常是多元化治疗。这种适当的有针对性的研究近年来一直没有解决,迫切需要老年患者的治疗性试验研究,尤其是发病率高的疾病。

目前的治疗研究方法,即随机对照试验,不适合在异质性高的人群中研究多种治疗效果。因此,必须开发一种新的治疗研究方法,并与老年人的日常照护相结合。此外,还需要对使用个人多重风险因素资料的老年人进行初级和二级预防的研究。

为了更全面的理解,目前瑞典养老体系中存在的问题以及对未来的相关挑战都列在下面。

Akner G. Geriatric medicine in Sweden: a study of the organisation, staffing and care production in 2000-2001. *Age Ageing.* 2004;33(4):338-341.

Akner G. *Multimorbidity in Elderly. Analysis, Management and Proposal of a Geriatric Care Center.* VDM Verlag Dr Müller 2011. The book is available from the website: http://dl.dropbox.com/u/78150446/gunnarakner/Gunnar_Akner_homepage/Book_Multimorbidity.html

Akner G. Frailty and multimorbidity in elderly people: a shift in management approach. *Clin Geriatr.* 2013;21: published online 23 Sep 2013. Available at: http://www.clinicalgeriatrics.com/article/frailty-multimorbidity-elderly-shift-management-approach

Swedish National Data Service. *H70: Health for 70-Year-Old Populations. a Prospective Cohort Study on Aging.* Available at: http://snd.gu.se/en/catalogue/study/671.

Swedish Medical Association. *Statistics Regarding Physicians in Sweden 2012.* Available at: http://www.slf.se/upload/Lakarforbundet/Trycksaker/PDFer/Läkarfakta_2012.pdf (in Swedish).

Swedish Society for Geriatric Medicine. *Summary of Geriatric Institutions and Research Units in Sweden.* Available at: http://www.slf.se/Foreningarnas-startsidor/Specialitetsforening/Svensk-Geriatrisk-Forening/Lankar/Geriatriska-institutioner-och-forskningsenheter (in Swedish).

Swedish Council on Health Technology Assessment. *Geriatric Care and Treatment. a Systematic Compilation of Existing Scientific Literature.* 2003. Available at: http://sbu.se/en/Published/Vit/Geriatric-care-and-treatment

第76章
公共政策与老龄化社会

Gretchen E. Alkema, PhD
Bruce Allen Chernof, MD, FACP

美国老年人的连续医疗照护现在处于重大抉择的关头。目前公立及私营部门关于财务系统结构的主要政策是50多年前基于一个不同时代和人群设计制定的。1965年起，医疗保险及医疗补助计划被列入法律，当时美国人对寿命的期望值是70岁（详见图76-1），而且当时大多数医院不具备在致命打击下明显延长生命的技术。

在20世纪，特别是在过去的25年里，美国的预期寿命增加了，这主要是由于更复杂的医疗干预和治疗的结果。尽管社会政策在这一时期已经有所发展，但主要的焦点还是在几十年前建立的"社会保障、医疗保险和医疗补助"(social Security)、"医疗保险"(Medicare)和医疗补助计划被列入法律。

划（Medicaid）等基础设施上的变化。这些项目现在包括了一些服务，如：透析和移植，或者使用交付系统的方法，例如：护理管理。然而，这些程序。没有大的改变，以适应当前和未来老年人的较快的和不同的需求。

三个独立的老龄化领域

随着年龄的增长，所有成年人的需求是什么？这些需求可以分为3个保障领域：收入、健康和功能（详见图76-2）。公共政策历来关注这3个领域中的2个：①通过医疗保险、医疗补助和其他保险；②通过社会保障的收入保障，定义

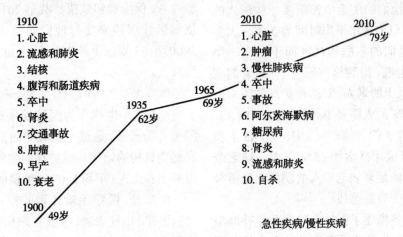

1910
1. 心脏
2. 流感和肺炎
3. 结核
4. 腹泻和肠道疾病
5. 卒中
6. 肾炎
7. 交通事故
8. 肿瘤
9. 早产
10. 衰老

1900 49岁
1935 62岁
1965 69岁

2010
1. 心脏
2. 肿瘤
3. 慢性肺疾病
4. 卒中
5. 事故
6. 阿尔茨海默病
7. 糖尿病
8. 肾炎
9. 流感和肺炎
10. 自杀

2010 79岁

急性疾病/慢性疾病

图76-1 死亡原因和预期寿命（1910—2010）（改编自美国国家卫生统计中心、疾病预防控制中心：主要死因，1900—1998；Murphy S，Xu J，Kochanek K.死亡：2010年的初步数据. 全国人口统计报告. 2012，60（4）：1-52.）

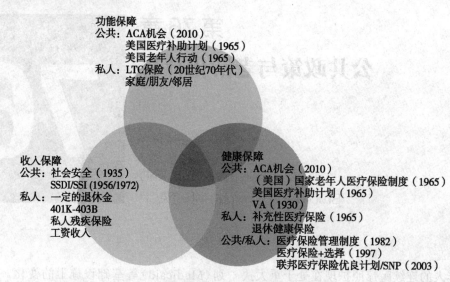

图76-2 三个领域的保障

退休福利,以及401Ks这样的储蓄项目。功能安全,或者支持在日常生活就有困难人群的项目,是政策架构最不发达的领域。这种安全类型日益增长的需要因为个人与以往任何时期相比,寿命更长但却伴随更多的慢性病和功能限制所导致的结果。

　　大多数成年人在长大后根本没有准备好这些实质性的需求,他们通常依赖收入和健康保障的两个方面来解决这些问题。在65岁以上的美国人中,70%在他们的生活中都需要一些形式的长期服务和支持(LTSS),平均时间为3年。大多数人都渴望在他们的家庭和社区而不是在一个机构,例如:养老院,得到这些服务。"最老的老人",即85岁及以上的老人,对这种护理的需求最为迫切,大约30%的人需要中等到重度的LTSS,这是75~84岁老人的三倍。到2030年,85岁及以上的人口比例预计将增加25%以上。缺乏全面的政策手段来满足衰弱老年人的功能安全需要仍然是一项关键的政策挑战。

　　接下来的内容概述了医疗保险和医疗补助项目,描述了通过这两个项目来满足社会价值保障的新尝试,也为这个领域将来的政策发展提供了一个构架。

为老年人提供服务的关键项目和服务

▶ 医疗保险及其在老年人保障中的作用

　　医疗保险于1965年颁布,是联邦政府管理的健康保险计划,其面向65岁以上老人、小于65岁但患有终身残疾并接受社会保障参加保险基金的人群,及诊断出处于终末期肾病或者肌萎缩性脊髓侧索硬化症的人们。医疗保险是工资赋税、一般收入、保险费和赋税。截至2010年,4700万人依靠医疗保险来支付他们的健康花费。这包括3900万65岁以上的老年人,800万65岁以下的残疾人。

　　医疗保险包括4部分,每部分包含不同的福利。

　　A部分,也称作为医院保险计划、包含了住院患者的服务,通过一些成熟的护理设备或者家庭健康机构的短期住院护理和临终关怀。A部分由雇主和工人(平均1.45%)纳税的2.9%来支付。

　　B部分,医疗保险计划的补充部分,协助支付给医生、出院患者、家庭护理机构、实验室和预防服务。B部分是由一般收入、保险费用(2014年$104.9每月)来支付。拥有高收入的保险人(大于$85 000/个人,170 000/夫妻)将支付更高的收入相关性的保险费用。

C 部分,也被称为"医疗保险优势计划",允许受益人参加一个私人计划,例如一个健康维护组织、优先提供的提供者组织,或者私人付费服务替代传统的付费服务计划。这些计划从医疗保险中收取费用,以提供所有医疗保险。C 部分不是单独融资,而是包括 A、B 部分,如果计划包括处方药物,D 部分也包括在内(见下文 D 部分)。本规约包括特别需要计划和全面性照护老人计划(PACE)。

D 部分是 2006 年推出的门诊处方药福利。这一福利是通过与联邦医疗保险(Medicare)签订的私人计划来实现的,这两项计划要么是独立的处方药物计划,要么是医疗保险的优势处方,药物计划。部分 D 是由一般收入、一部分保险费和国家支付。个人注册一个 D 部分计划通常每月支付保险费。有适度的收入和资产的人有资格获得保险费用和费用分摊金额的援助。

▶ 用于医学毕业生医学训练的医疗保险基金

从历史上看,医疗保险为培养下一代医疗专业人员提供了大量的支持,最初是基于成本的。然而,当联邦医疗保险在 1983 年开始通过预期支付系统为住院病人服务付费时,它认识到,教学医院往往服务于弱势群体,而且由于教学过程本身,这些机构的护理费用比其他医院要高。由于这个原因,医疗保险调整了医院的出院支付率,这些医院的居民被称为间接医疗教育支付。此外,自 1985 年以来,医疗保险通过直接研究生医学教育(DGME)支付直接与培训居民有关的部分费用来补偿医院。DGME 是基于每个居民的金额,通常包括实习生和住院医生的工资和附加福利,监督教学医生费用,以及与医疗住院医师培训项目相关的负责人。

▶ 支持低收入美国老年人的医疗补助计划和它的作用

同样在 1965 年颁布的医疗补助计划是联邦政府联合资助的项目,为全美 50 个州、哥伦比亚特区和各地区的数百万低收入美国人提供医疗服务和 LTSS。医疗补助是国家和联邦政府的责任,各州负有主要的行政责任。在国家指导方针中,各州按照国家计划运行其医疗补助计划,该计划描述了国家打算覆盖的人口,以及它计划提供的服务性质和范围。各州可以为该计划建立自己的准入标准;确定类型、数量、持续时间和。提供的服务范围;并为这些服务设定付款率。然而,医疗补助计划是一项福利计划,意味着各州必须为特定人群提供强制性服务。接受联邦资金。虽然参与是自愿的,但所有国家目前都参与了这个项目。

医疗补助资助是联邦和州的共同责任。各州通过向服务提供者支付款项和执行管理活动而产生医疗补助费用,然后由联邦政府对这些费用的"联邦份额"进行补偿。联邦政府提供给各州医疗补助的数额和"联邦医疗补助份额"(FAMP)有关,是由一系列法定公式算出来的,其标准是给人均收入低于国家平均水平比例高一些,给人均收入高于国家平均水平的比例低一些。FMAP 的 50% 是法定最小值。在 2012 财政年度,国家 FMAP 的范围从 50%～74% 不等。

为了获得医疗补助覆盖,申请人的收入和资产必须符合项目的财务要求。各州必须为特定群体提供服务,这些人也被称为"绝对贫困人口",这是他们国家计划的一部分。根据他们的判断,各国可以选择将额外的"类别相关"的群体覆盖在需要的范围之外。由法律规定的。各州还必须通过医疗补助计划提供一定的服务,包括一套基本的强制性医疗服务(如:医院、医生、实验室服务)和机构的 LTSS,比如:在疗养院里的长期看护服务。州可选择提供可选的服务(如:牙科保健、临终关怀),各州的医疗补助计划各有不同。

各州也可能到医疗补助中心或医疗补助服务中心申请放弃联邦的一些要求以便于修订自己的医疗补助计划、对服务的转移及支付上补充新的方法。放弃医疗救助的州可以限制对特定人群(AIDS 携带者)或者有特殊需要的人群(需在护理院进行护理的老年人的护理管理)的服务,然而这些人群将一直有资格获得这些服务的资金。

▶ 长期支持和服务

因为现在美国人的寿命比以前的长，并且现在美国老年人经常患有慢性疾病并伴有功能上的不全，需要 LTSS 帮助的人群数量有望继续增加。LTSS 的定义为针对老年人、其他残疾人的日常生活帮助（包括洗浴、穿衣、吃饭，移动、步行等）及日常生活的设备工具性的活动（包括准备饭菜、财务管理、房屋清扫、医疗管理、运输等），这些人群由于身体、认知及患有估计病程超过 90 天的慢性疾病但能够独立进行以上活动的人群。ITSS 针对包括居住在家里、其他居住场所、机构场所（如：护理机构）的人群提供人类协助、监督管理、辅助技术、护理和服务协调。LTSS 也包括提供给家庭成员和其他无薪照顾者的支持帮助。

LTSS 成本是很大的，影响了家庭资金资源和劳动力市场潜在的收入。LTSS 私人市场的花销远超过家庭资金资源，特别是有老年人和残疾的家庭。2011 年，国内个人护理平均 20 美元 / 小时，或约等于每年约 21 000 美元兼职护理工作。对需要通过护理院进行大量帮助的人群，一个两人房间的平均成本是每年 78 000 美元。

许多美国人在他们的生命中可能不需要这种程度的服务。当 LTSS 开始实行的时候，个人或者家庭会使用他们自己的资源支持这些护理工作。家庭会使用他们自己的收入和财产，而家庭护工也会提供一系列的免费护理。在 2009 年，美国接近 6200 万的家庭护工会提供给具有 LTSS 的人们护理工作，而 LTSS 只是在每年的一定时间才会拥有。这些免费的工作的价值在 2009 年估计约为 4500 亿美元，而 2007 年的价值估计约为 3750 亿美元。而美国的全职护工市场却因此损失了 330 亿美元。私人长期护理保险在资助 LTSS 上作用很小，差不多仅仅 600~700 的私人保单是有效的。

当个人或者家庭用光了他们的财产，无法自己再承担 LTSS 的花费时，他们就会寻求医疗补助的帮助。一个有资格通过医疗补助获得资金帮助从而得到 LTSS 帮助的个人一般需要就此而度过余生。LTSS 服务包括了医疗补助，其主要是机构服务，例如：护理院或者中间照护机构提供的心理障碍服务。一般是提供 LTSS 的机构外全时间段以家庭为基础或者以社区为基础的服务（HCBS）。医疗补助的非机构性 LTSS 包括家庭健康、私人责任护理、居民护理、个人护理服务、PACE 和通过医疗补助放弃者提供的一些 HCBS。

在全国范围内、医疗补助为百万名美国人提供 LTSS 的主要资金支持。在 2010 年美国政府在 LTSS 上花费了将近 2080 亿美元，其中医疗补助支付了超过 62%（将近 1293 亿美元）。这些钱仅仅是医疗补助的三分之一。年龄在 65 岁以上的老年人大约占医疗补助人数的 8%，但是却占了整个计划约 20% 的花费。在 2010 年度财政中，医疗补助 LTSS 的花费里，机构护理的花费明显超过了一半（53%）。机构护理和 HCBS 的花费比例在全国范围内变化很大。

▶ 申请医疗补助和医疗保险资格的特别补充强调

有超过 900 万人有资格获得医疗补助和医疗保险（"双达标"）。而双重达标者在这两个项目中占很小的比例，他们占据了不成比例的成本。双达标者在医疗补助群体中占据了 15%，但却占了医疗费用的 39%。这些人群是公认的弱势群体。33% 单位双达标者患有至少一种以下列举的慢性疾病：糖尿病、中风、痴呆或者慢阻肺。这些疾病经常会导致一些功能障碍并且可能需要个人护理和支持服务。双达标者患有多种慢性疾病的可能性更高，并且使用更多的健康服务及 LTSS，比医疗保险者花费的资金更多。对于这些个体，医疗补助和医疗保险打算互相补充，医疗保险将包括医疗服务的方面，而医疗补助将提供对保险金、花费份额及 LTSS 的花费提供帮助。然而，这两个计划的未合作将对双达标者及时获得需要的服务及关注的服务方式造成了障碍。目前正进行许多的努力来解决两者合作的问题：包括在联邦水平上规则的审视和重新修订和计划上的发展，如：整合两者的不同点、对州及地方的资助。

患者保护和平价医疗法案的机会

一篇在 2010 年 3 月 23 日发表的患者保护及平价医疗法案（ACA.P.L.111-148）的文章阐述了目前老年人护理服务工作大范围改革的工作背景。虽然许多提高预防护理及减少开支的规定应该是其关键点（如：处方药方面），但是许多规定仍聚焦于提高慢性病患者的护理花费及依靠健康和长期护理系统的功能障碍者身上。ACA 制定了新的计划来更好的激发服务提供者及组织者来为医疗保险计划的巨大人群提高服务安排的质量。举例来说，包括责任医疗组织的建立（ACO）、医疗之家、紧急服务的附加支付程序及以社区为基础的护理转移计划和家庭示范的独立。ACA 也创立了两个新办公室来提高资助服务可代替性方案的不断追求及通过试用的检测来提高组织护理。这两个办公室即：医疗保险和医疗补助改革中心和联邦协调健康护理办公室（现在称为医疗保险 - 补助协调办公室），这两者将在医疗保险和医疗补助之间架起一座桥梁。ACA 也号召要加强支持健康护工的工作，并建立了国家健康护工委员会，其主要工作是促进初级护工收入的增加，并且鼓励各州通过护工发展授权来直接提高直接护工（授权护工）的补助。

尤其对于医疗补助，ACA 为了提高 HCBS 的使用率寻求在各州中再次平衡 LTSS 的位置，并且通过增加联邦对各州的匹配来消除机构护理从而补充 HCBS 和提高各州 LTSS 系统的工作效率。这些工作的目标就是鼓励发展范围更广的可及性的服务。然而，ACA 并未根本上消除财政上的不平衡，目前仍支持强制性的机构护理服务。

我们的目标是什么

▶ 关注正常人和正常功能 VS 患者和疾病

过去 20 年，已经花费了巨大的资金来运行健康护理以解决慢性病的问题。尽管一些成绩有目共睹，仍有证据显示"修复"疾病将直接导致更好的护理和降低健康支出。原因就是对目标的努力还不够精准，并且错过了一个关键的部分：慢性疾病（通常是多种疾病共存）是如何影响一个人的日常生活的，需要一个关于功能状态更多的讨论。

我们目前健康护理体系是为了"患者"建立的，患有疾病的人们在医疗系统的护理下正走在通往健康的道路上。这些工作能很好地协助几乎健康的人们面对一个急性病，这些疾病通常是可治愈的。然而这个体制从根本上就有问题，对于一个患有严重慢性疾病的人来说，将几乎不能通过该种方法使疾病和一个 20 岁的小伙子得了肺炎那样痊愈。结果患有慢性疾病风险的人们被贴上了"患者"的标签。他们因为他们的疾病获得了以病人为中心的护理，而不是关注他们对自己生活中健康和功能状态的选择和独立的渴望的以人为中心的护理。

理解患者和易患人群 - 疾病和功能障碍 - 是实现目标的关键。差不多 1100 万的人们患有慢性疾病，将近 320 万人存在严重的功能障碍。关键的是这两类人群相交集的那群人，有 270 万人。超过 30% 的老年医疗保险人同时拥有慢性疾病和功能障碍仅花费五分之一的费用。平均上对于既有慢性疾病和功能障碍的患者，其花费是仅有慢性疾病患者的三倍。他们的住院次数也是仅有慢性疾病患者的两倍。然而，差不多仅有约一半的同时存在慢性疾病及功能障碍的人们拥有医疗补助（双达标），另一半却没有。当一个患有慢性疾病和功能障碍的老年人出现一个日常生活危机时，尽管没有了初级医疗，医疗系统尤其是医院将经常扮演他的依靠。这些数据清楚地阐明了慢性疾病，其关于护理费用的各方面太简单而使目标难以实现。

▶ 聚焦质量

老年人的护理需要和更需要的东西和那些年轻人完全不同，评估服务提供者和机构表现就应该是统计对这些人群的服务的全面性。

另外，现有的质量检测方法将被测试和评估，新使用的方法则需要是以人为中心的评估方法，其应该是中立的，关注于服务的协调上，并以个人需要和护理表现为基础的。举例来说，一个患有严重的糖尿病视力损害及神经损害的患者在家中就需要明确"在家中行走安全"就是一个核心的结果标准。这个患有复杂疾病和功能障碍的人的需求也有了下一步的医疗措施及支付出处。能实现这个结果的服务提供者、护理场所和服务中介可能有很多。然而，事实上功能的提高仍然是老年人所追求的。这些服务和工作的规定可能会规避一些更加严重或耗资巨大的事情的发生，例如：跌倒可能导致髋骨骨折和居住在护理院更久。目前尚没有依靠患者满意度或者护理质量的衡量检测鉴别出该措施是否是以功能为基础的，而使靠着医疗推动计划们提高。因此，这些形式的衡量方法将是至关重要的，其将为评估支付系统的提高而出现。其包括：ACOs、医疗 / 健康之家、特殊需要计划、绑定和其他试点计划、和改革中心。

为了恰当的说明在提高支出中提高健康护理质量和范围的困难，提供者需要明确正确的措施和正确的需求，然而通常需要考虑一个人的健康及功能状态。解决办法包括：看一个患者首先把他当做是一个人，并聚焦于他的日常功能状态并以他的健康情况作为依据。这些将是运行一个有效护理系统的关键。将公共政策从机构服务转移到长期的以社区为基础的服务上来。支持个人选择、使用零冲突护理协调，根据护理场所进行质量评价、并发展新的基金模式，来帮助个人实现这些需要是未来政策的关键特点。

Association of American Medical Colleges. *What Does Medicare Have to Do with Graduate Medical Education?* Accessed April 25, 2012. Available at: https://www.aamc.org/advocacy/campaigns_and_coalitions/gmefunding/factsheets/253372/medicare-gme.html

Barrett L. *Perceptions of Long-Term Care and the Economic Recession: AARP Bulletin Poll.* 2009. Accessed April 10, 2012. Available at: http://assets.aarp.org/rgcenter/il/bulletin_ltc_09.pdf

Eiken S, Sredl K, Burwell B, Gold L. *Medicaid Expenditures for Long-Term Services and Supports: 2011 Update.* 2011. Accessed April 6, 2012. Available at: http://www.hcbs.org/files/208/10395/2011LTSSExpenditures-final.pdf

Feder J, Komisar H. *Transforming Care for Medicare Beneficiaries with Chronic Conditions and Long-Term Care Needs: Coordinating Care Across All Services.* 2011. Accessed April 25, 2012. Available at: http://www.thescanfoundation.org/sites/default/files/Georgetown_Trnsfrming_Care.pdf

Feder J, Komisar H. *The Importance of Federal Financing to the Nation's Long-Term Care Safety Net.* 2012. Accessed April 6, 2012. Available at: http://www.thescanfoundation.org/sites/thescanfoundation.org/files/Georgetown_Importance_Federal_Financing_LTC_2.pdf

Feinberg L, Reinhard S, Houser A, Choula R. *Valuing the Invaluable: 2011 Update: The Growing Contributions and Costs of Family Caregiving.* 2011. Accessed April 6, 2012. Available at: http://assets.aarp.org/rgcenter/ppi/ltc/i51-caregiving.pdf

Grady A. *CRS Report for Congress: Medicaid Financing: Congressional Research Service.* 2008. Accessed April 25, 2012. Available at: http://aging.senate.gov/crs/medicaid5.pdf

The Henry J. Kaiser Family Foundation. *Projecting Income and Assets: What Might the Future Hold for the Next Generation of Medicare Beneficiaries?* 2011. Accessed April 6, 2012. Available at: http://kaiserfamilyfoundation.files.wordpress.com/2013/01/8172.pdf

Justice D. *Implementing the Affordable Care Act: New Options for Medicaid Home and Community Based Services.* 2010. Accessed April 25, 2012. Available at: http://www.thescanfoundation.org/sites/thescanfoundation.org/files/NASHP_Implementing_ACA_3.pdf

Kaiser Commission on Medicaid and the Uninsured, The Henry J. Kaiser Family Foundation. *Dual Eligibles: Medicaid's Role for Low-Income Medicare Beneficiaries.* 2011. Accessed April 6, 2012. Available at: http://www.kff.org/medicaid/upload/4091-08.pdf

Kemper P, Komisar H, Alecxih L. Long-term care over an uncertain future: what can current retirees expect? *Inquiry.* 2005-2006;42(4):335-350.

Lake Research Partners, American Viewpoint. *California Voters 40 and Older Are Struggling to Make Ends Meet and Financially Unprepared for Growing Older.* 2011. Accessed April 10, 2012. Available at: http://www.thescanfoundation.org/sites/thescanfoundation.org/files/final_poll_report.pdf

National Senior Citizens Law Center. *State Profiles-Dual Eligible Integrated Care Demonstrations: Resources for Advocates.* Accessed April 6, 2012. Available at: http://dualsdemoadvocacy.org/state-profiles

O'Shaughnessy CV. *The Basics: National Spending for Long-Term Services and Supports (LTSS).* 2011. Accessed April 6, 2012. Available at: http://www.nhpf.org/library/the-basics/Basics_LTSS_02-01-13.pdf

Parish S, Grinstein-Weiss M, Yeo Y, Rose R, Rimmerman A, Crossman R. Assets and income: disability-based disparities in the United States. *Soc Work Res.* 2010;31(2):71-82.

RAND. *Assessing Care of Vulnerable Elders (ACOVE).* Accessed April 25, 2012. Available at: http://www.rand.org/health/projects/acove/about.html

Reinhard S, Kassner E, Houser A, Mollica R. *Raising Expectations: A State Scorecard on Long-Term Services and Supports for Older Adults, People with Physical Disabilities, and Family Caregivers.* 2011. Accessed April 6, 2012. Available at: http://www.longtermscorecard.org/~/media/Microsite/Files/AARP_Reinhard_Realizing_Exp_LTSS_Scorecard_REPORT_WEB_v3.pdf

The SCAN Foundation. *Data Brief No. 1: Characteristics of Dual Eligibles.* 2010. Accessed April 6, 2012. Available at: http://www.thescanfoundation.org/sites/default/files/DataBrief_No1.ppt

The SCAN Foundation. *Data Brief No. 3: Dual Eligibles and Medicare Spending.* 2010. Accessed April 6, 2012. Available at: http://www.thescanfoundation.org/sites/thescanfoundation.org/files/1pg_databrief_no3_0.pdf

The SCAN Foundation. *Data Brief No. 10: Dual Eligibles-Health Services Utilization.* 2011. Accessed April 6, 2012. Available at: http://www.thescanfoundation.org/sites/thescanfoundation.org/files/1pg_databrief_no10.pdf

The SCAN Foundation. *Long-Term Care Fundamentals No. 9: Medicaid-Funded Home- and Community-Based Services.* 2011. Accessed April 6, 2012. Available at: http://www.thescanfoundation.org/sites/thescanfoundation.org/files/LTC_Fundamental_9_0.pdf

The SCAN Foundation. *Policy Brief No. 2: A Summary of the Patient Protection and Affordable Care Act (P.L. 111-148) and Modifications by the Health Care and Education Reconciliation Act of 2010 (H.R. 4872).* 2010. Accessed April 25, 2012. Available at: http://www.thescanfoundation.org/sites/default/files/PolicyBrief_2.pdf

Shirk C. *Shaping Medicaid and SCHIP Through Waivers: The Fundamentals.* 2008. Accessed April 6, 2012. Available at: http://www.nhpf.org/library/background-papers/BP64_MedicaidSCHIP.Waivers_07-22-08.pdf

Shugarman L, Whitenhill K. The Affordable Care Act proposes new provisions to build a stronger continuum of care. *Generations.* 2010;35(1):11-18.

Vladeck B. *Testimony on Graduate Medical Education Before the Senate Committee on Finance.* March 12, 1997. Accessed April 25, 2012. Available at: http://www.hhs.gov/asl/testify/t970312a.html

相关网站

The Henry J. Kaiser Family Foundation. Health Reform Gateway. Accessed April 25, 2012. http://healthreform.kff.org/

The Henry J. Kaiser Family Foundation. *Medicare: A Primer.* 2010. http://www.kff.org/medicare/upload/7615-03.pdf

U.S. Department of Health and Human Services. *Medicare Basics.* http://www.Medicare.gov